病证结合神经病学

蔡定芳　著

上海科学技术出版社

内 容 提 要

《病证结合神经病学》以现代神经病学疾病病名诊断为纲，以中国医药学辨证治疗为目，病证结合阐述临床常见神经疾病的辨识要点、临床决策、治疗推荐、常用药物、思路拓展。撰著思路新颖，内容独具一格，是一部临床价值较高的中西结合神经病学专著。通过阅读本书可有助于提高中医、西医、中西结合临床医师的神经病诊疗水平。

图书在版编目（CIP）数据

病证结合神经病学 / 蔡定芳著. -- 上海 ：上海科学技术出版社，2020.9（2021.6 重印）
ISBN 978-7-5478-4989-7

Ⅰ．①病… Ⅱ．①蔡… Ⅲ．①神经系统疾病－诊疗
Ⅳ．①R741

中国版本图书馆CIP数据核字(2020)第113009号

病证结合神经病学

蔡定芳　著

上海世纪出版（集团）有限公司
上 海 科 学 技 术 出 版 社　出版、发行
（上海钦州南路 71 号　邮政编码 200235　www.sstp.cn）
当纳利（上海）信息技术有限公司印刷
开本 889×1194　1/16　印张 31
字数 700 千字
2020 年 9 月第 1 版　2021 年 6 月第 2 次印刷
ISBN 978 - 7 - 5478 - 4989 - 7/R · 2126
定价：148.00 元

本书如有缺页、错装或坏损等严重质量问题，请向工厂联系调换

作 者 介 绍

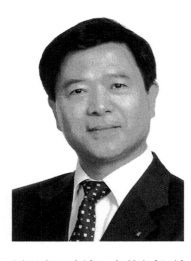

蔡定芳,教授,博士研究生导师。1956 年生于上海,1970 年毕业于温州实验小学,1974 年毕业于温州卫生学校,1982 年毕业于浙江中医学院获硕士学位,1988 年毕业于南京中医学院获博士学位。留学日本德岛大学、日本富山医科药科大学。曾就职于温州市第二人民医院、浙江省中医药研究所、上海医科大学附属华山医院。1974 年至今工作在中医中西医结合临床教学科研工作第一线。现任复旦大学附属中山医院中医-中西医结合科主任、中西医结合神经内科主任、复旦中山厦门医院中医-中西医结合科主任。复旦大学上海医学院中西医结合系副主任,复旦大学中西医结合研究院内科研究所所长。兼任上海中医药大学附属曙光医院神经内科主任、神经病学研究所所长,上海市青浦区中心医院中医科主任,上海市闵行区中心医院中医学科带头人。国家中医药领军人才-岐黄学者,上海市领军人才,上海市名中医。主要学术兼职有:中国中西医结合学会常务理事,中国医师协会中西医结合分会副会长,上海市医师协会中西医结合医师分会会长,上海市中西医结合学会副会长,上海市中医药学会常务理事;曾任中国医师协会中西医结合医师分会神经病学专家委员会主任委员,上海市中医药学会神经内科分会主任委员,上海市中西医结合学会神经内科专业委员会主任委员。长期从事中医内科及神经内科临床与科学研究,在脑血管病、帕金森病、睡眠障碍、抑郁障碍等研究领域作出成绩。承担中日合作攻关,国家自然科学基金,国家重大疾病科技支撑计划,国家卫健委、教育部等多项研究课题。指导毕业硕士研究生、博士研究生 50 多名。在国内外医学期刊(含 SCI)发表学术论文 300 多篇,获国家与省部级科学成果奖 6 项。主编出版《肾虚与科学》《中医与科学》《恽铁樵全集》《陆渊雷全集》《姜春华全集》《沈自尹全集》《南山书屋文集》《中国医药学教程》《病证结合传染病学》《中国方药医学》《中国医药学理论基础》等。

编 著 说 明

一、本书依据西医《神经病学》教材涉及的原发性三叉神经痛等 116 个常见神经疾病，首先扼要阐述每个神经疾病的定义、临床主要表现、病理学等，旨在引导读者了解各个神经疾病的现代医学核心要素，加强中医对西医神经疾病的基本认识。

二、本书根据定位诊断原则，将常见神经疾病分为周围神经疾病、脊髓神经疾病、脑神经疾病、血管神经疾病、精神神经疾病以及肌肉、皮肤、脑室神经疾病六大章节。

三、本书对某些临床表现相对单纯的神经疾病，坚持一病一证原则。如原发性三叉神经痛只设三叉神经邪风证，原发性震颤只设肝风瘈疭证等。对某些临床表现相对复杂的神经疾病，主要根据其临床类型或主要临床分期进行病证结合阐述。如大动脉粥样硬化型脑梗死，因为梗死的血管不同，临床表现亦千差万别，本书将此病分为风中颈内动脉瘀血证、风中颈内动脉神闭证、风中脏腑神闭证等 21 个证型，这既是中医辨证论治优势的充分体现，也是中医辨证论治的进一步发展。

四、本书各个神经疾病的"辨识要点"部分将西医各个神经疾病临床表现的主要症状或体征作为中医辨证重要依据。这些症状或体征包括实验室检查的组合形式是西医诊断这一疾病的重要依据，但又是传统中医所缺乏的。中医必须认真面对这些客观的症状或体征，开阔辨证论治视野。因此，学习掌握西医《神经病学》对于中医临床医师来说是至关重要的，同时也是阅读《病证结合神经病学》的前提。

五、本书各个神经疾病的"临床决策"是中医治疗方法或治疗原则的同位语。之所以改用"临床决策"，旨在彰显循证医学思想。临床决策的用词力求简明准确。

六、本书各个神经疾病的"治疗推荐"部分是根据作者对治疗这一神经疾病的理解，精心选择历代名家名著的方药。其中宋代方药如《太平圣惠方》《圣济总录》《太平惠民和剂局方》等所选尤多。这是因为宋代是我国医学成就辉煌时期，理论建树与临床经验远超晋唐。治疗推荐部分的药物剂量有的按照原方剂量，有的改为"常规剂量"。这是因为原书用丸或散时剂量较大，本书改为汤剂时只能用常规剂量。治疗推荐部分的药物剂量单位大多按照原方剂计量单位如钱、两等，个别方剂是现代常用的用现代计量单位如克等。

七、本书各个神经疾病的"常用药物"部分，大多是辨证药物，也有辨病药物。相信随着病证结合神经病学发展，辨病药物将逐日增多。

八、本书各个神经疾病的"思路拓展"部分,选录历代名家名著相关论述,旨在复习经典名论,拓展中医治疗神经疾病的思路。

2020 年庚子立春蔡定芳撰于
上海中医药大学附属曙光医院
复旦大学附属中山医院

杨 任 民 序

　　神经系统疾病对人类健康危害较大，尤其是现代，随着我国老年人口的显著增加，严重危害老年人群的脑血管病、帕金森病与阿尔茨海默病等变性疾病，对老年人群健康造成较大的影响。现代科学技术迅速的发展，对过去仅限于修饰治疗，虽然迄今仍尚未找到根治的手段，但已经在抑制疾病的进展方面取得了一定的线索。中华人民共和国成立 70 余年以来，我国医学界同仁通过大量的中西医结合临床经验实践，对神经系统疾病的辨病辨证互参方面取得了丰富的经验和长足的发展，从而使中西医病证结合更为成熟。蔡定芳教授编著的《病证结合神经病学》，便是反映了作者对西医辨病与中医辨证论治有机结合多年实践经验的体会和小结。

　　全书共六章，广泛涉及周围神经疾病、脊髓疾病、自主神经疾病及颅脑疾病，概括了脑血管病、中枢神经系统变性疾病、中枢神经系统感染性疾病、自身免疫性疾病、脱髓鞘疾病以及肌病等神经系统疾病，还涉及临床常见的抑郁障碍、焦虑障碍等轻性精神病。全书反映了神经病学近代进展和中西医结合的研究成果。全书内容全面、丰富，资料广泛、翔实，以个人丰富的临床经验结合中医经典著作和近代西医的最新成果和进展，博采众长，是当前系统、完整的一部中西医结合神经病学专著。本书编著严谨、规范，既是初入中西医结合临床学子的良师，又可供中医、西医及中西医结合医师临床实践参考。

　　是为序。

2020 年庚子春月杨任民序于

安徽中医药大学神经病学研究所

董 强 序

　　临床神经病学的核心技术是定位诊断。正确的定位诊断依赖于扎实的神经解剖及精深的神经生理知识，而《Duus神经系统疾病定位诊断学》是该领域不朽的经典名著。将现代西医的神经内科临床诊疗知识与传统中医的辨证论治进行有机结合不是一件容易的事，而《病证结合神经病学》首次作了有益的探索与尝试。该书以病统证，病证结合，既使中医的西医诊断有病可循，有名可证；又使西医的中医治疗有法可依，有方可据。

　　大脑的功能极其复杂，约其要有三：一曰运动，二曰感觉，三曰意识。大脑的运动系统产生和控制运动。运动障碍表现为运动过少与运动过多，即动与不动。大脑的感觉系统产生和控制感觉。感觉障碍表现为感觉减退与感觉过敏，即痛与不痛。大脑的意识系统产生和控制意识。意识活动包括觉醒和意识内容两方面。意识障碍表现为觉醒水平障碍与意识水平障碍以及意识内容变化，即醒与不醒。虽然中医有脑为髓之海及脑为元神之府等记载，但没有真正现代意义的大脑的神经功能论述。西医大脑生理与大脑病理生理散见于中医五脏六腑的功能与病变之中。该动不动或不该动而动与中医的"风"密切相关，《素问·至真要大论》曰：诸暴强直皆属于风。《小品方》以小续命汤治疗肢体瘫痪，《备急千金要方》以蜈蚣汤治疗大舞蹈病，《太平圣惠方》以羚羊角散治疗小舞蹈病。该痛不痛或不该痛而痛与中医的"痰"密切相关，《医方考》曰：痰涎在心膈上下，使人胸背、手足、颈项、腰膝引痛；《景岳全书》曰：痰在周身为病莫测，经络之痰盖即津血之所化也。《三因极一病证方论》以控涎丹治疗肢体痛不可忍，《万病回春》以竹沥枳术丸治疗肢体麻木。该醒不醒或不该醒而醒与中医的"火"密切相关，《素问·至真要大论》曰：诸躁狂越皆属于火，如丧神守皆属于火。《兰室秘藏》以朱砂安神丸清心泻火治疗失眠，《温病条辨》以安宫牛黄丸泻火开窍治疗昏迷，《医方考》以大黄一物汤清热泻火治疗癫狂。

　　1997年丁丑秋月，因上海市卫生系统首届"百人计划"需要，蔡定芳先生以华山中医科教授之职来华山神经科行住院之实。其虚心勤奋的治学态度令我夸目相看。先生对我执弟子礼，我对先生行兄长仪。庚子春，先生以《病证结合神经病学》索序，其书洋洋洒洒50余万言，一言以蔽之：病证结合，辨病治疗也。王安石《游褒禅山记》曰：入之愈深，其进愈难，而其见愈奇。我于先生此大作亦作如是观。

2020年庚子春月董强序于
复旦大学附属华山医院神经内科

自　序

　　《病证结合神经病学》的病是指现代西方医学的神经疾病名称，证是指中国医药学的证候状态。1858年德国医学家鲁道夫·魏尔肖著《细胞病理学》，提出疾病本质是细胞病理性改变的著名论断，将西方现代临床医学疾病病名诊断科学稳固地建立在细胞病理形态改变之上。中国医药学认为证候是人体阴阳失衡的疾病临床状态。应用中国医药学的思维方法辨别同一疾病的不同临床状态或不同疾病的相同临床状态，针对疾病临床状态决策治疗原则，在临床决策指导下选择方药治疗。这是中国医药学临床医学体系。这一体系由张仲景创建于公元150—219年间。近代中西医学论争起始于中西两个医学体系对疾病诊断的认识冲突。1933年中央国医馆学术整理委员会颁布《中央国医馆整理国医药学术标准大纲》与《统一病名凡例》及《审定病名录》，将中医病名统一在西医病名下，招致多数中医人士的反对。上海中西汇通学派开山鼻祖恽铁樵认为统一病名当以中名为主。上海中西汇通中流砥柱陆渊雷与乃师恽铁樵相左。陆渊雷代中央国医馆拟定的《国医药学术整理大纲草案》认为西医病名揭示疾病本质，中医以证候为病名，诸病无明确之界说，故统一病名应以西统中。恽铁樵的以中统西不能被西医接受，陆渊雷的以西统中不能被中医接受，这是一个学术难题。中华人民共和国成立后，中医临床诊疗思路再次摆在全国中医中西医结合学者面前。上海中西汇通学派三代传人姜春华先生在认真学习分析恽铁樵与陆渊雷有关病名统一问题的学术思想后，创造性地提出西医病名诊断与中医辨证施治相结合即辨病与辨证相结合学说，为中医辨证论治注入现代医学科学新鲜血液，为中医发展做出重大贡献。上海中西汇通学派四代传人沈自尹《论微观辨证与辨证微观化》指出：微观辨证是引进现代科学特别是现代医学的先进技术，微观地认识机体的结构、代谢和功能的特点，更完整、更准确、更本质地阐明证的物质基础，即用微观指标认识与辨别证。辨证微观化是综合多方面微观辨证信息，探寻各种证的微观标准。从微观辨证到辨证的微观化，是辨病和辨证相结合认识上的一次飞跃和突破。时至今日，我们以病证辨治创建中国中西结合临床医学体系。病名诊断是现代西方临床医学的学术核心。病证辨治的"辨"是指辨识诊断现代西方医学的病名与中国医药学的证候，病证辨治的"治"是指针对被辨识诊断的病与证给出中西结合临床医学的综合治疗。病证辨治内涵包括以下要素：① 要求医者对某一患者做出疾病名称以及这一疾病名称临床类型或病理类型的正确诊断；② 要求医者做出符合被诊断疾病名称以及这一疾病名称临床类型或病理类型特点的证候状态正确辨识；③ 要求医者掌握被诊断疾病名称以及这一疾病名称临床类型或病理类型的现代西方临床医学规范化治疗；④ 要求医者选择符合被诊断病证特点的中国医药学方剂药物做出针对性治疗。病证辨治将现代西方临床医学疾病的临床表现与临床类型以及理化检查等纳入中西结合临床医学诊疗体系并进行中国医药学方药治疗,因而不仅可以丰富现代西方临床医学治疗技术,而且可以扩展中国医药学辨证论治视野。建立病证辨治中西结合临床医学体系以提高临床疗效为目标,故遣方用药之时既要辨病用药,又要辨证遣方。病证辨治中西结合临床医学体系必将引领中国中西结合医学取得更加辉煌的业绩。

2020 年庚子春月蔡定芳序于复旦大学附属中山医院

上海中医药大学附属曙光医院神经内科

上海中医药大学附属曙光医院神经病学研究所

目　　录

第一章　周围神经疾病

引　言

感受器到第一级感觉神经元的神经纤维称周围神经。周围神经系统分为脑神经、脊神经和内脏神经三部分。周围神经一端连于脑或脊髓，另一端连于身体各系统或器官。与脑相连的脑神经共 12 对，与脊髓相连的脊神经共 31 对。躯体周围神经分布于体表、骨、关节和骨骼肌；内脏周围神经分布于内脏、心血管、平滑肌和腺体。躯体神经和内脏神经都需经脑神经或脊神经与中枢神经系统相连。周围神经的感觉神经将神经冲动由感受器传向中枢神经系统，称为传入神经。周围神经的运动神经将神经冲动由中枢神经系统传达周围的效应器，称为传出神经。周围神经系统神经元胞体聚集构成了神经节。神经节包括脑神经节、脊神经节和内脏运动神经节。脑神经节、脊神经节均属感觉性神经节。脑神经节连于脑神经，神经元胞体之间散在着有髓或无髓的神经纤维。脊神经节在椎管内连于脊神经后根，也称背根神经节。内脏运动神经节神经元胞体与无髓和有髓神经纤维混合在一起。周围神经由神经纤维聚集构成。周围神经损伤的临床表现是受损神经支配范围内的感觉、运动、反射和自主神经功能异常。

12 对脑神经的排列序数以出入脑的部位前后次序而定。

1. 嗅神经　嗅神经为特殊内脏感觉神经，传导气味刺激所产生的嗅觉冲动。嗅神经起于鼻腔上部嗅黏膜内的嗅细胞。嗅细胞是双极神经元，中枢突集合成约 20 条嗅丝穿过筛板的筛孔和硬脑膜达颅前窝，终止于嗅球。嗅球神经元发出的纤维再经嗅束至外侧嗅纹而终止于颞叶钩回、海马回前部及杏仁核等嗅中枢。一部分纤维经内侧嗅纹及中间嗅纹分别终止于胼胝体下回及前穿质，与嗅觉的反射联络有关。嗅觉传导通路是唯一不在丘脑换神经元而将神经冲动直接传到皮质的感觉通路。嗅中枢病变不引起嗅觉丧失，因左右两侧有较多的联络纤维。嗅中枢刺激性病变可引起幻嗅发作，如颞叶癫痫或颞叶海马附近的肿瘤。颅前窝颅底骨折累及筛板可撕脱嗅神经造成嗅觉障碍可伴脑脊液流入鼻腔，如额叶底部肿瘤或嗅沟病变压迫嗅球、嗅束可导致一侧或两侧嗅觉丧失。鼻腔局部病变产生双侧嗅觉减退或缺失与嗅觉传导通路无关。

2. 视神经　视神经为特殊的躯体感觉神经，传导视觉冲动。视神经由视网膜神经节细胞的轴突聚集而成，视网膜内的神经细胞主要分三层：最外层为视杆细胞和视锥细胞，它们是视觉感受器，前者位于视网膜周边，与周边视野有关，后者集中于黄斑中央，与中央视野有关；第二层为双级细胞；第三层为视网膜神经节细胞。神经节细胞的轴突在视乳头处形成视神经，经视神经孔进入颅中窝，在蝶鞍上方形成视交叉，来自视网膜鼻侧的纤维交叉至对侧，而颞侧的纤维不交叉，继续在同侧走行。不交叉的纤维与来自对侧视网膜的交叉纤维合成视束,终止于外侧膝状体。在外侧膝状体换神经元后再发出纤维,经内囊后肢后部形成视辐射,而终止于枕叶视皮质中枢,此区也称纹状区。黄斑的纤维投射于纹状区的中央部,视网膜周围部的纤维投射于纹状区的周边部。在视觉径路中,尚有光反射纤维,在外侧膝状体的前方离开视束,经上丘臂进入中脑上丘和顶盖前区,与两侧动眼神经副核联系,司瞳孔对光反射。视神经并无周围神经的神经鞘膜结构,因此视神经不属于周围神经。由于其是在胚胎发育时间脑向外突出形成视器的一部分,故视神经外面包有三层脑膜延续而来的三层被膜,脑蛛网膜下腔也随之延续到视神经周围,因此颅内压增高时常出现视乳头水肿;若视神经周围的蛛网膜下腔闭塞则不出现视乳头水肿。视觉径路的不同部位损害产生不同程度的视力障碍及不同类型的视野缺损。① 视神经损害:产生同侧视力下降或全盲。常由视神经本身病变、受压迫或高颅压引起。视神经病变的视力障碍重于视网膜病变。眼动脉或视网膜中央动脉闭塞可出现突然失明;视神经乳头炎或球后视神经炎可引起视力障碍及中央部视野缺损,视力障碍经数小时或数天达高峰;高颅压所致视乳头水肿多引起周边部视野缺损及生理盲点扩大;视神经压迫性病变,可引起不规则的视野缺损,最终产生视神经萎缩及全盲;癔症和视觉疲劳可引起重度周边视野缺损称管状视野。② 视交叉损害:视交叉外侧部病变引起同侧眼鼻侧视野缺损,见于颈内动脉严重硬化压迫视交叉外侧部;视交叉正中部病变,可出现双眼颞侧偏盲,常见于垂体瘤、颅咽管瘤和其他鞍内肿瘤的压迫等;整个视交叉损害,可引起全盲,如垂体瘤卒中。③ 视束损害:一侧视束损害出现双眼对侧视野同向性偏盲,偏盲侧瞳孔直接对光反射消失。常见于颞叶肿瘤向内侧压迫时。④ 视辐射损害:视辐射全部受损,出现两眼对侧视野的同向偏盲,见于病变累及内囊后肢时。部分视辐射受损出现象限盲,如视辐射下部受损,出现两眼对侧视野的同向上象限盲,见于颞叶后部肿瘤或血管病;视辐射上部受损,出现两眼对侧视野的同向下象限盲,见于顶叶肿瘤或血管病。⑤ 枕叶视中枢损害:一侧枕叶视皮质中枢局限性病变,可出现对侧象限盲;一侧枕叶视中枢完全损害,可引起对侧偏盲,但偏盲侧对光反射存在,有黄斑回避现象;枕叶视中枢刺激性损害,可使对侧视野出现闪光型幻视;枕叶前部受损引起视觉失认,多见于脑梗死、枕叶出血或肿瘤压迫等。

视乳头异常:① 视乳头水肿:是颅内压增高的主要客观体征之一,由于颅内压增高影响视网膜中央静脉和淋巴回流所致,眼底检查早期表现为视乳头充血、边缘模糊不清、生理凹陷消失、静脉淤血;严重时视乳头隆起、边缘完全消失及视乳头周边或视网膜上片状出血。见于颅内占位性病变、脑出血、蛛网膜下腔出血、脑膜炎、静脉窦血栓等引起颅内压增高的疾病。② 视神经萎缩:表现为视力减退或消失,瞳孔扩大,对光反射减弱或消失。原发性视神经萎缩表现为视乳头苍白而界限清楚,筛板清晰。常见于视神经受压、球后视神经炎、多发性硬化及变性疾病等。继发性视神经萎缩表现为视乳头苍白,边界不清,不能窥见筛板。常见于视乳头水肿及视神经乳头炎的晚期。

3. 动眼神经 　动眼神经为支配眼肌的主要运动神经,包括运动纤维和副交感纤维两种成分。动眼神经起自中脑上丘的动眼神经核,此核较大,可分为三部分:① 外侧核:为运动核,左右各一,位于中脑四叠体上丘水平的导水管周围腹侧灰质中;发出动眼神经的运动纤维走向腹侧,经过红核组成动眼神经,由中脑脚间窝出脑,在大脑后动脉与小脑上动脉之间穿过,向前与后交通动脉伴行,穿过海绵窦之侧壁经眶上裂入眶,支配上睑提肌、上直肌、内直肌、下斜肌、下直肌。② 正中核或称佩利阿核:位于中线上，两侧埃-魏核之间，不成对，发出动眼神经的副交感纤维到达两眼内直肌，主管两眼的辐辏运动。
③ E-W核：位于正中核的背外侧，中脑导水管周围的灰质中，发出动眼神经的副交感神经节前纤维入
睫状神经节交换神经元，其节后纤维支配瞳孔括约肌和睫状肌，司瞳孔缩小及晶状体变厚而视近物，参
与缩瞳和调节反射。

4. 滑车神经　滑车神经含运动性纤维，起自中脑动眼神经核下端、四叠体下丘的导水管周围腹侧
灰质中的滑车神经核，其纤维走向背侧顶盖，在顶盖与前髓帆交界处交叉，经下丘下方出中脑，再绕大脑
脚至腹侧脚底，穿过海绵窦外侧壁，与动眼神经伴行，经眶上裂入眶后，越过上直肌和上睑提肌向前走
行，支配上斜肌。

5. 展神经　展神经含运动性纤维，起自脑桥中部被盖中线两侧的展神经核，其纤维从脑桥延髓沟
内侧部出脑后，向前上方走行，越颞骨岩尖及鞍旁海绵窦的外侧壁，在颅底经较长的行程后，由眶上裂入
眶支配外直肌。

眼球运动是一项精细而协调的工作，在眼外肌中只有外直肌和内直肌呈单一水平运动，其他肌肉都
有向几个方向运动的功能，既可互相抵消，又可互相协同，以完成眼球向某一方向的运动，保证影像投射
在两侧视网膜的确切位置。如上直肌与下斜肌同时收缩时眼球向上，而其内收与外展的力量及内旋与
外旋的力量正好抵消；上斜肌与下斜肌协同外直肌外展时，向下与向上的力量及内旋与外旋的力量正好
抵消。眼球运动过程中眼外肌的功能也进行相应的协调。如眼球外旋 23°时，上直肌变成了纯粹的提
肌，下直肌变为纯粹的降肌；眼球极度内旋时，上斜肌则变为降肌，下斜肌变成了提肌。各眼外肌的主要
收缩方向是复视检查的基础。两眼的共同运动无论是随意性运动还是反射性运动永远都是同时和协调
的，这就要求与眼球运动有关的所有神经核团间的相互紧密联系，这一功能是通过内侧纵束来实现的。
两侧的内侧纵束，上自中脑背盖，下抵颈髓，紧靠中线，沿脑干下行，与皮质下的视觉中枢及听觉中枢联
系，并连接双侧动眼神经核和对侧展神经核，完成视听刺激引起头及眼向刺激侧不随意的反射性转动。
内侧纵束还接受来自颈髓、前庭神经核、网状结构以及来自皮质和基底核的神经冲动。① 周围性眼肌
麻痹：动眼神经麻痹时表现为上睑下垂，眼球向外下斜视，眼球不能向上、向内、向下转动，复视，瞳孔散
大，光反射及调节反射均消失。如颅内动脉瘤、结核性脑膜炎、颅底肿瘤等。滑车神经麻痹多合并动眼
神经麻痹。单纯损害表现为眼球位置稍偏上，向外下方活动受限，下视时出现复视。展神经麻痹患侧眼
球内斜视，外展运动受限或不能，伴有复视。常见于鼻咽癌颅内转移、脑桥小脑脚肿瘤或糖尿病等。因
展神经在脑底行程较长，在高颅压时常受压于颞骨岩尖部，或受牵拉而出现双侧麻痹，此时无定位意义。
动眼、滑车及展神经合并麻痹很多见，此时眼肌全部瘫痪，眼球只能直视前方，不能向任何方向转动，瞳
孔散大，光反射及调节反射消失，常见于海绵窦血栓及眶上裂综合征。② 核性眼肌麻痹：脑干病变致眼
球运动神经核损害所引起的眼球运动障碍。核性眼肌麻痹与周围性眼肌麻痹的临床表现类似但有以下
三个特点：双侧眼球运动障碍：动眼神经核紧靠中线，病变时常为双侧动眼神经核的部分受累，引起双
侧眼球运动障碍。③ 脑干内邻近结构的损害：展神经核病变常损伤围绕展神经核的面神经纤维，故同
时出现同侧的周围性面神经麻痹；同时累及三叉神经和锥体束，出现三叉神经麻痹和对侧偏瘫。④ 分
离性眼肌麻痹：核性眼肌麻痹可表现为个别神经核团选择性损害，如动眼神经核亚核多且分散，病变时

可仅累及其中部分核团而引起某一眼肌受累,其他眼肌不受影响,称为分离性眼肌麻痹。动眼神经核性麻痹需与核下性麻痹相鉴别。⑤ 核间性眼肌麻痹:病变主要损害脑干的内侧纵束,故又称内侧纵束综合征。内侧纵束是眼球水平性同向运动的重要联络通路,它连接一侧动眼神经的内直肌核与对侧展神经核,同时还与脑桥的侧视中枢相连,而实现眼球的水平同向运动。核间性眼肌麻痹多见于脑干腔隙性梗死或多发性硬化。前核间性眼肌麻痹病变位于脑桥侧视中枢与动眼神经核之间的内侧纵束上行纤维。表现为双眼向对侧注视时,患侧眼球不能内收,对侧眼球可外展,伴单眼眼震。辐辏反射正常,支配内聚的核上通路位置平面高些而未受损。由于双侧内侧纵束位置接近,同一病变也可使双侧内侧纵束受损,出现双眼均不能内收。后核间性眼肌麻痹病变位于脑桥侧视中枢与展神经核之间的内侧纵束下行纤维。表现为两眼向病灶同侧注视时,患侧眼球不能外展,对侧眼球内收正常;刺激前庭,患侧可出现正常外展动作;辐辏反射正常。一侧脑桥被盖部病变引起一个半综合征,脑桥侧视中枢和对侧已交叉过来的联络同侧动眼神经内直肌核的内侧纵束同时受累。表现为患侧眼球水平注视时既不能内收又不能外展;对侧眼球水平注视时不能内收,可以外展,但有水平眼震。⑥ 核上性眼肌麻痹:核上性眼肌麻痹亦称中枢性眼肌麻痹。由于大脑皮质眼球同向运动中枢、脑桥侧视中枢及其传导束损害使双眼出现同向注视运动障碍。皮质侧视中枢受损产生两眼侧视麻痹,破坏性病变如脑出血等产生双眼向病灶对侧凝视麻痹,刺激性病变如癫痫等产生双眼向病灶对侧共同偏视。脑桥侧视中枢受损出现双眼向病灶侧凝视麻痹及向病灶对侧共同偏视。上丘脑是眼球垂直同向运动的皮质下中枢。上丘病变出现眼球垂直运动障碍。上丘上半受损时双眼向上同向运动不能,常见于松果体区肿瘤。上丘上半刺激性病变出现发作性双眼转向上方即动眼危象。上丘下半损害时出现两眼向下同向注视障碍。核上性眼肌麻痹临床上有三个特点:双眼同时受累;无复视;反射性运动仍保存。

复视是眼外肌麻痹时经常出现的表现,是指某一眼外肌麻痹时,眼球向麻痹肌收缩的方向运动不能或受限,并出现视物双影。复视产生的原因主要是:当眼肌麻痹时患侧眼轴偏斜,注视物不能投射到双眼视网膜的对应点上,视网膜上不对称的刺激在视中枢引起两个影像的冲动,患者则感到视野中有一实一虚两个影像,即所谓的真像和假像。健眼能使外界物体的影像投射到黄斑区,视物为实像;有眼肌麻痹的患眼则使外界物体的影像投射到黄斑区以外的视网膜上,视物为虚像。复视成像的规律是:一侧外直肌麻痹时,眼球偏向内侧,虚像位于实像外侧;一侧内直肌麻痹时,眼球偏向外侧,虚像位于实像内侧;支配眼球向上运动的眼肌麻痹时,眼球向下移位,虚像位于实像之上;支配眼球向下运动的眼肌麻痹时,眼球向上移位,虚像位于实像之下。复视最明显的方位出现在麻痹肌作用力的方向上。临床上可根据复视最明显的方位结合实、虚像的位置关系来判断麻痹的眼外肌,如右侧外直肌麻痹,虚像在实像外侧,双眼向右侧转动时复视最明显。不同部位损害所致的瞳孔改变:① 瞳孔的大小由动眼神经的副交感神经纤维和颈上交感神经节发出的节后神经纤维共同调节。当动眼神经的副交感神经纤维损伤时出现瞳孔散大,而交感神经纤维损伤时出现瞳孔缩小。在普通光线下瞳孔的直径约 3~4 mm,一般认为瞳孔直径小于 2 mm 为瞳孔缩小,大于 5 mm 为瞳孔散大。瞳孔缩小见于颈上交感神经径路损害。位于下丘脑的交感中枢发出纤维至 C8 - T2 侧角的脊髓交感中枢,交换神经元后纤维经胸及颈交感干至颈上交感神经节。交换神经元后节后纤维经颈内动脉交感神经丛至上睑板肌、眼眶肌、瞳孔开大肌及汗腺和血管。一侧颈上交感神经径路损害常见于 Horner 综合征。如果损害双侧交感神经的中枢径路,则出现双侧瞳孔针尖样缩小,见于脑桥出血、脑室出血压迫脑干或镇静催眠药中毒等。瞳孔散大见于动眼神经麻痹。由于动眼神经的副交感神经纤维在神经的表面,所以当颞叶钩回疝时,可首先出现瞳孔散大而无眼外肌麻痹。视神经病变失明及阿托品类药物中毒时瞳孔也可散大。② 瞳孔光反射异常见于光反射通路损害。瞳孔对光反射是指受到光线刺激后瞳孔缩小的反射,分为直接光反射和间接光反射。其传导通路为:光线→视网膜→视神经→视交叉→视束→上丘臂→上丘→中脑顶盖前区→两侧 E－W核→动眼神经→睫状神经节→节后纤维→瞳孔括约肌。传导径路上任何一处损害均可引起瞳孔光反射消失和瞳孔散大。但由于司瞳孔光反射的纤维不进入外侧膝状体,所以外侧膝状体、视辐射及枕叶视觉中枢损害引起的中枢性失明不出现瞳孔散大及光反射消失。③ 辐辏及调节反射是指注视近物时双眼会聚及瞳孔缩小的反射,两者也合称集合反射。辐辏及调节反射的传导通路是:两眼内直肌→动眼神经正中核→视网膜→视神经→视交叉→视束→外侧膝状体→枕叶纹状区→顶盖前区瞳孔括约肌、睫状肌→动眼神经 E－W 核。调节反射丧失见于白喉及脑炎。辐辏反射丧失见于帕金森综合征及中脑病变。④ 阿-罗瞳孔表现为两侧瞳孔较小,大小不等,边缘不整,光反射消失而调节反射存在。是由于顶盖前区的光反射径路受损所致,常见于神经梅毒、偶见于多发性硬化及带状疱疹等。由于顶盖前区内支配瞳孔光反射和调节反射的神经纤维并不相同,所以调节反射仍然存在。⑤ 埃迪瞳孔又称强直性瞳孔。多见于中年女性,表现为一侧瞳孔散大,直接、间接光反射及调节反射异常。在普通光线下检查,病变瞳孔光反射消失;但在暗处强光持续照射,瞳孔可出现缓慢的收缩,光照停止后瞳孔又缓慢散大。调节反射也同样反应缓慢,以一般方法检查瞳孔不缩小,但让患者较长时间注视一近物后,瞳孔可缓慢缩小,而且比正常侧还小,停止注视后可缓慢恢复。伴有全身腱反射减弱或消失。若同时伴有节段性无汗及直立性低血压等,称为埃迪综合征,其病因和发病机制尚不清楚。

6. 三叉神经　三叉神经为混合性神经。三叉感觉神经纤维第 1 级神经元位于三叉神经半月节。三叉神经脊束核是最长的脑神经核,从脑桥至第二颈髓后角,来自面部中央区的痛温觉纤维止于脊束核的上部;来自面部周围区的纤维止于此核的下部。这种节段特点,在临床上有较重要的定位意义。由感觉主核及脊束核的 2 级神经元发出的纤维交叉至对侧组成三叉丘系上升,止于丘脑腹后内侧核,从丘脑3 级神经元发出的纤维经内囊后肢最后终止于中央后回感觉中枢的下 1/3 区。三叉感觉神经纤维第1 支眼神经接受来自颅顶前部头皮、前额、鼻背、上睑的皮肤以及鼻腔上部、额窦、角膜与结膜等处的黏膜感觉,经眶上裂入颅。眼神经是角膜反射的传入纤维。三叉感觉神经纤维第 2 支上颌神经分布于眼与口裂之间的皮肤、上唇、上颌牙齿和齿龈、硬腭和软腭、扁桃体窝前部、鼻腔、上颌窦及鼻咽部黏膜等,经圆孔入颅。三叉感觉神经纤维第 3 支下颌神经是混合神经,与三叉神经运动支并行。三叉神经运动纤维起自脑桥三叉神经运动核,支配咀嚼肌和鼓膜张肌等。三叉神经运动核受双侧皮质脑干束支配。角膜反射由三叉神经的眼神经与面神经共同完成的。刺激角膜通过以下通路引起闭眼反应:角膜→三叉神经眼支→三叉神经半月神经节→三叉神经感觉主核→两侧面神经核→面神经→眼轮匝肌。三叉神经第 1 支或面神经损害时出现角膜反射消失。三叉神经周围性损害包括三叉神经半月节、三叉神经根或三个分支的病变。刺激性症状表现为三叉神经痛,破坏性症状表现为三叉神经分布区域感觉减弱或消失,咀嚼肌麻痹,张口时下颌向患侧偏斜。多见于颅中窝脑膜瘤、鼻咽癌颅底转移及三叉神经节带状疱疹病毒感染等。三叉神经半月节和三叉神经根的病变表现为三叉神经分布区的感觉障碍,角膜反射减弱或消失,咀嚼肌瘫痪。三叉神经分支病变表现为三叉神经各分支分布范围内的痛、温、触觉均减弱或消失。如为眼神经病变可合并角膜反射减弱或消失。下颌神经病变可合并同侧咀嚼肌无力或瘫痪,张口时下颌向患侧偏斜。三叉神经脊束核损害表现为同侧面部洋葱皮样分离性感觉障碍:分离性感觉障碍;洋葱皮样分布。常见于延髓空洞症、延髓背外侧综合征及脑干肿瘤等。一侧三叉神经运动核损害产生同侧咀嚼肌无力或瘫痪,并可伴肌萎缩,张口时下颌向患侧偏斜。常见于脑桥肿瘤。

7. 面神经　面神经为混合性神经。面神经运动纤维发自脑桥下部被盖腹外侧的面神经核。支配上部面肌的神经元受双侧皮质脑干束控制,支配下部面肌的神经元受对侧皮质脑干束控制。面神经感觉纤维为中间神经。面神经味觉纤维第1级神经元在膝状神经节,终止于舌前2/3味蕾。面神经中间神经在运动支的外侧进入脑桥,与舌咽神经的味觉纤维一起,终止于孤束核。从孤束核发出纤维交叉至对侧,位于内侧丘系的内侧上行,终止于丘脑外侧核再发出纤维终止于中央后回下部。面神经躯体感觉纤维接受来自鼓膜、内耳、外耳及外耳道皮肤的感觉冲动。这些纤维病变产生耳痛。面神经副交感神经纤维发自脑桥上泌涎核。经中间神经→鼓索神经→舌神经至颌下神经节。副交感神经纤维管理泪腺、舌下腺及颌下腺的分泌。上运动神经元损伤所致的中枢性面神经麻痹病变在一侧中央前回下部或皮质延髓束,临床仅表现为病灶对侧下面部表情肌瘫痪,即鼻唇沟变浅、口角轻度下垂,而上部面肌不受累,皱眉、皱额和闭眼动作均无障碍。常见于脑血管病等。下运动神经元损伤所致的周围性面神经麻痹病变在面神经核或核以下周围神经,临床表现为同侧面肌瘫痪,即患侧额纹变浅或消失,不能皱眉,眼裂变大,眼睑闭合无力,用力闭眼时眼球向上外方转动,显露白色巩膜,称为贝尔征,患者鼻唇沟变浅,口角下垂并歪向健侧,鼓腮漏气,不能吹口哨,食物易残存于颊部与齿龈之间。周围性面神经麻痹时,还可以进一步根据伴发的症状和体征确定病变的具体部位。

8. 前庭蜗神经　前庭蜗神经即位听神经是特殊躯体感觉性神经。由蜗神经和前庭神经组成。蜗神经起自内耳螺旋神经节的双极神经元,终止于脑桥尾端的蜗神经前后核,再发出纤维形成外侧丘系,终止于四叠体下丘的听反射中枢及颞横回皮质听觉中枢。蜗神经主要传导听觉。前庭神经起自内耳前庭神经节的双极细胞,其周围突分布于三个半规管的椭圆囊、球囊和壶腹。前庭蜗神经感受身体和头部的空间移动。中枢突组成前庭神经和蜗神经一起经内耳孔入颅腔,终止于脑桥和延髓的前庭神经核群。发出的纤维一小部分经过小脑下脚止于小脑的绒球小结叶;由前庭神经外侧核发出的纤维构成前庭脊髓束,止于同侧前角细胞,调节躯体平衡;来自其他前庭神经核的纤维加入内侧纵束,与眼球运动神经核和上颈髓联系,调节眼球及颈肌反射性活动。前庭神经的功能为反射性调节机体的平衡,调节机体对各种加速度的反应。蜗神经损害出现听力障碍和耳鸣。前庭神经损害出现眩晕、眼球震颤及平衡障碍。

9. 舌咽神经　舌咽神经为混合性神经。舌咽神经特殊内脏感觉纤维胞体位于下神经节,中枢突止于孤束核,周围突分布于舌后1/3味蕾,传导味觉。舌咽神经内脏感觉纤维胞体亦位于下神经节,中枢突止于孤束核,周围突接受咽、扁桃体、舌后1/3、咽鼓管和鼓室等处黏膜,接受黏膜的感觉。分布于颈动脉窦和颈动脉小球的纤维与呼吸、血压和脉搏的调节有关。舌咽神经躯体感觉纤维胞体位于上神经节,其周围突分布于耳后皮肤,中枢突到三叉神经脊束核,接受耳部皮肤的一般感觉。舌咽神经特殊内脏运动纤维胞体位于延髓疑核,经颈静脉孔出颅,支配茎突咽肌,功能是提高咽穹隆,与迷走神经共同完成吞咽动作。舌咽神经副交感纤维起自下泌涎核,经鼓室神经、岩浅小神经,终止于耳神经节。其节后纤维分布于腮腺,主管腮腺分泌。舌咽神经麻痹出现咽部感觉减退或丧失、咽反射消失、舌后 1/3 味觉丧失和咽肌轻度瘫痪。咽、迷走神经共同损伤。

10. **迷走神经**　迷走神经躯体感觉纤维胞体位于颈静脉神经节内,中枢突止于三叉神经脊束核,周围突分布于外耳道、耳廓凹面的一部分皮肤及硬脑膜。迷走神经内脏感觉纤维胞体位于结状神经节内,中枢突止于孤束核,周围突分布于咽、喉、食管、气管及胸腹腔内诸脏器。迷走神经特殊内脏运动纤维起自疑核,由橄榄体背侧出延髓经颈静脉孔出颅,支配软腭、咽及喉部的横纹肌。迷走神经副交感纤维起自迷走神经背核,其纤维终止于迷走神经丛的副交感神经节,发出的节后纤维分布于胸腹腔诸脏器,控制平滑肌、心肌和腺体的活动。舌咽、迷走神经彼此邻近,有共同的起始核,常同时受损,表现为声音嘶哑、吞咽困难、饮水呛咳及咽反射消失,称真性延髓麻痹。一侧损伤时症状较轻,张口时可见瘫痪一侧的软腭弓较低,腭垂偏向健侧,患侧咽部感觉缺失,咽反射消失,见于吉兰-巴雷综合征及 Wallenberg 综合征等。

　　舌咽、迷走神经都包括特殊内脏运动、一般内脏运动、一般内脏感觉和躯体感觉四种成分,另外,舌咽神经还包含特殊内脏感觉纤维。两者有共同的神经核、共同的走行和共同的分布特点。疑核发出的纤维随舌咽神经和迷走神经支配软腭、咽、喉和食管上部的横纹肌,舌咽神经和迷走神经的一般内脏感觉纤维的中枢突终止于孤束核。舌咽、迷走神经的运动核受双侧皮质脑干束支配,当一侧损害时不出现延髓麻痹症状,当双侧皮质延髓束损伤时才出现构音障碍和吞咽困难,而咽反射存在,称假性延髓麻痹,常见于两侧大脑半球的血管病变。真性延髓麻痹与假性延髓麻痹鉴别。迷走神经麻痹时出现声音嘶哑、构音障碍、软腭不能提升、吞咽困难、咳嗽无力和心动过速等。出现舌咽神经或迷走神经单独受损的症状,而无脑干受损的长束体征,提示脑干外神经根病变。

11. **副神经**　副神经为运动神经。由延髓支和脊髓支两部分组成,分别包括特殊内脏运动纤维和躯体运动纤维。延髓支起自延髓疑核,颅内部分在颈静脉孔处与脊髓部分相分离,加入迷走神经,构成喉返神经,支配声带运动;脊髓支起自颈髓第 1～5 节段前角腹外侧细胞柱,其纤维经枕大孔入颅,与延髓支汇合,再经颈静脉孔出颅,支配胸锁乳突肌和斜方肌。胸锁乳突肌的功能是使头转向对侧,斜方肌支配耸肩动作。双侧胸锁乳突肌同时收缩时颈部前屈,双侧斜方肌同时收缩时头向后仰。一侧副神经核或其神经损害出现同侧胸锁乳突肌和斜方肌萎缩,患者向病变对侧转颈不能,患侧肩下垂并耸肩无力。颅后窝病变出现副神经常与迷走神经和舌咽神经同时受损。出颈静脉孔后,副神经主干和分支可因淋巴结炎、颈部穿刺以及外科手术等受损。由于副神经受两侧皮质脑干束支配,故一侧皮质脑干束损害,不出现副神经受损症状。双侧副神经核或其神经损害表现为双侧胸锁乳突肌均力弱,患者头前屈无力,直立困难,多呈后仰位,仰卧位时不能抬头。

12. **舌下神经**　舌下神经为躯体运动神经,支配舌肌运动。位于延髓第四脑室底舌下神经三角深处的舌下神经核发出轴突在橄榄体与锥体之间出脑,经舌下神经管出颅,分布于同侧舌肌。舌向外伸出主要是颏舌肌向前牵拉的作用,舌向内缩回主要是舌骨舌肌的作用。舌下神经只受对侧皮质脑干束支配。舌下神经核上性一侧病变出现伸舌偏向病灶对侧。舌下神经及核性一侧病变表现为患侧舌肌瘫痪，伸舌偏向患侧；两侧病变则伸舌受限或不能，同时伴有舌肌萎缩。舌下神经核的病变可伴有肌束颤动，见于肌萎缩侧索硬化或延髓空洞症等。

与脊髓相连的周围神经称脊神经。每对脊神经借前根和后根连于一个脊髓节段。前根属运动纤维，后根属感觉纤维，因此脊神经为混合性，一般含有躯体感觉纤维、躯体运动纤维、内脏传入纤维和内脏运动纤维4种成分。31对脊神经可分为5部分：8对颈神经，12对胸神经，5对腰神经，5对骶神经和1对尾神经。每条脊神经干在出椎间孔后立即分为前支、后支、脊膜支和交通支。前支分别交织成丛，即颈丛、臂丛、腰丛和骶丛，由各丛再发出分支分布于躯干前外侧和四肢的肌肉和皮肤，司肌肉运动和皮肤感觉；后支分成肌支和皮支，肌支分布于项、背和腰骶部深层肌，司肌肉运动，皮支分布于枕、项、背、腰、骶及臀部皮肤，司皮肤感觉；脊膜支分布于脊髓被膜、血管壁、骨膜、韧带和椎间盘等处，司一般感觉和内脏运动；交通支为连于脊神经与交感干之间的细支。脊神经在皮肤的分布有明显的节段性，尤其是颈神经和胸神经的分布。如T2分布于胸骨角水平；T4分布于乳头平面；T6分布于剑突水平；T8分布于肋弓下缘；T10分布于脐水平；T12和L1分布于腹股沟水平。四肢的皮神经分布也有一定规律性。如分布到上肢的臂丛中C5和T1神经分布到上肢近端外侧和内侧，C6 - C8神经分布于上肢远段及手部。这种分布规律对临床上判断损伤的节段定位具有重要的应用价值。周围神经损伤的临床表现是受损神经支配范围内的感觉、运动、反射和自主神经功能异常。其部位及范围随受损神经的分布而异，但有其共同的特性。脊神经病变导致运动障碍，前根损害表现为支配节段下运动神经元性瘫痪，不伴有感觉障碍；神经丛和神经干损害为支配区内的运动、感觉、自主神经功能障碍；神经末梢损害为四肢远端对称性下运动神经元性瘫痪。如与呼吸肌有关的脊神经根受累，会出现呼吸肌麻痹引起呼吸困难。运动障碍有刺激性和麻痹性两类症状。刺激性症状表现为肌束震颤、肌痉挛和肌肉痛性痉挛等。① 肌束震颤为肌肉静息时观察到的肌肉颤动，见于运动神经元损伤导致的各种疾病。② 肌痉挛运动单位短暂的自发性痉挛性收缩，邻近的运动单位常呈交替性、间断性收缩，如面神经损伤引起的偏侧面肌痉挛。③ 肌肉痛性痉挛为一块肌肉或一个肌群短暂的伴有疼痛的收缩，常见于活动较多的肌肉如腓肠肌，肌肉用力收缩时可诱发，按摩可减轻。麻痹性症状为下运动神经元性瘫痪，可出现肌力减弱或丧失、肌萎缩、肌张力低。① 肌力减弱或丧失是四肢对称性肌无力，见于多发性神经病及吉兰-巴雷综合征。前者的肌无力多出现在肢体远端，下肢重于上肢；后者的肌无力多出现在肢体和躯干，可伴有呼吸肌麻痹。② 肌萎缩是轴突变性或神经断伤使肌肉失去神经营养作用而发生萎缩。多数情况下肌萎缩与肌无力平行出现，脱髓鞘性神经病时虽有肌无力但一般无轴突变性，肌肉萎缩不明显。脊神经病变导致感觉障碍，后根损害为节段分布的感觉障碍，常有剧烈根痛；神经丛和神经干损害为分布区的感觉障碍，常伴有疼痛、下运动神经元性瘫痪和自主神经功能障碍；神经末梢损害为四肢远端对称分布的手套-袜套样感觉障碍，常伴有运动和自主神经功能障碍。感觉障碍同样有刺激性和麻痹性两类症状。脊神经病变导致反射变化，出现浅反射及深反射减弱或消失。腱反射消失为神经病的早期表现，尤以踝反射丧失为最常见。在主要损伤小纤维的神经病后期才出现腱反射消失。脊神经病变导致自主神经障碍，出现多汗或无汗、黏膜苍白或发绀、皮温降低、皮肤水肿、皮下组织萎缩、角化过度、色素沉着、皮肤溃疡、毛发脱落、指甲光泽消失、甲质变脆、突起增厚及关节肿大。其他可有性功能障碍、膀胱直肠功能障碍、直立性低血压及泪腺分泌减少等。自主神经症状在病程较长或慢性多发性周围神经病中较为常见，如遗传性神经病或糖尿病性神经病。脊神经病变导致的其他症状：① 动作性震颤；② 周围神经肿大；③ 畸形；④ 营养障碍。

自主神经支配内脏器官及内分泌腺、汗腺的活动和分泌，并参与调节葡萄糖、脂肪、水和电解质代谢，以及体温、睡眠和血压等。自主神经包括交感神经和副交感神经，两者在大脑皮质的调节下通过下丘脑、脑干及脊髓各节段既拮抗又协调地共同调节器官的生理活动，所有调节活动均在无意志控制下进行。自主神经分为中枢部分和周围部分。中枢自主神经包括大脑皮质、下丘脑、脑干的副交感神经核团以及脊髓各节段侧角区。大脑皮质各区均有自主神经的代表区，如旁中央小叶与膀胱、肛门括约肌调节有关；岛叶、边缘叶与内脏活动有关。下丘脑是自主神经的皮质下中枢，前区是副交感神经代表区，后区是交感神经代表区，共同调节机体的糖、水、盐、脂肪代谢，以及体温、睡眠、呼吸、血压和内分泌的功能。交感神经节前纤维起始于 $C_8 - L_2$ 脊髓侧角神经元，经脊神经前根和白交通支到脊髓旁交感干的椎旁神经节和腹腔神经节并换元。节后纤维随脊神经分布到汗腺、血管、平滑肌。大部分节后纤维随神经丛分布到内脏器官。交感神经兴奋时引起机体消耗增加、器官功能活动增强。副交感神经系统节前纤维起自脑干和 S_{2-4} 脊髓侧角核团，发出纤维在其支配的脏器附近或在脏器内神经节换元。节后纤维支配瞳孔括约肌、睫状肌、颌下腺、舌下腺、泪腺、鼻腔黏膜、腮腺、气管、支气管、心脏、肝、胰、脾、肾和胃肠等。副交感神经与交感神经作用互相拮抗，兴奋时可抑制机体耗损、增加储能。自主神经的功能是通过神经末梢释放的神经递质来完成的，可分为胆碱能神经和肾上腺素能神经，前者包括交感神经及副交感神经节前纤维、副交感神经节后纤维，以及支配血管扩张、汗腺和子宫的交感神经节后纤维；后者包括支配心脏、肠道、血管收缩的交感神经节后纤维。内脏器官受交感神经和副交感神经双重支配，两者相互拮抗相互协调维持机体功能的平衡性、完整性，使机体适应内外环境的变化。自主神经功能紊乱也称自主神经功能紊乱。交感神经系统病损表现副交感神经功能亢进症状：瞳孔缩小、唾液分泌增加、心率减慢、血管扩张、血压降低、胃肠蠕动和消化腺分泌增加、肝糖原储存增加以增加吸收功能、膀胱与直肠收缩促进废物的排出。副交感神经病损表现交感神经功能亢进症状：瞳孔散大、眼裂增宽、眼球突出、心率加快、内脏和皮肤血管收缩、血压升高、呼吸加快、支气管扩张、胃肠道蠕动分泌功能受抑制、血糖升高及周围血容量增加等。

周围神经病理变化分为四种。沃勒变性是轴突断裂后断端远侧轴突自近向远发生变化和解体。断端近侧只到最近的一两个郎飞结而不再继续。再生阶段，施万细胞先增殖，形成神经膜管，成为断端近侧轴突再生支芽伸向远端的桥梁。轴突变性是轴突的变性、破坏和脱失，轴突变性、解体以及继发性脱髓鞘均从远端开始。神经元变性是神经元胞体变性坏死继发的轴突及髓鞘破坏，神经元一旦坏死其轴突的全长在短期内即变性和解体。髓鞘破坏而轴突相对保存的病变称为脱髓鞘，病理上表现为神经纤维有长短不等的节段性脱髓鞘破坏，施万细胞增殖。脱髓鞘的神经不规则分布在周围神经的远端及近端，但长纤维比短纤维更易受损而发生传导阻滞，因此临床上运动和感觉障碍以四肢远端为重。（据人民卫生出版社第八版《神经病学》改编）

原发性三叉神经痛

原发性三叉神经痛(trigeminal neuralgia)是三叉神经支配区域内阵发性疼痛疾病,简称三叉神经痛。以三叉神经分布区内反复发作的短暂的剧烈疼痛为主要临床表现。病理特点:神经节细胞消失、炎症细胞浸润、神经鞘膜不规则增厚、髓鞘瓦解、轴索节段性蜕变、裸露、扭曲、变形等。电镜下尚可见郎飞结附近轴索内集结大量线粒体,后者可能与神经组织受机械性压迫有关。

〖原发性三叉神经痛-三叉神经风痹证〗

辨识要点:① 符合原发性三叉神经痛诊断;② 多见于中老年人;③ 女性多于男性;④ 疼痛部位不超出三叉神经分布范围;⑤ 常局限于一侧;⑥ 发作性电击样、刀割样、撕裂样剧痛;⑦ 突发突止;⑧ 每次疼痛持续数秒至数十秒;⑨ 发作间歇期逐渐缩短,疼痛逐渐加重;⑩ 说话、咀嚼、刷牙、洗脸等动作诱发疼痛发作;⑪ 发作时可伴有同侧面肌抽搐;⑫ 面部扳机点;⑬ 神经系统无阳性体征;⑭ 病程呈周期性,发作可为数日至数月不等,缓解期如常人;⑮ 情绪低落;⑯ 舌红苔白脉紧。

临床决策:祛风止痛。

治疗推荐:①《圣济总录》卷 16 防风汤。防风、柴胡、黄连、当归、枳壳、大黄、天雄、地骨皮、石膏各一两,桑根白皮、羌活、川芎、旋覆花、桂心、菊花,常规剂量,每日 2 次水煎服。②《普济方》卷 46 川乌丸:川乌头 4 两研为细末,韭菜洗过取自然汁,搅和为丸如绿豆大,每次 5 丸,每日 2 次温水送服。渐加至 7～8 丸;临睡用冷茶清送下。③ 卡马西平初次剂量每次 0.1 g,每日 2 次口服;以后每日增加 100 mg,直至疼痛控制为止。通常有效剂量宜为 200 mg,每日 3 次口服。最大剂量不超过每日 1.0 g。有效剂量维持治疗 2～3 周后逐渐减量至最小有效剂量,再服用数月。④ 普瑞巴林胶囊,起始剂量每次 75 mg,每日 2 次口服;或每次 50 mg,每日 3 次口服;1 周内根据疗效及耐受性增加至每次 150 mg,每日 2 次,1 周后逐渐减停。⑤ 服药无效或有明显副作用、拒绝手术治疗或不适于手术治疗者,可试行无水乙醇或甘油封闭三叉神经分支或半月神经节。⑥ 经皮半月神经节射频电凝疗法。⑦ 手术治疗。

常用药物:羌活,蝉蜕,白蒺藜,防风,黄芩,白附子,川芎,木贼草,僵蚕,全蝎,地龙。

思路拓展:①《圣济总录·头面风》。头面风之状,头面多汗,恶风头痛是也。盖诸阳之脉,皆上至头面。若运动劳役,阳气发泄,腠理开疏,汗多不止,阳气虚弱,风邪乘之,上攻于头面,故恶风而痛也。治头面风状如虫行,或头目风眩,目中泪出,防风散方:防风二两半,桂枝、天雄、细辛、丹砂、干姜、乌头、莽草、茯苓、人参各半两,附子、当归各一两,上一十二味捣罗为散,每服一钱匕,食前温酒调下,日三。治头面游风如细针所刺,忽忽烦闷,菊花散方:菊花半两,细辛、附子、白术、桂枝、干姜、巴戟天、人参、防风、石楠叶、天雄、茯苓、蜀椒、秦艽、防己各一两,山茱萸、山芋各一两半,上一十七味捣罗为散,每服二钱匕,食前温酒调下,日再。治头面游风,巴戟天散方:巴戟天二两,菊花、川芎、干姜、防风、石南叶、白术、乌头、附子、细辛、蜀椒、山芋、人参、桔梗、秦艽、瓜蒌实、泽泻、炙甘草、天雄、羌活、山茱萸、熟地,上二十二味捣罗为散,每服一钱半,加至二钱匕,食前温酒调下,日再。治头面风、皮肤瘙痒,或生疮不已,防风散方:防风、川芎、荆芥穗、黄芪、蒺藜子各一两,人参、恶实、炙甘草各半两,上八味捣罗为散,每服一钱匕,食后沸汤调下。治头面风生疮久不已川芎丸方:川芎、黄芪、防风、山栀子、枳壳各一两,生地、羌活、白芷、苦参、白附子各半两,上一十味,捣罗为末,炼蜜和丸如梧桐子大,每服二十丸,食后温水下。治头面风目眩头痛,痰涎壅滞,心膈烦满,旋覆花汤方:旋覆花、菊花、桑根白皮各三分,石膏一两一分,炙甘草半两,蒺藜子、地骨皮各一两,上七味粗捣筛,每服二钱匕,水一盏煎至七分,食后温服。治头面风头目昏痛羌活丸方:羌活、蒺藜子、川芎、薄荷叶各二两,白僵蚕一两,上五味捣罗为末,入龙脑、麝香各少许,炼蜜和丸如弹子大,每服一丸细嚼,腊茶或温酒下。治头面风头目昏眩甘菊散方:甘菊花、旋覆花、防风、石膏各等分,上四味捣罗为散,每服二钱匕,腊茶调服,如煎此药沐发,大去白屑。治头面风头目昏眩,筋脉拘急,痰涎壅滞,肢节烦痛,羌活汤方:羌活、菊花、麻黄、川芎、细辛、防风、石膏、前胡、黄芩、炙甘草、枳壳、茯苓、蔓荆实各一两,上一十三味粗捣筛,每服二钱匕,水一盏,入生姜三片,薄荷三叶,煎至六分,去滓温服,不拘时。治头面风头目疼痛,昏眩不止,利膈化痰,独活丸方:独活、川芎、炙甘草各一两,干蝎一分、半夏、防风各一两,上六味捣罗为末,用生姜汁和丸如梧桐子大,每服七丸,加至十丸,荆芥薄荷汤下。治头面风头目昏眩,肩背疼痛,头皮肿痒,颈项拘急,檀香散方:白檀香半两、甘菊花三两、川芎二两、甘草一两,上四味捣罗为散,每服一钱匕,温薄荷汤调下,茶清或沸汤调亦得。治头面风面热烦躁,皮肉如乱针刺痛,麻黄汤方:麻黄、杏仁、桔梗、秦艽、薄荷叶、牡丹皮、防风、芍药、升麻、黄芩、紫菀各一分,半夏半分,羌活半两,上一十三味粗捣筛,每服二钱匕,水一盏,入生姜三片,煎至七分去滓,食后临卧热服。治头面风恶风多汗,头痛身热,羌活散方:羌活、人参、蔓荆实、菊花、石膏、白术、前胡、防风、地骨皮、川芎、枳壳、荆芥穗、桔梗、茯苓、麻黄各一两,上一十五味粗捣筛,每服三钱匕,水一盏,入生姜二片、薄荷五叶,同煎至七分,去滓温服。一方更入甘草三分。治头面诸风羌活汤方:羌活、黄连、桂枝、羚羊角、枳壳、萆薢、白术各一两、川芎、当归、天雄、麻黄、石膏各一两半,黄芩、旋覆花各半两,杏仁十枚。治头面风及暗风倒仆天麻丸方:天麻、附子、白附子、川芎、当归、乌药各一两,荆芥穗六两。治头面多汗恶风,头痛身热烦闷,芎术散方:川芎、白术、天麻各一两,防风、荆芥穗各半两,细辛一钱,甘草一分。治头面风眼黑及面肿,羌活散方:羌活、独活、川芎、桂枝、干姜、附子各等分。②《神农本草经》:蔓荆实味苦性微寒。主筋骨间寒热痹,拘挛,明目坚齿,利九窍,去白虫。久服轻身耐老,小荆实亦等,生山谷。③《本草新编·蔓荆子》:蔓荆子,味苦、辛、甘,气温、微寒,阳中之阴,无毒。入太阳经。主筋骨寒热,湿痹拘挛,本经头痛,头沉昏闷,利关节,长发,通九窍,去虫,散风淫,明目,耳鸣乃止,齿动尤坚。此物散而不补,何能轻身耐老。胃虚因不可用,气血弱衰者,尤不可频用也。或问蔓荆子,止头痛圣药,凡有风邪在头面者,俱可用,而吾子又以为不可频用,谓其攻而不补也。但药取其去病,能去病,又何虑用之频与不频哉。不知蔓荆子体轻而浮,虽散气不至于太甚,似乎有邪者,俱可用之。然而,虚弱者少有所损,则气怯神虚,而不胜其野狼狈矣。予言不可频用者,为虚者言之也。若形气实,邪塞于上焦,又安在所禁之内哉。蔓荆子佐补药中,以治头痛尤效,因其体轻力薄,藉之易于上升也。倘单恃一味,欲取胜于顷刻,则不能也。或问蔓荆子入太阳经,能散风邪,何仲景张公不用之以表太阳之风邪,得毋非太阳之药乎?不知蔓荆子入太阳之营卫,不能如桂枝单散卫而不散营,麻黄单散营而不散卫,各有专功。伤寒初入之时,邪未深入,在卫不可引入营,在营不可仍散卫。蔓荆子营卫齐散,所以不宜矣。

特发性面神经麻痹

特发性面神经麻痹(idiopathic facial palsy)是面神经支配范围内面部表情肌群运动功能障碍疾病，又称面神经炎(facial neuritis)或贝尔麻痹(Bell palsy)。以一侧面部表情肌瘫痪为主要临床表现。病理特点：面神经炎早期病理改变主要为神经水肿和脱髓鞘，严重者可出现轴索变性，以茎乳孔和面神经管内部分尤为显著。

〖周围性面神经麻痹-面神经风痰证〗

辨识要点：① 符合特发性面神经麻痹诊断；② 突然起病；③ 男性多于女性；④ 病侧前额皱纹消失；⑤ 病侧眼裂扩大；⑥ 病侧面部表情肌瘫痪；⑦ 鼻唇沟变浅；⑧ 不能抬眉；⑨ 露齿时口角歪向健侧；⑩ 不能鼓嘴；⑪ 味觉障碍；⑫ 听觉过敏；⑬ 无颅内器质性病变；⑭ 舌红苔白脉缓。

临床决策：祛风豁痰牵正。

治疗推荐：①《杨氏家藏方》牵正散。白附子、白僵蚕、全蝎，常规剂量，每日 2 次水煎送服消风丸 1 粒。②《奇效良方》消风丸：草乌头半斤，麻黄、白芷、附子、蝉蜕各半两，防风、茯苓、藿香、干姜、前胡、青皮、桂心各一两，炙甘草二两，龙脑、麝香、丁香、木香、白僵蚕各一分，皂角一两一分，上为细末，炼蜜和丸如弹子大，每次 1 粒，每日 2 次温水送服。③ 泼尼松 30～60 mg 每日 1 次顿服，连用 5 日，之后于 7 日内逐渐停用。④ 肌内注射维生素 B_1 每次 100 mg、维生素 B_{12} 每次 500 μg，每日 1 次，连续 7～10 日。⑤ 阿昔洛韦每次 0.2～0.4 g，每日 3～5 次，连服 7～10 日。⑥ 急性期茎乳口附近行超短波透热疗法、红外线照射或局部热敷。⑦ 针刺或电针治疗。

常用方药：白附子，草乌，乌梢蛇，僵蚕，地龙，防风，川芎，蜈蚣，全蝎，羌活，川乌，天南星，天麻，白芷，石见穿，苍耳子，独活，钩藤，海风藤，麻黄，木贼，白花蛇。

思路拓展：①《成方便读·牵正散》。夫中风口眼㖞斜一证，《金匮》有言邪气反缓，正气即急，正气引邪，㖞僻不遂数语，尤注谓其受邪之处，经脉不用而缓，无邪之处，正气独治而急。是以左㖞者，邪反在右；右㖞者，邪反在左也。然足阳明之脉，夹口环唇；足太阳之脉，起于目内眦；足少阳之脉，起于目外眦。则中风一证，无不皆自三阳而来，然二气贯于一身，不必分左血右气。但左右者，阴阳之道路，缘人之禀赋各有所偏，于是左右不能两协其平，偏弊相仍，外邪乘袭而病作矣。此方所治口眼㖞斜无他证者，其为风邪在经而无表里之证可知。故以全蝎色青善走者，独入肝经，风气通于肝，为搜风之主药；白附之辛散，能治头面之风；僵蚕之清虚，能解络中之风。三者皆治风之专药。用酒调服，以行其经。所谓同气相求，衰之以属也。②《杨氏家藏方》20 卷，南宋医家杨倓撰于淳熙戊戌 1178 年。杨倓(1120～1185 年)，字子靖，北宋宣和南宋淳熙年间山西代县人。尝官签书枢密院事，昭庆军节度使诸职，赐徽猷学士、太中大夫等。南宋淳熙五年出验方千余首编著《杨氏家藏方》二十卷，与《洪氏集验方》《胡氏经验方》并行江淮。自序曰：夫疾病之变无穷而吾之为方有限。欲以有限之方通无穷之变，其不附会臆度，缪以毫厘者鲜矣！是以有经络形证之辨，有增减三五之法，神而明之，祈乎其人。呜呼！当以后人若扁鹊和缓者，不可觊一得于千百年之间，而人之有疾盖死生于呼吸之际，不得已而有是也欤！由是言之，后之医以方为书者凡有一得之效，举不可废也。今余之所得，多良医之深藏而不语人者也。方将使人家有是书，集天下良医之所长，以待仓猝之用，不亦慈父孝子之心乎！

面 肌 痉 挛

面肌痉挛(facial spasm)是面部肌肉运动障碍疾病。以一侧面部肌肉间断性不自主阵挛性抽动或无痛性强直为主要临床表现。病理特点：面神经神经纤维继发性脱髓鞘改变。近年来国内外报道大多数面肌痉挛有错行血管压迫面神经根,行显微外科手术减压后可获治愈,提示与三叉神经痛有类似发病基础,少数患者也可为 Bell 麻痹后遗症表现。

〖**面肌痉挛-面肌瘛疭证**〗

辨识要点：① 符合面肌痉挛诊断;② 中年以后起病,女性较多;③ 眼轮匝肌间歇性抽搐;④ 逐渐缓慢扩散至一侧面部其他面肌;⑤ 口角肌肉抽搐最为明显;⑥ 紧张、疲倦、自主运动时抽搐加剧;⑦ 入睡后停止;⑧ 两侧面肌均有抽搐者少见;⑨ 晚期可伴患侧面肌轻度瘫痪;⑩ 肌电图检查可见与单侧扩展反应及眨眼反射等连带运动有关的特征性高频放电;⑪ 磁共振断层血管造影显示面神经明显受压;⑫ 无神经系统其他阳性体征;⑬ 舌红苔白脉缓。

临床决策：祛风止痉。

治疗推荐：①《奇效良方》追风散。川乌一两、石膏一两、防风一两、炙甘草二两、白僵蚕二两、全蝎二两、荆芥二两、川芎一两、麝香一两,上为细末,每日 2 次,每次二钱茶汤调下。②《普济方》卷 104 白僵蚕丸：白僵蚕、麝香、乌蛇、牛黄、干蝎、木香、龙骨、蝉蜕、杜仲、天麻、蚕蛾、雄黄各半两,上 8 味捣罗为末,与别研 4 味和匀,炼蜜为丸如绿豆大,每次 5 粒,每日 2 次温水送服。③ 痉挛明显部位每次注射肉毒素 A 约 50 U,疗效可持续 3~6 个月。④ 口服卡马西平每日 0.6~1.0 g。⑤ 面神经微血管减压术或周围神经切断术治疗。

常用药物：川乌,石膏,防风,僵蚕,全蝎,荆芥,川芎,草乌,白附子,天南星,天麻,白芷,羌活,地龙,乳香,没药,雄黄,白苞筋骨草,白马骨,宝盖草,翻白叶,马钱子,石见穿。

思路拓展：《本经序疏证》。风之病人也大率有三：有感而即发者;有既入人身,盘旋气血间,久乃成病者;有人身阳气自应风化为患者。感而即发如伤寒、温热、时气等类是已。既入人身,盘旋气血间,久乃成病如风眩、头面风等类是已。此篇大旨为诸病提纲挈领,独于人身阳气自应风化为病者加详,何谓?人身阳气自应风化,盖阴性凝聚,阳性发散,阴聚之,阳必散之,则阴阳固互相为用矣。然不有阴气凝聚,阳在内不得出,奋击为雷霆者乎!不又有阴气凝聚,阳在外不得入,周旋不舍而为风者乎!是故风者,阳气之变眚也,其卦为巽,巽者阴初凝而完聚,阳始退而娇强。强者力不能散聚之细密,聚者偏不受强之提撕,于是相摇相曳,相摩相荡,而周旋不舍焉,而抑扬飘骤焉,必得雨而风乃息,雨固阴阳之既翕而化焉者也。故夫人身之阳,在上则欲其与阴化而下归,在下则欲其化阴而上出,设使在上不与阴化,在下不能化阴,斯阳亢无以升降,于是为出柙之虎,失系之猿,而穷而无归,咆哮狡狯,百变不已。窥篇中大意,阳之郁者伸之,阳之劲者缓之;阴之结者破之,阴之竭者濡之。随其所在而泽阳,因其所近而招阴,增膏以定火之燎,溉水以拯木之枯。总不出用阴和阳一语,就病以征药,即药以审病,纷纭胶扰之中,未始不可随处洞彻源委也。

多发性脑神经损害

多发性脑神经损害是单侧或双侧多数脑神经病变。以多种脑神经损害为主要临床表现。多发性脑神经损害常由眶周、鼻部及面部的化脓性感染或全身性感染所致。颈内动脉海绵窦段感染和血栓形成出现颈动脉触痛及颈内动脉闭塞出现对侧偏瘫和偏身感觉障碍等临床表现,多并发脑膜炎。

〖海绵窦综合征-海绵窦风痰证〗

辨识要点:① 符合海绵窦综合征诊断;② 急性起病;③ 发热头痛;④ 动眼神经、滑车神经、外展神经和三叉神经第1、2支受损;⑤ 患侧上睑下垂;⑥ 瞳孔散大;⑦ 眼球运动障碍;⑧ 复视;⑨ 第Ⅴ对脑神经受损致分布区感觉障碍;⑩ 角膜反射消失;⑪ 眼结膜充血水肿;⑫ 舌红苔白脉缓。

临床决策:祛风豁痰。

治疗推荐:①《秘传证治要诀类方》卷3追风散。川乌、草乌、僵蚕、全蝎、白附子、天南星、天麻、白芷、川芎、羌活、防风、荆芥、石膏、甘草、地龙、乳香、没药、雄黄,常规剂量,每日2次水煎送服。②《普济方》卷163导痰丸:天南星、半夏、白明矾、生姜各半斤,猪牙皂角、紫苏子、莱菔子、麦蘖、山果子各四两,上为细末,面糊为丸如梧桐子大,每次50丸,每日2次温水送服。

常用药物:川乌,草乌,天南星,半夏,川芎,僵蚕,零陵香,地龙,防风,全蝎,荆芥,白附子,天麻,白芷,羌活,石见穿,硬骨藤,斑蝥,薄荷,苍耳子,钩藤,海风藤,麻黄,蔓荆子,木贼。

思路拓展:《圣济总录·目偏视风牵》。目偏视者以脏腑虚而风邪牵睛,其睛不正,则瞳子亦斜侧,故其视偏也。固有自幼小而得之,亦有长大方病者。率由气血亏而复受风邪也,龙木论有去风热及摩点之剂,又云有息肉则用钩割,若上下睑赤而动者,又着针穴,不可不审也。治眼风牵睑硬睛疼,视物不正凉膈天门冬汤方:天门冬、大黄各一两,车前子、茺蔚子、黄芩各一两半,上五味粗捣筛,每服三钱匕,水一盏,煎至七分,去滓食后临卧温服。治风牵眼偏斜羚羊角汤方:羚羊角、防风、赤茯苓、人参、五味子各一两,知母、茺蔚子、黄芪各一两半,上八味粗捣筛,每服三钱匕,水一盏,煎至六分,去滓食后临卧温服。治眼风牵痛如针刺视物不能回顾黄芩汤方:黄芩、大黄、桔梗、知母各一两,玄参、马兜铃各一两半,防风二两,上七味粗捣筛,每服三钱匕,水一盏,煎至六分,去滓食后临卧温服。治目偏视,冲风多泪防风散方:防风、黄芩、蕤蕤、黄连、炙甘草各一两,栀子仁三分,上六味捣罗为细散,食后煎竹叶汤,调下一钱,忌油腻热酒湿面。治目偏视,冲风泪出点眼杏仁膏方:杏仁四十九枚、铜青一大豆许、胡粉一大豆许、干姜末一大豆许、青盐一大豆半许,上五味细研如粉,以杏仁脂调如膏,贮瓷盒中,每以铜箸取如麻子大,点目中,日二三次。治一切眼疾及生发退热毒摩顶膏方:生油二升、黄牛酥三两、淡竹叶一握、大青、蕤蕤、石长生、栀子仁、蕤仁、槐子各一两半,曾青、吴蓝各一两、青盐二两,旱莲子草汁一升,上一十三味粗捣筛一十味,以绢袋盛之,先于净铛中,下油酥二味,然后入莲子草汁及药袋,以文武火微养半日,即渐加火急煎,以莲子草汁尽不沸为度,候冷绵滤过,以通油瓷瓶收盛,每候夜间欲卧时,将铁匙取半匙,细涂顶上。以铁匙摩顶中,药力消散,入顶发孔中,渐入脑内,顿觉两太阳穴凉,从大中入眼,其黑风热毒瓦斯自然退。不过十日瘥,其膏仍隔三夜一度摩,其膏又治肾脏风毒,上冲脑户,脑脂流下,变为内障者,又治眼暗赤眼风眼冷热泪,久不瘥者。治风邪牵睛目偏视,睹物不正菊花散方:菊花一两、苍术五两(肥实者就银石器入皂荚一寸,以河水煮一日,去皂荚取术以铜刀刮去黑皮,切,曝干取三两)、荆芥穗、草决明、木贼、旋覆花、炙甘草各一两,蝉蜕三分,蛇蜕一分,上九味捣罗为细散,每服一钱匕,入腊茶半钱匕,点服空心临卧。治肝风目睛不正,视物偏斜防风散方:防风二两、菊花四两、蒺藜子、恶实各一两炒,上四味捣罗为散,每服三钱匕,食后以熟水调服。治目偏风牵疼痛抵圣散方:荆芥穗二两、川芎、羌活、木贼、楮实各一两,炙甘草半两,上六味捣罗为散,每服二钱匕,茶清调下,食后服。治目偏视风牵五神散方:荆芥穗四两、白术、木贼各二两,青盐一两、炙甘草半两,上五味捣研为散,每服二钱匕,好茶点服。

〖眶上裂综合征-眶上裂风痰证〗

辨识要点:① 符合眶上裂综合征诊断;② 眼眶受累区域疼痛;③ 全眼肌麻痹;④ 外展麻痹出现早;⑤ 三叉神经区域感觉障碍;⑥ 角膜反射迟钝或消失;⑦ 同侧 Horner 综合征;⑧ 眶上裂变狭或硬化或破坏;⑨ 除外副鼻窦炎;⑩ 舌红苔白脉缓。

临床决策:祛风豁痰。

治疗推荐:①《嵩崖尊生》白附汤。全蝎五分,白附子、天南星、半夏、旋覆花、菊花、天麻、川芎、橘红、僵蚕、生姜各一钱,每日 2 次水煎送服活络丸 5 粒。②《惠直堂方》卷 4 活络丸:牛黄一分,辰砂五分,蜈蚣一大条,全蝎 3 个,麝香少许,胆矾三分,巴豆 5 粒,僵蚕 5 条,轻粉三分,焰硝二分,上为细末,用牙皂煎汤,糯米粉打成糊为丸如绿豆大,每次 5 丸,每日 2 次温水送服。

常用药物:川乌,草乌,地龙,天南星,乳香,没药,防风,僵蚕,全蝎,荆芥,川芎,白附子,天麻,白芷,羌活,地龙,筋骨草,石见穿,硬骨藤,斑蝥,薄荷,苍耳子,独活,钩藤,海风藤,麻黄,蔓荆子,木贼,白花蛇,蜈蚣。

思路拓展:《医学衷中参西录》搜风汤。防风六钱、人参四钱、半夏三钱、生石膏八钱、僵蚕二钱、柿霜饼五钱、麝香一分。中风之证,多因五内大虚,或秉赋素虚,或劳力劳神过度,风自经络袭入,直透膜原而达脏腑,令脏腑各失其职。或猝然昏倒,或言语謇涩,或溲便不利,或溲便不觉,或兼肢体痿废偏枯,此乃至险之证。中之轻者,犹可迟延岁月,中之重者,治不如法,危在翘足间也。故重用防风引以麝香,深入脏腑以搜风。犹恐元气虚弱,不能运化药力以逐风外出,故用人参以大补元气,扶正即以胜邪也。用石膏者,因风蕴脏腑多生内热,人参补气助阳分亦能生热,石膏质重气轻性复微寒,其重也能深入脏腑,其轻也能外达皮毛,其寒也能祛脏腑之热,而即解人参之热也。用僵蚕者,徐灵胎谓邪之中人,有气无形,穿经入络,愈久愈深,以气类相反之药投之则拒而不入,必得与之同类者和入诸药使为向导,则药至病所,而邪与药相从,药性渐发,邪或从毛孔出,从二便出,不能复留,此从治之法也。僵蚕因风而僵,与风为同类,故善引祛风之药至于病所成功也。用半夏、柿霜者,诚以此证皆痰涎壅滞,有半夏以降之,柿霜以润之,而痰涎自息也。此证有表不解,而浸生内热者,宜急用发汗药,解其表,而兼清其内热。又兼有内风煽动者,可与后内中风治法汇通参观,于治外感之中兼有熄内风之药,方为完善。中风之证,有偏寒者,有偏热者,有不觉寒热者。拙拟此方治中风之无甚寒热者也。若偏热者,宜《金匮》风引汤加减。若偏寒者,愚别有经验治法。曾治一妪,年五十许,于仲冬忽然中风昏倒,呼之不应,其胸中似有痰涎壅滞,大碍呼吸。诊其脉,微细欲无,且迟缓,知其素有寒饮,陡然风寒袭入,与寒饮凝结为恙也。急用胡椒三钱捣碎,煎两三沸,取浓汁多半茶杯灌之,呼吸顿觉顺利。继用干姜六钱,桂枝尖、当归各三钱,连服三剂,可作呻吟,肢体渐能运动,而左手足仍不能动。又将干姜减半,加生黄芪五钱,乳香、没药各三钱,连服十余剂,言语行动遂复其常。若其人元气不虚,而偶为邪风所中,可去人参,加蜈蚣一条、全蝎一钱。若其证甚实,而闭塞太甚者,或二便不通,或脉象郁涩,可加生大黄数钱,内通外散,仿防风通圣散之意可也。徐灵胎曾治一人,平素多痰,手足麻木,忽昏厥遗尿、口噤手拳、痰声如锯。医者进参附、熟地等药,煎成末服。诊其脉,洪大有力,面赤气粗。此乃痰火充实,诸窍皆闭,服参附立危。遂以小续命汤去桂附,加生军一钱为末,假称他药纳之,恐旁人之疑骇也。三剂而有声,五剂而能言。然后以养血消痰之药调之,一月后,步履如初。此案与愚所治之案对观,则凉热之间昭然矣。又遗尿者多属虚,而此案中之遗尿则为实,是知审证者,不可拘于一端也。然真中风证极少,类中风者极多,中风证百人之中真中风不过一二人。审证不确即凶危立见,此又不可不慎也。

〖眶尖综合征-眶尖风痰证〗

辨识要点:① 符合眶尖综合征诊断;② 眼球活动受限;③ 复视;④ 上睑下垂;⑤ 三叉神经支配区域感觉过敏或减退;⑥ 视力下降;⑦ 视神经萎缩;⑧ 周边视野缺损;⑨ 眼球突出;⑩ 眼部知觉障碍;⑪ 舌红苔白脉缓。

临床决策:祛风豁痰。

治疗推荐:①《圣济总录》卷15除风荆芥汤。荆芥穗、川芎、防风、独活、炙甘草、麻黄各一两,人参二两,上七味粗捣筛,每日2次,每次三钱水煎送服天麻除风丸1粒。②《杨氏家藏方》卷二天麻除风丸:天麻、防风、细辛、藁本、川芎、白芷、山药、黄芪、全蝎、当归各一两,炙甘草八钱,附子五钱,上药为细末炼蜜和丸,每两作10丸,每服1丸,食后用茶或酒送下。

常用药物:荆芥,防风,独活,羌活,麻黄,川芎,天麻,藁本,白芷,全蝎,当归,僵蚕,白附子,天南星,地龙,乳香,没药,筋骨草,石见穿,硬骨藤,白矾,斑蝥,半夏,苍耳子,钩藤,谷精草,决明子,羚羊角,芦荟,蔓荆子,木贼,白花蛇,蜈蚣。

思路拓展:《银海精微·眼科用药次第法》。夫眼疾之医,虽分症类,而其中病源,不可不深思而熟视也。夫疾有久新,症有轻重,须分表里、风热、气热、湿热、实热。而新病者,皆因内积热毒之轻,循经络而上头目,遇外风寒所触而发者,必须先发表风邪,后乃远其火热,黄连、黄芩以泻火,防风、薄荷以疏风,兼以麻黄、苍术之类。如无风寒所逼,惟血壅上,宜用大黄、当归、防己坠下之剂。久眼昏蒙所晓,宜用当归、地黄、防风、羌活之类,有翳膜加木贼、蒺藜、蝉蜕、决明等剂。如胞合眼皮不开此乃寒邪之气伤胞,宜行气之药,青皮、黄芪、香附兼以风药佐之。血滞者宜调血,赤芍、归尾、鼠粘。如头痛者羌活、白芷、蔓荆、藁本、川乌之类,佐以风药防风、荆芥、玄参、柴胡、细辛用之必当也。如眼眩晕昏十分作痛,但虚肿痛及眼眶,此乃痰饮所患,宜服二陈汤兼佐以风药。如肿胀暗痛热泪难禁者,苦寒之药宜然,但视人之形气虚实,体之盛衰,务究其内外浅深,不可专书全在人之活法。方书者乃前人立法之规,使后无失其序,如归于症者则缓可以寻方,倘暴发者变动于顷刻,苟不明于药性寒温,病势之缓急,而使之疗,非徒无益而反害之矣。予掇拾诸家之方,赞成歌括六十余首,此平昔应验之神方也,若用意熟记,则不思忖而了然矣,若能知抽添之工夫,加减之意趣,真可谓眼科中之至宝哉。后之学人,当以予之用心,珍之重之,俾术不轻而身不贱矣。

〖岩尖综合征-岩尖风痰证〗

辨识要点：① 符合岩尖综合征诊断；② 中耳炎或乳突炎；③ 患侧展神经麻痹致内斜视和复视；④ 患侧三叉神经眼支支配区疼痛；⑤ 患侧三叉神经眼支支配区感觉障碍；⑥ 眼肌麻痹；⑦ 复视；⑧ 畏光；⑨ 角膜感觉减退；⑩ 触诊咽部时诱发咽鼓管口部剧痛；⑪ 舌红苔白脉缓。

临床决策：祛风豁痰。

治疗推荐：①《医方考》大羌活汤。羌活、独活、防己、防风、苍术、白术、黄连、黄芩、细辛、川芎、知母、甘草各三钱，生地黄一两，每日2次水煎送服祛风丸5粒。②《儒门事亲》祛风丸：川乌、草乌、天南星、半夏、蒸豆粉、甘草、川芎、僵蚕、藿香、零陵香、地龙、全蝎各一两，干姜半两，上为细末，药末一两，用蒸豆粉一两，以白面二两，滴水和丸如梧桐子大，每次茶清下三五丸至五七丸，每日食后初服三丸，以渐加之。

常用药物：羌活，独活，防己，防风，黄连，黄芩，细辛，川芎，知母，生地黄，川乌，石膏，僵蚕，全蝎，荆芥，白附子，天麻，白芷，地龙，筋骨草，马钱子，石见穿，硬骨藤，白矾，斑蝥，半夏，苍耳子，钩藤，谷精草，海风藤，决明子，蔓荆子，木贼，白花蛇。

思路拓展：《外台秘要》卷第十四贼风方一十二首。深师疗贼风咽干口噤戴眼方：麻黄三两、石膏、当归、川芎、炙甘草、干姜、桂心各二两，黄芩一两，杏仁三十枚，上九味咀，以水酒各五升合煮取四升，分为四服，忌海藻菘菜生葱。秦艽汤：桂心、防风、黄芩、干姜、茱萸、秦艽、炙甘草各一两，上七味切，以水五升煮取一升半，分再服，汤令热，不瘥更作，忌海藻菘菜生葱。竹沥汤疗口噤不开方：秦艽、炙甘草、防风、当归各二两，茵芋、乌头、干姜、细辛、人参、黄芩、桂心、天雄、木防己、茯苓、白术各一两，上十五味切，以竹沥一斗半，煮取五升，随病加后药：胸逆满加前胡二两半，半夏二两，白术、附子各一两；腹中痛加芍药二两，椒一两；汗烦加知母一两；口干加麦门冬一两；体痹加麻黄二两；忌海藻、菘菜、猪肉、冷水、生葱、生菜、桃李、雀肉、酢物等。大续命汤疗咽中卒不得语呕逆面肿方：杏仁三十枚，川芎、石膏、炙甘草、桂心、当归、麻黄、黄芩、干姜各一两，上九味切，以水六升，酒三升合，煮取三升，分为四服，取微汗。汗出粉之，勿见风。忌海藻、菘菜、生葱。茵芋酒：悉茵芋、乌头、天雄、石南、女葳、附子、踯躅花、秦艽、木防己、防风各二两，上十味咀，以绢囊盛之，清酒三斗渍之，夏三日，春秋五日，冬七日，平旦服一合。不知稍增之可至二合，以意消息，忌如常法。甘草汤方：炙甘草、防风各一两半，吴茱萸、干地黄、芍药、当归、细辛、干姜各一两，上八味咀，以水五升，煮取三升，分再服良。忌海藻、菘菜、生葱菜、芜荑。乌头膏疗贼风口僻方：乌头、野葛五两，莽草一斤，上三味咀，以好酒渍令淹渐，再宿三日渍之，以不中水猪肪五斤，煎成膏，合药作东向露灶，以苇薪煎之，三上三下，药成去滓，有病者向火摩三千过，汗出即愈。《千金》疗贼风所中方：麻黄四两、炙甘草一两、石膏如鸡子大、鬼箭羽削围如鸡子大，上四味以东流水二杯，煮取一杯，顿服之。忌海藻、菘菜。大岩蜜汤：甘草、干地黄、细辛、干姜、当归、羊脂、桂心、茯苓、吴茱萸、芍药各一两，栀子十五枚，上十一味切，以水八升煮取三升，去滓纳脂，温分三服。忌海藻、菘菜、生葱、生菜、芜荑、酢物。乌头汤：乌头十五枚炮、芍药四两、炙甘草二两，大枣十枚，生姜一斤，桂心六两，上六味切，以水七升煮五味取三升，去滓，别取乌头去皮四破，蜜二升，微火煎，令减五忌。仓公当归汤主贼风口噤：当归、细辛、防风各六分，独活三分，麻黄十分，附子四分，上六味切，以清酒八升，水四升合煮取四升，分为四服。《古今录验》续命汤疗目视不见方：炙甘草、黄芩各二两，防风一两半，生姜五两，人参、川芎、芍药、麻黄、木防己各一两，大附子一枚，上十味切。以水一斗二升，煮取三升，分为三服，一日令汗，可服三剂。不令人虚。本方有十三味，见药止有十味。忌海藻、猪肉、菘菜、冷水、鱼等物。

〖桥小脑脚综合征-桥小脑脚风痰证〗

辨识要点：① 符合桥小脑脚综合征诊断；② 同侧进行性神经性耳聋伴前庭功能受损；③ 面部感觉减退或疼痛；④ 角膜反射减退或消失；⑤ 同侧眼内斜；⑥ 轻度周围性面瘫；⑦ 同侧小脑性共济失调；⑧ 颅内压增高；⑨ 后组脑神经麻痹症状；⑩ 同侧瞳孔散大；⑪ 对侧肢体肌力减退病理征阳性；⑫ 舌红苔白脉缓。

临床决策：祛风豁痰。

治疗推荐：①《奇效良方》羌活愈风汤。羌活、炙甘草、防风、黄芪、人参、蔓荆子、川芎、细辛、枳壳、地骨皮、麻黄、知母、杜仲、秦艽、柴胡、枸杞子、当归、独活、白芷、半夏、厚朴、防己、芍药、黄芩、茯苓、菊花、薄荷、前胡各七分半，石膏、生地黄、熟地黄、苍术各一钱，肉桂半钱，水二钟，生姜三片，煎至一钟，空心服，临睡再煎服。②《太平圣惠方》卷 25 白丸子：天麻、天南星、白附子、白花蛇肉、附子、白僵蚕各一两，腻粉、麝香各一分，上为细末，研入麝香、腻粉，炼蜜为丸如梧桐子大以胡粉滚过，每次 15 丸，每日 2 次温水送服。

常用药物：白附子，羌活，防风，蔓荆子，川芎，细辛，麻黄，秦艽，当归，独活，白芷，半夏，防己，芍药，黄芩，菊花，生地，防风，僵蚕，全蝎，荆芥，天南星，天麻，地龙，乳香，没药。

思路拓展：①《删补名医方论·羌活愈风汤》。治年近四旬，营卫不足，肝肾虚弱，风中经络。精神恍惚，语言不清，半身不遂，手足麻木，筋骨无力；或手足枯瘦浮肿，或手足筋挛不收。一切风病稍愈之后，调理俱宜此方。及初觉大指次指麻木不用，手足少力，或肌肉微掣，口眼跳动，若不预防调治，三年之内，风病必生，亦宜服之。②《冯氏锦囊秘录·白附子》：白附子感阳气而生，故味辛微其气大温，有小毒。性燥而升，风药中之阳草也。东垣谓其纯阳，引药势上行，能去面上百病，为去瘢疵，擦汗斑，豁风痰，逐寒邪，燥湿散结，中风痰厥，小儿急惊之要药也。但性温燥，凡阴虚类中风症，小儿脾虚慢惊，并宜切忌。白附子，诸风冷气，中风失音，血痹冷痛，消痰祛湿，且引药势上行，祛面上百病。若大人阴虚类中，小儿脾虚慢惊，慎勿误用。治痘风热不退，及四肢头面不起，用以散风利热解毒。

〖迷走舌下神经综合征-迷走舌下风痰证〗

辨识要点：① 符合迷走舌下神经综合征诊断；② 患侧舌肌无力伴萎缩；③ 言语含糊；④ 吞咽困难；⑤ 同侧 Horner 综合征；⑥ 舌红苔白脉弦。

临床决策：祛风豁痰。

治疗推荐：①《普济本事方》独活散。独活、白术、茯苓、秦艽、葳蕤、柏子仁、炙甘草各一两，犀角、川椒、熟地、枳实、白芷、肉桂各半两，人参一分，上为细末，每次五钱，每日 2 次水煎服。②《太平圣惠方》卷 67 白僵蚕丸：白僵蚕、当归、赤芍、桂心、补骨脂、半夏、神曲、槟榔各一两，川芎、山药、白附子、芫花各半两，上为细末，炼蜜为丸如梧桐子大，每次 30 丸，每日 2 次温水送服。

常用药物：独活，防风，防己，秦艽，川芎，升麻，牛膝，丹参，五加皮，地骨皮，麻黄，藁本，僵蚕，全蝎，荆芥,白附子,南星,天麻,白芷,羌活,地龙,硬骨藤,白矾,苍耳子,地龙,钩藤。

思路拓展:《灵枢悬解·贼风》。黄帝问于岐伯曰:人有八虚,各何以候?岐伯答曰:以候五脏。黄帝曰:候之奈何?岐伯曰:肺心有邪其气留于两肘,肝有邪其气留于两腋,脾有邪其气留于两髀,肾有邪其气留于两腘。凡此八虚者,皆机关之室,真气之所过,血络之所游,邪气恶血,固不得住留,住留则伤筋络骨节,机关不得屈伸,故病挛也。八虚皆身之大关节,邪气伏留之所也。此段旧误在邪客。黄帝曰:夫子言贼风邪气之伤人也,令人病焉,今有其不离屏蔽,不出室穴之中,卒然病者,非不离贼风邪气,其故何也?岐伯曰:此皆尝有所伤于湿气,藏于血脉之中,分肉之间,久留而不去,若有所堕坠,恶血在内而不去。卒然喜怒不节,饮食不适,寒温不时,腠理闭而不通,其开而遇风寒,血气凝结,与故邪相袭,则为寒痹,其有热则汗出,汗出则受风,虽不遇贼风邪气,必因加而发焉。黄帝曰:今夫子所言者,皆病人之所自知也,其毋所遇邪气,又毋怵惕之所志,卒然而病者,其故何也?唯有因鬼神之事乎?岐伯曰:此亦有故邪留而未发,因而志有所恶,及有所慕,血气内乱,两气相抟,其所从来者微,视之不见,听而不闻,故似鬼神,黄帝曰:其祝而已者,其故何也?岐伯曰:先巫者,因知百病之胜,先知其病之所从生者,可祝而已也。旧有湿气,或有恶血,阻其经脉,梗而不流。偶因喜怒饮食乖常失度,伤其脏腑,迩时适逢寒温不时,感其皮毛。寒则腠理闭而不通,温则孔窍开而遇风寒,风寒闭束,血气凝结,与故邪相袭,湿气恶血。则为寒痹,其开而遇风寒,以其有热则汗出,汗出则受风也。此虽不遇贼风邪气,亦必有所因加而发焉,所以病也。黄帝问于岐伯曰:经言夏日伤暑,秋病疟,疟之发以时,其故何也?岐伯对曰:邪客于风府,病循膂而下,卫气一日一夜,大会于风府,其明日日下一节,故其日作晏。此其先客于脊背也,故每至于风府则腠理开,腠理开则邪气入,邪气入则病作,此所以日作益晏也,卫气之行于风府,日下一节,二十一日下至尾骶,二十二日入脊内,注于伏冲之脉,其行九日,出于缺盆之中,其气上行,故其作稍益早。其内搏于五脏,横连募原,其道远,其气深,其行迟,不能日作,故次日乃蓄积而作焉。黄帝曰:卫气每至于风府,腠理乃发,发则邪入焉,其卫气日下一节,则不当风府,奈何?岐伯曰:风府无常,卫气之所应,必开其腠理,气之所舍,则其府也。黄帝曰:善。夫风之与疟也,相与同类,而风常在,而疟特以时休,何也?岐伯曰:风气留其处,疟气随经络,沉以内搏,故卫气应乃作也。黄帝曰:善。

〖迷走-副-舌下神经综合征-迷走副神经舌下风痰证〗

辨识要点:① 符合迷走-副-舌下神经综合征诊断;② 患侧舌肌无力伴萎缩;③ 言语含糊;④ 吞咽困难;⑤ 同侧 Horner 综合征;⑥ 心动过速;⑦ 患侧胸锁乳突肌和斜方肌全部或部分瘫痪;⑧ 舌红苔白脉弦。

临床决策:祛风通络。

治疗推荐:①《卫生总微》卷 6 夺命散。干蛇头 1 个,赤头蜈蚣 1 条,干全蝎一分,麻黄一分,草乌头 1 个,朱砂一分,牛黄一分,龙脑一钱,上药研末匀细,每次一字,每日 2 次温酒调下。②《圣济总录》卷 178 白丸子:硫黄、附子各半两,消石、钟乳、白龙骨、寒食面各一分,上为细末,面糊为丸如麻子大,每次 5 丸,每日 2 次温水送服。

常用药物:蜈蚣,全蝎,麻黄,草乌,川乌,防风,僵蚕,全蝎,川芎,白附子,天麻,白芷,羌活,地龙,马钱子,白矾,苍耳子,独活,桂枝,海风藤,木贼,白花蛇,天南星。

思路拓展：《儒门事亲·头面风疾》治黯风刺方。苦参一斤,红芍药、冬瓜各四两,玄参一两,上为末,每用一字,用手洗面上。猪蹄膏洗面上药：上用猪蹄一副,刮去黑皮,切作细片,用慢火熬如膏黏,用罗子滤过,再入锅内,用蜜半盏,又用：瓜蒌一个,白芷、黑豆、白及、白蔹、零陵香、藿香各一两,鹅梨二个,七味药为末,同梨入药一处,再熬,滴水不散方成。以绢滤过,临卧涂面,次日用浆水洗面。治面风：益母草灰,面汤和,烧七遍,洗面用之。治面黑斑点方：白附子一两,白及、白蔹、密陀僧、胡粉、白茯苓各等分,上为细末洗净,临卧以乳汁调一钱,涂面,但洗光净。牛乳亦可。治头风：苦丁香、川芎、藜芦各等分,上为细末嚼水,鼻内嗅之。芎黄汤治头目眩运：大黄、荆芥、贯众、川芎、防风各等分,上为粗末,大作剂料,水煎。去滓服之以利为度。耳聋方：蓖麻子五十个,与熟枣一枚同捣,丸如枣子大,更入小儿乳汁就和。每用一丸,绵裹,纳于聋耳内,觉热为度,一日一易。如药难丸,日中曝干。又方口嚼甘草一枚,耳中塞二块,用绵裹,立通。脑宣方：皂角不蛀者,去皮弦子,蜜炙捶碎,水中揉成浓汁,熬成膏子。鼻内嗅之,口中咬箸,良久涎出为度。治耳底方：以枯白矾为末,填于耳中,立效。治鼻中肉蝼蛄：赤龙爪、苦丁香各三十个,苦葫芦子不以多少,麝香少许,上为末,用纸捻子,点药末用之。臭方：乌鱼骨三钱、枯白矾三钱、密陀僧一钱,上为末,先用药水洗臭处,后用药末擦之。又方密陀僧不以多少,研细。先以浆水洗臭处,干擦。乌头药：细针砂、荞面各一盏,大麦酽醋半升,与前二味打糊。凡用先使皂角水热洗净时,前二味糊,稀稠得所,用温浆水洗了,却收取元针砂,其髭发净后,用黑药涂之。黑药方：没食子、石榴皮、干荷叶各一两,五倍子、诃子皮、百药煎、金丝矾、绿矾,上将七味为细末。炒熟面五六匙,入好醋,打面糊,和药末再涂髭发,又用荷叶封裹,后用皮帽裹之,三五时间,洗净甚黑。若更要黑光,用猪胆浆水泽洗,如鸦翅。又方：酸石榴、五倍子、芝麻叶,上同杵碎,用绢袋盛之,于铁器内水浸,掠发自黑。治大头病兼治喉痹方：歌曰：人间治疫有仙方,一两僵蚕二大黄,姜汁为丸如弹大,井花调蜜便清凉。又法以砭针刺肿处出血,立效。治时气：马牙硝、寒水石、黍粘子、鬼臼、川大黄、鬼箭草各等分,脑子少许,上六味为细末,用新井花水一盏,药末一二钱,入脑子吃；外一半留用,新水得稠,鸡翎扫在肿处,有风凉处坐。

〖一侧颅底综合征-颅底风痰证〗

辨识要点：① 符合一侧颅底综合征诊断；② 颅骨平片可见颅底广泛性骨质破坏；③ Horner 综合征；④ 一侧性共济失调；⑤ 一侧性感觉障碍；⑥ 垂直性凝视麻痹；⑦ 舌红苔白脉缓。

临床决策：祛风豁痰。

治疗推荐：①《赤水玄珠》卷 22 独活防风汤。桂枝、独活、防风、芍药、甘草,每日 2 次水煎送服白僵蚕丸 10 粒。②《太平圣惠方》卷 78 白僵蚕丸：白僵蚕、白附子、地龙、黄丹各一两,人中白半两,上为末,葱津为丸如梧桐子大,每次 10 丸,每日 2 次温水送服。

常用药物：麻黄,防风,独活,桂心,羚羊角,秦艽,川芎,当归,僵蚕,全蝎,荆芥,天麻,白芷,羌活,地龙,乳香,没药,马钱子,白矾,地龙,蔓荆子,木贼,白花蛇。

思路拓展：《苏沈良方·论风病》。王游元龙言钱子飞治大风方极验,尝以施人。一日梦人自云,天使以此病患,君违天怒,若施不已,君当得此病。药不能救,子飞惧,遂不施。仆以为天之所病不可疗耶,则药不应服有效。药有效者则是天不能病。当是病之祟,畏是药而假天以禁人尔。晋侯之病为二竖子。飞赤丸亦先见于梦,盖有或使之者。子飞不察,为鬼所胁。若予则不然,苟病者得愈。愿代其苦,家有此方,能下腹中秽恶。在黄州试之,病良已,后当常以施人。治风气四神丹:熟干地黄、元参、当归、羌活各等分,上捣为末,蜜和丸梧桐子大,空心酒服,丸数随宜。《列仙传》有山图者,入山采药折足,仙人教服此四物而愈。因久服,遂度世。顷余以问名医康师孟。师孟大异之云,医家用此多矣。然未有专用此四物如此方者,师孟遂名之曰四神丹。洛下公卿士庶争饵之,百病皆愈。药性中和,可常服。大略补虚益血,治风气,亦可名草还丹。己卯十一月,东坡居士儋耳书。四味天麻煎:世传四味五两天麻煎方。盖古方,本以四时加减,但传药料耳。春肝旺多风,故倍天麻;夏伏阴,故倍乌头;秋多利下,故倍地榆;冬伏阳,故倍元参。当去皮生用,治之方,捣乌头无复毒。此常服不独去病。乃保真延年,与仲景八味丸并驱矣。木香散:治偏风瘫痪,香港脚等疾。羌活一两,麻黄二两,防风三分,木香、槟榔、附子、白术、川乌头、草豆蔻、陈橘皮、牛膝、杏仁、当归、人参、茯苓、炙甘草、川芎、官桂各半两,上十八味,锉如麻豆,每服一两,水一碗,姜七片。煎至一盏,去滓,得七分温服。大肠不通,加大黄末,每服一钱。以老少加减。如久不通,加至三五钱不害。心腹胀,加葶苈并滑石末,每服各一钱,滑石汤送下。如上膈壅滞痰嗽气急,加半夏升麻天门冬知母末,各二钱同煎。其药滓两合为一服,用水一碗半。煎至一盏,服此药。福唐陈氏者,鬻以自给,郡人极神之。人未有得其方者,一日为其亲戚攘得与予。予作官处,即合以施人。左经丸治筋骨诸疾,手足不随不能行步运动:草乌、木鳖子、白胶香、五灵脂各三两半,当归一两,上为末,用黑豆去皮,生杵粉一斤,醋煮糊为丸,如鸡实大。每服一丸,酒磨下。筋骨疾,但不曾针灸伤筋络者,四五丸必效。予邻里胡生者,一女子腕软不能行立已数年,生因游净因佛寺,与僧言。有一僧云能治,出囊中丸十枚,以四枚与生曰:服此可瘥。生如其言与服,女子遂能立。生再求药于院,僧曰非有爱也,欲留以自备。必欲之,须合一料。生与钱一千,辞不受。止留百钱,后数日得药,并余钱悉归之。同院僧佐其理药,乃剽得此方。予至嘉兴,有一里巷儿,年十余岁,两足不能行。以一丸分三服服之,尽四五丸遂能行。自此大为人所知,其效甚着。此药能通营卫,导经络,专治心肾肝三经。服后小便少淋沥,乃其验也。

〖枕髁颈静脉孔综合征-枕髁颈静脉孔风痰证〗

辨识要点:① 符合枕髁颈静脉孔综合征诊断;② 言语含糊;③ 吞咽困难;④ 胸锁乳突肌和斜方肌无力;⑤ 舌肌无力;⑥ 舌肌萎缩;⑦ 伸舌偏患侧;⑧ 舌红苔白脉弦。

临床决策:祛风豁痰。

治疗推荐:①《圣济总录》卷8急风散。乌头2枚,附子、天南星各1枚,藿香、防风、白芷各半两,全蝎、白附子各一分,上为细散,每服半钱匕,豆淋温酒调下,并二服,未愈再服。②《普济方》卷116川乌丸:没药半两,川乌四两,麝香一钱,上为末,杵烂川乌为丸如鸡头子大,朱砂为衣,每次1丸,每日2次温水送服。

常用药物:天南星,防风,白芷,全蝎,白附子,僵蚕,川芎,天麻,羌活,地龙,马钱子,石见穿,白矾,斑蝥,独活,防风,桂枝,麻黄,蔓荆子,白花蛇,天南星,蜈蚣。

思路拓展:《苏沈良方·论风病》烧肝散治三十六种风,二十四般冷,五劳七伤,一切痢疾,脾胃久虚,不思饮食,四肢无力,起止甚难,小便赤涩,累年口疮,久医不瘥,但依此法服之必愈。茵陈、犀角、石斛、柴胡、芍药、白术各半两,干姜、防风、桔梗、紫参、人参、胡椒、官桂、白芜荑、吴茱萸各一两,上共十五味同为末,以羊肝一具。如无,即猪肝代之,分作三分,净去血脉脂膜,细切,用末五钱,葱白一茎,细切相和。以湿纸三五重裹之,掘地坑,内以火,烧令香熟,早晨生姜汤嚼下,大冷劳,不过三服见效。庐州刁参军,病泄痢日久,黑瘦如墨,万法不瘥。服此一二服,下墨汁遂安。丸:头尾全者、桃仁、白附子、阿魏、桂心、白芷、安息香各一两,没药三分,以前八物用童便五升,无灰酒二升,银器内熬令浓,乳香三分,当归、北漏芦、牛膝、芍药、地骨皮、威灵仙、羌活各一两,上为丸如弹丸大,空心暖酒化下一丸。胡楚望博士,病风痓,手足指节皆如桃李痛不可忍,服悉愈。乌荆丸:川乌一两,荆芥穗一两,上醋糊丸,如桐子大,每服二十丸,酒或熟水下。有疾食空时,日三四服,无疾早晨一服。少府郭监丞,少病风,搐搦,颐颔宽不收,手承颔然后能食,服此六七服即瘥,遂长服之。已五十余年,年七十余,强健,须发无白者,此药疗肠风下血尤妙。累有人得效,予所目见,下血人服此而瘥者,一岁之内已数人。天麻煎丸治风气不顺,骨痛,或生赤点隐疹。日久不治,则加冷痹。筋骨缓弱,沉香天麻煎丸:五灵脂、附子、白术、赤小豆各一两,天麻半两,干蝎、羌活、防风各一两,上先以沉香二两,酒一升,煎为膏。无犯铁器,入药捣千下,为丸梧桐子大,空腹,荆芥汤或荆芥酒下二十丸,过五日加至三十丸。秋夏宜荆芥汤,春冬宜荆芥酒。春末夏初喜生赤根白头疮,服之瘥。服威灵仙法:服威灵仙有二法。其一净洗阴干,捣罗为末。杂酒浸牛膝末,或蜜丸,或为散。酒调。牛膝之多少,视已气之虚实而增减之。此眉山一亲,患香港脚至重,依此服半年,遂永除。其一法,取药粗细得中,寸截之。七寸作一帖,每岁作三百六十帖,置床头,五更初,面东细嚼一帖,候津液满口咽下。此牢山一僧,年百余岁,上下山如飞,云得此药方。二法皆以得真为要。真者有五验:一味极苦;二色深黑;三折之脆而不韧;四折之微尘,如胡黄连状;五断处有黑白晕,谓之鸲鹆眼。无此五验,则本根之细者耳。又须忌茶。以槐芽皂角至嫩者,依造草茶作。或取《外台秘要》,代茶饮子方,常合服乃可。煮肝散:紫菀、桔梗、苍术、芍药各等分,上末,每服四钱,羊肝半具,大竹刀切,勿犯水,勿令血散,入盐醋葱姜酒同煮熟。空腹食前,日三服。谷熟尉宋钧,伤寒,病瘥后,双足但有骨,不能立,服此见其肉生。一两月间,乃复如旧。乌头煎丸治风毒,气攻眼,久成内外瘴,痛楚,肉赤脉等,病十年者皆可疗。黑豆二两、川乌头一两、青橘皮半两同乌头黑豆为末,以水一升,三合浸一宿,缓火煎成膏子,甘菊花一两,牛膝、枸杞、川芎、荆芥穗、羌活、地龙,上将前青皮为丸如桐子大,每服二十丸,空心茶酒任下,蜜汤亦得。先君因失少女,感伤哭泣忽目瞑不见物,治之逾月复明,因盛怒呵一罪人。目复瞑,逾年得此。服不尽一剂,目羌活、防风、黄芪、木贼、附子、蝉壳、甘草、蛇蜕一条,荆芥穗、甘菊花、白蒺藜、旋覆花、石决明各等分,除附子蛇蜕决明,皆锉碎。新瓦上烙令燥,为散,每二钱,第二米泔煎熟调下。空心日午夜卧各一服。予少感目疾,逾年人有以此方见遗,未暇为之。有中表兄许复常,苦目昏,后已都瘥。问其所以瘥之由,云服此药,遂合服。未尽一剂而瘥,自是与人,莫不验。

〖腮腺后间隙综合征-腮腺后间风痰证〗

辨识要点:① 符合腮腺后间隙综合征诊断;② 患侧舌后 1/3 味觉消失;③ 软腭感觉缺失;④ 咽喉部感觉缺失;⑤ 声带麻痹;⑥ 软腭麻痹;⑦ 胸锁乳突肌和斜方肌麻痹与萎缩;⑧ 舌肌麻痹及萎缩;⑨ Horner 征;⑩ 舌红苔白脉弦。

临床决策:祛风豁痰。

治疗推荐:①《奇效良方》卷 1 涤痰汤。天南星、半夏、枳实、茯苓、橘红、石菖蒲、人参、竹茹、甘草,常规剂量,每日 2 次水煎送服白僵蚕丸 10 粒。②《圣济总录》卷 6 白僵蚕丸:白僵蚕、白附子、天南星、桑螵蛸、藿香叶、全蝎、天麻、乌蛇、麝香各一分，天雄 1 枚，糯米粥研如糊为丸如大麻子大腻粉为衣，每次 10 丸，每日 2 次温水送服。

常用药物：白僵蚕，白附子，天南星，全蝎，天麻，天雄，附子，乌头，防风，白芷，川芎，羌活，地龙，马钱子，白矾，半夏，苍耳子，独活，桂枝，麻黄，白花蛇，蜈蚣。

思路拓展：《本经续疏》。蚕者当从其儒，儒屡化着意，盖当其为卵，不厌霜雪，及至成蚕，并忌西风，此其在阳固蠕动灵活，在阴则坚贞不摇之一验也。其自有生以至成茧，仅二十二日之暂，乃眠起三次，起则饕食无度，眠则噤口停茹，此其动必返静，以静摄动之一验也。一眠只六七日，始生色黑，继而白，白而青，青而复白，白而黄，黄而更白，黄则停饲，白则慢食，青则紧喂。是白为青黄关键，此其能事终始之一验也。至其所以致僵之故，或因热而骤令风凉，或因不除沙而沙中生热，或因小时阴气蒸损，究竟直而不挠，白而不涅，此其纵自捐驱不遭污染之一验也。然其骄稚难养，动辄罹患，非特畏寒暖之侵迫，更剧畏声色之非常，与小儿之易热易惊何异。受热受惊而骚扰，则以受热受惊至死而不骚扰者应之，可知其无与于口噤反张，手足强直之惊痫矣。能灭黑黯，即不违污染也。令人好颜色，即屡变而终归于白也。惟男子阴疡，女子崩中赤白，产后余痛，则应更体会。夫已上诸病，皆阴在上，不随阳化，故致阳跌荡而阴凝滞，用之是使阴随阳化也。若阴在下而阳不与化，则阴焉能不或如泥淖之难释，或如漏卮之无当？但究是物之所食叶间岂得无津，虽则食而不饮者，固应便而不溺，此则纵使食中含饮，然其津液终留于中，供他日密缕联绵之化而无所谓溏便焉。是亦可知其漏之所以止，淖之所以释矣，又岂阳盛而驱阴，阴穷而自败者可并耶！夫三眠之蚕，化已不一，然其成茧之后，复有变蛾退连等化，则其性气又异，惟其自此而化止者，则莫如僵而不腐，白而不污者，为恰如其当，此所以有取于白僵蚕也欤！

〖颈静脉孔综合征-颈静脉孔风痰证〗

辨识要点：① 符合颈静脉孔综合征诊断；② 患侧软腭、咽喉部感觉障碍；③ 舌后 1/3 味觉缺失；④ 声带及软腭麻痹；⑤ 患侧咽反射消失；⑥ 患侧胸锁乳突肌和斜方肌麻痹与萎缩。

临床决策：祛风豁痰。

治疗推荐：①《是斋百一选方》卷 10 南星防风散。当归三钱，天麻三钱，白僵蚕、南星、防风各五钱，猪牙皂角 3 条，上药为末，每次二钱，每日 2 次水煎服。②《医林绳墨大全》防风通圣三黄丸：防风、白芍、滑石、川芎、芒硝、大黄、栀子、桔梗、荆芥、石膏、麻黄、连翘、当归、薄荷、甘草、白术，常规剂量，研为细末，炼蜜为丸如梧桐子大，每次 30 丸，每日 2 次温水送服。

常用药物：川芎，当归，天麻，白僵蚕，天南星，防风，皂角，川乌，全蝎，草乌，白附子，白芷，羌活，地龙，乳香，没药，马钱子，白矾，斑蝥，半夏，苍耳子，独活，桂枝，海风藤，麻黄，木贼。

思路拓展：《本经续疏要·疗风通用》风之病人也，大率有三：有感而即发者；有既入人身，盘旋气血间，久乃成病者；有人身阳气自应风化为患者，感而即发，如伤寒、温热、时气等类是已。既入人身，盘旋气血间，久乃成病，如风眩、头面风等类是已。此篇大旨为诸病提纲挈领，独于人身阳气自应风化为病者加详，何谓？人身阳气自应风化，盖阴性凝聚，阳性发散，阴聚之，阳必散之，则阴阳固互相为用矣。然不有阴气凝聚，阳在内不得出，奋击为雷霆者乎！不又有阴气凝聚，阳在外不得入，周旋不舍而为风者乎！

是故风者,阳气之变眚也,其卦为巽,巽者阴初凝而完聚,阳始退而娇强。强者力不能散聚之纫密,聚者偏不受强之提撕,于是相摇相曳,相摩相荡,而周旋不舍焉,而抑扬飘骤焉,必得雨而风乃息,雨固阴阳之既翕而化焉者也。故夫人身之阳,在上则欲其与阴化而下归,在下则欲其化阴而上出,设使在上不与阴化,在下不能化阴,斯阳亢无以升降,于是为出柙之虎,失系之猿,而穷而无归,咆哮狡狯,百变不已。窥篇中大意,阳之郁者伸之,阳之劲者缓之;阴之结者破之,阴之竭者濡之。随其所在而泽阳,因其所近而招阴,增膏以定火之燎,溉水以拯木之枯。总不出用阴和阳一语,就病以征药,即药以审病,纷纭胶扰之中,未始不可随处洞彻源委也。

〖舌枕大孔区综合征-舌枕大孔风痰证〗

辨识要点:① 符合舌枕大孔区综合征诊断;② 吞咽困难;③ 言语含糊;④ 斜颈;⑤ 舌肌萎缩;⑥ 脑膜刺激征;⑦ 颈髓及延髓损害;⑧ 小脑损害;⑨ 颅脑 CT 扫描示责任病灶;⑩ 舌红苔白脉弦。

临床决策:祛风通络。

治疗推荐:①《妇人大全良方》天南星散。天南星、白附子、黑附子、乌蛇肉、全蝎,常规剂量,每日 2 次水煎服。②《普济方》卷 384 白丸子:白附子、天南星、半夏各一两,天麻、僵蚕、全蝎、川乌头各五钱,上药生为末,姜汁面糊为丸如梧桐子大,每次 20 粒,每日 2 次温水送服。

常用药物:天南星,防风,全蝎,附子,独活,川乌,僵蚕,荆芥,川芎,白附子,白芷,羌活,防风,地龙,乳香,没药,白矾,斑蝥,半夏,苍耳子,桂枝,海风藤,木贼,白花蛇,蜈蚣,辛夷。

思路拓展:《医学入门·南星》。南星苦辛利风痰,破伤惊搐紧牙函,麻痹疮肿寒咳嗽,消瘀破积蛇虫含。生南方,形圆色白如星。有毒,可升可降,阴中阳也。利中风痰壅胸膈、不省人事及破伤风、小儿惊搐、身强如尸、口噤牙关紧闭、头目肢体麻痹、疥癣恶疮痈肿、金疮扑损瘀血。又破坚积、堕胎、蛇伤虫咬。丹溪云:欲其下行,以黄柏引之。腊月置水中冻去燥性,入灰火中炮裂去皮。治惊痫,取为末,用牛胆汁拌匀,再入胆中,阴干为末;或用姜汁、白矾煮至中心无白点亦好。畏附子、干姜、生姜。

单神经病及神经痛

单神经病(mononeuropathy)是指单一神经受损产生与该神经支配范围一致的运动、感觉功能缺失症状及体征。神经痛(neuralgia)是受损神经分布区疼痛。病因包括创伤、缺血、肿瘤浸润、物理损伤、全身代谢性疾病或中毒等。临床表现取决于受累神经,共同特征为受累神经分布区感觉、运动及自主神经功能障碍,伴腱反射减弱或消失。肌电图和神经传导测定有助于诊断。神经损伤2～3周后心电图出现神经源性损害改变,如大量纤颤电位及正锐波,出现肌肉大力收缩时运动单位明显减少等。同时神经传导速度可出现不同程度的减慢,动作电位波幅不同程度的减低或消失监测神经传导速度对定位、判断神经损伤程度和估计预后有重要意义。

〖桡神经麻痹-桡神经风痰证〗

辨识要点:① 符合桡神经麻痹诊断;② 腕下垂;③ 肘、腕、指不能伸直;④ 拇指伸直外展不能;⑤ 手背桡侧及拇、示指背侧近端感觉减退;⑥ 肌电图示神经源性损害;⑦ 神经传导速度减慢;⑧ 舌红苔白脉缓。

临床决策:祛风豁痰。

治疗推荐:①《太平圣惠方》卷21乌蛇散。乌蛇肉、天麻、桂心、羌活、防风、麻黄、白僵蚕、苦参、踯躅花、人参、白蒺藜、赤茯苓、赤芍药、威灵仙、枳壳、川芎、天蓼木,常规剂量,每日2次水煎送服。②《圣济总录》乌鸦丸:乌鸦1只烧为灰,麝香一分,虎骨、白僵蚕、全蝎、防风、乌蛇、白附子、藿香叶各半两,上九味除别研者外捣罗为末,入研者拌匀,炼蜜丸如梧桐子大,每服10丸,温酒下,茶清亦得,不拘时。③ 西医病因治疗。④ 神经营养治疗。

常用药物:乌鸦,虎骨,白僵蚕,全蝎,防风,乌蛇,白附子,藿香,羌活,独活,细辛,桂心,川芎,白芷,附子,白芍药,蒺藜子,天麻。

思路拓展:《续名医类案·麻木》。王损庵治大理卿韩珠泉,遍身麻木,不能举动。以神效黄芪汤加减授之,用黄芪一两二钱,参、芍各六钱,他称是一服减半。彼欲速效,遂并二服为一服,服之旬日,其病如失。论以元气未复,宜静养完固,而后可出。渠不能从,盛夏遽出见朝谒客,劳烦累日,忽马上欲坠,仆从者扶归。邀诊视,辞不治,数日殁。呜呼! 行百里者,半于九十,可不戒哉。张路玉治沈步云,解组后,以素禀多痰,恒有麻木之患,为疏六君子汤,服之颇验。而性不喜药,入秋以来,渐觉肢体不遂。脉之,得软滑中有微之象,仍以前方去陈皮,加归、芪、巴戟,平调半月而安。然此症首重樽节,方可保全,毋徒恃药力为也。巴慈明妇,产后眩晕心悸,神魂离散,若失脏腑之状,开眼则遍体麻木,如在云雾之中,必紧闭其目,似觉少可,昼日烦躁,夜则安静。服四物等则呕逆不食,姜、附等则躁扰不宁。其脉虚大而数,按之则散,举之应指。此心火浮散之象,因艰产受惊,痰饮乘虚袭入心包络中,留伏膈上,有入无出,致绵延不已。盖目开则诸窍皆开,痰火堵塞心窍,所以神识无主;目闭则诸窍皆闭,痰火潜伏不行,故得稍安。与东垣所云合眼则阳气不行之麻迥别。况昼甚夜轻,明是上焦阳位之病,与理痰清火之剂,诸症渐宁。然或因惊恚,或因饮食,不时举废,此伏匿膈上之痰,无从搜涤也。乘发时用独参汤下紫雪,开通膈膜,仍与前药,调补半年而愈。

〖正中神经麻痹-正中神经风痰证〗

辨识要点:① 符合正中神经麻痹诊断;② 前臂旋前不能;③ 腕外展屈曲不能;④ 拇、示、中指不能屈曲;⑤ 握拳无力;⑥ 拇指不能对掌、外展及屈曲;⑦ 肌肉萎缩尤以大鱼际肌明显;⑧ 拇指内收呈"猿手"畸形;⑨ 手掌桡侧半,拇指、中指及示指掌面,环指桡侧半掌面,示、中指末节和环指末节桡侧半背面感觉减退或消失;⑩ 灼性神经痛;⑪ 腕管综合征见桡侧 3 指感觉异常、麻木、疼痛及大鱼际肌萎缩;⑫ 神经电生理提示正中神经损伤;⑬ 舌红苔白脉缓。

临床决策:祛风豁痰。

治疗推荐:①《圣济总录》羌活散方。羌活、独活、防风、蔓荆子、人参、蒺藜子、白茯苓、芍药、枳壳、川芎、天蓼木、阿胶、威灵仙各半两。上一十三味捣罗极细,每服二钱匕,空心豆淋酒调下,温酒亦得;或炼蜜丸如梧桐子大,豆淋薄荷酒下 15 丸至 20 丸。②《圣济总录》摩风膏方:龙骨二两、虎骨三两、当归、桂心各一两,四味同为末,苦酒二升,皂荚八两,上六味除酒外捣罗为末,先将酒别取皂荚十挺,挼取汁去滓入铛中煎减半,即入皂荚末熬,次入前四味,候如稀饧,入瓷盒盛,患者旋取揩摩身体。③ 腕关节制动与局部理疗。④ 吲哚美辛、布洛芬等非甾体抗炎药物治疗。⑤ 腕管内注射泼尼松龙 0.5 ml 加 2% 的普鲁卡因 0.5 ml,每周 1 次,4~6 次为 1 个疗程。⑥ 腕横韧带切开松解神经。

常用药物:羌活,独活,防风,蔓荆子,人参,蒺藜子,茯苓,芍药,枳壳,川芎,天蓼木,阿胶,威灵仙,龙骨,虎骨,当归,桂心。

思路拓展:《续名医类案·麻木》。黄履素曰余年四十七时,忽患小指麻软,时作时止,每夏愈而冬甚。素闻指麻当防中风,因讲求预防之法。有言宜却风化痰者,其说大谬。有言宜顺气活血者,谓气行则痰自消,血活则风自灭,其言近是。及读《薛氏医案》治蒋州判中满吐痰,头晕指麻云:中满者,脾气亏损也;痰盛者,脾气不能运也;头晕者,脾气不能升也;指麻者,脾气不能用也。遂以补中益气汤,加茯苓、半夏以补脾土,用八味地黄丸以补土母而愈。后惑于《乾坤生气方》云:凡人手指麻软,三年后有中风之疾,可服搜风天麻二丸以预防之,乃朝餐暮服,以致大便不禁,饮食不进而殁。夫预防之理,当养气血,节饮食,戒七情,远帷幕可也。若服前丸以预防,适所以招风取中也。读之快然,遂确守其法,盖于今十有三年矣。

[尺神经麻痹-尺神经风痰证]

辨识要点:① 符合尺神经麻痹诊断;② 手部小肌肉萎缩无力;③ 手指精细动作减退或不能;④ 尺侧腕屈肌麻痹;⑤ 桡侧腕屈肌拮抗致手偏向桡侧;⑥ 拇指维持外展位;⑦ 掌指关节过伸,末指节屈曲;⑧ 手背尺侧、小鱼际肌、小指和环指尺侧半感觉减退或消失;⑨ 神经传导速度减慢;⑩ 舌红苔白脉缓。

临床决策:祛风豁痰。

治疗推荐:①《太平圣惠方》卷 20 秦艽散。秦艽、赤箭、独活、桂心、五加皮、赤芍药、薏苡仁、防风、川芎、侧子、杏仁、甘草、葛根、汉防己、羚羊角屑、菊花各一两,麻黄二两,磁石三两,捣筛为散,每次五钱,每日 2 次水煎送服。②《魏氏家藏方》卷 2 导痰丸:天南星、半夏各四两,皂角半斤,生姜一斤,研为细末,生姜自然汁为丸如梧桐子大,每次 30 丸,每日 2 次温水送服。③ 西医病因治疗。④ 神经营养药及类固醇类药物。

常用药物:蟾蜍,秦艽,赤箭,独活,桂心,五加皮,赤芍,薏苡仁,防风,川芎,侧子,葛根,汉防己,羚羊角屑,菊花,麻黄,磁石,天南星,半夏,皂角,生姜。

思路拓展：《续名医类案·麻木》。缪仲淳治顾仲恭，心肾不交，先因失意久郁，及平日劳心，致心血耗散。去岁十月晨起，尚未离床，忽左足五指麻冷，倏已至膝，便不省人事，良久而苏，乍醒乍迷，一日夜十余次。医者咸云痰厥，缪云：纯是虚火。服丸药一剂，今春体觉稍健。至四月后，丸药不继，而房事稍过，至六月初十，偶出门，前症复发，扶归，良久方醒。是日止发一次，过六日，天雨稍感寒气，前症又发二次，现今两足无力，畏寒甚，自腹以上不畏寒。缪曰：人之五脏，各有致病之由，谨而察之，自不爽也。夫志气不遂则心病，房劳不节则肾病，心肾交病，则阴阳将离，离则大病必作，以二脏不交故也。法当清热补心，降气豁痰以治其上，益精强肾，滋阴增志以治其下，则病本必拔。以心藏神，肾藏精与志故也。平居应独处旷野，与道流韵士讨论，离欲道之根，极性命之源，使心境清宁，暂离爱染，则情念不起，真精自固，阴阳互摄，而形神调适矣。汤方：贝母三钱，茯苓三钱，远志一钱五分，枣仁五钱，苏子二钱，石斛三钱，麦冬五钱，甘草炙五分，木瓜三钱，牛膝八钱，石菖蒲一钱，入牛黄末一分，天竺黄一分，竹沥一杯，临卧、饥时各一服。三剂后，加人参五钱，枇杷叶三片，霞天膏五钱。丸方：远志、天冬、麦冬、茯神、茯苓各六两，枣仁八两，生地八两，杜仲四两，白芍六两，甘草炙三两五钱，黄柏六两，牛膝十两，五味六两，蜜丸。空心及临卧服五六钱，石斛汤加竹沥送下。

〖腓总神经麻痹-腓总神经风痰证〗

辨识要点：① 符合腓总神经麻痹诊断；② 足背屈不能；③ 足趾背屈不能；④ 足下垂；⑤ 跨阈步态；⑥ 小腿前外侧及足背部感觉障碍；⑦ 肌电图示腓总神经损害；⑧ 神经传导速度减慢；⑨ 舌红苔白脉缓。

临床决策：祛风豁痰。

治疗推荐：①《圣济总录》卷 118 防风汤。防风半两，菊花一两，升麻半两，独活半两，知母半两，黄芩半两，玄参半两，藁本半两，大黄半两，栀子半两，前胡半两，桔梗半两，甘草炙半两，麦门冬半两，生地半两，研末为散，每次五钱，每日 2 次水煎送服天南星丸 10 粒。②《太平圣惠方》卷 20 天南星丸方：天南星、桂心、独活、附子、白附子、天麻、川芎、当归、鹿角胶各一两，麻黄二两，麝香、牛黄各一分，香墨半两，研令匀，炼蜜和捣三二百杵，丸如梧桐子大，每服不计时候以豆淋酒下 10 丸。③ 西医病因治疗。④ 神经营养剂及局部理疗。

常用药物：天南星，独活，附子，白附子，天麻，川芎，当归，鹿角胶，麻黄，防风，升麻，藁本，前胡，麦冬，生地，桂枝，牛黄。

思路拓展：《续名医类案·麻木》。陆养愚治丁慕云，患麻木，左手足不能举，恶风，或时自汗，服小续命十剂不效。或谓风症宜大汗之，小续命汤参以补养气血之品，故不效耳。因倍风药，减参、芍辈，二剂汗如雨，反觉一身尽痛，游走不定，并左手足不能举，昏沉厥逆，甚危。诊之，阳脉弦细而数，阴脉迟涩而空。谓此虽似风，然昔人云：麻者气虚，木者血虚，手足不任者脾虚，具此三虚，止宜调养气血，则风症自除。小续命正以风药过倍，血药殊少，何反倍风药而去参、芍？宜其剧矣。仲景云：大法夏宜汗，以阳气在外也。春月阳尚稚，初出地下，大汗之，使卫气亟夺而失守，营血不随，所以遍身走痛，昏沉厥逆，皆气血垂绝之象也。急用大料十全大补汤，浓煎灌之，少苏；为灸风池、百会、肩井、曲池、间使、三里六穴各数壮，以防中脏之危。自此诸症渐减，饮食渐进。第大便常结，痞闷微热，此汗多津液不足，故下不去，则上不舒,以润字丸五分,日二服。便行犹燥,以八物倍归,加麦冬、知母以润之,少佐槟榔、木香、豆仁以调其气。可不必。自后每燥结,服润字丸五分,甚则一钱,月余全愈。

〔胫神经麻痹-胫神经风痰证〕

辨识要点:① 符合胫神经麻痹诊断;② 足跖屈不能;③ 足趾跖屈不能;④ 屈膝及足内收受限;⑤ 跟腱反射减弱或消失;⑥ 足外翻外展;⑦ 骨间肌瘫痪;⑧ 行走时足跟着地;⑨ 小腿后面、足底、足外侧缘感觉障碍;⑩ 肌电图示胫神经损害;⑪ 神经传导速度减慢;⑫ 舌红苔白脉缓。

临床决策:祛风豁痰。

治疗推荐:①《普济方》卷142防风汤。防风、炙甘草、天南星、生姜,常规剂量,每日2次水煎送服防风天麻丸30粒。②《证治准绳·类方》防风天麻丸:防风、天麻、升麻、白附子、定风草、细辛、川芎、人参、丹参、苦参、玄参、紫参、蔓荆子、威灵仙、穿山甲、何首乌各一两,蜈蚣一对,上为细末,与何首乌末拌匀,每药末二两,胡麻一斤,淘净晒干,炒香熟,另碾为极细末,与药末一处拌匀,炼蜜和丸如梧桐子大,每次30粒,每日2次温水送服。③ 西医病因治疗。④ 急性期可用皮质类固醇、神经营养药、B族维生素、神经生长因子等。⑤ 针灸、理疗及药物离子透入等。⑥ 肢体畸形明显且保守治疗无效可行手术矫正。

常用药物:防风,天麻,升麻,白附子,定风草,细辛,川芎,人参,丹参,苦参,玄参,紫参,威灵仙,穿山甲,何首乌,蜈蚣。

思路拓展:①《本事方释义》。石斛气味甘平微苦咸,入足太阴、少阴;干地黄气味甘寒微苦,入足少阴;杜仲气味辛平微温,入足少阴、厥阴;丹参气味苦微寒,入心;防风气味苦辛甘温,入手、足太阳;川芎气味辛温,入足少阳、厥阴;麦门冬气味甘凉微苦,入手太阳、少阴;桂心气味辛甘大热,入足少阴、厥阴;独活气味苦辛甘平,入足少阴、厥阴之风药。因内虚中风,语謇脚弱,表平温经之品,得风药之引入经络,祛邪扶正,其功当不伟哉!②《续名医类案·麻木》:张文叔传木香丸、续命丹二方。戊辰春,中书左丞张仲谦,患半身不遂,麻木,太医刘子益与服之,汗大出,一服而愈,故录。李东垣治杜意逵,患左手右腿麻木,右手大指次指亦常麻木至腕,已三四年矣。诸医不效,求治。曰:麻者气之虚也,真气弱,不能流通,至填塞经络,四肢俱虚,故生麻木不仁。与一药,决三日效。遂制人参益气汤,服二日,手心便觉热,手指中间如气胀满。至三日后,又觉两手指中间如手擦,傍触之,曰真气遍至矣。遂于两手指甲傍,各以三棱针一刺之,微见血如黍粘许,则痹自息矣。后再与调理而愈。

〔眶上神经痛-眶上神经风痰证〕

辨识要点:① 符合眶上神经痛诊断;② 间断性一侧或双侧前额部灼痛或隐痛;③ 眶上切迹处有明显压痛;④ 阵发性或持续性针刺样痛或烧灼感;⑤ 眼球及其附属器无器质性病变;⑥ 多见于成年人;⑦ 女性多于男性;⑧ 多急性起病;⑨ 持续痛时伴阵发性加剧;⑩ 眶上神经出口处眶上切迹有压痛;⑪ 前额部片状痛觉过敏或减退;⑫ 舌红苔白脉紧。

临床决策:祛风散寒。

治疗推荐:①《卫生宝鉴》卷23大羌活汤。羌活、升麻、独活、苍术、防风、威灵仙、白术、当归、茯苓、泽泻,常规剂量,每日2次水煎服。②《圣济总录》卷6黑神丸:硫黄、丹砂、雄黄、乌蛇肉、藿香、全蝎、白僵蚕、麻黄、天麻、天南星、白附子、白芷、附子、麝香各一两,水银、铅丹、消石、定粉各二两,上将前4味先结沙子,研末,次入铅丹、消石、定粉 3 味同炒黑色住火,次 10 味并用酒浸一宿,焙干,捣罗为末,与前药并后麝香合研令匀,用头醋煎膏为丸,如皂子大。每日 2 次每次服 1 丸,荆芥、薄荷汤磨下。③ 2% 奴佛卡因 2 ml 加维生素 B_{12} 100 μg 眶上切迹处封闭,隔日 1 次,3~5 次症状可缓解。

常用药物:乌梢蛇、全蝎、白僵蚕、麻黄、天麻、天南星、白附子、白芷、附子、羌活、独活。

思路拓展:①《医方考》。气薄则发泄,故用羌活、独活、防风、苍术、细辛,川芎之气薄者,以升发其传经之邪;又曰:寒胜热,故用黄连、黄芩、防己、生地、知母之苦寒者,以培养其受伤之阴。以升散诸药而臣以寒凉,则升者不峻;以寒凉诸药而君以升散,则寒者不滞。白术、甘草,脾家药也,用之者,所以益其脾胃而建中营之职尔。②《续名医类案·头痛》:徐灵胎曰:头风一症,往往本热而标寒。清火之药,固能愈风火轻症。或有寒邪犯脑及风寒外来,则温散之法固不可略,而外提之法尤当博考也。凡属形体之疾,皆当兼外治。不明外治之法,服药虽中病,仅得医术之半耳。又曰:头风之疾,轻者易愈。其重者,风毒上攻,络血横逆,重则厥冒,久则伤目,必重剂并外治诸法,方能有效。有人三代不寿,问彭祖。祖观其寝处,果有穴洞当其脑户,令塞之,遂得寿。盖隙风入耳吹脑,则阳气散。头者诸阳所最,以主生也。窦材治一人,起居如常,但时发头痛。此宿食在胃脘也,服丁香丸十粒而愈。

〖枕神经痛-枕神经风寒痹证〗

辨识要点:① 符合枕大神经痛诊断;② 中年女性多见;③ 枕部一侧性持续性钝痛;④ 自枕部向头顶部或外耳放射;⑤ 持续性或阵发性加剧;⑥ 头痛剧烈难忍;⑦ 头颈活动咳嗽时加重;⑧ 枕外隆突下压痛;⑨ 颈肌痉挛;⑩ 后颅凹病变与颈髓肿瘤及空洞等引起继发性枕大神经痛;⑪ 舌红苔白脉紧。

临床决策:祛风散寒。

治疗推荐:①《圣济总录》卷 15 必捷散。白花蛇、蒺藜子、蔓荆子、白附子、荜澄茄,常规剂量,每日两次水煎送服川乌丸 5 粒。②《普济方》卷 185 川乌丸:川乌头二两,全蝎半两,上为细末,以酽醋一中盏,煎熬成膏,丸如绿豆大,每服次 5 丸,每日 2 次温水送服。③ 2% 奴佛卡因 2 ml 加维生素 B_{12} 100 μg 封闭注射,隔日 1 次,3~5 次症状可缓解。

常用药物:川芎,麻黄,葛根,赤芍,升麻,白芷,川乌,草乌,吴茱萸,全蝎。

思路拓展:《续名医类案·头痛》。张子和治南卿陈君,将赴秋试,头痛偏肿连一目,状若半壶,其脉洪大。张出视《内经》,面肿者风,此风乘阳明经也。阳明气血俱多,风肿宜汗,乃与通圣散,入生姜、葱根、豆豉同煎一大盏,服之微汗。次日以草茎入鼻中,大出血立消。王定国病风头痛,至都梁求明医杨介老治之,连进三丸,实时病失。恳求其方,则用香白芷一味,洗晒为末,炼蜜丸弹子大,每嚼一丸,二茶清或荆芥汤化下,遂名都梁丸。其药治头风眩晕,女人胎前产后头痛,及血风头痛皆效。张大复曰:偏头风之苦,病者不能自言,方亦多岐而罕效。戊申予忽病此,正闷郁时,周叔明以饼法见寄,未服也。五月五日顾民服贴二饼,贴太阳上,一夕良已。法用南星、半夏、白芷,三味等末,烂捣生姜、葱头为饼,不服、不攻、不熏,视诸方更简便也。姚应凤治严州施盛宇,三载患头痛不可忍。姚曰:法当取首中骨,今八月,时收敛,难猝治。期以明岁春,乃割额探去其骨,出瘀血数升顿愈。龚子才治杜侍御,患头痛如刀劈,不敢移动,惧风怕语言,耳鸣,目中溜火,六脉紧数有力。与酒浸九蒸九晒大黄为末,三钱,茶调服,一剂而愈。孙文垣治蔡乐川内人,患头痛如刀破,发根少动则痛连满头,痛倒不省人事,逾半时乃苏。通身亦作疼,胸膈饱闷,饮汤水停膈间不下。先一日,因怒吐水数次,蛔虫三条。今或恶风,或恶热,口渴或不渴,而大便秘,脉则六部皆滑大有力,此痰厥头痛也。先以藿香正气散止其吐,继以牛黄黑虎丹清其人事,头仍痛甚。又以天麻、藁本各三钱,半夏二钱,陈皮、白芷、薄荷、麻黄、生姜、葱白煎服,得少汗而头痛少止。至晚再服之,更痛止大半,人事未全清。此盖中州痰盛,非下不可,乃用半夏五钱,巴霜一分,面糊为丸,每服三十丸,生姜汤下。下午大便行三次,皆稠黏痰积也。饮食少进,余症差可,惟遍身疼未尽去,改用二陈汤加前胡、石膏、藁本、薄荷、枳壳、黄芩、石菖蒲,调理而安。朱丹溪治一人,因浴冷水,发热头痛脉紧。此有寒湿也,宜温药汗之,苍术、麻黄、干葛、甘草、陈皮、川芎。二剂得汗后,知病退,又与下补药,陈皮、川芎、干葛、白术、苍术、人参、木通、甘草,四剂,姜水煎服。一妇人头痛发热而渴,白术、陈皮、川芎、干葛、木通、甘草,水煎温服。娄全善治一老妇人,头病,岁久不已。因视其手足,有血络皆紫黑,遂用三棱针尽刺出其血,如墨汁者数盏。后视其受病之经,刺灸之,而得全愈。即经所谓大痹为恶,及头痛久痹不去身,视其血络,尽出其血是也。

〔原发性臂丛神经痛-臂丛神经风寒痹证〕

辨识要点:① 符合臂丛神经痛诊断;② 急性或亚急性起病;③ 早期可有发热、乏力、肌肉酸痛等全身症状;④ 肩及上肢疼痛;⑤ 上肢肌无力;⑥ 腱反射减弱或消失;⑦ 感觉障碍;⑧ 肌电图示臂丛神经损害;⑨ 神经传导速度减慢;⑩ 舌淡苔白脉紧。

临床决策:祛风散寒。

治疗推荐:①《医宗金鉴》卷 68 蠲痛无忧散。番木鳖、当归、穿山甲、川乌、草乌、苍术、半夏、甘草各二两,麻黄三两,威灵仙一两,上药各制为末,共和匀,每次一钱,每日 2 次无灰酒调服,盖卧出汗,避风。②《太平圣惠方》卷 44 萆薢丸:萆薢、熟地、牛膝、桂心、五加皮、酸枣仁、羌活、附子、石斛、白芍,上为细末,炼蜜为丸如梧桐子大,每次 30 丸,每日 2 次温水送服。③ 2%普鲁卡因与泼尼松龙痛点局部封闭。

常用药物:番木鳖,当归,穿山甲,川乌,草乌,苍术,半夏,麻黄,威灵仙,闹羊花,红芍药,防风,白芷,天麻,细辛,白僵蚕,川芎,白蒺藜,干姜,藿香,甘松。

思路拓展:《续名医类案·痛痹》。一人遍体作痛,殆不可忍。都下医或云中风,或云中湿,或云香港脚,药悉不效。周言亨言是血气凝滞所致,用元胡索、当归、桂心等分为末,温酒服三四钱,随量频进,以止为度,遂痛止。盖元胡索能活血化气,第一品药也。其后赵侍制霆,因导引失节,肢体俱挛,亦用此数服而愈。钱乙本有羸疾,每自以意治之,愈而复甚。叹曰:此周痹也,入脏者死,吾其已夫。既而曰:吾能移之使在末。因自制药,日夜饮之,左手或挛不能用,喜曰可矣。所亲登东山,得茯苓大逾斗,以法啖之尽,由是虽偏废,而风骨得坚如全人。张子和治一衲子,因阴雨卧湿地,一半手足皆不随,若遇阴雨甚,病转加。诸医皆作中风偏枯治之,用当归、白芍、乳香、没药之类,久反大便涩,风燥生,经岁不已。张以舟车丸下之三十余行,去青黄沫水五升,次以淡剂渗泄之,数日手足皆举。张曰:夫风湿寒之气合而成痹,水痹得寒而浮,蓄于皮腠之间,久而不去,内舍六腑。曰:用去水之药可也。水湿者,人身中之寒物也,寒去则血行,血行则气和,气和则愈矣。边校白公,以隆暑时饮酒,觉极热,于凉水池中渍足,使其冷也,为湿所中,脐股沉痛。又因醉卧湿地,其痛转加,意欲以酒解痛,遂连朝而饮,反成赤痛,发间止,且六七年。往往断其寒湿香港脚,以辛热治之,不效。或使服神芎丸,数服痛微减,他日复饮,疾作如前,睾囊痒湿肿硬,脐下似有物,难于行。张曰:予亦断为寒湿,但寒则阳火不行,故为痛,湿则经隧有滞,故肿。先以苦剂涌之,次以舟车丸百余粒,浚川散四五钱,微下一两行。张曰:如激剂尚不能攻,况于热药补之乎?异日,又用神丸百二十丸,通经散三四钱。又来日以神八十丸投之,续见一二行,又次日服益肾散四钱,舟车丸百余粒,约下七八行,已觉膝睾寒者暖,硬者软,重者轻也。肿者亦退,饮食加进。又以涌之,其病全瘳,疏疏风丸方与之。此不肯妄服辛热,故可治也。

〖继发性臂丛神经痛-臂丛神经风寒痹证〗

辨识要点:① 符合继发性臂丛神经痛诊断;② 放射性颈臂部疼痛;③ 持续性或阵发性加剧;④ 夜间或上肢活动时明显;⑤ 臂丛分布区感觉障碍;⑥ 局限性肌萎缩;⑦ 腱反射减弱或消失;⑧ 自主神经功能障碍;⑨ 臂丛神经牵拉试验和直臂抬高试验阳性;⑩ 肌电图示臂丛神经损害;⑪ 神经传导速度减慢;⑫ 舌淡苔白脉紧。

临床决策:祛风散寒。

治疗推荐:①《永乐大典》卷 13880 海桐皮煎。乌头、海桐皮、牛膝、骨碎补、虎骨、当归、木鳖子、白胶香、乳香、自然铜、没药,常规剂量,每日 2 次水煎服。②《鸡峰普济方》卷 4 乌蛇丸:乌蛇、虎骨、黄松节、天麻、牛膝、石斛、萆薢、杜仲、菟丝子、巴戟天、独活、防风、桂心、肉苁蓉、金毛狗脊、续断、荜澄茄、当归、附子、木香、乳香、木瓜,常规剂量,研为细末,炼蜜为丸如梧桐子大,每次 30 丸,每日 2 次温水送服。③ 2%普鲁卡因与泼尼松龙痛点局部封闭。

常用药物:乌头,海桐皮,牛膝,骨碎补,木鳖子,白胶香,乳香,没药,乌蛇,天麻,石斛,萆薢,杜仲,菟丝子,巴戟天,独活,防风,桂枝,肉苁蓉,狗脊,续断,当归,附子,木香,木瓜。

思路拓展:《续名医类案·痛痹》。张子和治梁宜人,年六十余,忽晓起梳发觉左指麻,斯须半臂麻,又一臂麻,斯须头一半麻,此及梳毕,从胁至足皆麻,大便二三日不通。医皆云风也,或药或针,皆不效。左手三部脉皆伏,比右手小三倍。此枯涩痹也,不可纯归于风,亦有火燥相兼。乃命一涌一泄一汗,其麻立已。后以辛凉之剂调之,润燥之剂濡之,惟小指次指尚麻。张曰:病根已去,此余烈也,方可针溪谷。溪谷者,骨空也。一日清和往针之,用《灵枢》中鸡足法,向上卧针三进三引讫,复卓针起,向下卧针送入指间,皆然,手热如火,其麻全去。刘河间作《原病式》,常以麻与涩同归燥门中,真知病机者也。魏玉横按:燥为六气之一,其为病至伏而烈,然皆病成而变者为多,故皆散入诸症,不能专立一门。

〖肋间神经痛-肋间神经风热证〗

辨识要点:① 符合肋间神经痛诊断;② 痛疼痛沿一个或几个肋间分布;③ 持续性刺痛、灼痛;④ 呼吸、咳嗽、喷嚏时加重;⑤ 相应肋间皮肤区感觉过敏;⑥ 肋骨缘压痛;⑦ 舌红苔黄脉数。

临床决策:祛风散热。

治疗推荐:①《产科发蒙》卷 4 豁胁汤。芍药、延胡索、肉桂、牡丹皮、香附子,常规剂量,每日 2 次水煎送服当归龙荟丸 30 粒。②《丹溪心法》当归龙荟丸:当归、芦荟、黄连、黄芩、龙胆草、栀子、大黄、青黛、木香、黄柏、麝香,常规剂量,研为细末,炼蜜为丸如梧桐子大,每次 30 粒,每日 2 次温水送服。③ 西医病因治疗。④ 局部封闭及理疗。

常用药物:青皮,陈皮,牡丹皮,栀子,芍药,泽泻,贝母,当归,芦荟,龙胆草,甘草,菊花,黄芩,荆芥,生地,赤芍,黄连,栀子,大黄,青黛,木香,黄柏,麝香。

思路拓展：①《医方考·当归龙荟丸》。风热蓄积,时发惊悸,筋惕搐搦,嗌塞不利,肠胃燥涩,狂越等证,此方主之。肝火为风,心火为热。心热则惊悸,肝热则搐搦;嗌塞不利者,肺亦火也;肠胃燥涩者,脾亦火也;狂越者,狂妄而越礼也。《经》曰:狂言为失志;又曰:肾藏志。如斯言之,则肾亦火矣。此一水不胜五火之谓也。故用黄连以泻心,用黄芩以泻肺,青黛、龙胆、芦荟以泻肝,大黄以泻脾,黄柏以泻肾。所以亟亟以泻五脏之火者,几于无水,故泻火以存水耳。用当归者,养五脏之阴于亢火之时;用木香、麝香者,利五脏之气于克伐之际也。②《删补名医方论·当归龙荟丸》:治肝经实火,头运目眩,耳聋耳鸣,惊悸搐溺,躁扰狂越,大便秘结,小便涩滞,或胸胁作痛,阴囊肿胀,凡属肝经实火,皆宜服之。肝木为生火之本,肝火盛则诸经之火相因而起,为病不止一端矣。故以当归、芦荟、龙胆草、青黛直入本经气血两途,先平其甚者,而诸经之火,无不渐平矣,佐以黄芩泻肺火,黄连泻心火,黄柏泻肾火,大黄泻肠胃火,栀子泻三焦火,备举大苦大寒而直折之,使上、中、下三焦之火,悉从大、小二便利出。少加木香、麝香者,取其调气开窍灵通周至也。然非实火不可轻投。③《续名医类案·胁痛》:窦材治一妇人脾气虚,致积气留于胁下,两肋常如流水,多服草神丹而愈。王海藏治一妇人,先病恶寒,手足冷,全不发热,脉八至,两胁微痛。治者从少阳治之。阳在内伏于骨髓,阴在外致使发寒,治当不从内外,从乎中治也。宜以小柴胡调之,倍加姜、枣。朱丹溪治一妇人,脾疼带胁痛,口微干,问已多年。时尚秋,用二陈汤加川芎、干葛、青皮、木通,下芦荟丸二十粒。张宅张郎气痛,起自右胁,时作时止,脉沉而弦,小便时有赤色,吞酸,喜呕出食,此湿痰在脾肺间,而肝气乘之。小柴胡汤去黄芩加川芎、白术、木通、白芍、滑石、生姜,煎汤下保和丸三十五粒。一妇人气晕,两胁胸背皆痛,口干,用青皮、半夏各一钱,白术、黄芩、川芎各三钱,木通二钱五分,陈皮、桔梗各二钱,甘草炙半钱。上方六帖,煎热服。又胁下有食积一条扛起,加吴茱萸、炒黄连。孙文垣治徐三泉子,每午发热,直至天明,夜热更甚,右胁胀痛,咳嗽则疼痛,坐卧俱疼。医以疟治罔效,已二十余日。后医谓虚,投以参、术,痛益增。诊之,左弦大,右滑大搏指。《经》云:左右者,阴阳之道路也。据脉肝胆之火,为痰所凝,必勉强作文,过思不决,木火之性,不得通达,郁而为痛。夜甚者,肝邪也。初治当通调肝气,一剂可瘳。误以为疟,燥动其火,补以参、术,闭塞其气。《经》云:体若燔炭,汗出而散。今汗不出,舌苔已沉香色,热郁极矣。不急救,立见凶危。以仲景小陷胸汤为主。大瓜蒌一两,黄连三钱,半夏曲二钱,前胡、青皮各一钱,水煎服。夜服当归龙荟丸,微下之。医犹争曰:病久食不进,精神野狼狈若此,宁可下乎?曰:病属有余,有余者泻之。已误于补,岂容再误哉?服后夜半痛止热退,两帖全安。虚山内人胸胁胀痛,五更嘈杂,则痛更甚,左寸关脉洪滑。孙谓此肝胆有郁火,胃中有胶痰,乃有余之病。《经》云木郁则达之,又云通则不痛。与以当归龙荟丸一钱五分,大便行一次,痛随止。惟声不开,以陈皮、柴胡、贝母、茯苓、甘草、白芍、酒芩、香附、杏仁、桔梗,调之而安。

〔原发性坐骨神经痛-坐骨神经风寒痹证〕

辨识要点：① 符合原发性坐骨神经痛诊断标准;② 坐骨神经分布区疼痛;③ 疼痛剧烈呈特有姿势;④ 咳嗽或用力时疼痛加重;⑤ 坐骨神经支配肌肉肌力减退;⑥ 坐骨神经牵拉征;⑦ 跟腱反射减退或消失;⑧ 轻微感觉障碍;⑨ 阴雨加剧;⑩ 舌淡苔白脉沉紧。

临床决策：祛风散寒。

治疗推荐：①《马培之医案》独活汤。独活一钱,五加皮、当归、丹参、巴戟天、川续断、怀牛膝各一钱半,秦艽五钱,桑枝、狗脊各三钱,炙没药八分,广木香四分,红枣 3 个,每日 2 次水煎服。②《伤科补要》健步虎潜丸：龟甲胶、鹿角胶、虎胫骨、何首乌、牛膝、杜仲、锁阳、威灵仙、当归、黄柏、人参、羌活、白芍、白术、熟地、附子,常规剂量,每日 2 次水煎服。

常用药物：乌头,防己,牛膝,杜仲,威灵仙,当归,羌活,附子,薜荔根,穿根藤,刺三甲,大叶风沙藤,飞龙掌血,蜂毒,凤尾搜山虎,海桐树,黑皮青木香,衡州乌药,桑寄生,宽筋藤,苏铁,夏天无,野木瓜,云香草,竹叶参,紫云英。

思路拓展：《金匮翼·痛痹》。痛痹者寒气偏胜,阳气少,阴气多也。夫宜通而塞,则为痛。痹之有痛,以寒气入经而稽迟,泣而不行也。治宜通引阳气,温润经络,血气得温而宣流,则无壅闭矣。河间云痹气身寒,如从水中出者,气血不行,不必寒伤而作,故治痛痹者,虽宜温散寒邪,尤要宣流壅闭也。没药散治遍身百节走注疼痛：没药二两,虎骨四两,上为细末,每服五钱,酒下,日三服。一粒金丹：草乌头、五灵脂各一两,地龙、木鳖子各半两,白胶香一两,当归一两,麝香一钱,上为细末,糯米糊丸梧子大,每服三丸,温酒下,服药后微汗为效。原方有细墨、乳香各半两,没药一两。八神丹有防风,无当归、细墨、麝香、没药,面糊丸。酒服十丸,云汗出则群麻自散。

〖继发性坐骨神经痛-坐骨神经风寒痹证〗

辨识要点：① 腰椎间盘突出症状;② 腰背痛后一侧下肢的坐骨神经痛;③ 腰背肌紧张活动受限;④ 脊柱侧弯棘突压痛;⑤ 长期腰痛史;⑥ 坐久站起困难与站久坐下困难;⑦ 足畸形与遗尿史;⑧ 肛门后方小凹或骶部中线上的小血管瘤;⑨ 骶髂关节炎症状;⑩ 舌淡苔白脉迟。

临床决策：祛风散寒。

治疗推荐：①《金匮要略》乌头汤。麻黄、芍药、黄芪、炙甘草、川乌,常规剂量,每日 2 次水煎服。②《外科精要》卷下川乌丸：大川乌、木鳖子、当归、赤芍药、苏木、独活、羌活、没药、五灵脂、穿山甲各一两,上药各为末,酒糊为丸如梧桐子大,每次 30 丸,每日 2 次温水送服。③ 西医病因治疗。④ 吲哚美辛、布洛芬、卡马西平等止痛治疗。⑤ 2%普鲁卡因或加泼尼松龙各 1 ml 椎旁封闭。⑥ 疗效不佳或慢性复发病例可考虑手术治疗。

常用药物：麻黄,川乌,草乌,桂枝,独活,牛膝,乌头,防己,杜仲,威灵仙,当归,羌活,附子,薜荔根,穿根藤,蜂毒,海桐树,桑寄生,宽筋藤,苏铁,夏天无,野木瓜。

思路拓展：《圣济总录·行痹》。《内经》谓风寒湿三气杂至,合而为痹,其风气胜者为行痹。夫气之在人,本自流通,所以痹者,风寒湿三气合而为病也。然三气之中,各有阴阳,风为阳气,善行数变,故风气胜则为行痹。其证上下左右,无所留止,随其所至,气血不通是也。治法虽通行血气,宜多以治风之剂。

〖股神经痛-股神经风寒痹证〗

辨识要点：① 符合股神经痛诊断;② 下肢无力;③ 避免屈膝的特殊步态;④ 行走时步伐细小;⑤ 奔跑跳跃不能;⑥ 皮支分布区剧烈神经痛及痛觉过敏;⑦ 大腿前内侧和小腿内侧痛觉减退或消失;⑧ 膝反射减弱或消失;⑨ 舌淡苔白脉迟。

临床决策：祛风散寒。

治疗推荐：①《伤寒论》附子汤。附子、茯苓、人参、白术、芍药，常规剂量，每日2次水煎送服乳香定痛丸50粒。②《万病回春》卷五乳香定痛丸：苍术60 g，川乌、当归、川芎各30 g，乳香、没药各9 g，丁香1.5 g，上药共为细末，枣肉为丸如梧桐子大，每日2次每次50粒，黄酒送下。③西医病因治疗。④皮质类固醇。⑤索米痛片、阿司匹林、布洛芬止痛。⑥股神经封闭。⑦针灸理疗。

常用药物：附子，人参，白术，芍药，苍术，川乌，当归，川芎，乳香，没药，丁香，麻黄，桂枝，独活，牛膝，防风，防己，威灵仙，羌活，穿根藤，海桐树，桑寄生，宽筋藤，苏铁，夏天无。

思路拓展：①《删补名医方论·附子汤》。少阴为寒水之脏，故伤寒之重者多入少阴，所以少阴一经最多死证。方中君附子二枚者，取其力之锐，且以重其任也。生用者，一以壮少火之阳，一以散中外之寒，则恶寒自止，身痛自除，手足自温矣；所以固生气之原，令五脏六腑有本，十二经脉有根，脉自不沉，骨节可和矣。更佐白术以培土，芍药以平木，茯苓以伐水。水伐火自旺，旺则阴翳消，木平土益安，安则水有制，制则生化。此万全之术，其畏而不敢用，束手待毙者，曷可胜计耶！②《外台秘要》独活汤：独活三两、生姜六两、干地黄五两、芍药四两、防风三两、桂心三两、瓜蒌三两、炙甘草二两、麻黄二两、葛根三两，上十味切。以水八升。酒二升。煎取三升。分三服。不瘥重作。忌海藻、生葱、菘菜、芜荑。延年疗腰痛熨法：菊花二升、茺花二升、羊踯躅二升，上三味以醋拌令湿润，分为两剂，纳二布囊中蒸之。如炊一斗米许顷，适寒温，隔衣熨之。冷即易熨。痛处定即瘥。疗腰痛大豆熨法：大豆六升，水拌令湿，炒令热，以布裹隔一重衣熨痛处，令暖气彻，冷即易之。又方：取黄狗皮裹腰痛处，取暖彻即定。③明代医家龚廷贤著《万病回春》8卷。龚廷贤（1522—1619年），字子才，号云林山人，又号悟真子，江西金溪人，曾任太医院吏目。明万历十四年，开封大头瘟流行，廷贤发秘方二圣救苦丸，以牙皂开关窍而发其表，以大黄泻其诸火而通其里，全活甚众。

多发性神经病

多发性神经病(polyneuropathy)是肢体远端受累为主的多发性神经损害。以四肢相对对称性运动感觉障碍和自主神经功能障碍为主要临床表现。病理特点：周围神经的节段性脱髓鞘改变和轴突变性或两者兼有。少数病例可伴有神经肌肉连接点的改变。亦称多发性神经炎或多发性周围神经炎。

〖多发性神经病-末梢神经寒痹证〗

辨识要点：① 符合多发性神经病诊断；② 初期四肢末端烧灼疼痛发麻等感觉异常或感觉过敏；③ 肢体远端手套或袜套式对称性感觉减退乃至消失；④ 深感觉障碍；⑤ 腓肠肌等处常有压痛；⑥ 四肢肌力减退；⑦ 四肢肌张力低下；⑧ 腱反射减弱或消失；⑨ 久病后可有肌萎缩；⑩ 四肢末端皮肤发凉苍白、潮红或轻度发绀；⑪ 少汗或多汗；⑫ 皮肝变薄变嫩或粗糙；⑬ 指(趾)甲无泽角化增强；⑭ 肌电图呈失神经支配；⑮ 感觉传导速度和运动传导速度减慢；⑯ 周围神经活检可见各种髓鞘或轴突的变性改变；⑰ 舌红苔白脉弦。

临床决策：祛风通络。

治疗推荐：①《千金翼方》秦王续命大八风散。秦艽、乌头各三两，防风、附子、菖蒲、茯苓、牛膝、桔梗、石斛各二两，细辛、山药、川芎、天雄、石龙芮、蜀椒、白芷、龙胆、白术、山茱萸、桂心、菊花、女萎、厚朴、巴戟天、萆薢、牡荆子、干漆、肉苁蓉、芍药、黄芩、白矾、续断、白蔹各一两，五味子、黄芪各一两半，远志二两半，上三十六味，捣筛为散，清酒和服方寸匕，日三服，不知，稍增之，可至二三匕，以知为度。论曰此等诸散，天下名药，然热人不可用，唯旧冷者大佳。②《太平圣惠方》卷28 补益钟乳天雄丸：钟乳粉、天雄、巴戟各一两半，肉苁蓉、菟丝子、茴香子、补骨脂、木香、天冬、续断、沉香、石斛、丁香、山茱萸、附子、肉桂、当归、麝香、白术、人参、淫羊藿、山药、牛膝、厚朴、磁石各二两，熟地、石龙芮各一两，上为细末，炼蜜为丸如梧桐子大，每次 30 丸，每日 2 次温水送服。③ 西医病因治疗。④ 重金属所致者可用二巯基丁二酸钠 0.5~1.0 g 加入注射用水 20 ml 静脉滴注，每日 1 次，5~10 次为 1 个疗程。⑤ 卡马西平或乐瑞卡止痛治疗。⑥ 针灸理疗及康复训练。

常用药物：秦艽，乌头，防风，附子，牛膝，石斛，细辛，当归，川芎，天雄，石龙芮，茵芋，白芷，白术，桂枝，巴戟天，萆薢，肉苁蓉，芍药，续断，白蔹，黄芪，钟乳粉，菟丝子，补骨脂。

思路拓展：《太平圣惠方》卷 19 治风血痹诸方。夫风血痹者由体虚之人，阴邪入于血经故也。若阴邪入于血经而为痹，故为风血痹也。治风血痹皮肤不仁宜服防风散方：防风二两，炙甘草、茵芋、杏仁各半两，独活、桂心各三分，当归、赤茯苓、秦艽各一两。治风血痹身体不仁宜服侧子散方：侧子、赤芍药、桂心、麻黄、萆薢、当归、丹参各一两，细辛、炙甘草各半两。治风血痹肌肤不仁、四肢缓弱、宜服麻黄散方：乌蛇二两，麻黄、白术、茵芋、防风、桂心、当归各三分，蚵蚾一分，附子一两。治风血痹体虚、风邪入血、肌肤顽痹茵芋散方：茵芋、天雄、石楠、附子、桂心、秦艽、防风各一两，川乌头、踯躅花各半两。治血风痹走无定处及诸风痹，宜服地黄丸方：生地、泽泻、山茱萸、萆薢、薯蓣、牛膝各一两，白术、天雄、蛴螬、干漆、狗脊、车前子、茵芋各三分。

吉兰-巴雷综合征

吉兰-巴雷综合征(Guillain - Barrés syndrome)是自身免疫介导的周围神经病。主要损害多数脊神经根和周围神经,也常累及脑神经。以多发神经根及周围神经损害伴脑脊液蛋白-细胞分离现象为主要临床表现。病理特点:周围神经组织小血管周围淋巴细胞、巨噬细胞浸润,神经纤维脱髓鞘,严重病例可继发轴突变性。

〖急性炎性脱髓鞘性多发神经根神经病-神经根风痹证〗

辨识要点:① 符合急性炎性脱髓鞘性多发神经根神经病诊断;② 任何年龄任何季节均可发病;③ 病前1~3周常有呼吸道或胃肠道感染症状或疫苗接种史;④ 急性起病2周左右达到高峰;⑤ 首发症状多为肢体对称性迟缓性肌无力;⑥ 自远端渐向近端发展或自近端向远端加重;⑦ 严重病例可累及肋间肌和膈肌致呼吸麻痹;⑧ 四肢腱反射减弱;⑨ 10%的患者表现为腱反射正常或活跃;⑩ 肢体感觉异常如烧灼感、麻木、刺痛和不适感等;⑪ 感觉缺失呈手套-袜套样分布;⑫ 部分患者以脑神经损害为首发症状;⑬ 自主神经功能障碍;⑭ 脊液蛋白-细胞分离;⑮ 运动神经传导远端潜伏期延长、传导速度减慢;⑯ F波可见传导速度减慢或出现率下降;⑰ 舌红苔白脉缓。

临床决策:祛风通络。

治疗推荐:①《医方类聚》卷20 大铁弹丸。大乌头、五灵脂、没药、乳香、朱砂、无名异、血竭、牛黄、麝香、龙脑,常规剂量,每日2次水煎服。②《圣济总录》卷150 枳壳羌活丸:枳壳、羌活、牡荆实、人参、防风、芍药、茯苓、白芷、细辛、当归、甘草、牡丹皮、川芎,常规剂量,每日2次水煎服。③ 每次血浆置换量为30~50 ml/kg,依据病情轻重1~2周内3~5次。④ 免疫球蛋白每日每千克体重0.4 g静脉注射,连用5日。⑤ 无法进行血浆置换量和免疫球蛋白静脉注射或发病早期重症患者可用甲泼尼龙每日500 mg静脉滴注,连用5日后逐渐减量。

常用药物:乌头、五灵脂、没药、乳香、血竭、枳壳、羌活、防风、荆芥、人参、芍药、白芷、细辛、当归、牡丹皮、川芎。

思路拓展:①《本经续疏要·中风脚弱》。中风脚弱之候与头面风适相对照,其治自应推在上之阳,回入阴中以强之已耳。乃复列入性寒通利者过半,是何故软? 夫既曰弱,则非拘急挛缩可比,却甚有似于痿,既曰脚,则非头项身体尽然,又不全系于风,何则? 风性善行不能但驻一处,弱者筋弛而不束骨也。《生气通天论》曰:湿热不攘,大筋缑短,小筋弛长。缑短为拘,弛长为痿。又曰:有伤于筋纵,其若不容。《痿论》曰:心气热则下脉厥而上,上则下脉虚,虚则生脉痿,枢折挈筋,纵而不任地。果尔,则行湿以去热,使阴得以上济;通血以导气,使阳得以下蟠,而自上下下之化通矣,又乌得但恃引火回阴之一端耶! 然则直曰痿可矣,何得命之曰中风? 夫风,固阴性凝聚,阳在外不得入,则与之周旋不舍而为者耳。特凝聚之中,果何气哉! 试思气交之令,天气迷蒙,地气抑遏,土木生润,阶础流浆,非阴之凝聚湿与热耶! 而旋即雷雨洊至,必首御以风,是风非湿与热凝聚而生者耶! 乃是时也,胶柔弦弛,任是坚脆之物必转湿润焉。则所谓中风脚弱,非飘扬凄掊之风,亦非掀天刮地之风,直是酝酿于湿与热中,欲出而未得出,欲息而不得息者。彼痿则虽间,亦有挟湿如所谓肉痿者,余则均系热灼阴消,皮毛、血脉、肌肉、筋膜、骨髓直干枯焉耳,此风与痿之所攸分,即本书不载痿之由已。再核篇中凡性温者,所主必云冷云痛，间有性平性寒者，所主亦有疼与冷焉。是其转移阴阳之浮滞，散发阴阳之抑郁，畅达生气之留连，拨正经脉之违逆，具握化机，力专效捷，自有常理于中，而非可以常情测者，尤宜具眼观也。② 朝鲜金礼蒙等 1443—1445 年撰《医方类聚》266 卷，汇辑 152 部中国唐、宋、元、明著名医书及 1 部高丽医书，按病因、病位、疾病种类等分为五脏、诸风、诸寒、诸暑、诸湿、伤寒、眼、齿、咽喉、口舌、耳、鼻、头面、毛发、身体、四肢、血病、诸气、诸疝、诸痹、心腹痛及膏药、诸香、救急、养性等 92 门，学术价值极高。《医方类聚》初刊于 1465 年，原书已佚。现存 1861 年日本活字排印版，1982 年人民卫生出版社排印本。

〖急性运动轴索性神经病-运动轴索风痹证〗

辨识要点：① 符合急性运动轴索性神经病诊断；② 运动脑神经纤维和脊神经前根及运动纤维轴索病变；③ 儿童多发；④ 夏秋多发；⑤ 前驱症状多有腹泻和上呼吸道感染等；⑥ 急性起病；⑦ 对称性肢体无力；⑧ 呼吸肌无力；⑨ 腱反射减弱或消失与肌力减退程度一致；⑩ 无明显感觉异常；⑪ 脑脊液蛋白-细胞分离；⑫ 血清可检测到抗神经节苷脂 GM1、GD1a 抗体；⑬ 肌电图示运动神经轴索损害；⑭ 舌红苔白脉数。

临床决策：祛风通络。

治疗推荐：①《校注妇人良方》卷 3 独活细辛散。独活、细辛、附子、菊花、麻黄、白芷、五味子、紫菀、赤茯苓、肉桂、白术、川芎、桑白皮、杏仁、防风、炙甘草，常规剂量，每日 2 次水煎送服乌蛇丸 10 粒。②《太平圣惠方》卷 19 乌蛇丸：乌蛇三两，麻黄二两，全蝎、白附子、羌活、白僵蚕、防风、桂心各一两，上药捣细罗为末，炼蜜和丸如梧桐子大，每次 10 丸，每日 2 次温水送服。③ 每次血浆置换量为 30～50 ml/kg，依据病情轻重 1～2 周内 3～5 次。④ 免疫球蛋白每日每千克体重 0.4 g 静脉注射，连用 5 日。⑤ 无法进行血浆置换量和免疫球蛋白静脉注射或发病早期重症患者可用甲泼尼龙每日 500 mg 静脉滴注，连用 5 日后逐渐减量。

常用药物：菊花，防风，细辛，牡蛎，矾石，当归，川芎，桂枝，黄芩，乌梢蛇，麻黄，全蝎，羌活，白附子，白僵蚕，防风，桂心。

思路拓展：①《研经言·侯氏黑散解》。释此散者，言人人殊，皆无确据。考《病源》寒食散发候云，皇甫曰寒食药者，世莫知焉。或曰华佗，或曰仲景。考之于实，佗之精微方类单省，而仲景经有侯氏黑散、紫石英方，皆数种相出入，节度略同。然则寒食、草石二方，出自仲景，非佗也。据此，知侯氏黑散系石发家服食之方，故有冷服填肠之说。石热之发，亦足召风，故入之中风。大约服石之风，创于汉季，盛于隋唐。仲景传方而后，《外台》用此尤详。宋以来服石者鲜，此散几废。近喻嘉言误指为中风主方，踵其说者，见其药不对症，未敢遵用，因专取菊花一味，以为本诸仲景，而此方之义湮，详余所撰《经方例释》中。喻氏之意，以经文中有中风之论，而方止黑散数种耳！岂知中风自以续命为主方，《外台》中明谓续命为仲景方，今《金匮》无者，脱也。详余所撰《金匮方论注》中。② 清代医家莫枚士字文泉于咸丰丙辰 1856 年撰著《研经言》4 卷，载文 156 篇。凡经典医籍叙理未明者详予考证析义，凡脉证含义不明细予说明，凡前贤遣方用药不当者一一正谬补充，凡前贤注解差讹者分别批驳订正。论一方一证之分辨，阐古今病名之比较，释疑难病证之诊治。

〖急性运动感觉轴索性神经病-感觉轴索风痰证〗

辨识要点：① 符合急性运动感觉轴索性神经病诊断；② 神经根和周围神经的运动与感觉纤维的轴索变性；③ 急性起病；④ 对称性肢体无力；⑤ 脑神经运动功能受累；⑥ 呼吸肌无力；⑦ 感觉性共济失调；⑧ 常有自主神经功能障碍；⑨ 脑脊液蛋白-细胞分离；⑩ 血清中可检测到抗神经节苷脂抗体；⑪ 肌电图示感觉和运动神经轴索损害；⑫ 腓肠神经活检可见轴索变性和神经纤维丢失；⑬ 舌红苔白脉缓。

临床决策：祛风通络。

治疗推荐：①《太平圣惠方》卷 25 赤箭散。赤箭、犀角屑、藿香、槟榔、麻黄各一两，全蝎、晚蚕蛾、蚕蚁、麝香、龙脑、朱砂、牛黄、川芎、防风、白术、人参、茯神、当归、木香、牛膝、蔓荆子、白僵蚕、细辛、蝉蜕、附子、干姜、天南星、桑螵蛸、白附子各半两，乌蛇肉二两，上药研末为散，每次一两，每日 2 次水煎送服黄龙丸 1 粒。②《普济方》卷 93 黄龙丸：红芍药半斤，川乌、防风、白芷各四两，天麻、细辛、白僵蚕、雄黄、川芎各二两，白蒺藜、甘草、干姜、藿香叶、甘松各一两。上为末，炼蜜为丸如弹子大，每次 1 丸，每日 2 次温水送服。③ 每次血浆置换量为 30~50 ml/kg，依据病情轻重 1~2 周内 3~5 次。④ 免疫球蛋白每日每千克体重 0.4 g 静脉注射，连用 5 日。⑤ 无法进行血浆置换量和免疫球蛋白静脉注射或发病早期重症患者可用甲泼尼龙每日 500 mg 静脉滴注，连用 5 日后逐渐减量。

常用药物：赤箭，藿香，麻黄，全蝎，蚕蛾，蚕蚁，川芎，防风，白术，当归，木香，牛膝，蔓荆子，白僵蚕，细辛，蝉蜕，天南星，桑螵蛸，白附子，乌梢蛇。

思路拓展：《医学正传·麻木》。《内经》曰风寒湿三气，合而为痹。故风气胜者为行痹，寒气胜者为痛痹，湿气胜者为着痹。河间曰留着不去，四肢麻木拘挛也。《经》又曰痛者，寒气多也，有寒故痛也。其不痛不仁者，病久入深，荣卫之行涩，经络时疏，故不痛；皮肤不营，故为不仁。夫所谓不仁者，或周身或四肢唧唧然麻木不知痛痒，如绳扎缚初解之状，古方名为麻痹者是也。丹溪曰：麻是气虚，木是湿痰死血。然则曰麻曰木者，以不仁中而分为二也。虽然，亦有气血俱虚，但麻而不木者。亦有虚而感湿，麻木兼作者。又有因虚而风寒湿三气乘之，故周身掣痛兼麻木并作者，古方谓之周痹，治法宜先汗而后补也。医者宜各以类推而治之，不可执一见也。

〖米-费综合征-偏视风牵证〗

辨识要点：① 符合米-费综合征诊断；② 前驱症状有腹泻和呼吸道感染等；③ 急性起病；④ 多以复视起病；⑤ 对称或不对称性眼外肌麻痹；⑥ 躯干或肢体共济失调；⑦ 腱反射减弱或消失；⑧ 四肢远端和面部麻木和感觉减退；⑨ 膀胱功能障碍；⑩ 脑脊液蛋白-细胞分离；⑪ 血清中可检测到空肠弯曲菌抗体；⑫ 血清 GQ1b 抗体阳性；⑬ 感觉神经传导速度减慢及动作电位波幅下降；⑭ 舌红苔白脉缓。

临床决策：祛风通络。

治疗推荐：①《圣济总录》卷 107 羚羊角汤。羚羊角、防风、赤茯苓、人参、五味子、知母、茺蔚子、黄芪，常规剂量，每日 2 次水煎送服白大通丸。②《普济方》卷 116 白大通丸：天麻、当归、没药、菊花各一两，藿香、白芷、川芎、鸡苏、木瓜、天南星、肉桂、荆芥、白僵蚕、藁本、羌活、桔梗、甘松、牛膝、麻黄、细辛各二两，川乌、炙甘草各四两，乳香半两，乌蛇五两，石膏一斤，上为末，糯米糊为丸如弹子大，隔日方焙干，即上石膏衣；每次 1 丸，每日 2 次温水送服。③ 每次血浆置换量为 30~50 ml/kg，依据病情轻重 1~

2 周内 3～5 次。④ 免疫球蛋白每日每千克体重 0.4 g 静脉注射,连用 5 日。⑤ 无法进行血浆置换量和免疫球蛋白静脉注射或发病早期重症患者可用甲泼尼龙每日 500 mg 静脉滴注,连用 5 日后逐渐减量。

常用药物:羚羊角,防风,茺蔚子,黄芪,鸡血藤,老鹤草,天麻,当归,威灵仙,白芥子,穿山龙,地龙,木瓜,何首乌,桑寄生,路路通,木瓜根,葡萄根,七爪风,丝瓜藤,壮筋草。

思路拓展:《圣济总录·目偏视风牵》。目偏视者以腑脏虚而风邪牵睛,其睛不正则瞳子亦斜侧,故其视偏也。固有自幼小而得之,亦有长大方病者。率由气血亏而复受风邪也,《龙木论》有去风热及摩点之剂,又云有息肉则用钩割,若上下睑赤而动者,又着针穴,不可不审也。治眼风牵,睑硬睛疼,视物不正。凉膈天门冬汤方:天门冬、大黄各一两,车前子、茺蔚子、黄芩各一两半。治风牵眼偏斜羚羊角汤方:羚羊角、防风、赤茯苓、人参、五味子各一两,知母、茺蔚子、黄芪各一两半。治眼风牵痛如针刺,视物不能回顾黄芩汤方:黄芩、大黄、桔梗、知母各一两,玄参、马兜铃各一两半,防风二两。治目偏视,冲风多泪防风散方:防风一两、栀子仁三分、黄芩一两、葳蕤一两、黄连一两、炙甘草一两。治目偏视,冲风泪出点眼杏仁膏方:杏仁四十九枚、铜青一大豆许、胡粉一大豆许、干姜末一大豆许、青盐一大豆半许,上五味细研如粉,以杏仁脂调如膏,贮瓷盒中,每以铜箸取如麻子大,点目中,日二三次。治一切眼疾及生发退热毒摩顶膏方:生油二升、黄牛酥三两、淡竹叶一握、大青一两半、葳蕤一两半、曾青一两、石长生一两半、吴蓝一两、槐子一两半、青盐二两、栀子仁一两半、蕤仁一两半、旱莲子草汁一升,上一十三味。粗捣筛一十味,以绢袋盛之,先于净铛中,下油酥二味,然后入莲子草汁及药袋,以文武火微养半日,即渐加火急煎,以莲子草汁尽不沸为度,候冷绵滤过,以通油瓷瓶收盛,每候夜间欲卧时,将铁匙取半匙,细涂顶上。以铁匙摩顶中,药力消散,入顶发孔中,渐入脑内,顿觉两太阳穴凉,从大中入眼,其黑风热毒瓦斯自然退。不过十日瘥,其膏仍隔三夜一度摩,其膏又治肾脏风毒,上冲脑户,脑脂流下,变为内障者,又治眼暗赤眼风眼冷热泪,久不瘥者。治风邪牵睛目偏视,睹物不正菊花散方:菊花、荆芥穗、草决明、木贼、旋覆花、甘草炙各一两,苍术五两,蝉蜕三分,蛇蜕一分,上九味捣罗为细散,每服一钱匕,入腊茶半钱匕,点服空心临卧。治肝风目睛不正,视物偏斜防风散方:防风二两、菊花四两、蒺藜子、恶实各一两炒,上四味捣罗为散,每服三钱匕,食后以熟水调服。治目偏风牵疼痛抵圣散方:荆芥穗二两,川芎、羌活、木贼、楮实各一两,炙甘草半两,上六味捣罗为散,每服二钱匕,茶清调下,食后服。治目偏视风牵五神散方:荆芥穗四两,白术、木贼各二两,青盐一两、炙甘草半两。

〖吉兰-巴雷综合征急性泛自主神经病-自主神经风痹证〗

辨识要点:① 符合急性泛自主神经病诊断;② 急性起病;③ 瞳孔异常;④ 腹胀;⑤ 腹泻;⑥ 无汗;⑦ 肌电图提示轻度神经传导减慢;⑧ 舌红苔白脉弦。

临床决策:祛风通络。

治疗推荐:①《杨氏家藏方》卷 14 天南星散。蜈蚣、天南星、防风、草乌头,常规剂量每日 2 次水煎送服搜风化痰丸 30 粒。②《丹溪心法》搜风化痰丸:人参、槐角子、僵蚕、白矾、陈皮、天麻、荆芥各一两,半夏四两,辰砂半两,上药为末,姜汁浸蒸饼为丸如梧桐子大,辰砂为衣,每次 30 丸,每日 2 次温水送服。③ 每次血浆置换量为 30～50 ml/kg,依据病情轻重 1～2 周内 3～5 次。④ 免疫球蛋白每日每千克体重 0.4 g 静脉注射,连用 5 日。⑤ 无法进行血浆置换量和免疫球蛋白静脉注射或发病早期重症患者可用甲泼尼龙每日 500 mg 静脉滴注,连用 5 日后逐渐减量。

常用药物:当归,天麻,白僵蚕,防风,猪牙皂角,人参,槐角子,天南星,半夏,荆芥,白矾,茯苓,羌活,白附子,麻黄,白花蛇,藿香,木香,香附,厚朴,陈皮,苍术。

思路拓展:《太平圣惠方·治肝壅热头目不利诸方》。夫头者诸阳之会也,眼者肝之窍也。脏腑壅滞,阴阳不和,风热搏于诸阳之经,攻于肝脏则上冲于目,而入于脑则头目不利也。治肝脏壅热,上攻头目不利,心烦口干,宜服石膏散方:石膏二两,枳壳、黄芩、麦冬、前胡、菊花、地骨皮、羚羊角屑、炙甘草各一两。治肝脏壅热头目不利,胸膈烦躁,体痛,宜服羚羊角散方:羚羊角屑、柴胡、赤芍药、车前子、大黄、黄芩、炙甘草各一两,石膏二两。治肝脏壅热心胸烦躁,头目不利,多渴,体热,宜服前胡丸方:前胡、枳壳、黄芩、沙参、犀角屑、蔓荆子、栀子、车前子各三分,升麻、栝楼根、麦冬各一两,炙甘草半两。治肝脏壅热心膈烦闷,头目不利,宜服大黄丸方:大黄、枳壳各一两,炙甘草半两,麦冬、羚羊角屑、升麻、生地、犀角屑各三分。治肝脏壅热心膈烦躁,恍惚,头目不利,宜服升麻丸方:升麻、羚羊角屑、茯神、柴胡、栀子、麦冬、朱砂各一两,黄连、炙甘草各半两,牛黄一分,龙脑。

〖吉兰-巴雷综合征急性感觉神经病-感觉神经风痰证〗

辨识要点:① 符合吉兰-巴雷综合征急性感觉神经病诊断;② 急性起病;③ 快速进展;④ 2 周左右达高峰;⑤ 对称性肢体感觉异常;⑥ 脑脊液蛋白-细胞分离现象;⑦ 神经电生理检查提示感觉神经损害;⑧ 舌红苔白脉滑。

临床决策:祛风豁痰。

治疗推荐:①《千金翼方》卷 15 补肝汤。蕤仁、柏子仁、茯苓、乌头、大枣、牛黄、石胆、桂心、细辛、防风、白术、炙甘草,常规剂量,每日 2 次水煎送服白附子丸 10 粒。②《太平圣惠方》卷 19 白附子丸:白附子、麻黄、防风、白花蛇、麝香、白僵蚕各一两,腻粉一分,天南星三分,赤箭二两,白术半两,羚羊角屑三分,上为末,加麝香、腻粉,研令匀,以糯米粥为丸如梧桐子大。每次 10 丸,每日 2 次温酒研服。③ 每次血浆置换量为 30～50 ml/kg,依据病情轻重 1～2 周内 3～5 次。④ 免疫球蛋白每日每千克体重 0.4 g 静脉注射,连用 5 日。⑤ 无法进行血浆置换量和免疫球蛋白静脉注射或发病早期重症患者可用甲泼尼龙每日 500 mg 静脉滴注,连用 5 日后逐渐减量。

常用药物:防风,天南星,茯苓,羌活,半夏,竹沥,白附子,麻黄,白花蛇,白僵蚕,天麻,防风,羌活,白术,橘皮,半夏,炙甘草,生姜。

思路拓展:《太平圣惠方》100 卷,北宋王怀隐、王祐等奉敕编写。汇录两汉以来迄于宋初各代名方 16 834 首,1 670 门,学术价值极高,《经籍访古志补遗》称经方之渊薮。王怀隐,河南商丘人,初为道士居京师津隆观,精通医药以医术名。太平兴国初诏令还俗为尚药奉御,后升任翰林医官使。宋太宗赵光义序《太平圣惠方》曰:朕闻皇王治世,抚念为本。法天地之覆载,同日月以照临;行道德而和惨舒,顺寒暄而知盈缩;上从天意,下契群情,罔惮焦劳,以从人欲,乃朕之愿也!且夫人禀五常,药治百病。能知疾之可否,究药之征应者,则世之良医也。至如风雨有不节之劳,喜怒致非理之患,疾由斯作,盖自物情。苟非穷达其源,窥测其奥,徒烦服食以养于寿命,消息可保于长生矣,自古同,多乖摄治,疾之间起,积之于微。势兆已形,求诸服饵。方既弗善,药何救焉?书曰:药不瞑眩,厥疾弗瘳。诚哉是言也!且如人安之道,经络如泉。或驰骋性情,乖戾形体,莫知伤败,致损寿龄。盖由血脉荣枯,肌肤盛弱,贪其嗜欲,不利机关,及至虚羸,不防他故。四时逆顺,六气交争,贤者自知,愚者未达。是以圣人广兹仁义,博爱源深。故黄帝尽岐伯之谈,虢君信越人之术。揆度者,明于切脉;指归者,探乎幽玄。论之,则五音自和,听之,则八风应律,譬犹影响,无不相从。求妙删繁,备诸方册,讨寻精要,演说无所不周,诠诂简编,探赜悉闻尽善,莫不考秘密,搜隐微。大矣哉,为学乃至于此耶!则知天不爱其道,而道处其中;地不爱其宝,而宝舍其内。夫医者,意也。疾生于内,药调于外。医明其理,药效如神。触类而生,参详变易,精微之道,用意消停。执见庸医,证候难晓。朕昔自潜邸,求集名方,异术玄针,皆得其要,兼收得妙方千余首,无非亲验,并有准绳。贵在救民,去除疾苦。并偏于翰林医官院,各取到经乎家传应效药方,合万余道。令尚药奉御王怀隐等四人,校勘编类。凡诸论证,并该其中;品药功效,悉载其内。凡候疾之深浅,先辨虚实,次察表理,然后依方用药,则无不愈也。庶使天高地浓,明王道之化成;春往秋来,布群黎之大惠。昔炎帝神农氏,长于姜水,始教民播种,以省杀生;尝味百草,区别药性,救夭伤之命,延老病之生,黔首日用而不知,圣人之至德也。夫医道之难,昔贤犹病。设使诵而未能解,解而未能别,别而未能明,明而未能尽,穷此之道者,其精勤明智之士欤!朕尊居亿兆之上,常以百姓为心,念五气之或乖,恐一物之失所,不尽生理,朕甚悯焉!所以亲阅方书,俾令撰集,冀溥天之下,各保遐年,同我生民,跻于寿域。今编勒成一百卷,命曰《太平圣惠方》,仍令雕刻印版,遍施华夷。凡尔生灵,宜知朕意。

慢性炎性脱髓鞘性多发性神经根神经病

慢性炎性脱髓鞘性多发性神经根神经病(chronic inflammatory demyelinating polyradiculoneuropathy)是免疫介导的炎性脱髓鞘疾病。以对称性肢体远端或近端无力为主要临床表现。病理特点:髓纤维多灶性脱髓鞘、神经内膜水肿、炎细胞浸润等特点。脱髓鞘与髓鞘再生并存,施万细胞再生可呈洋葱头样改变,轴索损伤常见。

〖慢性炎性脱髓鞘性多发性神经根神经病-神经根风痹证〗

辨识要点:① 符合慢性炎性脱髓鞘性多发性神经根神经病诊断;② 隐匿起病;③ 对称性肢体远端或近端无力;④ 一般无吞咽及呼吸困难;⑤ 四肢腱反射减弱或消失;⑥ 四肢末梢性感觉减退或消失;⑦ 腓肠肌可有压痛;⑧ 脑脊液蛋白-细胞分离;⑨ 体位性低血压;⑩ 括约肌功能障碍及心律失常等;⑪ 周围神经传导速度减慢;⑫ 腓肠神经活检见节段性脱髓鞘与洋葱头样再生形成;⑬ 舌红苔白脉细。

临床决策:祛风通络。

治疗推荐:①《千金要方》卷7八风散。菊花、石斛、天雄、人参、附子、甘草、钟乳、山药、续断、黄芪、泽泻、麦冬、远志、细辛、龙胆、秦艽、石韦、菟丝子、牛膝、菖蒲、杜仲、茯苓、地黄、柏子仁、蛇床子、防风、白术、干姜、萆薢、山茱萸、五味子、乌头、肉苁蓉,常规剂量,每日 2 次水煎服。② 甲泼尼龙每日 500～1 000 mg 静脉滴注,3～5 日后减量或口服泼尼松每日每千克体重 1 mg 清晨顿服,维持 1～2 个月后逐渐减量至 5～10 mg 维持半年以上。③ 每次血浆置换每千克体重 30 ml,每月 1 个疗程,每个疗程 3～5 次,间隔 2～3 日。④ 免疫球蛋白每日每千克体重 0.4 g 静脉注射,连续 3～5 日为 1 个疗程,每月重复 1 次,连续 3 个月。⑤ 硫唑嘌呤每日每千克体重 1～3 mg,分 2～3 次口服。

常用药物:桂枝,当归,羌活,防风,秦艽,天雄,黄芪,人参,附子,续断,菟丝子,牛膝,杜仲,蛇床子,乌头,萆薢,天麻,防己,桑寄生,五加皮,苍术,木瓜,麻黄,芍药,半夏。

思路拓展:《千金方衍义》。八风散专主八方风气之邪,《千金》推广侯氏黑散而立此方。方中菊花得金水之精英,补水以制火,益金以平木,专主虚风蕴热,《本经》治恶风湿痹者以其能清血脉之邪,故黑散以之为君。细辛治百节拘挛,风湿痹痛;防风治大风头眩痛,恶风,风邪周身骨节疼痛;干姜逐湿痹,为菊花祛风之向导,导火之反间;白术治风寒湿痹;茯苓治逆气,散结痛,利小便,坚筋骨;人参补五脏,安精神,除邪气,退虚热,与白术、茯苓共济实脾杜风之功,方得《本经》除邪气之旨。柏子仁除五湿,安五脏;麦门冬润燥涩,利结气;山药治伤中,补虚羸,除寒热邪气;菖蒲治风寒湿痹,通九窍;甘草治五脏六腑寒热邪气,即黑散中用桔梗之义;石斛治伤中,除湿痹;石韦治劳热邪气,癃闭不通;泽泻治风寒湿痹;龙胆治骨间寒热,即黑散中用黄芩之义;秦艽治寒湿风痹,肢节痛;萆薢治骨节风寒湿周痹;远志除邪气,利九窍;乌、附、天雄统治诸风寒湿,痿躄拘挛膝痛,即黑散中用桂之义;续断续筋骨;菟丝续绝伤;牛膝治寒湿拘挛不可屈伸,即黑散中用川芎之义;杜仲治腰脚痛,坚筋骨;干地黄治伤中,逐血痹;黄芪治大风癞疾,以助诸风药司开合之权,即黑散中用当归之义;蛇床除痹气,利关节;山萸治心下邪气,逐寒湿痹;五味子与肉苁蓉并强阴益精气,即黑散中用牡蛎之义;钟乳安五脏,通百节,利九窍,即黑散中用矾石之义。盖矾石性涩辟垢得冷即止,得热则下,服后禁忌热食,调理颇难,故取钟乳温涩利窍之品代用,药性虽殊而功力与矾石不异也。

脊 神 经 根 炎

脊神经根炎（spinal radiculitis）是脊神经根炎性及变性疾病的总称。以肩背痛及腰腿痛为主要临床表现。

〖脊神经根炎-脊神经根寒痹证〗

辨识要点：① 符合脊神经根炎诊断；② 急性或亚急性起病；③ 一侧或两侧肩臂部的疼痛；④ 肢体麻木无力；⑤ 咳嗽或用力及解便时加重；⑥ 受寒劳累后明显温热和休息后减轻；⑦ 受累神经根支配区域早期感觉过敏后期感觉减退或消失；⑧ 肱二头肌和肱三头肌腱反射减弱或消失；⑨ 上肢肌肉可有轻度萎缩；⑩ 相应的颈、胸椎旁可有压痛；⑪ 舌淡苔白脉紧。

临床决策：散寒除痹。

治疗推荐：①《千金翼方》卷16八风十二痹散。细辛、巴戟、黄芪、矾石、厚朴、白蔹、桂心、黄芩、牡荆、山茱萸、白术、女萎、菊花、人参、天雄、防风、萆薢、石斛、蜀椒、茯苓、菖蒲、乌头、干姜各一两，川芎、龙胆、芍药、肉苁蓉、紫菀、秦艽各半一两，附子、山药、五味子各一两半，桔梗、远志各二两半，研末为散，每日五钱，每日2次水煎服。②《太平圣惠方》卷19萆薢丸：萆薢、薏苡仁、天雄、牛膝各一两，川芎、莽草、天麻、天南星、白附子、当归、川乌头各半两，海桐皮、羌活、踯躅花各三分，全蝎、蝉蜕各一分，上为细末，炼蜜为丸如梧桐子大，每次20丸，每日2次温水送服。③ 强的松每日30 mg或地塞米松每日1.5 mg，3～4周为1个疗程。

常用药物：细辛，巴戟，黄芪，白蔹，桂枝，黄芩，牡荆，白术，女萎，人参，天雄，防风，萆薢，石斛，蜀椒，乌头，干姜，川芎，紫菀，秦艽，附子，山药。

思路拓展：《医学心悟·肩背臂膊痛》。肩背痛，古方主以茯苓丸，谓痰饮为患也，而亦有不尽然者。凡背痛多属于风，胸痛多属于气，气滞则痰凝，脏腑之病也。背为诸阳之所伏，凡风邪袭人，必从阳入，经络之病也间有胸痛连背者，气闭其经也。亦有背痛连胸者，风鼓其气也。治胸痛者，理痰气；治背痛者，祛风邪，此一定之理。理痰气，宜用木香调气散，并前丸。祛风邪，宜用秦艽天麻汤挟寒者，加桂、附。挟虚者，以补中益气加秦艽、天麻主之。如或风邪痰气，互相鼓煽，痰饮随风走入经络，而肩臂肿痛，则煎、丸二方，须酌量合用，治无不效矣。茯苓丸：茯苓、半夏各二两，风化硝、枳壳各五钱，姜汁糊丸如桐子大，每服二三十丸，淡姜汤下。秦艽天麻汤：秦艽一钱五分，天麻、羌活、陈皮、当归、川芎各一钱，炙甘草五分，生姜三片，桑枝三钱，水煎服。挟寒加附子、桂枝。

〖脊神经根炎-脊神经根风痹证〗

辨识要点：① 符合脊神经根炎诊断；② 急性或亚急性起病；③ 一侧或两侧肩臂部的疼痛；④ 肢体麻木无力；⑤ 咳嗽或用力及解便时加重；⑥ 受寒劳累后明显温热和休息后减轻；⑦ 受累神经根支配区域早期感觉过敏后期感觉减退或消失；⑧ 肱二头肌和肱三头肌腱反射减弱或消失；⑨ 上肢肌肉可有轻度萎缩；⑩ 相应的颈、胸椎旁可有压痛；⑪ 舌红苔白脉弦。

临床决策：祛风除痹。

治疗推荐：①《圣济总录》卷81防风麻黄汤。防风、麻黄、独活、秦艽各三两，当归、防己、炙甘草、人参、黄芩、升麻、半夏、芍药各二两，远志、石膏各一两，麝香半两，上为粗末，每次三钱，每日2次水煎服送服。②《太平圣惠方》卷98萆薢丸：萆薢、牛膝、杜仲、酸枣仁、柏子仁、防风、天麻、肉苁蓉、桂心、补骨脂、附子、五味子、磁石、鹿茸、熟地、石斛、巴戟天各一两，上为细末，炼蜜为丸如梧桐子大，每次30丸，每日2次温水送服。③强的松每日30 mg或地塞米松每日1.5 mg，3～4周为1个疗程。

常用药物：防风，防己，麻黄，桂枝，羌活，独活，秦艽，桑寄生，当归，芍药，萆薢，石斛。

思路拓展：①《医学心悟·腰痛》。腰痛，有风、有寒、有湿、有热、有瘀血、有气滞、有痰饮，皆标也，肾虚其本也。腰痛拘急，牵引腿足，脉浮弦者，风也；腰冷如冰，喜得热手熨，脉沉迟，或紧者，寒也，并用独活汤主之。腰痛如坐水中，身体沉重，腰间如带重物，脉濡细者，湿也，苍白二陈汤加独活主之。若腰重疼痛，腰间发热，痿软无力，脉弦数者，湿热也，恐成痿症，前方加黄柏主之。若因闪挫跌扑，瘀积于内，转侧如刀锥之刺，大便黑色，脉涩，或芤者，瘀血也，泽兰汤主之。走注刺痛，忽聚忽散，脉弦急者，气滞也，橘核丸主之。腰间肿，按之濡软不痛脉滑者，痰也，二陈汤加白术、萆薢、白芥子、竹沥、姜汁主之。腰痛似脱，重按稍止脉细弱无力者，虚也，六君子汤加杜仲、续断主之。若兼阴冷，更佐以八味丸。大抵腰痛悉属肾虚，既挟邪气，必须祛邪，如无外邪，则惟补肾而已。然肾虚之中，又须分辨寒热二证，如脉虚软无力，溺清便溏，腰间冷痛，此为阳虚，须补命门之火，则用八味丸。若脉细数无力，便结溺赤，虚火时炎，此肾气热，髓减骨枯，恐成骨痿，斯为阴虚，须补先天之水，则用六味丸，合补阴丸之类，不可误用热药以灼其阴，治者审之。独活汤治肾虚兼受风寒湿气：独活、桑寄生、防风、秦艽、威灵仙、牛膝、茯苓各一钱，桂心五分，细辛、炙甘草各三分，当归、金毛狗脊各二钱，生姜二片，水煎服。丹溪云：久腰痛，必用官桂开之，方止。寒甚者，更加附子。但有湿热，则二者皆不宜。苍白二陈汤见类中。泽兰汤治闪挫跌扑，瘀血内蓄，转侧若刀锥之刺：泽兰三钱，丹皮、牛膝各二钱，桃仁十粒，红花五分，当归尾五钱，广三七一钱，赤芍药一钱五分，水煎，热酒冲服。如二便不通，加酒蒸大黄三钱；凡跌扑伤重，便溺不通者，非大黄不救。若大便已通，则用广三七煎酒，或山羊血冲酒，青木香煎酒，随用一味，皆可立止疼痛。②程国彭(1680—1733年)，字钟龄，号普明子，清代康熙雍正年间新安歙县城邑人。《医学心悟》自序曰：为人父子者不可以不知医。虽然，医岂易知乎哉！知其浅而不知其深，犹未知也；知其偏而不知其全，犹未知也。以卑鄙管窥之见而自称神良，其差误殆有甚焉。予少多病，每婴疾则缠绵难愈。因尔酷嗜医学潜心玩索者有年，而四方求治者日益繁，四方从游者日益众。然此衷常栗栗危惧，凡书理有未贯彻者，则昼夜追思；恍然有悟，即援笔而识之。历今三十载，殊觉此道精微。思贵专一，不容浅尝者问津；学贵沉潜，不容浮躁者涉猎。盖以上奉君亲，中及亲友，下逮卑幼，性命攸关。其操术不可不工，其处心不可不慈，其读书明理，不至于豁然大悟不止。爰作是书，以教吾徒，而名之曰《医学心悟》。盖警之也。然心悟者上达之机，言传者下学之要。二三子读是书而更加博览群言，沉思力索，以造诣于精微之域，则心如明镜，笔发春花，于以拯救苍生，而药无虚发，方必有功。仰体天帝好生之心，修证菩提普救之念俾闾阎昌炽，比户安和，永杜夭札之伤，咸登仁寿之域。岂非业医者所深快乎！况为父者知此可以言慈；为子者，知此可以言孝。以之保身而裕如，以之利人而各足，存之心则为仁术，见之事则为慈祥，尤吾道中所当景慕也。二三子识之，予日望之。

动眼神经麻痹

动眼神经麻痹(oculomotor nerve paralysis)是动眼神经及其支配组织功能丧失的临床综合征。动眼神经的分支麻痹较动眼神经麻痹多见,动眼神经上支麻痹较下支麻痹为多见。动眼神经核位于中脑被盖部,大脑导水管腹面灰质内,相当于四叠体上丘的部分,沿中线两侧排列成二行,全长约 10 mm,前端为第三脑室底的后部,后端与滑车神经核相连。从神经核发出的纤维自外侧核离开核区,行至大脑导水管的腹面,由大脑脚间的动眼神经沟穿出中脑,进入脚间池。神经干由后颅凹向前外走行,位于大脑后动脉和小脑上动脉之间,居后交通动脉的下外方,穿出硬脑膜到颅中凹,进入海绵静脉窦,经眶上裂进入眼眶。动眼神经在眼眶内分为上支和下支。上支较小,支配提上睑肌和上直肌,下支较大,支配内直肌、下直肌和下斜肌。

〖红核综合征-红核风痹证〗

辨识要点:① 符合红核综合征诊断;② 基底动脉脚间支及/或大脑后动脉阻塞;③ 同侧动眼神经瘫痪伴瞳孔散大;④ 对侧触觉减退;⑤ 对侧振动觉减退;⑥ 对侧位置觉减退;⑦ 对侧辨别觉减退;⑧ 对侧意向性震颤;⑨ 对侧舞蹈样动作;⑩ 舌红苔黄脉弦数。

临床决策:祛风通络。

治疗推荐:①《圣济总录》犀角散。犀角、羚羊角、青羊胆、槐实、五味子、青葙子、恶实、茺蔚子、芦荟、胡黄连、地骨皮、兔肝,常规剂量,每日 2 次水煎服。②《圣济总录》凉膈天门冬汤:天冬、大黄、车前子、茺蔚子、黄芩,常规剂量,每日 2 次水煎服。③ 西医病因治疗。

常用药物:桑叶,菊花,防风,蒺藜,葳蕤,犀角,羚羊角,青葙子,茺蔚子,芦荟,胡黄连,地骨皮,天冬,大黄,车前子,黄芩。

思路拓展:《医宗金鉴·眼科心法要诀》。瞳神散大者,谓瞳神散大,风轮反为窄窄一周,甚则一周如线。乃邪热内蒸,风气上攻所致,亦有因忧思气怒,痰火伤寒,疟疾经产败血等证而成。宜用地黄丸一名羌活退翳丸:白芍、当归、川芎、防己、牡丹皮、柴胡、知母、熟地、生地、丹参、独活、黄柏、五味子、寒水石、茺蔚子,上为细末,炼蜜为丸桐子大,每服三钱,空心白滚汤送下。

〖大脑脚综合征-大脑脚风痹证〗

辨识要点:① 符合大脑脚综合征诊断;② 病侧动眼神经除外支肌和上斜肌外所有眼球外肌运动麻痹;③ 病侧瞳孔散大;④ 对侧上下肢瘫痪;⑤ 对侧面神经瘫痪;⑥ 对侧舌下神经核上瘫痪;⑦ 舌红苔白脉弦。

临床决策:祛风通络。

治疗推荐:①《明目至宝》羌活散。羌活、大黄、密蒙花、炙甘草、蒺藜、荆芥、木贼、草决明、蝉蜕、菊花、薄荷、黄芩、生地、黄连、当归、淡竹叶、防风、赤芍,常规剂量,每日 2 次水煎送服至圣保命丹 1 粒。②《万氏秘传片玉心书》至圣保命丹:全蝎十四个,防风二钱,白附子一钱,天南星、蝉蜕、僵蚕、天麻各二钱,辰砂一钱,麝香五分,上药研末为散,揉糯米饭丸如黄豆大,金箔为衣,每次 1 丸,每日 2 次温水送服。③ 西医病因治疗。

常用药物:羌活,蛇蜕,防风,木贼,附子,蝉蜕,荆芥,菊花,蒺藜,旋覆花,石决明,川芎,当归,全蝎,白附子,天南星,僵蚕,天麻,辰砂,麝香。

思路拓展：①《医宗金鉴·五风初患有余歌》。五风初患有余证,除风汤内主羚羊,黑苓蝎尾车前子,黄芩白芍共硝黄。除风汤：羚羊角、黑参、车前子、茯苓各二钱,蝎尾三分、黄芩一钱、白芍药、芒硝、大黄各一钱,上为粗末,令匀,以水二盏,煎至一盏,食后去滓温服。②《伤寒明理论·目直视》：直视者视物而目睛不转动者是也。若目睛转者非直视也。水之精为志,火之精为神。目者心之使也,神所寓焉,肝之外候也,精神荣焉。《针经》曰：五脏六腑之气,皆上注于目而为之精,精之窠为眼,骨之精为瞳子,筋之精为黑睛,血之精为络,气之精为白睛,肌肉之精为约束,裹撷筋骨血气之精与脉并为系,上属于脑,五脏血气调和,精气充荣,则目和而明矣。伤寒目直视者,邪气拥盛,冒其正气,使神智不慧,脏精之气,不上荣于目,则目为之直视。伤寒至于直视,为邪气已极,证候已逆,多难治。《经》曰：衄家不可发汗,汗出则额上陷,脉急紧,直视不能眴,不得眠,以肝受血而能视。亡血家肝气已虚,目气已弱。又发汗亡阳,则阴阳俱虚所致也。此虽错逆,其未甚也。逮乎狂言反目直视,又为肾绝,直视摇头,又为心绝,皆脏气脱绝也。直视谵语喘满者死,下利者亦死。又剧者发则不识人,循衣摸床,惕而不安,微喘直视,脉弦者生,涩者死,皆邪气盛而正气脱也。其或有目中不了了,睛不和,无表里证,大便难,身微热者,是非直视也,此为内实也。可用大承气汤、大柴胡汤下之。直视为不治之疾,目中不了了为可治之候,二者形证相近,其为工者宜熟视之。③乾隆己未1739年清朝廷诏令太医院右院判吴谦主持编纂《医宗金鉴》。吴谦字六吉,安徽歙县人,雍正乾隆年间名医。《四库全书总目提要》：《医宗金鉴》90卷,乾隆十四年奉敕撰。首为订正《伤寒论注》17卷,次为订正《金匮要略注》8卷。盖医书之最古者无过《素问》,次则八十一《难经》,然皆有论无方。其有论有方者自张机始,讲伤寒及杂证者亦以机此二书为宗。然《伤寒论》为诸医所乱,几如争《大学》之错简,改本愈多而义愈晦,病其说之太杂。《金匮要略》虽不甚聚讼,然注者罕所发明,又病其说之不详。是以首订二书,纠讹补漏,以标证治之正轨。次为《删补名医方论》8卷,辑医方者往往仅题某丸某散治某病,不知病状相似者病本多殊,古人论消息,君臣佐使有其宜,攻补缓急有其序,或以相辅为用,或以相制为功,甚或以相反相激,巧投而取效。必明制方之意,而后能详审病源,以进退加减,故方论并载也。次为《四脉要诀》1卷,取崔紫虚《脉诀》,参以《内经》,阐虚实表里之要。紫虚者,宋道士崔嘉彦之号也。其书简括而精密,李时珍《濒湖脉学》尝录以弁首,故兹亦取以为准。次《运气要诀》1卷,阐《素问》五运六气之理。盖运气虽不可拘泥,亦不可竟废,故次于诊法。次为《诸科心法要诀》54卷,以尽杂证之变。次为《正骨心法要旨》5卷,则古有是术,而自薛己《正体类要》以外无专门之书,故补其遗。皆有图,有说,有歌诀。俾学者既易考求,又便诵习也。自古以来,惟宋代最重医学,然林亿、高保衡等校刊古书而已,不能有所发明,其官撰医书如《圣济总录》《太平惠民和剂局方》等,或博而寡要,或偏而失中,均不能实裨于治疗。故《圣济总录》惟行节本,而《局方》尤为朱震亨所攻。此编仰体圣主仁育之心,根据古义,而能得其变通,参酌时宜,而必求其微验。寒热不执成见,攻补无所偏施,于以拯济生民,同登寿域。涵濡培养之泽,真无微之不至矣。自成书以来,这部御制钦定的太医院教科书就被一再的翻刻重印。《医宗金鉴》从医学文献校订整理的角度体现了宫廷医学的学术水准和成就,自1749年起,清太医院将《医宗金鉴》定为医学生教科书。

遗传性运动感觉性神经病

遗传性运动感觉神经病(hereditary motor and sensory neuropathy)是遗传异质性疾病,又称腓骨肌萎缩症(Charcot-Marie-Tooth)。以缓慢进行性的对称性肢体远端肌肉萎缩无力为主要临床表现。病理特点:腓骨肌萎缩症四肢周围神经髓鞘脱失和轴索变性,周围神经轴突和髓鞘受累且远端重于近端。脱髓鞘型腓骨肌萎缩症神经纤维呈对称性节段性脱髓鞘,部分髓鞘再生,施万细胞和成纤维细胞增生形成洋葱头样结构,神经粗大。轴索变性型腓骨肌萎缩症前角细胞数量轻度减少,染色质溶解,背根神经节细胞类似改变。累及后根纤维时薄束变性比楔束严重,自主神经系统相对保持完整,肌肉呈现失神经支配改变,有簇状萎缩和靶型肌纤维。常染色体显性遗传,也可为常染色体隐性或 X 连锁遗传。60%～70%的腓骨肌萎缩症 17p11.2 的 PMP22 重复突变,10%～20% Xq13.1 的 GJB1 突变。目前已发现的腓骨肌萎缩症致病基因或位点有 40 余个。其中超过 30 个基因及其产物在维持有髓神经纤维的正常功能上起重要作用。仍有约 30～50 个致病基因尚待发现。

〖脱髓鞘型遗传性运动感觉性神经病-脾虚骨肌萎缩证〗

辨识要点:① 符合脱髓鞘型腓骨肌萎缩症诊断;② 儿童中期发病;③ 运动和感觉神经传导速度明显下降;④ 复合肌肉动作电位和感觉神经动作电位波幅正常或降低;⑤ 慢性进行性对称性肢体远端肌肉无力和萎缩;⑥ 感觉障碍;⑦ 腱反射减低或消失;⑧ 肌肉萎缩和无力通常自足和小腿开始;⑨ 跑步和行走困难;⑩ 弓形足;⑪ 跨阈步态;⑫ 鹤腿;⑬ 周围神经活检见不同程度脱髓鞘;⑭ 基因检测有助于疾病的诊断和分型。PMP22 重复突变和 GJB1 突变在 CMT 中最常见,可作为常规筛查的基因;⑮ 阳性家族史;⑯ 舌淡苔白脉细。

临床决策:补脾健骨生肌。

治疗推荐:①《太平惠民和剂局方》参苓白术散。白扁豆、白术、茯苓、甘草、桔梗、莲子、人参、砂仁、山药、薏苡仁,常规剂量,每日 2 次水煎送服河车大造丸 80 粒。②《医灯续焰》卷二河车大造丸:紫河车一具,干地黄、麦冬、天冬、杜仲各一两半,熟地黄、小茴香、黄柏、白术、侧柏叶各二两,当归一两,枸杞子、五味子、牛膝各七钱,陈皮、干姜各二钱,上为末,用河车为丸如梧桐子大,每服 80 粒。

常用药物:人参,茯苓,白扁豆,白术,莲子,砂仁,山药,薏苡仁,紫河车,干地黄,麦冬,天冬,杜仲,熟地黄,黄柏,当归,枸杞子,牛膝。

思路拓展:①《医方集解》。此手太阴、足少阴药也。河车本血气所生,大补气血为君;败龟版阴气最全,黄柏禀阴气最厚,滋阴补水为臣。杜仲润肾补腰,腰者肾之府;牛膝强筋壮骨,地黄养阴退热,制以茯苓、砂仁,入少阴而益肾精;二冬降火清金,合之人参、五味,能生脉而补肺气。大要以金水为生化之源,合补之以成大造之功也。②《续名医类案·痿》:徐灵胎曰下体痿弱,属虚者多,温补肝肾,亦不为过,但其中必兼有风寒痰湿。一味蛮补,亦有未到之处。此等方法,起于宋而盛于明,古人不如是也。米南宫五世孙巨秀,亦善医,尝诊史相脉,未发。史谓之曰:可服红丸子否? 米对以正欲用此,亦即愈。史病手足不能举,朝谒遂废,枢中要务,运之帷幄,米谓必得天地丹而后可。丹头偶失去,历年莫可访寻。史病甚,召米于常州,至北关,发舟买饭,偶见有进拳石于肆者,颇异,米即而玩之,即天地丹头也。问售者,尔自何致此? 曰:去年有人家一奶子以售。米因问厥值。售者漫索钱万。米以三千酬值,持归调剂以供史,史未敢尝。有阉者亦疾痿,试服即能坐起。又以起步司田帅之疾,史始信而饵,身即轻,遂内引。及史疾再殆,天地丹已尽,遂薨于赐第。

〖轴索变性型遗传性运动感觉性神经病-肾虚骨肌萎缩证〗

辨识要点:① 符合轴索变性型腓骨肌萎缩症诊断;② 中年或以后发病;③ 神经传导速度正常或接近正常;④ 复合肌肉动作电位和感觉神经动作电位波幅明显降低;⑤ 慢性进行性对称性肢体远端肌肉无力和萎缩;⑥ 感觉障碍;⑦ 腱反射减低或消失;⑧ 肌肉萎缩和无力通常自足和小腿开始;⑨ 跑步和行走困难;⑩ 弓形足;⑪ 跨阈步态;⑫ 鹤腿;⑬ 周围神经活检见不同程度轴索变性;⑭ PMP22 重复突变和 GJB1 突变;⑮ 阳性家族史;⑯ 舌淡苔白脉细。

临床决策:补肾健骨生肌。

治疗推荐:①《景岳全书》右归饮。熟地、山药、枸杞子各二钱,山茱萸、炙甘草、杜仲各二钱,肉桂、制附子各一钱,水二钟,煎七分,每日 2 次温水送服鹿茸四斤丸 50 粒或健步虎潜丸 100 粒。②《太平惠民和剂局方》鹿茸四斤丸:肉苁蓉、熟地黄、牛膝、鹿茸、菟丝子、木瓜、杜仲、天麻各等分,上药为末,蜜为丸如梧桐子大,每服 50 丸,空腹时用温酒或米汤送下。③《万病回春》卷 2 健步虎潜丸:黄芪、当归、枸杞子、龟甲、补骨脂、麦冬、茯神、木瓜、石菖蒲、酸枣仁、远志、薏苡仁、羌活、独活、防风各一两,知母、牛膝、白术、白芍、生地黄、熟地黄、虎胫骨、杜仲、人参、黄柏各二两,五味子、沉香、大附子各五钱。上为末,炼蜜和猪脊髓 5 条为丸如梧桐子大,每服 100 丸,温汤或酒送下。

常用药物:熟地,山药,枸杞子,山茱萸,杜仲,肉桂,附子,鹿茸,肉苁蓉,牛膝,菟丝子,木瓜,天麻,黄芪,当归,龟甲,补骨脂,薏苡仁,羌活,独活,防风,白芍,虎胫骨,人参,黄柏。

思路拓展:①《续名医类案·痿》。张子和治武弁宋子玉,因驻军息城,五六月间暴得痿病,腰胯两足,皆不任用,躄而不行。求治于张,张察其脉,俱滑实而有力。张凭《内经》火淫于内,治以咸寒。以盐水越其膈间寒热宿痰。新者为热,旧者为寒,或宿食宿饮在上脘皆可涌之。宿痰既尽,因而下之。节次数十行,觉神志日清,饮食日美,两足渐举,脚膝渐伸,心降肾升。更继以黄连解毒汤加当归等药,又泻心汤、凉膈散、柴胡饮子,大作剂煎,时时呷之而愈。《经》曰:治心肺之病最近,用药剂不厌频而少,治肝肾之病最远,用药剂不厌频而多,此之谓也。夫痿病无寒,多发于五六七月。若误作痹与香港脚治之,用乌、附、乳、没、自然铜、威灵仙之类,燔针、艾火、汤煮、袋蒸,痿弱转加,如此而死者,岂亦天乎?李成章治一人病痿。李察诸方,与治法合而不效,疑之,忽悟曰:药有新陈,则效有迟速,此病在表而深,非小剂能愈。乃热药二锅,倾缸内稍冷,令病者坐其中,以药浇之,超时汗大出而愈。② 乾隆庚寅 1770 年魏之琇著《续名医类案》36 卷,魏之琇(1722—1772 年),字玉璜,号柳州,浙江杭州人。世医出身,灯下苦读二十年,竟通医术,以医济世,颇有盛名。博取近时医书及史传地志文集说部之类,以明以后各家医案为主,分虚损、痨瘵、肿胀、淋浊、癫狂、惊痫以及妇儿五官等 340 门。所录温热病案补《名医类案》之不逮。《四库全书总目提要》谓其采撷既博,变证悉备,实足与江瓘之书互资参考。又所附案语尤多所发明辨博,较诸空谈医理固有实证虚揣之别焉。

雷　诺　病

雷诺病(Raynaud disease)是阵发性肢端小动脉痉挛的局部缺血疾病。以四肢末端对称性皮肤苍白、发绀继之皮肤发红伴指或趾疼痛等为主要临床表现。病理特点：早期或病情轻者指(趾)动脉壁可无病理改变。随着病情进展到后期或病情严重者可发现小动脉内膜增生、肌层纤维化、血管壁增厚、管腔狭窄，少数患者管腔闭塞或血栓形成，并伴有局部组织营养障碍，如指(趾)端溃疡。随着血栓形成和机化，毛细血管迂曲、扭转、动脉痉挛性狭窄、静脉呈扩张充血状态。

〖雷诺病-肢端动脉寒凝证〗

辨识要点：① 符合雷诺病诊断；② 青年女性多发；③ 寒冷季节发病；④ 起病隐匿；⑤ 双侧手指或足趾、鼻尖、外耳对称性苍白变凉；⑥ 肢端皮温降低；⑦ 皮肤冷汗；⑧ 蚁行感、麻木感或疼痛感；⑨ 每日发作 3 次以上；⑩ 每次持续 1 分钟至数小时；⑪ 寒冷或情绪变化诱发；⑫ 遇热缓解；⑬ 彩色多普勒超声示寒冷刺激时手指血流量减少；⑭ 冷水激发试验阳性；⑮ 指动脉造影显示动脉内膜增厚、管腔狭窄，偶见动脉闭塞；⑯ 起病年龄 20～30 岁；⑰ 舌淡苔白脉沉迟。

临床决策：温经通络。

治疗推荐：①《伤寒论》当归四逆汤。当归、桂枝、芍药、细辛、通草、甘草、大枣，常规剂量，每日 2 次水煎服。②《奇效良方》海桐皮散：海桐皮、独活、草薢、川芎、当归、桃仁、天麻、辣桂、牛膝、麻黄、枳壳、白芍药、川乌、松节、防风、杜仲、炙甘草、麝香、虎胫骨，常规剂量研末为散，每次五钱，每日 2 次水煎服。③ 硝苯地平每次 20 mg，每日 3 次口服。④ 维拉帕米每次 45～90 mg，每日 4 次口服。⑤ 草酸萘呋胺每次 0.2 g，每日 3 次口服。⑥ 烟酸肌醇每次 0.2～0.6 g，每日 3 次口服。⑦ 甲基多巴 250 mg，每日 3 次口服。⑧ 罂粟碱每次 30～60 mg，每日 3 次口服。

常用药物：当归，附子，乌头，干姜，桂枝，芍药，细辛，通草，海桐皮，独活，草薢，川芎，桃仁，牛膝，麻黄，松节，防风，杜仲。

思路拓展：①《伤寒论》。手足厥寒，脉细欲绝者，当归四逆汤主之。当归三两、桂枝三两、芍药三两、细辛三两、大枣二十五个、通草二两、炙甘草二两，右七味，以水八升，煮取三升，去滓，温服一升，日三服。若其人内有久寒者，宜当归四逆加吴茱萸生姜汤主之。②《医方考·当归四逆汤》：当归、桂枝、芍药各三两，细辛、炙甘草、通草各二两，大枣廿五枚。论曰：伤寒脉滑而厥者，里有热也，白虎汤主之；手足厥寒，脉细欲绝者，当归四逆汤主之。滑，阳脉也。故其厥为阳厥，乃火极盛，如干之上九，亢龙有悔之象也，故用白虎。白虎考见前。若手足厥寒，脉细欲绝，则非白虎所宜矣。手足厥寒，则阳气外虚，不温四末；脉细欲绝，则阴血内弱，脉行不利。阳气外虚，故用桂枝、细辛以温其表；阴血内弱，故用当归、芍药以调其里；通草通其阴阳；大枣、甘草和其营卫。是证也，自表入里，虽曰传至厥阴，始终只是阳证，与寒邪直中三阴不同，故不用吴萸、姜、附辈，而用桂枝汤加当归、细辛、通草尔。明者自得之。③《医方论·当归四逆汤》：仲景又曰其人素有久寒者加吴茱萸二升、生姜半斤，酒六升，和煮，名四逆加吴茱萸生姜。厥阴为藏血之经，故当归四逆汤以和营为主，加桂枝、细辛以和卫，营卫和则厥自解矣。虽有寒而不加姜附者，恐燥烈太过，劫阴耗血也。

〖雷诺病-经脉寒凝证〗

辨识要点：① 符合雷诺病诊断；② 男性多发；③ 起病 30～40 岁；④ 病情较严重；⑤ 常见组织坏

死;⑥ 甲皱毛细血管扩张血管襻增大;⑦ 继发于其他疾病的肢端动脉痉挛现象;⑧ 血栓闭塞性脉管炎;⑨ 自身免疫性疾病;⑩ 血沉增快;⑪ 舌淡苔白脉沉迟。

临床决策:温经通络。

治疗推荐:①《太平圣惠方》卷44附子散。附子、杜仲、五味子、磁石、牡丹皮、萆薢、桂心、续断、牛膝、熟地、羌活、当归、木香、枳壳,常规剂量,每日2次水煎服。②《鸡峰普济方》卷15海桐皮散:海桐皮、牛膝各一两,天南星、当归、白附子、全蝎、白僵蚕、川芎、没药、地龙各半两,腻粉一钱,上为细末,糯米饭为丸如绿豆大,每次20粒,每日2次温酒送下。③ 硝苯地平每次20 mg,每日3次口服。④ 维拉帕米每次45~90 mg,每日4次口服。⑤ 草酸萘呋胺每次0.2 g,每日3次口服。⑥ 烟酸肌醇每次0.2~0.6 g,每日3次口服。⑦ 甲基多巴250 mg,每日3次口服。⑧ 罂粟碱每次30~60 mg,每日3次口服。

常用药物:附子,桂枝,防风,白术,茯苓,柴胡,五味子,干姜,海桐皮,牛膝,天南星,当归,白附子,全蝎,白僵蚕,川芎,没药,地龙。

思路拓展:《医碥·痹》。虚人痹者小续命汤加减:风胜倍防风,寒胜倍附子,湿胜倍防己,皮痹加黄或桂枝皮,脉痹加姜黄或红花,肌痹加葛根或白芷,筋痹加羚羊角或续断,骨痹加虎骨或狗脊,有汗减麻黄,便溏减防己,寒胜减黄芩加干姜,热胜减附子加石膏。壮者增味五痹汤:风痹以羌、防为主,寒痹麻黄、附子为主,湿痹防己、羌活为主,皮、脉等五痹,加药照前条。三痹通用木通,不见水者二两,以长流水二碗,煎一碗,热服取微汗。不愈再三服,视所胜,照前方加味。三痹汤、独活寄生汤,并治各痹久不已,乘虚入脏。五苓散加附子治胞痹,加苍术治肠痹。气虚麻木,黄芪益气汤。冷痹,蠲痹汤。热痹,升阳散火汤加犀角、羚羊角。又行痹,黄、苍术各酒炒二钱,姜一片煎,调威灵仙末,羚羊角灰,芥子末,温服。走注与历节不同,历节是支节疼痛,未必行也,今将治走注诸方开后:如意通圣散、虎骨散、桂心散、仙灵脾散、没药散、小乌犀丸、没药丸、虎骨丸、十生丹、骨碎补丸、定痛丸、八神丹、一粒金丹、乳香应痛丸。外贴,用牛皮胶一两,水熔成膏,芸薹子、安息香、川椒、附子,各半两,为细末,和贴。亦有痰涎走注,变生诸疾,但察并非风寒湿外感,而忽然肢体上下走易作痛,神昏多睡,或饮食无味,痰唾稠黏,夜间喉有痰声者是也,但用控涎丹。数服即愈。痛痹。上部痛:羌活、桂枝皮、桔梗、威灵仙,臂痛加桑枝、姜黄。下部痛:牛膝、防己、木通、黄柏,加乌、附以引经。关节痛:穿山甲、虎骨、松节。上部肿痛:五积散、乌药顺气散,加姜葱发汗。下部肿痛:五苓散、八正散、大橘皮汤,加灯心、竹叶利小便。肿而大便不通:大柴胡汤、防风通圣散。筋痛:缓筋汤。浑身筋骨痛:立效散,觉冷者甘草附子汤,觉热者当归拈痛汤。历节肿痛:犀角汤,再服茵芋丸。肢节痛:大羌活汤。外用熨法:三年酽醋五升,煎三四沸,入葱白二三升,再煎一沸滤出,布裹乘热熨之。又方:芫花、桑白、川椒,各二钱,桂心一两,柳蛀五钱,麦麸一升,醋炒热,青布裹熨。樟木屑一斗,滚水泡熏洗,勿令气入眼。着痹:白米半碗,薏苡仁数钱,生川乌末四钱,熬粥,宜稀薄,下姜汁、蜜各二三茶匙,空心啜之。然非有风,川乌不宜用。张子和以苦剂吐去湿痰,次用白术、茯苓,寒加附、姜煎服。着痹:大概气必虚,四君子为主,加去邪之品。

红斑性肢痛症

红斑性肢痛症（erythromelalgia）是阵发性血管扩张性疾病。以肢端皮肤阵发性皮温升高并剧烈烧灼样疼痛等为主要临床表现。

〖原发性红斑性肢痛症-肢端血热证〗

辨识要点：① 符合原发性红斑性肢痛症诊断；② 原因不明；③ 夏季发病冬季缓解；④ 双侧肢端对称皮肤阵发性皮温升高；⑤ 皮肤潮红；⑥ 肿胀；⑦ 剧烈疼痛；⑧ 病情进展缓慢；⑨ 足背动脉与胫后动脉搏动略增强；⑩ 舌红苔黄脉数。

临床决策：凉血通络。

治疗推荐：①《症因脉治》卷 4 当归银花汤。当归、金银花、生地、生甘草，常规剂量，每日 2 次水煎送服。②《医学启源》当归拈痛汤：羌活、甘草、茵陈、防风、苍术、当归身、知母、猪苓、泽泻、升麻、白术、黄芩、葛根、人参、苦参，常规剂量，每日 2 次水煎服。③ 阿司匹林每日 50～100 mg 口服。④ 普萘洛尔 20 mg，每日 3 次口服。⑤ 阿米替林 25 mg，每日 3 次口服。⑥ 文拉法辛 75 mg，每日 1 次口服。⑦ 舍曲林 100 mg，每日 1 次口服。

常用药物：生地，地骨皮，黄药子，牡丹皮，木芙蓉叶，木芙蓉花，蒲黄，牵牛子，紫草，牛膝，穿心莲，大青叶，丹参，凌霄花，络石藤，三七，水牛角，小蓟，玄参，漏芦。

思路拓展：《太平圣惠方·治肝脏风毒流注脚膝筋脉疼痛诸方》。夫肝主于筋而藏于血，脏腑和平，荣卫调适，表里充实，则邪不能侵也。若肝气久虚，肾脏衰冷则风邪乘虚，乃攻搏于筋脉，流注脚膝，故令疼痛也。治肝脏风毒流注脚膝，筋脉拘急，疼痛不可忍，宜服海桐皮散方：海桐皮、槟榔各一两，附子、赤箭、桂心、牛膝、防风、石斛、独活、枳壳、细辛、酸枣仁、羚羊角、川芎、木香、五加皮、赤芍药各半两，当归三分，仙灵脾五两，炙甘草一分。治肝脏风毒，流注脚膝，筋脉拘急，疼痛，宜服羚羊角散方：羚羊角屑、槟榔、木香、海桐皮、酸枣仁、防风、当归、独活、薏苡仁、犀角屑、漏芦、赤芍药、枳壳、炙甘草各半两。治肝脏风毒，流注脚膝，筋脉拘急，疼痛，大便秘涩，心胸壅闷，宜服疏风调气利四肢，槟榔散方：槟榔、大黄、大麻仁、郁李仁、赤茯苓各一两，枳壳、防风、羌活、当归、赤芍药、川芎、木香、羚羊角、木通各三分，肉桂半两。治肝脏风毒，流注脚膝，疼痛，心神烦闷，筋脉拘急，宜服五加皮散方：五加皮、羌活、川芎、黄芩、防风、酸枣仁、羚羊角屑、当归、威灵仙、赤茯苓各一两。治肝脏风毒，流注脚膝，筋脉拘急，疼痛，行履不得，宜服薏苡仁散方：薏苡仁二两，羌活、五加皮、海桐皮、当归、虎胫骨、川芎、附子、赤芍药、牛膝、桂心、酸枣仁各一两。治肝脏风流注脚膝疼痛，筋脉不利，行立无力，宜服酸枣仁散方：酸枣仁一两半，牛膝、仙灵脾、赤箭、虎骨胫、桂心、侧子各一两，独活、山茱萸、川芎、菊花、海桐皮、羚羊角屑、骨碎补、萆薢、桑寄生、木香各半两，麝香一分。治肝脏风毒流注脚膝，筋脉疼痛及四肢缓弱无力，宜服豆淋酒煎侧子丸方：黑豆一升，侧子二分，石南、牛膝、防风、石斛各半两，肉桂、萆薢、麻黄、海桐皮、赤茯苓、茵芋半两，独活半两，天麻半两，当归半两、乌蛇一两。治肝脏风毒流注脚膝，筋脉挛急，疼痛，宜用野葛膏摩之方：野葛、蛇衔、桔梗、茵芋、防风、川椒、干姜、细辛、当归、附子、羌活、大黄、雄黄各二两，犀角屑、川乌头、升麻各一两，巴豆三十枚。

〖继发性红斑性肢痛症-肢端血热证〗

辨识要点：① 符合继发性红斑性肢痛症诊断；② 骨髓增生性疾病；③ 自身性免疫性疾病；④ 夏季

发病冬季缓解;⑤ 双侧肢端对称皮肤阵发性皮温升高;⑥ 皮肤潮红;⑦ 肿胀;⑧ 剧烈疼痛;⑨ 足背动脉与胫后动脉搏动略增强;⑩ 舌红苔黄脉数。

临床决策:凉血通络。

治疗推荐:①《验方新编》四妙勇安汤。金银花三两,玄参三两,当归二两,甘草一两,每日 2 次水煎服。② 积极治疗原发疾病。③《洪氏集验方》普救散:苍术一斤,葛根半斤,甘草四两,上为粗末,每次二钱,水一中盏,煎至七分,去滓热服,每日 2 次。④ 阿司匹林每日 50～100 mg 口服。⑤ 普萘洛尔 20 mg 每日 3 次口服。⑥ 阿米替林 25 mg 每日 3 次口服。⑦ 文拉法辛 75 mg 每日 1 次口服。⑧ 舍曲林 100 mg 每日 1 次口服。

常用药物:金银花,玄参,当归,甘草,生地,地骨皮,黄药子,牡丹皮,木芙蓉叶,木芙蓉花,蒲黄,皂荚刺,紫草,牛膝,大青叶,丹参,凌霄花,络石藤,三七,水牛角,小蓟,漏芦。

思路拓展:《古今医统大全·身体痛》。风寒痛,明知得于寒邪,而脉浮紧,湿痰留滞关节,一身尽痛。有风湿相搏,肢体重痛;有阴毒伤寒,身如被杖之痛者;有湿郁而周对作痛;有伤食滞而身作痛;痰滞经络而作块痛;致于骨节酸疼,或寒或热,皆宜随证审其病机,素昔所感寒热虚实而施治之,无不中也。凡饮酒之人时作身痛,皆湿郁,或为项肿臂痛,或发热而呕吐痰涎,盖热在上焦,不能清利,日久酝酿生痰,留饮湿邪,郁于项臂之间,不肿则痛,其为痰为饮为涎,三者亦各有别,治有所不同也。湿邪随气上浮于肺,壅嗽发动,痰也;聚于脾经,随气溢口角,流出不禁者,涎也;惟饮生于胃腑,为呕为吐,胃家之病,饮之证也。脉候:六脉俱紧,为伤寒太阳经表证。脉沉而紧,身痛,为阴毒伤寒。伤寒汗后身痛,脉弦而迟。脉缓者,乃湿流关节。治法:周身骨节疼痛,多作湿治。苦是头疼发热而身亦痛,此为伤寒,苦非盛寒时必是伤风证,如此只须发散而身痛自愈。明知饱食或着冷着气,发热身痛者,宜消导之。病后及汗下后而身痛者,此为气血不足也,宜六君子汤加当归、川芎之类,其痛自除。丹溪威灵仙丸治湿痰风痛,周身不已:威灵仙、桂枝、羌活各三钱,南星、苍术、黄柏各二两,神曲、川芎各一两,防己、白芷、桃仁各半两,红花、龙胆草各五分,为末,神曲糊丸梧桐子大,空心白汤下一百丸。仲景麻黄汤治伤寒无汗身痛,桂枝麻黄各半汤治太阳脉浮缓如疟身痛无汗,麻黄杏仁薏苡甘草汤治风湿相搏一身尽痛,《直指》舒筋散治风淫血刺,身体疼痛,四肢拘挛:延胡索、当归、辣桂各等分,上为细末,每服二钱,酒调下。延胡索能活血理气除风湿。沉香鳖甲散治劳倦身痛:人参、黄芪、秦艽、熟附子、沉香、木香、柴胡、牛膝、当归各半两,桂枝一钱,鳖甲五钱,全蝎、羌活、半夏各三钱,为末,葱姜枣煎汤,下二钱,调服。东坡圣散子治风寒湿气遍身疼痛,《拔萃》当归拈痛汤治湿热病肢节烦疼,肩背沉重,胸膈不利,下疰足胫肿痛。《直指》麒麟竭散治寒湿搏于经络以致气血凝滞遍身疼痛:血竭、沉香、没药、白芍、当归各半两,虎胫骨一两,麝香二分,上为末,每服三钱,食前温酒调下。诸风应效酒方治一切风寒湿痹通身疼痛,人参顺气散加川芎治身疼通用。加味五痹汤治风淫身痛,左经丸、麝香丸、黄芪建中汤加川芎、当归治血刺身疼,大半夏汤加陈皮、肉桂治痰滞身疼,十全大补汤加陈皮、半夏治劳倦身痛。

〖遗传性红斑性肢痛症-肢端血热证〗

辨识要点:① 符合遗传性红斑性肢痛症诊断;② 常染色体显性遗传性;③ 家族史;④ 钠离子通道亚单位基因突变或表达异常;⑤ 夏季发病冬季缓解;⑥ 双侧肢端对称皮肤阵发性皮温升高;⑦ 皮肤潮

红;⑧ 肿胀;⑨ 剧烈疼痛;⑩ 足背动脉与胫后动脉搏动略增强;⑪ 舌红苔黄脉数。

临床决策:凉血通络。

治疗推荐:①《万病回春》卷 5 当归活血汤。当归、川芎、荆芥、薄荷、芍药、红花、甘草、牡丹皮、桔梗、防风、栀子、黄芩、连翘、白芷,常规剂量,每日 2 次水煎服。②《医宗金鉴》卷 70 活络流气饮:苍术、木瓜、羌活、生附子、山楂、独活、怀牛膝、麻黄、黄柏、乌药、干姜、槟榔、枳壳、甘草,常规剂量,每日 2 次水煎服。③ 口服阿司匹林每日 50～100 mg 或口服普萘洛尔 20 mg,每日 3 次。④ 口服文拉法辛 75 mg,每日 2 次。

常用药物:当归,川芎,荆芥,芍药,红花,牡丹皮,防风,栀子,黄芩,连翘,白芷,生地,地骨皮,黄药子,木芙蓉叶,木芙蓉花,蒲黄,牵牛子,紫草,牛膝,穿心莲,大青叶,丹参,凌霄花,络石藤,三七,水牛角,小蓟,玄参,漏芦。

思路拓展:《女科百问·身体疼痛流注不定》。虎骨散治妇人血风攻注,身体疼痛:虎胫骨一两半、桂心、川芎、海桐皮、当归、牛膝、天麻、附子、骨碎补各一两,羌活半两,上为细末,每服一钱,空心温酒调下。透经汤治身体疼痛:五积散半两、生附子二钱,上件用水二盏,姜七片,枣二枚,煎至八分,去滓,入麝少许,再煎三四沸,通口服,不拘时候。麝香丸治白虎历节,诸风疼痛,游走无定,状如虫啮,昼静夜剧,及一切手足不测疼痛:生川乌三个、生全蝎二十一个、生黑豆二十一粒、生地龙半两,上为细末,入麝半字同研,和糯米糊为丸如绿豆大,每服七丸,甚者十丸,夜令膈空温酒下,微出冷汗一身便瘥。予得此方,凡是历节及不测疼痛,一二服便瘥。

面偏侧萎缩症

面偏侧萎缩症(facial hemiatrophy)是偏侧组织营养障碍性疾病。以一侧面部慢性进行性组织萎缩为主要临床表现。病理特点：本病首先累及结缔组织,特别是面部皮下脂肪组织最先受累,随后逐渐发展扩大累及皮肤、皮脂腺和毛发,重者可侵犯到软骨、骨骼、肾脏和大脑半球。病变多为单侧,局部组织活检镜下可见皮肤各层,尤其是乳头层萎缩,结缔组织减少,肌纤维变细,横纹减少,但肌纤维数量不减少且保持其收缩力。如范围扩大可累及躯干和肢体,称为进行性半侧萎缩症。

〖**面偏侧萎缩症-脾虚肌萎证**〗

辨识要点：① 符合面偏侧萎缩症诊断；② 隐匿起病；③ 女性多见；④ 伴发癫痫者病情持续进展；⑤ 一侧面部萎缩；⑥ 患侧皮肤刀痕样萎缩；⑦ 肌力正常；⑧ 严重者偏身萎缩；⑨ 部分患者出现 Horner 征；⑩ X 线摄片发现病变侧骨质变薄短小；⑪ CT 和 MRI 提示病变侧皮下组织等脏器呈萎缩性改变；⑫ 舌红苔白脉缓。

临床决策：健皮强肌。

治疗推荐：①《本草纲目》卷 52 大造丸。紫河车一具,败龟版二两、黄柏、杜仲各一两半,生地二两半、天门冬、麦门冬、人参、牛膝一两二钱,上药各不犯铁器,研末同地黄膏入酒,米糊丸如小豆大,每次 80 丸,空腹时用盐汤送下,冬月酒下。②《脾胃论》清燥汤：黄连、黄柏、柴胡、麦冬、当归身、生地、炙甘草、猪苓、建曲、人参、茯苓、升麻、橘皮、白术、泽泻、苍术、黄芪、五味子,常规剂量研末为散,每日五钱,每日 2 次煎散为汤温服。③《重订通俗伤寒论》蠲痹防痿汤：煅羊胫骨、炙酥虎胫骨、酒炒透蹄筋、盐水炒杜仲、酒炒川断、去毛狗脊、怀牛膝、骨碎补、生黄芪、全当归,常规剂量,每日 2 次煎散为汤温服。

常用药物：紫河车,龟甲,黄柏,杜仲,生地,天冬,麦冬,人参,牛膝,鹿茸,熟地,黄芪。

思路拓展：《侣山堂类辩·医以力学为先》。设使杀一不辜而救百人,其功不能赎罪。盖救人乃医家分内事,况多有病之轻者,有病之自能愈者,或病虽剧而可救者。越人曰仆不能生人耳,不起之病,仆能起之,是非必死之病,而医能活之。若使病者不死于病而反死于医,又何异于梃刃。是以救人之功小,误伤之罪大。古今名流,皆生前根气丰浓,若再加培植,即可名登仙籍,惜乎不能何也？既已名擅当时,焉肯虚心下士,况一人之精神有限,或忙中有错,即误用其药,亦不自知其非,病家延请惟艰,幸而至之,焉敢论其是非,即服药有误,反归于死者之命。是以运之小者其过小,运之大者其过大。诸生能鉴予言,潜心好学,将来运之小者可大,运之大者可无过矣。开之曰：历观古今医家,有子孙显达者,有子孙式微者,大有霄壤之分,若不图名、不贪利,虚衷受益,存心活人,有不永昌厥后者乎！又曰：古称医士为山中宰相,谓能燮理阴阳,调和气味,操生杀之柄耳！《记》云：医不三代,不服其药。许学士曰：谓能读三代之书。予以为世代相传,又能读书好学,犹簪缨世胄,士之子而恒为士也。若仅守遗方,以为世传,何异按图索骥。夫天有四时之气,地有五方之异,人之百病,变幻多端,即如伤寒一证,有三百八十九法,可胶执遗方,能通变时疾乎？赵括徒读父书,尚至丧师败绩,况无遗书可读耶！守祖父之业而不好学人,可方草庐诸葛乎？伊芳川先生曰：医不读书,纵成仓、扁,终为技术之流,非士君子也。卢不远先生曰：当三复斯语。

多 汗 症

多汗症(hyperhidrosis)是局部或全身皮肤出汗量异常增多的临床表现。原发性多汗症多与精神心理因素有关,继发性多汗症与神经系统器质性疾病有关。全身性多汗症主要是由其他疾病引起的广泛性多汗,如感染性高热等。局部性多汗症常初发于儿童或青少年,往往有家族史,有成年后自然减轻的倾向。汗腺广泛分布于体表且受交感神经节后纤维支配,任何导致交感神经兴奋性增强的疾病均可导致多汗发生。

〖**原发性多汗症-心热多汗证**〗

辨识要点：① 符合原发性多汗症诊断；② 少年期开始发病；③ 青年时期明显加重；④ 手心、足心、腋窝及面部对称性多汗；⑤ 情绪激动或温度升高或活动后出汗量明显增多；⑥ 经常大汗淋漓；⑦ 湿透衣裤；⑧ 疲倦乏力；⑨ 口干；⑩ 多饮；⑪ 舌红苔黄脉数。

临床决策：清心敛汗。

治疗推荐：①《兰室秘藏》卷下当归六黄汤。当归、生地、熟地、黄柏、黄芩、黄连各等分,黄芪加倍,每日2次水煎服。②《脾胃论》调卫汤：苏木、红花、猪苓、麦冬、生地、半夏、黄芩、生甘草、当归梢、羌活、麻黄根、黄芪、五味子,常规剂量,每日2次水煎服。

常用药物：当归,生地,熟地,黄柏,黄芩,黄连,黄芪,碧桃干,麻黄根,浮小麦,糯稻根,五味子,乌梅,酸枣仁。

思路拓展：《删补名医方论·当归六黄汤》。寤而汗出曰自汗,寐而汗出曰盗汗。阴盛则阳虚不能外固,故自汗；阳盛则阴虚不能中守,故盗汗。若阴阳平和之人,卫气昼则行阳而寤,夜则行阴而寐,阴阳既济,病安从来？惟阴虚有火之人,寐则卫气行阴,阴虚不能济阳,阴火因盛而争于阴,故阴液失守外走而汗出；寤则卫气复行出于表,阴得以静,故汗止矣。用当归以养液,二地以滋阴,令阴液得其养也。用黄芩泻上焦火,黄连泻中焦火,黄柏泻下焦火,令三火得其平也。又于诸寒药中加黄芪,庸者不知,以为赘品,且谓阳盛者不宜,抑知其妙义正在于斯耶！盖阳争于阴,汗出营虚,则卫亦随之而虚。故倍加黄芪者,一以完已虚之表,一以固未定之阴。吴崐曰：杂证盗汗,与伤寒盗汗不同。伤寒是半表半里之邪未尽,杂证则阴虚有火而已。彼以和表为主,此以救阴为急。故以补阴之品,佐泻火之药,明者辨之。

〖**原发性多汗症-卫虚多汗证**〗

辨识要点：① 符合原发性多汗症诊断；② 少年期开始发病；③ 青年时期明显加重；④ 手心、足心、腋窝及面部对称性多汗；⑤ 情绪激动或温度升高或活动后出汗量明显增多；⑥ 经常大汗淋漓；⑦ 湿透衣裤；⑧ 疲倦乏力；⑨ 口干；⑩ 多饮；⑪ 舌红苔白脉细。

临床决策：益气固卫。

治疗推荐：①《究原方》玉屏风散。防风、黄芪、白术,常规剂量每日2次水煎送服补益泽兰丸30粒。②《太平圣惠方》卷81补益泽兰丸：熟地一两半,泽兰、赤石脂、牛膝、人参、黄芪各一两,白术、桂心、川芎、干姜、当归、炙甘草各半两,续断、茯苓、木香、萆薢、附子各三分,上为末,炼蜜为丸如梧桐子大,每次30粒,每日2次温水送服。

常用药物：防风,黄芪,白术,浮小麦,煅牡蛎,麻黄根,桂枝,白芍,大枣。

思路拓展：①《医方考》。卫气一亏，则不足以固津液，而自渗泄矣，此自汗之由也。白术、黄芪所以益气，然甘者性缓，不能速达于表，故佐之以防风。东垣有言，黄芪得防风而功愈大，乃相畏相使者也。是自汗也，与伤风自汗不同，伤风自汗责之邪气实；杂证自汗责之正气虚，虚实不同，攻补亦异。②《古今名医方论》：防风遍行周身，称治风之仙药，上清头面七窍，内除骨节疼痹、四肢挛急，为风药中之润剂，治风独取此味，任重功专矣。然卫气者，所以温分肉而充皮肤，肥腠理而司开阖。惟黄芪能补三焦而实卫，为玄府御风之关键，且无汗能发，有汗能止，功同桂枝，故又能治头目风热、大风癫疾、肠风下血、妇人子脏风，是补剂中之风药也。所以防风得黄芪，其功愈大耳。白术健脾胃，温分肉，培土即以宁风也。夫以防风之善驱风，得黄芪以固表，则外有所卫，得白术以固里，则内有所据，风邪去而不复来，当倚如屏，珍如玉也。

〖继发性多汗症-营卫不和证〗

辨识要点：① 符合继发性多汗症诊断；② 间脑病变引起偏身多汗；③ 脊髓病变引起节段型多汗；④ 多发性神经炎恢复期出现相应部位多汗；⑤ 颈交感神经节因炎症或肿瘤压迫出现同侧面部多汗；⑥ 味觉性局部型多汗；⑦ 摄入过热和过于辛辣的食物时引起额部、鼻部、颞部多汗；⑧ 面神经麻痹恢复期可有鳄鱼泪征和耳颞综合征；⑨ 某些内分泌疾病如甲状腺功能亢进、肢端肥大症等也可出现多汗；⑩ 舌红苔白脉缓。

临床决策：调和营卫。

治疗推荐：①《伤寒论》桂枝汤。桂枝三两、芍药三两、生姜三两、炙甘草二两、大枣十二枚，上五味，以水七升，煮取三升，服一升，覆令微汗，不可令如水流漓，病必不除。若服一升，汗出病瘥，不必尽剂。服已，更啜稀粥一盏，以助药力。②《陆氏三世医验》达气养营汤：当归，川芎，白芍，木香，豆蔻，常规剂量每日 2 次水煎服。

常用药物：浮小麦，煅牡蛎，麻黄根，白芍，浮小麦，金樱子，龙骨，牡蛎，糯稻根，五倍子，五味子，玄参，锦葵根，防风，黄芪，碧桃干，龙眼肉。

思路拓展：①《圣济总录·心热多汗》。心生血，血行于分肉之间，遇热则腠理开，腠理开则汗出，盖心之液为汗，汗出亡阳，阳虚热甚，不已则肌肉消瘦也。治心热多汗，及心胃客热，呕逆不睡，小麦汤方：小麦一合，芦根一握，竹茹、人参各一两，茯苓皮二两，上五味粗捣筛，每服五钱匕，水一盏半，煎取一盏，去滓温服不拘时。治心气壅热，手心头面多汗，胸中烦满犀角汤方：犀角、龙骨、麦冬、黄芪、地骨皮、茯神、人参、麻黄根、远志、炙甘草各一两，上一十味粗捣筛，每服五钱匕，水一盏半，淡竹叶二七片，煎至一盏，去滓食后温服。治心脏壅热，口舌干燥，多汗石膏丸方：石膏、瓜蒌根、麻黄根、乌梅肉、葛根、天竺黄、牡蛎各一两，麦冬去心一两，上九味为细末，炼蜜丸如梧桐子大，每服二十丸，新汲水下，不拘时。治心热汗出，及骨蒸烦躁盗汗，食不生肌羚羊角汤方：羚羊角、地骨皮、秦艽、麦冬、枳壳、大黄、柴胡、茯苓、芍药、桑根白皮、黄芪、人参、鳖甲各一两，上一十三味，粗捣筛，每服三钱匕，水一盏，煎至七分，去滓温服不拘时。治心热汗出，及虚热盗汗黄连散方：黄连半两，柴胡、前胡各一两，上三味为细散，每服一钱匕，温酒调下，日三。治心虚热多汗熟干地黄汤方：熟干地黄五两，上一味锉如麻豆大，以水五盏，煎至三盏，去滓温分三服，空心日午临卧服。治心热多汗，口苦舌干，涕唾稠黏，胸膈烦闷，不思饮食七宝汤方：

人参、茯苓、茯神、龙骨、远志、麦冬、生干地黄、炙甘草、天冬各半两，丹砂、天竺黄各一钱，上一十一味粗捣筛，九味，入研药和匀，每服二钱匕，水一盏半，枣一枚劈，淡竹叶五叶，同煎至七分，去滓温服，不拘时。治心热多汗，及骨蒸盗汗、咳嗽，五心烦热柴胡饮方：柴胡二两，桑根白皮、防风、芍药、玄参、黄芩、炙甘草各一两，上七味粗捣筛，每半两水三盏，生姜五片，煎至二盏去滓，分温两服，日午临卧，如咳嗽咯血，加杏仁二十枚，去皮尖双仁，粗研同煎。治心热多汗，言笑无度，四肢烦热降气汤方：麻黄、栀子仁、茯苓、黄芩、白术、芒硝各三两，石膏八两，桂心二两，生地黄一升，炙甘草一两，赤小豆二合，上一十一味粗捣筛，每服五钱匕。水二盏，枣二枚，煎取一盏，下竹沥少许，再煎去滓温服。治心热多汗，欲吐不出，烦闷喘急，头痛泻心汤方：豉一升、石膏一斤、地骨皮五两、栀子仁二十一枚、茯苓二两，上五味粗捣筛，每服五钱匕，水二盏，入小麦一撮，淡竹叶二七片，煎取一盏，去滓温服。② 公元 1111—1125 年间宋徽宗赵佶敕编宋太医院撰著《圣济总录》200 卷，录方两万，阐述疾病治法方药，内容异常丰富，学术价值极高，标志中国临床医学最高成就。宋版《政和圣济总录》早已泯没无存，大德重校本为存世最早版本，1814 年日本东都医学活字印本即依此本排印。宋徽宗赵佶敕编《政和圣济总录》序曰：生者天地之大德，疾者有生之大患，方术者治疾之大法。昔者神农氏、黄帝氏独观太初，旁烛妙有。味百药以辨物，审百疾以全生。其制名，其取类，其正君臣，其立佐使，其见于太素玉册之书，雷公岐伯之问。盖皆开神明之蕴，穷阴阳之变，原性命之理，而与天地同其复载。中古已还，镂之玉版，藏之金匮，功利及草木，惠泽及牛马，所以遗天下后世甚浓。历年既久，流弊滋甚，糟粕具在，而精意不传。《内经》有病名而莫之究，有治法而莫之习，极其妙至于通仙而莫之悟。人之生也，其位参于天地，其灵贵于万物，形不盈切，而心侔造化。昆仑尺宅，修之可以长生；寸田神膲，闲之可以反照；天关神庐，息之可以召和。去土符，书金格，炼丹却粒，御气凌虚，不假于物而裕然自足。嗟夫！达士可以神解，昧者且不能养其形，而况于了其心乎？内之五脏六腑，外之九窍四关，着之于色，发之于声，寓之于三部九候，一失其平，则疾随至。神圣治于未兆，工巧救其已然。非天下之至精，孰能探天下之至赜？非天下之至粗，孰能佑天下之至神？朕悯大道之郁滞，流俗之积习，斯民之沉痼，庸医之妄作，学非精博，识非悟解。五行之数，六气之化，莫索其隐，莫拟其远。曰寒曰热，曰寒热之相搏。差之毫厘，失之千里。而有余者益之，不足者损之。率意用法，草石杂进，夭枉者半，可胜叹哉！万机之余，着书四十二章，发明《内经》之妙，曰《圣济经》。其意精微，其旨迈远，其所言在理，所以探天下之至赜。亦诏天下以方术来上，并御府所藏，颁之为补遗一卷，治法一卷；卷凡二百，方几二万；以病分门，门各有论，而叙统附焉。首之以风疾之变动，终之以神仙之服饵，详至于俞穴经络、祝由符禁，无不悉备，名之曰《政和圣济总录》。其所载在事，所以天下之至神。盖圣人之骇世，本在于上，未在于下，无见于上则治之道不立，无见于下则治之具不行。经之所言者道也，医得之而穷神；《总录》之所载者具也，医用之而已病。汉张仲景作《伤寒论》，而杂之以方；唐孙思邈作《千金方》，而继之以《翼》。以谓不如是则世莫能用其术。然之二人者，游于方术之内者也。彼超然独见于方术之外，下顾岐伯之流而与之议，始可谓知道。朕作《总录》于以急世用，而救民疾，亦斯道之筌蹄云耳。天下后世宜致思于忘筌蹄而自得者，俯仰之间，笑之度，御五行之数，运六气之化，以相天地，以育万物。至于反营魂而起当生者岂细事哉！盖将有来者焉。

无 汗 症

无汗症(anhidrosis)是汗腺病变疾病。以无汗或少汗为主要临床表现。病理特点：汗腺变性或先天性汗腺缺失导致自主神经功能失调。

〖无汗症-营卫不和证〗

辨识要点：① 符合无汗症诊断；② 全身皮肤或某部位终年无明显汗液；③ 局部无汗；④ 皮肤干燥；⑤ 皮肤脱屑；⑥ 皮肤不耐高温；⑦ 全身不适；⑧ 疲倦乏力；⑨ 天热季节心率加快；⑩ 舌淡苔白脉缓。

临床决策：调和营卫。

治疗推荐：①《良朋汇集》卷一发汗灵方。苍术、羌活、白矾各等分，上为末，用生姜捣自然汁为丸如弹子大，每次 1 丸，每日 2 次葱姜汤送服，被盖取汗。②《伤寒论》桂枝麻黄各半汤：桂枝、芍药、麻黄、生姜、炙甘草、大枣、杏仁，依原方剂量与煎法服用。

常用药物：苍术，柽柳，桂枝，胡荽，京大戟，荆芥，麻黄，羌活，香薷。

思路拓展。《删补名医方论》。太阳病，得之八九日，有如疟状之寒热。热多寒少者，其人不呕，小便清白，此里和不受邪，虽为欲自愈；然必审其如疟状寒热，一日二三度，轻轻而发，诊其脉微而且缓，则知邪衰正复，表里将和，始为欲愈也。若脉微不缓，正未复也，更恶寒者，邪未衰也，虽不能自愈，但已为前之汗、吐、下虚其表里，故不可更发汗、更吐、更下也。脉微恶寒，表里俱虚，面色当白，今色反赤，是犹有表邪怫郁，不能得小汗出宣发阳气，故面赤身痒，未欲解也，宜桂枝麻黄各半汤，小小汗之以和营卫，自可愈也。

〖无汗症-卫瘀无汗证〗

辨识要点：① 符合无汗症诊断；② 全身皮肤或某部位终年无明显汗液；③ 局部无汗；④ 皮肤干燥；⑤ 皮肤脱屑；⑥ 皮肤不耐高温；⑦ 全身不适；⑧ 疲倦乏力；⑨ 天热季节心率加快；⑩ 舌紫苔白脉涩。

临床决策：活血发汗。

治疗推荐：《医林改错》通窍活血汤。赤芍、川芎、桃仁、红花、老葱、鲜姜、红枣、麝香，常规剂量，每日 2 次水煎服。

常用药物：当归，川芎，苍术，柽柳，桂枝，胡荽，京大戟，荆芥，麻黄，羌活，香薷。

思路拓展：①《傅青主男科·发汗》。邪居腠理之间须用汗药以泄之，方用荆芥、防风、甘草、桔梗、苏叶各一钱，白术五钱，茯苓三钱，陈皮五分，水煎服。此方妙在君白术，盖人之脾胃健，而后皮毛腠理始得开合自如，白术健脾去湿，而邪已难存，况有荆防苏梗以表散之乎。② 王清任(1768—1831 年)，字勋臣，清代直隶玉田人。道光庚寅 1830 年撰《医林改错》2 卷，正古人解剖生理认识错误，论通窍活血汤、血府逐瘀汤、膈下逐瘀汤等 32 首活血化瘀方剂运用经验。自序曰：《医林改错》一书，非治病全书，乃记脏腑之书也。其中当尚有不实不尽之处，后人倘遇机会，亲见脏腑，精察增补，抑又幸矣！记脏腑后兼记数症，不过示人以规矩，令人知外感内伤，伤人何物；有余不足是何形状。至篇中文义多粗浅者，因业医者学问有浅深也；前后语句多覆重者，恐心粗者前后不互证也。如半身不遂内有四十种气亏之症，小儿抽风门有二十种气亏之症，如遇杂症，必于六十种内互考参观，庶免谬误。望阅是书者，须详审焉。

家族性自主神经功能失调症

家族性自主神经功能失调症（familial dysautonomia）是自主神经系统常染色体隐性遗传病。以神经功能障碍尤其是自主神经失调为主要临床表现。病因不明，发病机制可能与体内儿茶酚胺代谢异常有关。

〖**家族性自主神经功能失调症-先天津液虚弱证**〗

辨识要点：① 符合家族性自主神经功能失调症诊断；② 婴幼儿期发病；③ 泪液缺乏；④ 异常多汗；⑤ 血压不稳；⑥ 皮肤对称性红色斑点；⑦ 体温调节异常如不明原因发热；⑧ 舌部菌状乳头缺失；⑨ 智力低下；⑩ 发育障碍；⑪ 皮内注射组胺不引起皮肤发红反应但可引起流泪；⑫ 舌红苔黄脉数。

临床决策：清气生津。

治疗推荐：①《痧疹辑要》卷 2 竹叶石膏汤。竹叶、红花、生地、石膏、天花粉、陈皮、甘草、黄连、僵蚕、连翘、玄参、牛蒡子、桑皮，常规剂量，每日 2 次水煎服。②《医宗金鉴》竹叶黄芪汤：人参、生黄芪、石膏、半夏、麦冬、生地、白芍、甘草、川芎、当归、竹叶、黄芩，常规剂量，每日 2 次水煎服。

常用药物：竹叶，石膏，半夏，麦冬，人参，炙甘草，粳米，红花，生地，天花粉，黄连，僵蚕，连翘，玄参，牛蒡子，桑白皮，黄芪，白芍，川芎，当归，黄芩。

思路拓展：①《删补名医方论》。气血皆虚，胃火独盛，善治者补泻兼施；寒之而不至损阳，温之而至助火，扶正而邪却矣。四君子气药也，加黄芪而去苓、术者，恐火就燥也。四物汤血药也，倍地黄而用生者，正取其寒也。人参、黄芪、甘草，治烦热之圣药，是补中有泻矣。且地黄之甘寒，泻心肾之火，竹叶助芍药清肝胆之火，石膏佐芍药清脾胃之火，麦冬同黄芩清肺肠之火，则胃火不得独盛，而气血之得补可知。惟半夏一味温中辛散，用之大寒剂中，欲其通阴阳之路也。岐伯治阴虚而目不瞑者，饮以半夏汤，覆杯则卧，今人以为燥而渴者禁用，是不明阴阳之理耳。是方即竹叶石膏汤加生地、当归、白芍、川芎、黄芪、黄芩也。彼则治伤寒解后烦渴少气，气逆欲吐。此则治消渴，气血虚、胃火盛。因其气虚，故加黄芪佐人参、甘草以补气；因其血虚，故加归、芎、芍、地以补血；因其胃火盛，故加黄芩佐石膏以清胃火。其烦渴则一，故余药皆同也。于此二方推之，用半夏之意，自可知矣，故脾者为胃行其津液也。脾湿胃燥，津液不行，得火则化痰，得寒则成饮。胃火清，脾湿燥，其痰饮自除矣。半夏消痰破饮，使未化痰之津液回清，而已成痰之浊液自化，非他药所可比伦也，故二方于胃火盛燥渴中同用之。②《删补名医方论》：古医方得人乃传，非人勿言。故扁鹊、仓公皆称禁方不轻授人，诚重之也。后汉张机著《伤寒杂病论》始立众方，公之天下。故建安以前苦于无方，元丰而后虽有局方，漫无指归，不可为法。今博集《金匮》《千金》《外台》诸书及王好古、李杲、刘完素、朱震亨、张从正、薛己诸方之佳者，采录成编。然方论始于成无己，近代则有吴崑、李中梓、柯琴、汪昂诸家。于医方虽各有发明，但其间或有择焉未精，语焉未详者，复推其立方之意，综其简要，删繁补阙，归于明显。名之曰：《删补名医方论》，以昭示来兹云。

神经血管性水肿

神经血管性水肿(angioneurotic edema)是自主神经功能障碍导致血管通透性增强和体液渗出增加疾病。以急性发作性局限性水肿为主要临床表现。

〖神经血管性水肿-风水相搏证〗

辨识要点：① 符合神经血管性水肿诊断；② 发作性局限性皮肤或黏膜水肿；③ 无疼痛；④ 无瘙痒；⑤ 无皮肤颜色改变；⑥ 水肿部位呈豆大至手掌大；⑦ 压之较硬；⑧ 无指压痕迹；⑨ 起病急；⑩ 持续数日或数十日；⑪ 不经治疗可缓解；⑫ 反复发作；⑬ 间歇期正常；⑭ 舌红苔白脉浮。

临床决策：祛风利水。

治疗推荐：①《时方妙用》消水圣愈汤。天雄一钱、牡桂二钱、细辛一钱、麻黄一钱五分、炙甘草一钱、生姜二钱、大枣二枚、知母二钱，水二杯半，先煎麻黄吹去沫，次入诸药，煮八分服，日夜作三服，当汗出，如虫行皮中即愈。水盛者加防己二钱。②《金匮要略方论》泽漆汤：半夏、紫参、泽漆、生姜、白前、甘草、黄芩、人参、桂枝，常规剂量，每日 2 次水煎服。③《备急千金要方》卷 21 泽漆汤：泽漆根十两、鲤鱼五斤、赤小豆二升、生姜八两、茯苓三两、人参、麦冬、甘草各二两，上咬咀，以水一斗七升，先煮鱼及豆，减七升，去之，纳药煮取四升半，每服三合，1 日 3 次。④《外台秘要》卷 20 泽漆汤：泽漆、知母、海藻、茯苓、秦艽、木防己、猪苓、通草、青木香、大黄、丹参，常规剂量，每日 2 次水煎服。⑤ 抗过敏治疗有效。

常用药物：天雄，桂枝，细辛，麻黄，炙甘草，生姜，大枣，知母，防己。

思路拓展：《时方妙用》。消水圣愈汤治水第一方。然必两手脉浮而迟，足趺阳脉浮而数，诊法丝毫不错，一服即验，五服全愈，否则不可轻用此秘方也。大道无私，方不宜秘，然黄帝有兰台之藏，长桑有一恐轻试之误，一恐泄天地之机也。余出此方，以俟一隅之反，非谓一方可以统治斯病也。天雄补上焦之阳而下行入肾，犹天造下济而光明。而又恐下济之气潜而不返，故取细辛之一茎直上者以举之。牡桂暖下焦之水而上通于心，犹地轴之上出而旋运。而又恐其上出施之用。若潜而不返则气不外濡而络脉虚，故用姜枣甘草化气生液，以补络脉。若止而不上则气聚为火，而小便难，故以知母滋阴化阳以通小便。且知母治肿出之《神农本草经》而《金匮》治历节风脚肿如脱与麻黄附子并用。可以此例而明也。此方即仲景桂甘姜枣麻辛附子汤加知母一味，主治迥殊，可知经方之变化如龙也。野老某年八旬有奇传予奇方，用生金樱根去粗皮一两半，吴风草三钱，香菌极小团结者七枚，水煎服一服，小便即通而肿愈。余细绎此方极妙：麻黄大发汗而根又能止汗，橘肉生痰壅气而皮又能化痰顺气，蚕因风而致僵反能驱风如神，此大开大阖之道。金樱子之大涩小便即可悟其根之大通小便矣，吴风草原名鹿衔草能除湿热，故《素问》与泽泻白术同用以治酒风更妙，是小香菌一味，此物本湿热所化，用之于除湿祛热坠中，同气相感，引药力至于病所，而诸药之性一发，则湿热无余地以自藏，俱从小便而下矣。此必异人所授遗下，所谓礼失而求诸野也。惜余未试。

进行性脂肪营养不良

进行性脂肪营养不良(progressive lipodystrophy)是自主神经系统疾病。以脂肪组织代谢障碍为主要临床表现。组织学特点为缓慢进行性双侧分布基本对称的、边界清楚的皮下脂肪组织萎缩或消失,有时可合并局限的脂肪组织增生、肥大。由于脂肪萎缩的范围不同,可分为局限性脂肪营养不良和全身性脂肪营养不良。多数患者在5～10岁前后起病,女性较常见。病因不明,普遍认为是与自主神经有关的脂肪代谢异常疾病,可由于中脑与间脑受损,致垂体前叶激素分泌增加或中胚层间质功能发育紊乱引起,部分患者合并肾小球肾炎和低补体 C3 血症,少数患者有家族史。

〖局限性脂肪营养不良-聚液成痰证〗

辨识要点:① 符合局限性脂肪营养不良诊断;② 5～10 岁左右起病;③ 女性多见;④ 起病缓慢;⑤ 进行性局部皮下脂肪组织萎缩消失;⑥ 面部开始继而累及肩臂及躯干;⑦ 对称分布;⑧ 局限的脂肪组织增生肥大;⑨ 上半身正常下半身肥胖;⑩ 上半身消瘦下半身肥胖型;⑪ 单纯性上半身消瘦型;⑫ 上半身肥胖型;⑬ 下半身消瘦型;⑭ 半身肥胖型;⑮ 出汗异常;⑯ 皮温异常;⑰ 性格改变;⑱ 发病后5～10 年内症状逐渐稳定;⑲ 舌红苔白脉缓。

临床决策:豁痰敷液。

治疗推荐:①《证治准绳·疡医》海藻连翘汤。茯苓、陈皮、连翘、半夏、黄芩、黄连、天南星、牛蒡子、柴胡、三棱、莪术、僵蚕、昆布、海藻、羌活、防风、桔梗、夏枯草、川芎、升麻,常规剂量,每日 2 次水煎送服小金丹 1 丸。②《外科全生集》小金丹:白胶香、草乌、五灵脂、地龙、木鳖各一两五钱,俱为细末,乳香、没药、归身、各七钱半,麝香三钱,墨炭一钱二分,亦各研细末,用糯米粉一两二钱,同上药末糊浓,千槌打融为丸如芡实大,每料约 250 粒,临用陈酒送下 1 丸,醉盖取汗。

常用药物:白矾,半夏,莱菔子,白附子,赤箭,大黄,虎掌,五倍子,五灵脂,巴豆壳,贝母,海蜇,蛤壳,红大戟,猴枣,鹿角霜,牡蛎,山慈菇,石龙芮,玄参,夏枯草,海藻,昆布,礞石。

思路拓展:《删补名医方论》。饮入于胃,游溢精气,上输于脾。游者,营运也;溢者,渗溢也;输者,输布也;精气者,水化之精气也。言入于胃营运水化之精气,渗溢于肠胃之外,而上输布于脾也。又曰:脾气散精,上归于肺。言水之清者上升,犹天之雨露也。又曰:通调水道,下输膀胱。言水之浊者下降,犹地之江河也。此皆言水自浊化清,由腑输脏;自清分浊,由脏输腑,水之营运循环也。又曰:水精四布,五经并行。言水发源于脾,周布四脏,并行五经也。此皆言水内养脏腑,外滋百骸,水之变化精微也。如是者,何痰之有?若饮食失度不和于中,水精不渗溢于外,直下走大、小肠而为泄泻矣。若三焦失运,气不蒸化,水之清者不升,水之浊者不降,精化为水,则内停作胀,外泛作肿,上攻喘呼,下蓄淋矣。若上焦气不清肃,不能输布,留于胸中,水之精者悉变为浊,阳盛煎灼成痰,阴盛凝蓄为饮也。故治痰者,以清火为主,实者利之,虚者化之。治饮者,以燥湿为主,实者逐之,虚者温之。所以古人治饮有温补之法,而治痰则无之也。王隐君制礞石滚痰丸,治老痰一方,用黄芩清胸中无形诸热,大黄泻肠胃有质实火,此治痰必须清火也。以礞石之燥悍,此治痰必须除湿也。以沉香之速降,此治痰必须利气也。二黄得礞石、沉香,则能迅扫直攻老痰巢穴,浊腻之垢而不少留,滚痰之所由名也。若阳气不盛,痰饮兼作,又非此方所宜,当以指迷茯苓丸合而治之,用半夏燥湿,茯苓渗湿,风硝软坚,枳壳利气。别于二陈之甘缓,远于大黄、礞石之峻悍,殆攻中之平剂欤!

〖全身性脂肪营养不良-气不敷液证〗

辨识要点:① 符合全身性脂肪营养不良诊断;② 女性多见;③ 起病缓慢;④ 全身性皮下脂肪组织萎缩消失;⑤ 新生儿或婴幼儿患者多出现先天性全身性及多脏器病变;⑥ 内脏周围脂肪组织萎缩消失;⑦ 全身消瘦;⑧ 皮肤色素沉着;⑨ 出汗异常;⑩ 皮温异常;⑪ 性格改变;⑫ 发病后5～10年内症状逐渐稳定;⑬ 舌红苔白脉缓。

临床决策:益气敷液。

治疗推荐:①《医方论》人参养营汤。人参、白术、黄芪、甘草炙、陈皮、桂心、当归、熟地、五味子、茯苓、远志、白芍,常规剂量,每日2次加姜枣水煎送服大黄䗪虫丸5粒。②《备急千金要方》大虻虫丸:虻虫四百枚,蛴螬一升,干地黄、牡丹皮、干漆、芍药、牛膝、土瓜根、桂心各四两,吴茱萸、桃仁、黄芩、紫参各三两,茯苓、海藻各五两,水蛭三百枚,芒硝一两,人参一两半,葶苈五合,上19味为末,蜜丸梧子大,每次10粒,每日2次温水送服。

常用药物:人参,白术,黄芪,陈皮,桂枝,当归,熟地,五味子,茯苓,远志,白芍,丹参,瓜蒌根,泽兰,芝麻,麦冬,玄参,竹叶,沙参,玉竹,芦根。

思路拓展:《删补名医方论·人参养营汤》。古人治气虚以四君子,治血虚以四物,气血俱虚者以八珍,更加黄芪、肉桂,名十全大补,宜乎万举万当也。而用之有不获效者,盖补气而不用行气之品,则气虚之甚者,几无气以运动。补血而仍用行血之物,则血虚之甚者,更无血以流行。故加陈皮以行气,而补气者悉得效其用。去川芎行血之味,而补血者因以奏其功。此善治者,只一加一减,便能转旋造化之机也。然气可召而至,血易亏而难成,苟不有以求其血脉之主而养之,则营气终归不足。故倍人参为君,而佐以远志之苦,先入心以安神定志,使甘温之品,始得化而为血,以奉生身。又心苦缓,必得五味子之酸,以收敛神明,使营行脉中而流于四脏,名之曰养荣,不必仍十全之名,而收效有如此者。② 清同治乙丑1865年著名医家费伯雄撰刊《医方论》。费伯雄(1800—1879年),字晋卿,号砚云子,江苏武进孟河人,孟河医派奠基人。费伯雄先儒后医,家学渊源,咸丰时医名大振,远近慕名而至,门前舟楫相接,费氏之学蔚然为医界重望。《医方论》四卷专为初学而设,但取《医方集解》所选之方逐一评论,其余概不旁及。一方一论与原书对看自明,其主治与注释一概不录。自序曰:欲救人而学医则可,欲谋利而学医则不可。近年以来,叠遭兵火,老成多半凋残,学医者纷纷日起,吾恐其无有师承而果于自用也。故于拙刻《医醇剩义》中先标一醇字,此非不求有功,但求无过之谓。若仅如是,浅陋而已矣,庸劣而已矣,何足以言醇乎!吾之所谓醇者,在义理之的当,而不在药味之新奇。如仲景三承气汤颇为峻猛,而能救人于存亡危急之时,其峻也正其醇也,此吾之所谓醇也。夫学难躐等而法有正宗,初学人此法,成就者亦此法,先后共此一途。行远自迩,不惑于他歧,如是而已矣。第书籍散失,学人难于博观而约取之。乡曲之士每以《医方集解》一书奉为枕秘,甫经临症辄检用之。殊不知集中可用之方固多,而不可用者亦不少,漫无别择,草菅人命矣!兹于所集各方之后,逐加评论,盖欲为初学定范围,非敢为高明下针砭也,且欲学人澹其谋利之欲,发其救人之心,犹前志云。

第二章　脊髓神经疾病

引　言

　　脊髓是椎管内的脑干向下延伸部分。脊髓由神经细胞的灰质和传导束的白质组成。脊髓全长42～45 cm，上端于枕骨大孔处与延髓相接，下端至第一腰椎下缘。脊髓发出31对脊神经分布到四肢和躯干：8个颈节，12个胸节，5个腰节，5个骶节和1个尾节。每个节段有前根和后根两对神经根。颈髓节段较颈椎高1个椎骨；上中段胸髓较相应的胸椎高2个椎骨，下胸髓则高出3个椎骨；腰髓位于第10～12胸椎；骶髓位于第12胸椎和第1腰椎水平。由于脊髓和脊柱长度不等，神经根由相应椎间孔穿出椎管时，愈下位脊髓节段的神经根愈向下倾斜，腰段的神经根几乎垂直下降，形成马尾，由 L_2 至尾节10对神经根组成。脊髓有三层膜，最外层为硬脊膜，硬脊膜下面是薄而透明的蛛网膜，最内层是富有血管的软脊膜。硬脊膜外面与脊椎骨膜之间的间隙为硬膜外腔，硬脊膜与蛛网膜之间为硬膜下腔，蛛网膜与软脊膜之间为蛛网膜下腔，其间充满脑脊液。脊髓由白质和灰质组成。灰质呈灰红色，主要由神经细胞核团和部分胶质细胞组成，横切面上呈蝴蝶形或"H"形居于脊髓中央，其中心有中央管；白质主要由上下行传导束及大量的胶质细胞组成，包绕在灰质的外周。脊髓的灰质可分为前部的前角、后部的后角及 C_8 - L_2 和 S_{2-4} 的侧角。此外还包括中央管前后的灰质前连合和灰质后连合，它们合称中央灰质。灰质内含有各种不同大小、形态和功能的神经细胞，是脊髓接受和发出冲动的关键结构。前角主要参与躯干和四肢的运动支配；后角参与感觉信息的中转； C_8 - L_2 侧角是脊髓交感神经中枢，支配血管、内脏及腺体的活动。其中 C_8 - T_1 侧角发出的交感纤维支配同侧的瞳孔扩大肌、睑板肌、眼眶肌、面部血管和汗腺。 S_{2-4} 侧角为脊髓副交感神经中枢，支配膀胱、直肠和性腺。脊髓的白质分为前索、侧索和后索三部，前索位于前角及前根的内侧，侧索位于前后角之间，后索位于后正中裂与后角、后根之间。此外灰质前连合前方有白质前连合，灰质后角基底部的灰白质相间的部分为网状结构。白质由上行感觉传导束、下行运动传导束及大量胶质细胞组成，上行纤维束将不同的感觉信息上传到脑，下行纤维束从脑的不同部位将神经冲动下传到脊髓。上行纤维束将躯干和四肢的痛温觉与精细触觉和深感觉传至大脑皮质感觉中枢进行加工和整合。① 位于后索的薄束和楔束传导肌肉、肌腱、关节的深感觉和皮肤的精细触觉至延髓的薄束核和楔束核进而传至大脑皮质。② 位于外侧索周边的前后部脊髓小脑束将下肢和躯干下部的深感觉信息经小脑上、下脚传至小脑皮质。③ 位于外侧索的前半部和前索的脊髓丘脑束将后根的传入信息向上传至丘脑腹后外侧核进而传至中央后回和旁中央小叶后部，是感觉传导通路的重要部分。下行纤维束将大脑皮质运动区、红核、前庭核、脑干网状结构及上丘的冲动传至脊髓前角或侧角，继而支配躯干肌和四肢肌,参与锥体束和锥体外系的形成,与肌肉的随意运动、姿势和平衡有关。① 位于脊髓侧索和前索的皮质脊髓束将大脑皮质运动区的冲动传至脊髓前角运动神经元支配躯干和肢体的运动。② 位于脊髓侧索的红核脊髓束将红核发出的冲动传至脊髓前角支配屈肌运动神经元协调肢体运动。③ 位于前索的前庭脊髓束将前庭外侧核冲动传至脊髓中间带及前角底部兴奋躯干和肢体的伸肌调节身体平衡。④ 位于前索及外侧索的网状脊髓束连接脑桥和延髓的网状结构与脊髓中间带神经元参与躯干和肢体近端肌肉运动的控制。⑤ 在对侧前索下行的顶盖脊髓束将中脑上丘冲动传至上颈髓中间带及前角基底部兴奋对侧颈肌及抑制同侧颈肌活动,是头颈反射及视听反射的结构基础。⑥ 位于前索的内侧纵束将中脑及前庭神经核的冲动传至脊髓上颈段中间带,继而支配前角运动神经元,协同眼球的运动和头颈部的运动,是眼震和头眼反射的结构基础。脊髓是许多肌肉与腺体和内脏反射的初级中枢。① 骨骼肌因牵引发生肌肉收缩和肌张力增高称牵张反射。如突然牵伸骨骼肌引起骨骼肌快速收缩的膝反射,如持续牵伸骨骼肌出现肌张力增高以维持身体姿势的姿势反射。皮质脊髓束的抑制作用被阻断出现肌张力增高、腱反射亢进和病理反射是锥体束损害的主要征象。② 肢体受到伤害性刺激引发屈肌快速收缩称屈曲反射。脊髓的功能主要表现在上行传导通路及下行传导通路的中继站与初级反射中枢。脊髓损害的临床表现主要为运动障碍、感觉障碍、反射异常及自主神经功能障碍。① 脊髓前角损害呈节段性下运动神经元性瘫痪,表现为病变前角支配的肌肉萎缩,腱反射消失,无感觉障碍和病理反射,常伴有肌束震颤,肌电图上出现巨大综合电位。常见于进行性脊肌萎缩、脊髓前角灰质炎等。② 脊髓后角损害呈节段性病侧痛温觉缺失、触觉保留的分离性感觉障碍,常见于脊髓空洞症、早期髓内胶质瘤等疾病。③ 脊髓中央管附近损害出现双侧对称分离性感觉障碍,痛温觉减弱或消失,触觉保留,常见于脊髓空洞症,脊髓中央管积水或出血等疾病。④ $C_8 - L_2$ 脊髓侧角是脊髓交感神经中枢,此处损害出现血管舒缩功能障碍、泌汗障碍和营养障碍等;$C_8 - T_1$ 脊髓侧角病变产生 Horner 征;S_{2-4} 脊髓侧角为副交感中枢,此处损害出现膀胱直肠功能障碍和性功能障碍。⑤ 脊髓丘脑前束损害出现对侧病变水平以下粗触觉障碍,刺激性病变出现病灶对侧水平以下难以形容的弥散性疼痛常伴感觉过敏。⑥ 脊髓后索损害出现振动觉、位置觉障碍,感觉性共济失调,由于精细触觉障碍而不能辨别在皮肤书写的字和几何图形。后索刺激性病变在相应的支配区可出现电击样剧痛。⑦ 脊髓侧索损害出现肢体病变水平以下同侧上运动神经元性瘫痪和对侧痛温觉障碍。⑧ 脊髓束性损害出现深感觉障碍,锥体束损害可见中枢性瘫痪,脊髓小脑束损害可见小脑性共济失调。⑨ 脊髓半侧损害引起脊髓半切综合征,病变节段以下同侧上运动神经元性瘫痪、深感觉障碍、精细触觉障碍及血管舒缩功能障碍,对侧痛温觉障碍。由于后角细胞发出的纤维先在同侧上升1~2个节段后再经白质前连合交叉至对侧组成脊髓丘脑束,故对侧传导束性感觉障碍平面较脊髓损害节段水平低。脊髓横贯性损害多见于急性脊髓炎及脊髓压迫症。主要症状为受损平面以下各种感觉缺失,上运动神经元性瘫痪及括约肌障碍等。急性期往往出现脊髓休克症状,包括损害平面以下弛缓性瘫痪,肌张力减低,腱反射减弱,病理反射阴性及尿潴留。一般持续2~4周后,反射活动逐渐恢复,转变为中枢性瘫痪,出现肌张力增高、反射亢进、病理征阳性和反射性排尿等。慢性压迫症状常因损害结构不同而症状各异。① C_{1-4} 高颈髓损害出现损害平面以下各种感觉缺失,四肢呈上运动神经元性瘫痪,括约肌障碍,四肢和躯干多无汗,常伴有枕部疼痛及头部活动受限。

C$_{3-5}$ 高颈髓损害出现膈肌瘫痪，腹式呼吸减弱或消失。三叉神经脊束核受损则出现同侧面部外侧痛、温觉丧失。副神经核受累则可见同侧胸锁乳突肌及斜方肌无力和萎缩。病变由枕骨大孔波及颅后窝可引起延髓及小脑症状如吞咽困难、饮水呛咳、共济失调和眼球震颤等。② C$_5$ - T$_2$ 颈膨大损害出现双侧上肢下运动神经元性瘫痪，双侧下肢上运动神经元性瘫痪。病灶平面以下各种感觉缺失，可有肩部和上肢的放射性痛，尿便障碍。C$_8$ - T$_1$ 节段侧角细胞受损产生 Horner 征。肱二头肌反射减弱或消失而肱三头肌反射亢进提示病损在 C$_5$ 或 C$_6$；肱二头肌反射正常而肱三头肌反射减弱或消失，提示病损在 C$_7$。③ T$_{4-5}$ 脊髓损害出现平面以下各种感觉缺失，双下肢呈上运动神经元性瘫痪，括约肌障碍，受损节段常伴有束带感。T$_{10-11}$ 脊髓损害出现腹直肌下半部无力及比弗征。④ L$_1$ - S$_2$ 腰膨大受损时出现双下肢下运动神经元性瘫痪，双下肢及会阴部位各种感觉缺失，括约肌障碍。⑤ S$_{3-5}$ 和尾节脊髓圆锥损害肛门周围和会阴部感觉缺失，呈鞍状分布，肛门反射消失和性功能障碍。髓内病变可出现分离性感觉障碍，但无双下肢瘫痪及锥体束征。⑥ 马尾神经根损害时症状和体征可为单侧或不对称。根性疼痛和感觉障碍位于会阴部、股部和小腿，下肢可有下运动神经元性瘫痪，括约肌障碍常不明显。见于外伤性腰椎间盘脱出和马尾肿瘤。（据人民卫生出版社第八版《神经病学》改编）

急 性 脊 髓 炎

急性脊髓炎(acute myelitis)是急性横贯性脊髓炎性病变,又称急性横贯性脊髓炎。以病损平面以下肢体瘫痪及传导束性感觉障碍和尿便障碍等为主要临床表现。病理特点:累及脊髓的任何节段以胸髓最为常见,其次为颈髓和腰髓。急性横贯性脊髓炎通常局限于1个节段,多灶融合或多个节段散在病灶较少见;脊髓内如有2个以上散在病灶称为播散性脊髓炎。肉眼可见受累节段脊髓肿胀、质地变软,软脊膜充血或有炎性渗出物。切面可见病变脊髓软化、边缘不清、灰质与白质界限不清。镜下可见软脊膜和脊髓内血管扩张、充血,血管周围炎细胞浸润,以淋巴细胞和浆细胞为主。灰质内神经细胞肿胀、尼氏小体溶解,并可出现细胞破碎、溶解、消失;白质内髓鞘脱失和轴索变性,病灶中可见胶质细胞增生。脊髓严重损害时可软化形成空腔。

〖**急性脊髓炎-脊髓风寒痹证**〗

辨识要点:① 符合急性脊髓炎诊断;② 急性起病;③ 发病前1～2周常有上呼吸道感染、消化道感染症状;④ 起病时有低热;⑤ 病变部位神经根痛;⑥ 肢体麻木无力和病变节段束带感;⑦ 受累平面以下运动障碍;⑧ 病变节段以下所有感觉丧失;⑨ 膀胱、直肠括约肌功能障碍;⑩ 早期脊髓休克期出现肢体瘫痪、肌张力减低、腱反射消失、病理反射阴性;⑪ 恢复期肌张力及腱反射逐渐增高;⑫ 病变平面以下少汗或无汗、皮肤脱屑及水肿、指(趾)甲松脆和角化过度;⑬ 病变平面以上可有发作性出汗过度、皮肤潮红、反射性心动过缓等;⑭ 脑脊液压力正常,细胞数和蛋白含量正常或轻度增高;⑮ 下肢体感诱发电位波幅明显减低;⑯ 运动诱发电位异常;⑰ MRI示病变部脊髓增粗,病变节段髓内多发片状或较弥散的T2高信号,强度不均;⑱ 舌质红舌苔白脉紧。

临床决策:祛风散寒通髓。

治疗推荐:①《太平惠民和剂局方》五痹汤。附子、姜黄、羌活、白术、防己、微炙甘草,常规剂量,每日2次水煎送服大圣黑神丸20粒。②《圣济总录》卷7大圣黑神丸:木香、踯躅花、紫葳花、乌头、乌蛇、干蝎、苍术、防风、白芷、麻黄、厚朴、川芎、芫花、桂枝、芍药、橘皮、天南星、吴茱萸、自然铜,常规剂量为末,炼蜜为丸如梧桐子大,每次20丸,每日2次温水送服。③ 甲泼尼龙500～1 000 mg静脉滴注,每日1次,连用3～5日后改泼尼松每日60 mg口服,维持4～6周逐渐减量停药。④ 免疫球蛋白每千克体重0.4 g静脉滴注,每日1次连用3～5日。⑤ 口服泼尼松每日60 mg,维持4～6周逐渐减量停药。⑥ 免疫球蛋白每日每千克体重0.4 g静脉滴注,每日1次,连用3～5日。⑦ 抗病毒可用阿昔洛韦、更昔洛韦等。

常用药物:乌头,乌蛇,全蝎,苍术,防风,麻黄,川芎,桂枝,芍药,天南星,紫草,牛膝。

思路拓展:《明医指掌·寒痹》。身体烦疼,项背拘急,或重或痛,举体艰难,手足冷痹,腰腿沉重无力者蠲痹汤。痛痹,四肢拘倦,浮肿痛着,故寒气盛者为痛痹,川芎茯苓汤。骨节疼痛,皮肤不仁,肌肉重着及四肢缓纵不仁者附子汤。寒湿痹痛薏苡仁汤。蠲痹汤治寒痹:当归、芍药、黄芪、羌活、姜黄各一钱半,甘草一钱,姜、枣煎服。附子汤治寒痹:生附子四钱,白芍、肉桂、茯苓、人参各二钱,白术一钱二分,甘草一钱,姜三片,枣二枚,水煎服。薏苡仁汤:当归、芍药、薏苡仁、麻黄、肉桂、炙甘草各一两,苍术四两,每服七钱,生姜三片,煎服。自汗减麻黄,热减桂。

脊 髓 压 迫 症

脊髓压迫症(compressive myelopathy)是椎管内或椎骨占位性病变引起的脊髓受压综合征。以受压平面以下肢体的运动、感觉、反射、括约肌功能以及皮肤营养功能障碍等为主要临床表现。病理特点：脊柱恶性肿瘤沿椎管周围静脉丛侵犯脊髓,结核和寄生虫等可引起慢性肉芽肿、蛛网膜炎和蛛网膜囊肿等;化脓性炎症血行播散可引起急性硬膜外或硬膜下脓肿。脊柱外伤如骨折、脱位及椎管内血肿形成。脊柱退行性病变如椎间盘突出、后纵韧带钙化和黄韧带肥厚等均可导致椎管狭窄。先天性疾病如颅底凹陷症、寰椎枕化、颈椎融合畸形、脊髓血管畸形等。血液疾病如血小板减少症等存在凝血机制障碍的患者腰穿后可致硬膜外血肿致使脊髓受压。

〖**急性脊髓压迫症-脊髓风痰证**〗

辨识要点：① 符合急性脊髓压迫症诊断;② 急性发病;③ 进展迅速;④ 脊髓横贯性损害;⑤ 出现脊髓休克;⑥ 病变水平以下呈弛缓性瘫痪;⑦ 各种感觉及反射消失;⑧ 尿便潴留;⑨ 脊髓蛛网膜下腔堵塞时堵塞水平以下脑脊液压力很低甚至测不出而部分堵塞或未堵塞者压力正常甚至增高;⑩ 不完全梗阻时压颈时脑脊液压力上升较快而在解除压力后下降较慢或上升慢下降更慢;⑪ 脑脊液蛋白-细胞分离;⑫ CT 及 MRI 显示脊髓受压;⑬ 脊髓全长核素扫描能确判断阻塞部位;⑭ 舌红苔白脉弦。

临床决策：祛风豁痰通髓。

治疗推荐：①《古今医鉴》卷2防风至宝汤。当归、川芎、白芍、防风、羌活、天麻、僵蚕、白芷、青皮、陈皮、乌药、牛膝、南星、半夏、黄连、黄芩、栀子、连翘、麻黄、甘草,常规剂量,每日2次水煎服。②《洪氏集验方》一粒金丹：川乌头、大黑附子、新罗附子、五灵脂、僵蚕、白蒺藜、没药,常规剂量研为细末,炼蜜为丸如弹子大,每次1粒,每日2次温水送服。③ 外科手术治疗。

常用药物：当归,川芎,白芍,防风,羌活,天麻,僵蚕,白芷,乌药,牛膝,制南星,制半夏,黄连,黄芩,栀子,连翘,麻黄,甘草,川乌头,附子,新罗附子,五灵脂,白僵蚕,白蒺藜,没药。

思路拓展：《诸病源候论·风不仁候》。风不仁者,由荣气虚,卫气实,风寒入于肌肉,使血气行不宣流。其状,搔之皮肤如隔衣是也。诊其寸口脉缓,则皮肤不仁。不仁,脉虚数者生,牢急疾者死。其汤熨针石,别有正方,补养宣导,今附于后。《养生方·导引法》云：赤松子曰：偃卧,展两胫、两手,足外踵,指相向,以鼻纳气,自极七息。除死肌、不仁、足寒。又云：展两足,上。除不仁、胫寒之疾也。

〖**慢性脊髓压迫症根痛期-脊髓瘀血风痹证**〗

辨识要点：① 符合慢性脊髓压迫症根痛期诊断;② 脊髓神经根痛;③ 局限性运动障碍;④ 疼痛部位固定;⑤ 疼痛剧烈难忍;⑥ 咳嗽或排便和用力等疼痛加剧;⑦ 改变体位可使症状减轻或加重;⑧ 相应节段束带感;⑨ 神经根症状由一侧的间歇性转变为双侧的持续性;⑩ 早期感觉过敏带而后期节段性感觉缺失;⑪ 脊髓丘脑束受累时对侧躯体较病变水平低2～3个节段以下的痛温觉减退或缺失;⑫ 受压平面高者症状明显;⑬ 髓外病变感觉障碍自下肢远端向上发展至受压节段;⑭ 髓内病变早期出现病变节段支配区分离性感觉障碍;⑮ 累及脊髓丘脑束时感觉障碍自病变节段向下发展;⑯ 后索受累病变水平以下同侧深感觉减弱或缺失;⑰ 晚期表现脊髓横贯性损害见病变水平以下各种感觉缺失;⑱ 舌紫苔白脉涩。

临床决策：活血祛风通髓。

治疗推荐：①《医林改错》身痛逐瘀汤加减。秦艽、川芎、桃仁、红花、甘草、羌活、没药、当归、五灵脂、香附、牛膝、地龙，常规剂量，每日2次水煎送服天雄丸30粒。②《太平圣惠方》卷19天雄丸：天雄、麻黄、天麻、桂心、天南星、全蝎、朱砂、羌活各一两，雄黄、腻粉各半两，麝香、牛黄各二钱半，乌蛇二两，上药捣罗为散，炼蜜为丸如梧桐子大，每次30丸，每日2次温水送服。③外科手术治疗。

常用药物：白花蛇，白僵蚕，萆薢，侧子，川乌，独活，防风，虎胫骨，麻黄，天南星，闹羊花，蕲蛇，全蝎，蚺蛇，天麻，天雄，铁刺枝，五加皮，豨莶草，紫金皮。

思路拓展：①《外台秘要·瘫痪风方四首》。广济疗瘫痪风及诸风手足不随、腰脚无力方：驴皮胶五两，上一味，先煮葱豉粥一升别贮，又香淡豉二合，以水一升，煮豉去滓，纳胶更煮六七沸。胶烊如饧，顿服之。及暖吃前葱豉粥，任意多少，如吃令人呕逆，顿服三四剂即止，风并瘥。又疗热风瘫痪常发者方：羌活二斤，谷子一升五合，上二味捣筛为散。酒服方寸匕，日三服，稍加之，无忌。文仲疗瘫痪风方：生地黄汁、淡竹沥、荆沥各一升，防风四分，独活八分，附子一枚，上六味切三味，以和地黄等汁，煮取半升，去滓，空腹分再服取暖，隔日一剂。若虚三日一剂，服可绝根，大神验，忌猪肉、芜荑。元侍郎希声集疗瘫痪风神验方：侧子一两去皮，五加白皮四两，磁石一斤绵裹，甘菊花一斤，汉防己、羚羊角、杏仁一升、防风、川芎，上十五味切，以水一斗二升，煮麻黄，去上沫，纳诸药煎取三升，分温三服。相去十里久，将息取汗讫，敷粉勿当风，慎热物及猪鱼蒜酒。②《血证论·痹痛》：身体不仁，四肢疼痛，今名痛风，古曰痹证。虚人感受外风，客于脉分则为血痹，仲景用黄芪五物汤，以桂枝入血分，行风最效。失血家血脉既虚，往往感受外风，发为痹痛，或游走不定，或滞着一处，宜黄芪五物汤，重加当归、丹皮、红花。如血虚火旺之人，风中兼火，外见痹证，内见便短、脉数、口渴等证，则不宜桂枝之辛温，宜四物汤加防风、柴胡、黄芩、丹皮、血通、秦艽、续断、羚羊角、桑寄生、玉竹、麦冬治之。血虚生风，往往而然，当归、红花、荆芥，酒水煎服。瘀血窜走四肢亦发疼痛，证似血痹，惟瘀血之痛多如锥刺，脉不浮不拘急，此略不同。

〖慢性脊髓压迫症脊髓部分受压期-脊髓痰瘀证〗

辨识要点：① 符合慢性脊髓压迫症脊髓部分受压期诊断；② 脊髓半切综合征；③ 一侧锥体束受压引起病变以下同侧肢体痉挛性瘫痪；④ 深感觉消失与精细触觉障碍；⑤ 对侧肢体痛温觉消失但双侧触觉保留；⑥ 肌张力增高；⑦ 腱反射亢进并出现病理征；⑧ 双侧锥体束受压初期双下肢呈伸直样痉挛性瘫痪；⑨ 晚期呈屈曲样痉挛性瘫痪；⑩ 脊髓前角及前根受压病变节段支配肌群弛缓性瘫痪伴肌束震颤和肌萎缩；⑪ 早期可出现前根刺激症状表现为相应支配肌群的肌束颤动及肌无力和肌萎缩；⑫ 病变位于脊髓腹侧者可无根痛症状；⑬ 脊髓蛛网膜下腔堵塞时堵塞水平以下脑脊液压力很低甚至测不出而部分堵塞或未堵塞者压力正常甚至增高；⑭ 不完全梗阻时压颈时脑脊液压力上升较快而在解除压力后下降较慢或上升慢下降更慢；⑮ CT及MRI显示脊髓受压；⑯ 脊髓全长核素扫描能确判断阻塞部位；⑰ 舌红苔白脉弦。

临床决策：祛瘀豁痰通髓。

治疗推荐：①《太平圣惠方》卷25大莽草散。莽草一两半，木香、人参、白术、半夏、萆薢、淫羊藿、柏子仁、石斛、牛膝、石龙芮、细辛、山茱萸、松脂、桂心、白附子、全蝎、杜仲、赤芍、防风、川芎各三分，龙脑、牛黄、麝香、雄黄、铅霜各一分，天南星、牛蒡子、羌活、巴戟天、蝉蜕、白僵蚕各半两，附子、天麻、麻黄、乌蛇肉各一两，上为细散，入研了药，同研令匀，每日 2 次每次一钱，以温酒送服天雄丸 10 粒。②《御药院方》卷 6 天雄丸：蛤蚧、朱砂、沉香、丁香、阳起石、钟乳粉、木香、紫梢花、晚蚕蛾、牡蛎粉、天雄、桂心、石燕子、鹿茸、白术、肉苁蓉、菟丝子、龙骨、海马、乳香，常规剂量杵为细末，炼蜜和丸如弹子大，每次 1 丸，每日 2 次温水送服。③ 外科手术治疗。

常用药物：魏实，白花蛇，壁虎，草乌头，常春藤，灯盏细辛，防风，鸡血藤，黑血藤，马钱子，南蛇藤，葡萄根，蔷薇根，山枝根，蜀五加，透骨草，白蔹，乌蔹莓，豨莶草，紫荆皮。

思路拓展：①《寓意草》。张令施乃弟伤寒坏证，两腰偻废。卧床彻夜痛叫，百治不效，求诊于余。其脉亦平顺无患，其痛则比前大减。余曰：病非死证，但恐成废人矣。此证之可以转移处，全在痛如刀刺，尚有邪正互争之象。若全然不痛则邪正混为一家，相安于无事矣。今痛觉大减实有可虑，宜速治之。病者曰：此身既废，命安从活，不如速死。余蹙额欲为救全而无治法，谛思良久，谓热邪深入两腰，血脉久闭，不能复出。只有攻散一法。而邪入既久，正气全虚，攻之必不应。乃以桃仁承气汤多加肉桂、附子二大剂与服。服后即能强起，再仿前意为丸，服至旬余全安。此非昔人之已试，乃一时之权宜也。然有自来矣。仲景于结胸证有附子泻心汤一法，原是附子与大黄同用，但在上之证气多，故以此法泻心。然则在下之证血多，独不可仿其意，而合桃仁、肉桂以散腰间之血结乎。后江古生乃弟，伤寒两腰偻废痛楚，不劳思索，径用此法二剂而愈。② 明末清初医家喻昌于明崇祯辛酉 1643 年撰刊《寓意草》。喻昌（1589—1669 年），字嘉言，著名医家，生于江西新建。喻嘉言幼年聪敏，先攻举子业，中年曾以副榜贡生入京就读。曾剃度为僧旋即还俗业医，足迹遍及赣、浙、苏、皖。与张璐、吴谦并称清初三大名医。《寓意草》收载喻昌生平诊治疑难杂证验案 60 余则，阐述发病情况、症状体征、病情变化和治疗过程，分析病因病机，治法方药，讨论关键疑难所在。本书选案典型，记述完备，分析精当，辨证准确，善用古方，用药灵活，见解独特，发挥颇多，在医案著作中有相当的影响。自序曰：闻之医者意也。一病当前先以意为运量，后乃经之以法，纬之以方，《内经》所谓微妙在意是也。医孰无意？而浅深鳞是，枘凿鳞是，径庭鳞是，而病机之安危倚伏莫不鳞是。意之凝释，剖判荒茫，顾不危耶。大学诚意之功在于格致，而其辨尤严于欺慊之两途。盖以杀机每随于阴幽而生机恒苞于粹白。庄周曰：天地之道近在胸臆。万一肺腑能语升坠可怜，先儒人鬼关之辨精矣。昌谓医事中之欺慊即众人之人鬼关也。奈何世之业医者辄艳而称儒，儒之诵读无灵者辄徙而言医。究竟无主之衷，二三杂糅，医与儒之门两无当也。求其拔类者长沙一人而已。代有人然比之仙释，则寥寥易于指数，岂非以小道自隘，莫溯三氏渊源乎。夫人生驱光逐景，偶影同游，欣慨交心，况于生死安危，忍怀侥幸。芸芸者物也，何以不格；昭昭者知也，何以不致。惟虚惟无，萌于太素者意也，何以不诚。格一物即致一知，尚恐逐物求知，乃终日勘病，不知病为何物，而欲望其意之随举随当也，不亦难乎。昌于此道无他长，但自少至老，耳目所及之病无不静气微心，呼吸与会，始化我身为病身。负影只立而呻吟愁毒恍忽而来，既化我心为病心。苟见其生，实欲其可，而头骨脑髓捐之不惜。傥病多委折治少精详早已内照，他病未痊我身先瘥，渊明所谓斯情无假以故不能广也。然求诚一念多于生死轮上寂寂披回，不知者谓昌从纸上得之，夫活法在人岂纸上所能与耶。譬之兵法军机，马上且不能得况于纸上妄说孙吴。但令此心勤密在先，冥灵之下神挺自颖。迩年先议病后用药，如射者引弓，预定中的之高下，其后不失，亦自可观。何必刿肠涤肺乃称奇特哉，不揣欲遍历名封，大彰其志，不谓一身将老，世态日纷，三年之久，不鸣一邑。幸值谏议卤臣胡老先生建言归里，一切修举，悉从朝廷起见，即昌之一得微长，并蒙格外引契，参定俚案之近理者，命名寓意草。捐赀付梓，其意欲使四方周览之士，大破成局，同心愍痛，以登斯民于寿域，而为圣天子中兴燮理之一助云。然则小试寓意，岂易易能哉。

〖慢性脊髓压迫症脊髓完全受压期-脊髓痰瘀证〗

辨识要点：① 符合慢性脊髓压迫症脊髓完全受压期诊断；② 脊髓完全横贯性损害的症状和体征；③ 受压节段后根、前根或前角受累时出现病变节段腱反射减弱或缺失；④ 腹壁反射和提睾反射缺失；⑤ 锥体束受累出现损害平面以下同侧腱反射亢进并出现病理反射；⑥ 髓内圆锥以上病变出现尿潴留和便秘；⑦ 晚期出现反射性膀胱；⑧ 尿便失禁；⑨ 压迫性溃疡；⑩ Horner 综合征；⑪ 颈部抵抗和直腿抬高试验阳性等；⑫ 脊髓蛛网膜下腔堵塞时堵塞水平以下脑脊液压力很低甚至测不出而部分堵塞或未堵塞者压力正常甚至增高；⑬ 不完全梗阻时压颈时脑脊液压力上升较快而在解除压力后下降较慢或上升慢下降更慢；⑭ 脑脊液蛋白-细胞分离；⑮ CT 及 MRI 显示脊髓受压；⑯ 脊髓全长核素扫描判断阻塞部位；⑰ 舌红苔白脉弦。

临床决策：祛瘀豁痰通髓。

治疗推荐：①《医学正传》蠲风饮子。防风、杜仲、羌活、白芷、当归、川芎、生地、白芍、川牛膝、秦艽、何首乌、萆薢、苍术、白术、木通、大枫子肉、威灵仙、血藤、防己、丁松藤、生姜、荆芥穗、海桐皮、五加皮、天南星、半夏、橘红、赤茯苓、桑寄生、天麻、僵蚕、钩藤、薄桂、草乌头、甘草节、川乌、皂角、两头尖、阴地蕨、大蓟、小蓟、理省藤、桑络藤，常规剂量切细，无灰好酒 6 升浸药，每日清晨，午前、午后、临卧各 10 ml 送服补益丸 1 粒。②《普济方》卷 219 补益丸：小茴香、木香、枳壳、茯苓、炙甘草、地龙、鹿茸、穿山甲、川楝子、知母各一两，狗茎 5 枚，上为细末，炼蜜为丸如弹子大，每次 1 丸，每日 2 次温水送服。③ 外科手术治疗。

常用药物：防风，杜仲，羌活，当归，川芎，生地，牛膝，秦艽，萆薢，威灵仙，血藤，防己，海桐皮，五加皮，天南星，桑寄生，天麻，僵蚕，草乌头，川乌，皂角，阴地蕨，理省藤，桑络藤。

思路拓展：《伤科汇纂·损伤总论》。凡久视则伤血，久卧则伤气，久坐则伤肉，久立则伤骨，久行则伤筋，喜则伤怒则伤肝，悲则伤肺，惊则伤胆，醉饱入房则伤精，竭力劳作则伤中，此皆无形之伤。而跌打损伤，则有形之伤也。然伤虽有形，而亦有隐于无形。即如亡血瘀血之分，内因外因之别，已难混同；且外遇跌扑诸伤之异，内有七情兼损之殊，更宜体究。若不条分缕晰，稍存疑之见，措手殊难。如登高堕下，其人必惊，惊则气陷；争斗相打，其人必怒，怒则气逆；戏耍跌扑，其气必散；极刑鞭扑，其气必结；拳手之伤，肌损血滞而轻；金石之伤，骨折筋断而重；甚至汤烫皮脱，火烧肉焦，虽伤之小焉者，亦不可不立有专条。余不揣鄙陋，详考群书，类分诸伤，先叙所受之因，后引已验之方，此集虽医家之末技，亦治伤之首务也。

脊 髓 空 洞 症

脊髓空洞症（syringomyelia）是脊髓内形成管状空腔及胶质增生的脊髓慢性进行性疾病。以节段性感觉障碍、肢体运动障碍、Horner 综合征等为主要临床表现。病变累及延髓时称延髓空洞症。早期脊髓空洞症最先影响上肢临床症状多呈节段性分布，当空洞进一步扩大时髓内灰质和白质传导束也被累及，空洞腔以下出现传导束功能障碍。晚期症状则表现广泛甚至出现截瘫。病理特点：脊髓外形呈梭形膨大或萎缩变细，基本病变是空洞形成和胶质增生。空洞壁不规则，由环形排列的胶质细胞及纤维组成。空洞内的清亮液体成分与脑脊液相似，若为黄色液体提示蛋白含量增高。空洞由颈髓向胸髓或延髓扩展常见，腰髓空洞较少见，偶有多发空洞互不相通。病变多首先侵犯灰质前连合，对称或不对称的向后角和前角扩展。延髓空洞多呈单侧纵裂状，可累及内侧丘系交叉纤维、舌下神经核及迷走神经核。陈旧性空洞可见周围胶质增生形成 1～2 mm 厚致密囊壁，空洞周围有时可见管壁异常透明变性的血管。

〖小脑扁桃体延髓联合畸形脊髓空洞症-脊髓空洞痰瘀证〗

辨识要点：① 符合小脑扁桃体延髓联合畸形脊髓空洞症诊断；② 节段性分离性感觉障碍；③ 一侧或两侧上肢肌无力及肌张力下降；④ 两手鱼际肌或骨间肌萎缩明显；⑤ Horner 综合征；⑥ 出汗异常；⑦ 排便障碍；⑧ 反复性泌尿系感染；⑨ 延髓和上颈髓受压表现如偏瘫、四肢瘫、感觉障碍、括约肌障碍和呼吸困难等；⑩ 颅神经和颈神经受累症状如面部麻木、复视、耳鸣、听力减退、声音嘶哑、吞咽困难和枕颈部疼痛等；⑪ 小脑症状如步态不稳、共济失调和眼球震颤等；⑫ 颅内压增高表现如头痛、呕吐、视乳头水肿等；⑬ 第四脑室正中孔阻塞；⑭ MRI 或 DMCT 提示小脑扁桃体延髓联合畸形；⑮ 舌紫脉涩。

临床决策：祛瘀豁痰通髓。

治疗推荐：①《证治准绳》卷五海藻连翘汤。茯苓、陈皮、连翘、半夏、黄芩、黄连、天南星、牛蒡子、柴胡、三棱、莪术、僵蚕、昆布、海藻、羌活、防风、桔梗、夏枯草、川芎、升麻、生姜、薄荷，常规剂量，每日 2 次水煎送服虎骨鹿茸丸 20 粒。②《胎产秘书》虎骨鹿茸丸：虎胫骨、鹿茸、枸杞子、小茴香、菟丝子、巴戟天、蒺藜、补骨脂、肉桂、陈皮、威灵仙、防风、淫羊藿、杜仲、全蝎、当归、萆薢、龟甲，常规剂量为末，炼蜜为丸如梧桐子大，每日 2 次，每次 20 丸。③ 脑脊液分流等手术治疗。

常用药物：萆薢，天南星，海藻，桃仁，红花，当归，川芎，秦艽，羌活，没药，牛膝，地龙，桑枝，姜黄，半夏，三棱，莪术，僵蚕，昆布，防风，虎胫骨，鹿茸，枸杞子，菟丝子，巴戟天，刺蒺藜，补骨脂，桂枝，威灵仙，淫羊藿，杜仲，全蝎，龟甲。

思路拓展：①《本草正义》。萆薢，性能流通脉络而科筋骨，入药用根，则沉坠下降，故主治下焦。虽微苦能泄，而质轻气清，色味皆淡，则清热理湿，多入气分，少入血分。《本经》主腰背痛，乃肾有湿热，浊气不去，而腰脊为之疼痛，非肾虚无湿之腰痛，所可浑同施治。强骨节者，宣通百脉，湿浊去而正气自强，非能补益以助其强固，此药理之至易辨者。杨氏有萆薢分清饮，专治湿热淋浊，正是此意，惟方中有益智仁，温而且涩，性正相反，不能并列，殊有误会。濒湖《纲目》谓萆薢能治阳明之湿，而固下焦，故能去浊分清，立说甚允。然又谓杨氏此方，治真元不足，下焦虚寒，小便频数云云，则与萆薢性情，两相背谬。《本经》又主风寒湿周痹，颐谓惟湿热痹著，最为合宜，若曰风寒，必非此苦泄淡渗者，所能幸效。又治恶疮不瘰热气者,岂非为湿与热蒸之主药乎?《别录》谓主伤中,亦惟脾为湿困者宜之,决非补中之药。又治惠怒,颇不可解。又谓阴萎失溺,则湿热闭结者,亦有萎躄不仁、溲溺不利之症,必非可以起虚痿。又谓治老人五缓,关节老血,则语太浮泛,且与草薢真性,不相符合,何可轻信。不谓缪仲淳因此二语,竟谓此物为补益下元之要药,又谓甘入脾而益血,以渗泄利湿之效用,而说到补阴上去,不如石顽《逢原》,谓古人或称摄精,或称利水,何其两说相悬,不知湿浊去而肾无邪热之扰,肾气自能收摄,颇能窥见玄奥也。甄权谓主冷气顽痹、腰脚瘫缓不遂、男子肾腰痛、久冷。按此即周痹阴萎之症,然惟湿热为患。乃宜此药,甄氏冷气久冷之说大误。甄又谓治肾间有湿,膀胱宿水,是也。而今本濒湖《纲目》引此二句,脱一湿字,乃作肾间有膀胱宿水,遂令人无从索解,王好古谓补肝虚,亦不可训。尤奇者莫如《日华本草》,竟谓补水脏,坚筋骨,益精明目,头旋痫疾,中风失音云云。②《得配本草》:南星即虎掌。得火、牛胆良。蜀漆为之使。畏附子、干姜、防风、生姜。恶莽草。伏雄黄、丹砂、焰硝。辛、苦、温。有毒。入手足太阴经。主风痰之流滞,半夏走肠胃,南星走经络。祛四肢之麻痹。散血攻积,下气堕胎。敷疔癣疮毒,并蛇咬损伤。得防风,治麻木。配川柏,使下行。配苍术、生姜,治痰湿臂痛。配荆芥、姜汁,治风痰头痛。配石菖蒲,涂口舌糜。佐天麻,疗吐泻惊风。君琥珀、朱砂,除痰迷心窍。配冰片,等分,五月五日午时合之,以指粘末揩牙齿左右,开中风口噤目瞑,无门下药危症。白矾汤或皂角汁浸三日夜,晒干,再酒浸一宿,蒸至不麻而止,或生姜渣、黄坭包煨熟,去坭焙用。得火炮则不毒。虚痰、燥痰禁用。造南星曲法:以姜汁、矾汤,和南星末作小饼子,安篮内,楮叶包盖,待上黄衣,乃取晒收之。造胆星法:以南星生研末,腊月取黄牯牛胆汁和匀,纳入胆中,悬风处干之。年久者弥佳。虽曰南星主痰,半夏主湿,然湿痰横行经络,壅滞不通,至语言费力,身手酸疼者,惟南星为能,合诸药开导其痰,而湿气顿消。其有湿生火、火生痰,痰火相搏而成风象,口眼㖞斜,手足瘫痪,诸症悉见者、惟半夏为能,从清火之剂,以降其湿,而风痰悉化。总在用之者得当耳。

〖特发性脊髓空洞症-脊髓空洞风痰证〗

辨识要点:① 符合特发性脊髓空洞症诊断;② 不伴有外伤或肿瘤及蛛网膜炎;③ 青壮年隐匿起病;④ 病情进展缓慢;⑤ 节段性分离性感觉障碍;⑥ 肌无力和肌萎缩;⑦ 皮肤和关节营养障碍等;⑧ MRI 或 DMCT 检查发现脊髓空洞改变;⑨ 舌红苔白脉缓。

临床决策:祛风豁痰通髓。

治疗推荐:①《备急千金要方》卷8 八风防风散。防风、独活、川芎、秦椒、干姜、黄芪、附子、天雄、麻黄、石膏、五味子、山茱萸、秦艽、桂心、山药、细辛、当归、防己、人参、杜仲、甘草、贯众、甘菊、紫菀,常规剂量,每日 2 次水煎送服上清白附子丸 30 粒。②《圣济总录》卷 15 白附子丸:白附子三钱,龙脑一钱,麝香一钱,全蝎 7 枚,天南星一两,白僵蚕一钱,凝水石一两半,上药研为细末,炼蜜为丸如鸡头子大,每次 5 丸,每日 2 次温水送服。③ 脑脊液分流。④ 手术治疗。

常用药物:防风、独活、川芎、秦椒、干姜、黄芪、附子、天雄、麻黄、石膏、秦艽、桂心、细辛、当归、防己、人参、杜仲、白附子、半夏、天南星、僵蚕、天麻、全蝎。

思路拓展:《千金方衍义》。风门诸方以八风例称者颇多,此独加防风二字立名者,取其专行督脉,与麻黄同为泄肺之品。考诸风毒脚气门中八风散与此相同者十四味,大八风散与此相同者十二味。再考本门大八风散与此相同者十味,小八风散与此相同者一十味,大八风汤与此相同者十四味。推其法,原不出《古今录验》续命汤之原方九味,又于小续命汤中采取防己、防风、附子三昧互相参究,方得诸方之原委,心心相印,不啻手提面命,相向一堂也。

〖**继发性脊髓空洞症-继发脊髓瘀血证**〗

辨识要点：① 符合继发性脊髓空洞症诊断；② 脊髓外伤改变；③ 肿瘤；④ 脊髓蛛网膜炎病史；⑤ 青壮年隐匿起病；⑥ 病情进展缓慢；⑦ 节段性分离性感觉障碍；⑧ 肌无力和肌萎缩；⑨ 皮肤和关节营养障碍等；⑩ MRI 或 DMCT 检查发现脊髓空洞改变；⑪ 舌红苔白脉缓。

临床决策：祛瘀通髓。

治疗推荐：①《太平圣惠方》卷 7 天雄散。天雄、麻黄各一两,石龙芮、独活、防风、茯神、杜仲、萆薢、丹参、桂心、羌活、五味子、细辛、牛膝、当归、人参各七钱,枳壳五钱,上药捣筛为散,每次五钱,每日 2 次水煎送服大活血丹。②《理伤续断方》大活血丹：天南星、芍药、骨碎补、黑豆、大栗间、川乌、自然铜、血竭、细辛、白芷、木鳖、川牛膝、没药、乳香、青桑炭,常规剂量,每日 2 次水煎送服。天南星、芍药、骨碎补、黑豆、大栗间、川乌、白芷、川牛膝各一斤,自然铜、木鳖、乳香各半斤,没药四两、青桑炭十斤、血竭六两、细辛十两,上药桑、栗、豆、补、星、药 6 味为末,和余药研为细末,用米醋煮糯糊拌入臼捣千杵,方聚众人急下手丸,下手稍缓则拆,阴干半月,然后用火焙或晒一日,大丸重六文,湿干则以漆抹在手上,取 2～3 丸挪漆为衣,每服 1 丸,无灰酒磨化,微煎三至五沸,温服,不拘时候;损在上,食后服;损在下,空心服。③ 脑脊液分流。④ 手术治疗。

常用药物：防风,独活,川芎,秦椒,黄芪,附子,天雄,麻黄,秦艽,桂枝,当归,防己,人参,杜仲,白附子,半夏,天南星,僵蚕,天麻,全蝎,川乌,血竭,细辛,木鳖,牛膝,没药,乳香。

思路拓展：《理伤续断方》是中国第一部骨伤著作,唐代陕西西安人蔺道人(790—850 年)撰著,唐会昌间有一头陀,结草庵于宜春之钟村,貌甚古,年百四五十岁。买数亩种粟以自给。村氓有彭叟者常常往来其庐,颜情甚捻或助之耕。一日,彭之子升木伐条,误坠于地,折颈挫肱,呻吟不绝。彭诉于道人,道人请视之,命买数品药,亲制以饵,俄而痛定,数日已如平时。始知道人能医,求者益众。道人亦厌之,乃取方授彭,使自制者,且誓之以无苟取,毋轻售,毋传非人。由是言治损者宗彭氏。彭叟之初识道人三十许,今老矣,然风采无异前时。问其姓名曰蔺道者,问其氏曰长安人也。始道人闭门不通人事,人亦少至,唯一邓先生每春晴秋爽携稚过之,必载酒淆从焉。道人悬一椰瓢壁间,邓至则取瓢更酌,彭或遇之亦酌。二人皆谈笑竟晷,醉则高歌,其词曰：经世学,经世学成无用着;山中乐,山中乐土堪耕凿;瘿瓢有酒同君酌,醉卧草庐谁唤觉;松阴忽听双鸣鹤,起来日出穿林薄。彭朴不知所言为何,惟熟听其歌亦得其腔。每归对人歌之,人亦不省。居久,邓先生不至,彭问道人,道人云已仙去,彭卒不悟。后江西观察使行部至袁州,闻彭所歌,异之,诘其词,得道人姓氏,遂遣人同彭叟至其庐邀之。至则行矣,惟瓢存焉。廉大以为恨,谓彭传其治损诸方,因易其村曰巩,道人有书数篇,所授者特其最后一卷云。

运动神经元疾病

运动神经元病(motor neuron disease)是慢性进行性神经系统变性疾病。以肌无力和萎缩、延髓麻痹及锥体束征等上、下运动神经元损害为主要临床表现。病理特点：肉眼可见脊髓萎缩变细。光镜下脊髓前角细胞变性脱失，以颈髓明显，胸腰髓次之；大脑皮质运动区的锥体细胞也发生变性、脱失。ALS患者的神经元细胞胞质内有一种泛素化包涵体，研究发现其主要成分为 TDP-43，是 ALS 的特征性病理改变。脑干运动神经核中以舌下神经核变性最为突出，疑核、三叉神经运动核、迷走神经背核和面神经核也有变性改变，动眼神经核则很少被累及。病变部位可见不同程度的胶质增生，吞噬活动不明显。脊神经前根变细，轴索断裂，髓鞘脱失，纤维减少。锥体束的变性自远端向近端发展，出现脱髓鞘和轴突变性。有时还可见到其他传导束的变化，如皮质的联系纤维、后纵束、红核脊髓束以及脑干和脊髓内多种其他传导束。肌肉呈现失神经支配性萎缩。在亚急性与慢性病例中可见肌肉内有神经纤维的萌芽，可能为神经再生的证据。晚期体内其他组织如心肌、胃肠道平滑肌亦可出现变性改变。

〖肌萎缩侧索硬化症肢体起病型-侧索硬化脾萎证〗

辨识要点：① 符合肌萎缩侧索硬化症诊断；② 中年隐匿起病缓慢进展；③ 病程为 2～6 年，少数病程较长者；④ 早期症状轻微；⑤ 四肢肌肉进行性萎缩无力为首发临床表现；⑥ 逐渐进展出现吞咽困难及呼吸衰竭；⑦ 肌肉跳动；⑧ 面色无华；⑨ 声低懒言；⑩ 肌电图呈典型的神经源性损害；⑪ 肌肉活检见神经源性肌萎缩的病理改变；⑫ 舌淡苔白脉细。

临床决策：健脾振萎。

治疗推荐：①《备急千金要方》卷 7 淮南八公石斛万病散。防风、茯苓、菊花、细辛、蜀椒、干姜、云母、肉苁蓉、人参、干地黄、附子、石斛、杜仲、远志、菟丝子、天雄、萆薢、桂心、牛膝、蛇床子、白术、山药、巴戟天、菖蒲、续断、山茱萸、五味子各一两，上药研末为散，每日一两，每日 2 次，煎散为汤送服保真丸 20 粒。②《集验良方》卷 2 保真丸：鹿胶、杜仲、山药、茯苓、五味子、菟丝子、熟地、山茱萸、鹿茄茸、牛膝、益智仁、远志、小茴香、川楝子、巴戟天、补骨脂、胡芦巴、柏子仁、穿山甲片、沉香、人参。上为细末，用肉苁蓉四两，好酒二两煮成膏，同炼蜜为丸，如梧桐子大，每次 20 丸，每日 2 次，温水送服。③ 利鲁唑每次 50 mg，每日 2 次，服用 18 个月。

常用药物：鹿角胶，人参，黄芪，肉苁蓉，杜仲，菟丝子，熟地，鹿茸，牛膝，巴戟天，穿山甲片。

思路拓展：《素问·痿论》。黄帝问曰：五脏使人痿何也？岐伯对曰：肺主身之皮毛，心主身之血脉，肝主身之筋膜，脾主身之肌肉，肾主身之骨髓。故肺热叶焦，则皮毛虚弱，急薄，着则生痿躄也。心气热，则下脉厥而上，上则下脉虚，虚则生脉痿，枢析挈，胫纵而不任地也。肝气热，则胆泄口苦，筋膜干，筋膜干则筋急而挛，发为筋痿。脾气热，则胃干而渴，肌肉不仁，发为肉痿。肾气热，则腰脊不举，骨枯而髓减，发为骨痿。帝曰：何以得之？岐伯曰：肺者脏之长也，为心之盖也，有所失亡，所求不得，则发肺鸣，鸣则肺热叶焦，故曰：五脏因肺热叶焦，发为痿躄，此之谓也。悲哀太甚，则胞络绝，胞络绝，则阳气内动，发则心下崩数溲血也。故本病曰：大经空虚，发为肌痹，传为脉痿。思想无穷，所愿不得，意淫于外，入房太甚，宗筋弛纵，发为筋痿，及为白淫。故下经曰：筋痿者生于肝使内也。有渐于湿，以水为事，若有所留，居处相湿，肌肉濡渍，痹而不仁，发为肉痿。故下经曰：肉痿者，得之湿地也。有所远行劳倦，逢大热而渴,渴则阳气内伐,内伐则热合于肾,肾者水脏也;今水不胜火,则骨枯而髓虚。故足不任身,发为骨痿。故下经曰:骨痿者,生于大热也。帝曰:何以别之?岐伯曰:肺热者色白而毛败;心热者色赤而络脉溢;肝热者色苍而爪枯;脾热者色黄而肉蠕动;肾热者色黑而齿槁。帝曰:如夫子言可矣。论言治痿者,独取阳明何也?岐伯曰:阳明者五脏六腑之海,主润宗筋,宗筋主束骨而利机关也。冲脉者,经脉之海也,主渗灌溪谷,与阳明合于宗筋,阴阳?宗筋之会,合于气街,而阳明为之长,皆属于带脉,而络于督脉。故阳明虚,则宗筋纵,带脉不引,故足痿不用也。帝曰:治之奈何?岐伯曰:各补其荥而通其俞,调其虚实,和其逆顺,筋脉骨肉,各以其时受月,则病已矣。帝曰:善。

〖肌萎缩侧索硬化症延髓起病型-侧索硬化肾萎证〗

辨识要点:① 符合肌萎缩侧索硬化症延髓起病型诊断;② 以吞咽及讲话困难为首发临床表现;③ 很快进展为呼吸衰竭;④ 肌肉萎缩;⑤ 肢体无力;⑥ 面色少华;⑦ 声低懒言;⑧ 肌电图呈典型的神经源性损害;⑨ 延髓、颈、胸与腰骶不同神经节段所支配的肌肉出现进行性失神经支配和慢性神经再生支配现象;⑩ 运动神经传导复合肌肉动作电位波幅减低;⑪ 较少出现运动神经传导速度异常;⑫ 感觉神经传导多无异常;⑬ 舌淡苔白脉细。

临床决策:补肾振萎。

治疗推荐:①《奇效良方》天雄散。天雄、麻黄、枳壳、桂心、石龙芮、独活、人参、防风、茯神、杜仲、萆薢、丹参、羌活、当归、五味子、牛膝、细辛,常规剂量,每日 2 次水煎送服大造丸 30 粒。②《绛雪园古方选注》大造丸:紫河车一具、熟地五两、生地一两五钱、天冬七钱、当归七钱、枸杞子一两五钱、牛膝七钱、五味子七钱、肉苁蓉七钱、黄柏七钱、锁阳七钱、生杜仲一两。上为末,紫河车捣,量加炼蜜为丸如梧桐子大,每次 30 粒,每日 2 次温水送服。③ 利鲁唑每次 50 mg,每日 2 次,服用 18 个月。

常用药物:巴戟天、豹肉、龟甲、老虎姜、轮伞五加、鹿茸、鹿衔草、千年健、乔木五加、乳花、石床、蜀五加、五加果、五加皮、仙茅、小果卫矛、银丝杜仲、淫羊藿、鱼尾葵、鱼尾葵根、蕯菜。

思路拓展:《绛雪园古方选注》。大造者,其功之大,有如再造,故名。河车得父母精中之气而成,铅汞之匡廓,所谓胚胎兆九,混元归一者也,为补养先天之妙品;用熟地,即以生地为佐,乃白飞霞天一生水之法;当归、枸杞益血添精;牛膝、杜仲强筋壮骨;肉苁蓉暖肾中真阳;五味子摄肾中真阴;天冬保肺,恐邪火上僭烁金;黄柏坚阴,下守丹田真气;复以锁阳之涩,封固周密。诸法具备,力量宏深,夫是谓之大造,庶得曰可。

〖进行性延髓麻痹-延髓麻痹气竭证〗

辨识要点:① 符合运动神经元病进行性延髓麻痹诊断;② 40 岁或 50 岁以后起病;③ 进行性发音不清;④ 声音嘶哑;⑤ 吞咽困难;⑥ 饮水呛咳;⑦ 咀嚼无力;⑧ 舌肌萎缩;⑨ 肌束颤动;⑩ 咽反射消失;⑪ 强哭强笑;⑫ 下颌反射亢进;⑬ 病情进展较快;⑭ 多在 1~2 年内因呼吸肌麻痹或肺部感染而死亡;⑮ 舌淡苔白脉细。

临床决策:补髓纳气。

治疗推荐:①《医学衷中参西录》升陷汤。生黄芪、知母、柴胡、桔梗、升麻,常规剂量,每日 2 次水煎送服《镐京直指》黑锡丹 20 粒。②《镐京直指》黑锡丹:熟地、青盐、附子、山茱萸、磁石、桂心、沉香、硫黄、牛膝、小茴香、胡桃肉、黑铅，常规剂量为末，炼蜜为丸如梧桐子大，每次 20 丸，每日 2 次温水送服。③ 利鲁唑每次 50 mg，每日 2 次，服用 18 个月。

常用方药：人参，黄芪，蛤蚧，沉香，黑锡，升麻，桔梗，附子，硫黄，五味子，鹿茸，紫河车。

思路拓展：《成方便读·黑锡丹》。欲补真阳之火，必先回护真阴，故硫黄、黑铅二味，皆能入肾，一补火而一补水，以之同炒，使之水火交恋，阴阳互根之意；而后一派补肾壮阳之药，暖下焦逐寒湿，真阳返本，阴液无伤；寒则气滞，故以木香理之；虚则气泄，故以肉果固之；用川楝者，以肝肾同居下焦，肝有内火相寄，虽寒盛于下，恐肝家内郁之火不净耳。

〔进行性肌萎缩-脾萎肉极证〕

辨识要点：① 符合运动神经元病进行性肌萎缩诊断；② 30 岁左右发病；③ 男性较多；④ 脊髓前角细胞和脑干运动神经核受累；⑤ 下运动神经元损害的症状和体征；⑥ 首发症状常为单手或双手小肌肉萎缩无力；⑦ 逐渐累及前臂、上臂及肩胛带肌群；⑧ 少数病例肌萎缩可从下肢开始；⑨ 受累肌肉萎缩明显；⑩ 腱反射减弱；⑪ 病理反射阴性；⑫ 无感觉和括约肌功能障碍；⑬ 病程可达 10 年以上或更长；⑭ 舌淡苔白脉细。

临床决策：补脾振萎。

治疗推荐：①《普济方》卷 350 黄芪当归散。黄芪、当归、芍药、人参各二两，桂心、甘草、川芎、生姜各八分，大枣 12 枚，上药研末为散，每日五钱，每日量 2 次水煎送服补益天雄丸 30 粒。②《太平圣惠方》卷 27 补益天雄丸：天雄、菟丝子、柏子仁、石斛、巴戟、天冬、牛膝、干漆各一两，肉苁蓉、熟地、肉桂各二两，上为末，炼蜜为丸如梧桐子大，每次 30 丸，每日 2 次温水送服。③ 利鲁唑每次 50 mg，每日 2 次，服用 18 个月。

常用方药：天雄，肉苁蓉，蛇床子，菟丝子，石龙芮，独活，人参，防风，杜仲，萆薢，丹参，羌活，当归，牛膝，白及，白芷，蟾蜍，瓜蒌根，苦参，漏芦，麒麟竭，象皮，泽兰，芝麻。

思路拓展：《医学衷中参西录·附子、乌头、天雄解》。附子味辛，性大热。为补助元阳之主药，其力能升能降，能内达能外散，凡凝寒锢冷之结于脏腑、着于筋骨、痹于经络血脉者，皆能开之，通之。而温通之中，又大具收敛之力，故治汗多亡阳，肠冷泄泻，下焦阳虚阴走，精寒自遗，论者谓善补命门相火，而服之能使心脉跳动加速，是于君相二火皆能大有补益也。种附子于地，其当年旁生者为附子，其原种之附子则成乌头矣。乌头之热力减于附子，而宣通之力较优，故《金匮》治历节风有乌头汤；治心痛彻背、背痛彻心有乌头赤石脂丸，治寒疝有乌头煎、乌头桂枝汤等方。若种后不旁生附子，惟原种之本长大，若蒜之独头无瓣者，名谓天雄，为其力不旁溢，故其温补力更大而独能称雄也。今药局中所鬻之乌附子，其片大而且圆者即是天雄，而其黑色较寻常附子稍重，盖因其力大而色亦稍变也。附子、乌头、天雄，皆反半夏。

附案：一少妇上焦满闷烦躁，不能饮食，绕脐板硬，月信两月未见。其脉左右皆弦细。仲景谓双弦者寒，偏弦者饮，脉象如此，其为上有寒饮、下有寒积无疑。其烦躁者腹中寒气充溢，迫其元阳浮越也。投以理饮汤，去桂枝加附子三钱，方中芍药改用五钱，一剂满闷烦躁皆见愈。又服一剂能进饮食，且觉腹中凉甚，遂去芍药将附子改用五钱，后来又将干姜减半，附子加至八钱，服逾十剂，大便日行四五次，所下者多白色冷积，汤药仍日进一剂，如此五日，冷积泻尽，大便自止。再诊其脉，见有滑象，尺部较甚，疑其有妊，俾停药勿服,后至期果生子。夫附子原有殒胎之说,此证服附子如此之多,而胎固安然无恙,诚所谓有故无殒亦无殒也。

〖**原发性侧索硬化-侧索风痹证**〗

辨识要点：① 符合运动神经元病原发性侧索硬化诊断;② 临床罕见;③ 中年以后隐袭起病;④ 双下肢对称性僵硬乏力;⑤ 行走呈剪刀步态;⑥ 缓慢进展;⑦ 逐渐累及双上肢;⑧ 四肢肌张力呈痉挛性增高;⑨ 腱反射亢进;⑩ 病理反射阳性;⑪ 感觉无障碍;⑫ 肌肉活检提示神经源性肌萎缩的病理改变;⑬ 舌红苔白脉弦。

临床决策：祛风除痹。

治疗推荐：①《太平圣惠方》卷 29 肉苁蓉散。肉苁蓉 60 g,韭子 30 g,熟干地黄 30 g,蛇床子、桑螵蛸、白石英、鹿茸、菟丝子、磁石各 30 g,续断、车前子、白龙骨、当归、五味子、天雄各 20 g,天冬 45 g,捣细罗为散,每服 6 g,空腹时用温酒调下菟丝子丸 20 粒。②《太平惠民和剂局方》卷 5 菟丝子丸：菟丝子、泽泻、鹿茸、石龙芮、肉桂、附子各一两,石斛、熟地、茯苓、牛膝、续断、山茱萸、肉苁蓉、防风、杜仲、补骨脂、荜澄茄、沉香、巴戟天、茴香各七钱,五味子、桑螵蛸、川芎、覆盆子各五钱,上为细末,以酒煮面糊为丸如梧桐子大,每次 20 丸,每日 2 次温酒或盐汤送服。③ 利鲁唑每次 50 mg,每日 2 次,服用 18 个月。

常用方药：肉苁蓉,韭子,熟地黄,蛇床子,白石英,鹿茸,菟丝子,续断,当归,天雄,天冬。

思路拓展：《医学衷中参西录》是 20 世纪中国医药学临床医学名著。作者张锡纯(1860—1933 年),字寿甫,河北盐山人,近代中西汇通医派代表人物。1916 年创办沈阳立达中医院,1928 年定居天津,创办国医函授学校,培养众多中医人才。《医学衷中参西录》分《处方学》《医论》《医话拾零》《三三医书评》《药物讲义》《伤寒讲义》《医案》等。张锡纯致力沟通中西医学,主张以中医为主体,取西医之长,补中医之短。尝谓：欲求医学登峰造极,诚非沟通中西医不可。其于沟通中西医的主导思想,主张师古而不泥古,参西而不背中。张氏重视基础理论,对脏象学说和解剖生理的互证尤为重视。书中指出：脑为元神,心为识神,心力衰竭与肾不纳气相通;脑充血与薄厥相近等。在临证方面,讲究细致的观察和记述病情,建立完整的病历。其于诸病治法,注重实际,勇于探索,并独创了许多新的治疗方剂,体验了若干中药的性能。对诸如山茱萸救脱,参芪利尿,白矾化痰热,三七消疮肿,生硫黄内服治虚寒下痢,蜈蚣、蝎子定风消毒等等,均能发扬古说,扩大药用主治。如对调治脾胃,主张脾阳与胃阴并重,升肝脾与降胆胃兼施,补养与开破相结合。书中结合中西医学理论和医疗实践阐发医理,颇多独到的见解。书中载述张氏所制定的若干有效方剂;在方药应用方面,创用中西药相结合的方剂,并对石膏、生山药、代赭石等药的临床施治,在古人基础上有重要的补订、发挥。

脊髓蛛网膜炎

脊髓蛛网膜炎（spinal arachnoiditis）是脊髓功能障碍的疾病。病理特点：蛛网膜增厚与脊髓、脊神经根粘连或形成囊肿阻塞脊髓腔。病变以胸、腰段多见。蛛网膜呈乳白色、混浊、不规则增厚，或为瘢痕组织，可与脊髓、软脊膜、神经根和血管发生粘连并伴有血管增生。仅累及1～2个节段为局限性；多个节段呈散在分布为弥漫型；如粘连累及增厚的蛛网膜形成囊肿则为囊肿型。

〖脊髓蛛网膜炎-脊髓蛛网膜瘀热证〗

辨识要点：① 符合脊髓蛛网膜炎诊断；② 慢性起病；③ 逐渐进展；④ 单发或多发的神经根痛；⑤ 双侧不对称感觉障碍；⑥ 感觉障碍呈神经根型、节段型或斑块状不规则分布；⑦ 不对称的单瘫、截瘫或四肢瘫；⑧ 脑脊液呈淡黄色，淋巴细胞数接近正常而蛋白显著增高，甚至脑脊液流出后可自动凝固；⑨ 椎管造影可见椎管腔呈不规则狭窄，碘油呈点滴状或串珠状分布，囊肿型则表现为杯口状缺损；⑩ MRI能明确囊肿性质、部位、大小；⑪ 舌红苔白脉弦。

临床决策：清热活血通痹。

治疗推荐：①《医林改错》解毒活血汤。连翘、葛根、柴胡、当归、生地、赤芍、桃仁、红花、枳壳、甘草，常规剂量，每日2次水煎送服《金匮要略》大黄䗪虫丸5丸。②《金匮要略》大黄䗪虫丸：大黄十分、黄芩二两、甘草三两、桃仁一升、杏仁一升、芍药四两、干地黄十两、干漆一两、虻虫一升、水蛭百枚、蛴螬一升、䗪虫半升，右十二味，末之，炼蜜和丸小豆大，酒饮服五丸。③ 抗感染或抗结核治疗。④ 肾上腺皮质激素。⑤ 囊肿型可行囊肿摘除术。

常用方药：连翘，葛根，柴胡，当归，生地，赤芍，桃仁，红花，枳壳，大黄，黄芩，干漆，虻虫，水蛭，蛴螬，䗪虫。

思路拓展：《删补名医方论·大黄䗪虫丸》。劳伤之证，肌肤甲错，两目黯黑，此内有瘀血者也。瘀之日久，则必发热，热涸其液，则血干于经隧之间，愈干愈热，愈热愈干，而新血皆损。人之充养百骸，光华润泽者，止藉此血，血伤则无以沃其肤，故甲错也。目得血而能视，血枯则无以荣，其目故黯黑。仲景洞见此证，补之不可，凉之无益，而立此方。《经》曰：血主濡之，故以地黄为君。坚者削之，故以大黄为臣。统血者脾也，脾欲缓急，食甘以缓之。又酸苦涌泄为阴，故以甘、芍、桃仁为佐。咸走血，苦胜血，故以干漆之苦，四虫之咸为使。夫浊阴不降，则清阳不升，瘀血不去，则新血不生。今人遇一劳证，便用滋阴之药，服而不效，坐以待毙，术岂止此耶！

〖脊髓蛛网膜炎-脊髓蛛网膜寒毒证〗

辨识要点：① 符合脊髓蛛网膜炎诊断；② 慢性起病；③ 逐渐进展；④ 单发或多发的神经根痛；⑤ 双侧不对称感觉障碍；⑥ 感觉障碍呈神经根型、节段型或斑块状不规则分布；⑦ 不对称的单瘫、截瘫或四肢瘫；⑧ 脑脊液呈淡黄色，淋巴细胞数接近正常而蛋白显著增高，甚至脑脊液流出后可自动凝固；⑨ 椎管造影可见椎管腔呈不规则狭窄，碘油呈点滴状或串珠状分布，囊肿型则表现为杯口状缺损；⑩ MRI能明确囊肿性质、部位、大小；⑪ 舌淡苔白脉迟。

临床决策：散寒解毒通痹。

治疗推荐：①《圣济总录》卷84大麻子汤。大麻子仁、升麻、射干、菖蒲、炙甘草、麻黄、芒硝、大黄各一两。上为粗末。每服五钱，水一盏半，加豉半合，同煎至七分，去滓，下芒硝一钱，更煎一两沸，每日两次送服大草乌头丸30丸。②《千金翼方》卷15大草乌头丸：乌头十五分，人参五分，生姜二两，前胡一两，蜀椒、黄芩、白术、半夏、黄连、吴茱萸、龙骨、白头翁、干姜、细辛、桔梗、紫菀、川芎、厚朴、女萎、矾石、桂心、炙甘草各一两。上为末，炼蜜为丸如梧桐子大，每次30丸，每日2次温水送服。

思路拓展：①《伤寒总病论·阴毒证》。初得病一二日，便成阴毒；或服药六七日以上至十日，变成阴毒。其病身重背强，腹中绞痛，咽喉不利，毒瓦斯攻心，心坚强，气不得息，呕逆，唇青面黑，四肢厥冷，其脉沉细而紧。仲景云：阴毒之候，身痛如被杖，喉咽痛。五六日可治，七日不可治，甘草汤主之。甘草、鳖甲、升麻、当归、桂枝各二分，蜀椒一分，雄黄一分，咀，水三升，煎取一升，去滓。温温每饮一盏，食顷再服，温覆。中毒当汗吐之，汗吐则愈，不吐再服之。治阴毒反阴丹：硫黄五两，太阴玄精石、硝石各二两，用铁铫子先铺玄精石一半，次铺硝石一半，中间下硫黄，又以硝石盖硫黄，都以玄精石盖之，用盏子合定，令三斤炭火烧令得所，勿以烟出多，急取出，以瓦盆合定地下，四面灰拥，勿令烟出。直候冷，取细研，蒸饼心，丸豌豆大，艾汤下十五丸，病重加至二三十丸，此法甚验。喘促吐逆者，入口便安；服此药三五服，觉不退，便于脐下一寸半灸之，须是大炷百壮，未愈可至二百壮；若手足极冷，小便涩，小腹硬痛，囊缩，即须更于脐下四寸，如前灸之，乃与当归四逆并反阴丹频频与服，内外通逐方可解，若稍缓即死矣。当归四逆乃加吴茱萸生姜者是，慎勿与寻常利小便药。此是阴毒，气结在小腹所致也。有见小便不通，便用炒盐及裹热药熨脐下，欲望小便通利，其冷气在小腹之间，被热物所熨，无处通出，即奔上冲心，其死速矣。又治阴毒硫黄丸：硫黄二两，水银一两，同研入铫，洒少醋，慢火炒，欲似烟出，再出火，洒醋，如此三四遍，地上放冷研之，蒸饼丸梧桐子大。每服二十、三十丸，艾汤吞下，日三服，食前。阴毒，脉沉微欲绝，四肢逆冷，大躁而渴不止，附子饮子：附子一枚，半两以上者，炮，去皮尖，四破。以水九升，煎至三升，去附子，入瓶，油单紧封沉井底，候极冷，取饮之。仍下硫黄丸甚妙。阴毒之为病，因汗下药性冷所变，多在四五日也；或素来阳气虚冷，始得病便成阴毒；或始因伤风伤冷物，便成阴毒。其病六日内可治，过六日不可治。②《阴证略例·用附子法》：古人用附子不得已也，皆为身凉脉沉细而用之。若里寒身表大热者不宜用，以其附子味辛身热消而变凉。内外俱寒，姜附合而并进，温中行经，阳气俱生，内外而得可保康宁，此之谓也。若身热便用附子，切恐转生他证，昏冒不止。可慎！可慎！③《阴证略例》是元代太宗丙申1236年著名医家王好古撰著，是阴寒证治研究专著，学术价值较高。王好古字进之号海藏，元代赵州人，曾与东垣师元素，后又师东垣，尽得张李之学而于阴寒证治尤多创见。《阴证略例》首列岐伯阴阳脉例，次述洁古内伤三阴例，继引伊尹、扁鹊、仲景、朱肱、叔微、祗和等伤三阴证治论述，后列阴证例总论20余条及海藏验案8则。麻革序曰：是书之出，其知者必以为精思妙用所，传证以古今，不可诬也；其不知者则茫然无考，祇以为悠悠谈甚高难行也。予以为获一人贤者之知，不犹愈千百愚人之不知者，则是书可以传信行世无疑矣！故内翰王君从之，尝题曰世所未闻，真知言哉！

脊髓亚急性联合变性

脊髓亚急性联合变性（subacute combined degeneration of the spinal cord）是中枢和周围神经系统变性的疾病。以双下肢深感觉缺失、感觉性共济失调、痉挛性瘫痪及周围性神经病变伴贫血等为主要临床表现。病理特点：脊髓后索和锥体束不同程度受累。脊髓切面显示白质脱髓鞘样改变，髓鞘肿胀，空泡形成及轴突变性。起初病变散在分布，以后融合成海绵状坏死灶伴有不同程度胶质细胞增生。大脑轻度萎缩，周围神经病变髓鞘脱失和轴突变性。维生素 B_{12} 的摄入、吸收、结合、转运或代谢障碍。

【脊髓亚急性联合变性-脊髓湿热证】

辨识要点：① 符合脊髓亚急性联合变性诊断；② 中年隐匿起病；③ 缓慢进展；④ 早期多有贫血；⑤ 血清维生素 B_{12} 减低伴甲基丙二酸增加；⑥ 双下肢不完全性痉挛性瘫痪；⑦ 双手动作笨拙；⑧ 步态不稳、踩棉花感，步态蹒跚、步基增宽；⑨ Romberg 征阳性等；⑩ 手足末端对称性持续刺痛、麻木和烧灼感；⑪ 双下肢振动觉及位置觉障碍；⑫ 腱反射亢进和病理征阳性；⑬ 周围神经病变较重时则肌张力减低、腱反射减弱；⑭ 视神经萎缩及中心暗点；⑮ 括约肌功能障碍；⑯ 胃液分析抗组胺性胃酸缺乏；⑰ MRI 示脊髓病变部位呈条形与点片状病灶，T1 低信号 T2 高信号；⑱ 舌红苔腻脉濡。

临床决策：清热燥湿通髓。

治疗推荐：①《圣济总录》卷 85 萆薢汤。萆薢、当归、牡丹皮、黄连、桂心、茯苓、覆盆子、黄芩、贯众、熟地、木瓜各一两，桑根白皮、代赭石、大腹皮、桔梗、蛇床子、吴茱萸、干姜、草豆蔻、桃仁、杏仁、附子，常规剂量，每日 2 次水煎送服。②《普济方》卷 218 萆薢丸：萆薢、杜仲、菟丝子、胡芦巴、补骨脂、川楝子、茴香、莲子肉、沉香、广木香，常规剂量为末，面糊为丸如梧桐子大，每服 50 丸，每日 2 次空心温酒送下，盐汤亦得。③ 维生素 B_{12} 每日 500~1 000 μg 肌内注射，连续 2~4 周后每周 2~3 次连续 2~3 个月后改为 500 μg 口服，每日 2 次，总疗程 6 个月。

常用方药：萆薢，当归，黄连，土茯苓，覆盆子，黄芩，贯众，木瓜，桑根白皮，蛇床子，桃仁，杜仲，菟丝子，胡芦巴，补骨脂，沉香，广木香。

思路拓展：《本经续疏要》。贼风者卒然而发，正与风湿痹之积久乃成者相反矣。惟卒然得者与不卒然得者，所主药物大同小异，是则宜参究耳。虽然论病则当严别所由，论治却宜实据现在，使风以阴阳不合化而病者，必推前此五载十年曾患感冒以为据，是犹历家之推历元，纵有合而无相干涉也。但是见气之壅滞，则调其气；见血之泣涩，则和其血；见痰之涌逆，则利其痰；见湿之阻碍，则行其湿。风之由外入者，鼓舞元气以驱而散之；风之由内成者，提曳阴阳以和而息之。纵是骤然而得，积久而成，能外是哉！且前此诸篇，有和血者矣，有行湿者矣，而未宣明其所以然，得此《贼风篇》一证，而后所以和血，所以行湿，乃能了如指掌。则所谓喜怒不节，饮食不适，寒温不时，及志有所恶或有所慕，检前此诸篇，亦未尝不有互相吻合者，总在临时进退推移以求其合，而无失之拘执，无失之附会，斯可矣。茵芋微温，疗诸关节风湿痹痛。附子大热，主寒湿踒躄，拘挛膝痛。侧子大热，治冷风湿痹，大风，筋骨挛急。麻黄微温，主五藏邪气，缓急，风胁痛。川芎温，主寒痹，筋挛，缓急。杜仲温，治肾劳，腰脊挛俯。萆薢平，主腰背痛强，骨节风寒湿周痹。狗脊微温，主腰背强，机关缓急，周痹。白鲜皮寒，主湿痹，死肌，不可屈伸。白及微寒，主贼风，鬼击，痱缓不收。苍耳温，主风湿周痹，四肢拘挛痛。猪椒温，主风寒湿，历节疼。石斛平，逐皮肌风痹。汉防己温，主中风手足挛急。

〖脊髓亚急性联合变性–脊髓虚劳证〗

辨识要点：① 符合脊髓亚急性联合变性诊断；② 中年隐匿起病；③ 缓慢进展；④ 早期多有贫血；⑤ 血清维生素 B_{12} 减低伴甲基丙二酸增加；⑥ 双下肢不完全性痉挛性瘫痪；⑦ 双手动作笨拙；⑧ 步态不稳、踩棉花感，步态蹒跚、步基增宽；⑨ Romberg 征阳性等；⑩ 手足末端对称性持续刺痛、麻木和烧灼感；⑪ 双下肢振动觉及位置觉障碍；⑫ 腱反射亢进和病理征阳性；⑬ 周围神经病变较重时则肌张力减低、腱反射减弱；⑭ 视神经萎缩及中心暗点；⑮ 括约肌功能障碍；⑯ 胃液分析抗组胺性胃酸缺乏；⑰ MRI 示脊髓病变部位呈条形与点片状病灶，T1 低信号 T2 高信号；⑱ 舌红苔薄脉细。

临床决策：补髓养血通痹。

治疗推荐：①《太平惠民和剂局方》鹿茸大补汤。鹿茸、黄芪、当归、茯苓、肉苁蓉、杜仲、人参、白芍、肉桂、石斛、附子、五味子、半夏、白术、甘草、熟地，常规剂量每日 2 次水煎送服虎潜丸 30 丸。②《医宗金鉴》虎潜丸：龟甲、黄柏、知母、熟地、牛膝、芍药、锁阳、虎骨、当归、陈皮，常规剂量为末，煮羯羊肉捣丸如梧桐子大，每次 30 丸，每日 2 次淡盐汤下。③ 维生素 B_{12} 每日 500～1 000 μg 肌内注射，连续 2～4 周后每周 2～3 次连续 2～3 个月后改为 500 μg 口服，每日 2 次，总疗程 6 个月。

常用药物：鳖肉，大马哈鱼，黄羊肉，鸡肉，零余子，鹿角胶，鹿茸，鹿肉，麋茸，牛肉，牛髓，人乳汁，乌骨鸡，羊骨，羊肉，羊乳，猪肚，紫河车。

思路拓展：《删补名医方论·虎潜丸》。肾为作强之官，有精血以为之强也。若肾虚精枯，而血必随之，精血交败，湿热风毒遂乘而袭焉。此不能步履、腰酸筋缩之证作矣。且肾兼水火，火胜烁阴，湿热相搏，筋骨不用宜也。方用黄柏清阴中之火，燥骨间之湿，且苦能坚肾，为治痿要药，故以为君。虎骨去风毒。健筋骨为臣。因高源之水不下，母虚而子亦虚，肝藏之血不归，子病而母愈病，故用知母清肺原，归芍养肝血，使归于肾。龟禀天地之阴独浓，茹而不吐，使之坐镇北方。更以熟地、牛膝、锁阳、羊肉群队补水之品，使精血交补。若陈皮者，疏血行气。兹又有气化血行之妙，其为筋骨壮盛，有力如虎也必矣。《道经》云：虎向水中生，以斯为潜之义焉夫！是以名之曰虎潜丸。叶仲坚曰：痿原虽分五脏，然其本在肾，其标在肺。《内经》云：五脏因肺热叶焦，发为痿躄。又曰：阳气内伐，水不胜火，则骨痿髓虚，故足不任身。骨痿者生于大热也，若视为虚寒而投以桂、附，多致不救。是方以虎名者，虎于兽中禀金气之至刚，风生一啸，特为肺金取象焉。其潜之云者，金从水养，母隐子胎，故生金者必丽水，意在纳气归肾也。龟应北方之象，禀阴最浓，首常向腹，善通任脉，能大补真阴，深得夫潜之意者。黄柏味浓，为阴中之阴，专补肾膀之阴不足，能使足膝中气力涌出，故痿家必用二者为君，一以固本，一以治标，恐奇之不去，则偶之也。熟地填少阴之精，用以佐龟版、知母清太阴之气；用以佐黄柏、牛膝入肝舒筋。归、芍佐之，肝血有归；陈皮疏之，气血以流，骨正筋柔矣。又虑热则生风，逗留关节，用虎骨所以驱之；纯阴无阳不能发生，佐锁阳以温之。羊肉为丸，补之以味。淡盐汤下，急于入肾。斯皆潜之为义。

脊 髓 血 管 病

脊髓血管病(vascular diseases of the spinal cord)分为缺血性、出血性及血管畸形三大类。其发病率远低于脑血管病,但脊髓内部结构紧密,因此较小的血管病变即可导致严重后果。病理特点:脊髓对缺血有较好的耐受性,轻度或间歇性缺血不会造成脊髓明显损害,完全缺血 15 min 以上可导致脊髓不可逆损伤。脊髓前动脉血栓形成常见于胸段,因该段血供相对薄弱,脊髓后动脉左右各一,血栓形成很少见。脊髓缺血可导致神经细胞变性、坏死、血管周围淋巴细胞浸润,并有血管再通。脊髓内出血可侵犯数个节段,多累及中央灰质;脊髓外出血形成血肿或破入蛛网膜下腔,引起组织水肿、淤血及继发神经变性。脊髓血管畸形是由异常血管形成的网状血管团和供血动脉及引流静脉所组成,脊髓任何节段均有可能发生,无特别好发部位。

〖脊髓短暂性缺血发作-风袭脊髓证〗

辨识要点:① 符合脊髓短暂性缺血发作诊断;② 突发起病;③ 持续时间不超过 24 h;④ 恢复完全不遗留任何症状;⑤ 间歇性跛行;⑥ 下肢远端发作性无力;⑦ 行走一段距离后单侧或双侧下肢沉重、无力甚至瘫痪;⑧ 休息或使用血管扩张剂可缓解;⑨ 反复发作,间歇期无症状;⑩ 舌红苔白脉弦。

临床决策:祛风通络。

治疗推荐:①《医学正传》蠲风饮子。防风、杜仲、羌活、白芷、当归、川芎、生地、白芍、川牛膝、秦艽、何首乌、萆薢、苍术、白术、木通、大枫子肉、威灵仙、过山龙、防己、丁松藤、生姜各一两,荆芥穗、海桐皮、五加皮、天南星、半夏、橘红、赤茯苓、桑寄生、天麻、僵蚕、钩藤各五钱,薄桂、草乌、甘草节、川乌、猪牙皂角各二钱半,两头尖、阴地蕨、大蓟、小蓟、理省藤、桑络藤各一两半。上药各切细,无灰好酒六升,以瓷罐一个盛酒浸药,以皮纸十数重包封罐口,冬半月,夏七日,秋、春十日。每日清晨,午前、午后、临卧各服适量。②《三因极一病证方论》活络通经丸:川乌二两,草乌二两,木鳖子三两三分,斑蝥百个,乌蛇、白花蛇、白胶香各一两,当归两半,五灵脂三两三分,上为末,将木鳖子末醋研为膏,和黑豆末一斤,好醋拌,一两作十丸,以墨为衣,空心食前温酒、盐汤嚼下一丸。③ 西医治疗仿缺血性脑血管病。

常用药物:防风,杜仲,羌活,当归,川芎,牛膝,秦艽,萆薢,大枫子,威灵仙,过山龙,防己,丁松藤,海桐皮,五加皮,天南星,桑寄生,天麻,僵蚕,草乌,川乌,猪牙皂角,两头尖,阴地蕨,理省藤,桑络藤。

思路拓展:《本经续疏要》。中风脚弱之候与头面风适相对照,其治自应推在上之阳,回入阴中以强之已耳,乃复列入性寒通利者过半,是何故欤?夫既曰弱,则非拘急挛缩可比,却甚有似于痿,既曰脚,则非头项身体尽然,又不全系于风,何则?风性善行不能但驻一处,弱者筋弛而不束骨也。《生气通天论》曰:湿热不攘,大筋缓短,小筋弛长。缓短为拘,弛长为痿。又曰:有伤于筋纵,其若不容。《痿论》曰:心气热则下脉厥而上,上则下脉虚,虚则生脉痿,枢折挈筋,纵而不任地。果尔,则行湿以去热,使阴得以上济;通血以导气,使阳得以下蟠,而自上下下之化通矣,又乌得但恃引火回阴之一端耶!然则直曰痿可矣,何得命之曰中风?夫风,固阴性凝聚,阳在外不得入,则与之周旋不舍而为者耳。特凝聚之中,果何气哉!试思气交之令,天气迷蒙,地气抑遏,土木生润,阶础流浆,非阴之凝聚湿与热耶!而旋即雷雨淬至,必首御以风,是风非湿与热凝聚而生者耶!乃是时也,胶柔弦弛,任是坚脆之物必转湿润焉。则所谓中风脚弱,非飘扬凄掮之风,亦非掀天刮地之风,直是酝酿于湿与热中,欲出而未得出,欲息而不得息者。

彼痿则虽间,亦有挟湿如所谓肉痿者,余则均系热灼阴消,皮毛、血脉、肌肉、筋膜、骨髓直干枯焉耳,此风与痿之所攸分,即本书不载痿之由已。再核篇中凡性温者,所主必云冷云痛,间有性平性寒者,所主亦有疼与冷焉。是其转移阴阳之浮滞,散发阴阳之抑郁,畅达生气之留连,拨正经脉之违逆,具握化机,力专效捷,自有常理于中,而非可以常情测者,尤宜具眼观也。石斛平,主脚膝疼冷痹弱。石钟乳温,疗脚弱疼冷,下焦伤竭。殷孽温,主脚冷疼弱。孔公孽温,主腰冷,膝痹,毒风。石硫黄大热,主脚冷疼弱无力。附子大热,脚弱冷疼,不能行步。玻寒,主虚劳喘吸,两脚冷疼。丹砂微寒,腰脊强,脚痹,除风邪、留热。五加皮温,疗躄,小儿不能行,女人腰脊痛,两脚疼痹,主贼风伤人,软脚,暨腰。大豆平,主湿痹膝痛。天雄大温,主关节重不能行步,除骨间痛。侧子大热,风痹,历节,腰脚疼冷。木防己平,治挛急,男子肢节中风,毒风,不语,主散结气拥肿。独活微温,主脚弱,主手足挛痛,劳损。松节温,治脚膝弱,主久风,风虚,脚痹疼痛。牛膝平,治痛痹,治腰膝骨痛,怯冷弱。

〖脊髓前动脉梗死综合征-脊髓前动脉中风证〗

辨识要点:① 符合脊髓梗死脊髓前动脉综合征诊;② 突然起病;③ 数分钟或数小时达到高峰;④ 突发病损水平相应部位根痛或弥漫性疼痛;⑤ 弛缓性瘫痪;⑥ 后转为痉挛性瘫痪;⑦ 分离性感觉障碍;⑧ 痛温觉缺失而深感觉保留;⑨ 尿便障碍;⑩ 神经影像示病变部位脊髓梗死;⑪ 舌红苔白脉弦。

临床决策:祛风通络。

治疗推荐:①《普济方》卷93莽草散。莽草、蝎梢、肉桂、当归、羌活、荆三棱、蓬莪术,常规剂量每日2次水煎送服大活络丹1粒。②《兰台轨范》大活络丹:白花蛇、乌梢蛇、威灵仙、两头尖、草乌、天麻、全蝎、何首乌、龟甲、麻黄、贯众、炙甘草、羌活、肉桂、藿香、乌药、黄连、熟地黄、大黄、木香、沉香各二两,细辛、赤芍、没药、丁香、乳香、僵蚕、天南星、青皮、骨碎补、白豆蔻仁、安息香、附子、黄芩、茯苓、香附、玄参、白术各一两,防风二两半,葛根、虎胫骨、当归一两半,血竭七钱,地龙、犀角、麝香、松脂各五钱,牛黄、冰片各一钱半,人参三两,上药研末为散,炼蜜为丸如弹子大,每次1粒,每日2次温水送服。③ 西医治疗仿缺血性脑血管病。

常用药物:白花蛇,乌梢蛇,威灵仙,两头尖,草乌,全蝎,麻黄,贯众,羌活,黄连,大黄,赤芍,没药,乳香,僵蚕,天南星,骨碎补,附子,黄芩,白术,防风,虎胫骨,当归,血竭,地龙。

思路拓展:《医林改错》。元气归并左右,病半身不遂,有归并上下之症乎?余曰:元气亏五成,下剩五成,周流一身,必见气亏诸态,若忽然归并于上半身。不能行于下,则病两腿瘫痿。奈古人论痿症之源,因足阳明胃经湿热,上蒸于肺,肺热叶焦,皮毛焦悴,发为痿症,概用清凉攻下之方。余论以清凉攻下之药,治湿热腿疼痹症则可,治痿症则不相宜。岂知痹症疼痛,日久能令腿瘫,瘫后仍然腿疼;痿症是忽然两腿不动,始终无疼痛之苦。倘标本不清,虚实混淆,岂不遗祸后人!

〖脊髓后动脉梗死综合征-脊髓后动脉中风证〗

辨识要点:① 符合脊髓梗死脊髓后动脉综合征诊断;② 突然起病;③ 数分钟或数小时达到高峰;④ 急性根痛;⑤ 病变水平以下深感觉缺失;⑥ 感觉性共济失调;⑦ 痛温觉和肌力保存;⑧ 括约肌功能常不受累;⑨ 神经影像示病变部位脊髓梗死;⑩ 舌红苔白脉弦。

临床决策:祛风通络。

治疗推荐：①《太平圣惠方》卷 19 侧子汤。侧子、五加皮、羚羊角屑、防风、杏仁、薏苡仁、麻黄各一两，甘菊花、汉防己、葛根、赤芍药、川芎、秦艽、甘草，常规剂量，每日 2 次水煎送服人参再造丸。②《中国药典》人参再造丸：人参、蕲蛇、广藿香、檀香、母丁香、玄参、细辛、香附、地龙、熟地黄、三七、乳香、青皮、肉豆蔻、防风、制何首乌、川芎、片姜黄、黄芪、甘草、黄连、茯苓、赤芍、大黄、桑寄生、葛根、麻黄、骨碎补、全蝎、豹骨、僵蚕、附子、琥珀、龟甲、粉萆薢、白术、沉香、天麻、肉桂、白芷、没药、当归、草豆蔻、威灵仙、乌药、羌活、橘红、神曲、朱砂、血竭、人工麝香、冰片、牛黄、天竺黄、胆南星、水牛角浓缩粉。每次 1 丸，每日 2 次温水送服。③ 西医治疗仿缺血性脑血管病。

常用药物：侧子，牛膝，白僵蚕，天南星，海桐皮，狼毒，五加皮，防风，薏苡仁，麻黄，汉防己，葛根，川芎，秦艽。

思路拓展：《医林改错》。凡肩痛、臂痛、腰疼、腿疼，或周身疼痛，总名曰痹症。明知受风寒，用温热发散药不愈；明知有湿热，用利湿降火药无功。久而肌肉消瘦，议论阴亏，随用滋阴药，又不放。至此便云病在皮脉，易于为功；病在筋骨，实难见效。因不思风寒湿热入皮肤，何处作痛。入于气管，痛必流走；入于血管，痛不移处。如论虚弱，是因病而致虚，非因虚而致病。总滋阴，外受之邪，归于何处？ 总逐风寒、去湿热，已凝之血。更不能活。如水遇风寒，凝结成冰，冰成风寒已散。明此义，治痹症何难？古方颇多，如古方治之不效，用身痛逐瘀汤：秦艽一钱、川芎二钱、桃仁三钱、红花三钱、甘草二钱、羌活一钱、没药二钱、当归二钱、灵脂二钱、香附一钱、牛膝三钱、地龙二钱，若微热加苍术、黄柏；若虚弱量加黄芪一二两。方歌：身痛逐瘀膝地龙，羌秦香附草归芎，黄芪苍柏量加减，要紧五灵桃没红。

〖脊髓梗死脊髓中央动脉综合征-脊髓中央动脉中风证〗

辨识要点：① 符合脊髓梗死脊髓中央动脉综合征诊断；② 突然起病；③ 数分钟或数小时达到高峰；④ 病变水平相应节段的下运动神经元性瘫痪；⑤ 肌张力减低；⑥ 肌萎缩；⑦ 无锥体束损害；⑧ 感觉障碍；⑨ 神经影像示病变部位脊髓梗死；⑩ 舌红苔白脉弦。

临床决策：祛风通络。

治疗推荐：①《太平圣惠方》卷 19 侧子散。侧子、牛膝、白僵蚕、天南星、海桐皮、狼毒、麝香，常规剂量，每日 2 次水煎送服大神效活络丹。②《奇效良方》卷 2 大神效活络丹：白花蛇、麻黄、两头尖、川芎、肉桂、草豆蔻、羌活、黄芩、熟地黄、大黄、何首乌、白芷、天麻、藿香、黄连、木香、炙甘草各二两，没药、朱砂、丁香、白僵蚕、乳香、虎胫骨、玄参各一两，天竺黄、龟甲、人参、乌药、安息香、青皮、黑附子、香附、白豆蔻、骨碎补、茯苓、白术、沉香、赤芍药、细辛各一两，当归、葛根、全蝎、威灵仙各一两半，乌梢蛇、乌犀屑、地龙、麝香、松香脂各半两，牛黄二钱半，防风二两半、血竭七钱半，片脑一钱半，金箔为衣。上为细末，炼蜜为丸如弹子大，每日 2 次，每次 5 丸温水送服。③ 西医治疗仿缺血性脑血管病。

常用药物：白花蛇，两头尖，羌活，黄芩，熟地，大黄，何首乌，天麻，黄连，木香，没药，白僵蚕，乳香，玄参，龟甲，人参，黑附子，骨碎补，当归，全蝎，威灵仙，乌梢蛇，地龙，防风。

思路拓展：《中风论》。人身头与手足是一壳子，五脏六腑皆在壳子之内者也，十二经络皆在壳子之外者也。然此壳子又有浅深不同，今分列于后。第一层为太阳所行之地，手太阳二，足太阳二，阳跷二，督脉一，凡七脉为卫气极盛之地。第二层为阳明所行之地，手阳明二，足阳明二，凡四脉为卫气总汇之地。第三层为少阳所行之地,手少阳二,足少阳二,凡四脉为卫气初出之地。以上三层皆名为表,少阳近里,为半表半里之界。第四层为太阴所行之地,手太阴二,足太阴二,凡四脉为卫气初退之地。第五层,为少阴所行之地,手少阴二,足少阴二,凡四脉为卫气退藏之地。第六层为厥阴所行之地,手厥阴二,足厥阴二,凡四脉为阴尽阳生之地。以上三层皆名为里。凡卫行脉外者,用此察浅深,详后论卫气篇,知此则知偏枯之风专在卫矣。凡十二经脉,各有支脉通于脏腑者,名为络,凡风之入脏者由此。凡十二经脉,其阴经、阳经相交接处,名为交经别络。其阳经交阳经者在头,阴经交阴经在腹,则无别络。凡十二经脉,各有小脉从气穴旁出者,名为孙络。共有三百六十五气穴,即有三百六十五孙络。其病最轻。

〖**脊髓硬脊膜外出血-脊髓硬脊膜外出血中风证**〗

辨识要点:① 符合脊髓硬脊膜外出血诊断;② 突然起病;③ 数分钟或数小时达到高峰;④ 脊髓硬脊膜外出血;⑤ 截瘫;⑥ 感觉障碍;⑦ 症状迅速加重;⑧ 范围进行性扩大;⑨ 神经影像示脊髓硬脊膜外出血;⑩ 舌红苔白脉弦。

临床决策:清热凉血祛风。

治疗推荐:①《兰室秘藏》凉血地黄汤。生地、黄芩、荆芥穗、蔓荆子、黄柏、知母、藁本、细辛、川芎、黄连、羌活、柴胡、升麻、防风、当归、甘草、红花,常规剂量,每日 2 次水煎送服阿胶丸 1 粒。②《圣济总录》卷 6 阿胶丸:阿胶、蝉蜕、桂心、犀角屑、人参、没药、羚羊角屑各半两、白鲜皮、白僵蚕、天南星、半夏、天麻、桔梗、黄芪、当归、羌活、虎头骨、海桐皮、白芷、茯苓、附子、防风、川芎、麻黄、木香各一两,干蝎 42 枚,干姜四钱半,乌蛇三分,麝香三钱,白花蛇三分,上锉细焙干,捣罗为末,炼蜜为丸如弹子大,每次 1 丸,每日 2 次温水送服。③ 西医治疗仿缺血性脑血管病。

常用药物:黄芩,荆芥穗,黄柏,藁本,细辛,川芎,黄连,羌活,防风,生地黄,当归,红花。

思路拓展:《济阴纲目》。血属阴,阴不自升,故诸经之血,必随诸经之气而后升;若气有所陷,则热迫血而内崩矣。故用黄柏以清下焦胞络之火;心者火之主也,故又以生地、黄连以治火之原;知母、黄芩滋水之母;归尾破瘀,红花生血,所谓去故生新也;川芎行血海之余,蔓荆凉诸经之血,而风药者,皆所以升诸经之气也,诸经之气升,则阴血不得不随之而起矣。

〖**脊髓硬脊膜下出血-脊髓硬脊膜下出血中风证**〗

辨识要点:① 符合脊髓硬脊膜外出血诊断;② 突然起病;③ 数分钟或数小时达到高峰;④ 脊髓硬脊膜下出血;⑤ 截瘫;⑥ 感觉障碍;⑦ 症状迅速加重;⑧ 范围进行性扩大;⑨ 神经影像示脊髓硬脊膜下出血;⑩ 舌红苔白脉弦。

临床决策:清热凉血祛风。

治疗推荐:①《普济方》卷 81 地黄汤。防风、羌活、黄芩、黄连、地黄、当归、人参、茯苓,常规剂量,每日 2 次水煎送服蝉蜕丸 1 粒。②《圣济总录》卷 5 蝉蜕丸:蝉蜕、干蝎、附子、五味子、川芎、白僵蚕、防风、蔓荆子、干姜、麻黄、狗脊、雄雀粪、白附子各一两,乌蛇、天麻、天南星各二两,当归、丹砂、麝香各三分,雄黄一分,上为细末,炼蜜为丸如弹子大,每次 1 丸,每日 2 次温水送服。③ 西医治疗仿缺血性脑血管病。

常用药物:防风,羌活,黄芩,黄连,生地,人参,茯苓,蝉蜕,全蝎,五味子,川芎,白僵蚕,蔓荆子,麻黄,狗脊,白附子,乌蛇,天麻,天南星,阿胶,白及,大黄。

思路拓展:《中风论》。风为八邪之长,夫人而知之矣。至于伤寒之中风,与偏枯之中风,其所以判然不同之故,则自晋迄今千百余年,竟无一人道及,可见历来诸家多愦愦也。殊不知出在《灵》《素》,特未许浅见窥及耳。夫伤寒之中风,乃六气之风,详在《素问》五营运大论篇,此系四时天气与宗气相名(宗气即呼吸天气所生,领营血行于脉中者也),其感于人也,必入营中,故初起必有恶风发热等症,且营血本左右递注,故病则左右俱病,断无偏枯之症。偏枯之中风,乃八方之风,详见《灵枢》黄帝与岐伯论八风篇中,此是四方贼风与卫气相袭,其入于人也,但在一隅,而不及营血,故起首无恶风发热等症,且卫气本左右分布,两边各出,故病左者不及右,病右者不及左,此所以有偏枯之症也。知此则风之源头清矣。再专就八方风论之。

〖脊髓髓内出血-脊髓出血中风证〗

辨识要点:① 符合脊髓髓内出血诊断;② 突然起病;③ 数分钟或数小时达到高峰;④ 急性剧烈背痛;⑤ 损害水平以下运动障碍;⑥ 损害水平以下感觉障碍;⑦ 括约肌功能障碍;⑧ 舌红苔白脉弦。

临床决策:祛风清热凉血。

治疗推荐:①《圣济总录》卷 160 黑神散。赤鲤鱼鳞、乱发、乌贼鱼骨、桂心、炮姜、延胡索、牡丹皮、芍药、诃梨勒皮、川芎、当归、生地、水蛭,常规剂量,每日 2 次水煎送服独脚顶三分。②《串雅补》卷一独脚顶:番木鳖,清水煮胀,去皮,晒干,将酒坛黄泥杵碎,筛细,拌木鳖,烈火炒松,勿令太焦,筛去黄泥,将木鳖为细末,或面糊为丸,如芥子大,清汤或老酒送下一至三分。③ 西医治疗仿缺血性脑血管病。

常用药物:赤鲤鱼鳞,乱发,乌贼骨,炮姜,牡丹皮,芍药,诃梨勒皮,川芎,当归,生地,水蛭。

思路拓展:《素问·腹中论》。黄帝问曰:有病心腹满,旦食则不能暮食,此为何病?旦食则不能暮食,此为何病?岐伯对曰:名为鼓胀。帝曰:治之奈何?岐伯曰:治之以鸡矢醴,一剂知,二剂已。帝曰:其时有复发者,何也?岐伯曰:此饮食不节,故时有病也。虽然其病也已时,故当病气聚于腹也。帝曰:有病胸胁支满者,妨于食,病至则先闻腥臊臭,出清液,先唾血,四支清,目眩,时时前后血,病名为何,何以得之?岐伯曰:病名血枯,此得之年少时,有所大脱血。若醉入房,中气竭,肝伤,故月事衰少不来也。帝曰:治之奈何?复以何术?岐伯曰:以四乌鲗骨一藘茹,二物并合之,丸以雀卵,大小如豆,以五丸为后饭,饮以鲍鱼汁,利肠中,及伤肝也。

〖脊髓蛛网膜下腔出血-脊髓蛛网膜下腔出血中风证〗

辨识要点:① 符合脊髓蛛网膜下腔出血诊断;② 突然起病;③ 数分钟或数小时达到高峰;④ 急骤颈背疼痛;⑤ 脑膜刺激征;⑥ 截瘫;⑦ 神经影像示脊髓出血;⑧ 舌红苔白脉弦。

临床决策:祛风清热凉血。

治疗推荐:①《圣济总录》卷 6 羚羊角散。羚羊角、石斛、川芎、知母、山茱萸、薏苡仁、白芷、曲棘针、炙甘草、芍药、紫菀、天雄、防风、牛膝、枳壳、蔓荆子、石南叶、杏仁、麻黄、龙骨、黄芩、防己、白术、草薢、干蔓菁花、赤茯苓、葛根、羌活、苍耳心、车前子、桑白皮、菊花、酸枣仁、当归、藁本、秦艽、细辛、丹参、乌蛇各三分,陈橘皮半两。上为散,每服一钱半,空心、午时、夜卧温酒调下。或炼蜜为丸如梧桐子大,每日 2 次每次 10 丸,豆淋酒送下。②《圣济总录》卷 161 地黄汤:生地黄汁半升,竹沥半升,独活一两半,将独活为粗末每次三钱,每日 2 次水煎至六分,加地黄汁一合,竹沥一合,再煎取七分,去滓温服送下灵龙丹 1 粒。③《普济方》卷 115 灵龙丹:麝香一两,乳香、地龙、乌头各五两,白胶香七两,木鳖子十二两,五灵脂四十两,上为极细末,酒糊为丸如弹子大,每次 1 丸,每日 2 次酒化服之。④ 西医治疗仿缺血性脑血管病。

常用药物:羚羊角,石斛,川芎,知母,白芷,曲棘针,芍药,天雄,防风,牛膝,蔓荆子,石南叶,麻黄,龙骨,黄芩,防己,萆薢,干蔓菁花,葛根,羌活,苍耳心,菊花,当归,藁本,秦艽,丹参,乌蛇。

思路拓展:《中风论·论八风》。其法分东、西、南、北为四正,又分东南、西南、东北、西北为四维,合计为八方,各有主气,南风热、东风温、西风燥、北风寒、东南风温而热、西南风燥而热、东北风寒而温、西北风寒而燥,此其平也,太过者则贼风矣。贼风轻,其中于人也,亦轻;贼风重,其中于人八方之温热寒燥,只以东西南北辨之,不论四时皆有,与六气之春温、夏热、秋燥、冬寒各主一时者不同也。卫气温养形体,《内经》所谓卫外而为固,《难经》所谓守邪之神也。卫气固密,则百邪不能侵,若少有罅隙,则邪即袭之矣。其隙在头,则中于面,但为口眼而已,其手足固无恙也。其隙在手经,则中于臂,但为腕臂不举而已,其头足固无恙也。其隙在足经,则中于髀枢,但为步履迟重而已,其头手固无恙也。其隙在左,则中左而右无恙;其隙在右,则中右而左无恙。中足少阴,则舌枯而语言謇涩;中手厥阴,则神倦而多健忘;中手少阳,则三焦不利而多噫气,且大便不行;中足太阳,则膀胱不清而多溲浊,甚至小便癃闭而不能出,以膀胱气化全凭卫气渗利,卫气为邪风所袭,不能渗利,故癃闭也。种种诸症,难以枚举,总各视其隙之所在耳。《内经》曰:邪之所凑,其正必虚。以比斫材,木坚者不入,脆者皮弛,正谓此也。是以此症多发于中年以后之人,以其卫气不无少衰也。若少壮之人,则百中无一,以其卫气正盛也。后人不明卫气之义,乃有左血右气之说,失之远矣。又有谓血虚生内风者,亦不甚切,殊不知内风之生,乃卫气之虚而有隙,如谷虚则生风耳。非血虚也。虚则有隙,而邪风入之,故曰内风感召外风也。卫气出于下焦,为生风之根,即《内经》所谓肾间动气也。其开合窹寐出入间,皆以足少亦左右分布。凡人之始,初结胎时,其形如两甲,即两肾也,而卫气寓焉,故其开合窹寐出入间,行亦必左右分布,此内景之确而可信者,特粗工不能识耳。动气之根,即是肾气,然必曰肾间动气者,以其为知觉运动之主,故加一动字以称之。若两边卫气平均,则知觉运动自然爽健精明。若一边卫气无病,一边卫气有病,则知觉运动必不能如平日之爽健精明矣。语云:众擎易举,独力难胜。可以为譬。风中于左,则病在左;中于右,则病在右。独口角之㖞斜则不然,中左者口必㖞右;中右者口必㖞左。所以然者,左则左边卫气不用,而经脉弛缓不收,右边卫气独用,而经脉牵引拘急,故必㖞右。其中右者仿此。

〖脊髓硬脊膜动静脉瘘-脊髓硬脊膜血瘀中风证〗

辨识要点:① 符合脊髓硬脊膜动静脉瘘诊断;② 中年男性多见;③ 渐进性起病;④ 双下肢无力;⑤ 双下肢感觉障碍;⑥ 尿便障碍;⑦ 截瘫;⑧ 脊髓血管造影示脊髓及其周围结构的血管性病变;⑨ 舌红苔白脉弦。

临床决策:祛风活血通络。

治疗推荐:①《古今医鉴》卷 10 疏筋活血汤。川芎、当归、白芍、生地、羌活、茯苓、苍术、桃仁、牛膝、汉防己、陈皮、白芷、龙胆草、威灵仙、防风、炙甘草,常规剂量每日 2 次水煎送服草灵宝丹 1 粒。②《杨氏家藏方》卷 1 草灵宝丹：川芎、天麻、当归、白芍、细辛、荆芥穗、川楝子、麻黄、五加皮、白鲜皮、何首乌、自然铜、菊花、枳壳、白术、薄荷叶、石斛、威灵仙、枸杞子、木香、川乌、甘草、附子、草乌、香附子、车前子、金毛狗脊、没药、人参、地骨皮、防风、羌活、香白芷、柴胡、升麻、白牵牛、乌药、地龙、乌梢蛇、槐角子、大黄、风梢蛇、白花蛇各四两，麝香一两，乳香、朱砂各二两，乌鸦 2 只，研为细末，炼蜜为丸如弹子大，每次 1 丸，每日 2 次温水送服。③ 西医治疗仿缺血性脑血管病。

常用药物：川芎、当归、白芍、生地、羌活、茯苓、苍术、桃仁、牛膝、汉防己、陈皮、白芷、龙胆草、威灵仙、防风、炙甘草，常规剂量每日 2 次水煎服。

思路拓展：《中风论·论轻重》。两边齐中，左右俱不仁者最重，不能运动，不知痛痒者，名为不仁，此即仲师所谓卒病。或左或右，但中一边者稍轻，此即仲师所谓偏枯也。此二者，皆病之大经者也，若中风入脏，则不可救矣。或但口眼㖞斜，或但臂不举，或但足不用，或但舌暗不能言，或但麻木有定处，此五者，皆病之在孙络者，若久而不治，亦能渐入大经矣。故在脏者极重，其生死只在二三日间，在大经者稍轻，往往连年累月始可渐愈，在孙络最轻，有不药而亦能自愈者。以上从病之所在论轻重也。人身卫气，应于五神则为知觉，温于四体则为运动，原是左右齐应，两边合用，故能使耳目聪明，心思精详，手足便利。若风邪伤卫，有一处不相应，即有一边不为用，则知觉运动皆为之迟钝矣。所谓一马不行，百马休也。所以中风之后，往往多滞钝之病，虽平生极性急爽利之人，亦变而为迂柔宽缓。盖心欲前，而身不与之俱前，以志不能率气，气不能率形也，是以知觉多错乱迷忘，运动多艰难迟钝。此皆论病后邪风已衰，卫气未撤消也。当夫初亦昏不知人。其风中一边者，昏不知人，即风中小络者，亦昏不知人。以卫气猝为邪风所袭，不能自主也。一二日后，或七八日后，邪风少衰，卫气之已伤于左者，虽未能骤复，其未伤于右者，则必运动，而人事始渐清醒矣。再数日后，或一二月后，未伤之卫气必渐溉及已伤之卫气，于是偏枯者亦渐渐灵活矣。若治之得法，则未伤之卫气既可渐溉相助，而已伤之卫气又可逐日生发，如是则两边均平，而知觉运动依然复旧矣。其辨轻重之法，初起昏不知人，痰鸣气促，一日之后即能平静清醒，此受邪极微，病之最轻者也。或一二日后，始能平静清醒，此受邪略甚，病之稍重者也。或七八日后，或十余日后，始能平静清醒，此受邪较甚，病之重大者也。或仍不能平静清醒，而反息高鸣喘者，此受邪最重，直入于脏，正气尽去，病之不可救者也。以上从邪风之微甚，诊轻重也。

〖脊髓静脉高压综合征-风中脊髓静脉血瘀证〗

辨识要点：① 符合脊髓静脉高压综合征诊断；② 双下肢无力进行性加重；③ 双下肢感觉障碍；④ 大小便障碍；⑤ 合并脊柱侧弯；⑥ 腰背部感觉异常和疼痛；⑦ 脊髓血管造影可显示畸形血管的大小、范围、类型及与脊髓的关系；⑧ 舌紫苔白脉涩。

临床决策：祛风活血通络。

治疗推荐：①《外台秘要》卷 18 大续命汤。当归、川芎、桂心、麻黄、芍药、石膏、生姜、人参、防风、黄芩、杏仁、炙甘草，常规剂量，每日 2 次水煎送服震灵丹 1 粒。②《太平惠民和剂局方》卷 5 震灵丹：禹余粮、紫石英、赤石脂、代赭石各四两，乳香、五灵脂、没药各二两，朱砂一两，上药前后共八味，并为细末，以糯米粉煮糊为丸如小鸡头子大，每次 1 粒，每日 2 次温酒或冷水送下。③ 显微外科技术结扎或切除畸形血管或介入栓塞治疗。

常用药物：当归，川芎，麻黄，芍药，石膏，人参，防风，黄芩，壁虎，草乌头，长隔距兰，钩藤，虎骨胶，金环蛇，眼镜蛇，秦艽，羊踯躅，羊踯躅花，海蛤，鲮鲤，守宫，五灵脂。

思路拓展：①《中风论·论寒热》。偏枯之风，以四方之位定八风之寒热，伤寒之风，以四时之序分六气之寒热者绝然不同。盖八风之寒热，不拘四时皆有也。夫八方之风，其几微渺，非神圣不能察识。如黄帝明堂一篇，后来诸家俱茫然，不知其所指，又安能察识八风哉？吾辈虽不能审之于未形，未尝不可辨之于已着，则当据初起之症为断。如风之变乎常者：从东来，则面必青，舌必紫，甚者舌卷囊缩，筋必惕，目珠多斜转。从南来，则面必赤，舌必焦，甚者生芒刺，肌必热，目之白珠必有红处。从西来，则面必白，舌必燥，甚者如白霜、积粉，皮必粟起，目珠多上视翻白。从北来，则面必紫，舌必黑，甚者裂缝，息必鼾，目之白珠必有黑处。从中央来，则面必黄，舌必黄黑，甚者多涎垢，肌必潮湿粘手，目之白珠必黄。其东南、西南、东北、西北来者，各以其方之法为断。以上诸症，但见一二症便是，不必悉具也。此皆从所受之风而定其寒热也。② 清道光辛巳 1821 年熊笏著《中风论》一卷。熊笏（1644—1711 年），又名熊庆笏叔陵，江西安义人，先攻儒为庠生，后习医精医术，治病每获奇效，与陈修园同时闻名医林。光绪甲申林庆祺序曰：《中风论》一书，安义熊叔陵先生著，闻向无刊本也。戊寅夏间，余从里中世医郭君秋泉借阅其家藏抄本，喜是书明于内景，不独为中风立论，即中风一症，灼有见地，全卷无一模棱语，因手录之。嗣询此书所由来，秋泉云：嘉庆季年，吾闽陈修园先生治疗出，一时名医右熊君耳其名，不远千里来证所学，修园下榻钦其绪论，即知熊有撰述，奈深自谦，秘不肯示人。一日熊外出，修园门下士私发其簏，得此书传钞之，欲再检他本，诘朝熊束装归矣。《余论》相表里，欲合刻而公诸世，未逮也。今夏，家端植兄拟刊医书，余以此论告，即欣然出资付梓，并自任校雠之役，一字之疑，必来参酌。剞劂竣事，属叙缘起，余思熊氏书出，当有目共赏，固无待余之表彰，而端植隐于市廛，能不《医案一隅录》两种，肆中遍访无此书，端植能一一搜罗，襄刻《熊氏全集》，尤余之浓望也夫。

反射性神经障碍症

反射性神经障碍症(reflex somatoneuropathy)是躯体性严重神经功能障碍疾病。以反射性瘫痪或挛缩伴患肢严重肿胀红紫等为主要临床表现。病理特点：肢端轻微外伤等损及富于交感神经纤维的正中神经、桡神经、胫神经等周围神经，损伤处形成恒久的刺激灶，刺激深部痛觉纤维并发出病理冲动不断地传至脊髓，在脊髓相应的及邻近的节段形成病理性优势灶。当病理性优势灶波及脊髓前角以抑制性为主时表现为反射性麻痹，以兴奋性为主时表现为反射性痉挛。病理性优势灶波及侧角自主神经中枢时可有自主神经功能障碍，病理优势灶仅限于一侧脊髓时表现为同侧症状，若同时波及对侧脊髓节段时则可表现为双侧症状。精神因素或过度紧张在疾病的发生发展上亦有一定作用。

〖反射性神经障碍症-贼风寒痹证〗

辨识要点：① 符合反射性神经障碍症诊断；② 肢端神经损伤轻微而病理反应重；③ 神经受损范围小而神经功能障碍的范围大；④ 明显的自主神经功能障碍如患肢严重肿胀及肤色红紫；⑤ 皮肤温度降低；⑥ 严重的运动障碍如反射性瘫痪或反射性挛缩；⑦ 患肢肌肉萎缩甚至波及整个患肢；⑧ 肌肉对机械及电刺激兴奋性增高；⑨ 腱反射亢进亦可降低或消失；⑩ 患肢及其周围严重压痛及运动性疼痛；⑪ 舌淡苔白脉紧。

临床决策：祛风散寒。

治疗推荐：①《兰室秘藏》卷中当归附子汤。当归、炒盐、全蝎、升麻、甘草、柴胡、黄柏、附子、干姜、高良姜，常规剂量，每日2次温水送服感应丸。②《太平惠民和剂局方》感应丸：百草霜二两，杏仁百四十个，南木香二两半，丁香一两半，干姜一两，肉豆蔻二十个，巴豆七十个，除巴豆粉、百草霜、杏仁三味外，余四味捣为细末，与前三味同拌，研为细末，用好蜡匮和，先将蜡六两熔化作汁，以重绵滤去滓，以好酒一升，于银石器内煮蜡熔，数沸倾出，候酒冷其蜡自浮，取蜡称用。凡春夏修合，用清油一两，于铫内熬，令末散香熟，次下酒煮蜡四两，同化作汁，就锅内乘热拌和前项药末；秋冬修和，用清油一两半，同煎煮热作汁，和匮药末成剂，分作小铤子，以油单纸裹，旋丸服饵。③ 积极治疗患肢刺激病灶。④ 神经阻滞降低交感神经兴奋性解除相应脊髓节段的优势病灶。

常用药物：当归，全蝎，升麻，柴胡，附子，干姜，高良姜，百草霜，木香，丁香，肉豆蔻，巴豆，桃仁，红花，乳香，没药，海桐皮，天南星，地龙，五灵脂，木鳖子，萆薢。

思路拓展：①《圣济总录·风身体疼痛》。风身体疼痛者由寒邪风湿之气时袭于体，阳气内弱为邪所胜，在分肉之间不得发散，往来攻击，故身体疼痛也。治风气身体疼痛、筋脉拘急、手足麻木、睡卧多涎及丹田虚冷至圣丸方：附子、牛膝、海桐皮、肉苁蓉、防风、威灵仙、没药各半两，上一十七味除研者外为细末，再同和匀，以酒煮面糊丸如梧桐子大，每服二十丸，空心嚼木瓜酒下。治风气身体疼痛状如系缚没药丸方：没药一分、骨碎补、威灵仙各二两，草豆蔻、半夏各一两，上七味除研者外为细末，饭丸如梧桐子大，空心温酒下三五丸。治风气身体疼痛、血脉凝滞、手足无力应正丸方：熟干地黄三两，乌药、甜瓜子各二两，没药、乳香各半两，上五味除研者外为细末，再同和匀，酒煮面糊丸如梧桐子大，空心食前，温酒或荆芥汤下二十丸。治风身体疼痛应痛丸方：乌头、草乌头、枫香脂、赤小豆、天南星、威灵仙、地龙各半两，上七味除研者外为细末，再同和匀用醋煮面糊丸如梧桐子大，每服冷酒下十丸。治风身体疼痛、头目不利、肩背拘急、肌肉麻痹、痰涎壅滞、胸膈满闷麝香丸方：麝香半两，秦艽四两，独活、白术、槟榔各二两，上五味除麝香外为细末，入麝香研匀，炼蜜和杵千百下丸如龙眼大，每服一丸细嚼，温酒或腊茶清下，不拘时。治风身体疼痛威灵仙丸方：威灵仙三两，乳香一分，枫香脂三分，五灵脂一两，草乌头三分，上五味除研者外为细末，再和匀炼蜜丸如鸡头实大，每服一丸，生木瓜一片同嚼烂温酒下，兼治大风疾。治一切风遍身疼痛、脚膝少力虎骨丸方：虎胫骨六两，乌头、川芎、海桐皮、天南星、天麻各一两，白花蛇、牛膝、蒺藜子各二两，上九味捣罗为细末，炼蜜丸如梧桐子大，每服温酒下二十丸。治诸风筋骨及遍身疼痛没药丸方：没药、乳香各二钱，地龙半两，甜瓜子一分，自然铜一两，上八味除研者外为细末，再和匀醋煮面糊丸如梧桐子大，每服五丸，加至七丸，温酒下。治风身体疼痛、腰脚无力没药丸方：没药半两，草乌头一两，荆芥穗一两，麟竭各半两，上七味除研者外为细末，再和研匀酒煮面糊丸如小豆大，每服五丸，温酒下，如疼痛甚者用羊胫骨髓并盐各少许，同煎热酒下，空心日中临卧日三。治一切风手足不遂、遍身疼痛、语涩、精神恍惚及偏枯麻黄煎丸：丹砂、天南星、附子、桂心、羌活、川芎、白鲜皮、海桐皮、当归、防己、铅白霜、腻粉、麝香各一两，自然铜、乌蛇、全蝎、天麻各二两，麻黄一斤，上一十九味除研者外为细末，再研匀用醇酒五升煮麻黄至二升，去麻黄不用，入蜜四两熬如稠饧，和药成剂丸如鸡头大，每服一丸。瘫痪风、暗风、四肢不遂、筋骨疼痛，葱白豆淋酒嚼下。惊风搐搦、口角垂涎、语涩神昏，薄荷汁、同温酒化下。破伤风、用多年槐木煎取浓汤同温酒化下。如牙关紧急不开即研药如泥，用葱叶于鼻中灌之即开。治风身体疼痛黑神丸方：草乌头三两，地龙一两，五灵脂半两，麝香一分，上四味除研者外为细末，再和匀醋煮面糊丸如绿豆大，每服十丸，温酒下。治风身体疼痛地龙丸方：地龙一分，甜瓜子半两，自然铜二两，乳香一钱，骨碎补、赤芍药、五灵脂、当归各半两，没药一分，上九味除研者外为细末，再和匀，酒煮面糊丸如梧桐子大，每服十丸，空心临卧温酒下。治风身体疼痛祛风丸方：没药、木鳖子各一两，防风半两，乳香一分，血竭半两，乌头一两半，荆芥穗半两，青橘皮一两，五灵脂二两半，上九味除研者外为细末，再和匀用醇酒熬成膏，丸如鸡头实大，热酒化下一丸。治风身体疼痛或手足麻痹、腰股沉重、牵曳不随虎骨散方：虎骨、败龟甲、生干地黄各二两，何首乌、芍药、蚕沙、羌活、附子、延胡索各一两，当归、川芎、牛膝、白芷、秦艽、威灵仙、槟榔各一两半，皂荚子二两，上一十七味为细散，每服空心温酒调下三钱匕，日三服。如不饮酒用童子小便一盏半，薄荷一握，生姜少许，同煎至一盏，去滓温服。治风身体疼痛、筋脉拘急，行营卫、除风湿羌活汤方：羌活、地骨皮、桑根白皮各二两，川芎、当归、麻黄各一两半，木香各一两，上一十三味锉如麻豆，每服五钱匕，水一盏半入生姜五片，煎取八分，去滓温服不拘时候。治风身体筋骨疼痛萆薢散方：萆薢、牛膝、蒺藜子、枸杞子、恶实、秦艽、羌活、当归、桂心各等分，上九味捣罗为散，每服二钱匕，嚼少胡桃仁热酒调下，痛极者再服，一服痛止者更可五服。骨痛者饭后服，脚膝及腹内痛者空心服。治一切风冷、身体手足疼痛海桐皮丸方：海桐皮、防风、牛膝、羌活各半两，郁李仁一分，大腹二枚，葫蔛叶一束，上七味除葫蔛汁外捣罗为末，先以葫蔛汁同酒一升熬成膏，入药末搜和为丸梧桐子大，每服空腹温酒下三十丸。②宋神宗元丰戊午1078年太医局奉敕初刊《太平惠民和剂局方》，是宋代重要临床著作，与《太平圣惠方》《圣济总录》并称宋代医学三巨著，对后世影响极其深远。此书最早名《太医局方》，宋徽宗崇宁1102—1106年间太医局拟定制剂规范而称《和剂局方》。徽宗大观1107—1110年间医官陈承、裴宗元、陈师文增订校正成五卷21门，收279方。南宋绍兴戊辰1148年药局改太平惠民局而《和剂局方》亦改名《太平惠民和剂局方》。其后经宝庆、淳祐陆续增补而为 10 卷 788 方。《四库全书总目提要》：《朱震亨传》曰，时方盛行陈师文、裴宗元所定《大观》297 方，翁穷昼夜是习，既而悟曰，操古方以治今病，其势不能以尽合。苟将起度量，立规矩，称权衡，必也素难诸经乎？又称震亨得罗知悌之学以归，诸医泥陈、裴之学者，闻其言，大惊而笑且排。及治许谦末疾良验，笑且排者始皆心服。是此书盛行于宋、元之间，至震亨《局方发挥》出，而医学始一变也。又岳珂《桯史》曰，《和剂局方》乃当时精集诸家名方，凡几经名医之手，至提领以从官内臣参校，可谓精矣。然其间差讹者亦自不少，且以牛黄清心丸一方言之，凡用药二十九味，寒热讹杂，殊不可晓。尝见一名医云，此方只前八味至蒲黄而止，自乾山药以下凡二十一味，乃补虚门中山芋丸。当时不知缘何误写在此方之后，因循不曾改正。余因其说而考之，信然。如此之类，必多有之云云。是并不能无所舛误矣。然历代相传专门禁方，多在是焉，在用者详审而已。必因噎而废食，则又一偏之见矣。

放射性脊髓病

放射性脊髓病(radiation myelopathy)是接受放射治疗产生的脊髓损害疾病。如同时造成脑部损伤称放射性脑脊髓病。病理特点：受累节段脊髓肿胀，灰质和白质界限不清，镜下可见血管壁纤维素样改变，管壁增厚，伴有管腔内血栓性栓塞，有淋巴细胞浸润，累及灰质时前角细胞变性且数量减少。

〖**早期短暂型放射性脊髓病-脊髓风毒证**〗

辨识要点：① 符合早期短暂型放射性脊髓病诊断；② 起病隐匿；③ 感觉异常如颈肩部疼痛、Lhermitte 征、进展性感觉缺失等；④ 运动障碍；⑤ 括约肌功能障碍；⑥ 脑脊液检查正常或蛋白稍高；⑦ 椎管通畅；⑧ MRI 检查可发现微小病灶；⑨ 舌红苔白脉弦。

临床决策：祛风解毒。

治疗推荐：①《卫生宝鉴》大秦艽汤。秦艽、石膏各二两，甘草、川芎、当归、芍药、羌活、独活、防风、黄芩、白术、白芷、茯苓、生地黄、熟地黄各一两，细辛半两，上十六味咬咀，每服一两，水二盏煎至一盏，去滓，温服，无时，如遇天阴，加生姜七片煎，如心下痞，每服一两加枳实一钱前，此是秋冬药，如春夏加知母一两。②《太平圣惠方》卷72 斑蝥丸：斑蝥一两，干漆、麒麟竭、硇砂、没药、凌霄花各一分，胎发一两，狗胆 1 枚，上为细末，熬醋如饧为丸如绿豆大，每次 3 丸，每日 2 次桃仁汤送服。③ 部分患者应用糖皮质激素和神经营养剂等可改善症状。④ 针灸和康复治疗。

常用方药：秦艽，石膏，甘草，川芎，当归，芍药，羌活，独活，防风，黄芩，白术，白芷，茯苓，生地黄，熟地黄，细辛，知母。

思路拓展：①《本草正义》。秦艽《本经》谓之苦平，而《别录》加以辛及微温，以其主治风寒湿痹，必有温通性质也，然其味本苦，其功用亦治风热，而能通利二便，已非温药本色。后人且以治胃热黄疸烦渴等症，其非温性，更是彰明较著。考《本经》《别录》主治，功在舒筋通络，流利骨节，惟治痹痛挛急之证，盖与防风、羌、独同类之品。甄权之治头风，即祛风也；惟又称其利大小便，亦与《本经》下水利小便之旨相合。盖秦艽既能外行于关节，亦能内达于下焦，故宣通诸府，引导湿热，直走二阴而出，昔人每谓秦艽为风家润药，其意指此。因之而并及肠风下血，张石顽且谓其治带，皆以湿热有余，泄积滞言之，非统治诸虚不振之下血带下也。又就其导湿去热而引伸之，则治胃热，泄内热，而黄疸酒毒，牙痛口疮，温疫热毒，及妇人怀胎蕴热，小儿疳热烦渴等症，皆胃家湿热，而秦艽又能遍治之矣。约而言之，外通经隧，内导二便，是其真宰，而通络之功，又在理湿之上。要之皆是从湿阻热结一面着想，而气虚血弱之症，皆非其治，仍与防风、羌、独等味异曲同工耳。②《本草征要》：秦艽长于养血，故能退热舒筋。治风先治血，血行风自灭，故疗风无问新久。入胃祛湿热，故小便利而黄疸愈也。

〖**急性瘫痪型放射性脊髓病-脊髓风毒证**〗

辨识要点：① 符合急性瘫痪型放射性脊髓病诊断；② 起病较快；③ 主要表现为截瘫或四肢瘫；④ 症状达高峰后病情逐渐稳定；⑤ 脊髓坏死；⑥ 脑脊液检查正常或蛋白稍高；⑦ 椎管通畅；⑧ MRI 见脊髓微小病灶；⑨ 舌红苔白脉弦。

临床决策：祛风解毒。

治疗推荐：①《圣济总录》卷 5 羚羊角散。羚羊角、人参、防风、赤箭、麻黄、藁本、羌活、细辛、甘菊、赤芍、枳壳、当归、炙甘草各一两,麝香半分,牛黄一分,除二味研药外为散,入研药和匀。每日 2 次,每次二钱,荆芥薄荷汤调下。②《太平圣惠方》卷 66 斑蝥丸:斑蝥、猪牙皂、麝香各一分,大黄三分,蛇蜕、天南星、露蜂房、威灵仙各半两,乌蛇一两半,上为细末,炼蜜为丸如梧桐子大,每次 10 丸,每日 2 次温水送服。③ 部分患者应用糖皮质激素和神经营养剂等可改善症状。④ 针灸和康复治疗。

常用方药:羚羊角,人参,黄芪,防风,赤箭,麻黄,藁本,羌活,细辛,甘菊,赤芍,当归,麝香,牛黄,荆芥,薄荷。

思路拓展:《本草纲目·羚羊角》。凡用,有神羊角甚长,有二十四节,内有天生木胎。此角有神力,可抵千牛。凡使不可单用,须要不拆元对,绳缚,铁锉锉细,重重密裹,避风,以旋旋取用,捣筛极细,更研万匝入药,免刮人肠。气味咸寒无毒。明目,益气起阴,去恶血注下,辟蛊毒恶鬼不祥,常不魇寐。除邪气惊梦,狂越僻谬,疗伤寒时气寒热,热在肌肤,温风注毒伏在骨间,及食噎不通。久服,强筋骨轻身,起阴益气,利丈夫及热毒痢散产后恶血冲心烦闷,烧末酒服之。治小儿惊痫,治山瘴及噎塞。治惊悸烦闷,心胸恶气,瘰疬恶疮溪毒。平肝舒筋,定风安魂,散血下气,辟恶解毒,治子痫痉疾。时珍曰:羊,火畜也,而羚羊则属木,故其角入厥阴肝经甚捷,同气相求也。肝主木,开窍于目;其发病也,目暗障翳,而羚羊角能平之。肝主风,在合为筋;其发病也,小儿惊痫,妇人子痫,大人中风搐搦,及筋脉挛急,历节掣痛,而羚角能舒之。魂者,肝之神也;发病则惊骇不宁,狂越僻谬,魇寐卒死,而羚角能安之。血者,肝之藏也;发病则瘀滞下注,疝痛毒痢,疮肿,产后血气,而羚角能散之。相火寄于肝胆,在气为怒;病则烦懑气逆,噎塞不通,寒热及伤寒伏热,而羚角能降之。羚之性灵,而筋骨之精在角;故又能辟邪恶而解诸毒,碎佛牙而烧烟走蛇虺也。《本经》《别录》甚著其功,而近俗罕能发扬,惜哉!

〔慢性进展型放射性脊髓病-脊髓风毒证〕

辨识要点:① 符合慢性进展型放射性脊髓病诊断;② 潜伏期 3 个月至 5 年;③ 感觉障碍逐渐加重;④ 运动障碍逐渐加重;⑤ 脑脊液蛋白稍高;⑥ 椎管通畅;⑦ MRI 见脊髓微小病灶;⑧ 舌红苔白脉弦。

临床决策:祛风解毒。

治疗推荐:①《传家秘宝》防风煮散。柴胡、大黄、玄参、木通、酸枣仁、大腹子、虎骨、芍药、五加皮、麻黄、黄芪、当归、牛膝、羌活、防风、丹参、海桐皮、肉桂、木香、鳖甲,常规剂量,每日 2 次水煎送服《三因极一病证方论》铁弹丸 1 丸。②《三因极一病证方论》卷 2 铁弹丸:白附子、没药、虎胫骨、全蝎、乌头、麻黄、自然铜各一两,辰砂、五灵脂、冰片、麝香、乳香各二钱半,白花蛇五钱,木鳖子 20 个。上药为末蜜丸如弹子大,每日 2 次每次 1 丸温水送服。③ 部分患者应用糖皮质激素和神经营养剂等可改善症状。④ 针灸和康复治疗。

常用方药:防风,当归,川芎,白芍,羌活,天麻,僵蚕,牛膝,天南星,黄连,黄芩,栀子,连翘,麻黄,白附子,没药,全蝎,乌头,辰砂,五灵脂,冰片,麝香,乳香,白花蛇,木鳖子。

思路拓展:①《本草正义》。防风通治一切风邪,故《本经》以主大风三字为提纲。头痛恶风,及风邪而目盲无所见,其外感风邪之盛可知,风行周身,而骨节为之痛痹,亦风邪之深且重者,而防风皆治之,诚风药中之首屈一指者矣。《别录》主烦满胁痛,亦风淫于外而遏抑其清阳之气,不得宣布也。胁风二字,太不经见,而下文接以头面去来一句,则所谓风者,盖即指头面去来之风邪,胁字盖误,濒湖《纲目》引此无胁字,亦疑而删之也。四肢挛急,即《本经》风行周身、骨节疼痹之证。字乳者,产育乳子之时。金疮则破伤也。内痉二字,直接字乳金疮作一句读,即新产之中风及破伤风二证,皆有发痉一候,是血虚而内风煽动,非外来之风邪,故曰内痉,而防风亦能通治,颇似合外风内风而一以贯之。然古人以中风一证,无不从外来风邪治疗,是以产后发痉,角弓反张,《千金》《外台》均用豆淋酒等方,纯以发表祛风为主。究竟产后痉厥、金创破伤二者,虽有猝为寒风所乘,宜于解表之一证,要知二者皆在血脱之后,阴不涵阳,肝风内煽,发为痉瘫,尤其多数,此则宜于潜阳息风,镇定为亟,万不可再用风药,助其暴戾。《别录》内痉二字,必非防风之辛温发散者所可妄试。防风为风病之主药,《本经》所主,皆风门重证,故首以大风一句表扬其功用,则驱除外风,兼能通痹起废,其效最弘,《本经》列于上品,正以其足当大任而推重之,非无故也。后人但以为感冒风寒,轻疏发散之用,未免视之太浅。防风为泄风之上剂,然以走窜宣散成功,必其人气血充足,体质坚实,猝为外邪所乘,乃能任此辛温宣泄,而无流弊。几古人治风诸方,皆不能轻用于今时东南之人者,以质脆阴薄,不能胜此燥烈之性也。防风虽不至如乌、附、姜、辛之刚烈,然温燥之气,扑人眉宇,确是温辛一类,所以温热之风邪外受,凡柴、葛、羌、防皆当审慎,而肝阳之动风,血虚之风痉,又必柔润息风,方为正治,散风诸剂,非徒无益,而又害之。②《本草经疏》:在上之气上主之,在下之气下主之。独卫气出于下焦而偏为肺所主,此其间则有故,而独活、防风功能因可得其慨矣。盖卫气者非他,乃水谷入胃,既已致其精微,淫于五脏矣。其粗者,更顺流下抵小肠,济泌别汁,分入大肠膀胱,复有气出于外而上行,其气最悍又最疾,顷刻周遍一身。《营卫生会篇》既以酒之后谷而入,先谷而液出,喻其质矣。其俄顷头面手足偏身尽赤,独不可喻其慓悍滑疾耶!是气有所留住,则随地皆着为疾。《卫气失常篇》黄帝曰:卫气之留于腹中,蓄积不行,菀蕴不得常所,使人支胁胃中满,喘呼,逆息。伯高曰:其气积于胸者,上取之;积于腹者,下取之。今之"贲豚,痫痉,女子疝瘕",非积于下者耶!大风,头眩痛,恶风,风邪,目盲无所见,非积于上者耶!风寒所击、金疮,泄其一处,诸处护卫皆疏也,浚其源,使来者自盛,则护卫仍密矣,故其功系之独活。风行周身,骨节疼痛,烦满,诸处皆有阻,非一处之病也,若更浚其源,使来者益甚,不更虑其阻亦益甚耶!故必导其流,使之畅行无阂,其功不得不属防风矣。更核之《金匮要略》侯氏黑散、桂枝芍药知母汤、薯蓣丸、竹叶汤之用防风,《千金》三黄汤之用独活,其义不益可明哉!曰:大风,四肢烦重,心中恶寒不足。曰:支节疼痛,身体尪羸,脚肿如脱,头眩短气,温温欲吐。曰:虚劳诸不足,风气百疾。曰:产后中风,发热,面正赤,喘而头痛。其病皆弛,其本皆虚,虚者宜益,弛者宜张,宜益宜张,则有合乎防风辛甘之阳。曰:中风,手足拘急,百节疼痛,烦热,心乱,恶寒,经日不欲饮食。其病颇急,其本不虚,不虚而急者,宜追逐击散之,则有合乎独活之苦辛自阴及阳矣。大率独活气峻,防风气缓,缓者比于补益,峻者比于攻伐,补剂多自下及上,防风者偏自上而至下,是以得为补剂之佐,独活者偏自下而及上,是以专为攻剂之佐,体相似而用不同,职此故耳。

〖下运动神经元损伤型放射性脊髓病-脊髓风毒证〗

辨识要点:① 符合下运动神经元损伤型放射性脊髓病诊断;② 手部小肌肉无力和肌肉逐渐萎缩;③ 上肢肌肉及肩胛肌肉萎缩;④ 肌力减弱;⑤ 肌张力降低;⑥ 腱反射减弱或消失;⑦ 声音嘶哑说话不清;⑧ 吞咽困难;⑨ 下肢呈痉挛性瘫痪;⑩ 脑脊液检查正常或蛋白稍高;⑪ 椎管通畅;⑫ MRI 见脊髓微小病灶;⑬ 舌肌萎缩;⑭ 舌红苔白脉弦。

　　临床决策：祛风解毒振萎。

　　治疗推荐：①《医门补要》凉血清燥汤。熟地、阿胶、白芍、黄柏、当归、牡丹皮、茵陈、鹿衔草、龟甲、女贞子，常规剂量，每日2次水煎送服大圣花蛇牛黄丸1粒。②《圣济总录》卷七大圣花蛇牛黄丸：白花蛇、乌蛇、磁石、赤箭、半夏、威灵仙、防风、自然铜各四两，羌活、海桐皮、全蝎、白僵蚕、白鲜皮、蔓荆子、当归、川芎、青橘皮、蒺藜子、麻黄各三两，五味子、远志、草薢、桂心、木香、丹砂各一两半，胡芦巴、川楝子、白豆蔻、芍药、泽泻、牵牛子、荆芥穗、白头翁、沉香、水银各一两，干姜、麝香、牛黄各半两，龙脑二分。上药除别研外，为细末，再与研者和匀，炼蜜为丸如弹子大。每日2次，每次1丸，温水送服。③部分患者应用糖皮质激素和神经营养剂等可改善症状。④针灸和康复治疗。

　　常用方药：羊胫骨，虎胫骨，透蹄筋，杜仲，续断，狗脊，牛膝，骨碎补，黄芪，当归，白花蛇，乌蛇，赤箭，半夏，威灵仙，防风，羌活，海桐皮，全蝎，白僵蚕，川芎，蒺藜子，草薢，胡芦巴。

　　思路拓展：①《删补名医方论清燥汤》。清暑益气汤与此方均治湿暑之剂。清暑益气汤，治暑盛于湿，暑伤气，所以四肢困倦，精神减少，烦渴身热，自汗脉虚，故以补气为主，清暑为兼，少佐去湿之品，从令气也。此方治湿盛于暑，湿伤形，所以李杲曰：六、七月之间，湿令大行，子能令母实，湿助热旺而刑燥金，绝其寒水生化之源，源绝则肾亏，痿厥之病作矣。故以清暑变为清燥，佐泻热利湿之药，从邪气也。是方即清暑益气汤去葛根者，以无暑外侵之肌热也。加二苓者，专去湿也。加黄连、生地，专泻热也。二苓佐二术，利水燥湿之力倍。连、地佐黄柏，救金生水之功多。中气益，则阴火熄而肺清矣。湿热除，则燥金肃而水生矣。肺清水生，则湿热痿厥之病，未有不愈者也。但此方药味，性偏渗泻，若施之于冬春，水竭髓枯骨痿，或非湿热为病者，反劫津液，其病愈甚，则为谬治矣。②《目经大成》清燥汤：补中益气合生脉、二妙、四苓三散，再有神曲、黄连、生地。燥湿相及也。方名清燥，胡一意治湿。盖人肺胃素虚，而秋阳酷烈，瓜茶过啖，内湿外热蕴酿成邪。肺金受之，则天气不能下降，膀胱绝其化源。口渴便燥，目睛黄涩，当以清金润肺为首务。故用补中益气合生脉以升阳生津。燥则必痿，故用二妙加连、地以治痿。湿则必痹，故用四苓加神曲以利湿。按此汤非如愚注，概以治血枯精涸，五内烦热，液道不通，诸燥贻害不少。喻嘉言以燥从湿治，非东垣具过人之识，不及此，所谓知一不知二。且进而论之，药品驳杂牵强，即根据前释，升、柴、柏、曲何所取义？即从湿治，地、麦、连、柏决用不着。又治暑、治痘，概升阳顺气，仍就是增减。方同病异，更始厥名，过人之识其在斯乎？此汤本不中用，以喻氏奖借过情，故大书特书，唤醒长梦。我辈立定根脚做人，高着眼力看书，智圆识达，自不为前人欺瞒。二妙散：黄柏苍术等分。盖湿热作痛，黄柏妙于去热，苍术妙于去湿。倒换散：荆芥二两、大黄一两，治小便不通，直捷简易，谓二妙尤切。

视神经脊髓炎

视神经脊髓炎(neuromyelitis optica)是免疫介导的主要累及视神经和脊髓的原发性炎性脱髓鞘病。病理特点：视神经脊髓炎的病灶主要位于视神经和脊髓，部分患者有脑部非特异性病灶。病理改变是白质脱髓鞘、坏死甚至囊性变，脊髓病灶长于3个椎体节段，病灶位于脊髓中央，脱髓鞘及急性轴索损伤程度较重。浸润的炎性细胞包括巨噬细胞、淋巴细胞、中性粒细胞及嗜酸性粒细胞。血管周围可见抗体和补体呈玫瑰花环样沉积，可见病灶血管透明性变。

〖视神经脊髓炎急性期-视神经脊髓风血痹证〗

辨识要点：① 符合视神经脊髓炎急性期诊断；② 平均发病年龄39岁；③ 单侧或双侧视神经炎；④ 视力下降伴眶内疼痛；⑤ 视乳头水肿及视神经萎缩；⑥ 横贯性脊髓炎症状常在几日内加重或达到高峰；⑦ 双下肢瘫痪；⑧ 双侧感觉障碍；⑨ 尿潴留；⑩ 根性神经痛；⑪ 可伴有系统性红斑狼疮、干燥综合征、混合结缔组织病、重症肌无力、甲状腺功能亢进、桥本甲状腺炎、结节性多动脉炎等自身免疫疾病；⑫ 脑脊液蛋白与细胞数轻中度增高；⑬ 脑脊液蛋白电泳检出寡克隆区带；⑭ 血清 AQP$_4$ 抗体阳性；⑮ 脊髓 MRI 示长节段炎性脱髓鞘病灶；⑯ 视神经 MRI 示受累视神经肿胀增粗，T2 加权像呈轨道样高信号；⑰ 视觉诱发电位见 P100 潜伏期显著延长；⑱ 血清自身免疫抗体包括 ANA、抗 dsDNA、抗着丝粒抗体、抗 SSA 抗体、抗 SSB 抗体等阳性；⑲ 舌红苔白脉弦。

临床决策：祛风活血除痹。

治疗推荐：①《圣济总录》卷19防风汤。防风、炙甘草、黄芩、当归、赤茯苓、秦艽、葛根、桂枝、杏仁、麻黄，常规剂量，每日2次水煎送服活血丹1粒。②《证治准绳·疡医》活血丹：青桑炭一斤，当归、牛膝、川芎、赤芍、熟地、黑豆、何首乌、天南星、白芷、老松节、杜仲、补骨脂、羌活、独活、苍术、防风、荆芥、骨碎补、桔梗、栗间、续断、草乌、川乌、肉桂、木鳖子、角回、地龙、白蔹、白及、细辛、降真香、檀香、松香、枫香、五灵脂、京墨、血竭、乳香、没药各二两，上为末，醋煮秫米糊为丸如弹子大。每次1粒，每日2次温水送服。③ 急性发作期甲泼尼龙每日1g静脉滴注，3日后改为每日500 mg，每日250 mg，直至减量至每日60～80 mg时改为口服，每周减5 mg至维持量每日15～20 mg，小剂量激素维持时间应长于多发性硬化。④ 急性发作期免疫球蛋白每日每千克体重0.4 g静脉滴注，连用5日为1个疗程。⑤ 急性发作期血浆置换3～5次，每次用血浆2～3 L，多数置换1～2次后奏效。⑥ 激素冲击治疗效果不佳时可选择激素联合其他免疫抑制剂治疗。⑦ 缓解期用硫唑嘌呤每日每千克体重2～3 mg口服，或联合口服泼尼松每日每千克体重0.75 mg，起效后将泼尼松渐减量至小剂量长期维持。⑧ 吗替麦考酚酯每日1～3 g分2次口服。⑨ 利妥昔单抗1 000 mg静脉滴注，共用2次，间隔2周为1个疗程。⑩ 甲氨蝶呤每周15 mg口服。⑪ 环磷酰胺每千克体重7～25 mg静脉滴注，每月1次，共用6个月。⑫ 米托蒽醌每平方米体积12 mg，共6个月，之后每3个月每平方米体积12 mg，共9个月。

常用方药：桑叶，菊花，当归，牛膝，川芎，赤芍，熟地，防风，荆芥，羌活，独活，何首乌，天南星，白芷，杜仲，苍术，续断，麻黄，桂枝，木鳖子，地龙，白蔹，五灵脂，血竭，乳香，没药。

思路拓展：《本草正义》。独活为祛风通络之主药，《本经》主风寒所击，祛风之正治也。主金疮止痛，盖指风邪外袭之破伤风，则能法风而止其痛，非能止脱血发热之疮痛也。奔豚本属肾水之邪上涌，温辛下达,故亦治之。痛痉亦因风动而发,然寒风则宜于独活,而痰火生风,非其治矣。《别录》疗贼风及百节痛风,无问久新,则芳香走窜,固无微不至,亦防风之流亚也。独活气味雄烈,芳香四溢,故能宣通百脉,调和经络,通筋骨而利机关,凡寒湿邪之痹于肌肉,着于关节者,非利用此气雄味烈之味,不能直达于经脉骨节之间,故为风痹痿软诸大证必不可少之药。惟古时羌活独活,未尝分别,故古书以独活通治内外上下诸证,凡头面肢体,无一不在独活范围之内,自宋以来,则羌活别为一条,而芳香之气,尤为浓郁,则彻上旁行,合让羌活占其优胜,而独活之味较厚,则以专治腰膝足胫等证。虽古人尚未明言,而海藏已谓羌活气雄,独活气细,石顽亦称其升中有降,皆隐然有上下之别,颐业师朱氏家法,恒以独活治下,凡自腰及少腹以下,通用独活,不仅风寒湿气痿痹酸痛,可以立已,即疡证之发于阴分者,未溃易消,已溃易敛,功绩显然,确乎可信,此古人未尝明言之奥旨也。然如着痹痿躄诸侯,又多气血虚寒,不得流利,苟非羌独辛散,亦难速效,则病本虽属血虚,又宜于养血滋液之中,参入宣络温运,徐图奏绩。

〖视神经脊髓炎缓解期-视神经脊髓风血痹证〗

辨识要点:① 符合视神经脊髓炎缓解期诊断;② 反复发作病程;③ 舌红苔白脉缓。

临床决策:祛风和血。

治疗推荐:①《证治准绳·类方》疏风滋血汤。当归、川芎、白芍、熟地、羌活、独活、红花、牛膝、防风、白芷、家葛、升麻、甘草、柴胡、桃仁,常规剂量,每日 2 次水见送服辟风丸 1 粒。②《御药院方》辟风丸:独活、防风、白芷、藁本、麻黄、白芍、天麻各一两,川乌、藿香、全蝎、白花蛇、甘草各半两,羌活、远志、白僵蚕各三钱,白附子、天南星各四钱,川芎七钱,朱砂二两为衣。上为细末,炼蜜为丸,每两作 10 丸,朱砂为衣,每次 1 丸,每日 2 次温水送服。③ 急性发作期免疫球蛋白每日每千克体重 0.4 g 静脉滴注,连用 5 日为 1 个疗程。④ 急性发作期血浆置换 3~5 次,每次用血浆 2~3 L,多数置换 1~2 次后奏效。⑤ 激素冲击治疗效果不佳时可选择激素联合其他免疫抑制剂治疗。⑥ 缓解期用硫唑嘌呤每日每千克体重 2~3 mg 口服,或联合口服泼尼松每日每千克体重 0.75 mg,起效后将泼尼松渐减量至小剂量长期维持。⑦ 吗替麦考酚酯每日 1~3 g 分 2 次口服。⑧ 利妥昔单抗 1 000 mg 静脉滴注,共用 2 次,间隔 2 周为 1 个疗程。⑨ 甲氨蝶呤每周 15 mg 口服。⑩ 环磷酰胺每千克体重 7~25 mg 静脉滴注,每月 1 次,共用 6 个月。⑪ 米托蒽醌每平方米体积 12 mg,共 6 个月,之后每 3 个月每平方米体积 12 mg,共 9 个月。⑫ 那他珠单抗每次 300 mg 静脉注射,每 4 周 1 次。

常用药物:附子,姜黄,羌活,白术,防己,独活,防风,白芷,藁本,麻黄,白芍,天麻,全蝎,白花蛇,白僵蚕,白附子,天南星。

思路拓展:①《顾松园医镜》。王损庵论痹为最有见。先以痹字提纲,后复条分,直断之曰:行痹者,行而不定,世称走注疼痛之类,俗名流火是也,痛痹者,疼痛苦楚,世称痛风,白虎历节是也,着痹者,重着不移,世称麻木不仁之类是也。至于治痹之要,如李士材云:治行痹者,散风为主,御寒利湿,仍不可废,大抵参以补血之剂。盖治风先治血,血行风自灭也。治痛痹者,散寒为主,疏风燥湿,仍不可缺,大抵参以补火之剂。非大辛大温,不能释其凝寒为害也。治着痹者,利湿为主,祛风解寒,仍不可缺,大抵参以补脾补气之剂。盖土强可以胜湿,而气足自无顽麻也。此其推本《内经》,立说甚善。但痹而果因三气者,治之宜然,若邪。郁病久,风变为火,寒变为热,湿变为痛,又当易辙寻之,宜通经活血,疏散邪滞剂中，而参以降火清热豁痰之品，勿徒泥士材治法，此义丹溪得之。在《内经》原有热痹之症，非凿说也。大抵痹而知痛知痒者易治，不痛不仁者难医。又宜图之于早，迟则必至如经所谓皮痹不已，复感于邪，内舍于肺而为肺痹，烦满喘呕。脉痹不已，复感于邪，内舍于心，而为心痹，烦心上气，嗌干善噫。肌痹不已，复感于邪，内舍于脾而为脾痹，四肢懈惰，呕汗瘀塞。筋痹不已，复感于邪，内舍于肝，而为肝痹，夜卧则惊，多饮数溲。骨痹不已，复感于邪，内舍于肾，而为肾痹，足挛不能伸，而尻以代踵，身偻不能直，而脊以代头。五脏痹显，而难治矣。故《经》曰：其入脏者死，其留连筋骨间者疼久，其留皮肤间者易已。治痹者，所宜审焉。行痹主方：治风气胜者为行痹，不拘肢体，上下左右，骨节走痛。或痛三五日，又移换一处，日轻夜重。或红或肿，按之极热，甚而恶寒喜温。秦艽、续断、当归、没药、威灵仙、松节、晚蚕沙、虎骨、羌活、防风、桑枝，煎汤煎药。头目痛，加甘菊、川芎，肩背痛，加桔梗，倍羌活，手臂痛，加片姜黄，腰膝脚痛，加牛膝、杜仲、川萆，筋脉挛急，加羚羊角、羊胫骨，红肿疼痛，加生地黄、黄芩。② 清康熙戊戌1718 年顾靖远撰《顾松园医镜》十六卷：《灵素摘要》二卷、《内景图解》一卷、《脉法删繁》一卷、《本草必用》二卷、《症方发明》八卷、《格言汇纂》二卷。顾靖远字松园号花洲，康熙年间吴门人，私淑缪仲淳，入职太医院。《顾松园医镜》自序曰：学儒之读书也易，学医之读书也难。儒书则一定之可循，医书则多岐之易炫。儒之书，孔孟之书也，夫人而知读之矣，弗敢违也，医之书，炎黄之书也，亦夫人而言读之矣，而卒弗读也，何则？文辞古雅，理道渊深，难以解悟，故庸浅之流，望而蹙额，一见药性赋及症方歌诀等书，便奉为灵宝，不知入门一错，误己误人，少年不学，老大徒伤，追悔何及。而好高之辈，又辄自称读金匮书，遵仲景法，偏执不化，疗病投剂，务必争奇求异，是好高偏执之杀人，与庸浅不学之杀人等耳。故张、刘、李、朱本医之四大家也，其所着书，不过补前人之未备，而自成一家之言。即诸家各有所发明，亦补前人之未备者居多。是以赵氏云：读伤寒书，而不读东垣书，则内伤不明，而杀人多矣，读东垣书，而不读丹溪书，则阴虚不明，而杀人多矣，读丹溪书，而不读薛氏医书，则真阴真阳不明，而杀人亦多矣。故医而不精深孔孟之理，洞彻炎黄之义，广征诸子，遍考百家，融会贯通，活泼治病，而欲求如桴鼓附应，犹拔刺雪污，称为工巧神圣，必无之事，熟云医为小道，而可易视为哉。闻之张长沙云：居世之士，曾不留心医术，上疗君亲，下救贫贱，中以保身，但逐荣利，企踵权豪，卒遇非常，身居死地，百年寿命，委付凡流，岂不危哉！玄晏云：人受先人之体，有八尺之躯，而不知医事，此所谓游魂耳，虽有忠孝之心，慈惠之性，君父危困，赤子涂地，无以济之，此圣贤所以精思极论，尽其理也。予有感于二氏之言，因思古人有不为良相定作良医之语，因遂慨然而叹，谓可以侍君，可以养亲，可以济世，可以全生，可以成名者，庶几有熊氏之风乎？遂毅然自奋，二十年来夙兴夜寐，殚炎黄之奥，究仲景之秘，渔猎方书，搜罗医案，忝得萤明。乃辑本草必用，脉法删繁，内景图解，灵素摘要，格言汇纂，症方发明，分为一十六卷，统名医镜，俱以岐黄仲景为经，诸子百家为纬，言言采其金石，字字摘其珠玑，明剖疾病之情，悉合时地之宜，俾庸浅者读之，则易为领略，好高者省之，遂难施险僻。更望当世巨公，慧眼品题，互相倡导，以挽颓风，使人皆得尽其天年，不负古圣王垂教之仁慈，是则余之大快也，而亦苍生之大幸也。

遗传性弗里德赖希脊髓共济失调

弗里德赖希共济失调(Friedreich ataxia)是常染色体隐性遗传共济失调遗传变性疾病。以进行性上肢和步态共济失调伴锥体束征、构音障碍、深感觉丧失、弓形足和心脏损害等为主要临床表现。弗里德赖希共济失调是由于 9 号染色体长臂 9q13-21.1 上的 *frataxin* 基因内含子区内 GAA 三核苷酸序列扩增突变所致。正常人 GAA 重复扩增的次数少于 42 次,而 Friedreich 型共济失调的患者重复扩增的次数或长度达到 66~1 700 个拷贝,形成异常螺旋结构抑制基因的转录,frataxin 蛋白表达水平减少和功能丧失,导致脊髓、小脑和心脏等部位的细胞分化、代谢障碍而发病。病理特点:脊髓变细,尤其是胸段,后索、脊髓小脑束和皮质脊髓束变性,有髓纤维脱失,胶质细胞增生。腰骶段神经节和 Clarke 柱的神经细胞丢失,后根变薄。面神经、迷走神经、舌下神经核团的细胞数目减少,小脑齿状核和皮质受累较轻。周围神经脱髓鞘,大量的有髓纤维消失。心肌纤维肥厚变性,含有铁反应阳性颗粒,伴有纤维性结缔组织增生。心肌纤维肥厚变性,含有铁反应阳性颗粒,伴有纤维性结缔组织增生。

〖遗传性弗里德赖希脊髓型共济失调-脊髓虚损证〗

辨识要点:① 符合弗里德赖希遗传性脊髓共济失调诊断;② 常染色体隐性遗传脊髓型遗传性共济失调;③ 4~15 岁成年前起病;④ 行走不稳及步态蹒跚;⑤ 动作笨拙;⑥ 构音含糊;⑦ 反应迟钝;⑧ 弓形足;⑨ 水平眼震;⑩ 心肌病;⑪ 心电图可以发现心室肥厚、心律失常、心脏传导阻滞;⑫ 超声心动图可以发现对称性、向心性、肥厚性心肌病;⑬ X 线片可以显示心脏大小和脊柱畸形;⑭ MRI 显示脊髓变细;⑮ 神经电生理检查可见感觉神经的传导速度正常而波幅显著下降甚至消失;⑯ 视觉诱发电位的异常;⑰ 基因检测 FRDA 基因 GAA 的扩增次数增多;⑱ 舌苔白脉沉细。

临床决策:强脊补髓。

治疗推荐:①《解围元薮》卷 3 白玉蟾遗方。防风、黄连、黄柏、苦参、牛膝、草乌、麻黄、紫风藤、荆芥穗、蔓荆子、升麻、川芎、大黄、当归、藁本、栀子,常规剂量,每日 2 次水煎送服虎潜丸 1 粒。②《丹溪心法》虎潜丸:虎胫骨、牛膝、陈皮、熟地、锁阳、龟甲、干姜、当归、知母、黄柏、白芍,常规剂量,研为细末,羊肉煮烂,捣和为丸如弹子大,每次 1 粒,每日 2 次温水送服。③ 辅酶 Q10 及抗氧化剂。

常用药物:虎胫骨,牛膝,熟地,龟甲,当归,白芍,人参,鹿茸,补骨脂,巴戟天,杜仲,菟丝子,黄芪,鳖肉,大马哈鱼,黄羊肉,鸡肉,鹿角胶,鹿肉,麋茸,牛髓,乌骨鸡,紫河车。

思路拓展:《幼幼新书》。小儿生自变蒸至于能语,随日数血脉骨节备成,其髋骨成即能行。骨是髓之所养,若禀生血气不足者,即髓不充强,故其骨不即成而数岁不能行。《圣惠》论:夫小儿行迟者,是肝、肾气不足,致骨气虚弱,筋脉无力,故行迟也。张涣论:凡儿生至周岁,三百六十日膝骨成乃能行。近世小儿多因父母气血虚弱,故令胎气不强,骨气软弱,筋脉无力,不能行步。《婴童宝鉴》论:小儿骨蒸,肺脉寒,长不能行。《颅囟经》治小孩子自小伤抱,脚纤细无力,行立不得,或骨热疳劳,肌肉消瘦。柴胡饮子方:柴胡、鳖甲、知母、桔梗、枳壳、玄参、升麻,上件等分并细锉。每日煎时,三岁以下取药半两,水五合,煎二合去滓,分两服,空心,食前后各一服。《颅囟经》澡浴方:苦参、茯苓皮、苍术、桑白皮、白矾各半两,葱白少许,上锉细。每浴时取一两,沸水二升,浸药后通温与儿浴之。避风于温处,妙。《元和纪用经》疗小儿三岁不能行,由虚弱受气不足,腰脊、脚、膝筋骨软。真五加皮上末之,粥饮滴酒少许,调一粟壳许，日三服。有风骨节不利者尤相宜。经以四味饮、黑散、紫丸、至圣散、蜀脂饮、麝香丸并此五加皮药七方，谓之育婴七宝。紫阳道士一名《保子七圣至宝方》，专为一书者，此方是也。《圣惠》治小儿十岁以来，血脉不流，筋脉缓弱，脚膝无力，不能行步。宜用生干地黄丸方：生干地黄、当归、防风、酸枣仁、赤茯苓、黄芪、川芎、羚羊角、羌活、炙甘草、桂心，上件药各等分捣，罗为末，炼蜜和丸如绿豆大。食前以温酒下十丸，更量儿大小加减服之。《圣惠》治小儿五六岁不能行者，骨气虚，筋脉弱。宜服益肝肾脏羚羊角丸方：羚羊角屑、虎胫骨、生干地黄、酸枣仁、茯苓各半两，桂心、防风、当归、黄芪各一分，上件药捣，罗为末，炼蜜和丸如绿豆大。每于食前，以温酒破研五丸服之。《婴孺方》治小儿不生肌肉，又三岁不能行，往来寒热如大痫，数发不能灸刺。用五参浴汤方：大黄、黄芩、黄连、沙参、玄参、紫参、苦参、厚朴、附子、芍药各二两，消石三两，丹参一两，雷丸五十个，上以黍米淘汁三升，同煎令三沸，适寒温浴了。当卧汗出，余汁更浴，煎同上法。甚者加猪蹄一具良，更添水。张涣麝茸丹方治数岁不能行，曾经大效：麝香、茄茸、生干地黄、当归、黄芪、虎胫骨，上件各一两，捣、罗为细末。用羊髓四两，煮烂成膏如黍米大。每服十粒，摩沉香汤下，乳食前，日三服。《良方》治小儿筋骨诸疾，手足不随，不能行步运动左经丸：草乌头、木鳖、白胶香、五灵脂各三两半，当归一两，斑蝥二百个，上为末，用黑豆去皮，生杵粉一斤，醋煮糊为丸，鸡头大。每服一丸，酒磨下。筋骨疾但不曾针灸伤筋络者，四五丸必效。予邻里胡生者，一女子膝腕软不能行立已数年。生因游净因佛寺，与僧言。有一僧云：能治。出囊中丸十枚，以四枚与生，曰：服此可瘥。生如其言与服，女子遂能立。生再求药于院。僧曰：非有爱也，欲留以自备。必欲之，须合一料。生与钱一千，辞不受，止留百钱。后数日得药，并余余十余悉归之。同院僧佐其理药，乃引得此方。予至嘉兴，有一里巷儿年十岁，双足不能行，以一丸分三服，服之尽，四五丸，遂得行。自此大为人之所知，其效甚着。此药通荣卫，导经络，专治心肾肝三经，服后小便少淋涩，乃其验也。《吉氏家传》治五六岁不行方：石斛、牛膝、鹿茸、茯苓、菟丝子各一分，黄芪二分，上件为末，蜜丸桐子大。每服四丸，加减，温水下。长沙医者丁时发传治大人、小儿锉骨行步艰难，脚足无力，并皆治之续命丹：防风、乳香、蔓荆子、牛膝、麻黄、羚羊角屑、酸枣仁、草乌头、没药、白术、茯苓各一分，天麻、胡麻、当归、续断各半两，川乌头、黄芪各四钱，蒺藜半分，上件以法制合为细末，炼蜜为丹，小弹子大。每服一粒，用葱酒细嚼，一日三五服。用后洗药，服药三日方洗。草乌头、当归、地龙、木鳖子、紫贝草、楸目、葱须、荆芥各一两，上为末煎汤，露脚指甲，从上淋洗至下。次用薰法：柴胡、草乌头、赤小豆、吴茱萸、羌活、晚蚕沙各一两，上为末，黑豆三升，次用热水泡，少顷，去黑豆，入前件药，依旧煮，盆盛，熏锉闪处令出骨中汗，或无力者亦根据此。《婴童宝鉴》灸法：小儿五岁不能行，灸足两踝，各三壮。

〖弗里德赖希共济失调反射保留型-脊髓虚损证〗

辨识要点：① 符合弗里德赖希共济失调反射保留型诊断；② 腱反射保留甚至亢进；③ 肢体痉挛；④ 没有脊柱后侧凸和心脏病；⑤ 舌红苔白脉沉细。

临床决策：强脊补髓。

治疗推荐：①《圣济总录》卷 87 黄芪鳖甲汤。黄芪、鳖甲、秦艽、柴胡、当归、知母各一两，人参、川芎、羌活、赤茯苓、黄芩、紫菀、炙甘草、芍药、桑根白皮、白鲜皮、款冬花、陈橘皮、贝母、木香、桂心、附子各半两，丁香一分。上锉如麻豆大，每次五钱，每日 2 次水煎送服换骨丹 1 粒。②《御药院方》卷 1 换骨丹：麝香 4.5 g，桂枝 45 g，麻黄 5 kg，朱砂 60 g，甘松、川乌头、白芥子、藿香、草乌头、海桐皮、何首乌、羌活、龙脑、骨碎补、牛膝、威灵仙、桑白皮、槐角、木鳖子、自然铜、青皮、陈皮各 30 g，白芷、防风、甜瓜子、萆薢、五灵脂、川芎、炙甘草、苦参、白胶香各 15 g，上药研为细末，麻黄煎膏入少量熟蜜搜和成剂，丸如弹子大，朱砂为衣，每次 1 丸，每日 2 次温水送服。③ 辅酶 Q10 及抗氧化剂。

常用药物：黄芪，鳖甲，秦艽，当归，人参，羌活，紫菀，芍药，附子。

思路拓展：①《慈幼新书》。小儿髓不满骨，血不荣筋，故软弱不行，虎骨饮治之，或六味丸加牛膝、五加皮、酒炙鹿茸亦可。若禀受肝气怯弱，致两足挛缩，两手伸展无力，须薏苡仁丸治之。虎骨饮：虎胫骨、干地黄、当归身、枣仁、茯苓、川芎、防风、牛膝、肉桂，为末，每服一钱，粥饮调入酒少许，日二次。苡仁丸：秦艽、当归、苡仁、枣仁、防风、羌活，等分蜜丸，芡实大，每一丸，荆芥汤研化，入麝一厘服。②《景岳全书·小儿补肾论》：王节齐曰小儿无补肾法。盖小儿禀父精而生，男至十六而肾始充满，既满之后，妄用亏损，则可用药补之。若受胎之时，禀之不足则无可补，禀之原足，又何待于补耶？呜呼，此言之谬，谬亦甚矣！夫二五之精，妙合而凝，精合而形始成，此形即精也，精即形也，治精即所以治形，治形即所以治精也。第时有国中，则精有衰盛，故小儿于初生之时，形体虽成而精气未裕，所以女必十四，男必十六，而后天癸至。天癸既至，精之将盛也。天癸未至，精之未盛也。兹以其未盛而遽谓其无精也可乎？且精以至阴之液，本于十二脏之生化，不过藏之于肾，原非独出于肾。观《上古天真论》曰：肾者主水，受五脏六腑之精而藏之。此精之所源，其不止于肾也可知矣。王节斋止知在肾而不知在五脏。若谓肾精未泄不必补肾，则五脏之精，其有禀赋之亏，人事之伤者，岂因其未泄而总皆不必补耶？夫小儿之精气未盛，后天之阴不足也；父母之多欲水亏，先天之阴不足也。阴虚不知治本，又何藉于人为以调其元、赞其化乎？此本原之理，有当深察者如此。再以小儿之病气论之。凡小儿之病最多者，惟惊风之属。而惊风之作，则必见反张戴眼，斜视抽搐等证。此其为故，总由筋急而然。盖血不养筋，所以筋急。真阴亏损，所以血虚，此非水衰之明验乎？夫肾主五液，而谓血不属肾，吾不信也。肝肾之病同一治，今筋病如此，而欲舍肾水以滋肝木，吾亦不信也。且太阳、少阴相为表里，其经行于脊背而为目之上网，今以反折戴眼之证偏多见于小儿，而谓非水脏阴虚之病，吾更不信也。矧以阳邪亢极，阴竭则危，脏气受伤，肾穷则死，此天根生息之基，尤于小儿为最切。然则小儿之病，其所关于肾气者非眇，而顾可谓小儿无补肾法耶？

〖弗里德赖希共济失调晚发型-脊髓虚损证〗

辨识要点：① 符合弗里德赖希共济失调晚发型诊断；② 25 岁以后起病；③ 骨骼畸形少见；④ 视觉诱发电位正常；⑤ 病程进展较慢；⑥ 亦可 40 岁以后起病；根据儿童或少年期起病，呈常染色体隐性遗传，自下肢向上肢发展的进行性共济失调，明显的深感觉障碍，腱反射消失等，通常可以诊断，如有构音障碍、巴宾斯基征阳性、脊柱侧凸或后凸畸形、弓形足、心肌病、MR1 显示脊髓萎缩和 FR1M 基因 GAA 异常扩增可以确诊。

临床决策：强脊补髓。

治疗推荐：①《圣济总录》卷 8 巴戟天饮。巴戟天三两，五加皮、附子各二两，牛膝、石斛、萆薢、炙甘草各一两半，防风、茯苓各一两三分，上锉如麻豆大，每次三钱，每日 2 次水煎送服经进地仙丸 30 粒或四斤丸 30 粒。②《卫生易简方》经进地仙丸：川牛膝、肉苁蓉、川椒、附子各四两，木鳖子、地龙各三两，覆盆子、白附子、菟丝子、赤小豆、天南星、防风、骨碎补、何首乌、萆薢、羌活、金毛狗脊、乌药各二两，黄芪、人参、川乌、茯苓、白术、甘草各一两。上为细末，酒煮面糊为丸如梧桐子大，每次 30 粒，每日 2 次温水送服。③《太平惠民和剂局方》四斤丸：宜州木瓜、牛膝、天麻、肉苁蓉各一斤，附子、虎骨各二两，前四味用无灰酒一升浸，春秋各五日，夏三日，冬十日。取出焙干，再入附子、虎骨同为细末，用浸前药酒打面糊为丸如梧桐子大。每次 30 丸，每日 2 次空腹时煎木瓜酒下，或盐汤吞下亦得。④ 辅酶 Q10 及抗氧化剂。

常用药物：巴戟天，五加皮，附子，牛膝，石斛，萆薢，防风，肉苁蓉，木鳖子，地龙，覆盆子，菟丝子，天南星，骨碎补，何首乌，羌活，金毛狗脊，黄芪，人参，茯苓，白术。

思路拓展：①《景岳全书·先天后天论》。人生于地，悬命于天，此人之制命于天也。栽者，培之。倾者，覆之。此天之制命于人也。天本无二，而以此观之，则有天之天者，谓生我之天，生于无而由乎天也；有人之天者，谓成我之天，成于有而由乎我也。生者在前，成者在后，而先天后天之义，于斯见矣。故以人之禀赋言，则先天强浓者，多寿；先天薄弱者，多夭。后天培养者，寿者更寿；后天斫削者，夭者更夭。若夫骨骼者，先天也。肌肉者，后天也。精神者，先天也。容貌者，后天也。颜色之有辨也，苍者寿而妖者夭。嫩中有苍者吉，苍中有嫩者凶。声音之有辨也，充者寿而怯者夭。虽细而长者吉，虽洪而促者凶。形体之有辨也，坚者寿而脆者夭。身虽羸瘦而动作能耐者吉，体虽强盛而精神易困者凶。动静有辨也，静者寿而躁者夭。性虽若急而急中有和者吉，阳虽若浓而阴中蕴薄者凶。至若少长之辨，初虽绵弱而渐长渐坚者，晚成之征也。气质之辨，少年华丽而易盈易满者，早凋之兆也。是故两天俱得其全者，耆艾无疑也。先后俱失其守者，夭促弗卜也。若以人之作用言，则先天之强者不可恃，恃则并失其强矣；后天之弱者当知慎，慎则人能胜天矣。所谓慎者，慎情志可以保心神，慎寒暑可以保肺气，慎酒色可以保肝肾，慎劳倦饮食可以保脾胃。惟乐可以养生，欲乐者莫如为善。惟福可以保生，祈福者切勿欺天。但使表里无亏，则邪疾何由而犯？而两天之权不在我乎？故广成子曰：毋劳尔形，毋摇尔精，乃可以长生。至矣哉，两言尽之矣。勿以此为易而忽之。② 明代张介宾晚年撰临床名著《景岳全书》。张介宾（1563—1640 年），字会卿，号景岳，别号通一子，明嘉靖、崇祯年间浙江绍兴人。景岳治学极其严谨，师古而不泥，辨疑而不苟，继承与创新并举，理论与实践并重，遂成医学大家，学术贡献巨大。《景岳全书》包括《传忠录》《脉神章》《伤寒典》《杂证谟》《妇人规》《小儿则》《痘疹诠》《外科钤》《本草正》《新方八阵》《古方八阵》等 64 卷，论述精详，创新甚多。鲁超序《景岳全书》曰：是书脍炙海内已久，兹编宏济之仁不在良相下，岂一身一家之所敢私哉。特付剞劂，以公诸世，庶不没作者之苦心而同于长桑禁方之授也夫。此外张景岳医学著作尚有《类经》《类经图翼》《类经附翼》《质疑录》等。

脊髓小脑型遗传性共济失调

脊髓小脑型共济失调是常染色体显性遗传的共济失调遗传变性疾病。是遗传性共济失调的主要类型。以小脑性共济失调伴有眼球运动障碍、视神经萎缩、视网膜色素变性、锥体束征、锥体外系体征、肌萎缩、周围神经病和痴呆等为主要临床特征。遗传早现现象是脊髓小脑型共济失调的典型特征,表现为同一家系的发病年龄逐代提前,症状逐代加重。常染色体显性遗传的脊髓小脑性共济失调最具特征的基因缺陷是 CAG 扩增,CAG 扩增次数越多发病年龄越早。CAG 扩增的另一特征是减数分裂的不稳定性。在亲代-子代传递中,重复次数会有变化,尤其是父源传递时重复扩增次数增加的趋势明显。因此,早现现象在父源性传递中更突出。SCA 共同的突变机制是外显子中 CAG 拷贝数异常扩增,在蛋白质水解过程中释放出含有扩增的多聚谷氨酰胺尾的毒性片段。病理特点:主要表现为小脑、脑干和脊髓变性、萎缩,但各亚型也有其特点,如 SCA1 主要是脊髓小脑束和后索受损,很少累及黑质、基底核及脊髓的前角细胞;SCA2 的下橄榄核、脑桥和小脑损害为重;SCA3 主要损害脑桥、脊髓小脑束、黑质和脊髓前角细胞;SCA7 的特征是视网膜神经细胞变性。SCA 多在成年期发病,常染色体显性遗传。SCA 是高度遗传异质性疾病。

〖脊髓小脑型遗传性共济失调-脊髓小脑空虚证〗

辨识要点:① 符合脊髓小脑型遗传性共济失调诊断;② 常染色体显性遗传;③ 病变主要累及小脑;④ 脊髓及颅神经也可部分受累;⑤ 成年后起病;⑥ 行走不稳及步态蹒跚;⑦ 动作笨拙;⑧ 吞咽困难;⑨ 构音障碍;⑩ 认知减退;⑪ 舌苔白脉沉细。

临床决策:补脑填髓。

治疗推荐:①《辨证录》卷 2 巴戟天汤。人参、白术、茯神、巴戟天、车前子各三钱,山药一两,半夏、肉桂各一钱,每日 2 次水煎送服人参鹿茸丸 1 粒。②《北京同仁堂》人参鹿茸丸:人参、鹿茸、补骨脂、巴戟天、当归、杜仲、牛膝、茯苓、菟丝子、黄芪、龙眼肉、五味子、黄柏、香附、冬虫夏草,辅料为赋形剂蜂蜜。每次 1 丸,每日 2 次,温水送服。③ 丁螺环酮、金刚烷胺、加巴喷丁可以改善共济失调症状。④ 左旋多巴或多巴胺受体激动剂可以缓解强直等锥体外系症状。⑤ 拉莫三嗪可改善 SCA3 步态异常。⑥ 康复训练及物理治疗。

常用药物:人参,鹿茸,补骨脂,巴戟天,当归,杜仲,牛膝,菟丝子,黄芪,冬虫夏草,熟地,山茱萸,龟甲胶,鹿角胶,白术,茯神,车前子,山药,肉桂。

思路拓展:《本经续疏》。狗脊《本经》所主机关缓急,冠于周痹之前,而寒湿膝痛,系于周痹之后,以明寒湿膝痛之非周痹,惟机关缓急乃为周痹,而腰背强则狗脊之主证,为两病之所均有也。此《本经》之最明析周详,遥应《灵枢·周痹篇》黍铢无漏者也。虽然,味苦气平,则性专主降。惟其苦中有甘,平而微温,乃为降中有升。降中有升,是以下不能至地,本专主降,是以上不能至天,而盘旋于中下之际。为活利之所凭藉,非补虚亦非泄邪,有邪者能活利,无邪者亦能活利,是以颇利老人句,著于周痹膝痛两证之外,以见其不专治邪耳。其《别录》以疗失溺不节,更治男女有异何也?盖溺虽出于膀胱,而启闭由于肾,启闭之以时,犹关节之以利,利者过利,必有不利者过于不利,利者以时,则不利者利矣;所以然者,肾固主藏五脏六腑之精而敷布于周身百节者也。

第三章　脑神经疾病

引　言

中枢神经系统包括脑和脊髓。脊髓的解剖病损定位已如前述。脑分大脑、间脑、脑干和小脑等部分，大脑半球的表面由大脑皮质所覆盖，在脑表面形成脑沟和脑回，内部为白质、基底核及侧脑室。两侧大脑半球由胼胝体连接。每侧大脑半球借中央沟、大脑外侧裂和其延长线、顶枕沟和枕前切迹的连线分为额叶、顶叶、颞叶和枕叶，根据功能又有不同分区。此外，大脑还包括位于大脑外侧裂深部的岛叶和位于半球内侧面的由边缘叶、杏仁核、丘脑前核、下丘脑等组成的边缘系统。两侧大脑半球的功能不完全对称，按功能分优势半球和非优势半球。优势半球为在语言、逻辑思维、分析综合及计算功能等方面占优势的半球，多位于左侧，只有一小部分右利手和约半数左利手者可能在右侧。非优势半球多为右侧大脑半球，主要在音乐、美术、综合能力、空间、几何图形和人物面容的识别及视觉记忆功能等方面占优势。不同部位的损害产生不同的临床症状。

额叶位于外侧裂上方和中央沟前方，前端为额极，外侧面以中央沟与顶叶分界，底面以外侧裂与颞叶分界，内侧面以扣带沟与扣带回分界。中央沟前有与之略平行的中央前沟，两沟之间为中央前回，是大脑皮质运动区。中央前回前方从上向下有额上沟及额下沟，将额叶外侧面的其余部分分为额上回、额中回和额下回。额叶的主要功能与精神、语言和随意运动有关。额叶皮质运动区位于中央前回，支配对侧半身的随意运动。身体各部位代表区在此的排列由上向下呈"倒人状"，头部在下，最接近外侧裂；足最高，位于额叶内侧面。额叶运动前区位于皮质运动区前方，与联合运动和姿势调节有关；该区也发出额桥小脑束，与共济运动有关，也是自主神经皮质中枢的一部分，还包括肌张力的抑制区。额叶皮质侧视中枢位于额中回后部，支配双眼同向侧视运动。额叶书写中枢位于优势半球的额中回后部，支配手部的皮质运动区相邻。额叶运动性语言中枢位于优势半球外侧裂上方和额下回后部交界的三角区，支配语言运动。额叶额叶前部有广泛的联络纤维，与记忆、判断、抽象思维、情感和冲动行为有关。额叶外侧面病变以脑梗死、肿瘤和外伤多见。① 额极病变以精神障碍为主，表现为记忆力和注意力减退，表情淡漠，反应迟钝，缺乏始动性和内省力，思维和综合能力下降，可有欣快感或易怒。额叶中央前回刺激性病变可导致对侧上、下肢或面部的抽搐或继发全身性癫痫发作。额叶中央前回破坏性病变多引起单瘫。中央前回上部受损产生对侧下肢瘫痪，下部受损产生对侧面、舌或上肢的瘫痪；严重而广泛的损害可出现对侧偏瘫。② 额上回后部病变出现对侧上肢强握和摸索反射。强握反射是指物体触及患者病变对侧手掌时，引起手指和手掌屈曲反应，出现紧握该物不放的现象；摸索反射是指当病变对侧手掌碰触到物体时,该肢体向各方向摸索,直至抓住该物紧握不放的现象。③ 额中回后部刺激性病变引起双眼向病灶对侧凝视,额中回后部破坏性病变双眼向病灶侧凝视;额中回更后部位的病变导致书写不能。④ 优势侧额下回后部病变出现运动性失语。额叶内侧面病变以大脑前动脉闭塞和矢状窦旁脑膜瘤多见。后部的旁中央小叶病变可使对侧膝以下瘫痪,矢状窦旁脑膜瘤可压迫两侧下肢运动区而使其产生瘫痪,伴有尿便障碍。额叶底面病变以额叶底面的挫裂伤、嗅沟脑膜瘤和蝶骨嵴脑膜瘤较为多见。病损主要位于额叶眶面表现为饮食过量、胃肠蠕动过度、多尿、高热、出汗和皮肤血管扩张等症状。额叶底面肿瘤可出现同侧嗅觉缺失和视神经萎缩,对侧视乳头水肿。

顶叶位于中央沟后、顶枕沟前和外侧裂延线的上方。前面以中央沟与额叶分界,后面以顶枕沟和枕前切迹的连线与枕叶分界,下面以外侧裂与颞叶分界。中央沟与中央后沟之间为中央后回,为大脑皮质感觉区。中央后回后面有横行的顶间沟,将顶叶分为顶上小叶和顶下小叶:顶下小叶由围绕外侧裂末端的缘上回和围绕颞上沟终点的角回组成。顶叶皮质感觉区接受对侧肢体的深浅感觉信息,各部代表区呈头部在下而足在顶端的倒人状。顶上小叶为触觉和实体觉的皮质中枢。顶叶运用中枢位于优势半球的缘上回,与复杂动作和劳动技巧有关。顶叶视觉性语言中枢位于角回,为理解看到的文字和符号的皮质中枢,又称阅读中枢。顶叶病变主要产生皮质性感觉障碍、失用和失认症等。中央后回和顶上小叶刺激性病变出现病灶对侧肢体的部分性感觉性癫痫,如扩散到中央前回运动区可引起部分性运动性发作,也可扩展为全身抽搐及意识丧失。中央后回和顶上小叶破坏性病变主要表现为病灶对侧肢体复合性感觉障碍,如实体觉、位置觉、两点辨别觉和皮肤定位觉的减退和缺失。顶下小叶病变产生体象障碍。顶下小叶侧角回损害出现计算不能、手指失认、左右辨别不能、书写不能等,有时伴失读。顶下小叶优势侧缘上回病变出现双侧失用症。

颞叶位于外侧裂的下方,顶枕沟前方。以外侧裂与额、顶叶分界,后面与枕叶相邻。颞叶前端为颞极,外侧面有与外侧裂平行的颞上沟以及底面的颞下沟,两沟界限了颞上回、颞中回和颞下回。颞上回的一部分掩入外侧裂中,为颞横回。颞叶感觉性语言中枢位于优势半球颞上回后部,颞叶听觉中枢位于颞上回中部及颞横回,颞叶嗅觉中枢位于钩回和海马回前部,颞叶前部与记忆、联想和比较等高级神经活动有关,颞叶内侧面属边缘系统,海马是其中的重要结构,与记忆、精神、行为和内脏功能有关。颞叶病变时主要引起听觉、语言、记忆及精神活动障碍。优势半球颞上回后部损害出现感觉性失语,优势半球颞中回后部损害出现命名性失语,颞叶钩回损害出现钩回发作,海马损害出现颞叶癫痫。优势侧颞叶广泛病变或双侧颞叶病变出现精神症状,颞叶深部的视辐射纤维和视束受损出现两眼对侧视野的同向上象限盲。

枕叶位于顶枕沟和枕前切迹连线的后方,为大脑半球后部的小部分。其后端为枕极,内侧面以距状裂分成楔回和舌回。围绕距状裂的皮质为视中枢,亦称纹状区,接受外侧膝状体传来的视网膜视觉冲动。距状裂上方的视皮质接受上部视网膜传来的冲动,下方的视皮质接受下部视网膜传来的冲动。枕叶主要与视觉有关,枕叶损害引起视觉障碍。视觉中枢刺激性病变出现闪光、暗影、色彩等幻视现象,视觉中枢破坏性病变出现视野缺损。优势侧纹状区周围病变出现视觉失认。顶枕颞交界区枕叶病变出现视物变形。

岛叶位于外侧裂深面,被额、顶、颞叶所覆盖。岛叶的功能与内脏感觉和运动有关。刺激人的岛叶可以引起内脏运动改变,如唾液分泌增加、恶心、呃逆、胃肠蠕动增加和饱胀感等。岛叶损害多引起内脏运动和感觉的障碍。

边缘叶由半球内侧面位于胼胝体周围和侧脑室下角底壁的一圆弧形结构构成,包括隔区、扣带回、海马回、海马旁回和钩回。边缘叶与杏仁核、丘脑前核、下丘脑、中脑被盖、岛叶前部、额叶眶面等结构共同组成边缘系统。边缘系统与网状结构和大脑皮质有广泛联系,参与高级神经、精神和内脏的活动。边缘系统损害时可出现情绪及记忆障碍、行为异常、幻觉、反应迟钝等精神障碍及内脏活动障碍。

内囊是宽厚的白质层,位于尾状核、豆状核及丘脑之间,其外侧为豆状核,内侧为丘脑,前内侧为尾状核,由纵行的纤维束组成,向上呈放射状投射至皮质各部。在水平切面上,内囊形成尖端向内的钝角形,分为前肢、后肢和膝部。内囊前肢位于尾状核与豆状核之间,上行纤维是丘脑内侧核至额叶皮质的纤维,下行纤维是额叶脑桥束;内囊膝部位于前、后肢相连处,皮质延髓束于此通过;内囊后肢位于丘脑与豆状核之间,依前后顺序分别为皮质脊髓束、丘脑至中央后回的丘脑皮质束,其后为听辐射、颞桥束、丘脑后辐射和视辐射等。完全性内囊损害出现病灶对侧偏瘫、偏身感觉障碍及偏盲即三偏综合征。部分性内囊损害出现偏瘫、偏身感觉障碍、偏盲、偏身共济失调、一侧中枢性面舌瘫或运动性失语中的1～2个或更多症状。

基底神经节位于大脑白质深部。由尾状核、豆状核、屏状核、杏仁核等组成。尾状核和豆状核合称为纹状体,豆状核又分为壳核和苍白球两部分。尾状核和壳核称新纹状体,苍白球又称旧纹状体,杏仁核又称古纹状体。基底核是锥体外系统的中继站,各核之间有密切的纤维联系,其经丘脑将信息上传至大脑皮质,又经丘脑将冲动下传至苍白球,再通过红核、黑质、网状结构等影响脊髓下运动神经元。基底神经节与大脑皮质及小脑协同调节随意运动、肌张力和姿势反射,也参与复杂行为的调节。基底核病变主要产生运动异常和肌张力改变。新纹状体病变出现肌张力减低-运动过多综合征,主要产生舞蹈样动作、手足徐动症和偏身投掷运动等。壳核病变可出现舞蹈样动作,表现为不重复、无规律和无目的急骤运动。尾状核病变出现手足徐动症,表现为手指、足趾的缓慢如蚯蚓蠕动样动作。丘脑底核病变出现偏侧投掷运动,见于风湿性舞蹈病、遗传性舞蹈病、肝豆状核变性等。旧纹状体及黑质病变出现肌张力增高-运动减少综合征,表现为肌张力增高、动作减少及静止性震颤,见于帕金森病和帕金森综合征。

间脑位于两侧大脑半球之间,是脑干与大脑半球连接的中继站。间脑前方以室间孔与视交叉上缘的连线为界,下方与中脑相连,两侧为内囊,左右间脑之间的矢状窄隙为第三脑室,其侧壁为左右间脑的内侧面。间脑包括丘脑、上丘脑、下丘脑和底丘脑四部分。间脑病变出现颅内压增高症状,临床定位较为困难。丘脑是间脑中最大的卵圆形灰质团块,对称分布于第三脑室两侧。丘脑前端凸隆,称丘脑前结节;后端膨大,为丘脑枕,其下方为内侧膝状体和外侧膝状体。丘脑被薄层 Y 形白质纤维分隔为若干核群,主要有前核群、内侧核群、外侧核群。丘脑是各种感觉传导的皮质下中枢和中继站,其对运动系统、感觉系统、边缘系统、上行网状系统和大脑皮质的活动发挥着重要影响。丘脑前核群位于丘脑内髓板分叉部的前上方,是边缘系统的中继站。丘脑内侧核群位于内髓板内侧,是躯体和内脏感觉的整合中枢。丘脑内侧核群包括背内侧核和腹内侧核。背内侧核与丘脑其他核团、额叶皮质、海马和纹状体等联系;

腹内侧核与海马和海马回联系。丘脑外侧核群位于内髓板外侧,分为背侧核群和腹侧核群。腹侧核群腹前核接受小脑齿状核、苍白球、黑质等的传入,与额叶运动皮质联系调节躯体运动;腹侧核群腹外侧核接受经结合臂的小脑丘脑束或红核丘脑束的纤维并与大脑皮质运动前区联系,与锥体外系的运动协调有关;腹侧核群腹后外侧核接受内侧丘系和脊髓丘脑束的纤维,传导躯体和四肢的感觉;腹侧核群腹后内侧核接受三叉丘系及味觉纤维,传导面部的感觉和味觉。丘脑病变可产生丘脑综合征。丘脑外侧核群尤其是腹后外侧核和腹后内侧核受损出现对侧偏身感觉障碍:各种感觉均发生障碍;深感觉和精细触觉障碍重于浅感觉;肢体及躯干的感觉障碍重于面部;可有深感觉障碍所导致的共济失调;感觉异常;对侧偏身自发性不固定疼痛;疼痛性质难以描述;疼痛可因各种情绪刺激而加剧;常伴有自主神经功能障碍。丘脑至皮质下锥体外系统诸神经核的纤维联系受累出现面部表情分离性运动障碍。丘脑外侧核群与红核、小脑、苍白球的联系纤维受损出现对侧偏身不自主运动。丘脑前核与下丘脑及边缘系统的联系受损出现情绪不稳及强哭强笑。下丘脑位于丘脑下沟的下方,由第三脑室周围的灰质组成。下丘脑视前区位于第三脑室两旁,与体温调节有关。下丘脑视上区有两个核团:视上核位于视交叉上方,与水代谢有关;室旁核位于第三脑室两旁,与糖代谢有关。下丘脑结节区有下丘脑内侧核群的腹内侧核和背内侧核及漏斗核:腹内侧核是位于乳头体之前视上核之后的卵圆形灰质块,与性功能有关;背内侧核居于腹内侧核之上、第三脑室两旁及室旁核腹侧,与脂肪代谢有关。下丘脑乳头体区有下丘脑后核和乳头体核,下丘脑后核位于第三脑室两旁,与产热保温有关。下丘脑是调节内脏活动和内分泌活动的皮质下中枢,下丘脑对体温、摄食、水盐平衡和内分泌活动进行调节,同时也参与情绪活动。下丘脑损害可出现一系列十分复杂的症状和综合征。① 下丘脑视上核、下丘脑室旁核及其纤维束损害出现中枢性尿崩症。② 下丘脑散热和产热中枢损害出现体温调节障碍。③ 下丘脑腹内侧核饱食中枢损害表现为食欲亢进、食量增大;下丘脑灰结节外侧区摄食中枢损害表现为食欲缺乏、厌食,消瘦甚至恶病质。④ 下丘脑视前区与后区网状结构损害出现睡眠觉醒障碍。⑤ 下丘脑腹内侧核和结节区损害出现生殖与性功能障碍等。⑥ 下丘脑的后区和前区损害出现自主神经功能障碍。上丘脑位于丘脑内侧第三脑室顶部周围,由松果体、缰连合、后连合组成。上丘脑松果体肿瘤出现由肿瘤压迫中脑四叠体而引起的帕里诺综合征,表现为瞳孔对光反射消失;眼球垂直同向运动障碍特别是向上的凝视麻痹;神经性耳聋;小脑性共济失调。症状多为双侧。底丘脑位于下丘脑前内侧,属于锥体外系的一部分,接受苍白球和额叶运动前区的纤维,发出的纤维到苍白球、黑质、红核和中脑被盖。参与锥体外系的功能。丘脑底核损害时可出现对侧以上肢为重的舞蹈运动,表现为连续的不能控制的投掷运动。

脑干上与间脑下与脊髓相连,包括中脑、脑桥、延髓。脑干神经核为脑干内的灰质核团。中脑有第Ⅲ、Ⅳ对脑神经的核团;脑桥有第Ⅴ、Ⅵ、Ⅶ、Ⅷ对脑神经的核团;延髓有第Ⅸ、Ⅹ、Ⅺ、Ⅻ对脑神经的核团。脑干传导束为脑干内的白质,包括深浅感觉传导束、锥体束、锥体外通路及内侧纵束等。脑干网状结构呈弥散分布的胞体和纤维交错排列的网状区域,与大脑皮质、间脑、脑干、小脑、边缘系统及脊髓均有密切而广泛的联系。脑干网状结构有许多神经调节中枢,如心血管运动中枢、血压反射中枢、呼吸中枢及呕吐中枢等。脑干网状结构的上行网状激活系统维持人的意识清醒,网状结构受损出现意识障碍。脑干病变出现的病灶侧脑神经周围性瘫痪和对侧肢体中枢性瘫痪及感觉障碍称交叉性瘫痪。脑干病变水平的高低可依受损脑神经进行定位,如第Ⅲ对脑神经麻痹则病灶在中脑;第Ⅴ、Ⅵ、Ⅶ、Ⅷ对脑神经麻痹则病灶在脑桥;第Ⅸ、Ⅹ、Ⅺ、Ⅻ对脑神经麻痹则病灶在延髓。脑干病变多见于血管病、肿瘤和多发性硬化等。延髓上段背外侧区病变出现延髓背外侧综合征:① 眩晕、恶心、呕吐及眼震;② 病灶侧软腭、咽喉肌瘫痪出现吞咽困难、构音障碍、同侧软腭低垂及咽反射消失;③ 病灶侧共济失调;④ Horner 综合征;⑤ 交叉性感觉障碍。延髓中腹侧损害出现延髓内侧综合征:① 病灶侧舌肌瘫痪及肌肉萎缩;② 对侧肢体中枢性瘫痪;③ 对侧上下肢触觉、位置觉、振动觉减退或丧失。脑桥腹外侧部损害出现脑桥腹外侧综合征:① 病灶侧眼球不能外展及周围性面神经麻痹;② 对侧中枢性偏瘫;③ 对侧偏身感觉障碍。脑桥腹内侧部损害出现脑桥腹内侧综合征:① 病灶侧眼球不能外展及周围性面神经麻痹;② 两眼向病灶对侧凝视;③ 对侧中枢性偏瘫。脑桥背外侧部损害出现脑桥被盖下部综合征又称小脑上动脉综合征:① 眩晕、恶心、呕吐、眼球震颤;② 患侧眼球不能外展;③ 患侧面肌麻痹双眼患侧注视不能;④ 交叉性感觉障碍;⑤ 对侧偏身触觉、位置觉、振动觉减退或丧失;⑥ 患侧 Horner 征;⑦ 患侧偏身共济失调。双侧脑桥基底部病变出现闭锁综合征又称去传出状态:意识清醒;语言理解无障碍;双侧中枢性瘫痪;只能以眼球上下运动示意;眼球水平运动障碍;不能讲话;双侧面瘫;构音及吞咽运动障碍;不能转颈耸肩;四肢全瘫;双侧病理反射阳性。一侧中脑大脑脚脚底损害出现大脑脚综合征:① 患侧除外直肌和上斜肌外的所有眼肌麻痹;② 对侧中枢性面舌瘫和上下肢瘫痪。中脑被盖腹内侧部损害出现红核综合征:① 患侧除外直肌和上斜肌外的所有眼肌麻痹,瞳孔散大;② 对侧肢体震颤、强直或舞蹈、手足徐动及共济失调;③ 对侧肢体深感觉和精细触觉障碍。

小脑位于颅后窝,小脑幕下方,脑桥及延髓的背侧。小脑中央为小脑蚓部,两侧为小脑半球。小脑分为绒球小结叶、前叶和后叶。两侧小脑半球白质内各有四个小脑核,由内向外依次为顶核、球状核、栓状核和齿状核。小脑传入纤维来自大脑皮质、脑干和脊髓,组成脊髓小脑束、前庭小脑束、脑桥小脑束和橄榄小脑束。脊髓小脑束:肌腱、关节的深感觉由脊髓小脑前、后束分别经小脑上脚和小脑下脚传至小脑蚓部。前庭小脑束将前庭细胞核发出的冲动经小脑下脚传入同侧绒球小结叶及顶核。脑桥小脑束:大脑皮质额中回、颞中下回或枕叶的冲动传至同侧脑桥核,再组成脑桥小脑束交叉到对侧,经小脑中脚至对侧小脑皮质;橄榄小脑束:将对侧下橄榄核的冲动经小脑中脚传至小脑皮质。小脑传出纤维发自小脑深部核团(主要是齿状核、顶核),经过小脑上脚(结合臂)离开小脑,再经过中间神经元(前庭外侧核、红核、脑干的网状核和丘脑核团)而到达脑干的脑神经核及脊髓前角细胞。主要有:① 齿状核红核脊髓束:自齿状核发出的纤维交叉后至对侧红核,再组成红核脊髓束后交叉至同侧脊髓前角,参与运动的调节;② 齿状核红核丘脑束:自齿状核发出的纤维交叉后至对侧红核,再至丘脑,上传至大脑皮质运动区及运动前区,参与锥体束及锥体外系的调节;③ 顶核脊髓束:小脑顶核发出的纤维经小脑下脚至延髓网状结构和前庭核,一方面经网状脊髓束和前庭脊髓束至脊髓前角细胞,参与运动的调节,另一方面经前庭核与内侧纵束和眼肌神经核联系,参与眼球运动的调节。小脑主要维持躯体平衡,控制姿势和步态,调节肌张力和协调随意运动的准确性。小脑的传出纤维在传导过程中有两次交叉,对躯体活动发挥同侧协调作用,并有躯体各部位的代表区,如小脑半球为四肢的代表区,其上半部分代表上肢,下半部分代表下肢,蚓部则是躯干代表区。小脑占位性病变压迫脑干可发生阵发性强直性惊厥或出现去大脑强直状态,表现为四肢强直,角弓反张,神志不清,称小脑发作。小脑蚓部损害出现躯干共济失调即轴性平衡障碍。表现为躯干不能保持直立姿势,站立不稳、向前或向后倾倒及闭目难立征阳性。行走时两脚分开、步态蹒跚、左右摇晃,呈醉酒步态。睁眼并不能改善此种共济失调,这与深感觉障碍性共济失调不同。但肢体共济失调及眼震很轻或不明显,肌张力常正常,言语障碍常不明显。多见于儿童小脑蚓部的髓母细胞瘤等。一侧小脑半球病变时表现为同侧肢体共济失调,上肢比下肢重,远端比近端重,精细动作比粗略动作重,指鼻试验、跟膝胫试验、轮替试验笨拙,常有水平性也可为旋转性眼球震颤,眼球向病灶侧注视时震颤更加粗大,往往出现小脑性语言。多见于小脑脓肿、肿瘤、脑血管病、遗传变性疾病等。小脑慢性弥漫性变性时,蚓部和小脑半球虽同样受损,但临床上多只表现躯干性和言语的共济失调,四肢共济失调不明显,此由于新小脑的代偿作用所致。急性病变则缺少这种代偿作用,故可出现明显的四肢共济失调。(据人民卫生出版社第八版《神经病学》改编)

阿尔茨海默病

　　阿尔茨海默病(Alzheimer's disease，AD)是老年和老年前期中枢神经系统退行性病变。以记忆障碍、失语、失用、失认、视空间能力损害、抽象思维和计算力损害、人格和行为改变等进行性认知功能障碍和行为损害为主要临床表现。病理特点：脑体积缩小和重量减轻，脑沟加深、变宽，脑回萎缩，颞叶特别是海马区萎缩。病理特点：β淀粉样物质在神经细胞外沉积形成的神经炎性斑和过度磷酸化的 tau 蛋白在神经细胞内聚集形成的神经原纤维缠结，神经元缺失和胶质细胞增生。双侧海马明显萎缩，海马旁回变窄，侧脑室相应扩大。阿尔茨海默病在痴呆阶段之前还存在一个极为重要的痴呆前阶段，此阶段可有 AD 病理生理改变，但没有或仅有轻微临床症状。

〖**阿尔茨海默病轻度认知功能障碍发生前期-心智虚损证**〗

　　辨识要点：① 符合阿尔茨海默病痴呆前期诊断；② 没有任何认知障碍；③ 极轻微记忆力减退主诉；④ 双侧海马萎缩旁回变窄；⑤ 侧脑室相应扩大；⑥ 神经原纤维缠结；⑦ 神经元缺失和胶质细胞增生；⑧ 舌红苔白脉缓。

　　临床决策：养心益智。

　　治疗推荐：①《圣济总录》卷 43 白石英汤。白石英、人参、藿香叶、白术、川芎、紫石英、甘草、细辛、石斛、菖蒲。常规剂量，每日 2 次水煎送服《备急千金要方》大远志丸 20 粒。②《备急千金要方》大远志丸：远志、甘草、桂心、茯苓、麦冬、人参、当归、白术、泽泻、独活、菖蒲各三两，山药、阿胶各二两，干姜四两，干地黄五两。上十五味为末，蜜和丸如大豆，温酒服 20 丸，不知稍增至 50 丸。若大虚，身体冷，少津液加钟乳三两为善。③ 盐酸多奈哌齐片 5～10 mg，每日 1 次，睡前口服。④ 美金刚每日 10～20 mg 口服。⑤ 银杏叶片(斯泰隆)每次 1 片，每日 3 次口服。⑥ 尼麦角林每日 20～60 mg，分 2～3 次口服。⑦ 石杉碱甲片每次 0.1～0.2 mg，每日 2 次口服。

　　常用方药：白石英，人参，白术，川芎，紫石英，石斛，菖蒲，远志，桂心，茯神，麦冬，当归，独活，山药，阿胶，熟地。

　　思路拓展：《辨证录·健忘门》。人有老年而健忘者，近事多不记忆，虽人述其前事，犹若茫然，此真健忘之极也。人以为心血之涸，谁知是肾水之竭乎？夫心属火、肾属水，水火似乎相克，其实相克而妙在相生，心必藉肾以相通，火必得水而既济。如止益心中之血，而不去填肾中之精，则血虽骤生，而精仍长涸，但能救一时之善忘，而不能冀长年之不忘也。治法必须补心，而兼补肾，使肾水不干，自然上通于心而生液。然而老年之人，乃阴尽之时，补阴而精不易生，非但药品宜重，而单恃煎汤，恐有一时难以取胜之忧，服汤剂之后，以丸药继之，始获永远之效也。方名生慧汤：熟地一两、山茱萸四钱、远志二钱、生枣仁五钱、柏子仁五钱、茯神三钱、人参三钱、菖蒲五分、白芥子二钱，水煎服。此方心肾兼补，上下相资，实治健忘之圣药，苟能日用一剂，不特却忘，并有延龄之庆矣。然而人必苦服药也，则丸方又不可不传耳。方名扶老丸：人参三两、白术三两、茯神二两、黄芪三两、当归三两、熟地半斤、山茱萸四两、玄参三两，各为细末，蜜为丸，丹砂为衣。每日晚间白滚水吞下三钱，久服断不健忘。此方老少人俱可服，而老年人尤宜，盖补肾之味多于补心，精足而心之液生，液生而心之窍启，窍启而心之神清，何至昏昧而善忘哉。此症亦可用强记汤：熟地、麦冬、生枣仁各一两，远志二钱，水煎服。人有壮年而健忘者，必得之伤寒大病之后，或酒色过度之人。此等之病，视若寻常，而本实先匮，最为可畏。世人往往轻之而不以为重，久则他病生焉，变迁异症而死者多矣。予实悯之，故又论及此。此种健忘，乃五脏俱伤之病，不止心肾二经之伤也。若徒治心肾，恐胃气甚弱，则虚不受补，甚为可虑。必须加意强胃，使胃强不弱，始能分布精液于心肾耳。方用生气汤：人参二钱、白术一钱、茯苓三钱、远志八分、炒枣仁二钱、熟地五钱、山茱萸二钱、甘草三分、神曲三分、半夏三分、麦冬一钱、肉桂三分、菖蒲三分、芡实三钱、广木香一分，水煎服。此方药味多而分两轻者，以病乃久虚之症，大剂恐有阻滞之忧，味少恐无调剂之益，所以图攻于缓，而奏效于远也。扶助胃气而仍加意于补心肾二经，则五脏未尝不同补也。有益无损，殆此方之谓欤。此症亦可用强记汤加人参三钱治之。人有气郁不舒，忽忽如有所失，目前之事竟不记忆，一如老人之善忘。此乃肝气之滞，非心肾之虚耗也。夫肝气最急，郁则不能急矣，于是肾气来滋，至肝则止；心气来降，至肝则回，以致心肾两相间隔，致有遗忘也。治法必须通其肝气之滞，而后心肾相通，何至有目前之失记乎。然而欲通肝气，必须仍补心肾，要在于补心、补肾之中，而解其肝气之郁，则郁犹易解，不至重郁。否则已结之郁虽开，而未结之郁必至重结矣。方用通郁汤：白芍一两、茯神三钱、人参二钱、熟地三钱、玄参三钱、麦冬三钱、当归五钱、柴胡一钱、菖蒲五分、白芥子二钱、白术五钱，水煎服。此方善于开郁，而又无刻削干燥之失，直解其肝中之沉滞，使肝血大旺，既不取给于肾水，复能添助夫心火，心肝肾一气贯通，宁尚有遗忘失记之病哉。此症可用存注丹：白芍、白术、生地各三钱，麦冬、柏子仁各五钱，甘草、菖蒲各一钱，柴胡、天花粉各二钱，青皮三分，水煎服。人有对人说话随说随忘，人述其言杳不记忆，如从前并不道及，人以为有祟凭之也，谁知是心肾之两开乎？夫心肾交而智能生，心肾离而智能失，人之聪明非生于心肾，而生于心肾之交也。肾水资于心，则智能生生不息；心火资于肾，则智能亦生生无穷。苟心火亢，则肾畏火炎而不敢交于心；肾水竭，则心恶水干而不敢交于肾，两不相交，则势必至于两相忘矣。夫心肾如夫妇也，夫妇乖离，何能记及于他事乎！治法必须大补心肾，使其相离者，重复相亲，自然相忘者复能相忆耳。方用神交汤：人参一两、麦冬一两、巴戟天一两、柏子仁五钱、山药一两、芡实五钱、玄参一两、丹参三钱、茯神三钱、菟丝子一两，水煎服。此方似乎重于治心，而轻于治肾。不知夫妇之道，必男求于女，而易于相亲，重于治心者，正欲使心之先交于肾也。然而方中之妙，无一味非心肾同治之药，是治心无非治肾也，而交肾仍无非交心也。两相交而两相亲，宁有再忘者乎。此症可用天丝饮亦效：巴戟天一两、菟丝子一两，水煎服。

〖阿尔茨海默病轻度认知功能障碍期-心智衰怠证〗

辨识要点：① 符合阿尔茨海默病痴呆前期诊断；② 隐匿起病；③ 记忆力轻度受损；④ 学习和保存新知识的能力；⑤ 不影响基本日常生活能力；⑥ 达不到痴呆的程度；⑦ 双侧海马萎缩旁回变窄；⑧ 侧脑室相应扩大；⑨ 神经原纤维缠结；⑩ 神经元缺失和胶质细胞增生；⑪ 舌红苔白脉缓。

临床决策：养心益智。

治疗推荐：①《备急千金要方》卷14补心汤。紫石英、茯苓、人参、远志、当归、茯神、甘草、紫菀、麦冬、赤小豆、大枣，常规剂量，每日2次水煎送服《备急千金要方》卷14菖蒲益智丸10丸；②《备急千金要方》卷14菖蒲益智丸：菖蒲、远志、人参、桔梗、牛膝各五分，桂心三分，茯苓七分，附子四分。上为末，炼蜜为丸如梧桐子大，每日2次每次10丸，温水送服。③ 盐酸多奈哌齐片5～10 mg，每日1次睡前口服。④ 美金刚每日 10～20 mg 口服。⑤ 银杏叶片(斯泰隆)每次 1 片,每日 3 次口服。⑥ 尼麦角林每日 20～60 mg,分 2～3 次口服。⑦ 石杉碱甲片每次 0.1～0.2 mg,每日 2 次口服。

常用方药:紫石英,茯苓,人参,远志,当归,茯神,紫菀,麦冬,菖蒲,牛膝,桂心,附子。

思路拓展:①《千金方衍义》。菖蒲益智丸专主肾气虚寒不能上交于心,故全用开心散四味,加牛膝、桂、附导火归源,桔梗开通结气,以《本经》原有惊恐悸气之治,菖、远、参、苓共襄开心利窍之功,以杜虚阳上逆之患。②《本草纲目》:远志入足少阴肾经,非心经药也。其功专于强志益精,治善忘。盖精与志,皆肾经之所藏也。肾经不足,则志气衰,不能上通于心,故迷惑善忘。《灵枢经》云,肾藏精,精合志,肾盛怒而不止则伤志,志伤则喜忘其前言,腰脊不可以俯仰屈伸,毛悴色夭。又云,人之善忘者,上气不足,下气有余,肠胃实而心肺虚,虚则营卫留于下,久之,不以时上,故善忘也。陈言《三因方》远志酒治痈疽,云有奇功,盖亦补肾之力尔。

〖轻度阿尔茨海默病-脑髓不足证〗

辨识要点:① 符合轻度阿尔茨海默病诊断;② 隐匿起病;③ 持续进行性发展;④ 近事记忆减退;⑤ 逐渐远期记忆减退;⑥ 视空间障碍;⑦ 疲倦乏力;⑧ 焦虑抑郁;⑨ 情感淡漠;⑩ 自私多疑;⑪ 脑脊液 $A\beta_{42}$ 水平降低;⑫ 脑脊液总 tau 蛋白和磷酸化 tau 蛋白增高;⑬ 脑电图波幅降低和 α 节律减慢;⑭ 神经影像学检查见脑萎缩、脑室扩大;双侧颞叶、海马萎缩、顶叶、颞叶和额叶,尤其是双侧颞叶的海马区血流和代谢降低。脑内的 Aβ 沉积。神经心理学检查支持阿尔茨海默病诊断。⑮ 舌苔白脉沉细。

临床决策:补脑定智。

治疗推荐:①《观聚方要补》返魂汤。莲肉、当归、麦冬、熟地、杜仲、远志、芍药、甘草,常规剂量,每日 2 次水煎送服《圣济总录》卷 185 巴戟天丸 20 粒。②《圣济总录》卷 185 巴戟天丸:巴戟天、山茱萸、龙骨、肉苁蓉、韭子、附子、补骨脂、茴香子,上 8 味捣罗为末,渐次入苁蓉含内研匀,炊枣肉为丸,如梧桐子大,每次 20 丸,每日 2 次,温水送服。③ 盐酸多奈哌齐片 5～10 mg,每日 1 次,睡前口服。④ 美金刚每日 10～20 mg 口服。⑤ 银杏叶片(斯泰隆)每次 1 片,每日 3 次口服。⑥ 尼麦角林每日 20～60 mg,分 2～3 次口服。⑦ 石杉碱甲片每次 0.1～0.2 mg,每日 2 次口服。

常用药物:巴戟天,山茱萸,龙骨,肉苁蓉,韭子,补骨脂,当归,麦冬,熟地,杜仲,远志。

思路拓展:《普济方·心健忘》。又方以七月七日用麻勃一升、人参二两为末,蒸令气遍,临卧服一刀圭,尽知四方之事。一方以温粥饮调下一钱,治人心昏塞、多忘喜误:取商陆花阴干百日捣末,日暮,水服方寸匕,卧思念所欲事,即于眼中自觉。治好忘久服聪明益智:常以五月五日取东向桃枝,日未出时,作三寸木人,着衣带中,令人不忘矣。一方戊子日,取东边桃枝,二七枝,缚着卧床中,枕之不忘。治人心昏塞、多忘喜误方:以七月七日取蜘蛛网,着衣领中,勿令人知,不忘。治人心昏闷,多忘喜误:以丙午日取鳖甲,着衣带上,良。一用五月五日。治人心昏塞、多忘喜误:以丁酉日密自至市,买远志着巾角中,还,为末服之,勿令人知。一方着衣常带,令人不忘。抱朴子云,陵阳仲子,服远志二十年,开书所视,便记而不忘。治好忘服聪明益智:以七月七日取菖蒲,酒服方寸匕,饮酒不醉,好事者服而验之,不可犯铁;若犯之令人吐逆。一方常以甲子日取石上菖蒲一寸九节者,阴干百日,治下筛。服方寸匕,日三,耳目聪明不忘。疗人心孔昏塞、多忘喜误:取牛马猪鸡心干之末,向日酒服方寸匕,日三,闻一知十。养生方:男子勿北首卧,神魂不安,多愁忘。琼方既济丸治为事健忘、神志不安、梦寐惊悸、不思饮食、肾水无所滋养、腰重脚弱、行履少力、精神恍惚、小便频数,常服益心气补丹田,妇人常服有子:茯苓、破故纸各一斤,上为细末,酒糊为丸如梧桐子大,空心食前,温酒米饮下三四十丸。

〖中期阿尔茨海默病-脑髓亏虚证〗

辨识要点:① 符合中期中度阿尔茨海默病诊断;② 远近记忆严重受损;③ 视空间能力下降;④ 计算不能;⑤ 不能独立室外活动;⑥ 急躁不安;⑦ 定向障碍;⑧ 尿失禁;⑨ 失语失用失认;⑩ 视空间障碍;⑪ 较广泛的 θ 波;⑫ 弥漫性慢波;⑬ 舌红苔白脉沉细。

临床决策:补脑益智。

治疗推荐:①《古今医统》金银定志汤。当归、人参、益智仁、甘草、石菖蒲、茯神、五味子、琥珀、羚羊角,常规剂量,每日 2 次水煎送服《诸证辨疑》河车大造丸 20 粒。②《诸证辨疑》河车大造丸:人参、黄芪、白术、当归、酸枣仁、远志、白芍、山药、茯苓、枸杞子、熟地、紫河车、鹿角、龟甲,上以龟鹿胶和药,炼蜜为丸如梧桐子大,每次 20 丸,每日 2 次,温水送服。③ 盐酸多奈哌齐片 5~10 mg,每日 1 次,睡前口服。④ 美金刚每日 10~20 mg 口服。⑤ 银杏叶片(斯泰隆)每次 1 片,每日 3 次口服。⑥ 尼麦角林每日 20~60 mg,分 2~3 次口服。⑦ 石杉碱甲片每次 0.1~0.2 mg,每日 2 次口服。

常用药物:人参,鹿茸,熟地,紫河车,龟甲,益智仁,黄芪,当归,酸枣仁,远志,枸杞子,石菖蒲,茯神,五味子,琥珀。

思路拓展:《本草新编》龙齿。龙骨,味甘,气微寒,阳也。虽有雌雄,无分功效,但色黑者不可用。必须火煅研末,水飞过,始可用之。闭塞滑泻之大肠,收敛浮越之正气,止肠风下血,及妇人带下崩中,塞梦寐泄精,并小儿惊痫风热,辟鬼疰精物,除肠痈内疽,固虚汗,缩小便,散坚结,消癥瘕。龙齿,定心安魂,男妇邪梦纷纭者,尤宜急服。紫稍花,乃龙精而沾于水草而成者,世无真物,真则兴阳。或问龙善变化,何以山中往往有龙骨,任人取携,血骨淋漓,绝不见有风云雷雨之生,龙不蠢然一物乎?曰:君误认龙骨为真乎。世间所用之龙骨,乃地气结成,非天上行雨之龙也。夫神龙见尾而不见首,首且不使人见,岂有骸听人之采取乎。惟龙骨乃地气所结,不能变化,所以取之而无碍耳。或又问龙骨既为地气所结,宜得地气之深,性当属阴,而不当属阳矣,何龙齿安魂而不安魄耶?曰:虎属阴,而龙属阳,龙为火,而虎为金,不易之道也。龙生于地下,宜为阴,则虎生于地上,亦可为阳乎。万物皆生于天地之中,无阴则阳不生,无阳则阴不长。虎生于地上,未尝不得阳之气。龙生于地下,亦未尝不得阴之气也。然而虎得阳而生,而虎终不可谓阳之精;龙得阴而生,而龙终不可谓阴之精也。夫阳气者,生气也;阴气者,杀气也。生气属木,而人身之肝气应之;杀气属金,而人身之肺气应之。肺中藏魄,肝中藏魂。魂动,似宜用虎睛以相制;魄飞,似宜用龙齿以相伏。何以用虎睛制魂而魂愈动,用龙齿制魄而魄愈飞也。盖魂动者,阳气动也,以阳引阳而魂始归;魄飞者,阴气飞也,以魄招魄而魄始降。龙齿正得阳气,故能安魂。虎睛正得阴气,故能镇魄。谁谓龙骨生于地,即属阴物哉。或问龙骨制法,古人有用黑豆煮汁以泡之者,或用酒浸一宿而用之者,或用香草汤洗过,捣粉,绢袋盛之,入于燕子腹中,悬井上一宿而用之者,或用醋淬而研末用者,毕竟何法制最佳?曰:皆可用也。用燕子制者最神。盖燕子为龙之所喜,龙得燕而动。龙骨遇燕子,自然流动,而无过涩留肠之害矣。

〖重度阿尔茨海默病-脑髓耗竭证〗

辨识要点：① 符合晚期重度阿尔茨海默病诊断；② 严重记忆力丧失；③ 不能独立生活；④ 大小便失禁；⑤ 缄默；⑥ 肢体僵直；⑦ 强握；⑧ 情感淡漠；⑨ 哭笑无常；⑩ 言语能力丧失；⑪ 锥体束征阳性；⑫ 舌苔白脉沉细。

临床决策：补脑填精。

治疗推荐：①《古今医鉴》聪明汤。茯神、远志、甘草、石菖蒲，常规剂量，每日 2 次水煎送服龟鹿二仙胶五钱。②《医便》卷 1 龟鹿二仙胶：鹿角十斤、龟甲五斤、人参一斤、枸杞子二斤，制法：鹿角、龟甲二味袋盛，放长流水内浸三日，用铅坛二只将角并版放人坛内，用水浸高 10～15 cm，黄蜡 90 g 封口，放大锅内，桑柴火煮七昼夜。煮时坛内 1 日添热水 1 次，勿令沸起。锅内一昼夜添水 5 次，候角酥取出，洗滤净去滓，将清汁另放。人参、枸杞子，用铜锅加水 9 升熬至药面无水，以新布绞取清汁。将渣置石臼中木槌捣细，用水 3.5 升，又熬如前，又滤又捣又熬，如此 3 次，以滓无味为度，将前龟、鹿汁并参、杞汁和入锅内，文火熬至滴水成珠不散，乃成胶也。候至初十日起，日晒夜露至十七日，七日夜满，采日精月华之气。如本月阴雨缺几日，下月补晒如数。放阴凉处风干。每次五钱，每日 2 次温水调服。③《外台秘要》卷 15 深师五邪丸：芎䓖、龙角、茯苓、紫石英、防风、厚朴、铁精、炙甘草各四分，远志六分，丹参、大黄、栀子、桂心、细辛、菖蒲、蜀椒、人参、干姜、附子、吴茱萸各五分，芥子三分，禹余粮七分，上二十二味捣下筛，和以蜜丸如梧子大，未食服 20 丸，夜服 10 丸，枣汤下，不知增之。④ 乙酰胆碱酯酶抑制剂如多奈哌齐、卡巴拉汀、石杉碱甲等；⑤ 选择性 5－HT 再摄取抑制剂如氟西汀、帕罗西汀、西酞普兰、舍曲林等；⑥ 不典型抗精神病药如利培酮、奥氮平、喹硫平等。

常用药物：肉苁蓉，鹿角胶，龟甲胶，人参，益智仁，菟丝子，淫羊藿，枸杞子，续断，狗脊，酸枣仁，何首乌，熟地，金樱子，黄芪，覆盆子，茯神，远志，石菖蒲。

思路拓展：《扁鹊心书·神痴病》。凡人至中年，天数自然虚衰，或加妄想忧思，或为功名失志，以致心血大耗，痴醉不治，渐至精气耗尽而死，当灸关元穴三百壮，服延寿丹一斤。此证寻常药饵皆不能治，惟灸艾及丹药可保无虞。此乃失志之证，有似痴呆，或如神祟，自言自笑，神情若失，行步若听，非大遂其志不能愈，故愈者甚少。治验：一小儿因观神戏受惊，时时悲啼如醉，不食已九十日，危甚，令灸巨阙五十壮，即知人事，曰：适间心上有如火滚下，即好。服镇心丸而愈。惊则神无所倚，痰涎入客包络，宫城受伤，心不安宁，故肺气来乘，而虚火上蒸。灸法之妙，愈于缓惊锭、抱龙丸多矣。一人功名不遂，神思不乐，饮食渐少，日夜昏默已半年矣，诸医不效。此病药不能治，令灸巨阙百壮、关元二百壮，病减半；令服醇酒一日三度，一月全安。盖醺酣忘其所慕也。失志不遂之病，非排遣性情不可，以灸法操其要，醉酒陶其情，此法妙极。

额颞叶痴呆

额颞叶痴呆(frontotemporal dementia，FTD)是额颞叶变性相关的非阿尔茨海默病痴呆综合征。以明显的人格、行为改变和语言障碍为主要临床表现。可以合并帕金森综合征和运动神经元病症状。

病理特点：共同病理特征是额颞叶变性，脑萎缩累及额叶和/或颞叶，通常表现为双侧不对称性，多数患者左半球受累严重，杏仁核萎缩较海马明显，灰质和白质均可受累，侧脑室呈轻、中度扩大。组织学可见萎缩脑叶皮质各层的神经元数目均明显减少，尤以 n、m 层最为显著，残存神经元多呈不同程度的变性和萎缩；皮质以及皮质下白质星形胶质细胞呈弥漫性增生伴海绵状改变。以人格和行为改为主要特征的行为异常型额颞叶痴呆和以语言功能隐匿性下降为主要特征的原发性进行性失语(PPA)。后者又可以分为进行性非流利性失语和语义性痴呆。

〖行为异常型额颞叶痴呆-心神气注证〗

辨识要点：① 符合行为异常型额颞叶痴呆诊断；② 65 岁以前发病；③ 起病隐匿；④ 进展缓慢；⑤ 40%患者有家族史；⑥ 人格改变；⑦ 行为改变；⑧ 举止不当；⑨ 冲动行为；⑩ 口部过度活动；⑪ 性行为增加；⑫ 认知障碍；⑬ 自知力缺乏；⑭ 语言能力明显障碍；⑮ 妄想及感知觉障碍；⑯ 血清或脑脊液(CSF)的 tau/Aβ_{42} 水平降低；⑰ 神经影像学提示特征性的额叶和/或前颞叶萎缩；⑱ 舌淡苔白脉细。

临床决策：养心镇注。

治疗推荐：①《鲁府禁方》安神益志汤。柴胡、人参、麦冬、知母、五味子、竹茹、茯苓、远志、生地、当归、甘草、黄连、生姜、大枣，常规剂量，每日 2 次水煎送服金牙散三钱。②《圣济总录》100 卷金牙散：金牙、蜥蜴、蜈蚣、雄黄、丹砂、龙胆、防风、茌枝、大黄、曾青、茯苓、桂心、松脂、干姜、乌头、细辛、硝石、葛根、大戟、商陆、蛇蜕、芫花、鹳骨、附子、寒水石、蜀椒、人参、贯众、龙骨、露蜂房、巴豆、礜石、天雄、狸骨、石胆、莽草各一两、芫青二七枚、斑蝥、亭长各七枚，上三十九味捣研为细散，以绛囊盛半两带之，男左女右，食前以浆水或酒，随意调下一字，以知为度。

常用方药：蜥蜴，蜈蚣，雄黄，丹砂，龙胆，防风，大黄，茯苓，桂心，干姜，乌头，细辛，硝石，葛根，大戟，商陆，蛇蜕，芫花，鹳骨，附子，寒水石，蜀椒，人参，贯众，龙骨，露蜂房，巴豆，礜石，天雄，石胆，莽草，芫青，斑蝥，葛上亭长。

思路拓展：《圣济总录·诸注》。诸注者邪气停住而为病也。盖由经络空虚，伤于风寒暑湿，或因饮食劳倦，或因大病后气虚，邪气流注，或感死气，或犯鬼邪，皆致是疾，其状变易不同，各循其本而治之治五注，卒中贼风，遁尸鬼邪，心腹刺痛胀急，大黄饮方：大黄、桂心各一两半，赤芍、炙甘草各一两，乌头五枚，上五味，锉如麻豆，每服五钱匕，水一盏半，入生姜一分拍碎，蜜一匙头，同煎至七分，去滓空腹温服。治中恶五注五尸入腹，胸胁急痛，鬼击客忤，停尸垂死者，此药入喉即愈，若口噤则斡开，不可斡者，扣一齿折，以竹管下药，先以少许汤或水，内药竹管泻喉中，五注丸方：丹砂、甘遂、附子、雄黄各一两，豆豉、巴豆各六十枚，上六味，除巴豆外，捣研为末，将巴豆同研匀，炼蜜丸如梧桐子大，密器贮之，每服二十丸，米饮下，以知为度，未知加丸数服，若不发者，以粥饮投之，利不止者，与酢饭一两匙止之。治五尸注，赤芍药丸方：赤芍一两、吴茱萸、丹砂、蜀椒、乌头各半两，炮干姜三分，桂心一两。上七味，捣罗为末，炼蜜丸如小豆大，每服十丸，空腹温酒下，日三。治五注瘦病，伏连诸鬼气，丹砂丸方：丹砂一两、麝香三分、桃仁七十枚。上三味，各研细，再和研匀，入少炼蜜，丸如小豆大，每服十丸，米饮下、日三。治诸注令人沉默，不知所苦，累年积月，以至全家流注，备急獭肝散方：獭肝一具阴干，上一味，捣罗为散，每服一钱匕，熟水调下，日三服。治五注伏连，及亲近死尸，致恶气入腹，终身不愈者方：阿魏研一分，上一味，以头醋和面半两，入阿魏裹作小馄饨，熟煮作三次吞之，一日令尽服，满三七日永瘥。治五注积年心痛，鬼气蛊毒，百病悉疗，麝香丸方：麝香、当归、茯苓、桔梗、金牙、桂心、人参、丹砂各三分，牛黄、藜芦、赤朱、鬼臼、芍药、雄黄、干姜、吴茱萸、鬼箭羽、贯众各半两，巴豆、蜈蚣、蜥蜴各一枚，獭肝一具。二十二味捣研为末，炼蜜丸如小豆大，每服五丸，空心米饮下，日再服，稍加至七丸。治五注伏尸等病，杀鬼丸方：虎头骨三两，藜芦六两，猪牙皂荚、鬼臼、雄黄、芜荑仁、天雄各一两，上七味，捣研为末，炼蜜丸如小弹子大，每夜烧一丸，五月五日午时合佳。治五劳七伤，尸注所侵，心腹疞痛，饮食不化，两胁鼓胀，皮肤挛缩等病，万病丸方：远志、泽泻、石斛、柏子仁、云母、石韦、杜仲、天雄、牛膝、茯苓、菖蒲、山芋、熟地、肉苁蓉、续断、干姜、菊花、桂心、五味子、蛇床子、山茱萸各半两，桔梗、防风、白术各一两，附子四枚，天冬一两半，细辛三分，上二十七味，捣罗为末，炼蜜和杵千下，丸如梧桐子大，每服二十丸，空心温酒下。春秋日再服，夏季日一服，冬季日三服，如久服，即减天雄附子各一半。治诸注麝香散方：乌雌鸡一只、麝香一分、獭肝炙熟干一两。上三味，以獭肝捣罗为散，次入麝香鸡粪，再研极细，每服三钱匕，以米饮调下、日三治五注，与鬼神狐狸精魅鬼疰交通，野狐丸方：野狐鼻七枚、豹鼻七枚、狸头骨一枚、雄黄一两、阿魏二两、鬼箭羽四分烧作灰若。上一十五味，捣罗为末，搅和令调匀，又以水煮松脂候烊，接取以和之时，勿以手搅，将大虫爪和搅为丸，用水磨下一丸，分一半、别捣雄黄末为衣，以床下火烧之，衣被覆之，勿令泄药烟并气，未汗出，水磨二丸，分饮一半，须臾候等时，如汗不通，约行十里，再暖余一服，温吃服后，平身坐，少时平身卧，热烘衣被，和头通身盖，卧令浓暖，服药处，须在暖房中，无令风入，如汗出，以灯烛照，手足指及节间，当有毫毛生出，如青黄白色，即一服见效，如赤色，须三次服，如毛黑色，必死之证，如汗出，以青绢拭遍身，日出时，于黑漆盆内洗，当有虫如麸片是验，大肠取下黑水紫黯恶黄白脓涎，如诸般虫等物是效，次即服和气药。治尸注传尸，服逐下药后，补虚，防己散方：防己、人参、茯苓、鬼臼、鬼箭羽、附子、麴各一分，上七味，捣罗为散，每服二钱匕，以桃仁研泔一盏，煎至六分，温服，日五服。治诸注皂荚丸方：猪牙皂荚、白马夜眼、安息香、斑蝥、蜈蚣、蛇蜕、粉霜各二钱，雄黄、丹砂、卤砂、牛黄、犀角、胡黄连各一钱，上一十三味，同研令匀，以黄狗胆汁为丸，如梧桐子大，别以丹砂末为衣，每服五十丸，四更尽，以桃仁煎汤下。

〖原发性进行性非流利失语型额颞叶痴呆-智损失语证〗

辨识要点：① 符合原发性进行性失语型额颞叶痴呆诊断；② 语言表达障碍；③ 对话能力下降；④ 语言减少；⑤ 语音和语法错误；⑥ 阅读和写作困难；⑦ 理解力相对保留；⑧ 日常生活能力保留；⑨ SPECT 提示不对称性额、颞叶血流减少；⑩ PET 显示不对称性额、颞叶代谢减低；⑪ 舌淡苔白脉细。

临床决策：益智解语。

治疗推荐：①《外台秘要》卷15 五邪汤。菖蒲、秦艽、桂心、当归、禹余粮、人参、附子、黄芩、炙甘草、远志、防风、龙骨、赤石脂、茯苓、芍药、川芎、防己，常规剂量，每日 2 次水煎送服五邪丸 20 粒。②《北京市中药成方选集》海马保肾丸：海马一对，砂仁二钱，远志肉二钱，枸杞子三钱，鹿茸三钱，黄芪一两三钱,山药三钱,白术三钱,肉桂二钱,锁阳三钱,茯苓六钱,蛤蚧一对,肉苁蓉一两,人参三钱,熟地六钱,杜仲炭三钱,狗脊三钱,钟乳石二钱,阳起石一钱,巨胜子一钱,黄精一钱,龟甲一钱,淫羊藿五分。上为细末过罗,冷开水泛为梧桐子大,每次二粒,每日2次温水送服。

常用方药:菖蒲,益智仁,远志,秦艽,桂心,当归,人参,附子,防风,龙骨,茯神,川芎,龙角,紫石英,铁精,丹参,大黄,细辛,蜀椒。

思路拓展:《圣济总录·螈病》。论曰《内经》谓病蛊弗治,肾传之心病,筋脉相引而急,病名曰螈。夫精属肾,筋属肝,脉属心,精盛则滋育诸筋,荣灌诸脉,故筋脉和柔。今风客于肾,病蛊出白,则精已亏矣,《经》所谓风客淫气,精乃亡,邪伤肝者如此,其证筋脉燥急相引而螈是也。治螈病筋脉相引而急。建中汤方:人参、炙甘草、桂心、茯苓、当归各二两,黄芪、龙骨、麦冬各三两,芍药、生地各四两,附子、浓朴各一两。上一十二味。粗捣筛,每服五钱匕。水一盏半,生姜三片,枣二枚劈破,煎至一盏,去滓入饴糖少许,再煎数沸温服,日二夜一。治螈病筋脉相引,强筋力,滋血脉,石菖蒲丸方:石菖蒲、牛膝、远志、人参、茯苓、地骨皮、菟丝子、白术各一两,上九味,为细末,炼蜜丸如梧桐子大。每服二十丸,空心日午夜卧,温酒下。治螈病筋脉相引,及五劳七伤,小便数腰疼,久立不得,坐即脚痹,腹肚不安,肉苁蓉丸方:肉苁蓉、山芋、熟地各三两,菟丝子、五味子、杜仲、泽泻、覆盆子、山茱萸、远志、续断、桂心、附子、炙甘草、茯苓、石斛、鹿茸、人参、蛇床子、巴戟天各一两半,上二十味为细末,炼蜜丸如梧桐子大,每服二十丸,空心日午夜卧,温酒下。治螈病及虚羸等疾,牛羊髓丸方:牛髓、羊髓、白蜜、酥、枣肉各半升,茯苓、麦冬、川芎、桂心、当归、炙甘草、羌活各一两,干姜、生黄各三分,人参、五味子、防风、细辛各半两,白术一两一分,上一十九味。除前五味外,捣罗为末,先与枣肉相和,次入二髓酥蜜搅匀,纳银石器中,重汤煮之,堪丸即丸如梧桐子大。每服三十丸加至四十丸,酒下、日再。治螈病筋脉相引,通百节,利九窍,补下焦伤竭不足,茯苓钟乳丸方:茯苓、黄芪、枳壳、蛇床子各二两,钟乳粉六两,牛膝、肉苁蓉、人参、石斛、五味子各一两半,熟地、菟丝子三两,上一十二味,为细末,炼蜜丸梧桐子大。每服三十丸,空心酒下。治螈病筋脉相引万金方:熟地十两,天冬七两,巨胜子炒五两,茯苓、菊花各三两,肉苁蓉、牛膝、山芋各二两,桂心、酸枣仁、炙甘草、巴戟天各一两,上一十二味。为细末,煮枣肉与熟蜜,和捣三千杵,丸如梧桐子大。每服三十丸至四十丸,空心日午、温酒下。治螈,筋脉相引,补虚损,去元脏久冷,上焦客热,健忘心忪,五味子丸方:五味子一两半,熟地、肉苁蓉各四两,牛膝、菟丝子、泽泻、茯苓、巴戟天、赤石脂、山茱萸、杜仲、山芋、石膏、远志、柏子仁各二两,上一十五味。为细末,炼蜜和捣,入真酥五两再捣,丸如梧桐子大。每服二十丸至三十丸,空心日午温酒下。

〖原发性进行性语义性额颞叶痴呆-智损失语证〗

辨识要点:① 符合原发性进行性语义性额颞叶痴呆诊断;② 以语义记忆损害出现最早;③ 语言流利语法正确;④ 不能理解单词含义;⑤ 找词困难;⑥ 语言不能被他人理解;⑦ 丧失物品常识;⑧ 伴有不同程度面孔失认;⑨ 命名性失语;⑩ 晚期出现行为异常但视空间、注意力和记忆力相对保留;⑪ SPECT提示不对称性额、颞叶血流减少;⑫ PET显示不对称性额、颞叶代谢减低;⑬ 舌淡苔白脉细。

临床决策:益智解语。

治疗推荐:①《普济方》卷102茯神汤。茯神、炙甘草、桂心、龙骨、牡蛎、麦冬、防风、远志、大枣,常规剂量,每日 2 次水煎送服檀香丸 1 粒。②《圣济总录》卷 43 檀香丸:檀香三两,菖蒲、犀角、天竺黄、生地、苏合香油各一两,桂心、甘草(炙)、茯苓各三两半,人参、远志、麦冬各一两半,上一十二味。除苏合香油外,为末,以苏合香油同少酒,化入炼蜜,丸如樱桃大。每次 1 粒,每日 2 次温水送服。

常用方药:菖蒲,益智仁,远志,禹余粮,防风,桂心,独活,人参,牡蛎,秦艽,白术,防己,雄黄,茯神,蛇蜕,蓍实,龙胆,龟甲,通草。

思路拓展:①《石室秘录·呆病》。雷公真君曰:呆病如痴而默默不言也,如饥而悠悠如失也,意欲癫而不能,心欲狂而不敢,有时睡数日不醒,有时坐数日不眠,有时将己身衣服密密缝完,有时将他人对象深深藏掩;与人言则无语而神游,背人言则低声而泣诉,与之食则厌薄而不吞,不与食则吞炭而若快。此等症虽有祟凭之,实亦胸腹之中,无非痰气。故治呆无奇法,治痰即治呆也。然而痰势最盛,呆气最深,若以寻常二陈汤治之,安得获效。方用逐呆仙丹:人参一两,白术二两,茯神三两,半夏五钱,白芥子一两,附子五分,白薇三钱,菟丝子一两,丹砂三钱,研末。先将各药煎汤,调丹砂末与半碗,彼不肯服,以炭烙之,欣然服矣。又烙之,又服半碗,然后听其自便。彼必倦怠欲卧矣,乘其睡熟,将其衣服被褥尽行火化,单留身上所服之衣,另用新被盖之,切不可惊醒。此一睡,有睡至数日者,醒来必觅衣而衣无,觅被而被非故物,彼必大哭,然后又以前药与一剂,必不肯服,即烙之炭。亦断不肯矣,不妨以鞭责之,动其怒气,用有力之人,将前药执而灌之。彼必大怒,已而又睡去矣。此时断须预备新鲜衣服被褥等项,俟其半日即醒,彼见满房皆是亲人,心中恍然如悟,必又大哭不已,诸人当以好言劝之,彼必说出鬼神之事。亲人说幸某人治疗,已将鬼神尽行祛遣,不必再虑,彼听之欣然而病亦全愈矣。此方之妙,妙在大补心脾。以茯神为君,使痰在心者尽祛之而出,其余消痰之药,又得附子引之,无经不入,将遍身上下之痰,尽行祛入膀胱之中,而消化矣;白薇、菟丝子,皆是安神妙药,而丹砂镇魂定魄,实多奇功,所以用之而奏效也。
② 清代名医陈士铎著《石室秘录》。陈士铎,字敬之,号远公,别号朱华子,自号大雅堂主人,明天启清康熙年间浙江绍兴人,著名医家。《石室秘录》全书 6 卷,依次分礼、乐、射、御、书、数六集,各集皆以治法为目。礼集载 14 种治法,乐集载 30 种治法,射集载 39 种治法,御集载 33 种治法,书集载 12 种治法,数集载 7 大类疾病和 16 种杂病治法。内容涉及内、外、妇、儿、五官等 100 多种疾病证治,收古今名方及作者经验方 500 余首。嘉庆八年《山阴县志》记载:陈士铎,邑诸生,治病多奇中,医药不受人谢,年八十卒。陈氏幼习儒术,初为乡间诸生,后因仕途不成,遂弃举子业,乃究心医学,以良医济世为勉,治病多奇中,从不计酬。士铎平生好学,上探典籍之奥,博采诸家之长,通过临床实践,擅长归纳总结,喜爱著书立说,以惠后学。其著作之丰,当为浙中之佼佼者,堪称著述等身。

路 易 体 痴 呆

路易体痴呆(dementia with Lewy bodies)是神经系统变性疾病。以波动性认知障碍、帕金森综合征和视幻觉等为主要临床表现。病理特点：大体观察可以见到中脑黑质颜色变化、基底节区的萎缩。大脑半球的萎缩程度与正常老人相近。1912年德国病理学家Lewy首先发现神经元内圆形嗜酸性包涵体。路易体弥漫分布于大脑皮质并深入边缘系统、黑质或脑干其他核团。20世纪80年代通过细胞免疫染色方法发现Lewy体内含有泛素蛋白，用抗α突触核蛋白抗体免疫标记可提高诊断率。路易体痴呆神经元中或脑内非特异性变化有神经炎性斑、神经原纤维缠结、局部神经元丢失、微空泡变、突触消失、神经递质枯竭等。

〖路易体痴呆-神魂失主证〗

辨识要点：① 符合路易体痴呆诊断；② 50～85岁发病；③ 波动性认知障碍；④ 视幻觉；⑤ 帕金森综合征；⑥ 执行功能和视空间功能障碍；⑦ 近事记忆功能早期受损较轻；⑧ 听幻觉与嗅幻觉；⑨ 快速动眼期睡眠行为障碍；⑩ 体位性低血压；⑪ 尿潴留；⑫ 性格改变；⑬ 舌红苔白脉弦。

临床决策：养神定魂。

治疗推荐：①《圣济总录》卷43远志散。远志、黄连、菖蒲、茯苓、人参，常规剂量，每日2次水煎送服化铁丸10粒。②《圣济总录》卷43化铁丸：铁粉、蛇黄各一两，牛黄、丹砂各一分，麝香半分，金箔、银箔各十，上七味各研如粉，再同研匀，用粟米糊丸如梧桐子大，每次10丸，每日2次温水送服。③ 安理申5～10 mg每日1次睡前口服。④ 美金刚每日10～20 mg口服。

常用方药：远志，黄连，菖蒲，人参，檀香，犀角，苏合香，桂心，茯神，蛇黄，牛黄，麝香。

思路拓展：《圣济总录·治神》。《内经》曰心者君主之官，神明出焉。又曰心者生之本，神之变也。四气调神，于起居动作之间，每以志意顺四时为急务，追其感疾，亦察精神志意存亡得失，以为治法，盖谓有生之本，营卫气血也。诸血皆属于心，气之升降舒结，又因乎喜怒悲忧恐之变，病有至于持久不释，精气弛坏，营泣卫除者，岂特外邪之伤哉，神不自许也，是以黄帝论气之行着，必分勇怯，论病之苦乐，必异形志，论芳草石药，必察缓心和人。至于贵贱贫富异居，男女离合异情，又以不知为粗工之戒，故扁鹊华佗治病，忌神明之失守，叔和论脉，辨性气之缓急。孙思邈之用药，则以精神未散为必活。褚澄之问证，则以苦乐荣悴为异品，治目多矣。而张湛以减思虑专内视，为治目之神方。至若陈藏器草木之论，又以和养志意，以禳去祟，以言笑畅情怀，以无为驱滞着，岂专于药石针艾之间哉。盖上古恬淡，治病之法，祝由而已，追夫忧患既攻，巧诈复起，邪之感人也深，医之用功也倍。专恃毒药，而不问其情，则精神不进，志意不治，故病不可愈，《内经》所以有闭户塞牖数问其情，针经所以有临病患问所便者，不治其形，治使其形者也，且以病之一二言之，隔塞闭绝，气窒之病也。原其本则得于暴忧，不治其气，而释其忧可也。女子不月，血滞之病也。原其本则得于心气不得下通，不治其血，而通其心可也。劳极惊悸者，过伤之病也。每本于心气之不足，使心气内和，则精神莫得而动也。颈者风毒之病也。每得于愁忧思虑之不止，使志意和适，则气血莫得而逆也。然则阳盛梦火，阴盛梦水，五脏虚实。皆形于梦寐之先，而后病从之，凡以形体之乖和，神先受之，则凡治病之术，不先致其所欲，正其所念，去其所恶，损其所恐，未有能愈者也。

多系统萎缩

多系统萎缩(multiple system atrophy)是成年期发病、散发性的神经系统变性疾病,以自主神经功能障碍、对左旋多巴类药物反应不良的帕金森综合征、小脑性共济失调和锥体束征等为主要临床表现。病理特点:神经胶质细胞胞质内发现嗜酸性包涵体,神经元丢失和胶质细胞增生。病变主要累及纹状体-黑质系统、橄榄-脑桥-小脑系统和脊髓的中间内、外侧细胞柱和 Onuf 核。MSA 包涵体的核心成分 α 突触核蛋白是特有的病理特征。

〖**夏依德雷格综合征-大气下陷证**〗

辨识要点:① 符合 Shy - Drager 综合征诊断;② 平均发病年龄 54.2 岁;③ 男性多见;④ 缓慢起病逐渐进展;⑤ 发作性晕厥;⑥ 男性勃起功能障碍;⑦ 体位性低血压;⑧ 尿频尿急或失禁;⑨ 肢体共济失调或躯干平衡障碍;⑩ 肌张力增高、肌无力、腱反射亢进或病理反射;⑪ 肌强直、运动迟缓或震颤等类似帕金森综合征的各种运动障碍;⑫ 肌肉萎缩或肌束震颤;⑬ 尿动力学实验见逼尿肌反射兴奋性升高,尿道括约肌功能减退;⑭ 肛门括约肌肌电图见失神经改变;⑮ MRI 见壳核、脑桥、小脑中脚和小脑等明显萎缩,第四脑室、脑桥小脑脚池扩大;⑯ 舌淡苔白脉细。

临床决策:升阳举陷。

治疗推荐:①《普济方》卷 225 引《医学切问》参附汤。当归、川芎、防风、芍药、陈皮、白桂、附子、黄芪、人参、丁香、益智仁、白姜、宿砂、白豆蔻、肉豆蔻、五味子各半两,南木香、沉香、甘草,常规剂量,每日 2 次水煎送服《丹溪心法附余》安魂琥珀丹 1 丸。②《丹溪心法附余》安魂琥珀丹:天麻、川芎、防风、细辛、白芷、羌活、川乌、荆芥穗、僵蚕各一两,薄荷叶三两,全蝎、粉甘草、藿香、朱砂、麝香、珍珠、琥珀各一钱。上为细末,炼蜜为丸如弹子大,金箔为衣。每服 1 丸,空心茶清或酒送下。③ 盐酸米多君每次 2.5 mg,每日 3 次口服。④ 曲司氯铵每次 20 mg,每日 2 次口服。

常用方药:附子,黄芪,人参,益智仁,当归,川芎,防风,芍药,五味子,沉香,天麻,羌活,川乌,僵蚕,全蝎,朱砂,麝香,珍珠,琥珀。

思路拓展:《医学衷中参西录》升陷汤。治胸中大气下陷,气短不足以息。或努力呼吸,有似乎喘。或气息将停,危在顷刻。其兼证,或寒热往来,或咽干作渴,或满闷怔忡,或神昏健忘,种种病状,诚难悉数。其脉象沉迟微弱,关前尤甚。其剧者,或六脉不全,或参伍不调。生箭六钱,知母三钱,柴胡一钱五分,桔梗一钱五分,升麻一钱。气分虚极下陷者,酌加人参数钱,或再加山萸肉(去净核)数钱,以收敛气分之耗散,使升者不至复陷更佳。若大气下陷过甚,至少腹下坠,或更作疼者,宜将升麻改用钱半,或倍作二钱。升陷汤,以黄芪为主者,因黄芪既善补气,又善升气。惟其性稍热,故以知母之凉润者济之。柴胡为少阳之药,能引大气之陷者自左上升。升麻为阳明之药,能引大气之陷者自右上升。桔梗为药中之舟楫,能载诸药之力上达胸中,故用之为向导也。至其气分虚极者,酌加人参,所以培气之本也。或更加萸肉,所以防气之涣也。至若少腹下坠或更作疼,其人之大气直陷至九渊,必需升麻之大力者,以升提之,故又加升麻五分或倍作二钱也。方中之用意如此,至随时活泼加减,尤在临证者之善变通耳。大气者,充满胸中,以司肺呼吸之气也。人之一身,自飞门以至魄门,一气主之。然此气有发生之处,有培养之处,有积贮之处。天一生水,肾脏先成,而肾系命门之中有气息息萌动,此乃干元资始之气,《内经》所谓少火生气也。此气既由少火发生,以徐徐上达。培养于后天水谷之气,而磅因礴之势成。绩贮于膺胸空旷之府,而盘据之根固。是大气者,原以元气为根本,以水谷之气为养料,以胸中之地为宅窟者也。夫均是气也,至胸中之气,独名为大气者,诚以其能撑持全身,为诸气之纲领,包举肺外,司呼吸之枢机,故郑而重之曰大气。夫大气者,内气也。呼吸之气,外气也。人觉有呼吸之外气与内气不相接续者,即大气虚而欲陷,不能紧紧包举肺外也。医者不知病因,犹误认为气郁不舒,而开通之。其剧者,呼吸将停,努力始能呼吸,犹误认为气逆作喘,而降下之。则陷者益陷,凶危立见矣。其时作寒热者,盖胸中大气,即上焦阳气,其下陷之时,非尽下陷也,亦非一陷而不升也。当其初陷之时,阳气郁而不畅则作寒,既陷之后,阳气蓄而欲宣则作热。迨阳气蓄极而通,仍复些些上达,则又微汗而热解。其咽干者,津液不能随气上潮也。其满闷者因呼吸不利而自觉满闷也。其怔忡者因心在膈上,原悬于大气之中,大气既陷,而心无所附丽也。

〔纹状体黑质变性-肝病筋急证〕

辨识要点:① 符合纹状体黑质变性诊断;② 平均发病年龄54.2岁;③ 男性多见;④ 缓慢起病逐渐进展;⑤ 进行性肌强直;⑥ 运动迟缓;⑦ 转变姿势困难;⑧ 语速缓慢及语音低沉;⑨ 震颤很轻或缺如;⑩ 步态障碍;⑪ 共济失调;⑫ 尿失禁与尿潴留;⑬ 体位性晕厥;⑭ 性功能不全;⑮ 锥体束征;⑯ 双眼向上凝视困难;⑰ MRI发现壳核、脑桥、小脑中脚和小脑等明显萎缩;⑱ 第四脑室及脑桥小脑脚池扩大;⑲ 舌红苔少脉弦。

临床决策:补肝缓急。

治疗推荐:①《圣济总录》42 天麻汤。天麻、附子各一两半,全蝎、羌活、川芎、白附子、牛膝、麻黄、白花蛇、枸杞子、白芷、人参、萆薢、海桐皮、防风、桂心、酸枣仁、白蒺藜、当归、炙甘草各一两,乳香一两半,上二十一味除研者外,锉如麻豆,每服五钱匕,水一盏半,生姜三片,煎取八分,去滓温服。其煎药水,每用桃柳桑枝嫩者各一两,净洗细锉,甘菊叶半两,如无叶以花代,用水二升,煎取一升去滓,若冬月十日为一料,夏月逐日修事服之。②《中国药典》龟鹿补肾丸:菟丝子、淫羊藿、续断、锁阳、狗脊、酸枣仁、制何首乌、炙甘草、陈皮、鹿角胶、熟地、龟甲胶、金樱子、炙黄芪、山药、覆盆子,上十六味粉碎成细粉,过筛,混匀。每100 g粉末用炼蜜40 g加适量的水泛丸,干燥,制成水蜜丸如梧桐子大,每次20丸,每日2次,温水送服。③ 曲司氯铵每次20 mg,每日2次口服。

常用方药:天麻,全蝎,羌活,川芎,白附子,牛膝,白芍,白花蛇,枸杞子,人参,萆薢,海桐皮,防风,酸枣仁,白蒺藜,当归,乳香。

思路拓展:《圣济总录·瘛病》。筋脉相引而急病名曰瘛。夫精属肾,筋属肝,脉属心,精盛则滋育诸筋,荣灌诸脉,故筋脉和柔。今风客于肾,病蛊出白,则精已亏矣,《经》所谓风客淫气,精乃亡,邪伤肝者如此,其证筋脉燥急相引而瘛是也。治瘛病筋脉相引而急建中汤方:人参、炙甘草、桂心、茯苓、当归各二两,黄芪、龙骨、麦冬各三两,芍药、生地各四两,附子、厚朴各一两,上一十二味粗捣筛,每服五钱匕,水一盏半,生姜三片,枣二枚劈破,煎至一盏,去滓入饴糖少许,再煎数沸温服,日二夜一。治瘛病筋脉相引,强筋力滋血脉石菖蒲丸:石菖蒲、牛膝、远志、人参、茯苓、地骨皮、菟丝子、白术各一两,上九味,为细末,炼蜜丸如梧桐子大。每服二十丸,空心日午夜卧,温酒下。治瘛病筋脉相引及五劳七伤,小便数腰疼,久立不得,坐即脚痹,腹肚不安肉苁蓉丸:肉苁蓉、山芋、熟地各三两,菟丝子、五味子、杜仲、泽泻、覆盆子、山茱萸、远志、续断、桂心、附子、炙甘草、茯苓、石斛、鹿茸、人参、蛇床子、巴戟天各一两半,上二十味,为细末,炼蜜丸如梧桐子大,每服二十丸,空心日午夜卧,温酒下。

〖橄榄脑桥小脑萎缩-作强不能证〗

辨识要点:① 符合橄榄脑桥小脑萎缩诊断;② 平均发病年龄 50 岁左右;③ 缓慢起病逐渐进展;④ 下肢乏力易跌倒;⑤ 自主活动缓慢而不灵活;⑥ 步态不稳;⑦ 两上肢精细动作不能;⑧ 构音障碍;⑨ 吞咽困难饮水呛咳;⑩ 眼球震颤;⑪ 上视困难;⑫ 直立性低血压;⑬ 弛缓性膀胱;⑭ 锥体束征及病理征阳性;⑮ MRI 见壳核、脑桥、小脑中脚和小脑等明显萎缩;⑯ 第四脑室、脑桥小脑脚池扩大;⑰ 舌红苔少脉弦。

临床决策:补肾强筋。

治疗推荐:①《三因极一病证方论》益志汤。鹿茸、巴戟天、熟地、枸杞子、肉苁蓉、牛膝、附子、桂心、山茱萸、白芍、防风、炙甘草,常规剂量,每日 2 次水煎送服加味健步虎潜 20 粒或石南丸 20 粒。②《医宗金鉴》卷 89 加味健步虎潜:龟甲胶、鹿角胶、虎胫骨、何首乌、牛膝、杜仲、锁阳、当归各二两,威灵仙、黄柏、人参、羌活、干姜、白芍、白术各一两,熟地三两,附子一两半,共为细末,炼蜜为丸如梧桐子大,每日 2 次,每次 20 粒空腹时淡盐汤送下,冬日淡黄酒送下。③ 盐酸米多君每次 2.5 mg,每日 3 次口服。④ 曲司氯铵每次 20 mg,每日 2 次口服。

常用方药:鹿茸,巴戟天,熟地,枸杞子,肉苁蓉,牛膝,附子,白芍,防风,龟甲胶,鹿角胶,何首乌,杜仲,锁阳,当归,威灵仙,人参,羌活,石南,乌蛇,萆薢,海桐皮,独活,天麻。

思路拓展:《圣济总录·螈病》。治螈病及虚羸等疾牛羊髓丸:牛髓、羊髓、白蜜、酥、枣肉各半升,茯苓、麦冬、川芎、桂心、当归、炙甘草、羌活各一两,干姜、生地各三分,人参、五味子、防风、细辛各半两,白术一两一分,上一十九味除前五味外,捣罗为末,先与枣肉相和,次入二髓酥蜜搅匀,纳银石器中,重汤煮之,堪丸即丸如梧桐子大。每服三十丸加至四十丸,酒下、日再。治螈病筋脉相引,通百节,利九窍,补下焦伤竭不足茯苓钟乳丸:茯苓、黄芪、枳壳、蛇床子各二两,炼成钟乳粉六两,牛膝、肉苁蓉、人参、石斛、五味子各一两半,熟地、菟丝子各三两,上一十二味,为细末,炼蜜丸梧桐子大。每服三十丸,空心酒下。治螈病筋脉相引万金丸:熟地黄十两,天冬七两,巨胜子五两,茯苓、菊花各三两,肉苁蓉、牛膝、山芋各二两,桂心、酸枣仁、炙甘草、巴戟天各一两,上一十二味为细末,煮枣肉与熟蜜,和捣三千杵,丸如梧桐子大。每服三十丸至四十丸,空心日午,温酒下。治螈,筋脉相引。补虚损,去元脏久冷,上焦客热,健忘心松五味子丸:五味子一两半,熟地、肉苁蓉各四两,牛膝、菟丝子、泽泻、茯苓、巴戟天、赤石脂、山茱萸、杜仲、山芋、石膏、远志、柏子仁各二两,上一十五味为细末,炼蜜和捣,入真酥五两再捣,丸如梧桐子大。每服二十丸,至三十丸,空心日午温酒下。

帕 金 森 病

帕金森病(Parkinson's disease)是神经系统进行性变性疾病。以静止性震颤、肌张力增高、运动迟缓及姿势维持障碍等为主要临床表现。主要临床表现为静止性震颤、运动迟缓、肌强直和姿势步态障碍。病理特点:其一是黑质致密区多巴胺能神经元及其他含色素的神经元大量变性丢失,出现临床症状时丢失至少达50%以上。其他部位含色素的神经元,如蓝斑、脑干的中缝核、迷走神经背核等也有较明显的丢失。其二是在残留的神经元胞质内出现嗜酸性包涵体,即路易小体,由细胞质蛋白质所组成的玻璃样团块,其中央有致密的核心,周围有细丝状晕圈。α突触核蛋白、泛素、热休克蛋白是形成路易小体的重要成分,阐明这些重要成分的改变在帕金森病发病机制中的作用已成为目前的研究热点。帕金森病研究难点有三:一是病因不明,二是病程的进行性进展无法阻止;三是缺乏有效措施应对长期服用左旋多巴制剂出现的疗效递减与运动异常。延缓变性减慢帕金森病病程进行性进展是中医优势。中医治疗帕金森病的总体策略是:西医学正规抗帕金森病治疗基础上的中医延缓病程进展研究。

〖老年前早期帕金森病-肝虚筋极证〗

辨识要点:① 符合老年前早期帕金森病诊断;② 年龄小于65岁;③ 隐匿起病缓慢进展;④ 单侧上肢起病逐渐累及同侧下肢,再波及对侧上肢及下肢;⑤ 静止性震颤频率为4～6Hz;⑥ 铅管样强直;⑦ 齿轮样强直;⑧ 嗅觉减退;⑨ 睡眠障碍;⑩ 大便次数减少;⑪ Hoehn and Yahr1-2级;⑫ PET显像示多巴胺递质合成减少;⑬ 形体消瘦;⑭ 腰膝酸软;⑮ 头晕耳鸣;⑯ 舌红苔少脉弦。

临床决策:补肝柔筋。

治疗推荐:①《鸡峰普济方》卷7肉苁蓉散。肉苁蓉、麋茸、牛膝、石斛、远志、菟丝子、石龙芮、雄蚕蛾、五味子、蛇床子、天雄、巴戟天,常规剂量,每日2次水煎送服苁蓉丸。②《圣济总录》卷185苁蓉丸:肉苁蓉、熟地黄、人参、牛膝、麦冬、山茱萸、枳壳、五味子、远志、石斛,常规剂量,研末为散,炼蜜为丸如弹子大,每次1粒,每日2次温水送服。③ 非麦角类DR激动剂;④ MAO-B抑制剂或加用维生素E;⑤ 金刚烷胺:⑥ 震颤明显而其他抗PD药物效果不佳则可选用抗胆碱能药。

常用药物:肉苁蓉,生地,熟地,鹿茸,天冬,麦冬,枸杞子,巴戟天,白芍,当归,菟丝子。

思路拓展:《证治准绳·颤振》。颤、摇也,振、动也,筋脉约束不住,而莫能任持,风之象也。《内经》云:诸风掉眩,皆属肝木。肝主风,风为阳气,阳主动,此木气太过而克脾土,脾主四肢,四肢者,诸阳之末,木气鼓之故动,《经》谓风淫末疾者此也。亦有头动而手足不动者,盖头乃诸阳之首,木气上冲,故头独动而手足不动。散于四末,则手足动而头不动也。皆木气太过而兼火之化也。木之畏在金,金者土之子,土为木克,何暇生金。《素问》曰:肝一阳也,心二阳也,肾孤脏也,一水不能胜二火。由是木挟火势而寡于畏,反侮所不胜,直犯无惮。《难经》谓木横乘金者是也。此病壮年鲜有,中年已后乃有之,老年尤多。夫老年阴血不足,少水不能制盛火,极为难治。前哲略不及之,唯张戴人治新寨马叟,作木火兼痰而治得效,遇此证者,当参酌厥旨而运其精思云。新寨马叟,年五十九,因秋欠税,官杖六十,得惊气成风搐已三年矣。病大发则手足颤掉不能持物,食则令人代哺,口目张睒,唇舌嚼烂,抖擞之状,如线引傀儡,每发市人皆聚观,夜卧发热,衣被尽塞,遍身燥痒,中热而反外寒,久欲自尽,手不能绳,倾产求医,至破其家而病益坚。叟之子,邑中旧小吏也,以父母病讯戴人,戴人曰此病甚易治,若隆暑时,不过一涌再涌,夺则愈矣。今已秋寒可三之，如未，更刺，腧穴必愈。先以通圣散汗之，继服涌剂，涌痰一二升，至晚又下五七行，其疾小愈，待五日再一涌，出痰三四升，如鸡黄成块状，如汤热，曳以手颤不能自探，妻与代探，咽嗌肿伤，昏愦如醉，约一二时许稍稍省，又下数行，立觉足轻颤减，热亦不作，足亦能步，手能巾栉，自持匙箸，未至三涌，病去如濯。病后但觉极寒，戴人曰当以食补之，久则自退。盖大疾之去，卫气未复，故宜以散风导气之药，切不可以热剂温之，恐反成他病也。孙一奎曰：据戴人此治，非真知为痰火盛实，莫敢如此疗也。木之有余，由金之衰弱，病既久矣，恐亦有始同而终异者，况吐汗下之后，谓绝不必补养可乎！病之轻者，或可用补金平木清痰调气之法，在人自斟酌之。中风手足曳，星附散、独活散、金牙酒，无热者宜之。摧肝丸，镇火平肝，消痰定颤，有热者宜之。气虚而振参术汤补之，心虚而振补心丸养之，挟痰导痰汤加竹沥，老人战振宜定振丸。

〖老年早期帕金森病-肝虚筋极证〗

辨识要点：① 符合老年早期帕金森病诊断；② 年龄大于 65 岁；③ 隐匿起病缓慢进展；④ 单侧上肢起病逐渐累及同侧下肢，再波及对侧上肢及下肢；⑤ 静止性震颤频率为 4～6Hz；⑥ 铅管样强直；⑦ 齿轮样强直；⑧ 嗅觉减退；⑨ 睡眠障碍；⑩ 大便次数减少；⑪ Hoehn and Yahr1－2 级；⑫ PET 显像示多巴胺递质合成减少；⑬ 形体消瘦；⑭ 腰膝酸软；⑮ 头晕耳鸣；⑯ 舌红苔少脉弦。

临床决策：补肝柔筋。

治疗推荐：①《圣济总录》卷 185 补真丸。肉苁蓉、菟丝子，常规剂量，每日 2 次水煎送服覆盆子丸 30 粒。②《圣济总录》卷 185 覆盆子丸：覆盆子、巴戟天、五味子、桂心、山芋、鹿茸各半两，黄芪、牛膝、熟地各一两，远志一分，石斛、肉苁蓉各三分，上一十二味，捣罗为末，炼蜜和丸如梧桐子大，空心温酒下 30 丸。③ 首选非麦角类多巴胺受体激动剂。④ 年龄大于 65 岁患者或伴智能减退首选复方左旋多巴制剂。

常用药物：肉苁蓉，菟丝子，覆盆子，巴戟天，五味子，鹿茸，黄芪，牛膝，熟地，石斛。

思路拓展：《圣济总录·肝病筋急》。肝病筋急者肝与筋合也。盖足厥阴之经不足，则脉弗营，脉弗营则风邪易侵。搏于筋脉，故令筋急而挛缩也。治肝脏风毒气注，手臂头项、肩髆，腰足筋脉拳急，攻刺疼痛，或四肢虚肿，头目旋运，黑花昏暗，呕逆减食，天麻汤：天麻、附子各一两半，干蝎、羌活、川芎、白附子、牛膝、麻黄、白花蛇、枸杞、白芷、人参、萆薢、海桐皮、防风、桂心、酸枣仁、白蒺藜、当归、炙甘草各一两，乳香一两半，上二十一味除研者外，锉如麻豆，每服五钱匕，水一盏半，生姜三片，煎取八分，去滓温服，其煎药水，每用桃柳桑枝嫩者各一两，净洗细锉，甘菊叶半两，如无叶以花代，用水二升，煎取一升去滓，若冬月十日为一料，夏月逐日修事服之。治肝脏风毒流注，脚膝筋脉，拘急疼痛，行履不得，石南丸：石南、乌蛇各一两，牛膝、防风、石斛、桂心、萆薢、麻黄、羌活、海桐皮、赤茯苓、茵芋、独活、天麻、当归、附子各半两，黑豆一升，上一十七味。除黑豆膏外，捣罗为细末，以豆膏和丸，如梧桐子大，每服二十丸至三十丸，早晚食前温酒下。治肝虚血不足，肢节拘急，筋脉挛痛，地黄丸：生干地黄、熟干地黄各一斤，杏仁半斤，防风、石斛、枳壳、牛膝各四两，上七味除杏仁外，捣罗为细末，入杏仁和匀，炼蜜和丸如梧桐子大，每服三十丸，炒黑豆淋酒下，日三不计时。治肝元虚风上攻，头目昏闷，及背项紧急，筋脉拘挛。羚羊角散：羚羊角、川芎各半两，羌活、独活各三分，人参、防风、白蒺藜各半两，上七味，捣罗为细散，每服二钱匕,温酒调下不拘时。治肝虚劳损,关节疼痛,筋脉挛急,虎骨酒:虎骨、枳壳、丹参、熟地、干地黄各三两,干姜、川芎、地骨皮、白术、猪椒根、五加皮各二两,上一十味。粗捣筛,用生绢袋贮,以清酒三斗浸四宿,每日空腹服一盏,加至二盏。治肝脏风气,四肢筋脉挛急,身体强直,薏苡仁汤:薏苡仁、川芎、石膏各一两,羌活三分,柏子仁、酸枣仁各一两,附子三分,上七味除研者,锉如麻豆,每服三钱匕,水一盏,生姜三片,煎至七分,去滓温服,不计时候。治肝脏风气攻注四肢,筋急疼痛,及脚膝少力,行步艰难,木瓜丸:木瓜二两,牛膝、川芎、羌活各一两半,附子二两,上五味捣罗为末,炼蜜丸如梧桐子大。每服三十丸,煎牛膝酒下,渐加丸数,空心食前。治肝风筋脉拘急,背膊,劳倦及头昏项颈紧急疼痛,独活汤:独活、甘菊花、蔓荆实、川芎各一两,上四味粗捣筛,每服三钱匕,水一盏,入酸枣仁恶实各五十粒研碎,同煎至七分,去滓温服,不计时。治筋急转筋,舒展不能,乌头丸:草乌头、荆芥穗各半斤,上二味捣罗为细末,别用宣州木瓜二枚,炒熟去皮瓤,入前件药,杵令匀,用酒煮面糊和丸,如梧桐子大。每服三十丸,加至五十丸,食前木瓜汤下,日三。

〖中期帕金森病-肝肾不足筋极证〗

辨识要点:① 符合中期帕金森病诊断;② 轻至中度双侧肢体铅管样强直;③ 轻至中度双侧肢体齿轮样强直;④ 不能从后拉测试中恢复;⑤ 姿势不稳,转弯变慢;⑥ 静止性震颤;⑦ 睡眠障碍;⑧ 大便次数减少;⑨ Hoehn and Yahr3 级;⑩ PET 显像示多巴胺递质合成减少;⑪ 脑脊液和唾液中 α 突触核蛋白含量改变;⑫ 形体消瘦;⑬ 腰膝酸软;⑭ 头晕耳鸣;⑮ 舌红苔少脉弦细。

临床决策:补肾养肝。

治疗推荐:①《圣济总录》卷 185 地黄石斛丸。生地、石斛、肉苁蓉、巴戟天、牛膝、桂心、补骨脂、鹿角胶、菟丝子、木香、附子、枸杞子、鹿茸,常规剂量,每日 2 次水煎送服《寿世保元》斑龙固本丹 30 丸。②《寿世保元》斑龙固本丹:肉苁蓉、人参、山药、生地、熟地、天冬、山茱萸、巴戟天、枸杞子、麦冬、杜仲、五味子、牛膝、木香、虎胫骨、柏子仁、茯苓、石菖蒲各二两,远志、川椒、泽泻、附子各一两,地骨皮、车前子各一两五钱,覆盆子二两五钱,菟丝子四两,上为细末,用好酒化五仁斑龙胶为丸如梧桐子大,每服 30 丸,空心时温酒送下。③ 多巴胺受体激动剂联合复方多巴制剂。

常用药物:生地,石斛,肉苁蓉,巴戟天,牛膝,补骨脂,鹿角胶,菟丝子,枸杞子,鹿茸,人参,山药,熟地,天冬,山茱萸,麦冬,杜仲,五味子,远志,地骨皮,覆盆子。

思路拓展:《医碥·抽搐》。《准绳》谓抽搐即瘛。瘛,拘急也,疭,弛纵也。抽搐属瘛,然亦微异。盖拘急者,筋脉拘束紧急不得伸舒,观脚指受寒筋急可见。抽搐则频伸频缩也,抽搐者手足频频伸缩也。或言搐搦者,搦谓十指频频开合,两拳紧捏也。证属风火,风火为阳邪,主动而不宁。其不为躁扰而为搐搦者,血枯筋急也。若妄加灼艾,或发其表,则死不旋踵。小儿急惊风多此证。宜泻木火,凉惊丸主之。血虚,续断丸。肝邪盛,宜救脾者,小建中汤加减。热伤元气,人参益气汤。血气虚弱,内火盛,兼中外风,风火相煽,则不得不加发散之品,续命煮散。兼心神昏愦者,独活汤。产后血虚发热,热盛生风得此,八珍汤加丹皮、钩藤,以生阴血。不应,兼补脾胃以生血。小儿吐泻后,脾胃之阴气亏损,成慢惊风者,亦多见此,为虚风虚热。若更阳气虚陷,其风火尤为无根之虚焰。虚者,十全大补加桂、附;陷者,补中益气汤加桂、附。此等阳虚之证,肢体恶寒,脉微细,为真状。若脉浮大,发热烦渴,为假象,不可泥于证属风火一语,以为实邪也。若戴眼反折,汗出如珠,不治。按：血枯筋急,恐未尽然。观御痛者恒握拳切牙,与小儿惊搐切牙捏拳形状相同,可知此证必因风火内攻,有难于禁当者,故有此抵御情状。风火忽动忽息,故搐搦有作有止,若果由血枯筋急,则应缩多伸少,两拳常捏,且不必有切牙情状矣。抽搐,风木曲直之象也；握搦切牙,病患禁当之情也。

〖晚期帕金森病运动并发症-肝风筋极证〗

辨识要点：① 符合晚期帕金森病运动并发症诊断；② Hoehn and Yahr4－5级；③ 剂末现象；④ 开关现象；⑤ 肢体麻木疼痛；⑥ 性功能减退；⑦ 排尿障碍或体位性低血压；⑧ 抑郁焦虑；⑨ 认知障碍；⑩ 幻觉；⑪ 冻结步态；⑫ 前冲步态或慌张步态；⑬ 形体消瘦；⑭ 腰膝酸软；⑮ 头晕耳鸣；⑯ 舌红苔少脉弦细。

临床决策：补肾养肝缓急。

治疗推荐：①《三因极一病证方论》苁蓉牛膝汤。肉苁蓉、牛膝、木瓜、白芍、熟地、当归、炙甘草各等分,上为锉散,每次四钱,每日2次水煎送服斑龙百补丸30粒。②《奇方类编》斑龙百补丸：鹿角霜八两,鹿角胶、茯苓、山药、人参、黄芪、生地、芡实、知母、黄柏、枸杞子、牛膝各四两,杜仲、当归各三两,五味子二两,蜜丸如梧桐子大,每次30粒,每日2次温水送服。③ 非麦角类多巴胺受体激动剂联合复方多巴制剂；④ 恩托卡朋每次100～200 mg,服用次数与复方左旋多巴次数相同。

常用药物：肉苁蓉,牛膝,白芍,熟地,当归,鹿角霜,鹿角胶,山药,人参,黄芪,补骨脂,知母,枸杞子,杜仲,五味子,石斛,巴戟天,菟丝子,天冬,山茱萸,麦冬,地骨皮,覆盆子。

思路拓展：《备急千金要方·筋极》。凡筋极者主肝也,肝应筋,筋与肝合,肝有病从筋生。又曰：以春遇病为筋痹,筋痹不已,复感于邪,内舍于肝,则阳气入于内,阴气出于外,若阴气外出,出则虚,虚则筋虚,筋虚则善悲,色青苍白见于目下,若伤寒则筋不能动,十指爪皆痛,数好转筋,其源以春甲乙日得之伤风,风在筋为肝虚风也。若阳气内发,发则实,实则筋实,筋实则善怒,嗌干伤热则咳,咳则胁下痛不能转侧,又脚下满痛,故曰肝实风也。然则因其轻而扬之,因其重而减之,因其衰而彰之。审其阴阳以别柔刚,阳病治阴,阴病治阳。善治病者,病在皮毛、肌肤、筋脉而治之,次治六腑,若至五脏则半死矣。扁鹊云：筋绝不治九日死,何以知之？手足爪甲青黑,呼骂口不息,筋应足厥阴,足厥阴气绝,则筋缩引卵与舌,筋先死矣。治筋实极则咳,咳则两胁下缩痛,痛甚则不可转动,橘皮通气汤方。橘皮四两,白术、石膏各五两,细辛、当归、桂心、茯苓各二两,香豉一升,上八味㕮咀,以水九升,煮取三升,去滓,分三服。治筋实极,则两脚下满,满而痛,不得远行,脚心如割,筋断折痛不可忍,丹参煮散方：丹参三两,川芎、杜仲、续断、地骨皮各二两,当归、通草、干地黄、麦冬、升麻、禹余粮、麻黄各一两十八铢,牛膝二两六铢,生姜、牡蛎各二两,上十七味治下筛,为粗散,以绢袋子盛散二方寸匕,以井花水二升煮,数动袋子,煮取一升,顿服,日二。治筋实极,手足爪甲或青或黄,或黑乌黯,四肢筋急烦满,地黄煎方：生地黄汁三升,生葛汁、生玄参汁各一升,大黄、升麻各二两,栀子仁、麻黄、犀角各三两,石膏五两,芍药四两,上十味,以水七升煮七物,取二升,去滓,下地黄汁,煎一两沸,次下葛汁等,煎取三升,分三服,日再。治筋虚极、筋痹,好悲思,颜色苍白,四肢嘘吸,脚手拘挛,伸动缩急,腹中转痛,五加酒方：五加皮一斤,枳刺二升,大麻仁三升,猪椒根皮、丹参各八两,桂心、当归、甘草各三两,天雄、秦椒、白藓、通草各四两,干姜五两,薏苡仁半升,川芎五两,上十五味,以绢袋盛,清酒四斗渍,春夏四日,秋冬六七日。初服六七合,稍稍加,以知为度。治筋虚极,则筋不能转,十指爪皆痛,数转筋,或交接过度,或病未平复交接,伤气,内筋绝,舌卷唇青,引卵缩,脉疼急,腹中绞痛,或便欲绝,不能饮食,人参酒方:人参、防风、茯苓、细辛、秦椒、黄芪、当归、牛膝、桔梗各一两半,干地黄、丹参、山药、钟乳、矾石各三两,山茱萸、川芎各二两,白术、麻黄各二两半,大枣三十枚,五加皮一升,生姜、乌麻各二升,上二十二味,钟乳别以小袋子盛,以清酒二斗半浸五宿,温服三合,日再,无所闻,随意增进。

〖晚期帕金森病异动症-肝风筋极证〗

辨识要点:① 符合晚期帕金森病异动症诊断;② 舞蹈样肌张力障碍样动作;③ 剂峰异动症;④ 双相异动症;⑤ 足或小腿痛性肌痉挛;⑥ Hoehn and Yahr4-5级;⑦ PET 显像示多巴胺递质合成减少;⑧ 脑脊液和唾液中 α 突触核蛋白含量改变;⑨ 形体消瘦;⑩ 腰膝酸软;⑪ 头晕耳鸣;⑫ 舌红苔少脉弦细。

临床决策:补肾养肝缓急。

治疗推荐:①《圣济总录》卷7酸枣仁煎。酸枣仁、龟甲、海桐皮、淫羊藿、赤石脂、萆薢、羌活、虎骨、牛酥、蒺藜子、石斛、牛膝、巴戟天、附子、木香、杜仲、熟地、白蜜、桑枝,常规剂量每日2次水煎送服《圣济总录》卷8白花蛇丸1粒。②《圣济总录》卷8白花蛇丸:白花蛇一两、人参、蝉蜕、全蝎、天麻、白僵蚕、萆薢、当归、羌活、川芎、白芷、乌头、附子、犀角各半两,狼毒三分,龙脑三钱,雄黄一两半,炙甘草一分,上一十八味捣罗研匀,炼蜜和丸如皂子大,每服不拘时候,茶酒任嚼下1粒。③ 非麦角类多巴胺受体激动剂联合复方多巴制剂;④ 恩托卡朋每次100~200 mg,服用次数与复方左旋多巴次数相同。

常用药物:酸枣仁,龟甲,海桐皮,淫羊藿,赤石脂,萆薢,羌活,蒺藜子,石斛,牛膝,巴戟天,杜仲,熟地,桑枝,白花蛇,人参,蝉蜕,全蝎,天麻,僵蚕,当归,川芎,狼毒,龙脑,雄黄。

思路拓展:《证治准绳·挛》。养血地黄丸:熟地黄、蔓荆子各二钱半,山茱萸五钱,黑狗脊、地肤子、白术、干漆、蛴螬、天雄、车前子各七钱半,萆薢、山药、泽泻、牛膝各一两,上为细末,炼蜜和杵丸如梧子大,每服五十丸,温酒下,空心临卧服。活血通经汤:桂枝、酒柏各二钱,葛根、升麻、炙甘草、当归、人参各一钱,芍药五分,水二盏,煎至一盏,去渣热服。羚羊角汤:羚羊角、肉桂、附子、独活各一两三钱半,白芍、防风、川芎各一两,上为粗末,每服五大钱,水一盏半,生姜三片,同煎至八分,取清汁服,日可二三服。防风散:防风、五加皮、萆薢、薏苡仁、海桐皮、枳壳、赤芍、桂心、熟地、黄芪、杜仲、牛膝各一两,续断、鼠粘子、羚羊角屑各七钱半。麦门冬散:麦冬、茯神、柴胡、黄芪、白术各一两,防风、赤芍、枳壳、川芎、酸枣仁、羚角屑、炙甘草。黄芪丸:黄芪、人参、熟地、茯苓、薏苡仁、山茱萸各一两,酸枣仁、羌活、当归、桂心、枸杞子、羚羊角屑各七钱半,防风、远志各半两,炼蜜和丸如梧桐子大,每服三十丸,温酒送下,不拘时候。

原 发 性 震 颤

原发性震颤(essential tremor)是运动障碍性疾病。以震颤为唯一临床表现。目前已鉴定了5个基因位点,分别位于3q13.31、2p25－p22、6p23、16p11.2、11ql4.1。

〖原发性震颤-肝风瘈疭证〗

辨识要点:① 符合原发性震颤诊断;② 隐匿起病;③ 中老年多见;④ 震姿势性震颤;⑤ 动作性震颤;⑥ 一侧上肢或双上肢震颤;⑦ 头部也常累及;⑧ 下肢震颤少见;⑨ 震颤频率为6～12Hz;⑩ 部分患者饮酒后震颤暂时减轻;⑪ 情绪激动或紧张震颤加重;⑫ 阳性家族史;⑬ 舌红苔白脉弦。

临床决策:平肝息风。

治疗推荐:①《证治准绳·类方》秘方定振丸。天麻、秦艽、全蝎、细辛各一两,熟地黄、生地黄、当归、川芎、芍药各二两,防风、荆芥各七钱,白术、黄芪各一两五钱,威灵仙五钱,上为末,酒糊丸如梧桐子大,每服七八十丸,食远,用白汤或温酒送下。②《温病条辨》大定风珠:生白芍、干地黄各六钱,麦冬六钱,麻仁、五味子各二钱,生龟甲、生牡蛎、炙甘草、生鳖甲各四钱,阿胶三钱,鸡子黄二枚,水八杯,煮取三杯,去滓,再入鸡子黄,搅令相得,分3次服。③ 扑痫酮50 mg,每日2次口服。④ 普萘洛尔每日30～90 mg分3次口服。

常用方药:天麻,钩藤,白芍,生地,麦冬,龟甲,牡蛎,鳖甲,石决明,珍珠母,秦艽,全蝎,防风,荆芥,威灵仙。

思路拓展:①《古今医案按·瘛》。钱乙治皇子病瘛,国医莫能疗。闻乙有异能,召之。进黄土汤而愈。神宗问此何以能愈此疾,对曰:以土胜水,木得其平则风自止。帝悦,擢太医丞。江应宿治一富家儿病手足瘛,延至二十余日转笃。江后至,曰:此气虚也,当大补之,以参、术、归、芪、茯、芍、黄连、半夏、甘草,佐以肉桂助参、芪之功,补脾泻肝一饮遂觉少定,数服而愈。所以知儿病者,左脉滑大,右脉沉弱,似有似无,右手主于气故曰气分大虚。《经》所谓土极似木,亢则害承乃制,脾虚为肝所侮而风生焉。证似乎风,治风无风可治,治惊无惊可疗,治痰无痰可行,主治之法,所谓气行而痰自消,血荣而风自灭矣。见肝之病知肝当传脾,故先实其脾土,治其未病,否则成慢脾风而危殆矣。②《金匮翼·颤振》:颤振,手足动摇,不能自主,乃肝之病,风之象,而脾受之也。肝应木,木主风,风为阳,阳主动;脾应土,土主四肢,四肢受气于脾者也。土气不足,而木气鼓之,故振之动摇,所谓风淫末疾者是也。按:手足为诸阳之本,阳气不足,则四肢不能自主,而肝风得以侮之。肝应木,热生风,阴血衰则热而风生焉。故犯此症者,高年气血两虚之人,往往有之,治之极难奏功。③《医碥·颤》:振颤,摇也;振,战动也。亦风火摇撼之象,由水虚而然。水主静,虚则风火内生而动摇矣。风木盛则脾土虚,脾为四肢之本,四肢乃脾之末,故曰风淫末疾。有头摇动而手足不动者,木气上冲也。风火盛而脾虚,则不能行其津液,而痰湿亦停聚,当兼去痰。子和治马叟,风搐三年,掉颤抖擞之甚,如线引傀儡,以防风通圣散汗之,继服涌剂吐痰一二升,又下行五七次,数日又再涌去痰三四升,又下数行乃愈。但觉极寒,盖卫气未复也,以散风导气药调之。不用温热,恐又动火故也。风火交盛者,摧肝丸。气虚者,参术汤。气虚不能周,四肢为虚风所鼓故动。心血虚者,补心丸。挟痰,导痰汤加竹沥。老人战振,定振丸。

肝豆状核变性

肝豆状核变性（hepatolenticular degeneration）是常染色体隐性遗传的铜代谢障碍性疾病，又称Wilson病。以铜代谢障碍引起的肝硬化、基底节损害脑变性疾病为主要临床特点。病理特点：主要累及肝、脑、肾、角膜等处。肝脏外表及切面均可见大小不等的结节或假小叶，病变明显者像坏死性肝硬化，肝细胞常有脂肪变性，并含铜颗粒。电镜下可见肝细胞内线粒体变致密，线粒体嵴消失，粗面内质网断裂。脑部以壳核最明显，其次为苍白球及尾状核，大脑皮质亦可受侵。壳核最早发生变性，然后病变范围逐渐扩大到上述诸结构。壳核萎缩，岛叶皮质内陷，壳核及尾状核色素沉着加深，严重者可形成空洞。镜检可见壳核内神经元和髓鞘纤维显著减少或完全消失，胶质细胞增生。其他受累部位镜下可见类似变化。角膜边缘后弹力层及内皮细胞质内有棕黄色的细小铜颗粒沉积。

〖肝型肝豆状核变性–铜毒瘀肝证〗

辨识要点：① 符合肝型肝豆状核变性诊断；② 平均发病年龄约11岁；③ 持续性血清转氨酶增高；④ 急性或慢性肝炎或肝硬化；⑤ 暴发性肝功能衰竭；⑥ 角膜K-F环；⑦ 黄疸；⑧ 疲倦无力；⑨ 脾大及脾功能亢进；⑩ 青春期延迟；⑪ 月经不调或闭经；⑫ 男性乳房发育；⑬ 血清铜蓝蛋白显著降低和/或肝铜增高；⑭ 舌质瘀斑舌苔黄脉弦数。

临床决策：清肝驱铜解毒。

治疗推荐：① 杨任民肝豆汤。大黄、黄芩、黄连、穿心莲、半枝莲、萆薢，常规剂量，每日2次水煎送服《太平圣惠方》卷61当归煎三钱。②《太平圣惠方》卷61当归煎：当归、没药、麝香、乳香、桂心、朱砂、黄芪、漏芦、丁香、木香、川芎、麒麟竭、槟榔、云母粉、沉香、甘草、白蔹、白芷、密陀僧、赤芍、野驼脂、黄犬脂、生地，常规剂量，研末为散，每次三钱，每日2次煎散为汤温服。③ 低铜饮食。④ 硫酸锌200 mg每日3次口服阻止铜吸收。⑤ D-青霉胺成人每日1～1.5 g，儿童每日每千克体重20 mg分3次口服促进排铜，需终生用药。⑥ 三乙基四胺用于有青霉胺毒性反应患者，成人每日1.2 g口服。⑦ 二巯丁二酸钠每次1 g，每日1～2次溶于10％葡萄糖液40 ml中缓慢静注，5～7日为1个疗程，间断使用数个疗程。

常用药物：当归，没药，麝香，乳香，桂心，漏芦，丁香，木香，川芎，麒麟竭，槟榔，沉香，白蔹，白芷，密陀僧，赤芍，生地，大黄，黄芩，黄连，穿心莲，半枝莲，萆薢。

思路拓展：《是斋百一选方》。神仙解毒万病丸：喻良能方，葛丞相传。解一切药毒，恶草、菰子、菌蕈、金石毒，吃自死毒，时行疫气，山岚瘴疟，急喉闭，缠喉风，脾病黄肿，赤眼，疮疖，冲冒寒或自缢死，落水、打折伤死，但心头微暖，未隔宿者，并宜用生姜、蜜水磨复苏。痈疽发背未破，鱼脐疮，诸般恶疮，肿毒，汤火所伤，百虫、犬鼠、磨服，并服一粒，良久觉痒，立消。打扑擷损，伤折，炒松节酒磨下半粒男子或中颠邪狂走，女人鬼气鬼胎，并宜暖酒磨下一丸，可分两服自止。昔有一女子，久患劳瘵，命垂旦夕，此病为血尸虫所噬，磨小虫千余条，一大者正为两段，后只服苏合香丸，半月遂愈如常。救之无不效。人凡居家，或出入，不可无此药，真济世卫家之宝。岭表，才觉意思不快，便服之，即安。

〖脑型肝豆状核变性–铜毒瘀脑证〗

辨识要点：① 符合脑型肝豆状核变性诊断；② 平均发病年龄约19岁；③ 帕金森综合征；④ 扭转痉

挛；⑤ 手足徐动；⑥ 舞蹈症状；⑦ 步态异常；⑧ 共济失调；⑨ 口-下颌肌张力障碍；⑩ 吞咽障碍；⑪ 构音障碍；⑫ 精神症状；⑬ 共济失调和语言障碍；⑭ 角膜 K-F 环；⑮ 皮肤色素沉着；⑯ 血清铜蓝蛋白显著降低和/或肝铜增高；⑰ 舌质瘀斑舌苔黄脉弦数。

临床决策：清脑驱铜。

治疗推荐：① 杨任民肝豆汤。大黄、黄芩、黄连、穿心莲、半枝莲、萆薢，常规剂量，每日 2 次水煎送服《奇效良方》赤箭丸 20 丸。②《奇效良方》赤箭丸：赤箭、天雄、丹参、川乌、天南星、独活、防风、五加皮、桂心、白花蛇肉、川芎、白附子、牛膝、淫羊藿、僵蚕、桑螵蛸、槟榔、细辛、酸枣仁、干蝎、野狐肝、蒺藜、萆薢、麻黄、牛黄、朱砂、麝香、龙脑，上并生用，捣罗为末，入别研药，和令匀，炼蜜为丸如梧桐子大，每次 20 丸，每日 2 次，温水送服。③ 低铜饮食。④ 硫酸锌 200 mg 每日 3 次口服阻止铜吸收。⑤ D-青霉胺成人每日 1～1.5 g，儿童每日每千克体重 20 mg 分 3 次口服促进排铜，需终生用药。⑥ 三乙基四胺用于有青霉胺毒性反应患者，成人每日 1.2 g 口服。⑦ 二巯丁二酸钠每次 1 g，每日 1～2 次溶于 10％葡萄糖液 40 ml 中缓慢静注，5～7 日为 1 个疗程，间断使用数个疗程。

常用药物：蓖麻，木鳖子，苍耳，雄黄，狗脊，赤箭，天雄，丹参，川乌，天南星，独活，防风，川芎，白附子，牛膝，蒺藜，萆薢，牛黄，龙脑，大黄，黄芩，黄连，穿心莲，半枝莲。

思路拓展：二广山谷间有草曰胡蔓草，急水吞之急死，缓水吞之缓死，又取毒蛇杀之，以草复上，以水洒末，酒调以毒人，始亦无患，再饮酒即毒发立死。其俗淫妇人多自多不肯随北人回，阴以药置食中，北还即戒之曰：子某年来。若从过期不往必毙矣，名曰定年药，北人届彼亦宜志之。若觉着毒四大豚、鱼、羊、鹅、鸭等肉内下药，复食此物即触发，急服此药一文蛤三两，淡红黄色者，捶碎，洗净，《本草》云五倍子一名文蛤。红芽大戟一两半净洗，山慈菇二两洗，即鬼灯檠金灯花根也。续随子一两，去壳秤，研细，纸裹，压去油，再研如白霜，麝香三分，研。上将前三味焙干为细末，入麝香、续随子研令匀，以糯米粥为丸。每料分作四十粒，端午七夕重阳日合，如欲急用，辰日亦得。放木臼中杵数百下，不得令妇人、孝子、不具人，鸡犬之类见之，切宜秘惜，不可广传，轻之则无效。宋参议方汤使不同，今录于后：疽发背未破之时，用冰水磨涂痛处，并磨服，良久，觉痒立消；阴阳二毒，伤寒心闷，狂乱语，胸膈壅滞，邪毒未发，及瘟疫，山岚瘴气，缠喉风，冷水入薄荷一小叶，同研下；中及颠邪，喝叫乱走，鬼胎鬼气，并用暖无灰酒下；自缢落水死，头暖者，及惊死，鬼迷未隔宿者，并冷水磨灌下；蛇犬、蜈蚣伤，并冷水磨，涂伤处；诸般疟疾，不问新久，时煎桃柳汤磨下；小儿急慢惊风，五疳五痢，蜜水，薄荷小叶同磨下；牙关紧急，磨涂分作三服，如丸小，分作二服，量大小与之；牙痛酒磨涂，及含药少许吞下；汤火伤，东流水磨涂伤处；打扑伤损，炒松节无灰酒下；年深日近头疼太阳疼，用酒入薄荷杂磨纸花，贴筋脉挛缩，骨节风肿，手脚疼痛，行止艰辛，应是风气疼痛，并用酒磨下；有孕妇不可服其方，五倍子十五两、大戟七两半，山慈菇十一两，续随子十两炒，不去油，麝香半两，王排岸行之云，绍兴府帅有施此药者，渠一子溺水已死，用其法救之遂苏！

小 舞 蹈 病

小舞蹈病(chorea minor)是神经系统风湿热疾病。以舞蹈样动作伴肌张力降低、肌力减退和/或精神症状等主要临床表现。病理特点：黑质、纹状体、丘脑底核、小脑齿状核及大脑皮质充血、水肿、炎性细胞浸润及神经细胞弥漫性变性，散在动脉炎、点状出血，有时脑组织可呈现栓塞性小梗死，软脑膜可有轻度炎性改变，血管周围有少量淋巴细胞浸润。尸解病例中 90％发现有风湿性心脏病。

〖小舞蹈病-风湿柔痉证〗

辨识要点：① 符合小舞蹈病诊断；② 儿童和青少年多见；③ 病前有上呼吸道等 A 组 β 溶血性链球菌感染史；④ 亚急性起病或急性起病；⑤ 挤眉、弄眼、噘嘴、吐舌、扮鬼脸，上肢各关节交替伸屈、内收，下肢步态颠簸；⑥ 步态笨拙、持物跌落、动作不稳、暴发性言语。⑦ 肌张力减低和肌无力；⑧ 注意力缺陷多动障碍；⑨ 偏执-强迫行为；⑩ 低热、关节炎、心瓣膜炎、风湿结节；⑪ 白细胞增多及血沉加快与 C 反应蛋白效价升高；⑫ 抗链球菌溶血素"O"滴度增加；⑬ 咽拭子培养检出 A 族溶血型链球菌；⑭ 颅 CT 显示尾状核区低密度灶及水肿，MRI 显示尾状核、壳核、苍白球增大，T2 加权像信号增强；⑮ 舌红苔白脉濡。

临床决策：祛风湿制肝急。

治疗推荐：①《太平圣惠方》卷 3 羚羊角散。羚羊角屑、防风、赤茯苓、白蔹、独活、附子、桂心、麻黄、酸枣仁，常规剂量，每日 2 次水煎送服。②《外台秘要》深师五邪丸：芎䓖、龙角、茯苓、紫石英、防风、厚朴、铁精、炙甘草、远志、丹参、大黄、栀子仁、桂心、细辛、菖蒲、蜀椒、人参、干姜、附子、吴茱萸、芥子、禹余粮，上二十二味常规剂量捣下筛，和以蜜丸如梧子大，每次 20 粒，每日 2 次温水送服。③ 青霉素 80 万单位肌内注射，每日 2 次；2 周后每月 1 次长效青霉素 120 万单位肌内注射，至少维持 5 年。

常用方药：羚羊角，天麻，防风，防己，白蔹，羌活，独活，附子，桂枝，麻黄，秦艽，桑寄生。

思路拓展：①《外台秘要·风亸曳》。病源风亸曳者肢体弛缓不收摄也。人以胃气养于肌肉经脉也。胃若衰损，其气不实，气不实则经脉虚。经脉虚则筋肉懈惰，故风邪搏于筋而使曳也。范汪疗中风不能起，逐水消食，平胃下气方：百部四分，乌头、牛膝、白术各一分，上四味捣下筛，以酒服方寸匕，日三，稍增，可至三匕良。忌猪肉冷水桃李。《古今录验》疗风懿不能言，四肢不收，手足亸拏独活。汤方：独活四两，生姜六两，炙甘草、桂心、生葛根、芍药、瓜蒌各二两，上七味以水五升，煮取三升，服一升，日三。忌海藻菘菜生葱。② 唐代王焘于天宝壬辰公元 752 年撰《外台秘要》。《四库全书目录提要》曰：焘，郿人，王珪孙也。《唐书》附见珪传，称其性至孝，为徐州司马，母有疾，弥年不废带，视絮汤剂。《外台秘要》全书 40 卷 1 104 门，载方 6 000 余首。书中引用书籍详细注明出处，为研究中国临床医学提供了极为宝贵的资料和考察依据。各门记述先论后方，秩序井然。《诸病源候论》《千金要方》《外台秘要》为隋唐医学三部代表作。自序曰：若不能精究病源，深探方论，虽百医守疾，众药聚门，适足多疑，而不能一愈之也。若乃分天地至数，别阴阳至候，气有余则和其经渠以安之，志不足则补其复溜以养之，溶溶液液，调上调下。吾闻其语矣，未遇其人也。不诬方将，请俟来哲。其方凡四十卷，名曰《外台秘要方》，非敢传之都邑，且欲施于后贤，如或询谋，亦所不隐。

亨 廷 顿 病

亨廷顿病（Huntington disease）是常染色体显性遗传的基底核和大脑皮质变性疾病。以缓慢进展的舞蹈症及精神异常和痴呆为临床主要表现。病理特点：大脑皮质萎缩，特别是第3、第5和第6层神经节细胞丧失合并胶质细胞增生。尾状核、壳核神经元大量变性丢失。苍白球含γ氨基丁酸与脑啡肽的纹状体传出神经元受累是舞蹈症的病理基础。苍白球含γ氨基丁酸与P物质的纹状体传出神经元受累是肌强直及肌张力障碍的病理基础。纹状体传出神经元中γ氨基丁酸、乙酰胆碱及其合成酶明显减少，多巴胺浓度正常或略增加；与γ氨基丁酸共存的神经调质脑啡肽、P物质亦减少，生长抑素和神经肽Y增加。该病外显率非常高，受累个体的后代一半发病。

〖亨廷顿病-先天刚痉证〗

辨识要点：① 符合亨廷顿病诊断；② 30～50岁多见；③ 少数儿童和青少年发病；④ 隐匿起病缓慢进展；⑤ 阳性家族史；⑥ 舞蹈样不自主运动；⑦ 手足徐动及投掷症；⑧ 肌张力障碍及动作迟缓、肌强直、姿势不稳等帕金森综合征渐趋明显。⑨ 人格改变及行为异常；⑩ 认知障碍及智能减退进行性加重；⑪ 基因检测CAG重复序列拷贝数增加；⑫ CT及MRI显示大脑皮质和尾状核萎缩及脑室扩大；⑬ ^{18}F-脱氧葡萄糖PET检测显示尾状核、壳核代谢明显降低；⑭ 舌红苔黄脉弦。

临床决策：柔肝祛风。

治疗推荐：①《备急千金要方》蜈蚣汤。蜈蚣一枚，牛黄一分，丹砂、人参各三分，大黄二两，鬼臼、细辛、当归、桂心、干姜各一两，黄芩、麝香各半两，附子4枚，每日2次水煎送服萆薢丸30粒。②《圣济总录》卷19萆薢丸：萆薢、山芋、牛膝、泽泻各50g，生地、茵芋、蛴螬、干漆、狗脊、车前子、天雄各75g，白术15g，上十二味研为细末，炼蜜丸如梧桐子大，每服温酒下30丸，每日三服。③ 多巴胺受体阻滞剂如氟哌啶醇1～4mg，每日3次；④ 丁苯那嗪25mg，每日3次。

常用方药：牛膝，龟甲，白芍，玄参，天冬，萆薢，生地，茵芋，蛴螬，天雄，白术，葛根，全蝎，蜈蚣，地龙。

思路拓展：《证治准绳·挛》。木瓜散：木瓜、虎胫骨、五加皮、当归、桑寄生、酸枣仁、人参、柏子仁、黄芪各一两，炙甘草半两，上为细末，每服四钱，不拘时。三圣散：当归、肉桂、延胡索，上等分为细末，每服二钱，日三服。酸枣仁丸：酸枣仁、羚羊角屑、晚蚕沙、防风、槟榔各一两半，附子、藁本、柏子仁、羌活、赤芍各一两，熟地二两，上为细末炼蜜为丸桐子大，每服三十丸，温酒送下。百倍丸：败龟甲、虎骨粉、肉苁蓉、牛膝、木鳖子、乳香、没药、骨碎补、补骨脂、自然铜各等分，上为细末，酒煮面糊和丸，如梧桐子大，每服四五十丸，空心温酒送下，日进二服。续断丹：续断、萆薢、牛膝、干木瓜、杜仲各二两，上为细末，以炼蜜和丸，每两作四丸。每服一丸，细嚼，温酒下，不拘时。羚羊角散：羚角屑一两，炙甘草、栀子仁各半两，川升麻、防风、酸枣仁、桑白皮、羌活各七钱半，上为细末，每服三钱，不拘时。忌热面、猪肉、大蒜。酸枣仁散：酸枣仁一两、桑白皮、川芎、甘菊花、枳壳、炙甘草各半两，羌活、防风各七钱半，羚羊角屑半两，上为细末，每服三钱，不拘时。防风散：防风、麻黄各一两，赤茯苓、麦冬、薏苡仁、牛膝、羚羊角屑、犀角屑各一两，半夏、白术、川芎、人参、当归、大黄、炙甘草各半两，杏仁七钱半，上为细末，每服五钱，不拘时。

肌 张 力 障 碍

肌张力障碍(dystonia)是神经系统运动障碍疾病。以肌肉不自主间歇或持续性收缩所导致的异常重复运动和(或)异常姿势的肌张力障碍等为主要临床表现。病理特点：原发性扭转痉挛可见非特异性的病理改变,包括壳核、丘脑及尾状核的小神经元变性死亡,基底核的脂质及脂色素增多继发性扭转痉挛的病理学特征随原发病不同而异。痉挛性斜颈、Meige 综合征、书写痉挛和职业性痉挛等局限性肌张力障碍病理上无特异性改变。

〖原发性扭转痉挛-贼风刚痉证〗

辨识要点：① 符合扭转痉挛诊断；② 畸形性肌张力障碍；③ 儿童期起病者多有阳性家族史；④ 一侧或两侧下肢或全身剧烈而不随意的扭转运动和姿势异常；⑤ 扭转运动停止后则转为正常；⑥ 一般不会严重致残。⑦ 自主运动或精神紧张时扭转痉挛加重；⑧ 睡眠时完全消失；⑨ 舌红苔白脉紧。

临床决策：祛风止痉。

治疗推荐：①《仁斋直指小儿方论》撮风散。蜈蚣、钩藤、朱砂、僵蚕、全蝎、麝香,常规剂量,每日 2 次水煎送服葛根丸 10 粒。②《儒门事亲》葛根丸卷 13 葛根丸：葛根三两、瓜蒌三两、铅丹二两、附子一两,上四味捣罗为细末,炼蜜为丸如梧桐子大,每服十丸,日进三服。③ A 型肉毒素局部注射,重复注射有效。④ 苯海索每日 20 mg 分 3～4 次口服。⑤ 氟哌啶醇、吩噻嗪类或丁苯那嗪可能有效。⑥ 巴氯芬和卡马西平也可能有效。

常用方药：蜈蚣,钩藤,僵蚕,全蝎,葛根,防风,羌活,白芍,当归,黄连,羚羊角,天麻。

思路拓展：《读医随笔·论痉不当以刚柔分虚实》。朱丹溪谓前人以刚、柔二痉分属风湿者,非也,当以虚实分之。刚痉属外感,宜瓜蒌桂枝葛根汤及承气汤之类；柔痉属内伤,宜四物、八物、补中益气之类。愚按：此明暗参半之论也。刚柔二痉,皆属于实,其虚痉乃别一证,不得以柔痉当之。盖有风寒之痉,有湿热之痉,有产后之痉,有热病之痉。风寒之痉,是风寒凝滞津液,筋脉不能濡润舒缓,寒性收引,故拘急也。湿热之痉者,即《内经》所谓湿热不攘,大筋痉短,小筋弛长,痉短为拘,弛长为痿者也；产后之痉,虽由血虚,亦由风寒,若不伤风寒者,即血虚不能成痉。故风寒之痉,有刚有柔,寒盛为刚,风盛而内热,即为柔也；湿热之痉,有柔无刚,二者体各不同,同归于实。惟热病之痉,《灵枢·热病篇》曰：热而痉者死,腰折瘛疭,齿噤龂也。此则津枯血败,筋无所养之败证也,谓之虚痉,而何有刚柔之辨耶？徐灵胎谓痉为伤寒坏病,仲景诸方,未尝一效。是不知刚柔二痉之病情,而并不知虚痉之治法也。风寒之痉,属于太阳,即产后风寒亦太阳也桂枝葛根主之,产后佐以养血可矣。湿热之痉与热病之痉有属于阳明内实者,承气主之；其热病之属于厥阴者是肾水枯而肝风逆乱也,四物尚不对证,岂仲景实证诸方可施者乎？拟大剂生地,少加桃仁撺浆冲服,或再加防风。仲景猪肤汤法,亦可用。夫虚实者,以体气言也；刚柔者,以病形言也。刚柔二字,只以分风寒、湿热之轻重,若细求之,即刚痉,亦何尝不由津气之不足？津充气旺,即风寒深入,亦何至成痉耶？痉有寒湿外束,阳气内伏而然者,脉紧、无汗是也。有寒湿下冲,阳气上格而然者,面赤、足冷是也。其证颇与香港脚相类。香港脚有冲心者,是寒湿由下从气化而上冲于里,此乃循经络而上冲于表也。上下之升降既格,表里之嘘吸亦闭,而大气 郁于脉中矣,故脉伏而坚直也。脉沉细者,阳气内伏也。脉如蛇,腹暴胀大,为欲解者,必其脉由沉细变见粗长而软,是湿中生热,有温润之意。津液渐见流通,阳气之机拨动,与寒湿战于中焦,故相激而为腹胀也。此乃刚痉由阴化阳之转关也,与柔痉无涉,与虚痉更无涉。仲景论列痉证多条,并不执定刚、柔二字。读者须就各条,研究其义,不可专以刚、柔二字横住胸中。夫病痉者,其人平日必湿重而气滞,或血燥而气涩也;平日已有不能运化津液濡养筋脉之势,及风寒伤之,无汗而津愈凝矣;风温伤之,多汗而津愈耗矣。此初起病即见痉者也。大致一缓不复痉者,为轻;时缓时急,一日数见者,为重;在经与入里之分也。发热二三日而痉者,如未见汗,筋骨疼痛,仍即刚痉也;已见汗,有阳明内实证者,仍即柔痉也;病久而痉,表里证俱不见者,气败而津枯血燥之死证也。其证必时缓时急,时迷时醒。盖凡痉者,多兼见厥,痉之实者,昏迷反甚,而口开手紧;痉之虚者,谵妄无常,而口开手撒,如中风绝证也。中风有见痉者,有不见痉者,痉有因风者,有不因风者。前人或以痉即中风者,亦谬也。又有身俯不抑,四肢蜷曲,头膝相抵者,在新感为邪中阳明,在久病为阳明虚竭。阳明为气血之海,而五脏六腑之所禀也。困败如此,脏腑何所禀而活耶? 较之反张上窜者,尤为难治,而其死尤速也。

〖Meige 综合征-眼面风痉证〗

辨识要点:① 符合 Meige 综合征诊断;② 眼睑痉挛;③ 眼睑痉挛合并口-下颌肌张力障碍;④ 口-下颌肌张力障碍;⑤ 眼睑刺激感;⑥ 不自主眼睑闭合;⑦ 张口闭口、撇嘴、咧嘴、缩唇、伸舌扭舌、龇牙、咬牙等;⑧ 痉挛持续数秒至数分钟;⑨ 精神紧张及注视时加重;⑩ 舌红苔白脉弦。

临床决策:祛风制动。

治疗推荐:①《备急千金要方》内补石斛秦艽散。石斛、附子、天雄、桂心、独活、天冬各一两,秦艽、乌头、人参、干姜、当归、防风、杜仲各三十铢,山茱萸、莽草、桔梗、细辛、麻黄、前胡、五味子各十八铢,川椒、白芷、白术各半两,上二十三味治下筛,酒服方寸匕,日再服,不知稍增至二匕,虚人三建皆炮,实人亦可生用。风气者本因肾虚,既得病后,毒气外满则灸泄其气,内满则药驰之,当其救急,理必如是。至于风消退,四肢虚弱,余毒未除,不可便止,宜服此散。推陈致新,极为良妙,此既人情可解,无可疑焉。②《圣济总录》42 石南丸:石南、乌蛇各一两,牛膝、防风、石斛、桂心、草薢、麻黄、羌活、海桐皮、赤茯苓、茵芋、独活、天麻、当归、附子各半两,黑豆一升,上一十七味除黑豆膏外,捣罗为细末以豆膏和丸如梧桐子大,每服二十丸至三十丸,早晚食前温酒下。③ 苯海索每日 20 mg 分 3～4 次口服。④ 氟哌啶醇、吩噻嗪类或丁苯那嗪可能有效。⑤ 巴氯芬和卡马西平也可能有效。⑥ A 型肉毒素局部注射疗效较佳,剂量个体化,疗效可维持 3～6 个月,重复注射有效。⑦ 外科手术治疗。

常用方药:石斛,附子,天雄,桂枝,独活,天冬,秦艽,乌头,人参,当归,防风,杜仲,山茱萸,莽草,细辛,麻黄,白芷,白术。

思路拓展:《类证治裁·痉》。痉者,项背强,头动摇,口噤,背反张是也。此太阳伤风,复感寒湿所致。其有汗恶风为柔痉;无汗恶寒为刚痉,加减小续命汤主之。然痉病有三阳经络之殊,有胃腑实热所致,有三阴中寒所发,有内伤气血虚弱而发,不可不辨。假如头摇,口噤,背反张者,太阳痉也;头低视下,手足牵引,肘膝相搆,阳明痉也;若眼目斜视,一手一足搐搦者,少阳痉也;又如口噤胸满,卧不着席,脚挛急,大便闭结不通,必龂齿,此阳明胃腑实热所致,宜用三一承气汤下之。又如发热,脉沉细,手足厥冷,冷汗自出者,为阴痉,风寒中于脏也,附子理中汤加防风、肉桂主之。然也有内伤发痉者,病患肝血不足,血燥生风,目斜手搐,逍遥散加人参、桑寄生主之。《经》云:诸风掉眩,皆属于肝也。若脾虚木旺,反伤脾土,用五味异功散,加柴胡、芍药、木香、钩藤之属。脾气郁结,用加味归脾汤。若大病后,或产后,气血大虚,用十全大补汤加钩藤、桑寄生,如不应,急加附子。此治痉病之大法也。

〖痉挛性斜颈-贼风斜颈证〗

辨识要点:① 符合痉挛性斜颈诊断;② 30~50岁发病;③ 胸锁乳突肌、斜方肌为主的颈部肌群阵发性不自主收缩;④ 头向一侧扭转或阵挛性倾斜;⑤ 周期性头向一侧转动或前倾或后仰;⑥ 受累肌肉常有痛感亦可见肌肉肥大;⑦ 情绪激动而加重;⑧ 睡眠时消失;⑨ 舌红苔白脉弦。

临床决策:祛风制动。

治疗推荐:①《备急千金要方》卷7防风汤。防风、麻黄、秦艽、独活、生姜、半夏、当归、远志、甘草、防己、人参、黄芩、升麻、芍药、石膏、麝香,常规剂量,每日2次水煎服。②《圣济总录》卷172葛根汤:葛根、麻黄、羌活、炙甘草、枳壳、杏仁、升麻、黄芩、大黄、柴胡、芍药、钩藤、蛇蜕、蚱蝉、石膏,常规剂量,每日2次水煎服。③ A型肉毒素局部注射,重复注射有效。④ 苯海索每日20 mg分4次口服。⑤ 氟哌啶醇、吩噻嗪类或丁苯那嗪可能有效。⑥ 巴氯芬和卡马西平也可能有效。⑦ 外科手术治疗。

常用方药:防风,麻黄,秦艽,独活,当归,远志,防己,人参,黄芩,升麻,芍药,石膏。

思路拓展:①《外台秘要·头风旋》。广济疗热风头旋,心闷冲风起即欲倒方:麦冬、山茱萸、茯神、苦参各八分,地骨皮、薯蓣、人参、蔓荆子、沙参、防风、芍药、枳实、大黄各六分,甘菊花、龙胆各四分,上十五味捣筛蜜丸,每食讫少时以蜜水服如梧子大二十丸,日二,渐加至三十丸。不利忌酢物热面炙肉蒜猪肉鱼黏食。又疗头面热风,头旋眼涩,项筋急强,心闷腰脚疼痛,上热下冷健忘方:肉豆蔻、槟榔仁各十颗,人参、犀角屑、枳实各六分,黄连、白术、大黄各八分,甘草炙、苦参、旋覆花各四分,上十一味捣筛蜜和丸如梧子,以酒饮服二十丸,渐加至三十丸,日三服。无问食前后服之,不利,忌生菜热面荞麦酒蒜猪肉海藻菘菜桃李雀肉等。又疗心虚感风,头旋心松,痰饮筑心闷,惚惚,不能言语,宜微吐痰,此候极重,秦艽饮子吐方:秦艽、常山、人参、羚羊角屑各二两,甘草三两,上五味切,以水六升煮取二升,绞去滓,分温二服,日再,如人行四五里久,进一服取快吐,不利,忌生菜生葱热面荞麦猪肉鱼海藻菘菜。贴顶膏疗头风闷乱鼻塞及头旋眼暗皆主之方:蓖麻、杏仁、石盐、川芎、松脂、防风,上六味等分,先捣石盐以下四种为末,别捣蓖麻杏仁,相次入讫,即腊纸裹之,有病者先灸其三卷延年。疗头风旋不食食即吐方:前胡三两、白术、防风、枳实、茯神各三两,生姜四两,上六味切,以水六升,煮取二升,去滓,分温三服。忌桃李雀肉酢。又疗风邪气未除发即心腹满急,头旋眼晕欲倒方:川芎、独活、防风、白术、杏仁、枳实各二两,茯神三两,生姜四两,羚羊角屑、黄芩各一两,上十味切,以水九升煮取三升,分为三服,日三。忌桃李雀肉大酢蒜面等。又疗风痰气,发即头旋,呕吐不食,防风饮方:防风、人参、橘皮各二两,白术、茯神各三两,生姜四两,上六味切,以水六升,煮取三升,去滓,分温四服,中间任食,一日令尽。忌大醋桃李雀肉蒜面等物。②《本草害利·羌活、独活》:(害)此风药也。为祛风、散寒、除湿之要品。若血虚头痛,遍身疼痛,骨痛,因而作寒热者,俱属内伤症,二活皆是风药,能燥血,均忌。误用必反剧。(利)皆苦辛平,治风寒湿痹,筋骨挛肿,头痛眩掉,颈项难伸。本入手足太阳表里引经,又入足厥阴气分,小无不入,大无不通,故既散肌表八风之邪,兼理周身百节之痛。中国者为独活,色黄气缓,可理伏风。西羌者为羌活,色紫气雄,可理游风,羌性猛,独性缓。独活不摇风而治风,浮萍不沉水而利水,因其所胜而为制也。

〖手足徐动症-手足痉风证〗

辨识要点:① 符合手足徐动症诊断;② 肢体远端缓慢弯曲的蠕动样不自主运动;③ 极缓慢的手足徐动导致姿势异常;④ 舌红苔白脉弦。

临床决策:祛风制动。

治疗推荐:①《备急千金要方》卷 7 仓公当归汤。当归、防风、独活、附子、细辛、麻黄,常规剂量,每日 2 次水煎送服至圣青金丹 2 丸;②《博济方》至圣青金丹:青黛、雄黄、胡黄连各二分,龙脑少许,芦荟、熊胆、腻粉各一分,麝香五分,蟾酥一皂子大,水银一皂子大,铅霜、白附子各二枚,朱砂一钱,上十三味,细研,杵罗为末后,再都入乳钵内,细研令匀,用猪胆一枚,取汁熬过,浸蒸饼少许,为丸如黄米大,曝干,于瓷器内收密封,或要旋取,每服二丸,各依汤使。③ 苯海索每日 20 mg 分 3～4 次口服。④ 氟哌啶醇、吩噻嗪类或丁苯那嗪可能有效。⑤ 巴氯芬和卡马西平也可能有效。⑥ A 型肉毒素局部注射疗效较佳,剂量个体化,疗效可维持 3～6 个月,重复注射有效。

常用方药:防风,麻黄,秦艽,独活,当归,远志,防己,人参,升麻,芍药,石膏,麝香,青黛,雄黄,胡黄连,龙脑,芦荟,熊胆,蟾酥,白附子,朱砂。

思路拓展:《博济方》至圣青金丹治小儿一十五种风疾,五般疳气,变蒸寒热,便痢枣花粪,脚细肚胀,肚上青筋,头发稀疏,多吃泥土,捋眉毛,咬指甲,四肢羸瘦,疳蛔咬心,泻痢频并,饶惊多嗽,疳蚀口鼻,赤白疮,疳眼雀目等,此悉皆治疗,入口大有神效。上为细末后,再都入乳钵内,细研令匀,用獖猪胆一枚,取汁熬过,浸蒸饼少许为丸,如黄米大、曝干,于瓷器内收密封,或要旋取。每服二丸,各依汤使如后:小儿患惊风天病,戴上眼睛,手足搐搦,状候多端,但取药一丸,用温水化破,滴入鼻中,令嚏喷三五遍后,眼睛自然放下,搐搦亦定,更用二丸,薄荷汤化下;久患五疳,四肢小、肚高,捋眉吃土,咬指甲,发稀疏,肚上青筋,每服二丸,粥饮送下;小儿变蒸寒热,每服二丸,薄荷汤送下,化破服;小儿久患泻痢,每服二丸,米饮送下;小儿每患疳蚘咬心,每用二丸,苦楝子煎汤送下;小儿患鼻下赤烂,口齿疳虫并口疮等,用儿孩子奶汁,研二丸,涂在患处;小儿患疳眼雀目,用白羊子肝一枚,以竹刀子批开,纳药二丸,在羊肝子内,以麻缕子缠定,用淘米泔水煮令熟,空腹吃下,仍令乳母常忌毒鱼、大蒜、鸡鸭、猪肉等。此药小儿常隔三两日吃一服,永无病,不染横夭之疾。凡有患但与服,必有功效。

〖书写痉挛-贼风袭手证〗

辨识要点:① 符合书写痉挛诊断;② 执行书写、弹钢琴、打字等职业动作时手和前臂出现的肌张力障碍和异常姿势;③ 患者常不得不用另一只手替代;④ 做与此无关的其他动作时正常;⑤ 患者书写时手臂僵硬;⑥ 握笔如握匕首;⑦ 肘部不自主地向外弓形抬起;⑧ 腕和手弯曲;⑨ 舌红苔白脉弦。

临床决策:祛风解痉。

治疗推荐:①《备急千金要方》卷 7 大八风散。巴戟天、黄芪、桂心、细辛、天雄、萆薢、肉苁蓉、牡荆子、山药、菊花、葳蕤、山茱萸、秦艽、黄芩、石斛、白术、矾石、厚朴、龙胆、人参、蜀椒、附子、五味子、菖蒲、茯苓、牛膝、乌喙、远志、桔梗、川芎、白蔹、芍药,常规剂量,每日 2 次水煎服。②《永乐大典》卷 980 白鹤丹：白花蛇肉、生白附子、僵蚕、天南星、天麻、轻粉，常规剂量，酒煮面糊为丸如黍米大，每次 10 粒，每日 2 次温水送服。③ 苯海索每日 20 mg 分 3～4 次口服。④ 氟哌啶醇、吩噻嗪类或丁苯那嗪可能有效。⑤ 巴氯芬和卡马西平也可能有效。⑥ A 型肉毒素局部注射，重复注射有效。

常用方药：巴戟天，黄芪，细辛，天雄，萆薢，肉苁蓉，牡荆子，菊花，葳蕤，山茱萸，秦艽，黄芩，石斛，厚朴，龙胆，人参，蜀椒，附子，五味子，茯苓，牛膝，乌喙，远志，川芎，白蔹，芍药。

思路拓展：①《诸病源候论·五指筋挛不得屈伸候》。筋挛不得屈伸者，是筋急挛缩，不得伸也。筋得风热则弛纵，得风冷则挛急。②《外台秘要·柔风》：病源血气俱虚。风邪并入，在于阳则皮肤缓，在于阴则腹里急。柔风之状，皮外缓腹里急，四肢不能自收，里急不得伸息者，柔风候也。深师疗柔风体疼白汗出石膏散方：石膏二两，炙甘草一两，上二味捣筛为散，以酒服方寸匕，可以七服。武家黄素方。《古今录验》疗中柔风身体疼痛，四肢缓弱欲不随，独活葛根汤。产后中柔风亦用此方：羌活、桂心、干地黄、葛根、芍药各三两，生姜六两，麻黄去节、炙甘草各二两，上八味切，以清酒三升，水五升，煮取三升，温服五合，日三。忌生葱芜荑海藻菘菜。

〖多巴反应性肌张力障碍-肝风柔痉证〗

辨识要点：① 符合多巴反应性肌张力障碍诊断；② 儿童期发病；③ 女性多见；④ 缓慢起病；⑤ 上肢或下肢的肌张力障碍；⑥ 异常姿势或步态；⑦ 肌张力障碍亦可合并运动迟缓、齿轮样肌强直、姿势反射障碍等帕金森综合征之表现；⑧ 症状昼间波动；⑨ 小剂量左旋多巴有戏剧性和持久性疗效；⑩ 舌红苔白脉弦。

临床决策：柔肝缓急。

治疗推荐：①《外台秘要》卷 14 柔风方。羌活、桂心、干地黄、葛根、芍药、生姜、麻黄、炙甘草，常规剂量，每日 2 次水煎服。②《是斋百一选方》大防风汤：防风、白术、杜仲、当归、熟地、白芍、黄芪、羌活、牛膝、炙甘草、人参，常规剂量，每日 2 次水煎服。③ 长期服用左旋多巴无须增加剂量且不会出现左旋多巴的运动并发症。

常用方药：羌活，生地，葛根，芍药，龙胆，大黄，防风，栀子，当归，青黛，全蝎，僵蚕，牛黄，钩藤，黄连，羚羊角，天麻。

思路拓展：①《圣济总录·风痉》。风痉者以风伤太阳之经，复遇寒湿故也。其状口噤不开，腰背强直如发痫。盖风邪内薄于经则营卫凝泣，筋脉紧急，故令口噤不开，卒然倒仆，不知所以。凡发极则复苏。治风痉身如板直，遍身硬强天麻汤方：天麻半两，羌活、人参、桂心、白术、麻黄、杏仁各一分，附子 1 枚，上八味锉如麻豆，每服五钱匕，水二盏，生姜一枣大拍碎，同煎至一盏，去滓入酒半盏，再煎一沸热服。服后以生姜稀粥投之取汗，日二。治风痉口噤不开，身背强直，发如痫状续命汤方：麻黄、独活各一两半，升麻、葛根各半两，羚羊角屑、桂心各一两，防风一两半，炙甘草一两，上八味研末，每服六钱匕，水二盏浸一宿，明旦煎取一盏，去滓温服。衣复避外风。每年春分后常服二三剂，即不患天行伤寒及诸风邪等疾。治风痉口噤不语，肢体强直，神识不明甘草汤方：炙甘草、羌活各一两一分，人参半两，防风一两，附子，上五味锉如麻豆，每服四钱匕，水一盏半入地黄汁一合，先同煎至八分去滓，次入荆沥竹沥各半合，同煎三沸温服，日夜各一服。治风痉口噤不语，身体强直附子汤方：附子一枚，羌活、防风、桂心各二两,上四味锉如麻豆,每服五钱匕,水二盏,煎至一盏,入竹沥一合,更煎三沸,去滓温服。空心食前日二服。治风痉身体强直,口噤不知人事麻黄汤方:麻黄二两,炙甘草、当归、黄芩各一分,石膏一两,桂心、川芎、干姜各半两,杏仁二十枚,附子半两,上一十味锉如麻豆,每服五钱匕,水二盏煎至一盏去滓,入荆沥半合,更同煎三五沸,温服日二夜一。②《是斋百一选方》大防风汤:祛风顺气,活血脉,壮筋骨,除寒湿,逐冷气。善法寺僧如真师孙遂良,绍熙壬痫之后,足履痪弱,遂成鹤膝风,两膝肿大而痛,髀胫枯腊,但存皮骨而已,拘挛蜷能屈伸,待人抱持而后能起,如此数月,分为废人。淮东赵德远参议之甥,李廿七此方,服之,气血流畅,肌肉渐生,遂能良行,不终剂平复如故,真奇方也!

〖发作性运动障碍-伏风发作证〗

辨识要点:① 发作性运动障碍诊断;② 突然反复发作的运动障碍;③ 发作间期正常;④ 突然从静止到运动或改变运动形式诱发;⑤ 发作性过度运动诱发;⑥ 自发或饮酒、咖啡或饥饿疲劳等诱发;⑦ 睡眠诱发;⑧ 舌红苔白脉弦。

临床决策:祛风缓急。

治疗推荐:①《灵验良方汇编》秦艽地黄汤。秦艽、生地、当归、白芍一钱半,川芎、防风、荆芥、升麻、白芷、蔓荆子、牛蒡子、羌活各一钱,炙甘草五分,每日 2 次,水煎送服白僵蚕丸 30 丸;②《太平圣惠方》卷二十四白僵蚕丸:白僵蚕、蛇蜕皮灰、皂荚刺灰、虾蟆灰、防风、薄荷根、茵陈根、兰香根、蜥蜴、腰带皮灰、皮中子灰各半两,上为末,用乌蛇卵为丸如梧桐子大,每次 30 丸,每日 2 次温水送服。③ 苯海索每日 20 mg 分 3～4 次口服。④ 氟哌啶醇、吩噻嗪类或丁苯那嗪可能有效。⑤ 巴氯芬和卡马西平也可能有效。⑥ A 型肉毒素局部注射,重复注射有效。

常用方药:秦艽,生地,当归,白芍,川芎,防风,荆芥,升麻,白芷,蔓荆子,牛蒡子,羌活,僵蚕,蛇蜕,皂荚刺,虾蟆,兰香根,蜥蜴。

思路拓展:《灵验良方汇编》四卷,田间来是庵撰于清雍正己酉公元 1729 年。卷一论内科头痛、咳嗽、失音、呃逆、霍乱等 37 个病种,方剂 218 首;卷二论外科痈疽、瘰疬、瘿瘤、兰疮、悬痈等 28 个病种,方剂 144 首;卷三女科和儿科收录妇女常用方剂 57 首,小儿常用剂 32 首;卷四救急论暴死、缢死、溺死、中寒、中暑、中毒、狗咬伤、恶蛇伤、马咬伤、误吞铜铁金银、竹刺鲠喉等 35 个病种,方剂 90 首。续编收老年痰火、肠风下血、暑天沙等病症方剂 5 首。书后附张肠谷的《胎产要诀》二卷。除总论外,每症先论后方,或方后附论,或方后附有医案。

迟发性运动障碍

迟发性运动障碍(tardive dyskinesia)是抗精神病药物诱发的运动障碍疾病。以持久刻板重复的不自主运动为主要临床表现。常见于1年以上应用抗精神病药如多巴胺受体拮抗剂治疗的精神病患者,减量或停服后最易发生。

〖迟发性运动障碍-肝虚伏风证〗

辨识要点:① 符合迟发性运动障碍诊断;② 口、面部、躯干或四肢节律性刻板重复的舞蹈-手足徐动样不自主运动;③ 颈或腰部肌张力障碍;④ 动作不宁;⑤ 不自主运动常在用药数月至数年后出现;⑥ 症状不呈进行性加重;⑦ 持久不愈;⑧ 舌红苔白脉弦。

临床决策:补肝缓急。

治疗推荐:①《医宗金鉴》卷50钩藤饮。人参、全蝎、羚羊角、天麻、炙甘草、钩藤,常规剂量,每日2次水煎服羚羊角丸。②《奇效良方》羚羊角丸:羚羊角、犀角、羌活、防风、薏苡仁、秦艽,常规剂量,研为细末,炼蜜为丸如梧桐子大,每次20粒,每日2次温水送服。③ 停服致病药物。④ 硫必利100 mg,每日3次口服。⑤ 氯氮平、利培酮、奥氮平、喹硫平等替代经典抗精神病药。

常用方药:人参,全蝎,羚羊角,天麻,炙甘草,钩藤,茯神,蝉蜕,蝉花,乌蛇肉,僵蚕。

思路拓展:①《诸病源候论·风四肢拘挛不得屈伸候》。此由体虚腠理开,风邪在于筋故也。春遇痹,为筋痹,则筋屈,邪客关机,则使筋挛。邪客于足太阳之络,令人肩背拘急也。足厥阴,肝之经也。肝通主诸筋,王在春。其经络虚,遇风邪则伤于筋,使四肢拘挛,不得屈伸。诊其脉,急细如弦者,筋急足挛也。若筋屈不已,又遇于邪,则移变入肝。其病状,夜卧则惊,小便数。其汤熨针石,别有正方,补养宣导,今附于后。《养生方·导引法》云:手前后递互拓,极势三七,手掌向下,头低面心,气向下至涌泉、仓门,却努一时取势,散气,放纵。身气平,头动,膊前后欹侧,柔膊二七。去膊井冷血。筋急,渐渐如消。又云:两手抱左膝,伸腰,鼻纳气七息,展右足,除难屈伸拜起,胫中痛萎。又云:两手抱右膝着膺,除下重难屈伸。又云:踞坐,伸右脚,两手抱左膝头,伸腰,以鼻纳气,自极七息,展右足着外。除难屈伸拜起,胫中疼痹。又云:立身,上下正直,一手上拓,仰手如似推物势,一手向下如捺物,极势,上下来去,换易四七。去膊内风,两膊井内冷血,两掖筋脉挛急。又云:踞坐,伸左脚,两手抱右膝,伸腰,以鼻纳气,自极七息,展左足着外。除难屈伸拜起,胫中疼痹。②《医碥·挛》:挛者,久不伸,锢则难医,非如抽搐拘急暂病可比。其理不外寒则收引,热则干缩二端,而寒者易治,热者难治,何则?寒虽收引而筋脉不枯,但用温热之剂以去其寒,则阳回冻解而缩者以舒,不难治也(亦有日久寒气聚沫结痰,包裹坚凝,药不能攻者,然熨、洗、烙、灸法,皆可施也)。惟热而干缩者,日久槁枯已定,虽极力滋润,终难复元耳。热者多虚,血液枯也。亦有实者,或为风寒所闭,或为痰涎所滞,血脉不得流通,火性不受遏郁,激而暴发,陡然挛曲(如蛇之动而挛曲,是其象也),观脚之转筋抽缩可见矣。寒者多实,血液痰湿为寒所凝滞。亦有虚者,阳气不足也。丹溪治一村夫,背偻足挛,已成废人,脉沉弦而涩,用张子和煨肾散治之,吐泻两月余而愈。

癫　痫

癫痫(epilepsy)是大脑神经元反复突发性异常放电导致短暂大脑功能障碍的慢性疾病。以发作性运动、感觉、自主神经、意识及精神等功能障碍为主要临床表现,具有发作性、短暂性、重复性、刻板性共同临床特征。病理特点:海马硬化又称阿蒙角硬化或颞叶中央硬化,它既可以是癫痫反复发作的结果,又可能是导致癫痫反复发作的病因,与癫痫治疗成败密切相关。海马硬化肉眼观察表现为海马萎缩、坚硬;组织学表现为双侧海马硬化病变多呈现不对称性,一侧有明显的海马硬化表现而另一侧海马仅有轻度的神经元脱失。也可波及海马旁回、杏仁核、钩回等结构。镜下典型表现是神经元脱失和胶质细胞增生,且神经元的脱失在癫痫易损区更为明显,比如 CA1 区、CA3 区和门区。苔藓纤维出芽是海马硬化患者另一重要的病理表现。颗粒细胞的轴突称为苔藓纤维,正常情况下只投射至门区及 CA3 区,反复癫痫发作触发苔藓纤维芽生,进入齿状回的内分子层和 CA1 区,形成局部异常神经环路,导致癫痫发作。海马硬化患者还可发现齿状回结构的异常。最常见的是颗粒细胞弥散增宽,表现为齿状回颗粒细胞宽度明显宽与正常对照,颗粒层和分子层界限模糊,这可能是癫痫发作导致颗粒细胞的正常迁移被打断,或在是癫痫诱发神经发生的结果。此外,很多学者报道在癫痫患者海马门区发现异性神经元,同时伴有细胞骨架结构的异常。而对于非海马硬化的患者,反复的癫痫发作是否一定发生神经元脱失等海马的神经病理改变尚无定论。癫痫患者尸检标本发现,长期反复发作的癫痫患者并不一定有神经元显著的脱失。

〖单纯部分运动性发作癫痫-抽动癫痫证〗

辨识要点:① 符合单纯部分运动性发作癫痫诊断;② 身体局部如一侧眼睑、口角、手或足趾不自主抽动;③ 可波及一侧面部或肢体;④ 发作时程一般不超过 1 min;⑤ 发作起始与结束均较突然;⑥ 无意识障碍;⑦ 源于大脑半球局部神经元的异常放电;⑧ 病灶多在中央前回及附近;⑨ Jackson 发作表现为抽搐自手指-腕部-前臂-肘-肩-口角-面部逐渐发展;⑩ Todd 麻痹表现为严重部分运动性发作后留下短暂性肢体瘫痪但半小时至 36 h 内瘫痪恢复;⑪ 旋转性发作表现为双眼突然向一侧偏斜,继之头部不自主同向转动伴有身体的扭转,部分患者过度旋转可引起跌倒出现继发性全面性发作;⑫ 姿势性发作表现为发作性一侧上肢外展、肘部屈曲、头向同侧扭转、眼睛注视着同侧;⑬ 发音性发作表现为不自主重复发作前的单音或单词偶可有语言抑制;⑭ 舌红苔白脉弦。

临床决策:祛风定痫。

治疗推荐:①《圣济总录》卷 168 钩藤汤。钩藤、使君子、全蝎、人参、黄芩、大黄、犀角屑、蚱蝉、炙甘草、升麻、石膏、竹沥、牛黄,常规剂量,每日 2 次水煎送服《圣济总录》丹砂丸 20 粒。②《圣济总录》丹砂丸方:丹砂、腻粉、蛇蜕、兔头灰、铜青、砂、老鸦灰、发灰、金箔、铁粉、银箔、人参、茯神、秦艽、升麻、黄芩、白鲜皮、麦冬、龙齿、木香、枳实、甘草,常规剂量为末,炼蜜为丸如梧桐子大,每次 20 丸,每日 2 次,温水送服。③ 成人部分性发作首选卡马西平、苯妥英钠。④ 儿童部分性发作首选奥卡西平。⑤ 老年人部分性发作首选加巴喷丁、拉莫三嗪。

常用药物:钩藤,全蝎,人参,黄芩,大黄,蚱蝉,升麻,石膏,竹沥,牛黄,蛇蜕,铁粉,秦艽,龙齿。

思路拓展:《冯氏锦囊秘录》治癫痫经验方。先服此一剂伐邪:竹茹一钱,半夏曲八分,枳实、橘红、炙甘草各五分,山楂一钱五分,玄明粉、灯草各三分,加姜枣,水煎服。第二次服方:可服三剂,又服前方一剂,又再服此方三剂:人参一钱五分,黄芪五分,归身一钱,百合二钱五分,生酸枣仁三分,熟酸枣仁四分,贝母、小草各一钱,麦冬五分,甘草梢三分,白芍药八分(吴茱萸炒过),茯神、酒红花各二分,加姜枣,水煎服。第三方:服前二方半月,觉神气稍完,继服此药:紫河车一具,洗净砂锅煮烂,入盐少许,与服后半月勿服药,觉少减,又服前方一剂,第二方三剂,将二药间服《冯氏锦囊秘录·惊风门要药》:镇惊安神:如天麻、茯神、远志、枣仁、钩藤、菖蒲、丹参、麦冬、当归、芍药、朱砂、珍珠、灯花、龙脑、金箔、龙齿、麝香、檀香、安息香、苏合香、乳香、琥珀、代赭石之类,随候采用。豁痰利气:如橘红、白附子、白芥子、苏子、莱菔子、僵蚕、胆南星、半夏、天麻、贝母、郁金、姜黄、杏仁、前胡、天竺黄、雄黄、牛黄、珍珠轻粉、礞石、巴霜、蜈蚣之类随候采用。

〖单纯部分感觉性发作癫痫-奔豚癫痫证〗

辨识要点:① 符合单纯部分感觉性发作癫痫诊断;② 躯体感觉性发作表现如口角、舌、手指或足趾一侧肢体麻木感和针刺感;③ 特殊感觉性发作如视觉性如闪光或黑朦等、听觉性、嗅觉性和味觉性;④ 眩晕性发作如坠落感、飘动感或水平/垂直运动感;⑤ 发作时程一般不超过 1 min;发作起始与结束均较突然;⑥ 无意识障碍;⑦ 源于大脑半球局部神经元的异常放电;⑧ 病灶多在中央后回躯体感觉区;⑨ 舌红苔白脉弦。

临床决策:祛风定痫。

治疗推荐:①《金匮要略》奔豚汤。甘李根白皮、甘草、川芎、当归、半夏、黄芩、生葛根、芍药、生姜,常规剂量,每日 2 次,水煎送服钩藤丸 10 粒;②《圣济总录》钩藤丸:钩藤、铅丹、茵芋叶、石膏、杜蘅、炙防葵、秦艽、炙甘草各一两,上一十二味将十味捣罗为末,与别研二味和匀重罗炼蜜丸如小豆大,每食后良久服。五岁以下五丸,十岁以下七丸至十丸,十五岁以上及长年并十五丸,以意加减,用金银汤下。③ 成人部分性发作首选卡马西平、苯妥英钠。④ 儿童部分性发作首选奥卡西平。⑤ 老年人部分性发作首选加巴喷丁、拉莫三嗪。

常用方药:艾虎,白矾,蓖麻,蓖麻根,苍耳,藏荆芥,雌黄,胆南星,钩藤,关白附,鬼箭羽,琥珀,僵蛹,礞石,藜芦,羚羊角,龙齿,芦荟,牛黄,全蝎,山皂角,蛇床子,蛇含石,石菖蒲,苏合香,天葵子,天麻,天南星,蜈蚣,熊胆,雄黄,蜥蜴,洋金花,郁金,云母,皂荚,蚱蝉,竹黄,竹沥,朱砂,猪牙皂,柞蚕蛹,艾叶,壁虎,苍耳子,地龙,耳实,龙骨,蛴螬,天竺黄,铁精,铁落,犀角,珍珠母,扁青,千金藤,磁石,甘遂。

思路拓展:《金匮要略方论·奔豚气病脉证治》。病有奔豚,有吐脓,有惊怖,有火邪,此四部病,皆从惊发得之。奔豚病,从少腹起,上冲咽喉,发作欲死,复还止,皆从惊恐得之。奔豚气上冲胸,腹痛,往来寒热,奔豚汤主之。奔豚汤方:甘草、川芎、当归各二两,半夏四两,黄芩二两,生葛五两,芍药二两,生姜四两,甘李根白皮一升,右九味,以水二斗,煮取五升,温服一升,日三夜一服。发汗后,烧针令其汗,针处被寒,核起而赤者,必发奔豚,气从少腹上至心,灸其核上各一壮,与桂枝加桂汤主之。桂枝加桂汤方:桂枝五两,芍药三两,炙甘草二两,生姜三两,大枣十二枚,右五味,以水七升,微火煮取三升,去滓,温服一升。发汗后,脐下悸者,欲作贲豚,茯苓桂枝甘草大枣汤主之。茯苓桂枝甘草大枣汤方:茯苓半斤,炙甘草二两,大枣十五枚,桂枝四两,右四味,以甘澜水一斗,先煮茯苓,减二升,内诸药,煮取三升,去滓,温服一升,日三服。甘澜水法:取水二斗,置大盆内,以勺扬之,水上有珠子五六千颗相逐,取用之。

〖**单纯自主神经性发作癫痫-自主神经癫痫证**〗

辨识要点:① 符合单纯自主神经性发作癫痫诊断;② 发作时程一般不超过 1 min;③ 发作起始与结束均较突然;④ 无意识障碍;⑤ 源于大脑半球局部神经元的异常放电;⑥ 苍白、面部及全身潮红、多汗、立毛、瞳孔散大、呕吐、腹痛、肠鸣、烦渴和欲排尿感;⑦ 病灶多位于岛叶、丘脑及边缘系统;⑧ 易扩散出现意识障碍成为复杂部分性发作的一部分;⑨ 舌红苔白脉弦。

临床决策:平肝镇痫。

治疗推荐:①《普济方》卷 367 蝉花散。茯苓、延胡索、茯神、粉草、蝉蜕、蝉花、乌蛇肉、天麻、全蝎、白僵蚕、朱砂、龙脑,常规剂量,每日 2 次水煎送服安神丸。②《万病回春》卷四安神丸:当归、人参、茯苓、酸枣仁、生地黄、黄连、陈皮、天南星各一两,天竺黄五钱,牛黄、珍珠、琥珀各二钱,上为极细末,炼蜜为丸如梧桐子大,朱砂五钱为衣,每日 2 次,每次 20 丸,温水送服。③ 成人部分性发作首选卡马西平、苯妥英钠。④ 儿童部分性发作首选奥卡西平。⑤ 老年人部分性发作首选加巴喷丁、拉莫三嗪。

常用方药:钩藤,茯神,蝉蜕,蝉花,乌蛇肉,黄芩,连翘,天麻,全蝎,僵蚕,当归,人参,酸枣仁,生地黄,黄连,天南星,天竺黄,牛黄,珍珠,琥珀,朱砂。

思路拓展:①《普济方·痫》。夫风痫病者皆由脏腑壅热,风邪干于心也。心主于血,故血壅而不行则荣卫气涩,血脉既乱,神气不定,故发痫也。凡小少有斯病者,已有五脉不流,六气逆行,乳食不调,风邪所中,或先身热,瘛疭惊啼而发作。其脉浮洪者病在于六腑及肌肤中,则易治。若身冷不啼,制不惊叫,病发时脉沉者,病在于五脏,若入于骨髓则难疗也。其候口鼻干燥,大小便不利,眼视不明,耳后发青,眠卧不安,腰直目眮,青筋生,头发竖,时时作声,口不嚼,吐白沫,浑身烦热,头上汗出,恒多惊叫,手足颤掉,梦中叫唤,目瞳子大,是发痫之状也。凡人患风痫者,只在一二年间则可治,久则顽痰入心则难治矣。治之之法,先以吐痰为急,次灸四际左右手大指,去爪甲角如韭叶,两足大指亦如之,各七壮或五壮。渐服化痰镇心药。如寻常十日一发,服药后渐退至半月一发,则是已效,半年可愈。记一妇人心怔,一年一发,为灸劳宫二穴,间使二穴,阳谷二穴,百会一穴,自此竟不发。妙功十一丸治痫疾:丁香、木香、沉香、乳香、麝香、京三棱、莪术、黑牵牛、黄连、雷丸、鹤虱各半两,赤小豆 360 粒,白丁香 360 粒,轻粉四钱,巴豆 7 个,上为细末,赤小豆烂煮研泥,同荞麦打糊作十一丸,朱砂为衣,阴干,服时水浸一宿,化一丸。大便出,随病各有形状,取下为验,或作化一番,不可再服。曾经火灸者不治,远年愈妙。②《万病回春·痫证》:脉虚弦为惊、为风痫。痫病者,卒时晕倒,身软切牙吐涎沫,遂不省人事,随后醒者,是痫病也。有羊痫、猪痫、牛痫、马痫、犬痫,皆惊风热痰,俱用二陈汤加减、安神丸。又有癫病者,狂叫奔走而不知人也,专主于痰,治在痰症,二陈汤加减。

〖**单纯精神性发作癫痫-精神癫痫证**〗

辨识要点:① 符合单纯精神性发作癫痫诊断;② 发作时程一般不超过 1 min;③ 发作起始与结束均较突然;④ 无意识障碍;⑤ 源于大脑半球局部神经元的异常放电;⑥ 各种类型的记忆障碍;⑦ 情感障碍;⑧ 错觉;⑨ 复杂幻觉;⑩ 病灶位于边缘系统;⑪ 精神性发作常为复杂部分性发作的先兆;⑫ 可继发全面性强直-阵挛发作;⑬ 舌红苔白脉弦。

临床决策：醒神镇痫。

治疗推荐：①《伤寒论》柴胡加龙骨牡蛎汤。柴胡、龙骨、黄芩、生姜、铅丹、人参、桂枝、茯苓、半夏、大黄、牡蛎、大枣，常规剂量，每日 2 次，水煎送服返魂丹 20 粒；②《医垒元戎》卷 11 返魂丹：乌犀二两、水银、天麻、槟榔、僵蚕、硫黄、独活、川乌、全蝎、荜茇、肉桂、防风、沉香、槐胶、当归、细辛、天南星、阿胶、藿香、乌蛇、白花蛇、羌活、白附子、麻黄、半夏、羚羊角、陈皮、蝉蜕、川芎、附子、石斛、肉豆蔻、龙脑、牛黄、朱砂、雄黄各一两，天竺黄、木香、人参、干姜、茯苓、蔓荆子、晚蚕沙、藁本、桑螵蛸、白芷、何首乌、虎骨、缩砂仁、丁香、白术、枳壳、厚朴各三分，麝香一钱，乌鸡 1 只，狐肝 3 具，金箔 20 片。上炮制如法，杵令细，炼蜜和酥为丸如梧桐子大，金箔为衣。每次 20 粒，每日 2 次温水送服。③ 成人部分性发作首选卡马西平、苯妥英钠。④ 儿童部分性发作首选奥卡西平。⑤ 老年人部分性发作首选加巴喷丁、拉莫三嗪。

常用药物：乌犀，天麻，僵蚕，独活，全蝎，防风，沉香，天南星，乌蛇，白花蛇，羌活，白附子，羚羊角，蝉蜕，龙脑，牛黄，雄黄，天竺黄，人参，蔓荆子，藁本，麝香。

思路拓展：①《金匮要略方论》。病有奔豚，有吐脓，有惊怖，有火邪，此四部病，皆从惊发得之。师曰：奔豚病，从少腹起，上冲咽喉，发作欲死，复还止，皆从惊恐得之。奔豚气上冲胸，腹痛，往来寒热，奔豚汤主之。②《金匮要略编注》：此因肝胆风邪相引，肾中积风乘脾，故气上冲胸而腹痛。厥阴受风，相应少阳，则往来寒热，是以芎、归、姜、芍疏养厥阴、少阳气血之正，而驱邪外出；以生葛、李根专解表里风热，而清奔豚逆上之邪；黄芩能清风化之热；半夏以和脾胃而化客痰，俾两经邪散，木不临脾而肾失其势，即奔豚自退。③《古方选注》：君以芍药、甘草奠安中气，臣以生姜、半夏开其结气，当归、川芎入血以和心气，黄芩、生姜、甘李根白皮性大寒，以折其冲逆之气，杂以生葛者，寓将欲降之，以先升之之理。

〖复杂部分性意识障碍发作癫痫-心神癫痫证〗

辨识要点：① 符合复杂部分性意识障碍发作癫痫诊断；② 精神运动性发作；③ 病灶多在颞叶；④ 也可见于额叶、嗅皮质等部位；⑤ 意识障碍一般表现为意识模糊；⑥ 意识丧失较少见；⑦ 舌红苔白腻脉弦滑。

临床决策：醒神镇痫。

治疗推荐：①《普济本事方》白薇汤。白薇、当归各一两，人参半两，炙甘草一分，上为散，每次五钱，每日 2 次，水 2 盏，煎至 1 盏送服定神琥珀丸 20 粒。②《奇效良方》定神琥珀丸：琥珀、珍珠、牛黄、天竺黄、铁粉、龙齿各一两，腻粉、犀角、炙甘草、龙胆、升麻、露蜂房、丹砂、防风、黄芩、麦冬、白芍、钩藤、人参、远志、知母、天冬、茯神各三分，干蝎一两半、麝香一分、金箔一百片、银箔一百片与金箔丹砂同研，石菖蒲三分，上除别研药外为末，入研者同研，令断星，炼蜜和捣三百杵丸如梧桐子大，每次 20 丸，食后临卧煎甜竹叶汤下，日二夜一。③ 成人部分性发作首选卡马西平、苯妥英钠。④ 儿童部分性发作首选奥卡西平。⑤ 老年人部分性发作首选加巴喷丁、拉莫三嗪。

常用药物：琥珀，珍珠，牛黄，天竺黄，龙齿，犀角，龙胆，升麻，丹砂，防风，黄芩，麦冬，白芍，钩藤，人参，远志，知母，天冬，茯神，全蝎，麝香，金箔，银箔，石菖蒲。

思路拓展：①《本事方释义·白薇汤》。白薇气味苦咸微寒，入足阳明；当归气味辛甘微温，入手少阴、足厥阴；人参气味甘温，入足阳明；甘草气味甘平，入足太阴，通行十二经络。以咸苦微寒及辛甘微温之药和其阴阳，以甘温甘平之药扶其正气，则病自然愈也。②《千金翼方·惊痫》：铅丹、紫石英、白石脂、秦皮、银屑、玄石、铁精、钩藤、款冬花、牡丹皮、白鲜皮、紫菀、女菀、柏子仁、茯苓、茯神、桔梗、莞花、蒺藜子、蛇衔、远志、人参、细辛、防葵、龙胆、杏仁、龙骨、龙齿、牛黄、头发、白芝、龙角、羊齿、羊骨、乱发、牛齿、白马茎、白马齿、赤马齿、白马悬蹄、鹿茸、牡狗齿、豚卵、狐五脏、石蜜、海蛤、蚱蝉、露蜂房、白僵蚕、蛇蜕、雀瓮、蛇黄、鼠妇、蜣螂、六畜毛、蹄甲。

〖复杂部分性意识障碍和自动症发作癫痫-神闭自动癫痫证〗

辨识要点：① 符合复杂部分性意识障碍和自动症发作癫痫诊断；② 复杂部分性发作可从先兆开始；③ 上腹部异常感觉最常见，④ 情感及认知和感觉性症状；⑤ 意识障碍；⑥ 呆视和动作停止；⑦ 持续1～3分钟；⑧ 癫痫发作过程中或发作后意识模糊状态下出现具有一定协调性和适应性的无意识活动；⑨ 反复咂嘴、噘嘴、咀嚼、舔舌、牙或吞咽；⑩ 反复搓手、拂面，不断地穿衣、脱衣、解衣扣、摸索衣服；⑪ 游走、奔跑、无目的地开门、关门、乘车、上船；⑫ 自言自语、叫喊、唱歌或机械重复原来的动作；⑬ 舌红苔白腻脉弦滑。

临床决策：醒神豁痰镇痫。

治疗推荐：①《万氏家抄方》卷5金箔镇心丸。全蝎、天麻、防风、羌活、牛黄、赤茯苓、犀角、甘草、麝香、辰砂、金箔，常规剂量，每日2次水煎送服《普济方》红丸子20丸。②《普济方》卷378红丸子：白矾1～2枚，半夏一分，雄黄一钱三分半，朱砂二钱二分半，上为末，用生姜自然汁煮面糊为丸如绿豆大，以一半朱砂为衣，每次20丸，每日2次温水送服。③ 成人部分性发作首选卡马西平、苯妥英钠。④ 儿童部分性发作首选奥卡西平。⑤ 老年人部分性发作首选加巴喷丁、拉莫三嗪。

常用药物：全蝎，天麻，防风，羌活，牛黄，犀角，麝香，辰砂，白矾，雄黄，朱砂，钩藤。

思路拓展：《外台秘要·痫方三首》。广济疗痫疾积年不瘥，得热即发水银丸方：水银、麦冬、乌蛇脯、铁精、干地黄各八分，龙角、人参、防风、子芩、升麻各六分，熊胆四分，上十一味捣筛，蜜和丸如梧子，食后以生驴乳汁下二十丸，渐渐加至三十丸，日再。千金大镇心丸主诸痫医所不救方：虎睛一具、防风、秦艽、防葵、龙齿、黄芩、雄黄、防己、山茱萸、茯苓、铁精、鬼臼、人参、大黄、银屑、干姜、牛黄各四分，寒水石六分，羌活、升麻、远志、白鲜皮、细辛、白薇、贯众、麝香、鬼箭各三分，茯神、石膏、天雄各二分，蛇蜕皮一尺，蜂房二分，上三十二味捣筛蜜和丸，酒服十五丸，日二服，加至三十丸。忌醋物生菜猪肉冷水。救急疗痫少老增减之方：竹茹一握，衣中白鱼七头，上二味以酒一升煎取二合顿服之。

〖复杂部分性意识障碍与运动症状发作癫痫-神闭抽动癫痫证〗

辨识要点：① 符合复杂部分性意识障碍与运动症状发作癫痫诊断；② 开始即出现意识障碍和各种运动症状；③ 睡眠中发生可能与放电扩散较快有关；④ 局灶性或不对称强直阵挛；⑤ 变异性肌张力动作；⑥ 各种特殊姿势；⑦ 不同运动症状的组合或先后出现；⑧ 舌红苔白脉弦。

临床决策：醒神制动镇痫。

治疗推荐：①《太平圣惠方》卷85钩藤散。钩藤、蚱蝉、人参、黄芩、牛黄、大黄，常规剂量，每日2次，水煎送服《太平圣惠方》卷95安魂定魄丹7丸。②《太平圣惠方》卷95安魂定魄丹：黑铅二两，水银一两，硫黄一两，上先销铅成水，次下水银搅令匀，良久，即下硫黄末，当为碧色，匀搅，即去火放冷，细研如粉,以软饭和丸如绿豆大,每服 7 丸,以新汲水研服之。③ 成人部分性发作首选卡马西平、苯妥英钠。④ 儿童部分性发作首选奥卡西平。⑤ 老年人部分性发作首选加巴喷丁、拉莫三嗪。

常用药物:钩藤皮,龙齿,寒水石,栀子,知母,石膏,升麻,黄芩,蛇蜕,蚱蝉,柴胡,芍药,生葛汁,牛黄,黑铅,水银,硫黄。

思路拓展:《备急千金要方·风癫》。人生而病癫疾者安所得之?岐伯对曰:此得之在腹中时,其母数有所大惊也,气上而不下,精气并居,故令子发为癫疾。病在诸阳脉,且寒且热,名曰狂,刺之虚脉,视分尽热病已而止。病癫初发,岁一发不治,月一发不治,四五日一发,名曰癫疾,刺诸分。其脉尤寒者以针补之。病已止,癫疾始生,先不乐,头重直视举目赤,其作极已而烦心,候之于颜,取手太阳阳明太阴血变而已。癫疾始发,而反强,因而脊痛,候之足太阳阳明太阴手太阳血变而已。癫疾始作而引口啼呼,候之手阳明太阳,右强者攻其左,左强者攻其右,血变而止。治癫疾者,常与之居,察其所当取之处,病至视之有过者即泻之,置其血于瓠壶之中,至其发时血独动矣,不动灸穷骨二十壮,穷骨者尾也。骨癫疾者,颔齿诸分肉皆满,而骨倨强直,汗出烦闷,呕多涎沫,气下泄不疗。筋癫疾者,身拳挛急脉大,刺项大经之本杼,呕多涎沫,气下泄不疗。脉癫疾者,暴仆,四肢之脉皆胀而从满脉尽,刺之出血不满挟项,灸太阳。又灸带脉于腰相去三寸诸分肉本,呕多涎沫,气下泄不疗。治癫者,病发而狂,面皮浓敦敦者,死不疗。凡癫发则卧地,吐涎沫无知。若强掠起如狂及遗粪者难疗。癫病有五:一曰阳癫,发时如死人遗溺有顷乃解。二曰阴癫,坐初生小时脐疮未愈,数洗浴,因此得之。三曰风癫,发时眼目相引牵纵反急强羊鸣,食顷方解,由热作汗出当风,因以房室过度,醉饮饱满行事,令心气逼迫短气脉悸得之。四曰湿癫,眉头痛,身重,坐热沐发湿结脑,汗未止得之。五曰马癫,发时反目,口噤,手足相引,身皆热,坐小时风气脑热不和得之。治五癫方:铜青、雄黄、空青、东门上鸡头、水银各一两,猪苓、茯苓、人参、白芷、石长生、白蔹、白薇各二两,卷柏、乌扇各半两,硫黄一两半,上十五味为末,以青牛胆和着铜器中,于甑中五斗大豆上蒸之,药成丸如麻子,先食服三十丸,日二夜一。虎睛丸治风癫掣,口眼张大,口出白沫,或作声或死,不知人方:虎睛一具,防风、秦艽、防葵、龙齿、黄芩、雄黄、防己、山茱萸、茯苓、铁精、鬼臼、人参、干地黄、大黄、银屑、牛黄各四分,独活、远志、细辛、贯众、麝香、白蔹、升麻、白鲜皮各三两,茯神、石膏、天雄各五两,鬼箭羽、露蜂房各二分,寒水石六分,蛇蜕一尺,上三十二味为末,蜜丸如梧子大,酒服十五丸,日再,稍加至二十五丸,神效。凡癫发之候,其状多端,口边白沫,动无常者治方:秦艽、人参、防葵、茯神、甘草各二两,铅丹一两,贯众一枚,上七味咀,以水九升煮取三升半,分三服。雄雌丸治风癫失性,颠倒欲死,五癫惊痫方:雄黄、雌黄、真珠各一两,铅二两,丹砂一分,水银八分,上六味为末,以蜜和捣三万杵,丸如胡豆,先食服三丸,日二,稍加,以知为度。《古今录验》云:疗五癫,牛癫则牛鸣,马癫则马鸣,狗癫则狗鸣,羊癫则羊鸣,鸡癫则鸡鸣。病五癫狂病者,脏腑相引,盈气起寒厥不识人,气静蝘吐沫,久而得苏者。续命风引汤治中风癫眩不知人,狂言舌肿出方:麻黄、川芎、石膏、人参、防风各三两,甘草、桂心、独活各二两,防己、附子、当归各一两,杏仁三十枚,干姜五两,上十三味咀,以酒三升,水一斗合煎取四升,分四服,日三夜一。紫石煮散治大人风引,小儿惊痫螈,日数十发,医所不疗者方:紫石英、滑石、白石脂、凝水石、石膏、赤石脂各六两,大黄、龙骨、干姜各四两,甘草、桂心、牡蛎各三两,上十二味治,下筛,为粗散,盛以苇囊,悬高凉处,欲用取三指,撮以新汲井水三升煮取一升二合,大人顿服,未百日儿服一合,未能服者以绵沾着口中,热多者日四五服,以意消息之。治百二十种风痫癫惊狂发即吐沫不识人者,四月五月宜服之方:紫石英、芍药、龙骨、青石脂、麻黄、当归、甘草、瓜蒌根、桂心、人参、白鲜皮各二两,牡蛎三两,大黄五两,上十三味治,下筛,为粗散,分作七裹,每以大枣十枚,水三升煮取二升半,去滓,下一裹大枣汁中煎取一升,去滓,顿服,相去七日一服,服讫即瘥。治癫痫厥时发作方:防葵、代赭石、人参、铅丹、白僵蚕、钩藤、茯神、雷丸、虎骨、生猪齿、远志、桂心、防风各六两,卷柏、莨菪子、升麻、附子、牡丹、龙齿、光明砂各一分,牛黄二分,蚱蝉十四枚,蛇蜕皮、白马眼睛各一具,白蔹四分,上二十五味治下筛,酒服方寸匕,日二,亦可为丸,良验。川芎汤治风癫引胁牵痛,发则吐,耳如蝉鸣方:川芎、藁本、闾茹各五两,上三味咀,纳酒一斗煮取三升,顿服,羸者分三服,取大汗。鸱头丸治风癫方:鸱头一枚,葶苈子、铅丹、虎掌、乌头、瓜蒌根各三分,甘遂、天雄、蜀椒、大戟各二分,白术一分,茹铁精各一两,上十三味为末,蜜丸如梧子,酒下二丸,日三服。又方治癫痫瘛疭方:铅丹一斤、飞鸱头二枚,上二味为末,蜜丸,先食服三丸,日三,剧者夜一,稍加之。治风癫方:莨菪子三升捣筛,以酒一斗渍半日,绞去滓,汤中煎令可丸,先食服如小豆二丸,加至如梧子二丸,以知为度,额上手中从纹理中赤起是知也。无此候更服,病日发者三日愈,间日发者十日愈,五日发者二十日愈,半岁发者一月愈。

〖全面强直阵挛发作癫痫-强直阵挛心肝痫证〗

辨识要点:① 符合全面强直-阵挛发作癫痫诊断;② 意识丧失后跌倒;③ 双侧强直后出现阵挛;④ 强直期表现为全身骨骼肌持续性收缩,眼肌收缩出现眼睑上牵、眼球上翻或凝视;咀嚼肌收缩出现张口,随后猛烈闭合,可咬伤舌尖;喉肌和呼吸肌强直性收缩致患者尖叫一声,呼吸停止;颈部和躯干肌肉的强直性收缩致颈和躯干先屈曲,后反张;上肢由上举后旋转为内收旋前,下肢先屈曲后猛烈伸直,持续10~20 s后进入阵挛期。⑤ 阵挛期表现为肌肉交替性收缩与松弛,呈一张一弛交替性抽动,阵挛频率逐渐变慢,松弛时间逐渐延长,本期可持续30~60 s或更长。在一次剧烈阵挛后,发作停止,进入发作后期。以上两期均可发生舌咬伤,并伴呼吸停止、血压升高、心率加快、瞳孔散大、光反射消失、唾液和其他分泌物增多;Babinski征可为阳性。⑥ 发作后期表现为尚有短暂阵挛,以面肌和咬肌为主,导致牙关紧闭,可发生舌咬伤。本期全身肌肉松弛,括约肌松弛,尿液自行流出可发生尿失禁。呼吸首先恢复,随后瞳孔、血压、心率渐至正常。肌张力松弛,意识逐渐恢复。从发作到意识恢复约历时5~15 min。醒后患者常感头痛、全身酸痛、嗜睡,部分患者有意识模糊,此时强行约束患者可能发生伤人和自伤。⑦ 脑电图提示发作起源于双侧脑部,强直期开始逐渐增强的每秒10次棘波样节律,然后频率不断降低,波幅不断增高,阵挛期弥漫性慢波伴间歇性棘波,痉挛后期呈明显脑电抑制,发作时间愈长抑制愈明显;⑧ 舌红苔黄脉弦。

临床决策:清心柔肝镇痫。

治疗推荐:①《太平圣惠方》碧雪煎。大青、竹茹、甘草、枳壳、地骨皮、龙胆、玄参各三两,犀角屑、吴蓝叶、子芩、麦冬、赤茯苓、升麻、羚羊角犀,上十四味细锉,以水二斗,煮至一斗,去滓澄清。龙齿、牛黄各二两,麝香一两,青黛五两,芒硝七斤,上十四味药汁下朴消慢火煎,不住手搅,稀稠得所,入龙齿、牛黄、麝香、青黛等搅匀,收入瓷器中。每次半匙调服大圣夺命金丹20粒。②《普济方》卷373 大圣夺命金丹:大麻、全蝎、防风、羌活、天南星、白附子、茯神、白僵蚕、川芎、远志、桔梗、石菖蒲、生半夏、人参、白术、茯苓、乌蛇尾各五钱,酸枣仁、荆芥、细辛各五分,大川乌、粉草各三钱,大赤足蜈蚣一条,以上除全蝎制、蛇尾制、蜈蚣制外,同研细为末入全蝎三味、沉香三钱,如法研细方入下药:辰砂三钱,龙脑三钱,珍珠三钱,金箔30片,银箔40片,真琥珀三钱,麝香一钱,雄黄一钱。上为细末,姜汁面糊为丸如梧桐子大,朱砂为衣,每次20丸,每日2次,金钱薄荷汤研化服。③ 成人全面强直-阵挛发作可用卡马西平、拉莫三嗪、奥卡西平、苯巴比妥、苯妥英钠、托吡酯、丙戊酸钠。④ 儿童全面强直-阵挛发作可用卡马西平、苯巴比妥、苯妥英钠、托吡酯、丙戊酸钠。

常用药物:礞石、菖蒲、郁金、天麻、钩藤、僵蚕、全蝎、蜈蚣、白矾、蓖麻根、雄黄、关白附、鬼箭羽、琥珀、僵蛹、藜芦、羚羊角、龙齿、牛黄、蛇床子、苏合香、天葵子、天南星、雄黄、蜥蜴、洋金花、皂荚、蚱蝉、柞蚕蛹、壁虎、苍耳子、地龙、龙骨、蛞蝓、天竺黄、铁精、铁落、千金藤。

思路拓展:《急救广生集》。邪狂癫痫不欲眠,妄行不休,黑早走,起于寅时,勿令人见,用左手摘向东桃叶七瓣,暗系病患发内即安。羊癫风:生姜、飞罗面各一两,麝香七分,黄栀子、葱头、鸡子清各七个,地龙七条,共桩烂和匀,烘热,以绢帕缚于腹上。过三日,见有青筋,照方备药,再缚三日,无青筋则愈。重者,不过三服即可除根,永不复发矣。痫症初发:用皂角汁灌鼻内。其风涎即从鼻口中涕唾而出。若苏后,其涎不止,急以盐汤,服之自止。一方,发时灸百会穴,不拘壮数,以苏为止。再发再灸,以愈为度。风痫:先出手指如数物状乃发也,灸发际宛宛中三壮。猪痫:病如尸厥,口吐清沫,灸巨阙三壮。羊痫:目瞪吐舌,羊鸣,灸第九椎下间三五壮。马痫:张口摇头,身反折,马鸣,灸仆参左右各三壮。牛痫:善惊反折,手掣手摇,灸手少阴掌后去腕五分陷中。

〖全面性强直性发作癫痫-强直肝痫证〗

辨识要点:① 符合全面性强直性发作癫痫诊断;② 多见于弥漫性脑损害的儿童;③ 睡眠中发作较多;④ 意识丧失;⑤ 全身骨骼肌强直性收缩;⑥ 明显的自主神经症状如面色苍白等;⑦ 如发作时处于站立位可剧烈摔倒;⑧ 发作持续数秒至数十秒;⑨ 典型发作期 EEG 为暴发性多棘波;⑩ 舌红苔黄脉弦。

临床决策:柔肝镇痫。

治疗推荐:①《圣济总录》卷169蝎梢散。蝎梢七枚、乌头尖七枚、半夏一枚、丹砂半字、附子一分,上五味捣罗为细散,每服一字匕,每日2次柳枝煎汤调下牛黄丸5粒。②《圣济总录》卷169牛黄丸:牛黄一钱、丹砂二钱、水银少许、蝎梢二七枚、天南星一枚、腻粉二钱、金箔五片、麝香一钱,上八味同研令匀,煮枣肉和丸如芥子大,每服三丸至五丸,金银薄荷汤下。③ 成人全面强直-阵挛发作可用卡马西平、拉莫三嗪、奥卡西平、苯巴比妥、苯妥英钠、托吡酯、丙戊酸钠。④ 儿童全面强直-阵挛发作可用卡马西平、苯巴比妥、苯妥英钠、托吡酯、丙戊酸钠。

常用药物:全蝎,乌头,半夏,丹砂,附子,牛黄,天南星,金箔,麝香,钩藤,羚羊角。

思路拓展:《本经续疏要·癫痫》。龙齿角平,齿主大人小儿惊痫,癫疾,狂走。角,主惊痫,瘛疭,身热如火。牛黄平主小儿诸痫热,口不开,大人狂癫。防葵寒,主咳逆,温疟,癫痫,惊邪,狂走。白蔹平微寒,主小儿惊痫、温疟。牡丹微寒主惊痫,邪气。莨菪子寒,疗癫狂,风痫,颠倒拘挛。雷丸寒,主癫痫,狂走。钩藤微寒,主小儿寒热,十二惊痫。白僵蚕平,主小儿惊痫,夜啼。蛇床子平,主癫痫,恶疮,温中,下气。蛇蜕平,主小儿百二十种惊痫,瘛疭,癫疾,寒热。蜣螂寒,主小儿惊痫,瘛疭,腹胀,寒热,大人癫疾狂易。白马目平,主惊痫,腹满,疟疾。铅丹微寒,主惊痫,癫疾,除热,下气。蚱蝉寒,主小儿惊痫夜啼,癫病,寒热。白狗血温,主癫疾发作。豚卵温,主惊痫,癫疾。芦荟寒,主热风烦闷,胸膈间热气,小儿癫痫惊。玳瑁寒,止惊痫。白马悬蹄平,主惊邪瘈疭。蛇衔微寒,主惊痫,寒热,邪气,除热。秦白皮微寒,主小儿痫,身热。头发温,主小儿惊痫。鸡子平,主发热,主热火疮,惊痫。狗粪中骨平,主寒热,小儿惊痫。露蜂房平,主惊痫,瘈疭,寒热,邪气,癫疾。白鲜皮寒,主小儿惊痫。雀瓮平,主小儿惊痫,寒热结气。升麻微寒,主小儿风惊癫。银屑与银薄同主定志,去惊癫,小儿癫疾狂走。巢氏曰:痫者,小儿病也。十岁已上为癫,十岁已下为痫。予以为不尽然,《奇病论》曰:人有生而病癫者,得之在母腹,时母有所大惊,气上而不下,精气并居,故令子发为癫疾也。小儿有癫,则大人不可有痫乎!案备列癫病形象,莫详于《甲乙经》,其目但标癫者不兼瘈疭,癫狂并举则每兼之,而痫则口眼相引,目睛上摇,手足掣纵之谓,是癫不必掣纵,痫必掣纵,癫而狂亦掣纵,痫而癫或不掣纵,非癫痫之确别欤!奈世人见此二证而均不识也。凡卒仆无知,痰涎涌出者,无论掣纵与否,皆谓之痫,而以神识不慧,语言错乱者为癫,不知《甲乙经》所载,除因外邪寒热,此外如僵仆、呕沫、目妄见、口呙呙、悸、耳鸣、颊肿、吐舌、吐血、羊鸣、戾颈、短气、胸背痛、痿厥、洞泄、烦满、悲泣、转筋、目𥄂𥄂、𩖴𩖴皆癫之兼证,《病源》所载痫证如摇头弄舌,睡中惊掣,数啮齿,屈指如数,背脊强直,颈项反折等,与痰绝不相同,痫之与癫岂果难分耶!虽然玩篇中所摘《本经》《别录》主治,则混称固不可,过析亦不可,要须深明其故也。观治痫者,每比于惊,可知其气之乱而伏行经隧矣;治癫者,每比于狂,可知其气之并而郁勃难达矣。而《难经》(二十难)曰:重阳者狂,重阴者癫。是当析者也。《灵枢·邪气藏府病形篇》曰:心脉缓甚为狂笑,微涩为癫疾。其不析何也。《素问·脉解篇》:太阳所谓甚则狂癫疾者,阳尽在上而阴气从下,下虚上实,故狂癫。盖均是相并,阴盛于下则癫,阳盛于上则狂,阴阳互并而相搏则癫狂,此《甲乙经》多癫狂并提之证,本篇多狂癫并治之药也,而惊与痫之析者有"二阴急为痫厥,二阳急为惊"之文,其混者有"心脉满大痫瘈筋挛,肝脉小急痫瘈筋挛,肾肝并小弦欲惊"之文(并《素问·大奇论》)。《病源》曰:气血不和,热实在内,心神不定,所以发惊,甚者掣缩挛痫。盖心主血脉,热气转于本则惊,转于标则痫,此惊痫本相连属,古书所以多连称而本篇亦多惊痫并治之药也。试不析癫痫,而但举其所兼之疾,则有身热(龙角、铅丹、秦皮、牛黄),有温疟(防葵、白蔹),有寒热(钩藤、蛇蜕、蛸蛸、白马目、蚱蝉、蛇衔、露蜂房、雀瓮、狗粪中骨),有风邪(牡丹、芦荟、升麻),有恶疮(蛇床子、鸡子),有胀满(蛸蛸、白马目、芦荟),有拘挛(莨菪子),凡得全篇十之五,若析癫痫,无论所兼所因者(龙角、牡丹、白蔹、钩藤、白僵蚕、白马目、铅丹、玳瑁、白马悬蹄、蛇衔、秦皮、头发、狗粪中骨、鸡子、白鲜皮、雀瓮治惊痫,仅白狗血治癫),亦得全篇十之五,余则均可治癫狂,复可治惊痫者,准是而论,析之亦何益矣。即以两味并提,大人小儿者为十岁以上为癫,十岁以下为痫之证,则篇中特提小儿而癫痫皆治者,且三之一,此又何说焉?总之,比其兼证,别其寒温,而揣其上下,以定取舍,是用此篇治癫痫之大纲,亦分癫痫之微旨矣。

〖**全面性阵挛性发作癫痫-阵挛肝痫证**〗

辨识要点:① 符合全面性阵挛性发作癫痫诊断;② 婴幼儿;③ 重复阵挛性抽动;④ 意识丧失;⑤ 无强直期;⑥ 双侧对称或某一肢体为主的抽动;⑦ 幅度、频率和分布多变;⑧ 持续 1 min 至数分钟;⑨ EEG 可见快活动、慢波及不规则棘-慢波;⑩ 舌红苔黄脉弦。

临床决策：柔肝镇痫。

治疗推荐：①《普济方》钩藤皮汤。钩藤皮、麻黄、龙齿、寒水石、栀子、知母、石膏、杏仁、升麻、黄芩、蛇蜕、蚱蝉、柴胡、芍药、沙参、生葛汁、蜜、牡牛黄，常规剂量，每日2次水煎送服至圣保命丹1粒。②《仁斋直指小儿》卷2至圣保命丹：全蝎、蝉蜕、僵蚕、天麻、犀角、天浆子、白附子、天南星、青黛、朱砂、川姜黄各等分，麝少许，上为末，雄猪胆汁为丸如绿豆大。每次1粒，每日2次温水送服。③成人全面强直-阵挛发作可用卡马西平、拉莫三嗪、奥卡西平、苯巴比妥、苯妥英钠、托吡酯、丙戊酸钠。④儿童全面强直-阵挛发作可用卡马西平、苯巴比妥、苯妥英钠、托吡酯、丙戊酸钠。

常用药物：全蝎，蝉蜕，僵蚕，天麻，犀角，天浆子，白附子，天南星，青黛，朱砂，姜黄，麝香。

思路拓展：《圣济总录》。风痫病者由心气不足，胸中蓄热，而又风邪乘之，病间作也。其候多惊，目瞳子大，手足颤掉，梦中叫呼，身热瘛，摇头口噤，多吐涎沫，无所觉知是也。然病发于阳者易瘥，发于阴者难治，故《经》曰脏病难治，腑病易治。又云：大人曰颠，小儿曰痫。治风痫卒倒，吐沫口噤，手足瘛疭，麻黄饮：麻黄、大黄、牡蛎、黄芩各二两，凝水石、石膏、赤芍、滑石、紫石英、白石英、人参、桂枝、蛇蜕、龙齿、炙甘草。治风痫发动，惊掣无时，茯神汤：茯神、龙齿、防风、杏仁、羌活、川芎、人参、麦冬、大黄、钩藤、炙甘草。治少小风痫至大不除，发即百脉挛缩，行步不正，口面㖞戾，言语无度，钩藤丸：钩藤、铅丹、茵芋、石膏、杜蘅、防葵、秦艽、炙甘草、菖蒲、黄芩、松萝、蜣螂。治风痫铜青丸：铜青、曾青、水银、东门上鸡头、硫黄、犀角、卷柏、雄黄、石长生、茯苓、白芷、猪苓、白薇、白芨、人参。治风痫因虚羸气弱，惊悸多魇，心神不定茯苓饮：茯苓、远志、芍药、防风、桂枝、炙甘草。治五种风痫丹砂丸：丹砂、腻粉、蛇蜕、兔头灰、铜青、硇砂、古字钱、白礜、龙骨、老鸦灰、盐花、铅丹、虎睛、虎牙、发灰、金箔、银箔。治风痫多惊，手足颤掉，口吐涎沫，灵乌散：乌鸦、丹砂、细辛、全蝎。治男子妇人暗风痫病，安息香丸：安息香、铅丹。治风痫吐涎沫、手足瘛、心神不定，神应丸：狐肝、乌鸦、天麻、白附子、桑螵蛸、蒺藜子、全蝎、白僵蚕、金箔、银箔、麝香、犀角、天南星、蝉蜕、丹砂、牛黄、龙脑、乌蛇。治风痫涎潮等疾神圣丸：雌黄、铅丹。治风邪诸痫，狂言妄走，精神恍惚，思虑迷乱，乍歌乍哭，饮食失常，疾发仆地，口吐白沫，口噤戴眼，魂魄不守，年岁深远者，丹砂丸：丹砂、酸枣仁、乳香。治因惊成痫，狂言妄语，龙齿丸：龙齿、铁粉、凝水石、茯神。治风痫涎盛，精神减耗，银液菖蒲丸：菖蒲、黑锡、远志、人参、水银、茯苓、羌活、蝉蜕、细辛、半夏、天南星。治风痫保魂丸：黑锡、铅丹、丹砂、桑螵蛸、铅白霜、王瓜、乌梅。治积年痫病铁粉乌鸦散：乌鸦、铅丹、黑铅、铁粉、丹砂、天麻、羌活、独活、防风、川芎、全蝎、天南星。治风痫驱风散：铅丹、白矾。治诸风痫镇心丸：干漆、人参黄芪、萆薢、麝香、丹砂。治风痫瘛，口噤吐涎，不知人，牛黄丸：牛黄、麝香、轻粉、粉霜、金箔、银箔、雄黄、丹砂、石绿、蛇黄、磁石、石燕子。治风痫心惊，身热瘛疭，摇头口噤，多吐涎沫，不自觉知，天麻乌蛇丸：天麻、乌蛇、天南星、半夏、藿香、乌头、白附子、腻粉、仙灵脾、雄黄、铅白霜、丁香、犀角、人参、麝香、龙脑、全蝎、丹砂、槐胶、桑螵蛸、蛇黄。治痫病积年不瘥，得热即发，银箔丸：银箔、龙齿、麦冬、乌蛇、铁精、人参、防风、黄芩、升麻、生地、熊胆。治痫疾五生丸：干姜、乌头、半夏、附子、大豆末。治风痫痰盛，瘛疭，口吐涎沫，半夏丸：半夏、白矾、丹砂、铅丹。治风痫多惊，手足颤掉，身热，瘛疭，五枝煎：桃枝、柳枝、桑枝、夜合枝、槐枝、大豆。治风痫瘛疭不省方：虎粪、野猪骨。治风痫水银丸：水银、雄黄、龙脑、牛黄、丹砂。治风痫发歇有时神效方：雄雀粪二百八十粒、巴豆一十粒，上二味细研，以赤小豆面煮糊和丸一料分作十丸,每服用马牙硝末一钱药一丸,温水一茶脚,同用匙柄研破,北极下焚香露一宿,来早不得洗手面漱口,更添温水少许服之,良久自然口内出涎一两碗,相次利下青黑涎一两碗,更有白沫一两碗便安。病十年以下者半月可再服,病新者只可一服取瘥。治一切痫疾,不问长幼,是风痰冲心所为,蜜栗子丸:蜜栗子一十五枚以槲木汁拌,入火内煅令通赤,取出净地上出火毒后细研,用豺狗胆一枚细研,和栗子饭为丸如芥子大,每日空心以暖酒下十五丸,服三五日后吐出恶痰,是疾退之候也,年深者,只三二百粒效。

〖全面性典型失神发作癫痫-失神心痫证〗

辨证要点:① 符合全面性典型失神发作癫痫诊断;② 儿童期起病青春期前停止发作;③ 突然短暂的意识丧失;④ 正在进行的动作中断;⑤ 双眼茫然凝视;⑥ 呼之不应;⑦ 可伴简单自动性动作如擦鼻、咀嚼、吞咽;⑧ 或伴失张力如手中持物坠落或轻微阵挛;⑨ 事后对发作全无记忆;⑩ 每日可发作数次至数百次;⑪ 发作时 EEG 呈双侧对称 3Hz 棘-慢综合波;⑫ 舌红苔白脉弦。

临床决策:清神镇痫。

治疗推荐:①《洪氏集验方》卷五羌活膏。羌活、荆芥穗、白术、甘草、白附子、桔梗、茯苓、川芎、防风、朱砂,常规剂量,每日 2 次水煎送服牛黄清心丸 1 粒。②《医学心悟》牛黄清心丸:牛胆南星一两、麝香、珍珠、冰片各五分,黄连、荆芥、天竺黄、明雄黄各二钱,防风、五倍子、桔梗、茯神、当归各一钱,玄参三钱,上为细末,和匀,甘草四两煮膏为丸如龙眼大,每次 1 粒,每日 2 次温水送服。③ 成人全面强直-阵挛发作可用卡马西平、拉莫三嗪、奥卡西平、苯巴比妥、苯妥英钠、托吡酯、丙戊酸钠。④ 儿童全面强直-阵挛发作可用卡马西平、苯巴比妥、苯妥英钠、托吡酯、丙戊酸钠。

常用药物:牛胆南星,麝香,珍珠,冰片,黄连,防风,荆芥,五倍子,玄参,茯神,当归,雄黄,天竺黄,犀角,天麻,川芎,防风,白附子,人参,朱砂。

思路拓展:《景岳全书·癫痫》。钱仲阳曰小儿发痫,因血气未充,神气未实,或为风邪所伤,或为惊怪所触,亦有因妊娠时七情惊怖所致。若眼直目牵,口噤涎流,肚膨发搐,项背反张,腰脊强劲,形如死状,终日不醒,则为痉矣。凡治五痫,皆随脏治之,每脏各有一兽之形,通用五色丸为主,仍参以各经之药。发而重者死,病甚者亦死,如面赤目瞪,吐舌啮唇,心烦气短,其声如羊者曰心痫。血虚者用养心汤;发热饮冷为实热,用虎睛丸;发热饮汤为虚热,用辰砂妙香丸。面青唇青,两眼上窜,手足挛掣反折,其声如犬者曰肝痫。肝之虚者,用地黄丸;抽搐有力为实邪,用柴胡清肝散;大便不通,用泻青丸。面黑目振,吐涎沫,形体如尸,其声如猪者曰肾痫,用地黄丸、紫河车丸之类。肾无泻法,故径从虚治之。面如枯骨,目白反视,惊跳反折,摇头吐沫,其声如鸡者曰肺痫。肺气虚者,用补肺散;面色萎黄者,土不能生也,用五味异功散;面色亦者,阴火上冲于肺也,用地黄丸。面色萎黄,目直腹满,自利,四肢不收,其声如牛者曰脾痫,用五味异功散;若面青泻利,饮食少思,用六君子加木香、柴胡。若发热抽掣仰卧,面色光泽,脉浮者,病在腑,为阳证,易治;身冷不搐覆卧,面色黯黑,脉沉者,病在脏,为阴证,难治。凡有此证,先宜看耳后高骨间,若有青脉纹,先抓破出血,可免其患。此皆元气不足之证也,须以紫河车丸为主,而以补药佐之。设若泛行克伐,复伤元气,则必不时举发,久而变危,多致不救。又有惊痫、风痫、食痫三种。治惊痫,宜比金丸、茯神丸、钱氏养心汤、辰砂妙香散、清神汤、虎睛丸之类主之。风痫用钱氏牛黄丸、消风丸、星苏散之类主之。食痫用妙圣丹主之。薛立斋曰：妊娠若遇惊恐，则必内应于胎，故一月足厥阴脉养，惊则肝有病；二月足少阳脉养，惊则胆受病；三月手少阴脉养，惊则心受病；四月名为离经；五月足太阴脉养，惊则脾受病；六月足阳明脉养，惊则胃受病；七月手太阴脉养，惊则肺受病；八月手阳明脉养，惊则大肠受病；九月足少阴脉养，惊则肾受病。是脏腑纳气于丹田，自肝至肾，十经滋养而生，此则胎中所致也。若既生之后，或惊怪所触，或乳哺失节，或乳母饮食起居，六淫七情，脏气不平，亦致是证。须察见证属于何经，更别阴阳，以调补脾胃为主，否则不时举发，甚至不救。薛氏治一小儿，患前证，吐痰困倦，半晌而苏，诸药不效，年至十三而频发。用肥浓紫河车生研烂，入人参、当归末，捣丸，桐子大，每服三五十丸，日进三五服，乳化下。一月渐愈。又佐以八珍汤全愈。又一儿七岁发惊痫，令其恣饮人乳后，发渐疏而轻。至十四复发，用乳不效，亦用河车丸数具而愈，常用加减八味丸而安。后至二十三岁复发而手足厥冷，仍用前法，佐以八味丸、十全大补汤而痊。又治数小儿，皆以补中益气汤、六君子汤、六味、八味等丸，相间用之，皆得全愈。癫痫诸经义及大人证治诸法，俱详载癫狂门，所当参阅。

〖全面性不典型失神发作癫痫-失神心痫证〗

辨证要点：① 符合全面性不典型失神发作癫痫诊断；② 起始和终止均较典型失神缓慢；③ 意识丧失；④ 肌张力降低；⑤ 肌阵挛；⑥ EEG 显示较慢的不规则棘-慢波或尖-慢波；⑦ 弥漫性脑损害；⑧ 预后较差；⑨ 舌红苔白脉弦。

临床决策：清神镇痫。

治疗推荐：①《石室秘录》祛癫汤。人参、白术、肉桂、干姜、白芥子、甘草、菖蒲、半夏、陈皮，常规剂量，每日 2 次水煎送服神妙六逸丸 30 粒。②《洪氏集验方》卷一神妙六逸丸：石菖蒲、菟丝子、地骨皮、远志、生地、牛膝各二两，先总锉碎，用酒浸之，春夏五日，秋冬七日，慢火焙干，捣罗为末，炼蜜为丸如梧桐子大，每服空心温酒下三十丸至五十丸，百病俱退。服至一百日，老却少容，服至一年，发如漆过。二年颜如童子，三年骨髓坚实，四年鬼神自散，精神爽清。合药并服时，忌鸡犬见。所传不得过十三家。③ 成人全面强直-阵挛发作可用卡马西平、拉莫三嗪、奥卡西平、苯巴比妥、苯妥英钠、托吡酯、丙戊酸钠。④ 儿童全面强直-阵挛发作可用卡马西平、苯巴比妥、苯妥英钠、托吡酯、丙戊酸钠。

常用药物：乳香，龙脑，牛黄，朱砂，麝香，天麻，人参，防风，天南星，干蝎，石菖蒲，菟丝子，地骨皮，远志，生地，牛膝。

思路拓展：《医宗金鉴·癫痫总括》。《经》言癫狂本一病，狂乃阳邪癫是阴。癫疾始发意不乐，甚则神痴语不伦。狂怒凶狂多不卧，目直骂詈不识亲。痫发吐涎昏噤倒，抽搐省后若平人。注：李时珍曰，《经》有言癫狂疾者，又言癫疾为狂者，是癫狂为兼病也。邪入于阳者狂，邪入于阴者癫。盖癫疾始发，志意不乐，甚则精神呆痴，言语不伦，而睡如平时，以邪并于阴也。狂疾始发多怒不卧，甚则凶狂欲杀，目直骂詈，不识亲疏，而夜多不卧，以邪并于阳也。然俱不似痫疾发则吐涎神昏卒倒无知，口噤牙紧，抽搐时之多少不等，而省后起居饮食皆若平人为别也。痫虽分而为五，曰鸡、马、牛、羊、猪名者，以病状偶类故也。其实痰、火、气、惊、四者而已，所以为治同乎癫狂也。三圣散、青州白丸子、滚痰丸、遂心丹、矾郁丸、控涎丹、抱胆丸、镇心丹。癫狂痫疾三圣吐，风痰白丸热滚痰，痰实遂心气矾郁，痰惊须用控涎丹，无痰抱胆镇心治，发灸百会自然安，初发皂角灌鼻内，涎多欲止点汤盐。注：癫狂痫疾初起多痰者，先以三圣散吐之。风盛有痰者,用青州白丸子,热盛有痰者,用礞石滚痰丸。痰而形气实者用遂心散,甘遂、朱砂、猪心也。痰而兼气郁者用矾郁丸,白矾、郁金也。痰而兼惊者用控涎丹。无痰神轻因而惊悸者用镇心丹、抱胆丸。皆成方也。痫病发时灸百会,不拘壮数,以苏为止。再发再灸,以愈为度。初发用皂角汁灌鼻内,其风涎即从鼻口中涕唾而出,若苏后其涎不止,以盐汤服之自止。

〖部分性发作继发全面性发作癫痫-全面癫痫证〗

辨识要点:① 符合部分性发作继发全面性发作癫痫诊断;② 单纯部分性发作可发展为复杂部分性发作;③ 单纯或复杂部分性发作均可泛化为全面性强直阵挛发作;④ 舌红苔白脉弦。

临床决策:清肝镇痫。

治疗推荐:①《太平圣惠方》卷85 返魂丸子。独角仙、白僵蚕、牛黄、白附子、天南星、青黛、干姜、甜葶苈、乌蛇肉、朱砂,常规剂量,每日2次水煎送服大天南星丸1粒。②《洪氏集验方》卷5 大天南星丸:乳香、龙脑、牛黄各半钱,朱砂三钱,麝香一钱半,天麻、人参、防风各一分,天南星半两,干蝎十四个,上细末,炼蜜为丸如大鸡头大,每服一丸,荆芥薄荷汤下。③ 成人全面强直-阵挛发作可用卡马西平、拉莫三嗪、奥卡西平、苯巴比妥、苯妥英钠、托吡酯、丙戊酸钠。④ 儿童全面强直-阵挛发作可用卡马西平、苯巴比妥、苯妥英钠、托吡酯、丙戊酸钠。

常用药物:乳香,龙脑,牛黄,朱砂,麝香,天麻,人参,防风,天南星,全蝎,荆芥,薄荷。

思路拓展:《医方考·痫门》。续命汤加紫苏陈皮方:竹沥一升二合、生姜汁五合、生汁一升、龙齿、防风、麻黄各四两,防己、附子、石膏、桂枝各二两,陈皮、紫苏各半两。痫疾者发则仆地,闷乱无知,嚼舌吐沫,背反张,目上视,手足搐搦,或作六畜声者是也,宜此方主之。痫疾者风痰之故也。风,阳气也,《内经》曰:阳之气,以天地之疾风名之,故其发也暴。然所以令人仆地者,厥气并于上,上实下虚,清浊倒置。清浊倒置,故令人仆。闷乱无知者,浊邪干乎天君,而神明壅闭也。舌者心之苗,而脾之经络连于舌本,阳明之经络入上下齿缝中,故风邪实于心脾,则舌自挺;风邪实于阳明,则口自噤。一挺一噤,故令嚼舌。吐起于睛明,挟脊而下。风邪干之,则实而劲急,故目上视而背反张也。手足搐搦者,风属肝木,肝木主筋,风热盛于肝,则一身之筋牵掣,故令手足搐搦也。搐者,四肢屈曲之名。搦者,十指开握之义也。或作六畜声者,风痰鼓其气窍,而声自变也,譬之弄笛焉,六孔闭塞不同,而宫商别异是也。是方也,有麻黄、桂枝、防风、紫苏,则可以泄在经之邪。有竹沥、姜汁、陈皮,则可以行痰涎之滞。有汁、石膏,则可以清心肺之热。有龙齿可以安魂。有防己可以通塞。其夫沉痼之痰,非附子不足以行其滞,而其大热之性,又足以益火之源而消阴翳,譬之太阳中天,幽谷之翳障无不消灭。此古人用附子之意也。利惊丸:青黛、轻粉各一钱,牵牛末五钱,天竺黄二钱,上件为末,蜜丸黍米大,每服一钱,得利止后服。惊痫气实者此丸与之。痫疾之原得之于惊,或在母腹之时,或在有生之后,必以惊恐而致疾,故曰惊痫。盖恐则气下,惊则气乱,恐气归肾,惊气归心,并于心肾,则肝脾独虚,肝虚则生风,脾虚则生痰,畜极而通,其法也暴,故令风痰上涌,而痫作矣。《经》曰:实者泻之,故用竺黄、青黛以泻肝,牵牛、轻粉以泻脾。泻肝所以驱风,泻脾所以驱涎。茶子吐法:痫证宜下、宜吐。茶子苦而善涌,能吐顽痰,用者宜取一升,捣烂煎汤五倍之。令患人先一夕勿食夜膳,次早以帛束其少腹,于无风处饮而行之,得大吐便止,不必尽剂。

〖全面性失张力发作癫痫-筋缓肝痫证〗

辨证要点：① 符合全面性失张力发作癫痫诊断；② 垂颈、张口、肢体下垂或躯干失张力跌倒或猝倒发作；③ 持续数秒至 1 min；④ 时间短者意识障碍可不明显；⑤ 发作后立即清醒和站起；⑥ EEG 示多棘-慢波或低电位活动；⑦ 舌红苔白脉弦。

临床决策：补肝镇痫。

治疗推荐：①《备急千金要方》卷 14 紫石煮散。防葵、代赭石、人参、铅丹、白僵蚕、钩藤、茯神、雷丸、虎骨、生猪齿、远志、桂心、防风各六两，卷柏、莨菪子、升麻、附子、牡丹皮、龙齿、光明砂各一分，牛黄二分，蚱蝉十四枚，蛇蜕、白马眼睛各一具，白薇四分，上二十五味治下筛，酒服方寸匕，日二，亦可为丸，良验。②《洪氏集验方》卷五辰砂安惊丸：天麻一分、川芎二钱、防风半两、炙甘草一两、白附子一分、人参半两、茯神半两、朱砂二钱，上细末，炼蜜为丸如鸡头大，每一丸至两丸，用薄荷、荆芥煎汤化下。③ 成人全面强直-阵挛发作可用卡马西平、拉莫三嗪、奥卡西平、苯巴比妥、苯妥英钠、托吡酯、丙戊酸钠。④ 儿童全面强直-阵挛发作可用卡马西平、苯巴比妥、苯妥英钠、托吡酯、丙戊酸钠。

常用药物：防葵，代赭石，人参，僵蚕，钩藤，茯神，雷丸，远志，防风，卷柏，莨菪子，龙齿，光明砂，牛黄，蚱蝉，蛇蜕，白薇。

思路拓展：《张氏医通·痫》。《脉经》云前部左右弹者，阳跷也。动则苦腰痛癫痫，恶风偏枯，僵仆羊鸣，身强皮痹。从少阳斜至太阳者阳维也，动则苦癫痫，僵仆羊鸣，手足相引，甚者失音不能言。从少阴斜至厥阴者阴维也，动则苦癫痫，尺寸俱浮，直上直下。此为督脉，腰背强痛，不得俯仰，大人癫病，小儿风痫。脉来中央浮直上直下者督脉也。动则苦腰背膝寒。夫癫小儿痫也。巢氏妄立五痫之说，曰阳痫，曰阴痫，曰风痫，曰湿痫，曰马痫，证治杂出。殊不知癫痫之发，皆由肝肾龙雷上冲所致也。痫病与卒中痉病相似。但痫病发时昏不知人，卒然眩仆倒地，甚则瘛，抽搐，目上视，或口眼斜，或口作六畜声。将醒时吐涎沫，醒后又复发。有连日发者，有一日三五次发者。若中风、中寒、中暑、中热，则仆时无声，醒时无涎沫，醒后不复发也。刚痉柔痉亦屡发，然身体强直，角弓反张，不似痫之身软，或为六畜声也。痫证之发由肾中龙火上升，而肝家雷火相从挟助也。惟有肝风故作搐搦。搐搦则通身之脂液逼迫而上，随逆气而吐出于口也。阴气虚不能宁谧于内，则附阳而上升，故上热而下寒。阳气虚不能周卫于身，则随阴而下陷，故下热而上寒。丹溪主痰与热，以星、半、芩、连为主。热多者凉膈散加川连、麦冬以泄之，痰多者戴人三圣散以吐之，如惊者东垣安神丸以平之，可下以承气汤下之，然后用安神平肝之剂，归、地、牛黄、朱砂、青黛、柴胡、川芎之类。心热痰迷心窍者清神汤，病久而成窠囊，窠囊日久，必至生虫，妙功丸神效，既与行痰涤热。痫证已愈，然须防其再发，宜十全大补加枣仁、远志、麦冬。禀气素虚者鹿角胶经年常服，六味丸加远志、沉香亦不可缺。风痫骤发，项强直视，不省人事，此肝经有热也。或有切牙者，泻青丸合导赤散治之。如病发者可用轻粉、白矾、代赭石，发过米饮调下，重剂以镇之也。若起于郁者四七汤加木香、南星，发时用前药下灵砂丹，不得卧用养正丹，多呕下黑锡丹，痰多者导痰汤加木香、竹沥。痫病昼发，灸阳跷，宜补中益气加益智。夜发灸阴跷，宜六味丸加鹿角胶。丹矾丸治五痫诸证，方用黄丹一两、白矾二两，银罐中通红为末，入腊茶一两，不落水猪心血为丸，绿豆大，朱砂为衣，每服三十丸，茶清送下，久服其涎自便出，服一月后更以安神药调之。久患气虚，痰气壅塞，须防卒变，不可妄许以治也。凡见目瞪如愚者不治,治之亦必无功。石顽曰:痫证往往生于郁闷之人。多缘病后本虚,或复感六淫,气虚痰积之故。盖以肾水本虚不能制火,火气上乘,痰壅脏腑,经脉闭遏,故卒然倒仆,手足搐搦,口目牵掣,乃是热盛生风之候。斯时阴阳相薄,气不得越,故进作诸声,证状非一,古人虽分五痫,治法要以补肾为本,豁痰为标,随经见证用药。但其脉急实及虚散者不治,细缓者虽久剧可治。诊:脉浮滑洪数为风痫,细弦微缓为虚痫,浮为阳痫,沉为阴痫,虚弦为惊,沉数为实热,沉实弦急者不治。

〖痴笑发作癫痫-痴笑心痫证〗

辨识要点:① 符合痴笑发作诊断;② 没有诱因的、刻板的、反复发作的痴笑;③ 其他癫痫表现;④ 发作期和发作间期 EEG 有痫样放电;⑤ 无其他疾病能解释这种发作性痴笑;⑥ 或以哭为主要临床表现;⑦ 舌红苔白脉数。

临床决策:清心镇痫。

治疗推荐:①《石室秘录》祛痰定痫汤。人参、白术、白芍、茯神、甘草、附子、半夏、陈皮、菖蒲,常规剂量,每日 2 次水煎送服定心神牛黄丸 20 粒。②《圣济总录》卷 15 定心神牛黄丸:牛黄、珍珠末、琥珀、铁粉、麝香、人参、天竺黄、龙齿、水银、犀角、丹砂、龙胆、升麻、防风、黄芩、钩藤各半两、露蜂房、知母、天冬、白芍、茯神、炙甘草各一两,菖蒲、麦冬、全蝎各一两,金箔、银箔各 70 片,上药除别研石药及麝香外,余药为末,与研药再罗令匀,炼蜜为丸如梧桐子大,每次 20 丸,每日 2 次温水送服。

常用药物:牛黄,珍珠,琥珀,麝香,人参,天竺黄,龙齿,犀角,龙胆,升麻,防风,黄芩,钩藤,知母,露蜂房,茯神,菖蒲,麦冬,全蝎。

思路拓展:《研经言·癫说》古之所谓癫者二,一为仆之癫,《灵》《素》所谓巅疾,王注谓上巅之疾是也。与狂对举,其病自足太阳经来,其名以巅疾二字称,其义取颠顶为说。此其可治者也,惟由胎惊得之则难治。一昏乱之癫,《难经》所谓重阴者癫,《金匮》所谓阴气衰为癫是也。虽亦与狂对举,要之即狂之甚者,其病自心、肝两脏来,其名以一癫字称,其义以颠越为说,此则必不可治。后人概加疒旁,而二癫乃不能别,而诸书之论,亦不可尽晓,必如此分别,斯各各相通矣。《灵·本神》喜乐无极则伤魄,魄伤则狂,狂者意不存人;悲哀动中则伤魂,魂伤则狂忘不精明,不敢正当人。彼二狂不同,故经文自为之注。其魂伤者则癫也,正《金匮》之所本。《素·调经》血并于阴,气并于阳,乃为惊狂。此一狂乃是浑称。其血并于阴者则癫也,正《难经》之所本。泉尝遍考而核之曰:古之巅疾,今之痫也;古之癫,今之痴也。执是说也,庶不至谓古方不可治今病乎!

〖伴中央-颞部棘波的良性儿童癫痫-风火胆痫证〗

辨识要点:① 符合伴中央-颞部棘波的良性儿童癫痫诊断;② 3~13>岁起病;③ 部分患者有遗传倾向;④ 一侧面部或口角短暂的运动性发作;⑤ 躯体感觉症状;⑥ 夜间发病;⑦ 每月或数月发作 1 次;⑧ EEG 示中央-颞区高波幅棘-慢波;⑨ 多数患者青春期自愈;⑩ 舌红苔黄脉数。

临床决策:清胆镇痫。

治疗推荐:①《世医得效方》卷 9 温胆汤。半夏、竹茹、枳实、陈皮、炙甘草、茯苓、人参,常规剂量,每日两次水煎送服抱胆丸 1 粒。②《春脚集》卷 4 抱胆丸:郁金一两,天竺黄一两,雄黄五钱,白矾三钱,上为细末,用不落水猪心血捣匀为丸如龙眼肉大,朱砂为衣,每日服 1 丸,以石菖蒲五分煎汤调下。③ 卡马西平或丙戊酸钠有效。

常用药物：郁金，天竺黄，雄黄，白矾，牛黄，朱砂，石菖蒲，黄芩，青蒿，钩藤，蝉蜕。

思路拓展：《小儿药证直诀·惊痫发搐》。男发搐目左视无声，右视有声；女发搐目右视无声，左视有声。相胜故也。更有发时证。早晨发搐：因潮热，寅、卯、辰时身体壮热，目上视，手足动摇，口内生热涎，项颈急。此肝旺，当补肾治肝也。补肾地黄丸，治肝泻青丸主之。日午发搐：因潮热，巳、午、未时发搐，心神惊悸，目上视，白睛赤色，牙关紧，口内涎，手足动摇。此心旺也，当补肝治心。治心，导赤散、凉惊丸；补肝，地黄丸主之。日晚发搐：因潮热，申、酉、戌时不甚搐而喘，目微斜视，身体似热，睡露睛，手足冷，大便淡黄水。是肺旺，当补脾治心肝。补脾，益黄散；治肝，泻青丸；治心，导赤散主之。夜间发搐：因潮热，亥、子、丑时不甚搐，而卧不稳，身体温壮，目睛紧斜视，喉中有痰，大便银褐色，乳食不消，多睡，不纳津液。当补脾治心。补脾，益黄散；治心，导赤散、凉惊丸主之。伤风后发搐：伤风后得之，口中气出热，呵欠，顿闷，手足动摇。当发散，大青膏主之。小儿生本怯者，多此病也。伤食后发搐：伤食后得之，身体温，多睡多睡，或吐不思食而发搐。当先定搐，搐退，白饼子下之，后服安神丸。百日内发搐：真者不过三两次必死，假者发频不为重。真者内生惊痫，假者外伤风冷。盖血气未实，不能胜任乃发搐也。欲知假者，口中气出热也。治之可发散，大青膏主之，及用涂囟浴体法。急惊：因闻大声或大惊而发搐，发过则如故，此无阴也。当下，利惊丸主之。小儿急惊者，本因热生于心。身热面赤引饮，口中气热，大小便黄赤，剧则搐也。盖热盛则风生，风属肝，此阳盛阴虚也。故利惊丸主之，以除其痰热。不可与巴豆及温药大下之，恐蓄虚热不消也。小儿热痰客于心胃，因闻声非常，则动而惊搐矣。若热极，虽不因闻声及惊，亦自发搐。慢惊：因病后，或吐泻脾胃虚损，遍身冷，口鼻气出亦冷，手足时瘛疭，昏睡，睡露睛。此无阳也，瓜蒌汤主之。凡急慢惊，阴阳异证，切宜辨而治之，急惊合凉泻，慢惊合温补。世间俗方，多不分别，误小儿甚多。又小儿伤于风冷，病吐泻，医谓脾虚，以温补之；不已，复以凉药治之；又不已，谓之本伤风，医乱攻之。因脾气即虚，内不能散，外不能解。至十余日，其证多睡露睛，身温，风在脾胃，故大便不聚而为泻。当去脾间风，风退则利止。宣风散主之。后用使君子丸补其胃。亦有诸吐利久不差者，脾虚生风而成慢惊。凡治五痫，皆随脏治之，每脏各有一兽并，五色丸治其病也。犬痫：反折，上窜，犬叫，肝也。羊痫：目证，吐舌，羊叫，心也。牛痫：目直视，腹满，牛叫，脾也。鸡痫：惊跳，反折，手纵，鸡叫，肺也。猪痫：如尸，吐沫，猪叫，肾也。五痫重者死，病后甚者亦死。

〖伴有枕区阵发性放电的良性儿童癫痫-风火肝痫证〗

辨识要点：① 符合伴有枕区阵发性放电的良性儿童癫痫诊断；② 1～14 岁好发；③ 视觉症状；④ 呕吐；⑤ 眼肌阵挛；⑥ 偏侧阵挛；⑦ 合并全面强直-阵挛性发作及自动症；⑧ EEG 示一侧或双侧枕区阵发性高波幅棘-慢波或尖波；⑨ 舌红苔黄脉数。

临床决策：清肝镇痫。

治疗推荐：①《三因极一病证方论》卷 8 温胆汤。半夏、麦冬、茯苓、酸枣仁、炙甘草、桂心、远志、黄芩、萆薢、人参，常规剂量，每日 2 次水煎送服鸱头丸 20 粒。②《太平圣惠方》卷 85 鸱头丸：鸱头 1 枚，蜣螂 7 枚，桂心、茯神、赤芍、露蜂房、炙甘草、当归、川芎、丹参、牛黄、葶苈子各半两，蚱蝉 10 枚，蛇蜕 5 寸，麝香一分，上为末，炼蜜为丸如绿豆大，每次 20 丸，每日 2 次温水送服。③ 卡马西平或丙戊酸钠治疗有效。

常用药物：鸱头，蛞蝓，露蜂房，当归，川芎，牛黄，莨菪子，蚱蝉，蛇蜕，麝香，黄芩，大黄。

思路拓展：《小儿卫生总微论方·发搐逆顺》。男发左搐，或手大指屈外，或目左视，无声者顺也。若发右搐，或手大指屈内，或目右视，有声者逆也。女发右搐，或手大指屈内，或目右视，无声者顺也。若发左搐，或手大指屈外，或目左视，有声者逆也。顺者相胜也，左肝为木，右肺为金，一负一胜，故无声也。逆者战也，二脏俱实，木金相击，故有声也。顺者易治，逆者难治，男逆稍易，女逆极难。更当参其发时，以补泻为治。昔钱乙治李寺丞子三岁，发搐自卯至巳，目右视，大叫哭，乙见曰：逆也。男为阳，本发左视无声则顺，右视有声则逆，所以然者，左肝木也，右肺金也。逆则二脏相战，金木相击而有声也。治乃泻强补弱。假令女发搐，目左视，是肺来胜肝，肝不能任，故叫哭也，当泻其肺，后治其心，续治其肝。若病在秋，肺兼旺位，当大泻其肺。若病在春，此肝旺之时，尚不能胜肺，是肺强而肝大弱也。当补其肝肾，大泻其肺。若男发搐目右视，是肝来胜肺而叫哭，当泻其肝心。若病在春夏，肝心旺时，当大泻其肝。若病在秋，此肺旺之时，尚不能胜肝，是肝强而肺极虚也，当补其肺，大泻其肝。所以言目反视者，乃肝主目也，凡搐则是风热相搏于内，风属肝，故引见于目也。今此病男反女，故稍易治于女也，先泻其肺，不闷乱，以知肺病退也，后补其肾，续治其肝心，五日而愈。乙又治徐氏子三岁，每日西发搐，身微热，目微斜露睛，四肢冷而喘，大便微黄，请乙与一李医同治，乙问李曰病搐何如？以何药治之？李对不当。乙曰：搐者心肝实也，身微热者，日西肺用事之时，肺主身温，今且热者肺虚也，目微斜露睛者肝肺相乘胜也，四肢冷者脾虚也。肺若虚甚则脾母亦弱，木气乘之，四肢即冷，治当先补脾肺，得脾虚证退，然后治其心肝，九日乃愈。此亦逆搐，肝肺相乘，目斜者必当右视也。今举此以明逆顺为治之法尔。

〖原发性阅读性癫痫-神伤心痫证〗

辨识要点：① 符合原发性阅读性癫痫诊断；② 阅读诱发癫痫；③ 无自发性发作；④ 阅读时出现下颌阵挛；⑤ 手臂痉挛；⑥ 继续阅读则会出现全面强直-阵挛性发作；⑦ 舌红苔黄脉数。

临床决策：养心镇痫。

治疗推荐：①《陈素庵妇科补解》卷1温胆汤。远志、酸枣仁、茯神、当归、川芎、钩藤、半夏、陈皮、甘草、香附、茯苓，常规剂量，每日2次水煎送服归神定志丸1粒。②《活人心统》归神定志丸：当归七分，茯神、远志各一两，人参、酸枣仁、龙齿各五钱，辰砂、琥珀、真珠各三钱，金箔10张，银箔10张，上为末，炼蜜为丸如鸡头子大，金银箔为衣，每次1丸，每日2次麦冬汤化下。

常用药物：当归，茯神，远志，人参，酸枣仁，龙齿，辰砂，琥珀，真珠，麦冬，磁石，代赭石。

思路拓展：《肯堂医论·惊风》。《治法心要》云：常见一老医言：小儿惊搐，多是热症，若先便用惊风药白附子、全蝎、僵蚕、川乌之类，便有坏症，后有医幼科药，只作导赤散加地黄、防风，进三服导去心经邪热，其搐便止，次服宁神膏，神效。《治幼心书·序》云：五苓散，在诸家止用之解伤寒温湿、暑毒、霍乱，而德显于惊风、痰搐、疮疹等疾，通四时而用之。前同知衡州府事胡省斋，因其子惊风得疾，问之曰：五苓散何必愈此疾乎？德显曰：此剂内用茯苓，可以安此心之神；用泽泻导小便，小肠利而心气通；木得桂而枯，足能抑肝之气而风自止，所以能疗惊风。施之他症，亦皆有说。省斋深然之。此其善用五苓散也。小儿惊风搐掣，医者视为一病，辄以金石、片脑、麝香、蜈蚣、僵蚕、蛇、蝎等剂，非徒无益，反增他症。德显则谓：有惊风而搐者，有风郁而搐者。惊属心，风属肝，而郁于气者亦有搐，陈氏所谓蓄气而成搐者是也,但未着其方。余因惊风,则随症施治。若气郁而搐者则用宽气治之,以枳壳、枳实为主。尝因患搐者仓卒求药,教服铺家散,而搐亦止,病家深感之,此又治搐之特见也。惊者,痉也,痉有虚实之分,刚柔之别。急者宜清汗涤痰,世俗名曰急惊;缓者宜扶脾益气,俗谓慢惊。切忌妄用针刺,并误投金石毒烈之品。粤省钱澍滋回春丹驰名中外,然仅能治急症,若慢症误用,立见危殆。其仿单夸耀专治急、慢惊风者,是欲一药统治诸病,欲广招徕,岂不知无心杀人,已干天谴。奉劝该号速将仿单更正,造福无穷,生意从此发展,是所浓望焉。按:小儿吸受外邪,先伤肺经,起自寒热、气粗,久延渐入心胞络,虽有微汗,而痰多、鼻煽、烦躁、神昏,切忌妄投辛香金石重剂,以致阴液消亡,热势愈炽,正气愈虚,肝风陡动,则肢掣目窜,痉厥生矣,慎勿误认惊风,致多倾败。若能于病未猖撅之先,用辛凉开肺,继以甘寒化热、润燥、降痰,旬日自能平复。余历验多人,挽回谬误不计其数,特将温邪陷入,内耗阴液,肝风妄动,实非惊恐致病。每见病家惶乱,医者庸昧,妄投惊药,轻者重,重者死。忆自喻氏辟之前痉病之名,不啻大声疾呼,今尚不能挽狂澜于既倒,则草菅人命,何忍缄默也矣。

〖颞叶癫痫-神蒙心痫证〗

辨识要点:① 符合颞叶癫痫诊断;② 高热惊厥史;③ 阳性家族史;④ 意识障碍;⑤ 语言障碍;⑥ 记忆障碍;⑦ 识别障碍;⑧ 情感障碍;⑨ 错觉与幻觉;⑩ EEG 见单侧或双侧颞叶棘波;⑪ 舌红苔黄脉弦。

临床决策:醒窍镇心。

治疗推荐:①《金匮要略》风引汤。大黄、干姜、龙骨、桂枝、甘草、牡蛎、寒水石、滑石、赤石脂、白石脂、紫石英、石膏,常规剂量,每日 2 次水煎送服大镇心丸 30 粒。②《备急千金要方》卷 14 大镇心散:紫石英、茯苓、防风、人参、甘草、泽泻、秦艽、白术、山药、白蔹、黄芪、麦冬、当归、桂心、远志、大黄、石膏、桔梗、柏子仁、大豆卷、蜀椒、芍药、干姜、细辛,常规剂量,研为细末,炼蜜为丸如梧桐子大,每次 30 粒,每日 2 次温水送服。

常用药物:紫石英,防风,人参,泽泻,秦艽,白术,山药,白蔹,黄芪,麦冬,当归,桂心,远志,大黄,石膏,柏子仁,蜀椒,芍药,干姜,细辛。

思路拓展:《千金方衍义》。镇心汤中防风、当归、麦冬、大豆卷、白蔹、山药、人参、白术、甘草、干姜、茯苓、桔梗,皆薯蓣丸中之药;大黄、桂心、石膏又从风引汤中参入,加入附子一味收敛虚阳,其余菖蒲、远志、茯神、紫菀、秦艽、泽泻、粳米、大枣,不过通达上下之佐使耳。大镇心散较前镇心汤,但少附子、菖蒲、紫菀、粳米、大枣,而多紫石英、黄芪、芍药、柏仁、蜀椒。一用附子镇摄虚阳,一用紫石英温暖营血,主治虽异,取法则一。

〖额叶癫痫-神蒙心痫证〗

辨识要点:① 符合额叶癫痫诊断;② 可发病于任何年龄;③ 单纯或复杂部分性发作癫痫;④ 继发性全面性发作癫痫;⑤ 癫痫发作持续时间短;⑥ 姿势性局灶性强直伴有发声、言语暂停以及击剑姿势;⑦ 复杂的运动手势自动症;⑧ 强迫性思维;⑨ 起始性接触丧失以及头和眼的转向运动;⑩ 反向运动和轴性阵挛性抽动;⑪ 跌倒以及自主神经征;⑫ 嗅幻觉和错觉以及自主神经征;⑬ 言语停止;⑭ 癫痫持续状态;⑮ Kojewnikow 综合征;⑯ 发作期 EEG 表现为暴发性快节律、慢节律、暴发性棘波、尖波或棘慢复合波;⑰ 舌红苔黄脉弦。

临床决策：清心镇痫。

治疗推荐：①《医宗金鉴》大青膏。天麻、白附子、青黛、蝎尾、朱砂、天竺黄、麝香、乌梢蛇，常规剂量，每日 2 次水煎送服《医宗金鉴》镇惊丸 20 粒。②《医宗金鉴》镇惊丸：茯神、麦冬、辰砂、远志、石菖蒲、酸枣仁、牛黄、黄连、珍珠、胆南星、钩藤、天竺黄、犀角、甘草，常规剂量为末，炼蜜为丸如梧桐子大，每次 20 丸，每日 2 次，温水送服。

常用药物：天麻、白附子、青黛、蝎尾、朱砂、天竺黄、麝香、乌梢蛇、麦冬、辰砂、远志、石菖蒲、牛黄、黄连、珍珠、胆南星、钩藤、犀角、姜黄、僵蚕。

思路拓展：《小儿卫生总微论方·惊痫别论》。蝉花散治惊风切牙并夜咳嗽：蝉花、僵蚕、甘草各一分，延胡索半分，上为细末，煎蝉壳汤调下。小镇心丸治诸惊切牙不宁大便色青：朱砂、铁粉、京墨各一两，脑子、麝香各一字，上为细末，陈米饭和丸绿豆大，每服二三丸，荆芥汤化下。治暗痫方：真熊胆半两，生天南星末半两，粉霜一分，朱砂半两，雄黄半两，脑子半钱，麝香一钱，上匀研细，用猪胆汁和丸粟米大，每服五七丸至十五丸，金银薄荷汤下。神乌散治暗风痫极妙。歌曰：腊月乌鸦一个全，半两朱砂口内填。麻缠乌嘴安瓶内，盐泥固济火中安。黄昏上火天明住，取出筛罗为末研。每服一钱麝酒下，服之十日定须瘥。浑黑老鸦一个全者，胡桃七枚，苍耳心子七个，上用一藏瓶，入逐药味在内，盐泥固济，木炭火烟尽为度，取出研细，每服一钱，空心热酒调下。如患疝气肾肿，阴囊偏坠，更入新生孩儿胎衣一副同烧。亦根据上法，葱椒热酒调下，看大小加减。

〖顶叶癫痫-神蒙心痫证〗

辨识要点：① 符合顶叶癫痫诊断；② 可发病于任何年龄；③ 单纯部分性感觉发作癫痫开始；④ 继发全面性发作癫痫；⑤ 发作期 EEG 表现为局限性或广泛性棘波；⑥ 麻刺感和触电感；⑦ 肢体不识症或幻多肢症；⑧ 腹部下沉感；⑨ 脘腹痞满恶心烧灼感；⑩ 酸味和苦味感觉；⑪ 视幻觉和视错觉；⑫ 视物变大、变小或视物变远、形象扭曲；⑬ 舌红苔黄脉弦。

临床决策：清心镇痫。

治疗推荐：①《辨证录》菖姜汤。人参、肉桂、半夏、白术、茯神、菖蒲、高良姜，常规剂量，每日 2 次水煎送服丹砂牛黄丸 5 粒。②《圣济总录》卷 171 丹砂牛黄丸：丹砂、雄黄各半两，牛黄、干蝎、龙脑、轻粉、水银、硇砂各一分，上为末，枣肉为丸如粟米大，每次 5 丸，每日 2 次薄荷汤送下。

常用药物：丹砂，雄黄，牛黄，全蝎，龙脑，轻粉，水银，硇砂，钩藤，僵蚕，羚羊角。

思路拓展：《文堂集验方·风痫诸症》。痫病有五，多属痰迷心窍，故一时病作，或类猪羊六畜之声者，皆应乎脏腑之所属，亦有得之大惊恐者。风癫不识人：伏龙肝水调五分或一钱服，凡风痱卒然口噤，手足强直，俱可用此。暗风痫症及痰涎晕闷欲绝者，芭蕉油饮之，得吐即愈。腊月乌鸦一只，盐泥固济，于瓦罐中煅过，出火性，为末，入朱砂末，五钱。痰迷：风痰迷闷不识人，及肺热痰实，胸膈不利，其法用半夏，火硝，为末，糊丸绿豆大，姜汤下五十丸。风加南星，热甚加黄芩，一方加朱砂、雄黄，各少许，小儿牛胆汁为丸。风邪痫疾：皂荚四两，苍耳四两，陀僧一两，为末，蜜丸朱衣，每服二三十丸，枣汤下，日二服，稍退日二丸。妇女郁气风痰：郁金七两，明矾三两，为末糊丸，白汤下五十丸。亦治痫症。一妇人病狂十年，遇异人授方，初服心间如有物脱去，神气洒然，再服而愈。心风痰迷颠痫：甘遂二钱为末，取猪心血和匀,入心内,纸裹煨熟,为末,入朱砂一钱,分作四丸,每服一丸,猪心煎汤送下,以泻下恶物为效,不泻再服,并治妇女心风血邪。急救痰晕方:生姜汁一小盏,砂糖四两和匀,入盐少许,白汤调服。化痰丸治风痰痫症:生白矾一两,红茶五钱,为末,炼蜜丸如桐子大,一岁十丸,茶汤下,大人五十丸久服痰自大便中出,断病根。痫病神方:牙皂四两,陀僧一两,为末,蜜丸朱砂为衣,每服二三钱,滚水下,终身忌食一切诸血。失心疯:闹杨花根皮五钱,木杵捣碎,金首饰五七钱,珍珠五分,将前二味用水二碗,煎砂子母,神,当归分。用猪心一浸蒸饼为丸,杵极坚,丸如黍米大,食后灯心汤服二钱。狂邪发作无时,披头大叫,不避水火,惟苦参一味为末,蜜丸桐子大,薄荷汤服。

〖枕叶癫痫-神蒙肝痫证〗

辨识要点:① 符合顶叶癫痫诊断;② 一过性掠过眼前的视觉症状;③ 单纯部分性发作癫痫;④ 可有或无继发性全面性发作癫痫;⑤ 偏头痛;⑥ 盲点及黑朦;⑦ 闪光及光幻视;⑧ 视错觉及视物大小改变;⑨ 复杂视幻觉;⑩ 舌红苔黄脉弦。

临床决策:清肝镇痫。

治疗推荐:①《三因极一病证方论》蛇黄丹。蛇含、天南星、白附子、辰砂、麝香,常规剂量,每日2次水煎送服《惠直堂方》救痫丸50粒。②《惠直堂方》救痫丸:山药、人参、远志、防风、紫石英、茯神、虎骨、虎睛、龙齿、丹参、石菖蒲、细辛、五味子各二钱五分,珍珠四分,辰砂二钱,上为末,神曲糊丸如绿豆大,每次50丸,每日2次温水送服。

常用药物:蛇含,天南星,白附子,辰砂,麝香,远志,防风,紫石英,茯神,龙齿,石菖蒲,珍珠。

思路拓展:《古今医统大全·风痫门》。病机。《灵枢》云:暴挛痫眩,足不任身,取天柱(天柱穴在足太阳经)。又云:癫痫瘈疭,不知所苦,两跷之下,男阳女阴。洁古云:昼发灸阳跷,夜发灸阴跷,各二七壮。阳跷起于跟中,循外踝上行入风池,申脉穴也。阴跷起于跟中,循内踝上行至咽喉,交贯冲脉,照海穴也。按《内经》言癫而不言痫,古方以癫痫并言,误也。或言风癫,或言风痫,或言癫狂,所指不一。盖痫证归于五脏,癫病属之于心,故今以风痫另立一门,癫狂又别合一门也。痫病与癫病略相类,而实不同。其病发身软时醒者,谓之痫也;身强直,反张如弓,不时醒者,谓之癫也。痫病随其痰之潮作,故有时而醒;癫病比痫为甚,而有挟虚者,故因其昏冒而遂至亡者多矣。《三因》云:癫痫病,皆由惊动,使脏气不平,郁而生涎,闭塞诸经,厥而乃成。或在胎中受惊,或感风寒暑湿。或饮食不节,逆于脏腑而成。或忤气得之外,惊恐得之内,饮食属不内外。三因不同,忤气则一。《千金方》云:小儿痫疾有三,曰风痫、惊痫、食痫。盖风痫缘衣暖汗出,风因入也。初时先屈指如数,乃作痫也。惊痫起于惊怖大啼,乃作痫也。食痫先不哺乳,吐而变热,后发痫也。然风痫、惊痫,时时有之,千个之中,未有一二。凡是先寒后热者,皆食痫也。惊痫皆按图灸之,风痫当与猪心汤,食痫当下乃愈,紫霜丸之属是也。《别录》有五痫之证。一曰马痫,作马嘶鸣,以马属午,手少阴君火主之,故其病生于心。二曰羊痫,作羊叫声,以羊属未,足太阴湿土主之,应乎脾。三曰鸡痫,作鸡叫声,以鸡属酉,足阳明燥金主之,应乎胃。四曰猪痫,作猪叫声,以猪属亥,厥阴心包主之,应乎右肾。五曰牛痫,作牛吼声,以牛属丑,手太阴湿土主之,应乎肺。此五痫应乎五畜,五畜应乎五脏也。发则旋晕颠倒,口眼相引,目睛上视,手足搐搦,背脊强直,食顷乃苏。各随所感,施以治法。凡五痫证,重者多死,病作后甚者,亦多死。惟轻者,用五色丸主之。《千金方》云:

病先身热掣,惊啼叫唤,后后发痛,脉浮者,为阳痫,病在六腑,外在肌肉,犹易治也。病先身冷,不惊掣,不啼呼,而发病时脉沉者,为阴痫,病在五脏,内在骨髓,为难治也。《原病式》云:风痫之发作者,由热甚而生风痰,而风燥为其兼化,涩溢胸膈而气痰,昏冒僵仆也。

〖儿童慢性进行性部分持续性癫痫状态-小儿癫痫证〗

辨识要点:① 符合儿童慢性进行性部分持续性癫痫状态诊断;② 部位固定的单纯运动性部分性发作;③ 同侧肌阵挛;④ EEG 有局限性阵发异常的棘波或慢波;⑤ 常有肿瘤或线粒体脑肌病和血管病等;⑥ 舌红苔薄白脉弦。

治疗推荐:①《永类钤方》风痫抵住丸。皂角、苍耳根茎叶、密陀僧末,常规剂量,每日 2 次水煎送服十一味斑蝥丸 5 粒。② 十一味斑蝥丸:斑蝥 50 g,全蝎 100 g,天冬 80 g,马钱子 30 g,沉香 70 g,红花 80 g,余甘子 120 g,珍珠母 40 g,藏木香膏 50 g,甘草膏 60 g,杜鹃花 80 g,每丸重 0.3 g,一次 4～5 丸,一日 2～3 次。

常用药物:斑蝥,全蝎,天冬,马钱子,沉香,红花,余甘子,珍珠母,藏木香,杜鹃花。

思路拓展:《小儿卫生总微论方·惊痫杂论》。凡小儿急,惊虽搐甚不用忙扰亦不足畏。慢惊虽微搐切当救,乃危候也。方搐之时但与扶持,慎勿擒捉。盖风气方盛,恐流入筋脉,致手足曲戾不随,或成拘挛。凡小儿急惊,阎孝忠云当其搐势减,与镇心治热药一二服,如麝香丸、抱龙丸、辰砂丸、紫雪之类,候惊势已定,用药下其痰热,如麝香丸、软金丹、桃枝丸之类。如此则心神安宁即愈。凡小儿慢惊,若因吐泻,已成虚损者,阎孝忠云当与速生胃气,以理中丸并研金液丹末,煎生姜米粥调灌之,多服乃效。候胃气生,手足渐暖,四肢犹然,蠕,即减金液丹一二分,增青州白丸子一二分同研,如上服,渐渐以意减金液丹,加白丸子。兼用异功散、羌活膏、钩藤饮之类调理,频频与粥,虽至危者往往死中得生。

〖特殊促发方式的癫痫综合征-特殊癫痫证〗

辨识要点:① 符合特殊促发方式的癫痫综合征诊断;② 癫痫发作前始终存在环境或内在因素;③ 特殊感觉或知觉促发的反射性癫痫;④ 突然呼唤促发的惊吓性癫痫;⑤ 发作可由非特殊因素促发;⑥ 舌红苔白脉弦。

临床决策:定惊镇痫。

治疗推荐:①《圣济总录》卷 171 麻黄汤。麻黄、钩藤、杏仁、赤芍、当归、桂枝、秦艽、大黄、石膏,常规剂量,每日 2 次水煎送服保魂丸 20 粒。②《圣济总录》卷 15 保魂丸:黑锡、铅丹、丹砂、桑螵蛸、铅白霜、王瓜、乌梅,常规剂量为末,炼蜜为丸如梧桐子大,每次 20 丸,每日 2 次温水送服。

常用药物:黑锡,铅丹,丹砂,桑螵蛸,乌梅,明矾,党参,茯苓,半夏,制天南星,远志。

思路拓展:《幼科切要·惊风门》。急惊风之症,小儿气体壮实,前数日发烧,令口鼻中气热,大便结,小便腺,惊风大作,喉中有热痰者,速服怯风败毒散:羌活、防风、独活、前胡、虫蜕、天麻、苏荷、荆芥、桔梗、黄芩各一钱,甘草、胆星、白芥各三分,灯芯为引。大便不通加大黄,小便不通加木通,痰喘加苏子、莱菔子。抱龙丸治急惊发搐:胆南一两、竺黄三钱、辰砂一钱五分、雄黄一钱五分、麝香二分,甘草汤为丸,苏荷汤下,服后吐痰即愈。泻青丸治急惊,木旺生风,口眼歪斜;并治小儿内热,火泻若酱色者,神效。当归、川芎、栀仁、熟军、羌活、防风、胆草各等分,酒水为丸,茶清下,煎汤亦可。慢惊之症,缘小儿吐泻之后得之者多,或久病之后,或急惊用药攻降太甚,皆原脾胃虚损。其症神昏气喘,或大热不退,或乍寒乍热,或面色淡白、青黄,二便清白,甚至吐泻,四肢厥冷,喉内痰鸣,角弓反张,手足抽掣等状,速服逐寒荡惊汤,治小儿气体本虚,或误寒凉,泄泻呕吐,转为慢惊。必致手冷、唇白,便清者,最宜并治发痧腹痛等症。白胡椒、干姜、肉桂各一钱,丁香十粒,上四味共为细末,以灶心土煎水澄清,煎药大半茶杯,频灌之,服后理中方,定获奇效。逐寒荡惊汤最宜多配真为至宝灵丹丸。有危症,探小儿口中气息冷热,小便青黄。无论小儿口渴,舌燥,手探口中气息微冷,便清者,速用如神,功难尽述。余手经验,已治多人。惟火极似水者,必眼眵干结,小便赤色,口渴气壮,身轻目张者,切勿服此。加味理中地黄汤:此方助气补血,却病回阳。专治小儿精神已亏,血气大坏,瘦弱至极,皆可挽回,真有参天回元之功。熟地、当归、枸杞、枣仁、焦术、党参各二钱,枣皮、肉桂、故纸、干姜、炙甘草各一钱,生姜三片,大枣三枚,胡桃一个为引,外用灶心土二两煮水煎药,加雄片五分亦可。如咳嗽,加百合、金樱子各一钱,大热不退加白芍一钱,泄泻不止,加丁香六分。

癫痫持续状态

癫痫持续状态或称癫痫状态。传统定义认为癫痫持续状态指癫痫连续发作之间意识尚未完全恢复又频繁再发,或癫痫发作持续 30 min 以上未自行停止。目前观点认为,如果患者出现全面强直阵挛性发作持续 5 min 以上即有可能发生神经元损伤,对于 GTCS 的患者若发作持续时间超过 5 min 就该考虑癫痫持续状态的诊断。任何类型的癫痫均可出现癫痫持续状态,其中全面强直-阵挛发作最常见,危害性也最大。癫痫持续状态最常见的原因是不恰当地停用 AEDs 或因急性脑病、脑卒中、脑炎、外伤、肿瘤和药物中毒等引起,个别患者原因不明。不规范 AEDs 治疗、感染、精神因素、过度疲劳、孕产和饮酒等均可诱发。新近研究证实:非癫痫持续状态的单个惊厥性抽搐的发作时间一般不会超过 2 min,因而以 30 min 作为诊断时限并非很恰当,从临床实际出发,持续 10 min 的行为和电抽搐活动是一个更符合实际的标准,而这也是要求开始静脉给药的时间点。可根据发作起始局限累及一侧大脑半球某个部分,或是双侧大脑半球同时受累进一步分为全面性发作持续状态与部分性发作持续状态。

〖**全面性发作持续状态癫痫-全面五痫证**〗

辨识要点:① 符合全面性发作持续状态癫痫诊断;② 癫痫发作持续 10 min 以上;③ 连续发作之间意识未完全恢复;④ 全面性强直-阵挛发作持续状态;⑤ 高热;⑥ 多脏器功能衰竭;⑦ 强直性发作持续状态;⑧ 阵挛性发作持续状态;⑨ 肌阵挛发作持续状态;⑩ 失神发作持续状态;⑪ 舌红苔黄脉数。

临床决策:急救定痫。

治疗推荐:①《诚书》卷 8 钩藤汤。橘红、钩藤、胆南星、天麻、僵蚕、人参、远志、石菖蒲、犀角、灯心、牛黄、真珠末,常规剂量,每日 2 次水煎送服五痫丸 30 粒。②《冯氏锦囊秘录》杨氏家藏五痫丸:天南星、乌蛇肉、白矾各一两,辰砂二钱五分,全蝎二钱,半夏一两,雄黄一钱五分,蜈蚣半条,僵蚕一两五钱,白附子五钱,麝香三分,皂角四两,先将皂角捣碎,水半升,揉汁,与白矾同熬为末,入各药末,姜汁打面,糊丸,如桐子大,每服三十丸,姜汤下。③《医学心悟》定痫丸:天麻、贝母、半夏、茯苓、茯神、胆南星、石菖蒲、全蝎、僵蚕、琥珀、陈皮、远志、丹参、麦冬、辰砂,常规剂量为末,炼蜜为丸如梧桐子大,每次 20 丸,每日 2 次,温水送服。④ 脑水肿可用20％甘露醇125～250 ml 快速静滴。⑤ 地西泮 10～20 mg 静脉注射,每分钟不超过 2 mg,如有效再将 60～100 mg 地西泮溶于 5％葡萄糖生理盐水中,于 12 h 内缓慢静脉滴注。儿童首次剂量为 0.25～0.5 mg/kg,一般不超过 10 mg。⑥ 先用地西泮 10～20 mg 静脉注射取得疗效后再用苯妥英钠 0.3～0.6 g 加入生理盐水 500 ml 中静脉滴注,速度不超过 50 mg/min。⑦ 部分患者单用苯妥英钠有效,剂量和方法同⑥。⑧ 10％水合氯醛 20～30 ml 加等量植物油保留灌肠,每8～12 h 1 次。⑨ 发作控制后苯巴比妥 0.1～0.2 g 肌内注射,每日 2 次,巩固和维持疗效。同时鼻饲抗癫痫药,达稳态浓度后逐渐停用苯巴比妥。

常用药物:天南星,乌蛇肉,白矾,辰砂,全蝎,半夏,雄黄,蜈蚣,僵蚕,白附子,麝香,皂角,天麻,半夏,茯神,石菖蒲,琥珀,远志,丹参,麦冬。

思路拓展:《古今医统大全·风痫门》。夫痫病不至于目瞪如愚者,用三圣投之。更用火盆于暖室中,令汗吐下三法并行。次服通圣散,百日则愈矣。至于目瞪愚者不可治。《经》曰:神不得守,谓神乱也。大凡痫病，多是肝经风火之胜，痰郁膈间，故先吐之、汗之，次服泻青丸下之，再次服东垣安神丸、守真龙荟丸之类，不独防风通圣散、泻青丸而已。《难知》云：治洪长伏三脉，风痫惊痫发狂，恶人与火，灸第三、第九椎，服《局方》妙香丸，以针投眼子透，冷水内浸少时服之，如本方法。治弦细缓三脉，诸痫似狂，服李和南五生丸。痫证多本风热，而谓有阴阳寒热之殊，盖由病之远近，故有虚实寒热之分。病之近者，可以凉剂，吐利之治也；病之久者，先是凉药之过，不免有虚实寒者，当审之。而可以施温平补胃之剂。而去病之根端，不外吐痰之大法耳。大率行痰为主，用芩、连、南星、半夏、瓜蒌，寻火寻痰，分多分少治之，无不愈者。分痰与热，有热，以凉剂清其心；有痰必用吐法，吐后平肝，用青黛、柴胡、川芎之类，龙荟丸并宜治之。脉候：浮者为阳痫，在六腑；沉者为阴痫，在五脏。微细为虚，其治多难；滑大者为实，其治易。药方：杨氏五痫神应丹治痫证发作，不问新久，并宜治之：南星、半夏各二两，乌蛇肉一两，蜈蚣半条，全蝎二钱，生白矾二两，白僵蚕半两，朱砂、雄黄各一钱，麝香五分，白附子半两，皂角四钱，上为末，姜汁煮糊丸，梧桐子大，每服三十丸，姜汤下。龙脑安神丸治男子、妇人五痫，无问远近，发作无时：茯神、人参、地骨皮、麦冬、甘草各二两，桑白皮、犀角末各一两，马牙硝二钱，龙脑、牛黄、朱砂各一钱，麝香五分，上为末，炼蜜丸，弹子大，金箔三十五片为衣。冬月温水化下，夏月凉水化下。大人日进二服，小儿一丸，作二服，亦治虚痨发热。续命汤治痫作顿闷无知，口出涎，四肢反张，目上视，口噤不言：竹沥一升二合，生地黄汁、防己、附子各一两，防风、升麻各二两，龙齿三钱，生姜二两，石膏、官桂各五钱，上十味，水一斗煮至三升。分二服，有气加紫苏、陈皮。参苏丸治痫病大有神效：人参、蛤粉、朱砂各等分，上为末，将猪心血为丸，梧桐子大。每服三十丸，金银汤下。

〔部分性发作持续状态癫痫-部分五痫证〕

辨识要点：① 符合部分性发作持续状态癫痫诊断；② 癫痫发作持续 10 min 以上；③ 单纯部分性发作持续状态；④ 精神运动性癫痫状态；⑤ 偏侧抽搐状态伴偏侧轻瘫；⑥ 舌红苔黄脉数。

临床决策：急救镇痫。

治疗推荐：①《普济方》卷 377 风痫汤。竹沥、生地黄汁、龙脑、生姜、防风、麻黄、防己、附子、石膏，常规剂量，每日 2 次水煎送服五痫神应丹 20 粒。②《外科传薪集》五痫丸：鱼线胶一两、朱砂三钱、明矾一两、铅粉一两、雄黄三钱、皂角五钱，皂角水泛为丸，每丸一钱，每次 1 粒，每日 2 次温水送服。③ 地西泮 10～20 mg 静脉注射，每分钟不超过 2 mg，如有效再将 60～100 mg 地西泮溶于 5% 葡萄糖生理盐水中，于 12 h 内缓慢静脉滴注。儿童首次剂量为 0.25～0.5 mg/kg，一般不超过 10 mg。④ 先用地西泮 10～20 mg 静脉注射取得疗效后再用苯妥英钠 0.3～0.6 g 加入生理盐水 500 ml 中静脉滴注，速度不超过 50 mg/min。⑤ 部分患者单用苯妥英钠有效，剂量和方法同④。⑥ 10% 水合氯醛 20～30 ml 加等量植物油保留灌肠，每 8～12h 1 次。⑦ 发作控制后苯巴比妥 0.1～0.2 g 肌内注射，每日 2 次，巩固和维持疗效。同时鼻饲抗癫痫药，达稳态浓度后逐渐停用苯巴比妥。

常用药物：天南星，半夏，乌蛇肉，蜈蚣，全蝎，白矾，僵蚕，朱砂，雄黄，麝香，白附子，皂角，姜黄，礞石，菖蒲，天麻。

思路拓展：《古今医统大全·风痫门》。《宝鉴》琥珀寿星丸：天南星一斤，地下挖坑，用火煅烧，坑红出炭火净，入好酒一升，泼入火坑中，乘热放南星于内，盖穴，以泥土壅之，勿令通气，一宿取出南星焙干为末,琥珀二两、朱砂一两,以半为衣,上为末,猪心血、姜汁糊丸,绿豆大。每服五十丸,参汤送下,日三服。五色治五痫神效:朱砂五钱,水银一钱,雄黄七钱、珍珠末一两、黑铅二两,上为极细末,炼蜜丸,麻子大。每服三四十丸,薄荷汤送下。《三因》六珍丹治风痫欲死,或作五畜声,擎吐沫,久而方苏。丹砂五钱,水银三钱,黑铅一两,雄黄、雌黄、珍珠各二钱,上各研极细末,和匀,面糊丸,绿豆大。每服三五丸,姜枣汤送下。须捣二万杵方可丸。归神丹治五痫诸风痰壅,惊悸神不守舍:人参、当归、茯苓、酸枣仁各二两,朱砂、琥珀、远志、龙齿各一两,金箔、银箔各二十片,上为末,酒糊丸如梧桐子大,每服三十丸,麦门冬汤下。郁金丹治五痫:川芎、防己、郁金、猪牙皂角、明矾各一两,蜈蚣二条,上为末,蒸饼丸,梧桐子大。每服十五丸,空心茶下。神应丹治诸痫证:辰砂不拘多少,研末,以猪心血和之,外以蒸饼裹之,再蒸熟,取出就丸如梧桐子大。临卧时人参汤送下一丸。季氏五生丸治风痫,脉弦细而缓者:南星、半夏、川乌、白附子、大豆去皮各一两,上为末,滴水丸,每服三、五丸至七丸,姜汤下。朱砂滚涎丸治五痫:朱砂、明矾、赤石脂、硝石各等分,上为细末,研蒜汁为丸,如绿豆大,每服三十丸,食后荆芥汤下。祛痰丸治诸痫风证:防风、天麻、白僵蚕、白附子各一两,全蝎、木香各五钱,朱砂、猪牙皂角各一两,白矾五钱,半夏、南星各三两,上为末,姜汁糊丸,梧桐子大,每服七十丸,食远姜汤下。东垣安神丸:黄连一钱五分,朱砂、生地黄、当归身、炙甘草各五分,上除朱砂水飞外,四味为末,汤化蒸饼丸,如黍米大,每服十五丸,津下,食后或临卧各一服。宁神丹:治痫证,清热养血,不时潮作者,可服之。天麻、人参、陈皮、白术、茯神、荆芥穗、僵蚕、当归身、独活、远志、犀角、麦冬、辰砂各五钱,南星、半夏、石膏各一两,炙甘草、川芎、郁金、白附子、生地黄、黄连各五钱,牛黄、珍珠各三钱,酸枣仁五钱,上为末,酒糊丸,金箔衣,每服五十丸,空心白汤下。胜金丸治风痫,不时旋晕,忽然卒倒,潮搐吐沫,不省人事:南星、僵蚕、细辛、乌蛇、川乌、皂角、白矾、桔梗、川芎、草乌、何首乌、荆芥穗、威灵仙各一两,上为末,酒糊丸绿豆大,每服十五丸,温酒下。《元戎》小灵宝丹:附子一个、天麻、全蝎、白僵蚕、南星、藿香叶、白附子各五钱,上为末,酒糊丸小豆大,每服十五丸,温酒下。虎睛丸治痫痰发无时,恍惚搐搦:虎睛一对,犀角、大黄各一两,栀子仁、远志各半两,上为末,炼蜜丸绿豆大,食后酒下二十丸。控涎散治诸痫久不愈,顽涎聚结,发作无时:川乌、半夏、僵蚕各五钱,全蝎七枚,铁粉三钱,甘遂三钱半,上为细末,姜汁糊丸绿豆大,朱砂为衣,每服十五丸,食后姜汤下,忌甘草。《拔萃》妙香丸治五痫时热,积热风痰及小儿一切惊热病:辰砂四两半,龙脑、麝香各三钱,牛黄二钱,金箔四十五片,巴豆一百五十粒,上合研匀,炼蜜去蜡净,又入白砂蜜五七钱,同炼匀为丸,每两作三十丸,米饮调下一丸。泻青丸专治痫风惊搐。滚痰丸治痫下痰。《三因》控涎丹治五痫痰饮,秘积而作。钱氏白饼子治同上。当归龙荟丸、龙胆汤并治邪自肝经风火为患。仲景瓜蒂散专治五痫风痰有效。稀涎散、子和三圣散治痫证痰壅中风等疾:瓜蒂、防风各一两,藜芦二两,上为粗末,每服五钱,以齑汤三茶盏,先用二盏煎三五沸,去齑汁,次入一盏煎三沸,却将原二盏同一处又煎三沸,去渣,澄清放温。徐徐服之,不必尽剂,以吐为度。

〖难治性癫痫持续状态-癫痫难治证〗

辨识要点:① 符合难治性癫痫持续状态诊断;② 持续的癫痫发作对初期的一线药物地西泮、氯硝西泮、苯巴比妥、苯妥英钠等无效;③ 连续发作 1 h 以上;④ 可引发中枢神经系统不可逆损害;⑤ 舌红苔黄脉数。

临床决策：急救镇痫。

治疗推荐：①《凌临灵方》风痰痫厥方。玄参、牡丹皮、半夏、陈皮、鲜竹沥、鲜细叶、石菖蒲汁、羚角片、纯嫩钩、郁金、胆南星、天麻、朱茯神、石决明、青黛、木蝴蝶，常规剂量，每日 2 次水煎送服丹砂丸 2 粒。②《圣济总录》丹砂丸：丹砂、腻粉、蛇蜕、兔头灰、铜青、砂各一分，老鸦灰一对，发灰半分，金箔，上一十七味将四味捣罗为末与别研一十三味和匀再罗，用猪血丸如樱桃大，每服二丸，发时及晚间温酒嚼下。③ 异戊巴比妥成人每次 0.25～0.5 g，1～4 岁的儿童每次 0.1 g，大于 4 岁的儿童每次 0.2 g，用注射用水稀释后缓慢静注，每分钟不超过 100 mg。④ 咪达唑仑首剂静脉注射每千克体重 0.15～0.2 mg，然后按每千克体重每小时 0.06～0.6 mg 静滴维持。新生儿可按每千克体重每小时 0.1～0.4 mg 持续静脉滴注。⑤ 丙泊酚每千克体重 1～2 mg 静脉注射，继之以每千克体重每小时 2～10 mg 持续静滴维持。⑥ 利多卡因终止发作的首次负荷剂量为每千克体重 1～3 mg。⑦ 氯氨酮、硫喷妥钠等。

常用药物：天南星，乌蛇肉，蜈蚣，全蝎，生白矾，僵蚕，朱砂，雄黄，麝香，白附子，皂角。

思路拓展：①《古今医统大全·风痫门》。《千金》瓜蒂散：瓜蒂、赤小豆各等分，上为细末，和匀，每服一钱，用豆豉煎汤顿服，不吐再加，得吐乃止。投温蔍汤亦可助吐，吐过后可饮凉水解。碧霞丹治五痫痰壅，牙关紧急、目睛上视，时作搐搦：石绿一两、蝎梢七枚、附子尖七个、乌头尖七个，上为末，入石绿和匀糊丸，如茨实大，每服一丸，薄荷汤化下，便饮酒半盏，须臾吐出痰涎，后随证牙关紧者灌之。《元戎》胜金丸治五痫痰壅，非此不能除根：薄荷叶、瓜蒂末各四两，藜芦末五钱，朱砂三钱，猪牙皂角一两，上将牙皂捶碎，水半升，与薄荷叶一处，揉取汁熬成膏，将三味研细和匀，入膏子丸如龙眼大，朱砂为衣，温酒化下二丸，以吐为度，得吐而省人事者愈，不省人事者不可救。逐痰丸：天南星九蒸九晒，为末，姜汁糊丸，梧桐子大，每服二十丸，人参汤、麦冬汤任下。一方治痫证不拘远近，皆可治：蓖麻子一两、黄连一两，锉同入砂锅内，水一碗，煮二三两夜，水干添水，煮日足为度，只用蓖麻子仁，阴干不见日，用竹刀切，每粒切四段，每服五粒，作二十段。食后用荆芥汤吞下，日二服，终身勿食豆，若犯之则腹胀而死。一方：代赭石一两、明矾二两，为末糊丸梧桐子大，每服三十丸，水下。古三痫丸：荆芥一两、明矾一两，为末糊丸，黍米大，朱砂为衣，每服二十丸，姜汤送下。灸法：神庭、少冲、前顶、天井、少海、长强。② 明嘉靖丁巳 1557 年名医徐春甫撰刊《古今医统大全》。徐春甫（1520—1596 年），字汝元，号东皋，又号思鹤，浙江新安人，初从太学生叶光山攻举子业，后师明代医家汪宦，供职太医院，行医江浙十余年。《古今医统大全》100 卷，《历世圣贤名医姓氏》简绍 270 多名医家传略，《内经要旨》《翼医通考》《内经脉候》《运气易览》阐述经典理论奥旨，卷 8～92 临床各科涉猎深浅皆有所得，卷 93～98 倾其经验秘方尤为珍贵。自序曰：予不自惭愚陋，以平素按《内经》治验，诸子折衷，及搜求历世圣贤之旨，合群书而不遗，析诸方而不紊，舍非取是，类聚条分，共厘百卷，目曰《古今医统》。盖援上古之法，以追历世之良，而兼总于今日，统集异同，井然区别，汇成编帙，灿乎可观。庶几厌繁者有所归，趋简者无少失。一开卷而医之法制权衡始终本末，如视诸掌。其于养生不无小补，若谓全书曰非阙典，则犹俟于贤知者焉。

多 发 性 硬 化

多发性硬化(multiple sclerosis)是中枢神经系统白质炎性脱髓鞘自身免疫性疾病。以中枢神经系统白质散在多病灶与病程缓解复发以及症状体征的空间多发性为主要临床特点。病理特点：中枢神经系统白质内多发性脱髓鞘斑块，多位于侧脑室周围，伴反应性胶质增生，也可有轴突损伤。病变可累及大脑白质、脊髓、脑干、小脑和视神经。脑和脊髓冠状切面肉眼可见较多粉灰色分散的形态各异的脱髓鞘病灶，大小不一，直径1～20 mm，以半卵圆中心和脑室周围，尤其是侧脑室前角最多见。镜下可见急性期髓鞘崩解和脱失，轴突相对完好，少突胶质细胞轻度变性和增生，可见小静脉周围单核、淋巴和浆细胞炎性细胞浸润。病变晚期轴突崩解，神经细胞减少，代之以神经胶质形成的硬化斑。部位常累及脑室周围白质、视神经、脊髓、脑干和小脑。

〖复发缓解型多发性硬化-脑髓风痰证〗

辨识要点：① 符合复发缓解型多发性硬化诊断；② 神经系统症状急性加重；③ 完全或不完全缓解；④ 起病年龄20～40岁；⑤ 急性/亚急性起病；⑥ 病变部位多发；⑦ 缓解-复发病程；⑧ 肢体无力与不对称瘫痪；⑨ 腱反射亢进病理反射阳性；⑩ 感觉异常；⑪ 疼痛感及深感觉障碍；⑫ 单眼视力下降等眼部症状；⑬ 共济失调；⑭ 强直痉挛、感觉异常、构音障碍、共济失调、癫痫和疼痛不适等发作性症状；⑮ 抑郁、易怒和脾气暴躁等精神症状；⑯ 脑脊液单个核细胞数及蛋白轻至中度增高，IgG指数增高，IgG寡克隆区带阳性；⑰ 视觉诱发电位或脑干听觉诱发电位或体感诱发电位一项或多项异常；⑱ MRI见大小不一类圆形的T1低信号、T2高信号；⑲ 舌红苔白脉弦。

临床决策：祛风涤痰。

治疗推荐：①《普济方》卷130百解散。前胡、柴胡、知母、贝母、牡丹皮、桔梗、羌活、独活、荆芥、黄芩、茵陈、栀子、升麻、麻黄、大黄、麦冬、杏仁、紫菀、玄参、秦艽，常规剂量，研末为散，每次一两，每日2次水煎送服《圣济总录》辰砂天麻丸20粒或《直指小儿方》白僵蚕丸20粒。②《圣济总录》卷5辰砂天麻丸：丹砂、天麻、半夏、天南星、蝎蛸、白附子、僵蚕、牛黄、硼砂、麝香，上为末，水煮面糊为丸如梧桐子大，每次20丸，每日2次，温水送服。③《直指小儿方》卷2白僵蚕丸：制天南星、半夏、僵蚕、地龙、五灵脂、全蝎，上为末，水煮生半夏糊丸如梧桐子大，每次20丸，每日2次，温水送服。④ 急性发作期病情较轻者甲泼尼龙每日1 g加入生理盐水500 ml，静脉滴注3～4 h，3～5日停药。⑤ 急性发作期病情较严重者甲泼尼龙每日1 g加入生理盐水500 ml，静脉滴注3～4 h，共冲击3～5日，以后剂量阶梯依次减半，每个剂量使用2～3日，直至停药，原则上总疗程不超过3周。⑥ 激素减量过程中病情再次加重或出现新的体征和/或出现新的MRI病灶可再次使用甲泼尼龙每日1 g冲击治疗。⑦ 激素治疗无效者或妊娠或产后阶段的患者选择静脉注射免疫球蛋白或血浆置换治疗。免疫球蛋白用量为每日每千克体重0.4 g，连续用5日为1个疗程。⑧ 连用3～4周血浆置换对既往无残疾的急性重症MS患者有一定治疗效果。⑨ IFN-β1a44 μg每周3次皮下注射或IFN-β1b250 μg隔日1次皮下注射。持续用药2年以上。⑩ 醋酸格拉默20 mg每日1次皮下注射。⑪ 那他珠单抗300 mg每4周1次静脉注射。⑫ 米托蒽醌12 mg/m² 每3个月1次静脉滴注。⑬ 芬戈莫德0.5 mg每日1次口服。⑭ 特立氟胺7 mg或14 mg每日1次口服。⑮ 硫唑嘌呤每日每千克体重1～2 mg口服。

常用药物：薏苡仁，天麻，丹砂，半夏，全蝎，白附子，僵蚕，牛黄，地龙，五灵脂，羌活，独活，荆芥，黄芩，茵陈，升麻，麻黄，大黄，玄参，秦艽，天南星，麝香。

思路拓展：①《普济方》。凡人患伤寒，忽热病，经数日饮食不进，大便秘涩不通，医者多以其饮食不进，胃气虚弱，不肯疏转，致令倾损性命。此缘热毒之气，蒸郁脏腑，伤损正气，所以不能食。凡患伤寒之人，经及五六日，末曾得汗，头痛壮热，心神烦躁，浑身骨节，四肢八节俱痛，大便热秘不通者，虽饮食不得，亦当疏转，形不病，气即自然平安，饮食增进。凡下疏药，先当审五脏脉气，观何脏得病，然后下药取之，即万无一失，但三部之中，一部偏大紧者，是即其脏得病也。若脉候未精，只吃此百解散，永无差误，缘此方，皆治五脏之病也。若是狂言妄语，急吃后面药，转下便安，效。②《本草思辨录·薏苡仁》：《本经》一书，原有汉人羼入之句，其精奥处，则字字金玉，决非圣人不作。如薏苡仁主筋急拘挛、不可屈伸、久风湿痹、下气数语，真万世矩矱。自《千金》《外台》以及后相传之佳方，凡用薏苡仁者，必兼有筋急拘挛、不可屈伸之证，寒挛用为佐使，亦取其能舒筋。古方小续命汤注云：中风、筋急拘挛、语迟、脉弦者加薏苡仁。李氏以加薏苡为扶脾益肝，不知其有舒筋之妙可谓愦愦。又薏苡仁丸治胁痛，胁痛非肝病耶。妊妇禁服薏苡，非以其泻肝堕胎耶。然则肝之合筋，薏苡安得非肝药。不解金元以来，竟无一人阐及。天门冬主暴风湿痹，薏苡仁主久风湿痹。久字固大有义在。盖风湿痹非寒药所宜，风湿久而不解，则寒将化热。如《金匮》麻黄杏仁薏苡甘草汤，汗出当风久伤取冷是寒，发热日晡所剧是寒化之热，麻黄所以驱寒，薏苡所以除热，无热非薏苡责也。凡此所治，悉与本经符合。再以薏苡体之，《纲目》载《马志》云：薏苡取青白色者良。苏颂云：薏苡结实青白色。雷敩云：薏苡颗小色青味甘。据此，薏苡决非纯白。苗发于仲春与色青，得木气为多。实采于九秋与色白，得金气亦多。色青兼白，则为金木相媾。味甘而淡，则入胃不入脾。主疏泄者肝，司肃降者肺，胃亦传化下行之腑，是肺肝挟金木之威，直走而下，由胃而小肠而膀胱，皆其所顺由之路，且气寒复归于肾，湿何能不去。后人以利小便治疝，皆深得此意。刘氏以实结盛夏，为润下之气还就炎上。不知实结盛夏，是水不畏火，不畏火则制火。水自就水，奚肯就火。《本经》下气二字，又包有至理如此。刘氏以此之筋挛为筋膜干，余既略驳之矣。考刘氏此篇宗爽曰一段加注云：受湿则筋缓，然湿即化热，湿合于热则伤血，血不能养筋则又挛缩。筋挛固有因血虚者，而此则不然。邹氏云：筋之为物，寒则坚劲，坚劲则短缩；热而缓缓，缓缓则弛长。此为不挟湿者言也。若挟湿则大筋横胀，横胀则缓短；小筋纵伸，纵伸则弛长。凡物皆然。特能短而不能劲，与因寒而缩者有异。按横胀之说，未经人道，较刘氏自胜。然灵枢湿热不攘，大筋缓短，小筋弛长。是缓短时湿已化热。盖初虽横胀，不致短缩，惟化热之后，所谓食气入胃，散精于肝，淫气于筋者，遂渐被其烁，筋为之缩。云不攘，则热由湿化，已非一日，与《本经》之言如出一辙。薏苡止泄热驱湿而筋即舒，试之屡验。若伤血而待养血，则不能如是易矣。《本经》久风湿痹，系于筋急拘挛不可屈伸之下，明其病之属筋，而上下文若断若续，几索解不得。《金匮》胸痹缓急一条，正为《本经》点睛。胸痹即风湿痹，在手足为不可屈伸，在胸为一缓一急，皆久而后成，皆筋病也。缓急二字，前人注多支吾，惟邹氏于《灵》《素》之言阴跷阳跷与足阳明颊筋，推类以求，并绎巢元方之论胸痹，谓五脏六腑之寒气，因虚而上冲胸膈者，寒冲于左，则逼热于右；寒冲于右，则逼热于左。寒者急，热者缓。可谓今日发矇旷然已昭矣。或问寒湿热湿，各有专药。湿既化热，乃舍治热湿之专药而用薏苡，不名之为热湿，其亦有说乎？曰：痹无热痹，湿化之热，终不离寒。故不曰湿热风热,而曰久风湿痹。证为热中有寒,缓急自非专由于热,此理惟寇宗奭及之。曰:受寒使人筋急,寒热使人筋挛;若但受热不曾受寒,则不至筋挛。虽与邹说微异,然缓急实惟薏苡一物治之。何则?寒即是湿,湿去寒亦去,薏苡治筋有专长也。然则仲圣何为又加附子乎?曰:胸痹由于阳虚,本非辛温药不治,用附子不用蘸桂者,以薏苡有损阳之虞,附子足以敌薏苡而舍短取长。非以薏苡治热,附子治寒也。李氏谓薏苡健脾益胃,虚则补母,故肺痿肺痈用之。刘氏谓治痿独取阳明。阳明湿热盛则成肺痿肺痈。大肠与胃之湿热散,则肺痿肺痈自愈。噫,二家之言,粗疏甚矣!夫治痿独取阳明者,为痿躄言之也。与肺痿之痿,讵得同论。且薏苡肺药而肺痿不治,肺痿而至吐脓成肺痈则治之,肺痈之中,又以胸中甲错为最宜。何则?胸中甲错,乃肺热烁液所致。

〖继发进展型多发性硬化-脑髓风痰继发进展证〗

辨识要点:① 符合继发进展型多发性硬化诊断;② 复发缓解型多发性硬化发病约 10 年后;③ 残疾持续进展;④ 无复发;⑤ 或伴有复发和不完全缓解;⑥ 视觉诱发电位或脑干听觉诱发电位或体感诱发电位一项或多项异常;⑦ MRI 见大小不一类圆形的 T1 低信号、T2 高信号;⑧ 舌红苔白脉弦。

临床决策:祛风涤痰。

治疗推荐:①《千金翼方》大醒风汤。天南星四钱,防风二钱,全蝎半钱,附子一钱,独活一钱,甘草一钱,每日 2 次水煎送服《奇效良方》上清白附子丸 30 粒。②《奇效良方》上清白附子丸:白附子、半夏、川芎、菊花、天南星、僵蚕、陈皮、旋覆花、天麻各一两,全蝎半两,上为细末,用生姜汁蒸饼为丸如梧桐子大,每次 30 丸,每日 2 次生姜汤送服。③ 米托蒽醌 12 mg/m² 静脉滴注,每 3 个月一次,总累积剂量 140 mg/m²,2～3 年内 8～12 次给药剂量。④ 环孢素 A、甲氨蝶呤、环磷酰胺亦有效。

常用药物:天南星,防风,全蝎,附子,独活,白附子,半夏,川芎,僵蚕,旋覆花,天麻。

思路拓展:《本经续疏要·白附子》。主心痛,血痹,面上百病,行药势。生蜀郡,三月采。白附子生沙中,独茎似鼠尾草,穗细,叶周匝生于穗间,根形似天雄,长寸许,干者皱文有节如竹。白附子所主,其旨在节,节之为物,以体象论则为阴阳之限,以变动论则为用阳布阴。而其威之所竟,力之所加,又为在下者厚,愈上乃愈微也。在下者厚,则主心痛、血痹之谓。愈上愈微,则为面上百病,行药势存焉。盖血痹由尊荣人骨弱肌肤盛重,因疲劳汗出,卧不时动摇,加被微风而为身体不仁如风痹状,则其始病于血脉,以渐内应于主血脉之心,乃为痛矣。当未痛时,原不妨用黄芪桂枝五物汤可愈,既至心痛,则不得不藉白附子之阳气布散,血脉中阴邪仍有限制,不相侵越,遍检《千金方》用白附子,惟《坚癥积聚篇》小狼毒圆一方可服,余则尽系外敷,外敷之中,除一龋齿、虫痛方外,余则尽为面药。夫疱厴瘢,皆湿热滞气之所为,气既滞而不生光华,泽复涩而反增晦黯,则行气宣泽之中,断不能不有用阳布阴之物驾驭其间,以行药势,其为治,固甚精微,而其功力亦云微矣。以是二义而扩充之,则在上用之以气行津,在下用之以气行血与痰湿,皆可无微不入矣。

〖原发进展型多发性硬化-原发进展脑髓风痰证〗

辨识要点:① 符合原发进展型多发性硬化诊断;② 中枢神经系统白质内同时存在两处以上的病灶;③ 发病时残疾持续进展;④ 持续至少 1 年;⑤ 无复发;⑥ 视觉诱发电位或脑干听觉诱发电位或体感诱发电位一项或多项异常;⑦ MRI 见大小不一类圆形的 T1 低信号、T2 高信号;⑧ 舌红苔白脉弦。

临床决策：祛风涤痰。

治疗推荐：①《医宗金鉴》卷26稀涎千缗汤。半夏十四枚,猪牙皂角一锭,甘草一钱,白矾二钱,上四味为末,每日2次水煎送服赤龙丸30粒。②《元和纪用经》赤龙丸：赤芍一两,地龙一两,当归一两,防风一两,五加皮一两,麝香二钱半,乳香一分,没药一分,上为末,酒煮稀面糊为丸如梧桐子大,每次20丸,每日2次温水送服。③环孢素A、甲氨蝶呤、环磷酰胺可能有效。

常用药物：白附子,胆矾,豆叶参,天南星,禹白附,皂荚,竹节香附,走马胎,胡椒,天竺黄,野薄荷,白花蛇,海风藤,鸡血藤,络石藤,全蝎,桑枝,丝瓜络,乌梢蛇,徐长卿,寻骨风。

思路拓展：①《本经疏证·皂荚》。味辛、咸,温,有小毒。主风痹,死肌,邪气,风头,泪出,利九窍,杀精物,疗腹胀满,消谷,除咳嗽、囊结、妇人胞不落,明目,益精,可为沐药,不入汤。生雍州川谷及鲁邹县,如猪牙者良,九月、十月采荚,阴干。皂树高大,叶如槐,瘦长而尖,枝间多刺,夏开细黄花,结实有多种,以长且肥厚,多脂而黏者为胜。其树多刺难上,采时以篾箍其树,一夜荚悉落。有不结实者,凿树为孔,入生铁三五斤,泥封之即结荚,以铁槌树即自损,铁碾碾之,久则成孔;铁锅爨之,多爆片落。卢芷园曰：皂荚喜铁,得铁即有所生。铁器遇之而坏,有吸铁精华之能,然皂为北方之色,铁为五金之水,味辛且咸,子母相生,默相感召如此。如肺有寒邪,黑痰胶固不可拔,而为喘咳,膺胸、咽喉之疾者宜之。凡嚏则肺气通于鼻,皂荚一嗅辄嚏,若磁之吸铁,其亦肺邪之出路欤! 刘潜江云：皂有不结实者,凿孔贯以生铁,便能结荚,是此木之生化原在金也。夫风木变眚,皆由于不得化,风木属阳,阳极于上,不得阴以化,则阴从之,此上窍壅塞之所由,若阳实而阴不化,斯下窍壅塞之所由,皆风木之化穷也。惟皂荚得金之辛,归水之咸,是木得金化以趋水,乃孕育而无穷,所谓有化乃有生。他风剂之以驱散为功者,固万万不侔也。予谓皂荚之治始终只在风闭,风闭之因有二端：一者外闭毛窍,如风痹、死肌、邪气;一者内壅九窍,如风头泪出是已。故刘潜江但释风所以闭窍之义,全体自明,第"阳不化而阴从,阳实而阴不化"两语,尚宜辨析。以壅上窍者,多挟痰涎;壅下窍者,多系燥化故也。夫生人之阴本上行,阳本下降,况阳冒于上,不化阴而化火,则阴必上救,上救之阴不能济阳,徒被阳烁,变为痰涎,益生壅阻,以清明七窍,本属坎离之化故也。阳下沈而为实,纵使阴亦下溜,惟被其蒸逼,倏而遂干,以肠胃本皆阳明燥化故也。虽然是皆阳气耳,又何以指之为风? 夫惟上窍本清阳之出入,下窍本浊阴之所泄,使但为阳气,又何以生壅阻,且既上至心肺,未有不从阴化者,苟不从阴化,则非风而何? 其阴之溜下至于肾,亦未有不从阳化者,苟不从阳化,亦只是风而已。况毛窍之间,得津则通,不得津则痹,痹而且有死肌,斯津之不至明矣。亦非风之扇,何以得至于此,故《本经》他处于痹,有谓之湿痹者,有谓之风湿痹者,有谓之寒湿痹者,有谓之风寒湿痹者,惟此则但曰风痹,而仲景之用皂荚,则惟皂荚丸一方,所治乃咳逆上气,时时唾浊,但并不得眠,亦可见其气自上而痰自随,气不从阴化,痰不从阳化矣。更征以《千金》桂枝去芍药加皂荚汤方,治肺痿吐涎沫,不必开阴以布阳,却宜从金以化木,又可见其阴与阳之相从,徒相轧而不相入矣。用是物者尚其识之。②《本草思辨录·皂荚》：阳在上不与阴化而为风,阴遂变为痰涎。皂荚以金胜木,通气利窍,风无不搜,斯湿无不去,故凡痰涎涌塞而为中风为喉痹者,胥倚以奏功。阳在下不与阴化而为风,阴遂被劫而生燥,皂荚气浮而子较沉,故子能祛在下之风,风去则阴得伸其津润之权,而大肠之燥结以通。凡风药必燥而皂荚以多脂为佳。皂子之仁又黏而韧,其能利大便,亦兼得辛润之力也。③《删补名医方论·

稀涎千缗汤》：攻邪有汗、吐、下三法，仲景于吐剂立栀子鼓、瓜蒂二方，所以导热邪之上出，逐寒邪而外散也。其有不因外感，因醇酒浓味渐积，凝结变为顽痰，一旦乘虚上塞咽喉，气不得通，忽然昏仆，目反直视，喉中声如牵锯，此为痰厥。先辈所云怪证多属于痰者，此也。非用峻药以攻之，顽痰不能遽退，故用生姜、半夏之辛以散之，甘草之甘以涌之，白矾之涩以敛之，牙皂之勇以开之。此斩关夺门之势，惟禀气素实而暂虚者可用，壅塞稍疏，续进他药，不可多用以伤元气。如平素虚弱者，又当攻补兼施，六君子汤中加牙皂、白矾末以吐之，则庶几矣。若误作中风治之，去生便远。

〖进展复发型多发性硬化-脑髓风痰进展复发证〗

辨识要点：① 符合进展复发型多发性硬化诊断；② 中枢神经系统白质内同时存在两处以上的病灶；③ 发病时残疾持续进展；④ 伴有复发和不完全缓解；⑤ 视觉诱发电位或脑干听觉诱发电位或体感诱发电位一项或多项异常；⑥ MRI 见大小不一类圆形的 T1 低信号、T2 高信号；⑦ 舌红苔白脉弦。

临床决策：祛风涤痰。

治疗推荐：①《世医得效方》卷 13 大省风汤。川芎、半夏、防风、炙甘草、全蝎、附子、川乌、木香、天南星，常规剂量，每日 2 次水煎送服截风丸 30 粒。②《仁斋直指小儿方论》截风丸：天麻、僵蚕、天南星各二钱，白附子、防风、朱砂、全蝎各一钱，麝香少许，蜈蚣 1 条，上为末，炼蜜为丸如梧桐子大，每次 30 粒，每日 2 次温水送服；③ 急性发作期病情较轻者甲泼尼龙每日 1 g 加入生理盐水 500 ml，静脉滴注 3～4 h，3～5 日停药。④ 急性发作期病情较严重者甲泼尼龙每日 1 g 加入生理盐水 500 ml，静脉滴注 3～4 h，共冲击 3～5 日，以后剂量阶梯依次减半，每个剂量使用 2～3 日，直至停药，原则上总疗程不超过 3 周。⑤ 激素减量过程中病情再次加重或出现新的体征和/或出现新的 MRI 病灶可再次使用甲泼尼龙每日 1 g 冲击治疗。⑥ 激素治疗无效者或妊娠或产后阶段的患者选择静脉注射免疫球蛋白或血浆置换治疗。免疫球蛋白用量为每日每千克体重 0.4 g，连续用 5 日为 1 个疗程。⑦ 连用 3～4 周血浆置换对既往无残疾的急性重症 MS 患者有一定治疗效果。⑧ IFN - β1a44 μg 每周 3 次皮下注射或 IFN - β1b250 μg 隔日 1 次皮下注射。持续用药 2 年以上。⑨ 醋酸格拉默 20 mg 每日 1 次皮下注射。⑩ 那他珠单抗 300 mg 每 4 周 1 次静脉注射。⑪ 米托蒽醌 12 mg/m² 每 3 个月 1 次静脉滴注。⑫ 芬戈莫德 0.5 mg 每日 1 次口服。⑬ 特立氟胺 7 mg 或 14 mg 每日 1 次口服。⑭ 硫唑嘌呤每日每千克体重 1～2 mg 口服。

常用药物：五加皮，全蝎，白附子，天南星，半夏，旋覆花，菊花，天麻，川芎，僵蚕，防风，蜈蚣，羌活，独活，荆芥，姜黄，桑枝，秦艽，桑寄生，桂枝，防己，薏苡仁。

思路拓展：①《本经续疏·五加皮》。《素问·脉要精微论》中诊得心脉而急，此名心疝，心为牡藏，小肠为之使，故少腹当有形也。王注：心为牡藏，其气应阳，今脉反寒，故为疝。则心腹疝气、腹痛，乃阴之遏阳矣。痿论曰肺热叶焦，则皮毛虚弱急薄，着则生痿躄。王注：躄，谓挛躄，足不得伸以行，肺热则肾受热气故耳。则躄不能行，乃阳之劫阴。五加皮一物，既能主阴遏阳，又能主阳劫阴。刘潜江曰：肾肝气虚，故病于湿。湿者，阴之淫气也，阴淫则阳不化而为风。风者，阳之淫气也，阳淫则阴愈不化，而更病于湿，至病湿固已阴锢阳，阳蚀阴而成湿热矣。《生气通天论》曰：湿热不攘，大筋缭短，小筋弛长。缭短,故迫促而气诡诡上行;弛长,故懈缓而不能束骨,利机关。则疝之与蹙,皆归一本。五加皮气味辛苦及温,散其阳实之淫气,行其滞窒之阴气,是其祛风淫,以宣湿者,即赖其逐湿淫,以清气也。所以然者,根皮之黄黑,显然水土和于下;肉之白,又显然邪气净于内,而骨之硬,不更可见和于外净于内,而其中遂不得不强乎! 此行于下者也。其行于上者,茎则赤而有刺,子则青而变黑,不又显然下既强而阳上行,阳既行而邪遂解,邪既解而阴乃复顺乎! 五色分绚,五叶交加,是谓五加,睹名可思义也。曰益气,曰坚筋骨,曰强志意,皆身半已上事;曰疽疮、阴蚀,曰囊下湿、小便余沥,皆身半已下事,惟五加之茎柔,而根硬,于上则以柔而济其强,于下则以刚而胜其湿,曰风弱、五缓、虚羸、补中、益精,当观其所以除邪,而后可以明其崇正矣。②《本草思辨录·五加皮》:五加皮茎柔皮脆,用在于根,宜下焦风湿之缓证。若风湿搏于肌表,则非其所司。古方多浸心疝少腹有形为寒,肺热生痿躄为热,本经并主之。刘潜江云:肾肝气虚,故病于湿。湿者阴之淫气也,阴淫则阳不化而为风;风者阳之淫气也,阳淫则阴愈不化而更病于湿。至病湿,固已阴锢阳、阳蚀阴而成湿热矣。按此论甚精。五加皮辛苦而温,惟善化湿耳。化其阴淫之湿,即驱其阳淫之风。风去则热已,湿去则寒除。即《别录》之疗囊湿、阴痒、小便余沥、腰脚痛痹、风弱、五缓,皆可以是揆之。邹氏以本经之益气,《别录》之坚筋骨强志意,为身半以上事。实则肾肝受治之益,不必析之为两事也。

〖多发性硬化缓解期-风痰缓解证〗

辨识要点:① 符合多发性硬化缓解期诊断;② 病灶空间多发;③ 症状空间多发;④ 舌红苔白脉缓。

临床决策:预防风痰发作。

治疗推荐:①《卫生宝鉴》卷20 八白散。白丁香、白及、白僵蚕、白牵牛、杜蒺藜、新升麻、三赖子、白蔹、白芷、白附子、白茯苓,常规剂量,每日 2 次水煎送服《活幼口议》卷 14 保命丹 20 粒。②《活幼口议》卷 14 保命丹:茯苓、朱砂、白附子、牛黄、天南星、全蝎、天麻、甘草、硼砂、龙脑、麝香,常规剂量为末,薄糊为丸如梧桐子大,每次 20 丸,每日 2 次,温水送服。③ IFN-β1a44 μg 每周 3 次皮下注射或 IFN-β1b250 μg 隔日 1 次皮下注射。持续用药 2 年以上。④ 醋酸格拉默 20 mg 每日 1 次皮下注射。⑤ 那他珠单抗 300 mg 每 4 周 1 次静脉注射。⑥ 米托蒽醌 12 mg/m² 每 3 个月 1 次静脉滴注。⑦ 芬戈莫德 0.5 mg 每日 1 次口服。⑧ 特立氟胺 7 mg 或 14 mg 每日 1 次口服。⑨ 硫唑嘌呤每日每千克体重 1～2 mg 口服。

常用药物:僵蚕,牵牛,蒺藜,升麻,三赖子,白附子,牛黄,天南星,全蝎,天麻,龙脑。

思路拓展:临床医学专著《卫生宝鉴》24 卷,著名医家罗天益撰刊于元世祖至元辛巳 1281 年。罗天益(1220—1290 年),字谦甫,元代河北藁城县人,师从李东垣。《药误永鉴》阐析误治病例以为鉴戒,《名方类集》选用古今效方详其主治服法,《药类法象》简述药性五味,《医验记述》阐述临床经验心得。自序曰:窃以射不师于后羿岂能成弹日之功,匠非习于公输未易耸连云之构。惟此医药之大关乎性命之深,若非择善以从之乌得过人之远矣。幸接大人之余论,始惭童子以何知。即欲敬服弟子之劳,亲炙先生之教,朝思夕诵,日就月将。

弥 漫 性 硬 化

弥漫性硬化(diffuse sclerosis)是亚急性或慢性广泛的脑白质脱髓鞘疾病。以视力障碍伴智能减退等为主要临床表现。病理特点:脱髓鞘病灶内血管周围有淋巴细胞浸润,约半数患者的脑脊液 IgG 升高,因此有人认为本病是发生于幼年或少年期严重多发性硬化的变异型。脱髓鞘病变常侵犯大脑半球或整个脑叶,病变常不对称,多以一侧枕叶为主,也可对称性受累视神经、脑干和脊髓也可发现与 MS 相似的病灶,新鲜病灶可见血管周围淋巴细胞浸润和巨噬细胞反应,晚期胶质细胞增生,也可见组织坏死和空洞。

〖**弥漫性硬化-脑腑风痹证**〗

辨识要点:① 符合弥漫性硬化诊断;② 幼儿或青少年期发病;③ 男性多见;④ 亚急性发病;⑤ 慢性进行性恶化;⑥ 极少缓解-复发;⑦ 视野缺损;⑧ 同向偏盲;⑨ 痴呆;⑩ 精神障碍;⑪ 偏瘫或四肢瘫;⑫ 假性延髓麻痹;⑬ 痫样发作;⑭ 共济失调;⑮ 锥体束征;⑯ 尿便失禁;⑰ 脑电图可见高波幅慢波占优势的慢波;⑱ 头颅 MRI 可见脑白质 T1 低信号、T2 高信号的弥漫性病灶;⑲ 舌红苔黄脉数。

临床决策:祛风除痹。

治疗推荐:①《太平惠民和剂局方》人参荆芥散。荆芥穗、羚羊角、酸枣仁、生干地黄、枳壳、人参、鳖甲、肉桂、白术、柴胡各七两半;甘草、川芎、赤芍药、牡丹皮、当归、防风各五两,上为粗末。除一切风虚劳冷宿病。每次三钱,每日两次水一盏半,生姜三片,煎至八分,去渣热服茯神丸 30 丸;②《医方类聚》卷十茯神丸:茯神一两,远志、人参、白僵蚕各三分,白附子一两,当归半两,乳香一两,上为末,与乳香拌和令匀,炼蜜为丸如梧桐子大,每次 30 丸,每日 2 次温水送服。③ 糖皮质激素和环磷酰胺可使部分病例临床症状有所缓解。

常用方药:人参,荆芥,羚羊角,酸枣仁,生地,鳖甲,肉桂,白术,柴胡,川芎,赤芍,牡丹皮,当归,防风,茯神,远志,白附子,乳香。

思路拓展:《辨证录·呆病门》。洗心汤:人参一两,茯神一两,半夏五钱,陈皮三钱,神曲三钱,甘草一钱,附子一钱,菖蒲一钱,生枣仁一两,水煎半碗灌之,必熟睡。还神至圣汤亦神:人参一两,白术二两,茯神、生枣仁各五钱,广木香、天南星、荆芥各三钱,甘草、良姜、附子、枳壳各一钱,菖蒲五分,水煎灌之,听其自卧,醒来前症如失。转呆丹:人参一两,白芍三钱,当归一两,半夏一两,柴胡八钱,生枣仁一两,附子一钱,菖蒲水十碗,煎一碗,使强有力者,抱住其身,另用二人执拿其两手,以一人托住其下颌,一人将羊角去尖,插其口灌之。苏心汤:白芍、当归各三两,人参、茯苓各一两,半夏、炒栀子、柴胡各三钱,附子三分,生枣仁五钱,吴茱萸、黄连各五分,水十碗,煎一碗。灌之,听其自醒,醒来病如失。启心救胃汤:人参一两,茯苓一两,白芥子三钱,菖蒲一钱,神曲三钱,半夏二钱,南星二钱,黄连一钱,甘草一钱,枳壳五分,水煎服。指迷汤:人参五钱,白术一两,半夏、神曲各三钱,南星、甘草各一钱,陈皮、菖蒲各五分,附子三分,肉豆蔻一枚,水煎服。

同心圆性硬化

同心圆性硬化(concentric sclerosis)是大脑白质脱髓鞘疾病。病理特点：病灶内髓鞘脱失带与髓鞘保存带呈同心圆层状交互排列,形成树木年轮状;镜下可见淋巴细胞为主的炎性细胞浸润,病变分布及临床特点与多发性硬化相似,一般认为本病是 MS 的变异型。

〖同心圆性硬化-脑腑风痹证〗

辨识要点：① 符合同心圆性硬化诊断;② 青壮年多见;③ 急性起病;④ 精神障碍;⑤ 沉默寡言与⑥ 淡漠;⑦ 反应迟钝;⑧ 无故发笑和重复语言;⑨ 轻偏瘫;⑩ 眼外肌麻痹与眼球浮动;⑪ 假性延髓麻痹;⑫ 肌张力增高及病理征阳性;⑬ MRI 显示额、顶、枕和颞叶白质洋葱头样或树木年轮样黑白相间类圆形病灶,直径 1.5～3 cm,低信号环为脱髓鞘区,等信号为正常髓鞘区,共有 3～5 个环相间;⑭ 舌红苔黄脉数。

临床决策：祛风除痹。

治疗推荐：①《普济本事方》卷 1 独活汤。独活、羌活、防风、人参、前胡、细辛、五味子、沙参、茯苓、半夏曲、酸枣仁、炙甘草各一两,上为粗末,每次四钱,每日两次水一盏半,加生姜 3 片,乌梅半个,同煎至八分,去滓送服草灵丹 30 丸;②《御药院方》卷六草灵丹：生地黄二斤(细切,用酒五升夜浸昼晒,酒尽为度,焙干),鹿茸二两(酥炙黄,焙干,为末),肉苁蓉二两(酒浸七日,研为泥,焙干),牛膝一两(酒浸七日,焙干),桂心、蛇床子、菟丝子各一两(酒浸七日,研为末,焙干),远志一两,大枣 100 枚,上药研末,炼蜜为丸如梧桐子大,每次 30 丸,每日 2 次空腹时用温酒送下;③ 治疗上可试用糖皮质激素治疗。

常用药物：独活,羌活,防风,人参,前胡,细辛,五味子,沙参,茯苓,半夏,酸枣仁,乌梅,生地,鹿茸,肉苁蓉,牛膝,蛇床子,菟丝子,远志。

思路拓展：①《本事方释义》。此驱风养正之方也。独活气味苦辛甘平,气味俱薄,浮而升阳也,入足厥阴、少阴,引经之风药,故以之为君;防风气味辛甘温,入手足太阳之风药;细辛气味辛温,气厚于味,阳也,入足厥阴、少阴,引经之药;枣仁气味苦平,入手少阴;前胡气味苦平、微寒,阳中之阴,降也,入手足太阴、阳明之风药,其功长于下气;半夏气味苦辛微温,沉而降,阴中阳也,入足阳明,除痰散逆;五味子气味酸苦咸微温,收敛散逆之气,入足少阴;沙参气味甘苦微寒,能补五脏之阴,入足厥阴;羌活之气味与独活同,入足太阳兼能利水;甘草气味甘平,兼通入十二经络,诸味得之,皆能缓其性,乃君子之品也;茯苓气味甘平淡渗,入足阳明,能引诸药达于至阴之处;人参气味甘微温,入足阳明,能补五脏之阳,使身中正气大旺,外邪不能侵犯矣。②《普济本事方》10 卷,南宋绍兴壬子 1132 年许叔微撰。许叔微(1079—1154 年),字知可,北宋元丰南宋绍兴年间江苏仪征人,翰林学士,著名医家。《普济本事方》按内、外、妇、儿等 25 类列各家名方及临床效方 373 首,见解精辟,条理明晰,内容翔实,学术价值很高。许叔微序曰：医之道大矣。间有能者仅可一二数,何古人精巧如是而今人之不逮也。予尝思之。古人以此救人故天畀其道,使普惠含灵。后人以此射利故天啬其术,而不轻畀予,无足疑者。予年十一,连遭家祸,父以时疫,母以气中。百日之间,并失怙恃。痛念里无良医,束手待尽,及长成人,刻意方书,暂欲以救物为心。杳冥之中题为普济本事予既以救。

抽动秽语综合征

抽动秽语综合征(tics-coprolalia syndrome)又称 Tourette 综合征，遗传因素可能是其病因。发病机制不明，应用多巴胺受体拮抗剂或多巴胺耗竭剂及选择性 5-羟色胺再摄取抑制剂能够有效控制抽动症状，提示纹状体多巴胺能和 5-羟色胺能活动过度或多巴胺受体超敏可能与其有关。

〖抽动秽语综合征-伏风肝热抽动证〗

辨识要点：① 符合抽动秽语综合征诊断；② 2～15 岁间起病；③ 表情肌、颈肌或上肢肌肉迅速、反复、不规则抽动；④ 挤眼、噘嘴、皱眉、摇头、仰颈、提肩等；⑤ 以后症状加重，出现肢体及躯干的暴发性不自主运动，如躯干扭转、投掷运动、踢腿等。⑥ 抽动发作频繁，少则一日十几次，多则可达数百次。⑦ 约有 30%～40%的患儿因口喉部肌肉抽动而发出重复性暴发性无意义的单调怪声，似如犬吠声、喉鸣声、咳嗽声等，半数有秽亵言语。⑧ 85%的患儿有轻至中度行为异常，表现为注意力不集中、焦躁不安、强迫行为、秽亵行为或破坏行为。⑨ 约有半数患儿可能同时伴注意力缺陷多动障碍。⑩ 抽动在精神紧张时加重，精神松弛时减轻，入睡后消失。⑪ 脑电图检查可表现为高幅慢波、棘波、棘慢复合波等，动态脑电图异常率可达 50%，但对诊断无特异性。PET 和 SPECT 检查可显示颞、额、基底核区糖代谢及脑灌注量降低。

临床决策：祛风平肝。

治疗推荐：①《小儿药证直诀》泻青丸。龙胆、大黄、防风、羌活、栀子、川芎、当归、青黛，常规剂量，每日 2 次水煎送服《中华人民共和国药典》牛黄千金散 1 g。②《中华人民共和国药典》牛黄千金散：全蝎、僵蚕、牛黄、朱砂、冰片、黄连、胆南星、天麻、甘草，口服。每次 0.6～1 g，每日 3 次。③ 心理疏导。④ 氟哌啶醇、舒必利、硫必利或利培酮从小剂量开始逐渐增加至有效剂量，症状控制后逐渐减量并维持 3 个月或更长。

常用方药：防风，羌活，栀子，白芍，当归，青黛，全蝎，僵蚕，牛黄，钩藤，黄连，天麻。

思路拓展：《景岳全书·发搐》。搐，抽搐也，是即惊风之属，但暴而甚者，谓之惊风，微而缓者，谓之发搐。发搐不治，则渐成惊风矣。虽钱氏等书皆以时候之气，分五脏之证为论治，然病变不测，有难以时气拘者，是不若察见在之形证，因脏腑之虚实，随宜施治者之为得也。总之，小儿之实证无他，惟东方之实及中央之滞耳。盖东方木实则生火生风，而为热为惊；中央土实则生湿生滞，而为痰为积。知斯二者，则知所以治实矣。若小儿之虚证，则五脏皆有之，如心虚则惊惕不安，肺虚则气促多汗，脾虚则为呕吐、为暴泄、为不食、为痞满倦卧、为牙紧流涎、为手足牵动，肝虚则为筋急血燥、为抽搐劲强、为斜视目瞪，肾虚则为二便不禁、为津液枯槁、为声不出、为戴眼、为肢体厥逆、为火不归源。知此五者，则知所以治虚矣。然此虚实之证，固亦多有疑似者，但以形色、声音、脉息参而察之，则无有不了然者。诸治责之法，当从急惊，治虚之法，当从慢惊，及如后夜啼诸治法，已尽其蕴，当并察之。总之，诸言实者，乃邪气之实，非元气之实也。故治此者，切不可伤及元气。若病已久，尤当专顾脾肾，则根本完固，诸无不愈矣。钱仲阳曰：惊痫发搐，男左视无声，右视有声，女右视无声，左视有声，此相胜也。盖左为肝部，右为肺部，金木相胜故耳。若握拳拇指在内，女为顺；拇指在外，男为顺，顺则易治，逆则难治。

病毒性脑炎

病毒性脑炎(viral encephalitis)是病毒直接侵犯脑实质引起的原发性脑炎。又称散发性脑炎。以发热、头痛、呕吐、抽搐、昏迷等脑实质损害症状和颅内高压症等为主要临床表现。

〖急性病毒性脑炎-热毒入脑证〗

辨识要点：① 符合急性病毒性脑炎诊断；② 急性或亚急性起病；③ 发热；④ 头痛；⑤ 呕吐；⑥ 淡漠；⑦ 嗜睡；⑧ 谵妄；⑨ 昏迷；⑩ 抽搐；⑪ 瘫痪；⑫ 脑膜刺激征；⑬ 舌红苔黄脉洪数。

临床决策：清热开窍。

治疗推荐：①《太平圣惠方》卷3牛黄散。牛黄、龙脑、蝉蜕、朱砂、乌犀角屑、天麻、防风、羚羊角屑、菊花、蔓荆子、桑螵蛸、桂心、细辛、附子、独活、白僵蚕、干蝎、阿胶、乌蛇、麝香、麻黄，常规剂量研为细末，每次二钱，每日2次水煎送服安宫牛黄丸1粒或紫雪散1粒。②《温病条辨》安宫牛黄丸：牛黄、郁金、犀角、黄连、朱砂、栀子、雄黄、黄芩各一两，梅片、麝香各二钱半，真珠五钱，上为极细末，炼老蜜为丸，每丸3g，金箔为衣，蜡护。③《医学衷中参西录》护心至宝丹：生石膏一两，人参二钱，犀角二钱，羚羊角二钱，朱砂三分，牛黄一分，前4味药共煎汤一茶盅，送服朱砂、牛黄末。④《医宗金鉴》紫雪散：犀角、羚羊角、石膏、寒水石、升麻各一两，玄参二两，甘草八钱，沉香、木香各五钱，上药用水1L，煎至200ml，用绢滤去滓，将汤再煎滚，投提净朴消108g，文火慢煎，水尽欲凝之时，倾入碗内，下朱砂、冰片各9g，金箔100张，各预研细和匀，将药碗安于凉水盆中，候冷凝如雪为度。每次一钱，每日2次，温水送服。

常用药物：黄连，黄芩，金银花，连翘，羚羊角粉，石菖蒲，郁金，大青叶，板蓝根，竹叶，石膏。

思路拓展：① 急性病毒性脑炎诊断依据。起病急、常有病毒感染史；出现发热、头痛、嗜睡、昏迷、惊厥以及进行性加重的神经精神症状；脑脊液的变化：外观清亮，白细胞数轻度升高，早期以中性粒细胞为主，后期以淋巴细胞为主，蛋白轻度增高，糖和氯化物正常；脑脊液分离到病毒可确诊；血清中和试验滴定度在急性期及恢复期相差4倍或4倍以上；血清补体结合试验滴定度在急性期及恢复期相差4倍或4倍以上；血凝抑制试验，恢复期的滴定度较急性期高出或低于4倍以上；免疫荧光抗体检查阳性；脑电图示不同程度弥漫性或局限性慢波。②《叶香岩外感温热篇》：温邪上受，首先犯肺，逆传心包。肺主气，属卫；心主血，属营。辨营卫气血，虽与伤寒同，若论治法，则与伤寒大异也。盖伤寒之邪，留恋在表，然后化热入里，温邪则热变。未传心包，邪尚在肺，肺主气，其合皮毛，故云在表。在表初用辛凉轻剂，挟风加薄荷、牛蒡之属；挟湿，加芦根、滑石之流。或透风于热外或渗湿于热下，不与热相搏，势必孤矣。不尔，风挟温热而燥生，清窍必干，谓水主之气，不能上荣，两阳相劫也。湿与温合，蒸郁而蒙蔽于上，清窍为之壅塞，浊邪害清也。其病有类伤寒，其(唐本无此字)验之之法，伤寒多有变证；温热虽久，在一经不移，以此为辨。前言辛凉散风，甘淡驱湿，若病仍不解，是渐欲入营也。营分受热则血液受劫，心神不安，夜甚无寐，成斑点隐隐，即撤去气药。如从风热陷入者，用犀角、竹叶之属；如从湿热陷入者，犀角、花露之品，参入凉血清热方中。若加烦躁，大便不通，金汁亦可加入。老年或平素有寒者，以人中黄代之，急急透斑为要。热入于营，舌色必绛。风热无湿者舌无苔或有苔亦薄也，热兼湿者必有浊苔而多痰也，然湿在表分者亦无苔。

单纯疱疹病毒性脑炎

单纯疱疹病毒性脑炎(herpes simplex virus encephalitis)是急性中枢神经系统感染性疾病。单纯疱疹病毒以潜伏状态长期存在体内而不引起临床症状。神经节中的神经细胞是病毒潜伏的主要场所,单纯疱疹病毒-1主要潜伏在三叉神经节,单纯疱疹病毒-2潜伏在骶神经节。当人体受到各种非特异性刺激使机体免疫力下降,潜伏的病毒再度活化,经三叉神经轴突进入脑内,引起颅内感染。成人超过2/3的HSV-1脑炎是由再活化感染而引起,其余由原发感染引起。而HSV-2则大多数由原发感染引起。在人类大约90％HSE由HSV-1引起,仅10％由HSV-2所致,且HSV-2所引起的HSE主要发生在新生儿,是新生儿通过产道时被HSV-2感染所致。病理特点:脑组织水肿、软化、出血、坏死,双侧大脑半球均可弥漫性受累,常呈不对称分布,以颞叶内侧、边缘系统和额叶眶面最为明显,亦可累及枕叶,其中脑实质中出血性坏死是一重要病理特征。镜下血管周围有大量淋巴细胞浸润形成袖套状,小胶质细胞增生,神经细胞弥漫性变性坏死。神经细胞和胶质细胞核内可见嗜酸性包涵体,包涵体内含有疱疹病毒的颗粒和抗原,是其最有特征性的病理改变。

〖单纯疱疹病毒性脑炎-脑腑温疫证〗

辨识要点:① 符合单纯疱疹病毒性脑炎诊断;② 前驱期可有发热等全身不适;③ 多急性起病;④ 口唇疱疹史;⑤ 体温38.4~40.0℃;⑥ 头痛呕吐;⑦ 脑膜刺激征;⑧ 全身性或部分性癫痫发作;⑨ 意识障碍;⑩ 脑脊液有核细胞数增多,蛋白质呈轻中度增高,糖与氯化物正常;⑪ 脑脊液HSV特异性2次及2次以上滴度呈4倍以上增加,血与脑脊液的抗体比值<40;⑫ 脑活检细胞核内出现嗜酸性包涵体,电镜下可发现细胞内病毒颗粒;⑬ 舌红苔黄脉数。

临床决策:清瘟解毒。

治疗推荐:①《伤寒温疫条辨》升降散。白僵蚕二钱,全蝉蜕一钱,姜黄三钱,生大黄四钱,每日2次水煎送服《圣济总录》大青丸30丸。②《圣济总录》卷115大青丸:大青、大黄、栀子、黄芪、升麻、黄连各一两,芒硝二两。上为末,炼蜜为丸如梧桐子大,每服30丸,空心温水送下。③ 阿昔洛韦每日每千克体重15~30 mg分3次静脉滴注,连用14~21日。④ 更昔洛韦每日每千克体重5~10 mg,每12 h一次静脉滴注,疗程14~21日。⑤ 地塞米松每次10~15 mg,每日1次静脉滴注连用10~14日;或甲泼尼龙每日800~1 000 mg静脉滴注,每日1次连用3~5日后改用泼尼松口服,每日60 mg清晨顿服,以后逐渐减量。

常用方药:僵蚕,蝉蜕,姜黄,大黄,大青,栀子,升麻,黄连,连翘,蒲公英,紫花地丁,雄黄,白鲜皮,半边莲,半枝莲,冰片,穿心莲,贯众,金银花,连翘,羚羊角,野菊花,青黛,水牛角。

思路拓展:①《伤寒温疫条辨》。处方必有君臣佐使,而又兼引导,此良工之大法也。是方以僵蚕为君,蝉蜕为臣,姜黄为佐,大黄为使,米酒为引,连蜜为导,六法俱备,而方乃成。窃尝考诸本草,而知僵蚕味辛苦气薄,喜燥恶湿,得天地清化之气,轻浮而升,阳中之阳,故能胜风除湿,清热解郁,从治膀胱相火,引轻清气上潮于口,散热浊结滞之痰也。其性属火,兼土与木,老得金水之化,僵而不腐,温病火炎土燥,焚木烁金,得秋分之金气而自衰,故能辟一切怫郁之邪气,夫蚕必三眠三起,眠者病也,合薄皆病,而皆不食也,起者愈也,合薄皆愈,而皆能食。用此而治合家之瘟病,所谓因其气相感,而以意使之者也,故为君。夫蝉气寒无毒,味咸且甘,为清虚之品,出粪土之中,处极高之上,自甘风露而已,吸风得清阳之真气,所以能祛风而胜湿,饮露得太阴之精华,所以能涤热而解毒也,蜕者退也,盖欲使人退去其病,亦如蝉之脱然无恙也,亦所谓因其气相感,而以意使之者也,故为臣。姜黄味辛苦温无毒,蛮人生啖,喜其祛邪伐恶,行气散郁,能入心脾二经,建功癖疫,故为佐。大黄味苦,大寒无毒,上下通行,盖亢甚之阳,非此莫抑,苦能泻火,苦能补虚,一举而两得之,人但知其建良将之大勋,而不知有良相之硕德也,故为使。米酒性大热,味辛苦而甘,令饮冷酒,欲其行迟,传化以渐,上行头面,下达足膝,外周毛孔,内通脏腑经络,驱逐邪气,无处不到,如物在高巅,必奋飞冲举以取之,物在远方及深奥之处,更必迅奔探索以取之,且喜其和血养气,伐邪辟恶,仍是华陀旧法,亦屠苏之义也,故为引。蜂蜜甘平无毒,其性大凉,主治丹毒斑疹,腹内留热,呕吐便秘,欲清其热,润燥而自散瘟毒也,故为导。盖蚕食而不饮,有大便无小便,蝉饮而不食,有小便无大便,以清虚而散火,君明臣良,治化出焉。姜黄辟邪而靖疫,大黄定乱以致治,佐使同心,功绩建焉。酒引之使上行,蜜润之使下导,引导协力,远近通焉。补泻兼行,无偏胜之弊,寒热并用,得时中之宜,所谓天有覆物之功,人有代覆之能,其洵然哉,用治温病百发百中,屡试屡验,万无一失。②《伤寒温疫条辨》六卷清杨璿撰于乾隆甲辰1784年。杨璿(1705—1795年),字玉衡,号栗山,清康熙乾隆年间河南归德府夏邑县人。作者有鉴于伤寒与温病混淆,遂采集诸家学说予以详辨。卷一列述伤寒与温病的脉证、病因、治法等多方面内容;卷二至三辨析伤寒、温病各种病候;卷四至五医方辨,计正方180首,附方34首。卷六本草辨,述药物188种。本书选摘《温疫论》《伤寒辨证》中论述尤多,但又有所补充发挥,并创用升降散等方剂,在同类书中有其影响。杨栗山精通经典,对伤寒与温病颇有研究。一生之中甚为推崇刘元素和吴又可的学术见解。自序曰:一日读《温疫论》,至伤寒得天地之常气,温病得天地之杂气,而心目为之一开。至伤寒自气分而传入血分,温病由血分而发出气分,不禁抚卷流连,豁然大悟。杨栗山认为:论杂气伏郁血分,为温病所从出之源,变证之总。千古疑案,两言决矣。由此他将伤寒与温病进行了因证脉治的详细分析,结合自己丰富的实践经验,著成《伤寒疫条辨》一书。杨栗山认为:温病之所由来,是因杂气由口鼻入三焦,怫郁内炽。又指出:温病得于天地之杂气,怫热在里,由里而达外内之郁热为重。这里所指温病乃伏气温病而言。由于伏气温病初起即见里热较重的见证,故一旦气机闭塞不通,邪不能达表,则会呈现里热内郁之象。杨栗山认为:郁热证不仅新感温病有之,更是伏气温病的一个重要形成因素。故治疗上,其提出:若用辛温解表,是为抱薪投火,轻者必重,重者必死。惟用辛凉苦寒,如升降、双解之剂,以开导其里热,里热除而表证自解。据此他创立了以升降散为代表的治疗温病十五方。

病毒性脑膜炎

病毒性脑膜炎(viral meningitis)是脑膜急性病毒感染炎症性疾病。以发热、头痛和脑膜刺激征等为主要临床表现。病理特点：脑膜弥漫性增厚，镜下可见脑膜有炎性细胞浸润，侧脑室和第四脑室的脉络丛亦可有炎性细胞浸润，伴室管膜内层局灶性破坏的血管壁纤维化以及纤维化的基底软脑膜炎。

〖病毒性脑膜炎-脑膜温疫证〗

辨识要点：① 符合病毒性脑膜炎诊断；② 夏秋季节高发；③ 儿童多见；④ 急性起病；⑤ 发热；⑥ 头痛或全身肌痛；⑦ 脑膜刺激征；⑧ 脑脊液压力正常或增高，白细胞数正常或增高，早期以多形核细胞为主，8~48 h后以淋巴细胞为主，蛋白质可轻度增高，糖和氯化物含量正常；⑨ 舌红苔黄脉数。

临床决策：清瘟解毒。

治疗推荐：①《太平惠民和剂局方》神术散。苍术、藁本、白芷、细辛、羌活、川芎、炙甘草，常规剂量，每日2次水煎送服玉枢丹1粒。②《增订叶评伤暑全书》玉枢丹：山慈菇二两、五倍子二两、麝香三钱、红芽大戟一两、千金子二两，上各研细末和匀，以糯米粥为剂，每料分作40粒，每次1粒，每日2次温水送服。③ 免疫血清球蛋白和抗微小核糖核酸病毒药物普来可那立治疗。

常用药物：苍术，藁本，白芷，细辛，羌活，防风，川芎，山慈菇，红芽大戟，半边莲，半枝莲，大黄，大青叶，金银花，连翘，羚羊角，蒲公英，青黛，水牛角，野菊花，紫花地丁。

思路拓展：《广瘟疫论》。时疫头痛与风寒不同：风寒是寒束于上部，中、下无邪上逆，头虽甚痛而不昏闷；时疫是热蒸于上部，中焦邪犯上焦，头不甚痛而皆闷，所谓卓然而痛者是也。验得气、色、神、脉、舌苔为时疫头痛，而又有表里之分。初起头痛，脑后、巅顶、目珠略甚，舌苔白而发热者，太阳头痛也，羌活、川芎为主，豆豉、酒芩、知母、生地为辅。额颅胀痛，目痛，鼻孔干，舌苔白而微黄，烦热而渴者，阳明头痛也，葛根为主，豆豉、石膏为辅。两额角痛，眉棱骨痛，寒热往来，口苦咽干，舌苔中黄边白，或中段黄，尖上白，少阳头痛也，柴胡、荆芥、川芎为主，酒芩、石膏为辅。头痛而三阳证悉具者，吴氏三消饮为主。时疫头痛，专见一经证者少，杂见二三经证者多，此方尤为多效，头痛甚者，加豆豉、芎、防清其头目。头痛，舌苔黄，心下满，蒸蒸发热者，阳明里证也，三黄石膏汤、小承气汤、大柴胡汤、防风通圣散选用。舌苔黄，或半截或旁边有一块白，胸满而呕，头痛兼眩者，痰厥头痛也，前胡为主，半夏、莱菔子、枳、桔、山楂、麦芽为辅，兼烦热者，加大黄、枳实。汗、下、清解后，头痛心悸，四物汤去川芎，加丹皮、知母、黄柏，或归脾汤、逍遥散并加生地、枣仁。凡头痛见证混杂，难分表里者，总以舌苔辨之。项、背、腰、膝、胫、足、肩臂诸痛，已列于前，则周身之酸痛备矣。兹复列周身骨节酸痛者，以痛在一处，邪有专注，痛在周身，邪有分布也。专注之邪，须通其凝泣；分布之邪，须解其缚束。故治周身酸痛，疏表其大法也。而酸与痛亦有别：酸轻而浅；痛重而深。酸痛与拘挛又有别：酸痛举动如常，拘挛屈伸不利；酸痛病在营卫，拘挛病在筋脉。合酸痛拘挛，又有上下、浅深、前后之不同：在身半以上为末疾，浅而易解；在身半以下为本病，深而难去。合上、下之酸痛、拘挛，在未经汗、下与已经汗、下者又有别：未经汗、下属邪盛，宜宣伐；已经汗、下属正虚，宜调补。明乎此，则酸痛在周身，在一处，按证施治，无不当矣。解表诸方：人参败毒散、九味羌活汤、六神通解散、大羌活汤。

进行性多灶性白质脑病

进行性多灶性白质脑病(progressive multifocal leukoencephalopathy)是亚急性致死性脑白质脱髓鞘疾病。致病病原是乳头多瘤空泡病毒。以偏瘫、失语、视野缺损、共济失调、智能减退等为主要临床表现。病理特点：中枢神经系统脑白质内广泛多灶性部分融合的脱髓鞘病变。

〖进行性多灶性白质脑病-伏毒耗伤脑鞘证〗

辨识要点：① 符合进行性多灶性白质脑病诊断；② 亚急性或慢性起病；③ 人格改变；④ 智能减退；⑤ 偏瘫；⑥ 感觉异常；⑦ 视野缺损；⑧ 共济失调；⑨ 脑电图显示非特异的弥漫性或局灶性慢波；⑩ CT示白质内多灶性低密度区；⑪ MRI示病灶部位 T2 均质高信号；⑫ 舌红苔腻脉濡数。

临床决策：清瘟解毒。

治疗推荐：①《增订叶评伤暑全书》既济解毒汤。黄芩、黄连、桔梗、生甘草、柴胡、升麻、连翘、归身、大黄，常规剂量，每日 2 次水煎送服。②《普济方》卷 251 解毒丸：山豆根、山慈菇、紫河车、绿豆粉各三两，板蓝根、土马鬃、续随子仁、黄药子、木通、盆消、五味子、藿香、寒水石、雄黄、贯众、白僵蚕、薄荷、百药煎各二两，朱砂、大黄、干葛、茜草根各一两，麝香半两，炙甘草四两，上为细末，蒸饼为丸如弹子大，螺青三两和匀一半为衣，每次 5 粒，每日 2 次温水送服。③ α 干扰素可试用于本病治疗。

常用方药：黄芩，黄连，桔梗，生甘草，柴胡，升麻，连翘，当归，大黄，白蔹，半边莲，半枝莲，冰片，穿心莲，大青叶，贯众，金银花，羚羊角，蒲公英，水牛角，野菊花，紫花地丁。

思路拓展：《温热逢源》。伏温由少阴而发，外出于三阳经证，内结于胃腑，则见阳明腑证。其证虽深浅不一，但由阴出阳，于病机为顺，均在可治之例。惟有伏邪已动，而热象郁滞，不达于三阳，亦不归于胃腑，而即窜入厥阴者，在手厥阴则神昏谵语，烦躁不寐，甚则狂言无序，或蒙闭不语。在足厥阴则抽搐蒙痉，昏眩直视，甚则循衣摸床。此等凶证，有兼见者，有独见者，有腑热内结，邪气充斥而溃入者，有阴气先亏，热邪乘虚而陷入者，有挟痰涎而蒙闭者，有挟蓄血而如狂者。凡遇此等重证，第一先为热邪寻出路，如在经者，从斑汗解，在腑者，从二便出是也。至照顾正气，转在第二层。盖气竭则脱，阴涸则死，皆因热邪燔劫而然。用药于祛邪中，参以扶正养阴，必使邪退，而正气乃能立脚。如徒见证治证，但以清心泄肝、化热养津之剂，就题面敷衍。虽用药并无大谬，而坐失事机，迨至迁延生变，措手不及，谁之咎欤。今姑就手足厥阴见证各条，拟治法如下：凡热重昏谵，至夜增剧，舌底绛色，此热灼于营也，以犀角地黄为主方。烦躁不寐，口渴舌板，神情昏扰，热郁于上也，以凉膈散为主方。神志烦乱，小溲赤涩，舌尖干红，热劫心阴也，异赤各半汤为主方。面赤神烦，大渴多汗，热燔阳明之经也，白虎汤为主方。大便秘结，或热结旁流，唇焦齿垢，舌刺焦黄者，热结阳明之腑也，以三承气为主方。又如热蒸痰升，蒙闭神明者，加用至宝、紫雪、菖蒲汁之类。痉挛搐搦，肝风升扰者，加用羚羊角、钩藤、石决明之类。病证纷繁，治难缕述，而总以祛邪扶正两意为提纲。祛邪之法，已列于前。至扶正之法，在温病以养阴为主，以温热必伤阴液也。人参难得佳者，且病家无力者多，岂能概用；惟西洋参甘凉养津，施于温热伤阴者，最为合用。

亚急性硬化性全脑炎

亚急性硬化性全脑炎（subacute sclerosing panencephalitis）是麻疹缺陷病毒感染所致全脑炎性疾病。病理特点：全脑炎病理改变并发现细胞内包涵体或麻疹病毒颗粒，或从脑组织中分离出麻疹病毒。大多数患者早年有麻疹病毒感染史，2岁前感染麻疹病毒后发生亚急性硬化性全脑炎的危险性最大。神经系统症状一般出现于麻疹病毒感染后7～11年，通常以轻微智力下降为首发症状。

〖亚急性硬化性全脑炎精神障碍期-麻毒伤神证〗

辨识要点：① 符合精神障碍期亚急性硬化性全脑炎诊断；② 12岁以下儿童多发；③ 2岁前常患麻疹；④ 经6～8年的无症状期后隐匿起病；⑤ 缓慢进展；⑥ 健忘；⑦ 学习成绩下降；⑧ 情绪不稳；⑨ 人格改变；⑩ 行为异常；⑪ 脑脊液免疫球蛋白增高可出现寡克隆带；⑫ 血清和脑脊液麻疹病毒抗体升高；⑬ CT示皮质萎缩和多个或单个局灶性白质低密度病灶，脑室扩大；⑭ 舌红苔白脉弦。

临床决策：解毒清神。

治疗推荐：①《温疫论》三甲散。鳖甲、龟甲、穿山甲、蝉蜕、僵蚕、牡蛎、䗪虫、白芍、当归、甘草，常规剂量，每日2次水煎送服健忘丹50粒或解毒丸2粒；②《仁术便览》卷三健忘丹：远志、石菖蒲、酸枣仁、麦冬各一两，当归身、枸杞子各二两，菊花、生地、人参、黄连各五钱，炼蜜为丸如梧桐子大，朱砂三钱为衣，每次50丸，每日2次温水送下。

常用方药：鳖甲，龟甲，穿山甲，蝉蜕，僵蚕，牡蛎，䗪虫，白芍，当归，山豆根，山慈菇，板蓝根，续随子仁，藿香，雄黄，贯众，白僵蚕，大黄，远志，石菖蒲，酸枣仁，麦冬，枸杞子，菊花，生地，人参，黄连。

思路拓展：《温热逢源·伏温从少阴初发证治》。冬伤于寒，春必病温。冬不藏精，春必病温。分而言之，则一言其邪之实，一言其正之虚。合而言之，则惟其冬不藏精而肾气先虚，寒邪乃得而伤之。语势虽若两平，其义原归一贯也。喻氏以冬伤于寒，与冬不藏精，又以既不藏精更伤于寒，分立三纲，各为证治。试思如果冬不藏精，别无受寒之事，则其病为纯虚，与温病何涉。盖喻氏只顾作文之排场，而不自觉其言之不切于病情也。原其邪之初受，盖以肾气先虚，故邪乃凑之而伏于少阴。逮春时阳气内动，则寒邪化热而出。其发也，有因阳气内动而发者，亦有时邪外感引动而发者。凡阳气内动，寒邪化热而发之证，外虽微有形寒，而里热炽甚，不恶风寒，骨节烦疼。渴热少汗用药宜助阴气，以托邪外达，勿任留恋。其为时邪引动而发者须辨其所挟何邪，或风温，或暴寒，或暑热。当于前法中，参入疏解新邪之意。再看其兼挟之邪，轻重如何。轻者可以兼治。重者即当在初起时，着意先撤新邪；俟新邪既解，再治伏邪，方不碍手。

〖亚急性硬化性全脑炎运动障碍期-麻毒动风证〗

辨识要点：① 符合运动障碍期亚急性硬化性全脑炎诊断；② 12岁以下儿童多发；③ 2岁前常患麻疹；④ 经6～8年的无症状期后隐匿起病；⑤ 缓慢进展；⑥ 进行性智能减退伴广泛的肌阵挛；⑦ 共济失调；⑧ 癫痫发作；⑨ 进行性脉络膜视网膜炎导致的视力障碍；⑩ 舞蹈手足徐动；⑪ 肌张力障碍；⑫ 失语和失用症；⑬ 腱反射亢进；⑭ Babinski征阳性；⑮ 脑脊液免疫球蛋白增高可出现寡克隆带；⑯ 血清和脑脊液麻疹病毒抗体升高；⑰ CT示皮质萎缩和多个或单个局灶性白质低密度病灶，脑室扩大；⑱ 舌红苔白脉弦。

临床决策：解毒息风。

治疗推荐：①《普济本事方》卷一防风汤。石斛、熟地、杜仲、丹参、防风、川芎、麦冬、桂枝、独活，常规剂量，每日 2 次水煎送服九还金液丹 2 粒；②《景岳全书》卷六十二九还金液丹：胆南星二两，朱砂一两，生牛黄五钱，僵蚕五钱，牙皂三钱，冰片五分，麝香五分，小麦面炒熟，炼蜜为丸如芡实大，金箔为衣，黄蜡区收藏，每次 2 粒，每日 2 次淡姜汤化下。

常用药物：石斛，熟地，杜仲，丹参，防风，川芎，麦冬，桂枝，独活，胆南星，朱砂，牛黄，僵蚕，牙皂，冰片，麝香。

思路拓展：《本事方衍义·防风汤》。石斛气味甘平微苦咸，入足太阴、少阴；干地黄气味甘寒微苦，入足少阴；杜仲气味辛平微温，入足少阴、厥阴；丹参气味苦微寒，入心；防风气味苦辛甘温，入手、足太阳；川芎气味辛温，入足少阳、厥阴；麦冬气味甘凉微苦，入手太阳、少阴；桂心气味辛甘大热，入足少阴、厥阴；独活气味苦辛甘平，入足少阴、厥阴之风药。因内虚中风，语謇脚弱，表平温经之品，得风药之引入经络，祛邪扶正，其功岂不伟哉！

〖亚急性硬化性全脑炎昏迷期-麻毒神闭证〗

辨识要点：① 符合亚急性硬化性全脑炎昏迷期诊断；② 12 岁以下儿童多发；③ 2 岁前常患麻疹；④ 经 6～8 年的无症状期后隐匿起病；⑤ 缓慢进展；⑥ 昏迷；⑦ 角弓反张；⑧ 肢体肌强直；⑨ 腱反射亢进；⑩ Babinski 征阳性；⑪ 去皮质或去大脑强直；⑫ 脑脊液免疫球蛋白增高可出现寡克隆带；⑬ 血清和脑脊液麻疹病毒抗体升高；⑭ CT 示皮质萎缩和多个或单个局灶性白质低密度病灶，脑室扩大；⑮ 舌红苔白脉弦。

治疗推荐：解毒开窍。

治疗推荐：①《寿世保元》白虎解毒汤。石膏、知母、黄连、黄芩、黄柏、栀子、甘草，常规剂量，每日 2 次水煎送服十香返魂丹一钱；②《中国药典》十香返生丸：沉香、丁香、檀香、青木香、香附、降香、藿香、乳香、天麻、僵蚕、郁金、莲子心、瓜蒌子、金礞石、诃子肉、苏合香、安息香、朱砂、琥珀各一两，甘草二两，麝香、牛黄各半两，冰片二钱半，研为细末，过筛混匀，每 100 g 粉末加炼蜜 90～100 g 及苏合香制成大蜜丸，每次 1 丸，每日 2 次温水送服。

常用药物：石膏，知母，黄连，黄芩，黄柏，栀子，公丁香，木香，乳香，藿香，苏合香，降香，沉香，安息香，香附，僵蚕，天麻，郁金，蒌仁，莲心，檀香，朱砂，琥珀，牛黄，麝香。

思路拓展：《冷庐医话·热入心胞》。大人小儿感证，热入心胞，神昏谵语者，有犀角、羚羊角、连翘、金银花、玄参、生地、人中黄、生甘草等味，送下至宝丹，往往获效，其有热邪深入发痉者，亦宜以此疗之。世人遇小儿患此证者，妄谓惊风，用针挑之，走泄真气，阴阳乘逆，转至不救。咸丰戊午秋日，仁和司训吴蓉峰之孙女，冒暑神昏谵语发痉，余以煎药投之，蓉峰之室人，复延女医视之，谓是惊风，以针挑之，次日病热转剧而殒，余甚讶药之无灵，深以为歉。庚申秋日，避难北车塔村，村中陈氏儿发热神昏，谵语发痉，余仍以前药与之，服药后酣睡汗出，似有转机，忽其戚某医来视，谓是惊风，以针挑其胸腹，其汗遂敛，病益加重，至夜即毙。

进行性风疹全脑炎

进行性风疹全脑炎(progressive rubella panencephahtis)是风疹病毒感染引起的慢性脑炎疾病。以行为改变、认知障碍和痴呆为主要临床表现。

〖进行性风疹全脑炎-脑腑伏风证〗

辨识要点：① 符合进行性风疹全脑炎诊断；② 20 岁左右发病；③ 行为改变；④ 认知障碍；⑤ 痴呆；⑥ 小脑性共济失调；⑦ 昏迷；⑧ 脑电图为弥漫性慢波；⑨ CT 可见脑室扩大；⑩ 脑脊液淋巴细胞增多和蛋白升高；⑪ 血清和脑脊液抗风疹病毒抗体滴度升高；⑫ 舌红苔白脉弦。

临床决策：清瘟解毒。

治疗推荐：①《揣摩有得集》和血败毒汤。泽兰叶、当归、赤芍、青皮、降香、秦艽、地骨皮、人中黄、紫草茸、僵蚕、连翘、蝉蜕、白芷、生甘草，三春柳一撮为引，常规剂量，每日 2 次水煎送服《集成良方三百种》济世仙丹二分。②《集成良方三百种》济世仙丹：明雄、菖蒲、苍术、牙皂各五钱，火消、细辛各四钱，丁香、荜茇、鹅不食草各三钱，麝香三分，冰片七分，白芷一钱，枯矾一两，上为细末，过筛，每次二分，每日 2 次姜汤送服。

常用方药：泽兰，当归，赤芍，青皮，降香，秦艽，地骨皮，人中黄，紫草茸，僵蚕，连翘，蝉蜕，白芷，生甘草，三春柳，雄黄，菖蒲，苍术，牙皂，丁香，鹅不食草，麝香，冰片，白芷，枯矾。

思路拓展：①《是斋百一选方》大圣丹。川乌五两，五灵脂五两，上捣罗为细末，入脑麝少许，滴水搜和如弹子大。每一丸年五十以上者分作四份，有年纪人作六服。取生姜自然汁隔宿浸软，就盏内以手调开，用薄荷酒化，仍再入脑麝少许于酒内。合此药时，以三月三日，五月五日，六月六日，或辰日，勿令孕妇、鸡犬见。丸就以米筛先铺穰草，将药丸摊在上，有风处阴令自然干，收之，不得罨损，以纱绢袋悬之，拈此药了，不得以手擦眼，服此药须忌两时热物。治男子妇人中风，半身不遂，言语謇涩，行步不正，诸药无效，或久远鹤膝风，暗风，无不治之，服至三十日除去根本。小儿分作八服。十五弟深患暗风十余年，得此药遂安。治暗风方一：蛇黄不拘多少，米醋烧，淬七次，为末，每服二钱，温酒下，数服便愈，年深者亦效。治暗风方二：百日内者。禹锡侄乳媪亲曾得效。天南星二两，大者，掘地坑深尺余，火煅令红，去火安顿南星在内，随手以米醋沃之，瓦两，别研拌匀，以猪心血为丸如梧桐子大，每服 15 丸，人参或麦门冬汤下，临卧服。②《是斋百一选方》，是宋代王璆于 1196 年撰写的医方著作。共 20 卷。现国内北京图书馆存有抄本。日本宽政 11 年时，日人千田恭(子敬)以其所藏钞本与荻子元所藏元刻本互校，并补入《医方类聚》中王璆选方编成。全书共三十一门，重点介绍各科病证的治疗方剂。选方 1 000 余首。包括男、妇、小儿各科病证的成方、单方。大多为作者见闻所得或辑录于有关文献的验方、效方。

化脓性脑膜炎

化脓性脑膜炎(purulent meningitis)是脑脊膜化脓性感染疾病。病理特点：软脑膜及大脑浅表血管充血，脑表面被蛛网膜下腔的大量脓性渗出物所覆盖，脑沟及脑基底池脓性分泌物沉积。脑膜有炎性细胞浸润，早期以中性粒细胞为主，后期则以淋巴细胞、浆细胞为主，成纤维细胞明显增多。蛛网膜下腔出现大量多形核细胞及纤维蛋白渗出物，蛛网膜纤维化，渗出物被局部包裹。室管膜和脉络膜有炎性细胞浸润，血管充血，严重者有静脉血栓形成。脑实质中偶有局灶性脓肿存在。

〖化脓性脑膜炎-脑膜脓痈证〗

辨识要点：① 符合化脓性脑膜炎诊断；② 急性起病；③ 好发于婴幼儿和儿童；④ 发热寒战；⑤ 剧烈头痛；⑥ 呕吐；⑦ 意识障碍；⑧ 颈项强直；⑨ 局灶性神经功能缺损症状；⑩ Brudzinski 征阳性；⑪ 颅内压明显升高；⑫ 白细胞计数增加以中性粒细胞为主；⑬ 脑脊液压力升高，外观混浊或呈脓性，中性粒细胞明显升高，蛋白质升高，糖含量低于 2.2 mmol/L，氯化物降低，涂片革兰染色阳性率在 60% 以上，细菌培养阳性率在 80% 以上；⑭ MRIT1 加权像显示蛛网膜下腔高信号不规则强化，T2 加权像呈脑膜高信号；⑮ 舌红苔黄脉数。

临床决策：清热败脓。

治疗推荐：①《外科全生集》夺命汤。金银花、金线重楼、黄连、赤芍、泽兰、细辛、僵蚕、蝉蜕、青皮、甘草、羌活、独活、防风，常规剂量，每日 2 次水煎送服《备急千金要方》雄黄丸 10 丸。②《备急千金要方》雄黄丸：雄黄、雌黄、曾青、鬼臼、真珠、丹砂、虎头骨、桔梗、白术、女青、川芎、白芷、鬼督邮、芜荑、鬼箭羽、藜芦、菖蒲、皂荚各一两，上十八味末之，蜜丸如梧桐子大，每次 10 丸，每日 2 次温水送服。③ 未确定病原菌者首选头孢曲松或头孢噻肟。④ 肺炎球菌感染青霉素敏感者青霉素每日 2000 万～2400 万 U，儿童每日 40 万 U/kg，分次静脉滴注。⑤ 肺炎球菌感染青霉素耐药者可考虑用头孢曲松，必要时联合万古霉素治疗。2 周为 1 个疗程，通常开始抗生素治疗后 24～36 h 内复查脑脊液，以评价治疗效果。⑥ 脑膜炎球菌感染者首选青霉素，青霉素耐药者用头孢噻肟或头孢曲松，可与氨苄西林或氯霉素联用。⑦ 青霉素或 β 内酰胺类抗生素过敏者可用氯霉素。⑧ 铜绿假单胞菌感染者使用头孢他啶，其他革兰阴性杆菌脑膜炎可用头孢曲松、头孢噻肟或头孢他啶，疗程常为 3 周。⑨ 病情较重且没有明显激素禁忌证患者应用予地塞米松 10 mg 静脉滴注，连用 3～5 日。

常用方药：金银花，金线重楼，黄连，泽兰，僵蚕，蝉蜕，羌活，独活，防风，雄黄，雌黄，曾青，鬼臼，真珠，丹砂，女青，川芎，白芷，鬼督邮，芜荑，鬼箭羽，藜芦，菖蒲，皂荚。

思路拓展：《温热经纬》。温热暑疫诸病，邪不即解，耗液伤营，逆传内陷，痉厥昏狂，谵语发斑等证。但看病患舌色干光，或紫绛，或圆硬，或黑苔，皆以此丹救之。若初病即觉神情昏躁而舌赤口干者，是温暑直入营分。酷暑之时，阴虚之体，及新产妇人，患此最多。急须用此，多可挽回。切勿拘泥日数，误投别剂，以偾事也。兼治痘瘄毒重，夹带紫斑危证。暨痘疹后，余毒内炽，口糜咽腐，目赤神烦诸证。方中犀角为君，镑而煎之。味极难出，磨则需时，缓不及待。抑且价昂，非贫人所能猝办。有力者，预为合就施送，则患者易得，救活必多；贫者重生，阴功亦大。或存心之药铺照本制售。亦方便之一端也。

流行性脑脊髓膜炎

流行性脑脊髓膜炎（epidemic cerebrospinal meningitis）是脑膜炎奈瑟菌引起的急性化脓性脑膜炎疾病。以高热头痛呕吐与皮肤黏膜瘀点及脑膜刺激征阳性等为主要临床表现。病原学：脑膜炎奈瑟菌革兰染色阴性，呈卵圆形，直径为 $0.6\sim1.0\,\mu m$，常凹面相对，成对排列或四联排列，能产生毒力较强的内毒素。抵抗力很弱，对寒冷、干燥、热及一般消毒剂极为敏感，温度低于 30℃ 或高于 50℃ 均死亡。病理特点：败血症期血管内皮损害，血管壁炎症、坏死、血栓形成和血管周围出血，皮肤黏膜和浆膜也可有局灶出血。暴发休克型皮肤内脏血管广泛出血。脑膜脑炎期大脑两半球表面及颅底软脑膜充血、少量浆液性渗出和局灶性小出血点，大量纤维蛋白、中性粒细胞及细菌。炎症沿血管侵入脑组织，引起充血、水肿、局灶性中性粒细胞浸润及出血。暴发型脑膜脑炎型脑组织明显出血和水肿，颅内压明显增高。

〖普通型流行性脑脊髓膜炎前驱期-温毒初起证〗

辨识要点：① 符合普通型流行性脑脊髓膜炎前驱期诊断；② 冬春多发；③ 发热；④ 咽痛；⑤ 咳嗽；⑥ 鼻咽拭子培养脑膜炎球菌阳性；⑦ 舌红；⑧ 苔黄；⑨ 脉浮数。

临床决策：清瘟解毒。

治疗推荐：① 银翘散去豆豉加细生地丹皮大青叶倍玄参方。连翘一两、金银花一两、桔梗六钱、薄荷六钱、竹叶四钱、生甘草五钱、荆芥穗四钱、牛蒡子六钱、生地四钱、大青叶三钱、牡丹皮三钱、玄参一两，每日 2 次水煎服。②《千金翼方》十神汤：川芎、麻黄、葛根、紫苏、赤芍药、升麻、白芷、甘草、陈皮、香附，常规剂量，每日 2 次水煎送服银翘解毒丸 1 粒。③《中国药典》银翘解毒丸：金银花 200 g、连翘 200 g、薄荷 120 g、荆芥 80 g、淡豆豉 100 g、牛蒡子 120 g、桔梗 120 g、淡竹叶 80 g、甘草 100 g，上九味，金银花、桔梗粉碎成细粉，过筛；薄荷、荆芥提取挥发油，蒸馏后的水溶液另器收集；药渣与其余连翘等五味加水煎煮 2 次，每次 2 h，合并煎液，滤过，滤液与上述水溶液合并，浓缩成稠膏，加入金银花、桔梗细粉混匀，干燥，粉碎成细粉过筛，喷加薄荷、荆芥挥发油，混匀。每 100 g 粉末加炼蜜 80～90 g 制成浓缩丸，每丸重 3 g，1 次 1 丸，1 日 2 次温水送服。④ 青霉素成人每日 800 万～1 200 万 U，儿童每日 20 万～40 万 U/kg，分次加入 5‰葡萄糖液内静脉滴注，疗程 5～7 日。

常用药物：连翘,金银花,桔梗,薄荷,竹叶,荆芥穗,牛蒡子,生地,大青叶,牡丹皮,玄参。

思路拓展：《温病条辨》。吴又可有托里举斑汤，不言疹者，混斑疹为一气也。考温病中发疹者，十之七八，发斑者十之二三。盖斑乃纯赤，或大片，为肌肉之病，故主以化斑汤，专治肌肉；疹系红点高起，麻、疹、痧皆一类，系血络中病，故主以芳香透络，辛凉解肌，甘寒清血也。其托里举斑汤方中用归、升、柴、芷、穿山甲，皆温燥之品，岂不畏其灼津液乎？且前人有痘宜温、疹宜凉之论，实属确见。况温疹更甚于小儿之风热疹乎！其用升、柴，取其升发之义，不知温病多见于春夏发生之候，天地之气，有升无降，岂用再以升药升之乎？且经谓"冬藏精者，春不病温"，是温病之人，下焦精气久已不固，安庸再升其少阳之气，使下竭上厥乎！《经》谓"无实实，无虚虚，必先岁气，无伐天和"，可不知耶？后人皆尤而效之，实不读经文之过也。再按：时人发温热之表，二三日汗不出者，即云斑疹蔽伏，不惟用升、柴、羌、葛，且重以山川柳发之。不知山川柳一岁三花，故得三春之名，俗转音三春为山川，此柳古称柽木，诗所谓"其柽其椐"

者是也。其性大辛大温,生发最速,横枝极细,善能入络,专发虚寒白疹,若温热气血沸腾之赤疹,岂非见之如仇乎?夫善治温病者,原可不必出疹,即有邪郁二三日,或三五日,既不得汗,有不得不疹之势,亦可重者化轻,轻者化无,若一派辛温刚燥,气受其灾而移于血,岂非自造斑疹乎?再时医每于疹已发出,便称放心,不知邪热炽甚之时,正当谨慎,一有疏忽,为害不浅。再疹不忌泻,若里结须微通之,不可令大泄,致内虚下陷。

〔普通型流行性脑脊髓膜炎败血症期-温毒斑疹证〕

辨识要点:① 符合普通型流行性脑脊髓膜炎败血症期诊断;② 冬春多发;③ 高热寒战;④ 头痛;⑤ 呕吐;⑥ 斑疹;⑦ 全身乏力;⑧ 肌肉及关节疼痛;⑨ 鼻咽拭子培养脑膜炎球菌阳性;⑩ 舌红苔黄脉数。

临床决策:解毒化斑。

治疗推荐:①《伤寒六书》三黄石青汤。石膏两半、黄芩、黄连、黄柏、麻黄各七钱,淡豆豉二合、栀子30个,每服一两,加葱三根,水煎送服《医效秘传》神犀丹1丸。②《医效秘传》卷1神犀丹:乌犀角尖、石菖蒲、黄芩各六两,怀生地、金银花各一斤,金汁、连翘各十两,板蓝根九两,玄参七两,香豆豉八两,天花粉、紫草各四两,法制为丸,每重三钱,日服2丸。③ 青霉素成人每日800万~1200万U,儿童每日20万~40万U/kg,分次加入5%葡萄糖液内静脉滴注,疗程5~7日。

常用药物:石膏,黄芩,黄连,黄柏,麻黄,豆豉,栀子,神犀丹。

思路拓展:《删补名医方论·三黄石青汤》。仲景于表里大热,立两解之法。如大青龙汤治表里大热,表实无汗,故发汗,汗出而两得解也;白虎汤治表里大热,因表有汗,不主麻、桂,因里未实,不主硝黄,惟以膏、知、甘草,外解阳明之肌热,内清阳明之腑热,表里清而两得解也。若夫表实无汗,热郁营卫,里未成实,热盛三焦,表里大热之证。若以大青龙汤两解之,则功不及于三焦。若以白虎汤两解之,则效不及于营卫。故陶华制此汤,以三黄泻三焦之火盛,佐栀子屈曲下行,使其在里诸热从下而出。以麻黄开营卫之热郁,佐豉葱直走皮毛,使其在表之邪从外而散。石膏倍用重任之者,以石膏外合麻、豉、取法乎青龙,是知解诸表之热,不能外乎青龙也。内合三黄,取法乎白虎,是知解诸里之热,不能外乎白虎也。且麻、豉得石膏、三黄,大发表热,而不动里热;三黄得石膏、麻、豉,大清内热,而不碍外邪。是此方擅表里俱热之长,亦得仲景之心法者也。若表有微汗,麻黄减半,桂枝倍加,以防外疏;里有微溏,则减去石膏,倍加葛根,以避中虚也。

〔普通型流行性脑脊髓膜炎脑膜脑炎期-温毒神闭证〕

辨识要点:① 符合普通型流行性脑脊髓膜炎脑膜脑炎期诊断;② 冬春多发;③ 高热寒战;④ 剧烈头痛;⑤ 喷射性呕吐;⑥ 瘀斑;⑦ 烦躁不安;⑧ 意识障碍;⑨ 抽搐不止;⑩ 脑膜炎球菌培养阳性;⑪ 舌质红绛;⑫ 舌苔黄腻;⑬ 脉象弦数。

临床决策:清瘟醒脑。

治疗推荐:①《重订通俗伤寒论》犀地清络饮。犀角汁20 ml(冲)、牡丹皮6 g、带心连翘4.5 g、竹沥60 ml(和匀)、鲜生地24 g、赤芍4.5 g、桃仁9粒、生姜汁2滴(同冲),水煎送服安宫牛黄丸1颗或局方至宝丹1颗或《中华人民共和国药典》牛黄千金散1 g。②《中华人民共和国药典》牛黄千金散:全蝎、僵蚕各 120 g,牛黄 24 g,天麻、黄连、朱砂各 160 g,冰片 20 g,胆南星、甘草各 80 g,上九味,除牛黄、冰片外,朱砂水飞成极细粉;其余全蝎等六味粉碎成细粉,将牛黄、冰片研细,与上述粉末配研混匀。口服 1 次 1 g,1 日 2～3 次。③ 青霉素成人每日 800 万～1 200 万 U,儿童每日 20 万～40 万 U/kg,分次加入 5％葡萄糖液内静脉滴注,疗程 5～7 日。

常用药物:牛黄,犀角,麝香,珍珠,朱砂,雄黄,黄连,黄芩,栀子,郁金,冰片,玄参,连翘,麦冬,竹沥,安宫牛黄丸,局方至宝丹,牛黄千金散。

思路拓展:《医经溯洄集·伤寒温病热病说》。有病因、有病名、有病形,辨其因、正其名、察其形,三者俱当,始可以言治矣。一或未明而曰不误于人,吾未之信也。且如伤寒,此以病因而为病名者也。温病热病,此以天时与病形而为病名者也。由三者皆起于感寒,或者通以伤寒称之。夫通称伤寒者,原其因之同耳。至于用药,则不可一例而施也。何也?夫伤寒盖感于霜降后,春分前,然不即发,郁热,而发于春夏者也。伤寒即发于天令寒冷之时,而寒邪在表,闭其腠理,故非辛甘温之剂不足以散之。此仲景桂枝麻黄等汤之所以必用也。温病热病后发于天令暄热之时,怫热自内而达于外,郁其腠理,无寒在表,故非辛凉或苦寒或酸苦之剂不足以解之。此仲景桂枝麻黄等汤,独治外者之所以不可用,而后人所处水解散、大黄汤、千金汤、防风通圣散之类,兼治内外者之所以可用也。夫即病之伤寒,有恶风恶寒之证者,风寒在表,而表气受伤故也。后发之温病热病,有恶风恶寒之证者,重有风寒新中,而表气亦受伤故也。若无新中之风寒,则无恶风恶寒之证。故仲景曰:太阳病,发热而渴,不恶寒者,为温病。温病如此,则知热病亦如此。是则不渴而恶寒者,非温热病矣。然或有不因新中风寒,亦见恶风恶寒之证者,盖病患表气本虚,热达于表,又重伤表气,故不禁风寒,非伤风恶风,伤寒恶寒也。但卫虚则恶风,荣虚则恶寒耳。且温病热病,亦有先见表证而后传里者,盖怫热自内达外,热郁腠理,不得外泄,遂复还里,而成可攻之证。非如伤寒从表而始也。或者不悟此理,乃于春夏温病热病,而求浮紧之脉,不亦疏乎?殊不知紧为寒脉,有寒邪则见之,无寒邪则不见也。其温病热病,或见脉紧者,乃重感不正之暴寒与内伤过度之冷食也,岂其本然哉!又或者不识脉形,但见弦便呼为紧,断为寒而妄治。盖脉之盛而有力者,每每兼弦,岂可错认为紧而断为寒。夫温病热病之脉,多在肌肉之分而不甚浮,且右手反盛于左手者,诚由怫热在内故也。其或左手盛或浮者,必有重感之风寒,否则非温病热病,自是暴感风寒之病耳。凡温病热病,若无重感,表证,虽间见,而里病为多,故少有不渴者,斯时也,法当治里热为主而解表兼之。亦有治里而表自解者。余每见世人治温热病,虽误攻其里亦无大害,误发其表变不可言。此足以明其热之自内达外矣。其间有误攻里而致大害者,乃春夏暴寒所中之疫证,邪纯在表,未入于里故也,不可与温病热病同论。夫惟世以温病热病混称伤寒,故每执寒字以求浮紧之脉,以用温热之药,若此者,因名乱实而戕人之生,名其可不正乎?又书方多言四时伤寒,故以春夏之温病热病与秋冬之伤寒,一类视之而无所别。夫秋冬之伤寒,真伤寒也。春夏之伤寒,寒疫也。与温病热病自是两涂,岂可同治。吁!此弊之来,非一日矣。历考方书,并无救弊之论,每每雷同,良可痛哉!虽然,伤寒与温病热病,其攻里之法,若果是以寒除热,固不必求异。其发表之法,断不可不异也。况伤寒之直伤阴经,与太阳虽伤不及郁热即传阴经为寒证而当温者,又与温病热病大不同。其可妄治乎?或者知一不知二,故谓仲景发表药,今不可用。而攻里之药,乃可用。呜呼!其可用不可用之理,果何在哉?若能辨其因、正其名、察其形,治法其有不当者乎？彼时行不正之气所作及重感异气而变者，则又当观其何时何气，参酌伤寒温热病之法，损益而治之，尤不可例以仲景即病伤寒药通治也。

〖普通型流行性脑脊髓膜炎恢复期-温毒津复证〗

辨识要点：① 符合普通型流行性脑脊髓膜炎脑膜脑炎期诊断；② 冬春多发；③ 体温逐渐降至正常；④ 瘀斑局限；⑤ 单纯疱疹；⑥ 口干；⑦ 舌红；⑧ 苔薄黄；⑨ 鼻咽拭子培养脑膜炎球菌阳性；⑩ 脉缓。

临床决策：解毒复津。

治疗推荐：①《备急千金要方》卷 16 竹叶汤。竹叶、小麦、知母、石膏、黄芩、麦冬、人参、生姜、甘草、瓜蒌根、半夏、茯苓，常规剂量，每日 2 次水煎服。②《医学衷中参西录》仙露汤：生石膏三两、玄参一两、连翘三钱、粳米五钱，上四味，用水五盅，煎至米熟，其汤即成。约可得清汁三盅，先温服一盅。若服完一剂，病犹在者，可仍煎一剂，服之如前。使药力昼夜相继，以病愈为度。然每次临服药，必详细问询病患，若腹中微觉凉，或欲大便者，即停药勿服。候两三点钟，若仍发热未大便者，可少少与服之。若已大便，即非溏泻而热犹在者，亦可少少与服。

常用药物：竹叶，石膏，半夏，麦冬，人参，粳米，芦根，生地，石斛。

思路拓展：《恽铁樵全集·流行性脑脊髓膜与痉病》。流行性脑脊髓膜潜伏期甚短，先寒颤，继发热，体温三十九至四十度，热虽高脉则缓。第二日即呈脑证状，头痛，荐骨痛，肢痛，昏懵呓语。其头痛常在后脑，兼见呕吐，肢体各处感觉过敏，畏强光高声。小儿则初起发痉挛，亦常限于一侧，有时大声叫号，所谓脑水肿性叫号者是也。皮肤血管运动神经，因兴奋性亢进，故稍受硬物磨擦即久留红斑，所谓脑膜炎性皮斑是也。此病一二日间，即现项强直证状，其项常反折向后，试扳之向前，则抵抗甚强，而患者呼痛。此时头向侧方及回转运动尚觉自由，及病侵脊髓膜，则起背强直，病甚则如弓之反张，下肢各筋起强直，则脚向前屈，上肢亦屈曲不能运动，腹部陷没如舟底，牙关紧闭，时发斗牙之音。脉搏初期甚缓，濒死则增数，此因迷走神经始盛而终衰故也。此病之原因，为细胞内脑炎球菌之传染而起。此菌多生存于细胞脓球等内，传染径路大约多从鼻孔或咽头、扁桃腺等处。此病中医有认为湿温者，非是。《伤寒论》痉病湿病各五条，暍病两条，痉湿暍与伤寒相滥，痉病须不与湿暍相滥，何得认痉为湿？痉字与痓字相似，故别本《伤寒》常作痓。《千金》有痉无痓，观其所叙痉病，即是痉病。成无己云：痓当作痉。盖痓字训恶，痉字训强直。成说是也。后人有痓是病名，痉是病症之说近乎臆度，可商。《千金》云：太阳中风，重感寒湿，则变痉也。痉者，口噤不开，背强而直，如发痫之状。摇头，马鸣，腰反折，须臾十发。气息如绝，汗出如雨，时有脱易。得之者，新产妇人及金疮血脉虚竭，小儿脐风，成人凉湿，得痉风者皆死。温病人肾，小儿热盛，皆痉，喑厥癫皆相似。皆宜服小续命汤两三剂也。若耳痛肿生汁作痈节者，乃无害，惟风宜防耳，针耳前动脉及风府神良。此其所叙述，较《伤寒论》为详。与西医籍连致病之原因尤极吻合，惟徐灵胎既云，"痉病百无一生，《金匮》方多不效"，则续命汤云云，恐亦未必有效。以理揆之，既云汗出如雨，复用麻黄，安能有济。况仲景固言疮疡家发汗及汗家重汗之皆能致痉乎？惟针耳前动脉及风府，既云神良，或当有效。特对于此病之用针，自己既无经验，亦未见他人为之，不敢妄下断语矣。吾次儿患痉病，经西医刁性德君治愈。旧事重提，刁君见之，或且怒我，惟余则甚感激也。吾书叙至此，稍嫌沉闷，此事有如小说。附志于此，可为读者破睡。丁巳十月，吾次儿方十二龄。先病两日，自校归，与邻家狗竟逐而颠，胫股阳面微伤，当时亦无他。后二日发热，予以疏解剂，不应。渐神昏谵语，热不高，脉沉微，颈项强直。时余已治伤寒三年，知为痉病。然无术可处，因与内人商，送宝隆医院。雇马车往，院中助手医生诊之，曰，是脑炎也。现有新发明血清可治，惟本院无之，或虹口同仁医院有此。因电询同仁然后往，途中感风，病益剧，项反折，背反张，足蜷曲，且时而大声叫号。即至同仁，主任医生刁君性德，先以灌肠器涤肠，得燥矢六七枚，病者神志遽清，项折背张如故。时为傍午，至下午四钟许，行脊椎穿刺。其法从尾闾上数第三、四节脊椎之间，以针刺入，其针有心，抽去则成一小管。督脉中水自针管中流出，以玻璃管承之。须臾之间，得药水两升许，既乃以皮带接针头，用血清注入，然后去针。垫病床，使病人头低脚高，俾注入之血清得直流入脑。血清既至脑，病者头痛甚，痛可一钟许而平。隔一日，再行脊椎穿刺。每注射一次，则项强略瘥减。按人脑自延髓而下，直至尾闾，俗名脊筋者，即督脉也。此脉中空，中贮脑汁，延髓神经密布于管壁里面。脑汁本澄清，微菌人之则发炎，督脉之管壁骤缩，故项反折而背反张；延髓神经为遍身神经之总枢，故此处紧胀，遍体均呈异状，而手足亦蜷曲；此时抽出之水必混浊，以微菌满布也。督脉管壁有弹力，故针出之后，其针孔即闭，不虞渗漏。惟行脊椎穿刺，殊非易事。须知脊骨即所以护此督脉，针从脊骨夹缝中入，须深浅恰好，不得太过不及。不及针头不能入动脉管壁，太过则且透穿后壁也。小儿经三次脊椎穿刺后，项强愈十之七。惟刁君不令忌口，谓此非肠胃病，恣食无妨。嗣后遂发热，热有起落。有定时，而逐日渐增高，此在中医谓之转疟。转疟有大出入，凡大病末期，无不有此。正气能支者生，不能支者死。油干灯烬之顷，灯火辄乍暗乍明，正与此伺一理，固非初病时寒热起落可同日语也。其时适邻号病房中亦有一脑膜炎，入院已经月，穿脊至七次。后其人不能食，以粥糜入皮带打入喉中，然其人竟死。余妻惩于大儿之喉证，以为久留医院中，恐亦无幸。翌日清晨，院中侍役均未起，嘱仆人雇马车，挈病儿迳归。医生知之大怒，然已无及。嗣是医院中门禁较严云，此为事后院役告余者。余妻虽挈病儿归，然颈项尚强，归后复用黄龙汤下之，粪中有一月前所食咸菜及肉片，嗣是调护月余始愈。然非经刁医生三次脊椎穿刺，病必不愈。余自经此次，于痉病知之独详。据刁医云，百中可愈一二。西医籍亦谓预后多不良，纵愈往往有贻后证。小儿经此次病后，入青年会，体魄颇强，亦无其他贻留病证。

　　按流行脊髓性膜炎，在急性传染病范围之内者，因脑炎球菌能传染之故。其脑膜炎属神经系范围者，种类甚多，固在本书范围之外，抑中国旧籍中亦竟无可对照，此亦西籍不可不研求之一端。至痉病在伤寒范围之外，而余列之于此者，则因伤寒有误汗而成痉者，在不可不知之列也。

　　〖暴发型流行性脑脊髓膜炎休克型-温毒脱证〗

　　辨识要点：① 符合暴发型流行性脑脊髓膜炎休克型诊断；② 急骤起病；③ 高热寒战；④ 头痛呕吐；⑤ 瘀斑；⑥ 休克；⑦ 舌红；⑧ 苔白；⑨ 脉微细；⑩ 鼻咽拭子培养脑膜炎球菌阳性。

　　临床决策：解毒固脱。

　　治疗推荐：①《伤寒论》乌梅丸。乌梅三百个、细辛六两、干姜十两、黄连一斤、当归四两、附子六两、蜀椒四两、桂枝六两、人参六两、黄柏六两，捣筛，丸如梧桐子大，水煎 10 丸送服《太平圣惠方》返阴丹 30 丸。②《圣惠》卷 11 返阴丹：硫黄、太阴玄精石、消石、附子、干姜、桂心各半两，前三味同研，后三味捣罗为末，与前药同研令匀，用软饭和丸，如梧桐子大，每服 30 丸。③ 青霉素成人每日 800 万～1 200 万 U，儿童每日每千克体重 20 万～40 万 U 加入 5％葡萄糖液内静脉滴注，疗程 5～7 日。

常用药物：人参,附子,当归,干姜,黄连,桂枝,白芍,黄柏,硫黄,太阴玄精石,消石,干姜,桂心。

思路拓展：《温热经纬·叶香岩外感温热篇》。再人之体,脘在腹上,其地位处于中,按之痛,或自痛,或痞胀,当用苦泄,以其入腹近也。必验之于舌,或黄,或浊,可与小陷胸汤或泻心汤随证治之。或白不燥,或黄白相兼,或灰白,不渴,慎不可乱投苦泄。其中有外邪未解,里先结者,或邪郁未伸,或素属中冷者,虽有脘中痞闷,宜从开泄,宣通气滞,以达归于肺,如近俗之杏、蔻、橘、桔等,是轻苦微辛,具流动之品可耳!再前云:舌黄或渴,须要有地之黄。若光滑者,乃无形湿热中有虚象,大忌前法。其脐以上为大腹,或满,或胀,或痛,此必邪已入里矣。表证多无,或十只存一。亦要验之于舌,或黄甚,或如沉香色,或如灰黄色,或老黄色或中有断纹,皆当下之,如小承气汤,用槟榔、青皮、枳实、元明粉、生首乌等。若未见此等舌,不宜用此等法。恐其中有湿聚。太阴为满,或寒湿错杂为痛,或气壅为胀,又当以别法治之。再黄苔不甚浓而滑者,热未伤津,犹可清热透表;若虽薄而干者,邪虽去而津受伤也,苦重之药当禁,宜甘寒轻剂可也。

〖暴发型流行性脑脊髓膜炎脑膜脑炎型-温毒肝风证〗

辨识要点：① 符合暴发型流行性脑脊髓膜炎休克型诊断;② 冬春多发;③ 急骤起病;④ 高热寒战;⑤ 头痛;⑥ 呕吐;⑦ 瘀斑;⑧ 频繁惊厥;⑨ 锥体束征阳性;⑩ 鼻咽拭子培养脑膜炎球菌阳性;⑪ 舌红苔黄;⑫ 脉弦数。

临床决策：解毒息风。

治疗推荐：①《普济方》卷360撮风散。蜈蚣半条、白僵蚕7个、麝香1字、朱砂、川乌、半夏、天南星、钩藤、天麻、荆芥各一钱,上为末,水煎送服《松峰说疫》除秽靖瘟丹。②《松峰说疫》除秽靖瘟丹:苍术、降香、川芎、大黄各二钱,虎头骨、细辛、斧头木、鬼箭羽、桃枭、檀香、羊踯躅、羌活、甘草、草乌、藁本、白芷、荆芥、葛根、穿山甲、羚羊角、红枣、干姜、桂枝、附子、煅灶灰、川椒、山柰、甘松、排草、桂皮各一钱,共为粗末;明雄二钱、朱砂二钱、乳香一钱、没药一钱,四味另研,共和为末。每服三钱。③ 青霉素成人每日800万～1 200万U,儿童每日20万～40万U/kg,分次加入5%葡萄糖液内静脉滴注,疗程5～7日。

常用药物：蜈蚣,僵蚕,麝香,朱砂,川乌,半夏,天南星,钩藤,天麻,苍术,降香,川芎,大黄,鬼箭羽,羊踯躅,羌活,草乌,白芷,全蝎,穿山甲,羚羊角,明雄,朱砂,乳香,没药。

思路拓展：《温热经纬·叶香岩外感温热篇》。温邪上受,首先犯肺,逆传心包。肺主气,属卫;心主血,属营。辨营卫气血,虽与伤寒同,若论治法,则与伤寒大异也。盖伤寒之邪,留恋在表,然后化热入里,温邪则热变最速。未传心包,邪尚在肺,肺主气,其合皮毛,故云在表。在表,初用辛凉轻剂。挟风,则加入。薄荷、牛蒡之属;挟湿,加芦根、滑石之流。或透风于热外或渗湿于热下,不与热相搏,势必孤矣。不尔,风挟温热而燥生,清窍必干,谓水主之气,不能上荣,两阳相劫也。湿与温合,蒸郁而蒙蔽于上,清窍为之壅塞,浊邪害清也。其病有类伤寒,其验之之法,伤寒多有变证;温热虽久,在一经不移。以此为辨。前言辛凉散风,甘淡驱湿,若病仍不解,是渐欲入营也。营分受热,则血液受劫,心神不安,夜甚无寐,成斑点隐隐,即撤去气药。如从风热陷入者,用犀角、竹叶之属;如从湿热陷入者,犀角、花露之品,参入凉血清热方中。若加烦躁,大便不通,金汁亦可加入。老年或平素有寒者,以人中黄代之,急急透斑为要。若斑出热不解者,胃津亡也。主以甘寒,重则如玉女煎,轻则如梨皮、蔗浆之类。或其人肾水素亏,虽未及下焦,先自彷徨矣,必验之于舌,如甘寒之中,加入咸寒,务在先安未受邪之地,恐其陷入易易耳。若其邪始终在气分流连者,可冀其战汗透邪,法宜益胃,令邪与汗并,热达腠开,邪从汗出。解后胃气空虚,当肤冷一昼夜,待气还自温暖如常矣。盖战汗而解,邪退正虚,阳从汗泄,故渐肤冷,未必即成脱证。此时宜令病者安舒静卧,以养阳气来复。旁人切勿惊惶,频频呼唤,扰其元神,使其烦躁。但诊其脉,若虚软和缓,虽倦卧不语,汗出肤冷,却非脱证。若脉急疾,躁扰不卧,肤冷汗出,便为气脱之证矣。更有邪盛正虚,不能一战而解,停一二日再战汗而愈者,不可不知。再论气病有不传血分,而邪留三焦,亦如伤寒中少阳病也。彼则和解表里之半,此则分消上下之势,随证变法,如近时杏、朴、苓等类,或如温胆汤之走泄。因其仍在气分,犹可望其战汗之门户,转疟之机括。大凡看法,卫之后,方言气,营之后,方言血。在卫汗之可也,到气才可清气,入营犹可透热转气,如犀角、玄参、羚羊角等物,入血就恐耗血动血,直须凉血散血,加生地、丹皮、阿胶、赤芍等物。否则前后不循缓急之法,虑其动手便错,反致慌张矣。且吾吴湿邪害人最广,如面色白者,须要顾其阳气,湿胜则阳微也。法应清凉,然到十分之六七,即不可过于寒凉。恐成功反弃,何以故耶?湿热一去,阳亦衰微也。面色苍者,须要顾其津液,清凉到十分之六七,往往热减身寒者,不可就云虚寒,而投补剂,恐炉烟虽熄,灰中有火也,须细察精详,方少少与之,慎不可直率而往也。又有酒客,里湿素盛,外邪入里,里湿为合。在阳旺之躯,胃湿恒多;在阴盛之体,脾湿亦不少,然其化热则一。热病救阴犹易,通阳最难,救阴不在血,而在津与汗;通阳不在温,而在利小便。然较之杂证,则有不同也。再论三焦不得从外解,必致成里结。里结于何?在阳明胃与肠也。亦须用下法,不可以气血之分,就不可下也。但伤寒邪热在里,劫烁津液,下之宜猛;此多湿邪内搏,下之宜轻。伤寒大便溏为邪已尽,不可再下;湿温病大便溏为邪未尽,必大便硬。慎不可再攻也,以粪燥为无湿矣。

〖轻型流行性脑脊髓膜炎-温毒轻证〗

辨识要点:① 符合轻型流行性脑脊髓膜炎诊断;② 冬春多发;③ 急骤起病;④ 发热恶寒;⑤ 瘀斑;⑥ 头痛;⑦ 轻微脑膜刺激征;⑧ 脑脊液变化不明显;⑨ 鼻咽拭子培养脑膜炎球菌阳性;⑩ 舌红苔薄黄;⑪ 脉浮数。

临床决策:解毒透表。

治疗推荐:①《圣济总录》卷22百解汤。前胡、柴胡、甜葶苈、半夏、麻黄、羌活、独活、桔梗、人参、陈皮、白术、枳壳、炙甘草、茯苓、川芎、石膏、杏仁各等分为粗末,水煎送服大黄龙丸5粒,每日2次。②《三因极一病证方论》大黄龙丸:硫黄、硝石各一两,雄黄、滑石、白矾各半两,寒食面四两,上为末,滴水为丸,如梧子大。每服五丸至七丸,渐加至二十丸。③ 青霉素成人每日800万~1200万U,儿童每日20万~40万U/kg,分次加入5%葡萄糖液内静脉滴注,疗程5~7日。

常用药物:前胡,柴胡,麻黄,羌活,独活,桔梗,枳壳,黄芩,石膏,硫黄,雄黄,白矾。

思路拓展:《温热经纬·叶香岩外感温热篇》。妇人病温与男子同,但多胎前产后,以及经水适来适断。大凡胎前病,古人皆以四物加减用之,谓护胎为要,恐来害妊,如热极用井底泥、蓝布浸冷,覆盖腹上等,皆是保护之意,但亦要看其邪之可解处。用血腻之药不灵,又当省察,不可认板法。然须步步保护胎元,恐损正邪陷也。至于产后之法,按方书谓,慎用苦寒,恐伤其已亡之阴也。然亦要辨其邪能从上中解者,稍从证用之,亦无妨也。不过勿犯下焦,且属虚体,当如虚怯人病邪而治。总之,无犯实实虚虚之禁。况产后当气血沸腾之候,最多空窦,邪势必乘虚内陷,虚处受邪为难治也。如经水适来适断,邪将陷血室,少阳伤寒,言之详悉,不必多赘。但数动与正伤寒不同,仲景立小柴胡汤,提出所陷热邪,参、枣扶胃气,以冲脉隶属阳明也,此与虚者为合治。若热邪陷入,与血相结者,当从陶氏小柴胡汤去参、枣,加生地、桃仁、楂肉、丹皮或犀角等。若本经血结自甚,必少腹满痛。轻者,刺期门;重者,小柴胡汤去甘药,加延胡、归尾、桃仁。挟寒,加肉桂心。气滞者,加香附、陈皮、枳壳等。然热陷血室之证,多有谵语如狂之象,防是阳明胃实,当辨之。血结者,身体必重,非若阳明之轻旋便捷者,何以故耶? 阴主重浊,络脉被阻,侧旁气痹,连胸背皆拘束不遂。故祛邪通络,正合其病,往往延久,上逆心包,胸中痛,即陶氏所谓血结胸也。王海藏出一桂枝红花汤加海蛤、桃仁,原是表里上下一齐尽解之理,看此方大有巧手,故录出以备学人之用。

〔慢性败血症型流行性脑脊髓膜炎-温毒伏营证〕

辨识要点:① 符合慢性败血症型流行性脑脊髓膜炎诊断;② 冬春多发;③ 成人多患;④ 病程迁延数周甚至数月;⑤ 间歇性发热恶寒;⑥ 瘀斑;⑦ 四肢关节疼痛;⑧ 脾脏肿大;⑨ 鼻咽拭子培养脑膜炎球菌阳性;⑩ 舌红苔薄黄;⑪ 脉沉数。

临床决策:清营解毒。

治疗推荐:①《凌临灵方》紫斑搜伏邪法。玄参、大青、人中黄、郁金、竹叶、犀角、牡丹皮、连翘、荆芥、鲜生地、赤芍、金银花、天虫,水煎服。水煎送服避瘟丸 5 粒,每日 2 次。②《医方简义》避瘟丸:雄黄、鬼箭羽、丹参、赤小豆各一两,上药为末炼蜜为丸如梧桐子大,每服 5 丸。③ 青霉素成人每日 800 万~1 200 万 U,儿童每日 20 万~40 万 U/kg,分次加入 5%葡萄糖液内静脉滴注,疗程 5~7 日。

常用药物:石膏,生地,麦冬,知母,牛膝,金银花,连翘,黄连,雄黄,鬼箭羽,丹参,紫草。

思路拓展:①《温热经纬·叶香岩三时伏气外感篇》。春温一证,由冬令收藏未固,昔人以冬寒内伏,藏于少阴,入春发于少阳,以春木内应肝胆也。寒邪深伏,已经化热,昔贤以黄芩汤为主方,苦寒直清里热,热伏于阴,苦味坚阴,乃正治也。知温邪忌散,不与暴感门同法。若因外邪先受,引动在里伏热。必先辛凉以解新邪,继进苦寒以清里热。况热乃无形之气,时医多用消滞,攻治有形,胃汁先涸,阴液劫尽者多矣。风温者,春月受风,其气已温。《经》谓春病在头,治在上焦。肺位最高,邪必先伤,此手太阴气分先病,失治则入手厥阴心包络,血分亦伤。盖足经顺传,如太阳传阳明,人皆知之。肺病失治,逆传心包络,人多不知者。俗医见身热咳喘,不知肺病在上之旨,妄投荆、防、柴、葛,加入枳、朴、杏、苏、菔子、楂、麦、橘皮之属,辄云解肌消食。有见痰喘,便用大黄礞石滚痰丸,大便数行,上热愈结。幼稚谷少胃薄,表里苦辛化燥,胃汁已伤,复用大黄大苦沉降丸药,致脾胃阳和伤极,陡变惊痫,莫救者多矣。夏为热病,然夏至以前,时令未为大热,经以先夏至病温,后夏至病暑。温邪前已申明。暑热一证。医者易眩,夏暑发自阳明,古人以白虎汤为主方。后贤刘河间创议,迥出诸家,谓温热时邪,当分三焦投药,以苦辛寒为主,若拘六经分证,仍是伤寒治法,致误多矣。盖伤寒外受之寒,必先从汗解。辛温散邪是已。口鼻吸入之寒,即为中寒阴病,徐云:亦不尽然。治当温里,分三阴见证施治。若夫暑病,专方甚少,皆因前人略于暑,详于寒耳。考古如《金匮》暑痉之因,而洁古以动静分中暑、中热,各具至理,兹不概述。论幼科病暑热,夹杂别病有诸,而时下不外发散消导,加入香薷一味,或六一散一服。考《本草》香薷辛温发汗,能泄宿水。夏热气闭无汗,渴饮停水,香薷必佐杏仁,以杏仁苦降泄气,大顺散取义若此。长夏湿令,暑必兼湿。暑伤气分,湿亦伤气,汗则耗气伤阳,胃汁大受劫烁,变病由此甚多,发泄司令,里真自虚。张凤逵云:暑病首用辛凉,继用甘寒,再用酸泄酸敛,不必用下。可称要言不烦矣。夏令受热,昏迷若惊,此为暑厥。即热气闭塞孔窍所致。其邪入络,与中络同法,牛黄丸、至宝丹芳香利窍可效。徐云:妙法。雄按:紫雪亦可酌用。神苏以后,用清凉血分,如连翘心、竹叶心、玄参、细生地、鲜生地、二冬之属。此证初起,大忌风药。初病暑热伤气,竹叶石膏汤,或清肺轻剂。大凡热深厥深,四肢逆冷,但看面垢齿燥,二便不通,或泻不爽,为是,大忌误认伤寒也。秋深初凉,稚年发热咳嗽,证似春月风温证。但温乃渐热之称,凉即渐冷之意。春月为病,犹是冬令固密之余;秋令感伤,恰值夏月发泄之后。其体质之虚实不同。徐云:通人之言也。但温自上受,燥自上伤,理亦相等,均是肺气受病,世人误认暴感风寒,混投三阳发散,津劫燥甚,喘急告危。若果暴凉外束,身热痰嗽,只宜葱豉汤,或苏梗、前胡、杏仁、枳、桔之属,仅一二剂亦可。更有粗工亦知热病,与泻白散加芩、连之属,不知愈苦助燥,必增他变,当以辛凉甘润之方,气燥自平而愈。慎勿用苦燥劫烁胃汁。②《凌临灵方》:凌奂(1822—1893年),字晓五,浙江吴兴人,道光至光绪年间名医,有凌仙人之誉。著有《医学薪传》《饲鹤亭集方》《凌临灵方》《本草害利》等。凌氏为人治病,不言劳,不责酬,贫病者,施以药。而临证之慎思明辨,用药之一丝不苟,均足资后学师法。《凌临灵方》费泽尧序曰:凌公固儒而医者也。当时求诊之繁及门之盛,首屈一指。而尤能博济贫病始终罔懈,是以乡中故老至今犹称道之,活人术深,济世心浓,可以为公咏矣。公晚年自号折肱老人,年七十二归道山,惜乎。公之著作绝少流传,今沈君慨然以表扬先哲启迪后来为己任,将凌公遗着次第付梓,并承邮视《凌临灵方》一册嘱为序言,尧虽不文,然聆斯举,弥觉抚掌称快,漱诵之余乃益叹沈君师承有由来也。是书选案不多而皆精肯,吉光片羽珍贵奚如,愧余笔乏生花未能为公表扬万一,仅于公之行略及沈君刊传之热忱,用志数言为读者告。

急性播散性脑脊髓炎

急性播散性脑脊髓炎(acute disseminated encephalomyelitis)是脑和脊髓白质急性炎症性脱髓鞘疾病。以发热及多灶性神经功能异常伴意识障碍等为主要临床表现。病理特点：静脉周围出现炎性脱髓鞘，病变散布于大脑、脑干、小脑和脊髓的灰质和白质，以白质为主，病灶多围绕在小和中等静脉周围，自0.1 mm至数毫米不等，脱髓鞘区可见小神经胶质细胞，血管周围有炎性细胞浸润形成的血管袖套。常见多灶性脑膜浸润。免疫病理证据表明急性播散性脑脊髓炎是自身 T 细胞激活导致针对髓鞘或其他自身抗原的一过性自身免疫反应。病前常有病毒感染和疫苗接种支持这一理论。病原和宿主结构的部分相似诱导 T 细胞激活但不足以使其耐受。中枢感染触发急性播散性脑脊髓炎假说认为，中枢神经系统感染后继发自身免疫反应，感染造成血脑屏障破坏，导致中枢相关的自身抗原释放入血，经淋巴器官加工处理，打破 T 细胞的耐受，导致针对中枢的变态反应。急性播散性脑脊髓炎细胞因子假说认为，急性播散性脑脊髓炎患者脑脊液 IL-4、IL-10、TNF-α升高，外周血中髓鞘反应性 T 细胞数比正常人增高 10 倍以上，产生 IFN-γ 的 CD3$^+$T 细胞数量增加产生 IL-17 的 CD4$^+$T 细胞数并不升高，后者在 MS 患者中可显著升高。急性播散性脑脊髓炎抗体假说认为，急性播散性脑脊髓炎患者血清检测到髓鞘碱性蛋白抗体和髓鞘少突胶质细胞糖蛋白抗体。

〖单相型急性播散性脑脊髓炎-脑髓血分证〗

辨识要点：① 符合单相型急性播散性脑脊髓炎诊断；② 该病好发儿童和青壮年；③ 无季节性；④ 感染或疫苗接种后 1~2 周急性起病；⑤ 高热头痛；⑥ 全身酸痛；⑦ 痫性发作；⑧ 昏睡和深昏迷；⑨ 四肢瘫或截瘫；⑩ 震颤和舞蹈样动作；⑪ 共济运动障碍；⑫ 脑脊液压力增高，单核细胞增多；⑬ 脑电图示弥漫慢活动；⑭ 外周血白细胞增多，血沉加快；⑮ 头颅核磁共振 FLAIR 和 T2 像见严重的进行性多发脑白质高信号病灶，双侧大脑半球均累及，左右可不对称，幕上、皮质下白质受累为主，各段脊髓 MRI 异常提示髓内病变；⑯ 舌红苔黄脉数。

临床决策：清热凉血安宫。

治疗推荐：①《备急千金要方》犀角地黄汤。犀角一两，生地黄八两，芍药三两，牡丹皮二两，上四味㕮咀，以水九升煮取三升，每日分 3 次服，每次送服安宫牛黄丸 1 粒，喜妄如狂者加大黄二两，黄芩三两。②《冯氏锦囊秘录》牛黄犀角丸：牛黄、犀角、川芎、升麻、细辛、麻黄、甘草、朱砂、龙脑、麝香，常规剂量研为细末，练蜜为丸如弹子大，每次 1 粒，每日 2 次温水送服。③ 静滴甲泼尼龙 500~1 000 mg/d 或地塞米松 20 mg/d 进行冲击治疗，以后逐渐减为泼尼松口服；④ 血浆置换或免疫球蛋白冲击治疗。

常用药物：犀角，生地，芍药，牡丹皮，大黄，黄芩，牛黄，郁金，黄连，朱砂，冰片，麝香，真珠，栀子，雄黄，石膏，知母，羚羊角，玄参，大青叶，板蓝根，蒲公英，紫花地丁。

思路拓展：①《温病条辨》。安宫牛黄丸芳香化秽浊而利诸窍，咸寒保肾水而安心体，苦寒通火腑而泻心用之方也。牛黄得日月之精，通心主之神。犀角主治百毒，邪鬼瘴气。真珠得太阴之精，而通神明，合犀角补水救火。郁金草之香，梅片木之香，雄黄石之香，麝香乃精血之香，合四香以为用，使闭固之邪热温毒深在厥阴之分者，一齐从内透出，而邪秽自消，神明可复也。黄连泻心火，栀子泻心与三焦之火，黄芩泻胆、肺之火，使邪火随诸香一齐俱散也。朱砂补心体，泻心用，合金箔坠痰而镇固，再合真珠、犀角为督战之主帅也。②《医方考》犀角地黄汤：心属火而主脉，过劳其心，则火妄动而血涌溢，越窍而出，则为吐为衄者势也。《经》曰：治病必求其本，故以凉心之药主之。生犀能解心热，生地能凉心血，白芍、丹皮酸寒之物也，酸者入肝，寒者胜热。所以心病而治肝者，肝是心之母，木能生火，故从肝而治之，乃迎夺之兵也。③《医宗金鉴》犀角地黄汤：吐血之因有三：曰劳伤，曰努伤，曰热伤。劳伤以理损为主，努伤以去瘀为主，热伤以清热为主。热伤阳络则吐衄，热伤阴络则下血。是汤治热伤也，故用：犀角，清心去火之本。生地，凉血以生新血。白芍，敛血止血妄行。丹皮，破血以逐其瘀。此方虽曰清火，而实滋阴；虽曰止血，而实去瘀。瘀去新生，阴滋火熄，可为探本求穷源之法也。若心火独盛，则加黄芩，黄连以泻热；血瘀胸痛，则加大黄，桃仁以逐瘀也。

〖**复发型急性播散性脑脊髓炎-脑髓气分热复证**〗

辨识要点：① 符合复发型急性播散性脑脊髓炎诊断；② 在第 1 次急性播散性脑脊髓炎事件 3 个月之后或完整的激素治疗 1 个月之后出现新的急性播散性脑脊髓炎事件；③ 新事件只是时间上的复发而没有空间的多发；④ 症状和体征与第 1 次相同；⑤ 影像学发现仅有旧病灶的扩大而没有新的病灶出现；⑥ 舌红苔黄脉数。

临床决策：清热醒脑。

治疗推荐：①《伤寒论》竹叶石膏汤。竹叶二把、石膏一斤、半夏半升、麦冬一升、人参三两、炙甘草二两、粳米半升，右七味，以水一斗，煮取六升，去滓，内粳米，煮米熟，汤成，去米，温服一升，每日 2 次送服紫雪二钱。②《太平惠民和剂局方》紫雪：石膏、寒水石、磁石、滑石各三斤，捣碎，水一斛，煮至四斗，去滓入下项：犀角屑、羚羊角屑、青木香、沉香各五两；玄参、升麻各一斤；甘草八两，丁香一两，以上八味入前药汁中再煮，取一斗五升，去滓，入下项：朴硝十斤，硝石四升，以上二味入前药汁中，微火上煎，柳木篦搅不住手，候有七升，投在木盆中，半日欲凝，入下项：麝香当门子一两二钱半、朱砂三两，以上二味入前药中，搅调令匀，寒之二日。上件药成霜雪紫色。每次二钱，用冷水调下，每日 2 次食后服。③ 静滴甲泼尼龙 500～1 000 mg/d 或地塞米松 20 mg/d 进行冲击治疗，以后逐渐减为泼尼松口服。④ 血浆置换或免疫球蛋白冲击治疗。

常用药物：竹叶，石膏，半夏，麦冬，人参，寒水石，滑石，犀角屑，羚羊角屑，玄参，升麻，丁香，朴硝，麝香，朱砂。

思路拓展：①《退思集类方歌注》竹叶石膏汤。治伤寒解后，虚羸少气，气逆欲吐者；并治三阳合病，脉浮大在关上，但欲睡眠，合目则汗；亦治伤暑发渴，脉虚。竹叶石膏汤，粳米、麦冬、半夏、草、人参。三阳合病关脉大，寐则盗汗此能任。止呕或加姜更效，脉虚伤暑渴宜斟。三阳合病而盗汗出，是胃火盛而肝火乘之也。厥阴为里之阖，阳明为表之阖，二经有火，则反开而不阖，故盗汗出。是方即人参白虎加减，大清胃火以生津，用竹叶泻肝火，半夏通阴阳，引卫气从阳入阴，则开阖而汗即止。伤寒病后留余热，少气虚烦吐逆寻。此仲景治伤寒愈后调养之方也。其法专于滋养肺胃之阴气，以复津液。盖大病之后，必有余热留于肺胃之间，总宜清解。后人概用峻补，以留其邪，则元气不能骤复，愈补愈虚矣。②《医宗金鉴》竹叶石膏汤：是方即白虎汤去知母，加人参、麦冬、半夏、竹叶也。以大寒之剂，易为清补之方，此仲景白虎变方也。《经》曰：形不足者，温之以气；精不足者，补之以味。故用人参、粳米，补形气也；佐竹叶、石膏,清胃热也。加麦冬生津,半夏降逆,更逐痰饮,甘草补中,且以调和诸药也。注:病人脉已解,谓病脉悉解也。惟日西微烦者,以病新差,强食谷蛋,胃气尚弱,不能消谷,故令微烦,不须药也,损谷自愈。集注:方有执曰,强与谷,谓强其进食也。损者,言当节减之也。喻昌曰:注家牵引日暮为阳明之王时,故以损谷为当小下。不知此论差后之证,非论六轻转阳明之证也。日暮,即《内经》日西而阳气已衰之意,所以不能消谷也。不可引前条宿食,轻用大黄,重伤脾胃也。王鹤田曰:此言差后强食,而为虚中之实证也。病后起居坐卧,俱宜听其自然,不可勉强,强则非其所欲,反逆其性而不安矣,不特一食也。

〖多相型急性播散性脑脊髓炎-脑髓营分热复证〗

辨识要点:① 符合多相型急性播散性脑脊髓炎诊断;② 在第1次急性播散性脑脊髓炎事件3个月之后或完整的激素治疗1个月之后出现了新的急性播散性脑脊髓炎事件;③ 新的急性播散性脑脊髓炎事件时间和空间多发;④ 新的急性播散性脑脊髓炎事件时间和空间多发都与第1次不同;⑤ 新的急性播散性脑脊髓炎症状、体征以及影像学检查都有新的病灶出现;⑥ 舌红少津脉细数。

临床决策:清营透热。

治疗推荐:①《温病条辨》清营汤。犀角三钱、生地五钱、玄参三钱、竹叶心一钱、麦冬三钱、丹参二钱、黄连一钱五分、金银花三钱、连翘二钱,水八杯,煮取三杯,每日3次,每次送服至宝丹1粒。②《灵苑方》至宝丹:生乌犀、生玳瑁、琥珀、朱砂、雄黄各一两,牛黄、龙脑、麝香各三分,安息香一两半,金银箔各五十片。上丸如皂角子大,人参汤下一丸,小儿量减。③ 静滴甲泼尼龙500~1 000 mg/d 或地塞米松20 mg/d进行冲击治疗,以后逐渐减为泼尼松口服;④ 血浆置换或免疫球蛋白冲击治疗。

常用药物:犀角、生地、玄参、竹叶心、麦冬、丹参、黄连、金银花、连翘。

思路拓展:《古今医统大全·伤寒门发斑》。伤寒发斑,热甚而伤血,血热不散,里实表虚,热气乘虚出于皮肤而为斑也。轻则疹子,甚则如锦纹。或病本属阳,误投热药,或当汗不汗,当下不下,或汗下未解,皆能至此。有下之太早,热气乘虚入胃,故发斑;下之太迟,热留胃中,亦发斑;阳证热药过多,胃热焦烂,亦皆发斑也。有表虚里实,热毒不散,所以不可轻发汗,不可轻下。阳毒发斑者,若热毒深入,斑发紫黑,是毒陷于内,不可治也。斑赤者逆;黑者十死一生。消散:阳毒已深,内外结热,舌卷焦黑,鼻如烟煤,狂言见鬼,面赤,斑如锦纹,五日可治,六七日不可治,阳毒升麻汤、人参白虎汤。始用热炽,发为赤斑或咽痛,玄参升麻汤。表证多者,防风通圣散去硝黄。解利:温毒发斑而呕者,葛根橘皮汤。呕吐清汁,眼赤口疮下痢,黄连橘皮汤。解热:伤寒五六日斑出,猪胆鸡子汤。兼咽痛,紫雪,细细咽之。发赤斑,大青四物汤。发斑通用升麻汤、犀角地黄汤。热多,玄参升麻汤、黄连四物汤、青木香一物汤。凉血:温毒发斑,冬月大暖,人受不正之气,至春发为斑烂瘾疹如锦纹,谓之温毒。阳脉浮数,阴脉实大,黑膏化毒丹。下:温毒身无大热,渴烦大便实,腹痛,有赤斑瘾疹者,调胃承气汤。斑见无大热,脉虚秘闷,当归丸。清补:汗下后胃虚极而发斑者,此火游于外所致,白虎加人参、白术。再论其热传营,舌色必绛。绛,深红色也。初传,绛色中兼黄白色,此气分之邪未尽也,泄卫透营,两和可也。纯绛鲜色者,包络受病也,宜犀角、鲜生地、连翘、郁金、石菖蒲等。延之数日,或平素心虚有痰,外热一陷,里络就闭,非菖蒲、郁金等所能开,须用牛黄丸、至宝丹之类以开其闭,恐其昏厥为痉也。再色绛而舌中心干者,乃心胃火燔,劫烁津液,即黄连、石膏,亦可加入。若烦渴烦热,舌心干,四边色红,中心或黄或白者,此非血分也。乃上焦气热烁津,急用凉膈散,散其无形之热,再看其后转变可也。慎勿用血药,以滋腻难散。至舌绛望之若干,手扪之原有津液,此津亏湿热熏蒸,将成浊痰,蒙闭心包也。舌色绛而上有黏腻,似苔非苔者,中挟秽浊之气,急加芳香逐之。舌绛欲伸退场门而抵齿,难骤伸者,痰阻舌根,有内风也。舌绛而光亮,胃阴亡也。急用甘凉濡润之品。若舌绛而干燥者,火邪劫营,凉血清火为要。舌绛而有碎点白黄者,当生疳也。大红点者,热毒乘心也。用黄连、金汁。其有虽绛而不鲜,干枯而痿者,肾阴涸也。急以阿胶、鸡子黄、地黄、天冬等救之。缓则恐涸极而无救也。再舌苔白浓而干燥者,此胃燥气伤也,滋润药中加甘草,令甘守津还之意。舌白而薄者,外感风寒也,当疏散之。若白干薄者,肺津伤也,加麦冬、花露、芦根汁等轻清之品,为上者上之也。若白苔绛底者,湿遏热伏也。当先泄湿透热,防其就干。勿忧之,再从里透于外,则变润矣。初病,舌就干,神不昏者,急加养正透邪之药。若神已昏,此内匮矣,不可救药。又不拘何色,舌上生芒刺者,皆是上焦热极也。当用青布拭冷薄荷水揩之。即去者轻,旋即生者险矣。

〖急性坏死性出血性脑脊髓炎-脑髓气营两燔证〗

辨识要点:① 符合急性坏死性出血性脑脊髓炎诊断;② 常见于青壮年;③ 病前 1～2 周内可有上呼吸道感染病史;④ 起病急骤;⑤ 病情凶险;⑥ 症状体征 2～4 日内到高峰;⑦ 高热;⑧ 意识模糊或昏迷;⑨ 烦躁不安;⑩ 痫性发作;⑪ 偏瘫或四肢瘫;⑫ 脑脊液压力增高及细胞数增多;⑬ 脑脊液蛋白轻中度增高;⑭ 脑脊液 IgG 增高,可发现寡克隆带;⑮ 脑电图示弥漫慢活动;⑯ 外周血白细胞增多,血沉加快;⑰ 头颅核磁共振 FLAIR 和 T2 像见严重的进行性多发脑白质高信号病灶,双侧大脑半球均累及,左右可不对称,幕上、皮质下白质受累为主,各段脊髓 MRI 异常提示髓内病变;⑱ 舌红绛苔黄燥脉细数。

临床决策:清瘟解毒。

治疗推荐:①《疫疹一得》清瘟败毒饮。清瘟败毒饮治一切火热,表里俱盛,狂躁烦心。口干咽痛,大热干呕,错语不眠,吐血衄血,热盛发斑。不论始终,以此为主。后附加减。生石膏(大剂六两至八两,中剂二两至四两,小剂八钱至一两二钱)、小生地(大剂六钱至一两,中剂三钱至五钱,小剂二钱至四钱)、乌犀角(大剂六钱至八钱,中剂三钱至四钱,小剂二钱至四钱)、真川连(大剂六钱至四钱,中剂二钱至四钱,小剂一钱至一钱半)、生栀子、桔梗、黄芩、知母、赤芍、玄参、连翘、竹叶、甘草、丹皮等常规剂量,每日 3 次水煎送服牛黄解毒丸。②《中国药典》牛黄解毒丸:牛黄 5 g、雄黄 50 g、石膏 200 g、大黄 200 g、黄芩 150 g、桔梗 100 g、冰片 25 g、甘草 50 g,以上八味,除牛黄、冰片外,雄黄水飞成极细粉;其余石膏等五味粉碎成细粉;将牛黄、冰片研细,与上述粉末配研,过筛,混匀。每 100 g 粉末加炼蜜 100～110 g 制成大蜜丸。口服每次 1 丸,每日 3 次温水送服。③ 早期足量应用糖皮质激素是治疗 ADEM 的主要方法,作用机制是抑制炎性脱髓鞘的过程,减轻脑和脊髓的充血水肿,保护血脑屏障目前主张静脉滴注甲泼尼龙 500～1 000 mg/d 或地塞米松 20 mg/d 进行冲击治疗,以后逐渐减为泼尼松口服。对糖皮质激素疗效不佳者可考虑用血浆置换或免疫球蛋白冲击治疗。

常用药物:石膏,生地,犀角,黄连,栀子,桔梗,黄芩,知母,赤芍,玄参,连翘,竹叶,甘草,牡丹皮,牛黄,雄黄,大黄,冰片。

思路拓展:①《疫疹一得》。疫证初起,恶寒发热,头痛如劈,烦躁谵妄,身热肢冷,舌刺唇焦,上呕下泄,六脉沉细而数,即用大剂;沉而数者,用中剂;浮大而数者,用小剂。如斑一出,即用大青叶,量加升麻四五分引毒外透。此内化外解、浊降清升之法，治一得一，治十得十。以视升提发表而愈剧者，何不俯取刍荛之一得也。此十二经泄火之药也。斑疹虽出于胃，亦诸经之火有以助之。重用石膏直入胃经，使其敷布于十二经，退其淫热；佐以黄连、犀角、黄芩泄心、肺火于上焦，丹皮、栀子、赤芍泄肝经之火，连翘、玄参解散浮游之火，生地、知母抑阳扶阴，泄其亢甚之火，而救欲绝之水，桔梗、竹叶载药上行；使以甘草和胃也。此皆大寒解毒之剂，故重用石膏，先平甚者，而诸经之火自无不安矣。②《疫疹一得》二卷，余师愚撰于清乾隆甲寅 1794 年。余师愚名霖字师愚，清初安徽桐城人，著名瘟疫学家。自序曰：幼读鲁论，至隐居以求其志，行义以达其道，即心焉志之，曰：丈夫不当如是耶？愿窃比焉。力学二十余年，屡踬名场，翻然自顾樗栎之资，原非国器，奈何犹穷经皓首，终为童子试哉？于是究心《灵》《素》，志在岐黄，医虽小道，亦足以行吾艺耳。遍览一十三科，以及诸子百家，各穷无妙，独伤寒一门，张氏仲景以为急病，辨症稍差，夭折生命，论载三百九十七法，一百一十三方，以济天下后世，其用心可谓仁矣。至于疫疹，多于伤寒百倍，安忍置而勿论哉？夷考其时，或未有疫欤？抑或仲景之书，原有一十六卷，今世只传十卷，而疫疹一门，亦在遗亡之数欤？以致后人纷纷立说，祖述宪章，俱以伤寒立论，其于热疫一症，往往略而不讲，是以业斯道者，所诵所传，连篇累牍，无非伤寒，及其临症，只就伤寒一例治之，不知其为疫也。流弊于人，沦肌浃髓，举世同揆，万人一法。究之，死者不知何病以死，生者不知何药以生，抚今思昔，可胜慨哉！干隆甲申，予客中州，先君偶染时疫，为群医所误，及奔丧回里查看诸方，总不外此三法，抱恨终天，曷其有极？思于此症，必有以活人者，公之于世，亦以稍释予怀。因读本草言石膏性寒，大清胃热，味淡而薄，能表肌热，体沉而降，能泄实热。恍然大悟，非石膏不足以治热疫，遇有其症，辄投之，无不得心应手。三十年来颇堪自信，活人所不治者笔难罄述。窃思一人之治人有限，因人以及人无穷，因不揣鄙陋，参合司天、大运、主气、小运，着为《疫疹一得》，欲以刍荛之见，公之于人，使天下有病斯疫者，起死回生，咸登寿域，予心庶稍安焉，敢以著书立说，自矜能事耶？创用清瘟败毒饮等效方，在一定程度上丰富和发展了疫诊治法。在发病方面，书中较多地谈到运气主病。现存稿本及清刻本。1949 年后有影印本。③《温病条辨》：清代吴瑭，字鞠通，著于 1798 年。《温病条辨》自序曰：瑭进与病谋，退与心谋，十阅春秋，然后有得，然未敢轻治一人。癸丑岁，都下温疫大行，诸友强起瑭治之，大抵已成坏病，幸存活数十人，其死于世俗之手者不可胜数。呜呼！生民何辜，不死于病而死于医，是有医不若无医也，学医不精，不若不学医也。因有志采辑历代名贤著述，去其驳杂，取其精微，间附己意，以及考验，合成一书，名曰《温病条辨》，然未敢轻易落笔。又历六年至于戊午，吾乡汪瑟庵先生促瑭曰：来岁己未湿土正化，二气中温厉大行，子盍速成是书，或者有益于民生乎！瑭愧不敏，未敢自信，恐以救人之心，获欺人之罪，转相仿效，至于无穷，罪何自赎哉！

结核性脑膜炎

　　结核性脑膜炎(tuberculous meningitis)是结核杆菌引起的脑膜和脊膜的非化脓性炎症性疾病。以发热、头痛及脑膜刺激征阳性为主要临床表现。病理特点：脑底处破裂的结核结节周围结核性渗出物在蛛网膜下腔中扩散，至基底池和外侧裂。光镜下渗出物由纤维蛋白网络中带有不同数量细菌的多形核细胞、巨噬细胞、淋巴细胞和红细胞组成。随着疾病的进展，淋巴细胞和结缔组织占优势。渗出物经过的小动脉和中动脉，以及其他一些血管感染形成结核性血管炎，导致血管堵塞，引起脑梗死。慢性感染时结核性渗出物可使基底池、第四脑室流出通路阻塞，引起脑积水。

〖结核性脑膜炎Ⅱ期-脑腑瘵虫阴虚证〗

　　辨识要点：① 符合结核性脑膜炎Ⅱ期诊断；② 隐匿起病慢性病程；③ 发热盗汗；④ 疲倦无力；⑤ 精神萎靡；⑥ 头痛呕吐；⑦ 脑膜刺激征；⑧ 轻度神经系统功能受损；⑨ 轻度运动功能异常；⑩ 血沉增高；⑪ 皮肤结核菌素试验阳性；⑫ 胸部 X 线片可见活动性或陈旧性结核感染证据；⑬ 脑脊液压力增高可达 400 mmH$_2$O 或以上，外观无色透明或微黄，静置后可有薄膜形成；淋巴细胞数显著增多，蛋白质增高，糖及氯化物下降；⑭ 脑脊液培养出结核菌；⑮ 舌红苔少脉细。

　　临床决策：养阴抗痨。

　　治疗推荐：①《冯氏锦囊秘录》人参固本膏。人参一两，天冬、麦冬、生地、熟地各四两，以二冬二地熬成膏，以人参细末和匀，时时挑少许口中噙化，温水送服《圣济总录》鳖甲丸 30 粒。②《圣济总录》卷 89 鳖甲丸：鳖甲、柴胡各一两半，人参、白术、诃黎勒皮、黄芪、五味子、沉香、麦冬、赤芍、茯神、生地、木香、枳实各一两，上为末，炼蜜为丸如梧桐子大，每次 30 丸，每日 2 次，空心人参汤或粥饮送下。③ 异烟肼 600 mg 每日 1 次，静脉滴注或口服，用药 1～2 年。④ 利福平 600 mg 每日 1 次口服，用药 6～12 个月。⑤ 吡嗪酰胺 500 mg 每日 3 次口服，用药 2～3 个月。⑥ 乙胺丁醇 750 mg 每日 1 次口服，用药 2～3 个月。

　　常用药物：人参，天冬，麦冬，生地，熟地，鳖甲，柴胡，百部，黄芪，五味子，沉香，茯神，秦艽，石斛，鳖肉，大马哈鱼，黄羊肉，鸡肉，零余子，鹿角胶，鹿茸，鹿肉，麋茸，牛肝，牛肉，牛髓，人乳汁，獭肝，乌骨鸡，霞天膏，羊肚，羊骨，羊肉，羊乳，羊脂，猪肚。

　　思路拓展：《推求师意·瘵瘵》。凡外感六淫内伤七情，其邪辗转乘于五脏，遂至大骨枯槁，大肉陷下，各见所合衰惫之症，真脏脉见则有死期。二阳之病，则为风消、息贲。三阳为病，其传为索泽瘅，成为消中。大肠移热于胃，胃移热于膀胱，胆则体养而瘦。尝贵后贱，病从内生，名曰脱营，尝富后贫，名曰失精。暴乐后苦，皆伤精气，精气竭尽，形体毁沮。离绝菀结，忧恐喜怒，五脏空虚，血气离守。《灵枢》曰：怵惕思虑则伤神，神伤则恐惧自失，破䐃脱肉，毛瘁色夭，死于冬。又诸在肤肉脉筋骨之间者，各索所合之本脏，不得索于所不胜。后世张仲景立虚劳门，本于此也。巢元方有虚劳，有蒸病，有注病，皆推于此也。虚劳者，五劳六极七伤是也。五劳者，志劳，思劳，忧劳，心劳，瘦劳；六极者，气极，血极，筋极，骨极，肌极，精极也；七伤者，曰阴寒，曰阴痿，曰里急，曰精连，曰精少阴下湿，曰精滑，曰小便苦数，临事不举。又曰：大饱伤脾，大怒气逆伤肝，强力举重，久坐湿地伤肾，形寒饮冷伤肺，忧愁思虑伤心，风雨寒暑伤形，大恐惧不节伤志。又五蒸病者，骨蒸，脉蒸，皮蒸，肉蒸，内蒸。遍身热多，又因热病愈后，食牛肉，或饮酒，或房欲而成。诸注候者，谓邪气居住人身之内，故名为注。此由阴阳失守，经络空虚，风寒暑湿劳役之所致也。或伤寒传诸阴不时除,瘀而留滞,或宿食冷热不调而流注,或乍感生死之气,卒犯鬼物之精,皆能成病,变状多端。凡此注之为言住也,言其连滞停住,死又注易傍人也。以上虚劳蒸注等候,近世方论所列之药众矣,未有一言以归其要者。盖人之生气与形耳,气为阳,形为阴,偏于阳则热,偏于阴则寒,况消万物莫甚于火。夫痨瘵未有形不瘠肉不消也,皆由精血不胜气之热火,当用寒凉以和之,益水以济之耳!乃谓形不足须温之以气,岂知,"温"乃"温存"。非温热也。气本阳而复得温则成亢阳矣,已涸之精血而加之以温热,天真何由而生耶?又有一等胎生骨细质弱者,精血必亏,此天癸已至而阴不能全盛与阳为配,及情欲动中,或劳役所使,则君、相二火相扇而起,其亏少之阴水莫能制之,故内蒸五脏,外连四属,如是者,以禀赋夭短,岂药所能治哉!

〖结核性脑膜炎Ⅲ期-脑腑瘵虫阴竭证〗

辨识要点:① 符合结核性脑膜炎Ⅲ期诊断;② 精神萎靡、淡漠、谵妄或妄想;③ 部分性、全身性癫痫发作或癫痫持续状态;④ 昏睡或意识模糊;⑤ 肢体瘫痪;⑥ 完全或不完全性梗阻性脑积水;⑦ 颅内压明显增高;⑧ 头痛、呕吐和视乳头水肿;⑨ 视力减退、复视和面神经麻痹;⑩ 血沉增高;⑪ 皮肤结核菌素试验阳性;⑫ 胸部 X 线片可见活动性或陈旧性结核感染证据;⑬ 脑脊液压力增高可达 400 mm H_2O 或以上,外观无色透明或微黄,静置后可有薄膜形成;淋巴细胞数显著增多,蛋白质增高,糖及氯化物下降;⑭ 脑脊液培养出结核菌;⑮ 舌红苔少脉细。

临床决策:养阴抗痨。

治疗推荐:①《备急千金要方》卷 18 懊憹散。萹蓄半两,藋芦、雷丸、青葙、女青、桃仁各三两,上药治下筛,每服 2 匕,粥汁送下,每日 3 次。②《种痘新书》卷 12 黄连除蟹汤:黄连二钱,使君子肉二钱五分,芜荑一钱五分,蝉蜕二钱,川楝子一钱,芦荟一钱二分,上为细末,以乌梅捣膏和匀为丸,米饮送下。③《备急千金要方》大薯蓣丸:山药、附子、人参、泽泻各八分,天冬、地黄、黄芩、当归各十分,干漆、杏仁、阿胶各二分,白术、白蔹、芍药、石膏、前胡各三分,桔梗、干姜、桂心各四分,大黄六分,五味子十六分,甘草二十分,大豆卷五分,研为细末,炼蜜为丸如弹子大,每次 1 粒,每日 2 次温水送服。④ 异烟肼 600 mg 每日 1 次,静脉滴注或口服,用药 1～2 年。⑤ 利福平 600 mg 每日 1 次口服,用药 6～12 个月。⑥ 吡嗪酰胺 500 mg 每日 3 次口服,用药 2～3 个月。⑦ 乙胺丁醇 750 mg 每日 1 次口服,用药 2～3 个月。

常用药物:萹蓄,藋芦,雷丸,青葙,女青,桃仁,山药,当归,地黄,川芎,麦冬,芍药,白术,人参,柴胡,茯苓,阿胶,白蔹,防风,大枣。

思路拓展:①《医宗金鉴·痨瘵总括》。痨瘵阴虚虫干血,积热骨蒸咳嗽痰,肌肤甲错目黯黑,始健不泻下为先。注:久病痨疾而名曰瘵。瘵者,败也,气血两败之意也。有阴虚干血者,有阴虚积热者,当以诸补阴药治之。肌肤甲错,谓皮肤干涩也。目黯黑者,谓目黑无光也。始健,谓初病尚壮;不泻,谓久病不泻也,二者皆可以攻下为先治也。痨瘵至泻则必死,不泻能食尚可痊,初取利后宜详审,次服柴胡清骨煎,虚用黄芪鳖甲散,热衰大补养荣参,皮热柴胡胡连入,骨蒸青蒿鳖甲添,阴虚补阴诸丸剂,阳虚补阳等汤圆,咳嗽自同咳嗽治,嗽血成方太平丸。注:痨瘵之人,病至大便泄泻,则必死矣。若不泻能食,尚堪任药攻治,故可痊也。初取利后,审其热之微甚,人之强弱,若热甚人强,宜用柴胡清骨散。热不甚人弱,宜用黄芪鳖甲散。热微人弱,宜用十全大补,人参养荣等汤。若皮外发热,加柴胡、胡连。骨内蒸热,加青蒿、鳖甲。午后阴虚发热,宜用补阴诸丸汤药。阳虚恶寒清瘦,宜用补阳诸丸汤药。咳嗽不已,同咳门方参而治之。嗽血者,宜用成方太平丸可也。大黄蘆虫丸、大黄青蒿煎、传尸将军丸。干血大黄蘆虫治,积热蒿黄胆便煎,癸亥腰眼灸七壮,后服传尸将军丸。注:大黄蘆虫丸有成方,大黄青蒿煎即青蒿、大黄、猪胆汁、童便煎。痨瘵日久,有生恶虫,身死之后,多遭传染,甚而灭门,名曰传尸痨,宜癸亥日灸两腰眼各七壮,后服传尸将军丸。此方载《丹溪心法》书中。柴胡清骨散:乃秦芄、知母、炙草、胡连、鳖甲、青蒿、柴胡、地骨皮、韭白、猪脊髓、猪胆汁、童便也。黄芪鳖甲散即生地、赤芍、柴胡、秦芄、炙草、知母、黄芪、紫菀、地骨皮、半夏、茯苓、人参、桂枝、桔梗、鳖甲、天冬、桑白皮也。②《推求师意》二卷,戴思恭撰于明英宗癸亥 1443 年。戴思恭(1324—1405 年),字原礼,号肃斋,浙江诸暨人,洪武年间正八品御医,著名医学家,太祖朱元璋欣赏有加。戴思恭师从朱丹溪,尽得丹溪真传,著有《推求师意》《订正丹溪金匮钩玄》《证治要诀》《证治类方》《类证用药》等。《推求师意》本丹溪之道予以阐发。宋濂《宋学士文集·翰苑续集》中撰文称赞戴思恭医术高妙,非一般医生可及。《明史》谓无愧其师云。嘉靖甲午新安汪机省之序《推求师意》曰:夫师者,指引之功也。必须学人随事精察,真积力久;而于师之引而不发者,始得见其跃如者焉。苟或不然,师者未必能引进,学人未必能起予。二者须先之也,夫何益之有哉?故曰:不愤不启,不悱不发,举一偶不以三隅,反则不复也,其斯之谓欤! 予于敛之名家,获睹是编,观其中之所语,皆本丹溪先生之意,门人弟子惟求其意,而发其所未发者,此所谓引而不发,而得其跃如者焉! 予深喜之,遂录以归,后休之。率口项君恬以疢,来就予治。予邑石墅陈子桷,以医而至予馆,因出以示之。二人者心意相得,一则曰:是可以益于吾疢也;一则曰:是可以补于吾医也。乃相告于予曰:吾二人共梓之,以垂不朽,何如? 予曰:医乃仁术也,笔之于书,欲天下同归于仁也。今若刻布以广其传,则天下病者有所益,而天下医者有所补,其仁惠及于天下大矣! 岂特二子然哉? 此予之所深嘉也,又能善推予之所欲推矣,因题之曰:《推求师意》。故僭序之,以志喜焉。王玉峰序曰:适惟宜手其《推求师意》上下卷来示,且再拜请序。予展诵之,见其所论,阴阳变状,并所原病脉,以酌厥剂者,直下膜见,参《素》《难》以出玄。详其所着,知其为丹溪未竟之意,其门人戴元礼者阐之,编而次其意者石山,校而寿其意者惟宜也。喟曰:甚矣! 医理之艰也,匪医之艰,维意之艰。夫医传言也,言所弗传忘言也,以神遇弗以言遇则窍,以神批窍,以意导理,生于及慧,生于弗及,刃有余用,目无全解矣! 否则糟粕也矣,胶焉而弗化也。奚其医丹溪,授千古医学之心法,弗能巧人也。元礼乃能冥会其意,而推阐其所未尽;石山会丹溪、元礼心法之精思,欲世其仁也;惟宜乃能宏拓其意,而成就其所欲为。世恒道医古今弗相及,今石山、惟宜邃厥医以传,谓为丹溪。元礼非欤! 故曰:广丹溪之志者,元礼也;广元礼之志者,维石山作之,维惟宜述之也。方今阴阳有,疢繁生,世可蔑斯人也与哉? 或曰:所学于丹溪者众,专其论著为元礼也者。何姬曰:丹溪之门称高第者,元礼也。理邃以玄,论微而着。微元礼,吾弗知其有也,是故以是归之也。

新型隐球菌脑膜炎

新型隐球菌脑膜炎(cryptococcosis meningitis)是新型隐球菌引起的中枢神经系统感染疾病。病理特点:脑膜广泛增厚和血管充血,脑组织水肿,脑回变平,脑沟和脑池可见小的肉芽肿、结节和脓肿,蛛网膜下腔内有胶样渗出物,脑室扩大。镜下早期病变可见脑膜有淋巴细胞、单核细胞浸润,在脑膜、脑池、脑室和脑实质中可见大量的隐球菌菌体,但脑实质很少有炎性反应。

〖新型隐球菌脑膜炎-脑腑伏湿证〗

辨识要点:① 符合新型隐球菌脑膜炎诊断;② 起病隐匿;③ 进展缓慢;④ 发热;⑤ 头痛;⑥ 恶心呕吐;⑦ 颈项强直;⑧ Kernig 征;⑨ 烦躁不安;⑩ 肢体瘫痪;⑪ 共济失调;⑫ 意识障碍;⑬ 脑脊液压力常增高,淋巴细胞数轻中度增多以淋巴细胞为主;蛋白质含量增高,糖含量降低。⑭ 脑脊液离心沉淀后涂片检出隐球菌;⑮ 舌红苔腻脉濡。

临床决策:燥湿祛风。

治疗推荐:①《医宗金鉴》蛇床子汤。威灵仙、蛇床子、当归、缩砂壳、土大黄、苦参、老葱头,常规剂量,每日 2 次水煎送服《外科理例》神效活络丹 1 丸。②《外科理例》神效活络丹:肉桂、羌活、麻黄、贯众、白花蛇、炙甘草、草豆蔻、天麻、白芷、零陵香、黄连、熟地、黄芩、何首乌、大黄、木香、芍药、细辛、天竹叶、没药、朱砂、乳香、丁香、白僵蚕、虎骨、玄参、龟甲、人参、黑附子、乌药、青皮、香附、茯苓、安息香、白豆蔻、白术、骨碎补、沉香各一两,威灵仙、全蝎、葛根、当归各两半,麝香、乌梢蛇、乌犀屑、地龙、松香脂各五钱,血竭七钱半,防风二两半,牛黄二钱半,冰片二钱半,金箔为衣。上共五十二味为末,炼蜜和杵千余杵,每药两半作十丸如弹子,金箔为衣,每服一丸,细嚼,温酒漱下,临卧空心各一丸。③ 两性霉素 B 每日 1～2 mg 加入 5% 葡萄糖液 500 ml 内静脉滴注,6 h 滴完;以后每日增加剂量 2～5 mg,直至每日每千克体重 1 mg 维持 12 周。④ 氟康唑每日 200～400 mg,每日 1 次口服,5～10 日血药浓度可达稳态,疗程一般 6～12 个月。⑤ 5-氟胞嘧啶每日每千克体重 50～150 mg 分 3～4 次口服,1 个疗程为数周至数月。

常用方药:附子,川乌,白附子,白蒺藜,白僵蚕,没药,白矾,麝香,羌活,麻黄,贯众,白花蛇,草豆蔻,天麻,白芷,黄连,黄芩,大黄,木香,细辛,天竹叶,乳香,丁香,乌药,香附,安息香,白豆蔻,沉香,威灵仙,全蝎,葛根,当归,乌梢蛇,乌犀屑,地龙,血竭,防风,牛黄。

思路拓展:①《广瘟疫论·发热》。发热表证居多,亦有里证发热,半表半里发热,余邪不尽复出于表发热,邪退正虚发热。而表证发热,脉不浮、不沉而数,寸大于关尺,热在皮肤,扪之烙手,久按反轻,必兼头痛、项强、腰痛、胫酸,或头面、身体、皮肤有红肿疼痛。诸证不必全现,有一于此,便是表证发热,九味羌活汤、人参败毒散、六神通解散选用。冬月严寒及恶寒甚者,大青龙汤、葳蕤汤、越婢汤、阳旦汤可借用。全不恶寒者,白虎汤、黄芩汤可加减用。里证发热,脉或滑,或沉数,或洪滑,关尺盛于寸,热必在肌肉、筋骨,初扪热轻,久按热甚,必兼烦渴,胸腹满,大便或不通,或自利,或便血及脓,小便黄赤,或谵妄、狂昏。诸证虽不必全现,必兼二三证方是里证发热,栀子豉汤、黄连解毒汤、小陷胸汤、三承气汤、导赤散、泻心汤、猪苓汤、天水散选用。半表半里发热,脉多弦,胸胁满,或热或止,或口苦咽干,目眩耳聋,或目赤,或喜呕心烦,或兼见表里证,达原饮、柴葛解肌汤、小柴胡汤选用。时疫发热时,用药最要清楚,此处头绪不差,后传变多危,救援亦易,不然难于收拾矣。凡见发热,即当辨其气、色、神、脉、舌苔,为风寒,为时疫。系时疫,又当辨在表、在里、在半表半里。然时疫见证,纯表纯里者少,表里夹杂者多。表里夹杂,吴氏达原饮为主。表证多,加羌活;里证多,加大黄;半表半里证多,加柴胡、葛根、淡豉;或表里证均见,则诸药全用,即三消饮取效最多,诚时疫主剂。至已愈数日而复发热者,乃募原伏有不尽之邪,复出于表,当察其证之表里多寡,以前法治之。大抵愈后复发,则里热多而表热少,虽有当用表药之证,不过葛根、柴胡、淡豉而已,无更用羌活之理。若愈后另受风寒,发热、无汗、舌上无苔者,不在此例。时疫愈后复热、无汗,重用葛根五钱最妙,以其性凉而解肌发汗,既不碍无汗之表,又不碍烦热之里。更有平素虚损,或老人,或大病后复染时疫,屡经汗、下、清解,其热转甚,或全无表、里实证,或六脉豁豁然空,或较初起洪滑更甚,或用表药而身痛更甚,或屡用清热药而烦躁、昏沉更甚,或屡用下药而舌燥更甚,此皆邪退正虚之发热也。王太仆所谓:大虚有盛候,反泻含冤也。此时须略去证状,而消息阴阳、虚实。阴虚则热渴、枯竭之证多,责在肾,宜六味地黄汤;兼气虚,合生脉散,须大作汤液,昼夜频进效始捷。阳虚则呕利、悸眩之证多,责在脾,宜六君子汤;兼血虚,归脾汤、参胡三白散、清燥汤选用。若遇此等证,仍用汗、下、凉解、宣伐,断无生理矣。又发热之为表、为里、为半表半里、为复、为虚,证状明显有据者,自易施治。若脉证夹杂模糊,难于分辨者,须以舌苔为据。初起舌苔薄白,或无苔而润,属在表。白苔而浓,或兼微黄,或中黄边白,中黄尖白,或二三色,属在半表半里。黄苔、酱色苔、黑苔属里。舌苔燥则不论何色皆属里证。屡经汗、下后,舌苔润而发热者,属阳虚;无苔而燥者,属阴虚。发热之表、里、虚、实,根据此辨之,思过半矣。惟虚证发热有似实证,即舌苔亦难凭据,又当从病之来路探讨。②《广瘟疫论》4 卷,瘟疫学名著,戴天章撰于清康熙乙卯 1675 年。戴天章,字麟郊,晚号北山,康熙年间江苏上元人。恽铁樵谓:温病以戴北山之书为最,其好处在于详言病状为主,不以侈谈模糊影响之病程为主。其言治法,能以公开经验所得,使人共喻为主,不以引证古籍炫博炫能为事。戴天章自序曰:瘟疫一证,历代明哲具有成方,如仲景有大青龙汤、阳旦汤、越婢汤、黄芩汤、白虎汤、大小柴胡汤、三承气汤、麻黄升麻汤;诸条列瘟疫之见症,为散法、下法、和法、双解法,轻重深浅,纤毫备具;特散见于诸经条中而未尝直指其名为瘟疫,非不欲明言也。其书本伤寒立论而互为区别之书,非专论瘟疫之书。且上古文辞简易,详于辨证而不详于立名,欲人从证上细辨,则不必名上区别,而自无混治之失。嗣是而后,河间有《宣明五气论》,则论瘟疫较详,立法更备。如桂苓甘露饮、黄连解毒汤、三已效方、凉膈散、人参石膏汤、双解散诸方皆是,而亦未正其名。易老、东垣大羌活汤、九味羌活汤,立方更备,而亦无专书、无特名。至吴又可先生贯串古今,融以心得,著时行《瘟疫》一论,真可谓独辟鸿蒙,揭日月于中天矣。顾其书具在,而时贤有未见而不用其法,或虽见其书而不能信者,无怪矣! 有口诵其书,啧啧称道,而对证施方,仍多不用其法。口则曰:此时证也;而手则仍用伤寒之方,拘伤寒之法者,比比皆然。愚揣其情,必非知而不用也,知其名而未得其辨证之法耳! 愚目击心伤,不揣固陋,而取吴子之原本,或注释,或增订,或删改,意在辨温疫之体异于伤寒,而尤慎辨于见症之始。故首增辨气、辨色、辨脉、辨舌、辨神诸论于开卷,使阅者一见了然,则吴子之书人人可用,而瘟疫之横夭者少生全者多。诚斯世斯民之幸也。

自身免疫性脑炎

自身免疫性脑炎(autoimmune encephalitis)是自身免疫机制介导的中枢神经系统炎性疾病。以精神行为异常、认知功能障碍和急性或亚急性发作的癫痫等为主要临床表现。病理特点：淋巴细胞为主的炎细胞浸润脑实质，并在血管周围形成套袖样改变。根据主要受累部位的不同，病理上可以分为三型：灰质受累为主型、白质受累为主型和血管炎型。

〖自身免疫性脑炎-脑腑风湿痹证〗

辨识要点：① 符合自身免疫性脑炎诊断；② 精神行为异常；③ 认知功能障碍；④ 近事记忆力下降；⑤ 急性或亚急性癫痫发作；⑥ 语言功能障碍；⑦ 运动障碍；⑧ 不自主运动；⑨ 自主神经功能障碍；⑩ 意识障碍甚至昏迷；⑪ 脑脊液自身免疫性脑炎相关抗体阳性；⑫ 头颅MRIT2或者FLAIR可见边缘系统有异常信号；⑬ 脑电图见癫痫样放电、弥漫性或多灶分布的慢波节律；⑭ 舌淡苔白脉弦。

临床决策：祛风燥湿。

治疗推荐：①《妇人大全良方》排风汤。白鲜皮、白术、白芍、桂心、川芎、当归、防风、杏仁、甘草各二两，茯苓、麻黄、独活各三两，研末为散，每服三钱，水一盏半，生姜四片，煎成八分，去滓温服，无时候。②《太平惠民和剂局方》苦参丸：苦参三十二两，荆芥十六两，上为细末，水糊为丸如梧桐子大，每服三十丸，好茶吞下或荆芥汤下，食后服。③ 甲泼尼龙每日 1 000 mg 静脉滴注，连续 3 日后改为甲泼尼龙每日 500 mg，连续滴注 3 日之后改为泼尼松口服逐渐减量。④ 免疫球蛋白每千克体重 2 g，分 3～5 日静脉滴注。

常用方药：白鲜皮，苍术，川芎，当归，防风，土茯苓，麻黄，羌活，独活，苦参，荆芥。

思路拓展：《本经续疏要·久风湿痹》。《痹论》云：风寒湿三气杂至，合而成痹。则为病之由，固三者兼受矣。曰杂至，谓错杂而至，不拘孰先孰后也。曰胜，谓其气较之他气为盛也。曰行曰痛曰着，则病之情状已该其中矣。然则篇中以缓急、淫淫周痹为风胜；以拘挛、历节、偏痹为湿胜；以痛为寒胜，而治风以散，治寒以热，治湿以渗可矣，何为乎寒热杂陈，通补互用，岂痹亦有属虚属热者哉？夫风为阳，寒为阴，湿为阳中之阴，则邪既有阴阳矣，何况人身亦有体质之不齐，阴阳之偏旺，气候之胜复，而感触动荡于其间，岂能执一以为则，而无脏腑之违从，气血之消长耶！故曰痛者寒气多也。病久入深，营卫之行涩，经络不疏则不通，皮肤不营则为不仁。阳气少，阴气多，与病相益，故为痹寒；阳气多，阴气少，病气胜，阳遭阴，故为痹热。其逢湿甚者，阳气少，阴气盛，两气相感，故汗出而濡也。又曰：痹在于骨则重，在于脉则血凝不流，在于筋则屈不伸，在于肉则不仁，在于皮则寒，具此五者则不痛。凡痹之类，逢寒则急，逢热则纵，据此则又岂得按其始以定治乎！然则何以不及五脏诸痹之治？夫篇中除烦、平喘、通利血脉、养营定惊、伸引筋骨、下气止呕之物，亦何尝阙，顾谓不治五脏痹耶！或谓仲景云：风之为病，当半身不遂，或但臂不遂者，此为痹。其辨严矣。何以篇中治痹之物，尽治风之物？夫此则邪之力有大有小耳。譬诸寇盗力大者，径情直行，无敢与忤；力小者，诱引相得，萃于一隅。然正其治化之端，通其出入之道，招徕其胁从，歼戮其巨魁，剿大剿小一也，焉用别乎！特风多猝然而至，痹每积渐乃成，故以久风湿痹标名，非谓更有骤风湿痹相对照也。

克-雅病

克-雅病(Creutzfeldt-Jakob)是传染性朊蛋白感染的皮质-纹状体-脊髓变性疾病。以进行性痴呆、肌阵挛、锥体束或锥体外系损伤症状等为主要临床表现。病理特点：大体可见脑呈海绵状变,皮质、基底核和脊髓萎缩变性;显微镜下可见神经元丢失、星形胶质细胞增生、海绵状变性,即细胞胞质中空泡形成和感染脑组织内可发现异常 PrP 淀粉样斑块,无炎性反应。变异型克-雅病的病理学改变为海绵状变性以丘脑最为明显,且海绵状区域出现的 PrP 阳性的淀粉样斑块与传统的类型不同。

〖初期克-雅病-脑毒伏风证〗

辨识要点：① 符合克-雅病初期诊断;② 散发型平均发病年龄 58 岁;③ 隐匿起病;④ 缓慢进展;⑤ 疲倦乏力;⑥ 注意力不集中;⑦ 记忆减退;⑧ 失眠;⑨ 头痛;⑩ 眩晕;⑪ 共济失调;⑫ 脑脊液免疫荧光检测 14-3-3 蛋白阳性;⑬ 血清 S100 蛋白持续性增高;⑭ 舌红苔白脉弦。

临床决策：解毒祛风。

治疗推荐：①《太平圣惠方》卷 63 大垂云膏。当归、附子、川芎、防风、升麻、槐子、细辛、侧柏叶、桃仁、杏仁、甘草、桑根白皮、白及、黄芪、白僵蚕、朱砂、白芷、没药、麒麟竭、龙脑、垂柳、黄丹、雄黄、硫黄、麝香,常规剂量研末为散,每次五钱,每日 2 次煎散为汤送服。②《证治准绳·疡医》卷 5 败毒流气饮：羌活、独活、青木香、赤芍药、当归、紫苏、陈皮、香附、白芷、三棱、蓬莪术、枳壳、川芎、桔梗、柴胡、半夏、赤茯苓、甘草,常规剂量,每日 2 次水煎服。

常用方药：川乌,防风,羌活,川芎,全蝎,地龙,天南星,天麻,荆芥,僵蚕,石膏,当归,白附子,升麻,槐子,桃仁,白芷,没药,麒麟竭,龙脑,雄黄,硫黄,麝香。

思路拓展：《温热逢源·伏温阴阳淆乱见证错杂》。伏温由阴而出于阳,于病机为顺。若病发于阴,而即溃于阴,不达于阳,此病机为逆。若是乎阴阳两层,界限分明,安有淆乱者哉。凡病之阴阳淆乱者,其故有二：一则由乎正虚,如阳虚者阴必凑之,则阴病可淆于阳矣;阴虚者阳必扰之,则阳病可淆于阴矣。一则由乎药误,如病在阴而误投阳药,则阳气为药所伤,而阴病淆于阳矣;病在阳而误投阴药,则阴气为药所伤,而阳病淆于阴矣。至其见证错杂,有即由于阴阳淆乱而杂者,有由他邪之兼挟而杂者。看此等证,全要天分聪明,识见老到,方有把握。盖此等证,变化最多,无一定路径可循。临病者,须将正气邪气,表病里病,新邪旧邪,孰本孰标,孰轻孰重,孰缓孰急,一一衡量得宜,方可施治。有当先顾本元,苟得正气一旺,而邪自解散者;有当急祛外邪,必得邪气速退,而正乃不伤者;有症虽错出,而发于一原,只须专治其本,而各症自退,所谓缓则治其本者;有证虽在标,而病机甚急,必须先治标病,而本病从缓,所谓急则治其标者;有病势蔓延,欲治其根,而正气不支,只可先披其枝叶,而用渐衰渐胜之法者;有病情纠结,必除其根,而各证自退,不得不攻其坚垒,而用擒贼擒王之计者;以上所谓错杂,犹不过表里虚实,其用药尚可一线相承。此外更有寒热错杂,如阴虚而挟寒饮,阳虚而挟肝火,治此则碍彼,治彼则碍此者,其用药更难措手。此中奥妙,有知之而不能言,言之而不能尽者。总宜于轻重缓急,权之极精,方可论治。至选药宜彼此照顾,尤必有手挥五弦、目送飞鸿之妙,乃为得法。否则失之毫厘,谬以千里,其不误人性命者鲜矣。

〖中期克-雅病-脑毒动风证〗

辨识要点：① 符合中期克-雅病诊断;② 进行性痴呆;③ 人格改变;④ 失语;⑤ 皮质盲;⑥ 面部表

情减少；⑦ 震颤；⑧ 动作缓慢；⑨ 肌张力增高；⑩ 共济失调；⑪ 步态不稳；⑫ 肌肉萎缩；⑬ 腱反射亢进；⑭ Babinski 征阳性；⑮ 肌阵挛；⑯ 脑电图示弥漫性慢波伴典型周期性每秒 1～2 次的尖波或棘波；⑰ MRI 示双侧尾状核、壳核 T2 加权像呈对称性均质高信号；⑱ 舌红苔白脉弦。

临床决策：祛风解毒。

治疗推荐：①《张氏医通》卷 14 大追风散。川乌、防风、羌活、川芎各一两，全蝎、地龙、天南星、天麻各五钱，荆芥、炙甘草、僵蚕、石膏各八钱，上为散，每服两钱，每日 2 次清茶调服九还金液丹 2 丸。②《陈素庵妇科补解》解毒回生丹：黑小豆一升，绿豆一升，生甘草二两，连翘一两，天花粉一两，黄芩一两，麝香二分，金箔 20 张，辰砂五钱，雄黄五钱，山慈菇一两，白扁豆二两，先将黑、绿二豆同甘草煎取浓汁一升，次将连翘、天花粉、扁豆、黄芩、山慈菇、雄黄、辰砂、麝香共研极细末，即用前汁加炼蜜为丸，每丸重二钱五分，金箔为衣。每次 1 粒，每日 2 次温水送服。

常用方药：川乌，防风，羌活，川芎，全蝎，地龙，天南星，天麻，荆芥，僵蚕，石膏，朱砂，牛黄，牙皂，冰片，麝香，白附子，雄黄，硫黄，蜈蚣。

思路拓展：《温热逢源·伏温化热郁于少阴不达于阳》。黄村桥范养逵令郎，于戊戌夏间患三疟，至八月初服截药而止。至二十外，忽然遗泄数次，遂发寒热，如日作之疟。先寒后热，迨外热已甚，而下体骨节仍寒，须再作寒栗一次，随啜热粥一碗，然后得汗而解。延至九月初，已十余发矣。一日当啜粥助汗之时，忽然头晕目暗，冷汗肢厥，如欲脱之状，超时始定。此后遂卧床不起，惟胃纳尚不大坏，缠绵不愈。予往诊时，十月中矣。予谓从前三疟，是暑湿之邪。迨愈而复作，是引动少阴伏邪，乘少阳新病之虚而出；而肾阳先馁，不能托邪，故寒栗日甚，而热势反不重也。此当用温经托邪之法，用桂枝汤加人参、当归、生地、附子汁制牛膝，仍用柴胡、豆豉、黄芩等味出入，十余剂。中间迭见惊悸痉惕诸证，又加龙骨、牡蛎、羚羊角等味，随证治之而愈。此证当疟疾再发之时，诸医仍用暑湿门套方，服二三十剂，而病情毫无增减。病者自言不起，每夜分辄有谵语。病家疑神疑鬼，医家莫测其病原所在。其故皆由近日医家，不囿于吴又可募原之说，即泥于吴鞠通三焦之论，而绝不知有少阴伏邪随经发病之理。故遇此等证，便觉毫无把握，轻者迁延致重，重者无法挽救，近年所见不少矣，哀哉！

【晚期克-雅病-脑毒神闭证】

辨识要点：① 符合晚期克-雅病诊断；② 尿失禁；③ 无动性缄默；④ 昏迷；⑤ 去皮质强直状态；⑥ 肺部感染；⑦ 舌红苔白脉弦。

临床决策：解毒醒神。

治疗推荐：①《中华人民共和国药典》安宫牛黄散。牛黄 100 g、水牛角浓缩粉 200 g、麝香 25 g、珍珠 50 g、朱砂 100 g、雄黄 100 g、黄连 100 g、黄芩 100 g、栀子 100 g、郁金 100 g、冰片 25 g，上十一味，珍珠水飞或粉碎成极细粉，朱砂、雄黄分别水飞成极细粉；黄连、黄芩、栀子、郁金香粉碎成细粉；将牛黄、水牛角浓缩粉、麝香、冰片研细，与上述粉末配研，过筛，混匀即得。每日 2 次，每次 1.6 g，温水调服琥珀定志丸三钱。②《饲鹤亭集方》琥珀定志丸：人参二两，琥珀五钱，麦冬一两，冬术一两五钱，茯苓二两，远志八钱，菖蒲五钱，甘草八钱。上炼蜜为丸。每次三钱，每日 2 次桂圆汤送下。

常用方药：牛黄，水牛角粉，麝香，珍珠，朱砂，雄黄，黄连，黄芩，栀子，郁金，冰片，人参，琥珀，麦冬，白术,茯苓,远志,菖蒲。

思路拓展:《广瘟疫论·昏沉》。时疫昏沉,热入至深极险证也。盖热初蒸及心之经,则心神不安,多梦呓,醒时自清。蒸心之经渐深,则心神渐烦,多言,所言皆日用当行之事,无糊涂语。蒸及心包,则精神间有昏处,多言间有糊涂语,犹清白语居多。迨蒸心包渐深,则心神昏处居多,言多妄见妄闻,甚至疑鬼疑神,非人所见闻者,犹省人语也。至热直入心脏,则昏沉全不省人事矣。此热入浅深之次第,见证轻重之辨也。所以多言谵语,热之浮浅者,栀、芩、知、膏可解;发狂,热之深结者,硝、黄可解;至昏沉,热之至深者,非犀角、黄连、羚羊角、牛黄,莫能解也。昏沉虽系热深,更有夹痰气,夹胃结,夹血结之分。胸满、舌白,系夹痰气,当加川贝、瓜蒌、半夏、莱菔子于犀、连诸药中;舌黄及燥黑,腹满硬痛者,当加犀、连于三承气汤中;痛而软者,蓄血,加桃仁、牡丹皮、赤芍于犀、连药中。治昏沉之大法备矣。以上皆实证,更有虚证,亦所当知。屡经汗、下、清利之后,表里无热,胸腹无阻,二便自利,而神情由倦而渐昏,由昏而渐沉,乃大虚之危证。大剂生脉散加桂、附、芪、术、苓、芍,急救其阴阳,亦不逮矣。

〖变异型克-雅病-脑毒伤神证〗

辨识要点:① 符合变异型克-雅病诊断;② 平均 30 岁左右发病;③ 病程大于 1 年;④ 共济失调;⑤ 精神异常;⑥ 行为改变;⑦ 痴呆发生较晚;⑧ 舌红苔白脉弦。

临床决策:解毒醒神。

治疗推荐:①《集验良方》卷 2 长春至宝丹。黑驴肾 1 个,哺鸡蛋 7 个,大鳖头 1 个,鸽子蛋 100 个,黄狗肾 5 对,肉苁蓉、牛膝、巴戟天、淫羊藿、茯苓、生地、远志肉、青盐、当归、锁阳各二两,野蔷薇子、五加皮、葱子、楮实子、益智仁、覆盆子、人参各三两,雄蚕蛾、桑螵蛸、韭子、石斛、山茱萸、杜仲、巨胜子、沙苑蒺藜、羚羊角、鹿茸各四两,补骨脂六两,枸杞子、鱼胶各八两,大何首乌二十两,上为细末,每次一两,每日 2 次煎散为汤送服石南丸 30 粒。②《脚气治法总要》卷下石南丸:石南叶、桂心、附子、防风、薏苡仁、五加皮各六两,牛膝、茯苓各半斤,熟地、菟丝子各二两,上为细末,用木瓜 1 枚蒸熟研成膏,和前药末为剂,如干硬,少入热蜜和剂为丸如梧桐子大。空腹时用木瓜酒送下 30 丸,每日 2 次。

常用方药:黑驴肾,黄狗肾,肉苁蓉,牛膝,巴戟天,淫羊藿,生地,远志,当归,锁阳,野蔷薇子,五加皮,益智仁,覆盆子,人参,雄蚕蛾,桑螵蛸,石斛,杜仲,沙苑蒺藜,鹿茸,补骨脂,枸杞子,鱼胶,何首乌,石南叶,附子,防风,薏苡仁,熟地,菟丝子,木瓜。

思路拓展:《温疫论·夺气不语》。时疫下后,气血俱虚,神思不清,惟向里床睡,似寐非寐,似寤非寤,呼之不应,此正气夺,与其服药不当,莫如静守虚回,而神思自清,语言渐朗,若攻之脉必反数,四肢渐厥,此虚虚之祸,危在旦夕,凡见此证,表里无大热者,宜人参养荣汤补之。能食者,自然虚回,而前证自除;设不食者,正气愈夺,虚证转加,法当峻补。

格斯特曼综合征

格斯特曼综合征(Gerstmann syndrome)是慢性进行性朊蛋白基因突变遗传性疾病。以小脑共济失调、构音障碍和痴呆等为主要临床表现。病理特点：大脑弥漫性 PrP 淀粉样蛋白斑块，且形态多种多样，部分病例大脑皮质出现海绵状变性，以 217 亚型最明显。

〖格斯特曼综合征-脑萎筋极证〗

辨识要点：① 符合格斯特曼综合征诊断；② 病程持续 5 年左右；③ 共济失调；④ 步态不稳；⑤ 失明；⑥ 耳聋；⑦ 肌阵挛；⑧ 下肢肌肉无力萎缩；⑨ 远端感觉减退；⑩ 腱反射减低；⑪ 记忆力下降；脑电图慢波背景上出现 1~2 Hz 周期性棘波、尖波或三相波；⑫ 舌红苔白脉细。

临床决策：补脑益智。

治疗推荐：①《辨证录》扶命生火丹。人参、杜仲各六两，巴戟天、白术、山茱萸各一斤，熟地、黄芪各二斤，鹿茸 2 个，龙骨一两，酸枣仁三两，北五味四两，肉苁蓉八两，研末为散，每次一两，每日 2 次煎散为汤送服金刚丸 50 粒。②《素问病机气宜保命集》金刚丸：萆薢、杜仲、肉苁蓉、菟丝子各等分，上药为细末，酒煮猪腰子为丸，每次 50 丸，空腹时用温酒或淡盐汤送服。

常用方药：人参，杜仲，巴戟天，白术，山茱萸，熟地，黄芪，鹿茸，龙骨，酸枣仁，肉苁蓉，萆薢，菟丝子，牛膝，巴戟天，淫羊藿，当归，五加皮，益智仁，覆盆子，雄蚕蛾，桑螵蛸，沙苑蒺藜，补骨脂，枸杞子，鱼胶，何首乌，石南叶，附子，防风，薏苡仁，木瓜。

思路拓展：《普济方·心健忘》。夫健忘之病本于心虚。血气衰少，精神昏愦，故志动乱而多忘也。盖心者君主之官，神明出焉，苟为怵惕思虑所伤，或愁忧过损，惊惧失志，皆知是疾。故曰：愁忧思虑则伤心。心伤则喜忘。健忘者，陡然而忘返也。虽曰此证皆由忧虑过度，损其心胞，以致神舍不清，遇事多忘。然过思伤脾亦能令人健忘，治之须兼理心脾。神凝意定，其证自除。菖蒲丸，补心益智，治健忘除虚损：菖蒲、熟地、麦冬、天冬各一两，杜仲、茯苓、人参、丹参、防风、柏子仁、百部、远志、五味子、桂心各三钱，山药一两，上为末，炼蜜和，捣三二百杵，丸如梧桐子大，食前以温粥饮下 20 丸。檀香丸治心常怔忡，恐惧多忘：檀香三两，菖蒲、犀角、天竺黄、生地、苏合香油各一两，桂心、炙甘草、茯苓、远志、天冬、人参各一两半，右除苏合香油外，为末。以苏合香油，同少酒化入，连蜜丸，如樱桃大，食后含化，下一丸。白石英汤治心气虚精神不足、健忘、阴痿不起、懒语多惊、稍思虑即小便白浊、忍多忍少，轻使心则小便白浊：白石英、人参、藿香叶、白术、川芎、紫石英各一分，甘草一钱半，细辛一钱，石斛、菖蒲、续断各一钱，右为粗散，每服二钱，水一盏，煎至七分，去滓，空心服用。乌犀丸治心虚惊悸健忘、精神恍惚、言语无度、心中烦闷，安魂定魄：犀角、羚羊角各一两，龙齿、茯神、人参各半两，远志、麦冬、郁李仁、丹砂、铁粉各一钱，龙脑一钱，右为末，炼蜜和为剂，旋丸如鸡头大，每日空心临卧嚼一丸，温酒下，金银薄荷汤亦得，小儿可服半丸。薯蓣丸补心益智，安神强记：山药、牛膝、人参、茯苓、附子、枸杞子各一两，远志、桔梗、天冬、菖蒲、桂心各三分钱，右为末，炼蜜和捣三二百杵，丸如梧桐子大，每服，空心及晚食前，温酒下三十丸，一方，有麦冬，无桂心。

致死性家族性失眠症

致死性家族性失眠症(fatal familial insomnia)是常染色体显性遗传性朊蛋白疾病。其病因亦为人朊蛋白基因 178 位密码子中的天冬氨酸被天冬酰胺替换所致。病理特点：部位主要在丘脑前腹侧和背内侧核。皮质常显示轻至中度的星形胶质细胞增生，常累及深层。有的病例可累及海马回下脚、下橄榄体、小脑皮质。

〖致死性家族性失眠症-心神不宅证〗

辨识要点：① 符合致死性家族性失眠症诊断；② 顽固性失眠进行性加重；③ 惊恐发作；④ 共济失调；⑤ 构音障碍；⑥ 吞咽困难；⑦ 肌阵挛；⑧ 自主神经功能障碍；⑨ 呼吸急促；⑩ 情感障碍；⑪ 皮质性痴呆；⑫ 运动减少；⑬ 震颤；⑭ 睡眠期间脑电图梭形波，快速眼运动相异常；⑮ 觉醒期间脑电图进行性扁平背景活动，不能用药物诱导出睡眠活动；⑯ 舌红苔白脉细。

临床决策：引神归宅。

治疗推荐：①《伤寒论》桂枝甘草龙骨牡蛎汤。桂枝一两，炙甘草二两，牡蛎二两，龙骨二两，每日 2 次水煎送服水火既济丹；②《惠直堂经验方》水火既济丹：茯苓四两，山药、柏子仁各三两，当归身、生地、五味子、龙眼肉、枸杞子、秋石、麦冬、莲肉、玄参各二两，丹参一两半，共为细末，用芦根捣汁，打芡实粉糊为丸如梧桐子大，每服 30 丸，早、晚白汤送下。

常用方药：桂枝，炙甘草，牡蛎，龙骨，茯神，酸枣仁，柏子仁，当归，生地，五味子，龙眼肉，枸杞子，秋石，麦冬，莲肉，玄参，丹参，生铁落，白薇，知母，百合，代赭石。

思路拓展：《圣济总录·胆虚不得眠》。治肝虚胆寒夜间少睡，睡即惊觉、心悸神思不安、目昏心躁、肢节痿弱，补肝去胆寒和气五补汤方：黄芪三分，附子、人参、槟榔、白术、百合、酸枣仁、茯苓、麦冬、桂心各半两，细锉分为十帖，每帖水两盏，入生姜五片，同煎至一盏，去滓空心温服。治胆寒虚烦不得眠温胆汤方：半夏、竹茹、枳实各二两，陈皮三两，炙甘草一两，粗捣筛，每服五钱匕。治胆寒虚烦不得眠千里流水汤方：半夏、麦冬各三两，茯苓四两，酸枣仁、炙甘草、桂心、黄芩、远志、萆薢、人参各二两，粗捣筛，每服五钱匕。治胆虚睡卧不安，精神恐怯酸枣仁丸方：酸枣仁二两，人参、白术、茯苓、半夏、干姜各一两半，陈皮、榆白皮、旋覆花、前胡各一两，槟榔五枚，捣罗为末，炼蜜丸如梧桐子大，日再服。治胆虚冷，头痛心中惊悸，睡卧不安，常如人将捕之，精神不守五味子汤方：五味子、茯苓、人参、川芎、远志、酸枣仁、熟地、麦冬各一份，寄生半两，上九味粗捣筛，每服三钱匕。治胆气虚热不睡酸枣仁丸方：酸枣仁、地榆各一两，丹砂、茯神、人参、菖蒲各半两，上六味除丹砂外，捣罗为细末，入丹砂令匀，蜜和丸如梧桐子大，每服米饮下二十丸，不拘时候。治胆虚冷，精神不守，寝卧不宁，头目昏眩，恐畏不能独处山芋丸方：山芋、酸枣仁各一两，柏子仁、茯神、山茱萸各三分，捣罗为末，炼蜜和丸，如梧桐子大，每服三十丸，温酒下。治胆虚睡卧不安，多惊悸。人参散方：人参、茯苓各一两，丹砂、茯神各半两，捣研为细散，每服一钱匕。治胆虚不得眠睡酸枣仁丸方：酸枣仁、地榆、茯神各一两，上三味捣罗为末，炼蜜和丸如梧桐子大，每服二十丸，米饮下，不拘时候。治胆风不得眠睡，精神恍惚，乳香散方：乳香、马头脑骨灰各一两，酸枣仁二两，上三味研令细和匀，每服二钱匕，温酒调下，不拘时候。

库鲁病

库鲁病(Kuru disease)是神经系统人类朊毒体传染性疾病。感染朊毒体病的动物和人是本病的传染源。以震颤及共济失调与痴呆为主要临床表现。病理特点：病变脑组织可见海绵状空泡、淀粉样斑块、神经细胞丢失伴胶质细胞增生，极少白细胞浸润等炎症反应。

〖早期库鲁病-脑腑朊毒证〗

辨识要点：① 符合早期库鲁病诊断；② 潜伏期长；③ 起病隐匿；④ 头痛及关节疼痛；⑤ 震颤；⑥ 步态蹒跚；⑦ 共济失调；⑧ 构音含糊不清；⑨ 单腿站立困难；⑩ 脑组织海绵样病理改变；⑪ 脑组织 PrPsc 阳性；⑫ 脑脊液出现脑蛋白 14－3－3；⑬ 脑电图示周期性尖锐复合波；⑭ 起病 3～6 个月内死亡；⑮ 舌红苔白脉细。

临床决策：解毒祛风。

治疗推荐：①《万氏家抄方》卷4败毒流气饮。木香、独活、紫苏、白芷、芍药、黄芪、羌活、当归、枳壳、防风、厚朴、茯苓、陈皮、肉桂、甘草，常规剂量，每日2次水煎送服摩挲圆1粒。②《太平惠民和剂局方》摩挲圆：黑参、地榆、川乌、木香、丁香各八两，天台乌药、熏陆香、雄黄、乌犀、龙脑、辰砂、自然铜、麝香各四两，天麻一斤，真珠末二两，上一十五味为末研匀，炼蜜和圆如楮实大，每次1丸，每日2次温酒化下。③ 刚果红、二甲基亚砜、抗朊毒体抗体及寡肽等可能对延缓病情有一定作用。

常用药物：黑参，地榆，川乌，乌药，雄黄，天麻，真珠，人参，蕲蛇，当归，川芎，羌活，防风，麻黄，萆薢，姜黄，桂枝，黄芪，熟地，全蝎，葛根，桑寄生，僵蚕，附子，红花，地龙。

思路拓展：《景岳全书·痉证》。痉之为病，强直反张病也，其病在筋脉。筋脉拘急，所以反张。其病在血液，血液枯燥，所以筋挛。观仲景曰太阳病，发汗太多，因致痉。风病下之则成痉。疮家不可发汗，汗之亦成痉。只此数言，可见病者多由误治之坏证，其虚其实可了然矣。自仲景之后，惟陈无择能知所因，曰多由亡血筋无所营，因而成痉，则尽之矣。但惜其言之既善，而复有未善者曰血气内虚，外为风寒湿热所中则痉，斯言不无又误。若其所云，则仍是风湿为邪，而虚反次之。不知风随汗散，而既汗之后，何复言风；湿随下行，而既下之后，何反致湿。盖误汗者，必伤血液。误下者，必伤真阴。阴血受伤则血燥，血燥则筋失所滋，筋失所滋则为拘为挛，反张强直之病势所必至，又何待风寒湿热之相袭而后为痉耶？且仲景所言，言不当汗而汗也，不当下而下也。汗下既误，即因误治而成矣。岂误治之外，必再受邪而后成痉，无邪则无痉哉！此陈氏之言，不惟失仲景之意，而反致后人疑惑，用持两端。故凡今人之治此者，未有不以散风去湿为事，亦焉知血燥阴虚之证，尚能堪此散削否？此不可不为辩察。故余列二子之论于前，以资后学之印证。痉证凡因汗因泻者，其气必虚。微虚者，宜三阴煎、五福饮之类主之。大虚而脉见沉细，阴胜者，宜大营煎、大补元煎、十全大补汤之类主之。痉证多汗者，宜三阴煎、参归汤、人参建中汤主之。阳气大虚，汗出或亡阳者，宜参附汤、芪附汤、大补元煎之类主之。若汗出兼火，多热躁者，且当归六黄汤主之。痉因泄泻者，宜胃关煎、温胃饮之类主之。泻止而痉者，宜大营煎、五福饮之类主之。痉有兼火者，必脉见洪滑，证见烦热，宜一阴煎，或加减一阴煎主之。若火盛之甚，以致阴血涸燥者，不得不先去其火，宜清化饮、保阴煎、玉女煎之类主之。痉有表邪未解者，当察其邪之微甚及证之阴阳。若身有微热，脉不紧数者，此微邪也。只补正气，其邪自散。宜五福饮之类主之。若表邪未解，阴虚无汗身热者,宜三柴胡饮、四柴胡饮、补阴益气煎之类主之。若阳气大虚,阴极畏寒,邪不解而痉者,宜大温中饮主之。痉有痰盛者,不得不先清上焦。若火盛多痰者,宜用清膈煎、抱龙丸。若多痰无火,宜用六安煎。凡此证候,多属虚痰虚火。因其壅滞,不得不暂为清理。但得痰气稍开,便当调理血气。

〖中期库鲁病-脑腑朊毒证〗

辨识要点:① 符合中期库鲁病诊断;② 发病数周后出现行走困难;③ 肢体颤抖;④ 肢体僵化;⑤ 广泛性肌阵挛;⑥ 休克样肌肉不自主运动;⑦ 共济失调;⑧ 寒战样震颤;⑨ 情绪不稳;⑩ 脑组织海绵样病理改变;⑪ 脑组织 PrPsc 阳性;⑫ 脑脊液出现脑蛋白 14-3-3;⑬ 脑电图示周期性尖锐复合波;⑭ 舌红苔白脉细。

临床决策:解毒祛风。

治疗推荐:①《异授眼科》黄连败毒散。黄连、黄柏、黄芩、独活、羌活、防风、当归、连翘、藁本、桔梗、人参、苏木、甘草、黄芪,常规剂量,每日 2 次水煎送服回生再造丸 1 粒。②《验方新编》卷 11 回生再造丸:真安息香 120 g,人参 60 g,真蕲蛇 120 g,当归、川芎、黄连、羌活、防风、玄参、藿香、白芷、茯苓、麻黄、天麻、草薢、姜黄、炙甘草、肉桂、白豆蔻、何首乌、琥珀、黄芪、大黄、草豆蔻、雄鼠粪、熟地、穿山甲各 60 g,全蝎、灵仙、葛根、桑寄生各 75 g,细辛、赤芍、乌药、青皮、白术、僵蚕、乳香、没药、辰砂、骨碎补、香附、天竺黄、制附片、生龟甲、沉香、母丁香、胆南星各 30 g,红花、犀角尖各 24 g,厚朴、地龙、松香各 15 g,广木香 12 g,梅花冰片、犀牛黄各 7.5 g,血竭 2.4 g,虎胫骨 1 对,上药共为末,炼蜜和匀,捣数千槌,为丸,每丸重 3 g,金箔为衣,蜡壳封固。每次 1 丸,每日 2 次生姜汤下。③ 刚果红、二甲基亚砜、抗朊毒体抗体及寡肽等可能对延缓病情有一定作用。

常用药物:人参,蕲蛇,当归,川芎,羌活,防风,麻黄,天麻,草薢,姜黄,肉桂,黄芪,熟地,穿山甲,全蝎,葛根,桑寄生,细辛,乌药,白术,僵蚕,骨碎补,附子,胆南星,红花,地龙。

思路拓展:《证治准绳·瘛疭》。瘛者筋脉拘急也,疭者筋脉张纵也,俗谓之搐是也。《原病式》云诸热瞀瘛皆属于火。热胜风搏,并于经络,风主动而不宁,风火相乘是以热瞀瘛生矣。治法,祛风涤热之剂,折其火热,瞀瘛可立愈。若妄加灼艾,或饮以发表之剂,则死不旋踵矣。《素问》云心脉急甚者为瘛,此心火虚寒也,治宜补心,牛黄散主之。《灵枢》云心脉满大,痫瘛筋挛,此心火实热也,治宜泻心火,凉惊丸主之。肝脉小急,亦痫瘛筋挛,此肝虚也,续断丸主之。若肝脉盛者,先救脾,宜加减建中汤。《素问》云脾脉急甚者,亦为瘛疭,此脾虚肝乘之而瘛也,故宜实土泻肝木之剂。热伤元气,四肢困倦,手指麻木,时时瘛疭,人参益气汤主之。尹氏表姑,年近七十,暑月得病,手足常自搐搦,如小儿惊风状,医者不识以讯予,予曰此暑风也,缘先伤于暑,毛孔开而风乘之。宜香薷饮加羌活、防风各一钱,黄芪二钱,白芍药一钱半,二剂而病如失。风虚昏愦,不自觉知,手足瘛疭,或为寒热,血虚不能服发汗药,独活汤主之。虚风证,能食麻木,牙关紧急,手足瘛疭,目肉蠕瞤,面肿,此胃中有风,胃风汤主之。肝劳虚寒,胁痛胀满,眼昏不食,挛缩痫瘛,续断丸主之。风气留滞,心中昏愦,四肢无力,口眼瞤动,或时搐搦,或渴或自汗,续命煮散主之。运气瘛疭有二:其一曰火,《经》曰火郁之发,民病呕逆,瘛疭。又曰少阳所至,为暴注瞤瘛。又曰少阳司天,客胜则为瘛疭是也。其二曰水,《经》曰阳明司天,燥气下临,木气上从,民病胁痛目赤,掉振鼓栗。又曰岁土太过,雨湿流行,民病足痿不收,行善瘛。又曰太阴之复,头顶痛重,而掉瘛尤甚是也。

《经》云肝主筋而藏血,盖肝气为阳为火,肝血为阴为水,前证因产后阴血去多,阳火炽盛,筋无所养而然耳。故痈疽脓水过多,金疮出血过甚,则阳随阴散,亦多致此。治法当用加味逍遥散,或八珍散加丹皮、钩藤以生阴血,则阳火自退,诸证自愈。如不应,当用四君、芎、归、丹皮、钩藤以补脾土。盖血生于至阴,至阴者,脾土也。故小儿吐泻之后,脾胃亏损,亦多患之,乃虚象也。无风可逐,无痰可消。若属阳气脱陷者,用补中益气加姜、桂,阳气虚败者,用十全大补加桂、附,亦有复生者。此等证候,若肢体恶寒,脉微细者,此为真状。若脉浮大,发热烦渴,此为假象,唯当固本为善。无力抽搐,戴眼反折,汗出如珠者,皆不治。古方,海藏愈风汤、交加散、增损柴胡汤、秦艽汤。

〖晚期库鲁病-脑腑朊毒证〗

辨识要点:① 符合晚期库鲁病诊断;② 记忆丧失;③ 运动失调;④ 震颤;⑤ 语音障碍;⑥ 腱反射亢进;⑦ 两便失禁;⑧ 吞咽困难;⑨ 痴呆进行性重;⑩ 脑组织海绵样病理改变;⑪ 脑组织 PrPsc 阳性;⑫ 脑脊液出现脑蛋白 14-3-3;⑬ 脑电图示周期性尖锐复合波;⑭ 舌红苔白脉细。

临床决策:解毒祛风。

治疗推荐:①《景岳全书》二十四味败毒散。当归、川芎、生地、熟地、芍药、牛膝、防风、荆芥、白芷、防己、忍冬、桔梗、羌活、独活、白鲜皮、薏苡仁、连翘、木通、陈皮、粉草、黄柏、知母、栀子、黄连,常规剂量,每日 2 次水煎送服养气丹 10 粒。②《太平惠民和剂局方》养气丹:禹余粮、紫石英、赤石脂、磁石各半斤,代赭石一斤,附子二两,肉苁蓉一两半,当归、茴香、补骨脂、木香、肉桂、巴戟天、肉豆蔻、丁香、山药、鹿茸、茯苓、沉香、远志各一两,朱砂、阳起石、钟乳粉各一两,研为细末,糯米粉煮糊为丸如芡实大,每次五丸至十丸,空心,用温酒吞下,或姜盐汤,或枣汤下亦可,妇人用艾醋汤吞下。③ 刚果红、二甲基亚砜、抗朊毒体抗体及寡肽等可能对延缓病情有一定作用。

常用药物:禹余粮,紫石英,赤石脂,磁石,代赭石,肉苁蓉,当归,茴香,补骨脂,木香,肉桂,巴戟天,肉豆蔻,丁香,山药,鹿茸,茯苓,沉香,远志,乳香,五灵脂,没药,阳起石,钟乳。

思路拓展:《太平惠民和剂局方》。养气丹治诸虚百损,脾元耗惫,真阳不固,三焦不和,上实下虚,中痰饮上攻,头目昏眩,八风五痹,或卒暴中风,痰潮上膈,言语謇涩,神昏气乱,状若瘫痪;及奔豚肾气,上冲胸腹连两胁,膨胀刺痛不可忍者。阴阳上下,气不升降,饮食不进,面无精光,肢体浮肿,五种水气,脚气上冲,腰背倦痛,夜梦鬼交,觉来盗汗,胃冷心疼,小便滑数,牵引小腹,足膝缓弱,步履艰难。妇人血海久冷,赤白带下,岁久无子,及阴毒伤寒,面青舌卷,阴缩难言,四肢厥冷,不省人事者,急服百圆,用生姜、大枣煎汤灌之,即便回阳,命无不活。或触冒寒邪,霍乱吐泻,手足逆冷,六脉沉伏,唇口青黑,腹胁攻刺,及男子阳事痿怯,脚膝酸疼,腹脐虚鸣,大便自滑,兼疗膈胃烦壅,痰饮虚鸣,百药不愈者。常服助养真气,生阳逐阴,温平不僭,消磨冷滞,克化饮食,使五脏安宁,六腑调畅,百病不侵。出入道途,宜将此药随行,缓急服饵,大有功效。

神　经　梅　毒

神经梅毒(neurosyphilis)是苍白密螺旋体感染的脑脊膜、血管或脑脊髓实质损害疾病。神经梅毒是晚期梅毒全身性损害的重要表现。病理特点：神经梅毒病理改变可分为间质型和主质型两类病变，间质型病理包括脑膜炎、增生性动脉内膜炎和梅毒样树胶肿脑膜炎肉眼可见脑膜增厚，镜下可见软脑膜组织血管周围和蛛网膜下腔大量淋巴细胞和浆细胞浸润。增生性动脉内膜炎以脑底动脉环、豆纹动脉、基底动脉和脊髓动脉病变为主，可见动脉周围炎性细胞浸润，并可见小动脉闭塞引起脑、脊髓局灶性缺血坏死，梅毒样树胶肿分布在大脑的硬膜和软膜处，镜下表现为小血管周围组织增生，中央区坏死，外周单核及上皮样细胞围绕。主质型病理主要表现为脑组织神经细胞弥漫性变性、坏死和脱失，伴有胶质细胞的增生及神经纤维的斑块样脱髓鞘脊髓痨可见脊髓后索和后根变性萎缩，镜下可见明显的脱髓鞘，腰骶段最明显。梅毒性视神经萎缩可见视神经纤维变性、胶质增生和纤维化。

〖**无症状型神经梅毒-脑腑梅毒证**〗

辨识要点：① 符合无症状型神经梅毒诊断；② 瞳孔异常是唯一提示本病的体征；③ 梅毒螺旋体凝集实验阳性；④ 外周血白细胞数超过 $5×10^6/L$；⑤ MRI 发现脑膜有增强信号；⑥ 舌红苔白脉缓。

临床决策：清脑解毒。

治疗推荐：①《圣济总录·浸淫疮》升麻汤。升麻、大黄、黄芩、枳实、芍药各一两，炙甘草、当归各半两，上七味，粗捣筛，每次五钱，每日 2 次水煎送服九龙丹 10 粒；②《外科正宗》卷三九龙丹：儿茶、血竭、乳香、没药、巴豆、木香各等分，上药为末，生蜜调成一块，瓷盒盛之，临时旋丸寒豆大，每次 10 粒，每日 2 次温水送服。大便行四五次，再吃稀粥。肿甚者，间日再用一服自消。③ 青霉素 G300 万单位，每 4 h 一次静脉滴注，10～14 日为 1 个疗程。④ 头孢曲松钠每日 2 g 静脉滴注，连用 14 日。⑤ 对 β 内酰胺类抗生素过敏者可选多西环素 200 mg，每日 2 次，连用 30 日。治疗后须在第 3、6、12 个月及第 2、3 年进行临床检查和血清、脑脊液梅毒试验，在第 6 个月脑脊液白细胞数仍增高、血清 VDRL 试验仍呈 4 倍增加者，可静脉注射大剂量青霉素重复治疗。

常用药物：升麻，大黄，黄芩，枳实，芍药，当归，轻粉，土茯苓，铜青，银朱，槐花，石胆，水银，大风子，筋骨草，萆薢，大叶拿身草，红粉，红升丹，金钱白花蛇，了哥王，田螺，升药，石珠，狮子草，水杨柳，蜈蚣藤，鸦胆子。

思路拓展：《梅疮见垣录》。先说血中有螺旋菌，则面色有特征，不啻挂一招牌。究竟何故挂招牌？其招牌又为何等？如何可以认识？此事当从头说起。初一步两性媾合，其一有毒，其一无毒，有毒之体必传其毒于无毒之体。受毒从输精管逆入，至于膀胱下口之底面，则其毒不得再入。因其处有腺体，此腺体能滤毒，不许不纯之物质向里，起滤毒作用。其腺则炎肿，其附属连带之组织亦炎肿，分泌增加，此时则显病态。尿道痛而尿混浊，男子则为白浊，女子则为带下。其轻微者，所下之物微带黄色，痛亦不甚，量亦不多；其重者，痛甚量多，色黄而腥臭；其尤甚者，尿道之出口亦炎肿作痛；更进一步则溃烂，如此者谓之鱼口、便毒。又有阴茎之腺，及其附属之小腺，焮肿作痛而溃烂者，谓之下疳。又有裆褶间最大之腺体，因滤毒而肿硬，其形如鸡蛋，则谓之横痃。凡此诸病，统谓之花柳病。而女人尿道痛，下黄带，腺体炎肿类，都不知是花柳病，因女体不易内传故也。此种病，其血中皆含毒菌，其菌之形状为螺旋形，故云梅毒螺旋菌。中国旧法,所用药方常有轻粉,此病得轻粉,其愈甚速,不过三五日,病者即霍然无所苦。然从此其毒内传,不向他处,专入督脉,当病毒在督脉时,完全潜伏,无特征可见,而其进行奇缓,可以二年、三年绝无病状,最甚者,可以至十四五年,大约与区体盛衰有关系。病者若二十许受病,则三十五必发作;若三十许受病,则四十五必发作。其发作之处所,在喉头上颚,盖由督脉上行,逆入延髓,至会厌而出。初发作时,觉喉痛,继一步燉肿,再一步有白腐,喉头不甚痛,头则剧痛。医者不识,往往误认为喉症。喉症为疫毒,病从胃来,其势疾;梅毒病从督脉来,其势缓。疫喉腐烂处在扁桃腺;梅毒腐烂处在喉头后壁,连及上颚鼻腔。疫喉或愈或致命,不过三五七日;梅毒则十日、半月,乃至一月、二月,无甚变动。疫喉常兼发热,梅毒则否。此其外面之症状,里面之来路不同,大略如此。病者喉痛十日、半月或一月、二月,乃渐渐溃烂,入于鼻腔,脓涕从眼鼻流出,其鼻筛骨下之肉团溃烂至尽,此时鼻梁及鼻准都发黑。最后一步鼻准亦溃烂,乃至鼻梁骨脱落,面部之正中显一大圆孔,而其人不死。岂但不死,饮食、睡眠、二便都如常,如此者谓之开天窗。此外又有一种不烂鼻而烂脑。当其喉痛头剧痛之时,初一步见小疮疖,继一步疮疖渐多,约数十百枚,如癞痢,其后头皮完全脱落,头骨之罅缝中可以见脑髓,如此者亦不死。盖此时其毒已完全向外,体内无毒,故得不死。治愈之后,不过头顶有甚大之瘢痕,其余则与常人无异。大约男子多开天窗,女子多烂头顶,此因冲任之脉通于巅顶,督脉之上通于鼻,男子受毒循督脉上行,女子受毒则冲任首当其冲故也。又有一种花柳病,治愈之后,数月或三五七年,病者无端觉鼻塞涕多,多误认为伤风。然而伤风多咳嗽,此则不咳嗽;伤风见黄涕则愈,此则不愈。初宁鼻塞涕多,其后亦见黄涕,而自觉鼻腔热甚,此即鼻腔发炎之故,因鼻腔发炎,其涕则黄而干,如脓而黏韧,往往于早起从鼻孔中取出两条,似鼻涕,亦似脑髓,日日如此,病者不自知其故,医者复不识,只有听其自然,如此者日复一日,至于三五七月,其鼻梁低陷,甚者与面部平,而鼻准仍不动,此名为柱塌陷。既至柱塌陷,然后知其为梅毒,用梅毒法治之,其病可愈,但其已陷之鼻梁骨,则不能复生。如此者,其人终身如琴劇刊。以上三种,都是旧医法之流弊,大约都因初步用轻粉之故。凡花柳医生所谓包愈,所谓限日断根都是用此等药,故从前都说梅毒开天窗。近来医者病者都知此种流弊,只有少数江湖医生仍用轻粉,仍以包愈限日断根为言,其稍知自爱者都不肯用此等药。故现在梅毒虽盛行,而开天窗者甚少,开天窗之惨剧既不少概见,而治游者乃肆无忌惮矣。

〖脑膜神经梅毒-脑膜梅毒证〗

辨识要点:① 符合脑膜神经梅毒诊断;② 原发性梅毒感染后 1 年内发病;③ 青年男性多见;④ 发热;⑤ 头痛;⑥ 颈项强直;⑦ 颅底脑膜炎;⑧ 脑神经Ⅱ、Ⅲ、Ⅳ、Ⅴ、Ⅵ、Ⅶ、Ⅷ受累;⑨ 脑脊液淋巴细胞数增多;⑩ 血清和脑脊液梅毒试验阳性;⑪ 舌红苔黄脉数。

临床决策:解毒祛风。

治疗推荐:①《金匮要略》升麻鳖甲汤。升麻二两、当归一两、蜀椒一两、甘草二两、雄黄半两、鳖甲手指大一片,右六味,每日 2 次水煎送服丙字化毒丸 15 粒;②《疮疡经验全书》甲字化毒丸:升麻二钱,牛黄四分,生生乳一钱,雄黄一钱,朱砂一钱七分,乳香一钱七分,月月红一钱五分,白僵蚕一钱五分,穿山甲一钱五分,白鲜皮一钱五分,广木香二钱五分,熟大黄二钱五分,牡丹皮二钱五分,上为末,用神曲末五钱打稠糊为丸如梧桐子大,另研朱砂为衣。每次 15 丸,每日 2 次人参汤送下,炒米汤亦可。病重者逢

三、六、九日加服 3 丸,元弱者不必加,病去药减,如余邪未尽,药不可撤;③ 青霉素 G300 万单位,每 4 h 一次静脉滴注,10～14 日为 1 个疗程;④ 头孢曲松钠每日 2 g 静脉滴注,连用 14 日;⑤ 对 β 内酰胺类抗生素过敏者可选多西环素 200 mg,每日 2 次,连用 30 日。治疗后须在第 3、6、12 个月及第 2、3 年进行临床检查和血清、脑脊液梅毒试验,在第 6 个月脑脊液白细胞数仍增高、血清 VDRL 试验仍呈 4 倍增加者可静脉注射大剂量青霉素重复治疗。

常用药物:升麻,当归,蜀椒,雄黄,鳖甲,牛黄,珍珠,蜈蚣,犀角,牙皂,月月红,白鲜皮,乳香,穿山甲,贝母,血竭,大黄,轻粉,土茯苓,铜青,银朱,槐花,石胆,水银,大风子,筋骨草,草薢,大叶拿身草,红粉,红升丹,金钱白花蛇,了哥王,田螺,升药,石珠,狮子草,水杨柳,蜈蚣藤,鸦胆子。

思路拓展:《梅疮见垣录》。中国已数百年无医政,医界有学识者如凤毛麟角。若花柳医生则更鲜有道德心、责任心者。本来无学识,亦且无从用功,如此者,当在天然淘汰之列,于是西医起而代之。今日上海之花柳医生,即不必真是西医,亦多用西药。前卡余年盛行六〇六,近来则盛行九一四黄色素,此等药之发明,都从细菌学来。大约从病者血中取出梅毒菌,用适当方法培养其菌,然后用种种药试验,若某种药细菌遇之而慑伏不动者,谓之有凝集反应,则取其药制成注射剂。又将细菌种于家兔之躯体中,经若干时,验其血,则所种之菌必甚繁殖,用制成之注射剂,注入种菌之兔体,经若干时,更验其血,若血中菌已净尽,则此项药为治此病之特效药。前之六〇六,今之黄色素,都是梅毒特效药。然而梅毒不能消除,岂但不能消除,且为虐愈甚,所以然之故,药能杀菌,菌亦能抗药。大约初一步注射,菌则为药所制,菌消灭而病愈,但愈病之成效不能充分。譬如百分之九十五以上之菌为药所杀,百分之四五之菌则起变化而能抗毒,且因注射之故,大部分之菌已不能存在,其少数之菌则逃避而至药力不及之处。若再用注射剂治之,药力过猛,则伤及藏气,药力不及,则不能杀菌。于是其病内传,既经内传,则其病状病候与前迥然不同。例如初起是横痃、下疳、白浊,其后是心脏病,是肺病,是胃病。医者见各种病证,用各种方疮法治之,其为状恰如医生与病毒赛跑,病毒常在前,医生常在后,结果总是病毒胜利,医生失败。此是现在新医学大概情形,不止梅毒如此。而梅毒所以不能消除则无非因此缘故。

〖脑膜与脊髓膜血管梅毒-梅毒血热证〗

辨识要点:① 符合脑膜、脊髓膜血管梅毒诊断;② 发病前持续数周的头痛;③ 发病前人格改变;④ 脑梗死症状及体征;⑤ 横贯性脊膜脊髓炎;⑥ 运动障碍;⑦ 感觉障碍;⑧ 排尿异常;⑨ 脑脊液淋巴细胞数增多;⑩ 血清和脑脊液梅毒试验阳性;⑪ 舌红苔黄脉数。

临床决策:解毒凉血。

治疗推荐:①《万病回春》卷八消风败毒散。归尾、川芎、赤芍、生地、升麻、葛根、黄芩各一钱,黄连、黄柏、连翘、防风各八分,羌活、金银花、甘草各五分,蝉蜕 2 个,每日 2 次水煎送服改定化毒丹 15 粒;②《梅疮证治秘鉴》卷下改定化毒丹:牛黄四分,琥珀五分,血竭、雄黄、辰砂、鹿胫骨、鲮甲、犀角、乌蛇各一钱半,钟乳二钱,龙脑三分,麝香二分,上为末,神曲糊为丸如梧桐子大,每次 15 丸,每日 2 次沙糖汤送下,虚者人参汤送下。初服加大黄 6 g,芒硝 4.5 g。大便通利,恶物去净后勿用。③ 青霉素 G300 万单位,每 4 h 一次静脉滴注,10～14 日为 1 个疗程;④ 头孢曲松钠每日 2 g 静脉滴注,连用 14 日;⑤ 对 β 内酰胺类抗生素过敏者可选多西环素 200 mg,每日 2 次,连用 30 日。治疗后须在第 3、6、12 个月及第 2、

3 年进行临床检查和血清、脑脊液梅毒试验,在第 6 个月脑脊液白细胞数仍增高、血清 VDRL 试验仍呈 4 倍增加者,可静脉注射大剂量青霉素重复治疗。

常用药物:当归,川芎,赤芍,生地,升麻,葛根,黄芩,黄连,黄柏,连翘,防风,羌活,金银花,蝉蜕,牛黄,琥珀,血竭,雄黄,犀角,乌蛇,钟乳,龙脑,麝香,大黄,芒硝,轻粉,土茯苓,铜青,银朱,槐花,石胆,水银,大风子,筋骨草,萆薢,大叶拿身草,红粉,红升丹,金钱白花蛇,了哥王,田螺,升药,石珠,狮子草,水杨柳,蜈蚣藤,鸦胆子。

思路拓展:《梅疮见垣录》。人身卫气循环,荣血循环,淋巴液循环,内分泌循环。前两者较粗,后两者较细。从医学上潜心探讨,皆有迹象可见,此为生理上运行常规。清浊相干,寒热反应,气与血局部不利,溲便分泌失常,呼吸失节律,心神不清明,喜怒不中节,运动感觉起变化等,为病理上之变态。现在之医学只能知其粗,不能知其细。凡一种病渐次内传,有其彼此呼应之途径,由浅入深之程序,欲明其所以然之故,苦于程度不及,若由病变之迹象言之,则固如指上螺纹,数之可数。就我经验上所得言之,梅毒菌之传变如下:(甲)花柳病经过六〇六或黄色素治疗后,病者绝无所苦,病状亦不可见,通常以为如此者其病已愈。若其人再事治游,发第二次花柳病,更用前法治之,则不得效,而其病辄上行,头眩,耳鸣,面部肿,手脚不仁而耳聋,口臭,知识蒙昧,如此则无办法,唯有听其自然,其人乃同废物,延喘三五年,然后死。(乙)花柳病治愈之后,不再治游,病者可以二三年无所苦。二三年之后,因气候关系,人事之转变,而发特殊之病症。若其人本来肺弱,或因其职业关系,肺部受病,则容易伤风,而长久咳嗽,医者不知此故,照伤风治,旋愈旋发。病人自以为容易伤风,中医不识,妄用疏解药敷衍,西医不识,断为初期肺病,中西医用药都不中肯,于是其病愈演愈进。初一步常常伤风,继一步腰酸气急,第三步两臂酸痛,第四步痰中带血,此时已成真肺病。此后复有两种,一种见自汗、盗汗、潮热、吐血,至死。又一种,手指两面突起,指头作鼓槌形,肺量促,呼吸短,痰腥而遗精,如此者则为慢性肺病,亦不免于死。(丙)花柳病愈后三五年,其人因环境关系,肝气郁逆,此为其主因,天气变迁为其副因,人事之偶然,如饮酒盛怒,及猝遇变故,为之诱因,则猝然而发特殊之病症。有最恶劣之一种,其人忽然吐黑水,一发不可制止,吾所见有三五日死者,有立刻死者。其所吐之水如淡墨汁,非胆汁,非胃酸,亦不可谓是血,大约因中毒之故,血清变性而然。余虽能知其来由,而不知其治法。第二种其人猝然呕血,所呕之血黑色结块,量多,一次之呕可至半面盆许。余曾值此病用大剂补血止血之品,止之得止,其后用徙薪丹去毒,幸而得愈。第三种因气候燥热之故,病毒从肝胆之经气上行入脑而为中风。此种中风,二十年中所见十四五人,其病多见风缓证,病者往往目连搭,无语言能,如此者都不可治,其有幸而愈者,不过百分之一二。第四种见爪疥鹅掌,筋骨酸楚,应节气而发,浑身拘急,都无所可,其最后之变化为麻风,亦有入肺、入脑成中风、成肺痨者。(丁)花柳病愈后三四年,病者患咳,患遗,腰酸,面色苍白,精神委顿,气短浅,自汗盗汗,气急多痰,骨蒸潮热,合目则梦或见鬼,无论见鬼或梦,辄遗精。其见之于上者则为耳聋、耳鸣,目光无神,同时甲状腺、腋下腺辄肿痛而为瘰疬,如此者其病是瘰。以上甲乙丙丁四种病,有不从花柳余毒而得者,但居少数,从花柳得者,居多数。其从花柳得者有特征:(一)面部见小痤痱,约十数点,其痤痱不甚大,颜色亦不变。(二)面部作掠红色,黝然而暗。(三)掌皮厚硬而亮,所谓鹅掌。(四)爪疥,即石灰指甲。(五)鼻中息肉。(六)黄涕,女人黄带。凡见此种特征,而患上述甲乙丙丁四种病,都不可治。凡此种特征不知者,见小痤痱,以为丘疹;见棕红面色,以为其人面色本来如此;见爪疥、鹤掌、黄涕、黄带,以为特殊之病。其知者,对此种种,知其无非为螺旋菌潜伏躯体之变相。故云有潜伏梅毒者,其人面部有招牌,此事西医知之,东人亦知之。曾见东国医报,有梅毒家族之名词。不知者,唯我国人,及滥竽医界之中医耳耳蜗。上述甲乙丙丁四种之外,尚有各种微细证据之梅毒病,不胜枚举,而尤可怕者是遗传。凡青年无论男女,苟罹梅毒,便不能生育,其较轻者即使能生产,其小儿亦多不育,其可得而指数者如下:一种,初生婴儿,头骨不圆整,所谓不圆整,并非喎斜之谓,乃是不圆满,一块突起,或一块坳下。二种,无论天痘、痧麻,各种生理上必定经过之病,如有潜伏性梅毒遗传于婴儿之躯体,则痧麻天痘发作时,无有不逆者,逆则必死。不知者,以为医生用药不适当,岂知事实不如此也。三种,婴儿常患惊,惊亦常事,但有先天性梅毒者,其惊风十九都转属风缓症,或者死于风缓,或者不死于风缓而转属为解颅。解颅者,大头病也。二十年前,见游戏场中有以大头病婴儿陈列,俾众人观览而输钱者,常人不知,医生亦不知,自我观之,此事可谓中国医界之奇耻大辱也。四种,初生婴儿,照例无多病,若有潜伏性梅毒,则变端百出,有盲者,有聋者,有哑者,有口中生疮溃烂者,下部生疮溃烂者,自明眼人观之,无非一幕惨剧。无知众人不知,医生不知,对于此种含毒性病证,妄造丹毒、慢惊、流火,种种模糊影响之名词,用药则如盲人瞎马,可以寒心。然而社会中优秀分子,苟其囊中有钱,则狎伎跳舞,挥斥千金,买勾栏中人为妾,自以为豪举,岂知充量言之,其祸可以斩嗣灭族。吾尝思之,所以短时期中成此现象,有两种原因。其一是中国固有的,其二是外国输入的。所谓中国固有的,淫书是也。佛说人身由父母精血媾合而产生,是种子不净。凡人皆有性欲,即因此根本不净之故。圣贤知此,故立礼教之大防,但礼教只防得表面,其里面实非礼教所能及,不过礼教能养人廉耻,则人知自爱,教人报施,则人负责任,是故礼教亦能征服其种子不净之恶根性,有礼教毕竟胜于无礼教。礼教既坏,宜其淫书淫画充斥于国中矣。人之贫贱,所急者在救饥寒,且贫贱则不见可欲,心不为乱,富贵则反是。故云:饱暖思淫欲。由此之故,淫书之传布,多在饱暖阶级。又凡读书则知,不读书则愚。然读书有多种,词章是一种,性理是一种,考据是一种,经济又是一种,要之以经史为根柢,经史不但文章茂美,亦教人修身。然文学之事,近世剧变,经史既束置高阁,作诗古文词者极少,作词曲小说者多,作淫书者尤多。此因人类种子不净,有恶根性,故其变化江河日下,乃必至之趋势。然而不读书,不识字,无从知美妙之文学,亦无由见秽浊之淫书,则愚蠢胜于智慧矣。所谓外国输入的,欧化是也。欧洲文化是物质的,是讲乐利主义的。唯其讲乐利主义,放廉耻报施种种,都不若中国之讲究,只重公德,不重私德。唯其是物质文明,故凡可以发展乐利主义之设施,无所不用其极。然彼邦亦自有其道德,如崇拜英雄、尚勇、爱国等等。五十年来,欧风东渐,只有乐利主义,殆未有彼邦所谓道德。同时,我国固有之礼教多被打破,所不打破者,却是小说淫书,此实造成今日局面之原因。上海是欧化最浓厚的地方,是礼教最薄弱的地方,是全国财产集中的地方,是故上海为梅毒菌繁殖之适当区域。

〖脊髓痨-脊髓梅毒证〗

辨识要点:① 符合脊髓痨诊断;② 梅毒感染后 15～20 年;③ 起病隐匿;④ 脊髓症状如下肢针刺样或闪电样疼痛;⑤ 进行性感觉性共济失调;⑥ 括约肌及性功能障碍;⑦ 阿-罗瞳孔;⑧ 膝反射和踝反射消失;⑨ 震动觉、位置觉缺失;⑩ Romberg 征阳性;⑪ 内脏危象;⑫ 脑脊液检查淋巴细胞数增多;⑬ 血清和脑脊液梅毒试验阳性;⑭ 舌红苔黄脉数。

临床决策：解毒凉血。

治疗推荐：①《万病回春》卷8二十四味风流饮。防风、荆芥、连翘、白芷梢、归尾、川芎、赤芍、黄芩、黄连、栀子、地骨皮、五加皮、白鲜皮、木通、木瓜、苦参、金银花、皂角刺、薏苡仁、蝉蜕、僵蚕、黄柏、白蒺藜、甘草、土茯苓，常规剂量，每日2次水煎送服洗髓丹1粒；②《医学衷中参西录》洗髓丹治杨梅疮毒蔓延周身，或上至顶，或下至足，或深入骨髓，无论陈、新、轻、剧，服之皆有奇效。三四日间疮痂即脱落。净轻粉二钱，炒至光色减去三分之二，研细，盖此药炒之则烈性少缓，若炒之过度，又恐无力，火候宜中，用其大片即净轻粉。净红粉一钱，研细，须多带紫黑片者用之，方有效验。露蜂房如拳大者一个，大者可用一半，小者可用两个，炮至半黑半黄色，研细，炮时须用物按之着锅。核桃十个，去皮捣碎，炮至半黑半黄色，研细，纸包数层，压去其油，盖油多即不好为丸用。上诸药用熟枣肉为丸，黄豆粒大，晒干，分三次服之。服时，须清晨空心开水送下，至午后方可饮食，忌腥半月。服后，口含柳棍，有痰涎即吐出，愈多吐愈好。睡时将柳棍横含，两端各系一绳，两绳之端结于脑后，防睡着掉落。又须将柳棍勤换，即将药服完仍须如此，必待不吐痰涎时，方可不含柳棍。其药日服一次，若恶心太甚者，可间日一服。制此药时，须自经手，将轻粉、红粉称极准，其秤当以库秤为定法，轻粉须称准后再炒。③青霉素G300万单位，每4h一次静脉滴注，10~14日为1个疗程；④头孢曲松钠每日2g静脉滴注，连用14日；⑤对β内酰胺类抗生素过敏者可选多西环素200mg，每日2次，连用30日。治疗后须在第3、6、12个月及第2、3年进行临床检查和血清、脑脊液梅毒试验，在第6个月脑脊液白细胞数仍增高、血清VDRL试验仍呈4倍增加者，可静脉注射大剂量青霉素重复治疗。

常用药物：轻粉，红粉，露蜂房，核桃，土茯苓，铜青，银朱，槐花，石胆，水银，大风子，筋骨草，草薢，大叶拿身草，红升丹，金钱白花蛇，了哥王，田螺，升药，石珠，狮子草，水杨柳，蜈蚣藤，鸦胆子。

思路拓展：《医学衷中参西录》洗髓丹。此方人多有疑其服之断生育者，非也。轻粉虽烈，之则烈性顿减，红粉虽性近轻粉而止用一钱，且分作三日服之，又有枣肉之甘缓以解毒，核桃仁多用至十枚，峻补肾经以防患，配合得宜，服之自有益无害。轻粉系水银同矾石升炼而成，红粉亦系水银同矾石、硝石诸药升炼而成，其质本重坠，故能深入，其成于升炼，故能飞扬。是以内浃骨髓，中通脏腑，外达皮肤，善控周身之毒涎，借径于阳明经络，自齿龈（上龈属足阳明下龈属手阳明）而出也。蜂房，能引人身之毒涎透退场门齿，且有以毒攻毒之妙用，为轻粉、红粉之佐使。毒涎之出者愈多，即内毒之消者愈速矣。核桃仁润而多脂，性能补骨益髓可知。且又善解疥癣之毒，其能解他疮之毒亦可知。加于此药之中，补正兼以逐邪，毒之深入骨髓者亦不难消除矣。至于丸以枣肉，取其甘缓之性，能缓二粉之猛悍，又能补助肠胃使不为毒药所伤也。服药之后，其牙龈必肿，间有烂者，因毒涎皆从此出故也。然内毒既清，外证不治自愈，或用甘草、蓬砂、金银花熬水漱之亦可。蜂房有三种：有黄色大蜂其房上下恒作数层，其毒甚大不宜用。曾见有以之煎水漱牙疼者，其牙龈遂皆溃烂脱牙十余枚。有黄色小蜂其房甚小，房孔仅如绿豆，虽无大毒而力微，又不堪用。惟其蜂黄而兼红，大近寸许，恒在人家屋中垒房，俗呼为马蜂，其房入药最宜。然其房在树上者甚少，若无在树上之露蜂房，在屋中者亦可用，特稍宜加重耳。马姓，年四十余，先染淋毒，后变为梅毒，求为延医。其毒周身不现形迹，惟觉脑际沉昏颇甚，心中时或烦躁，骨节多有疼痛之处，所甚异者，其眉棱眼稍及手指之节多生软骨，西人亦谓系梅毒所凝结也。愚对此证，不敢谓其必治愈，犹幸身体不甚羸弱,遂将洗髓丹一剂俾分四次服完。歇息旬日,再服一剂,将其分量减三分之一。歇息旬日,又服一剂,较二次所服之分量又减三分之一,皆四日服完,其病递次消除。凡软骨将消者,必先发起,然后徐徐消肿,化为无有。共计四浃辰,诸病皆愈。又治一郝姓小孩,因食乳传染,咽喉溃烂,至不能进食,肛门亦甚溃烂,其肠胃之溃烂可知。其父来院细言其病状,问还有救否?答曰:果信用余方,仍能救。遂与以洗髓丹六粒,俾研细水调服三次,全愈。又:奉天一幼童,有遗传性梅毒,年六岁不能行,遍身起疮若小疖,愈而复发,在大连东人医院住近一年不愈。后来院求治,其身体羸弱,饮食甚少,先用药理其脾胃,俾能饮食。渐加以解毒之药,若金银花、连翘、天花粉诸品,身体渐壮,疮所发者亦渐少,然毒之根蒂仍未除也。遂将洗髓丹五分许研细(将制成丸药复研末者因孺子不能服丸药也),开水调服,三日服一次,仍每日服汤药一剂。后将洗髓丹服至十次,疮已不发。继又服汤药月余,兼用滋阴补肾之品,每剂中有核桃仁三个,取其能健骨也,从此遂能步履行动如常童矣。观此二案,则洗髓丹奇异之功效,诚可于解梅毒药中首屈一指。且凡解梅毒药,无论或注射、或服药,愈后又恒肢体作疼,以其能清血中之毒,不能清骨中之毒,是以愈后其骨节犹疼也。因其骨中犹含有毒性,恒迟至日久而复发,或迟至十余年而复发者,若再投以此丹,则骨疼立愈,且以后永不反复,此又愚屡经试验而确知其然者也。

〖**麻痹性神经梅毒-梅毒神竭证**〗

辨识要点:① 符合麻痹性神经梅毒诊断;② 初期梅毒感染后 10~30 年;③ 麻痹性痴呆;④ 梅毒性脑膜脑炎;⑤ 发病年龄 40~50 岁;⑥ 记忆力丧失;⑦ 精神行为改变;⑧ 四肢瘫痪;⑨ 脑脊液检查淋巴细胞数增多;⑩ 血清和脑脊液梅毒试验阳性;⑪ 舌红苔黄脉数。

临床决策:解毒醒神。

治疗推荐:①《洞天奥旨》卷十二化淫消毒汤。白芍一两,当归五钱,炒栀子三钱,苍术三钱,生甘草一钱,金银花一两,青黛三钱,生地三钱,土茯苓五钱,每日 2 次水煎送服丁字化毒丸 15 粒;②《疮疡经验全书》丁字化毒丸:牛黄四分,珍珠四分,蜈蚣四分,犀角一钱,生生乳一钱,牙皂一钱,月月红一钱七分,白鲜皮一钱七分,朱砂一钱七分,雄黄一钱五分,乳香一钱五分,穿山甲一钱五分,琥珀五分,贝母一钱,血竭一钱,郁金一钱,制大黄二钱。上为末,用神曲末五钱,打稠糊入药,捣匀为丸,如梧桐子大,另研朱砂为衣。每次 15 丸,每日 2 次人参汤送下,龙眼汤亦可。③ 青霉素 G300 万单位,每 4 h 一次静脉滴注,10~14 日为 1 个疗程;④ 头孢曲松钠每日 2 g 静脉滴注,连用 14 日;⑤ 对 β 内酰胺类抗生素过敏者可选多西环素 200 mg,每日 2 次,连用 30 日。治疗后须在第 3、6、12 个月及第 2、3 年进行临床检查和血清、脑脊液梅毒试验,在第 6 个月脑脊液白细胞数仍增高、血清 VDRL 试验仍呈 4 倍增加者,可静脉注射大剂量青霉素重复治疗。

常用药物:轻粉,土茯苓,铜青,银朱,槐花,石胆,水银,大风子,筋骨草,草薢,大叶拿身草,红粉,红升丹,金钱白花蛇,了哥王,田螺,升药,石珠,狮子草,水杨柳,蜈蚣藤,鸦胆子。

思路拓展:《梅疮见垣录》。或言如上所说,是冶游为害,倘不冶游,而广纳姬妾,即无如此流弊。答曰是又不然。须知多内有两不可。其一是事理上不可,其二是生理上不可。所谓事理上不可,有妾者往往无家政可言,争妍则财用不节,妒宠则骨肉不亲,因嫡庶之故,以致后嗣阋墙聚讼者甚多。其他如绿衣、如墙茨、如凯风、如新台,其流弊有不可胜言者。横观社会,纵览历史,皆有其事,无可幸免。况现时代重婚有干例禁乎？所谓生理上不可，人世一切烦难问题，皆赖忍耐力解决之；一切重大事业，皆须有志者成就之。此忍耐力即《内经》所谓作强，亦即吾《讲义》中所谓生殖腺向上发展者也。人生斯世，严格论之，我慢之心不可有，然而浩然之气，却从我慢生。所谓富贵不淫，贫贱不移，威武不屈，非我慢而何？所以有此精神，所以有此气概，皆肾腺之内分虽为之。若多内精空，则其人必无大志，并我慢而不能，更何论其他一切？或又曰：梅毒菌入人躯体；其面上既有招牌，假使有特别眼力，能认识此招牌，岂非可以自恣而无祸患？余笑曰：梅毒菌入血，若五脏递传，则面上有招牌可见；若入督脉、冲任，却无招牌可见。鄙人行医二十年，潜心研求，仅知少数变化，尚有多数变化，为余不知者。又余所业者为内科，常见有花柳科西医，其自身亦患梅毒，则特别眼力之靠不住可知矣。总之人生不过数十年，鸟兽孽尾，尚时节，何必于此中求乐，戕贼其身，遗害子孙。作此自焚之事为哉！自我观之，今日社会底层有一最毒之物，潜伏种各罪恶，其动机皆此物为之，假使不设法除去，其势力可以亡国灭种，此何物乎淫书是也。人生至可宝贵者，莫如聪明，聪明之基础在生殖腺，生殖腺之发育完成，在二十以前青春时期，而淫书之为物，最能于此一时期中，摧残发萌滋长之肾腺。其摧残之程度有等差，最甚者，可使终身为白痴，其次则为痨瘵，又次则愚蠢而志气短浅，其最低程度，亦能减少人生伟大事业之成就。青年当未结婚以前，无物能损害其生殖腺，有此能力者，厥唯淫书。故此物之毒，甚于洪水猛兽。举凡虎力拉、鼠疫、种种凶恶病症，都不能拟其酷烈。然则最无聊之事业，莫过于以文人而著淫书。以现时代出版事业之进步，印刷容易，流传容易，而底层社会迫于饥寒，因卖淫书，有微利可图，遂趋之若鹜，于是淫书传布之速，如大火燎原，不可扑灭。然著者既造此孽，以事理推之，其受苦之程度期限，将与淫书传布之数目为正比例。正恐其人当入地狱，虽有佛菩萨之宏愿力，亦不能超度。古人有言，饿死事小。欲免饥死而造此不可超度之孽，委实不值得矣。

〔先天性神经梅毒-梅毒脑水证〕

辨识要点：① 符合先天性神经梅毒诊断；② 梅毒螺旋体在妊娠期 4~7 个月时由母体传播给胎儿；③ 脑积水；④ 哈钦森三联征即间质性角膜炎、畸形齿、听力丧失；⑤ 脑脊液检查淋巴细胞数增多；⑥ 血清和脑脊液梅毒试验阳性；⑦ 舌红苔黄脉数。

临床决策：解毒消水。

治疗推荐：①《外科正宗》卷一神授卫生汤。羌活八分，防风、白芷、穿山甲、沉香、红花、连翘、石决明各六分，金银花、皂角刺、当归尾、甘草节、天花粉各一钱，乳香五分，大黄二钱，每日 2 次水煎服丙字化毒丸 15 粒；②《疮疡经验全书》卷十三丙字化毒丸：牛黄五分，珍珠五分，犀角一钱半，瓜儿血竭一钱半，紫草一钱半，朱砂一钱半，雄黄一钱半，白鲜皮一钱半，乳香一钱半，月月红一钱半，僵蚕一钱三分，蝉蜕一钱三分，穿山甲一钱三分，生生乳一钱，赤芍药二钱。上为细末，用神曲末五钱，打稠糊为丸，如梧桐子大，另研朱砂为衣。每早空心服 16 丸，每晚空腹服 11 丸，人参汤送下，龙眼汤亦可；③ 青霉素 G300 万单位，每 4 h 一次静脉滴注，10~14 日为 1 个疗程；④ 头孢曲松钠每日 2 g 静脉滴注，连用 14 日；⑤ 对 β 内酰胺类抗生素过敏者可选多西环素 200 mg，每日 2 次，连用 30 日。治疗后须在第 3、6、12 个月及第 2、3 年进行临床检查和血清、脑脊液梅毒试验，在第 6 个月脑脊液白细胞数仍增高、血清 VDRL 试验仍呈 4 倍增加者，可静脉注射大剂量青霉素重复治疗。

常用药物：羌活，防风，白芷，穿山甲，沉香，红花，连翘，金银花，皂角刺，当归，乳香，大黄，土茯苓，铜青,银朱,槐花,石胆,水银,大风子,筋骨草,萆薢,大叶拿身草,红粉,红升丹,金钱白花蛇,了哥王,田螺,升药,石珠,狮子草,水杨柳,蜈蚣藤,鸦胆子。

　　思路拓展:《梅疮见垣录》。《素问》七损八益句极费解,余曾仔细推求,而未得惬心之说。然本文云:能知七损八益,则二者可调,不知御此,则早衰之节也。详其语意,不过是调和阴阳,以免早衰。而马元台直以采补释之,此实甚大之谬误。盖言医学者有房中一门,即根据于此。然黄老之学,以无为恬淡为主,其养生之要,以摇精劳神为戒,断乎不言采补。采补之术,即使得其真传,亦是一种魔道,若以意为之,可以遗患无穷。二十年前,国人生计为西洋机器所夺,生齿繁而经济力绌,于是节育之说,深中人心。当时遂有种种非法媾合之方法,公然宣布此事,尽人知之,而其流弊,则尽人不知。余以职业关系,颇窥见里面之苦境。大约节育方法,大部分是忍精不泄,亦有所谓物理的节育方法者。忍精不泄,败精为患,就地发生疾病,则为癫疝,为木肾。若循淋巴液传于溪谷、关节,则为癞风。若兼有中毒性,则二种病均起恶劣之变化,其患木肾者睾丸可至溃烂;其患癞风者可至苟性癞风,男子浸淫于面部,女子发生于颠项。两种病之外,更有一种从腰尻骶骨部分发生痈疽,即所谓肾俞发者。凡此皆极惨酷,而医生大抵仅知其为性病,不知其来源如此也。节育之害如此,采补之不可为训,可以推理而知。故鄙意以为言医学者,房中一门当废。孟子谓君子不立乎岩墙之下。此事之危险,实十百倍于岩墙也。物理的节育,其结果常患食佛病,女子多患子宫病,医者因不知其来源,辗转错误,至于不可救药,乃习见不鲜之事。吾尝诊八十余九十余之老人,有得天独厚者,有营养甚良者,大多自幼得良好教育,清心寡欲,然后能致上寿,其脉常彻底清楚,与常人迥然有别。大约能清心寡欲者,虽至九十以外,其神明不衰。若仅恃营养良好者,虽脉好体健,而记忆力不良,精神昏惰。由此可悟养生之道,自古相传,若八段锦、十二段锦、太极拳之类,无非能使全躯体脉络通彻。准此以谈,则《千金方》所列衍宗丸、庆云散之类,都不可为训。孔子谓:血气未定,戒之在色。性欲冲动,人类所不能免。心神方面,当以道德自克;躯体方面,当以锻炼自全。更远离淫书、淫画,是不但个人修身养性之正轨,如其风气转移,国脉民命之前途,实利赖之矣!

神经莱姆病

神经莱姆病(Lyme neuroborreliosis)是伯氏包柔螺旋体引起的神经系统感染疾病。病原学:伯氏包柔螺旋体通过蜱咬虫媒传递,感染人和动物,但被感染的蜱咬后不一定患病。Ⅰ期神经莱姆病在蜱叮咬人体后,伯氏包柔螺旋体侵入皮肤并在局部孵育,多数在局部皮肤播散,形成慢性游走性红斑;Ⅱ期神经莱姆病在蜱叮咬人体后数日至数周内,螺旋体经淋巴管进入淋巴结,或经血液播散到各个器官,此时机体产生针对伯氏包柔螺旋体鞭毛蛋白的 IgG 和 IgM 抗体,进而诱导机体的特异性免疫反应,通过循环免疫复合物的形成而致血管损伤,引起心肌、视网膜、肌肉、骨骼、滑膜、脾、肝、脑膜和大脑病变;约10%患者转变为Ⅲ期神经莱姆病,表现为严重的慢性病变,且治疗效果不佳。

〖Ⅰ期神经莱姆病-脑腑风痉证〗

辨识要点:① 符合Ⅰ期神经莱姆病诊断;② 慢性游走性红斑;③ 头痛;④ 肌肉酸痛;⑤ 颈项强直;⑥ 面神经瘫痪;⑦ 慢性游走性红斑常在 3～4 周后消失;⑧ 血沉加快;⑨ 血清 GOT、GPT 及 LDH 增高;⑩ 脑脊液淋巴细胞数增多,蛋白质轻度增高,糖含量正常;⑪ 脑脊液和血清伯氏包柔螺旋体特异性抗体;⑫ 血液、脑脊液和皮肤可分离培养伯氏包柔螺旋体阳性;⑬ 舌红苔白脉紧。

临床决策:祛风解痉。

治疗推荐:①《云岐子保命集》卷 13 独活防风汤。麻黄、防风、独活、桂心、羚羊角屑、升麻、甘草、酸枣仁、秦艽、川芎、当归、杏仁,常规剂量,每日 2 次水煎送服赤龙丸 20 粒。②《医方类聚》卷 23 赤龙丸:荆芥二两半,草乌二两半,补骨脂二两半,羌活一两,白芷一两,乌豆一两,川牛膝一两,黑牵牛半两,茴香半两,紫金皮半两,川草薢半两,川芎七钱半,木瓜三钱,独活一两半,上为细末,酒糊为丸如梧桐子大,每次 20 丸,每日 2 次温水送服。③ 多西环素每次 100 mg 每日 2 次口服或阿莫西林每次 500 mg 每日 4 次口服,用 3～4 周。④ 克拉霉素每次 250 mg 每日 2 次口服,用 10～30 日。

常用药物:葛根,麻黄,桂枝,芍药,防风,独活,羚羊角,升麻,秦艽,川芎,当归。

思路拓展:《医门法律·痉病论》。六淫之邪,至于成痉,乃病证之最多最深最恶最易惑人者。轩岐仲景,奥中之奥,后世罔解。因至肆无忌惮,凿空妄谭,此唱彼和,夭枉接踵,岂操生人之术以杀人耶! 繇辨之不蚤辨耳。夫痉者,强也。后名为痉,传者之误也。《素问》谓诸痉项强,皆属于湿,是病机颛主于湿矣。《千金》推展其义,谓太阳中风,重感寒湿则变痉,见太阳中风身必多汗,或衣被不更,寒湿内袭,或重感天时之寒,地气之湿,因而变痉,是合风寒湿三者以论痉矣。《金匮》以痉湿 名篇,又合热暑湿三者言之,然所谓柔痉、刚痉,未尝不兼及风寒。且亦云发汗过多因致痉,见夏月人本多汗,尤不可过发其汗也。古今言痉之书止此,后世王海藏论痉,知宗仲景,虽识有未充,要亦识大之贤矣。《伤寒论》载痉病五条,《尚论篇》中已明之。兹复详《金匮》所增十条,其旨已悉,然终古大惑,不立论以破其疑,心有未慊。诚以仲景论痉病,所举者太阳一经耳。后之治此病者,谓太阳行身之背,故颈项强,背反张,属在太阳,而用《金匮》桂枝葛根二方。茫不应手,每归咎仲景之未备,不思外感六淫之邪,由太阳而传六经,乃自然之行度,邪不尽传即不已,故三阳三阴皆足致痉。仲景之书,通身手眼,虽未明言,其隐而不发之旨,未尝不跃然心目。如太阳之传阳明项背强几几,少阳之颈项强,是知三阳皆有痉矣。而三阴岂曰无之? 海藏谓三阳太阴皆病痉,独不及少阴厥阴。云背反张属太阳,低头视下,手足牵引,肘膝相构,属阳明。一目或左或右斜视,一手一足搐搦,属少阳。发热脉沉细腹痛,属太阴。以防风当归汤治太阳阳明,发汗过多而致痉者。以柴胡加防风汤治少阳汗后不解,寒热往来而成痉者。虽不及少阴厥阴,然其制附子散、桂心白术汤、附子防风散,意原有在。观其白术汤下云:上解三阳,下安太阴。一种苦心,无非谓传入少阴厥阴必成死证耳。讵知传经之邪,如风雨之来,而画地以限其不至,岂可得乎?况足少阴厥阴之痉,不死者亦多。《灵枢》谓足少阴之经筋,循脊内侠膂,上至顶与足太阳筋合,其病在此,为主痫瘛及痉。在外阳病者不能俯,在内阴病者不能仰。是则足少阴之藏,与足太阳之府。两相联系,而以不能俯者,知为太阳主外。不能仰者,知为少阴主内,其辨精矣。《素问》亦谓太阳者,一日而主外,则二日阳明,三日少阳之主外,从可识矣。少阴主内,则太阴厥阴之主内,从可识矣。仲景之以头强脊强不能俯者,指为太阳之痉,原以该三阳也。而其以身蜷足蜷不能仰者,指为少阴之痉,以该三阴。实所谓引而不发,跃然心目者也。《素问》谓肾病者善胀,尻以代踵,脊以代头,形容少阴病俯而不能仰之状更着。海藏谓低头视下,肘膝相构,正不能仰之阴病,反指为阳明之痉,立言殊有未确。况仲景谓少阴病下利,若利自止,恶寒而蜷卧,手足温者可治。又谓少阴病,恶寒而蜷,时自烦,欲去衣被者可治,言可用温以治之也。然仲景于太阳证,独见背恶寒者,无俟其身蜷,蚤已从阴急温,而预救其不能仰。于少阴证而见口燥咽干,及下利纯清水者,无俟项背牵强,蚤已从阳急下,而预救其不能俯。盖藏阴之盛,府有先征;府阳之极,入藏立槁,此皆神而明之之事。后代诸贤,非不心维其义,究莫能口赞一辞,亦可见由贤希圣,升天之难。若不肖者之涉诞,则坠渊之易矣。即如小儿之体脆神怯,不耐外感壮热,多成痉病。后世妄以惊风立名,有四证生八候之凿说,实则指痉病之头摇手劲者,为惊风之抽掣。指痉病之卒口噤脚挛急者,为惊风之搐搦。指痉病之背反张者,为惊风之角弓反张。幼科翕然宗之,病家坦然任之,不治外淫之邪,反投金石脑麝之药,千中千死而不悟也。又如新产妇人,血舍空虚,外风袭入,而成痉病。仲景之所明言,不肖者罔顾悖圣,辄称产后惊风,妄投汤药,亦千中千死而不悟也。昌不惜金度针人,其如若辈之不受度者,转生仇恨,何哉?可慨也已!

〖Ⅱ期神经莱姆病-脑腑湿痉证〗

辨识要点:① 符合Ⅱ期神经莱姆病诊断;② 无菌性脑膜炎或脑膜脑炎;③ 脑膜刺激征;④ 头痛;⑤ 颈项强直;⑥ 双侧面神经麻痹;⑦ 畏光;⑧ 眼球活动疼痛;⑨ 关节或肌肉疼痛;⑩ 剧烈神经根痛;⑪ 脑脊液淋巴细胞数增多;⑫ 心脏传导障碍;⑬ 心脏扩大;⑭ 心功能不全;⑮ 脑脊液和血清伯氏包柔螺旋体特异性抗体;⑯ 血液、脑脊液和皮肤可分离培养伯氏包柔螺旋体阳性;⑰ 舌红苔白脉迟。

临床决策:燥湿解痉。

治疗推荐:①《医方类聚》卷 169 除湿散。苦参、何首乌、荆芥穗、蔓荆子、薄荷、白芷、天麻、川芎、防风、乌蛇,每日 2 次水煎送服草薢丸 30 粒。②《太平圣惠方》卷 30 草薢丸:草薢、牛膝、杜仲、酸枣仁、当归、附子、熟地、丹参、桂心、羌活、石斛、薏苡仁、黄芪各一两,羚羊角屑、防风、茵芋、赤芍药各三分,上为末,炼蜜为丸如梧桐子大,每次 30 丸,每日 2 次温水送服。③ 头孢曲松每日 2 g。④ 青霉素每日 2 000 万单位分次静滴或头孢噻肟每次 2 g,每日 3 次,疗程 3~4 周。

常用方药:附子,天雄,桂枝,麻黄,独活,羌活,防风,防己,芍药,炙甘草,白术,人参,黄芩,川芎。

思路拓展:《温病条辨·湿痉或问》。或问子疑《素问》痉因于湿,而又谓六淫之邪皆能致痉,亦复有湿痉一条,岂不自相矛盾乎?曰:吾所疑者诸字皆字,似湿之一字,不能包括诸痉,惟风可以该括,一也;再者湿性柔,不能致强,初起之湿痉,必兼风而后成也。且俗名痉为惊风,原有急慢二条。所谓急者,一感即痉,先痉而后病;所谓慢者,病久而致痉者也。一感即痉者,只要认证真,用药确,一二帖即愈,易治也。病久而痉者,非伤脾阳,肝木来乘;即伤胃汁肝阴,肝风鸱张,一虚寒,一虚热,为难治也。吾见湿因致痉,先病后痉者多,如夏月小儿暑湿泄泻暴注,一昼夜百数十行,下多亡阴,肝乘致痉之类,霍乱最能致痉,皆先病后痉者也。当合之杂说中《风论》一条参看。以卒得痉病而论,风为百病之长,六淫之邪,皆因风而入。以久病致痉而论,其强直背反瘛疭之状,皆肝风内动为之也。似风之一字。可以包得诸痉。要知痉者筋病也,知痉之为筋病,思过半矣。

〔Ⅲ期神经莱姆病-脑腑寒痉证〕

辨识要点:① 符合Ⅲ期神经莱姆病诊断;② 见于原发感染后数月;③ 慢性关节炎;④ HLA-DR2 阳性;⑤ 慢性脑脊髓病;⑥ 记忆和认知障碍;⑦ 视神经和括约肌功能异常;⑧ CT 及 MRI 示脑部多灶性病变及脑室周围损害;⑨ 舌红苔白脉沉迟。

临床决策:散寒解痉。

治疗推荐:①《奇效良方》附子汤。芍药、炙甘草、麻黄、白术、防风、防己、附子、人参、黄芩、桂心、独活、川芎、天雄,常规剂量每日 2 次水煎送服。②《太平圣惠方》卷 22 侧子丸:侧子、乌蛇肉、天麻各一两,白附子、天南星、白僵蚕、汉防己、萆薢、踯躅花、牛膝、川芎、羚羊角屑、硫黄、全蝎、桂心各半两,牛黄、麝香各一分,上为末,研入牛黄、麝香等,以水煮槐胶三两更入少熟蜜同和为丸如梧桐子大,每次 30 丸,每日 2 次温水送服。③ 头孢曲松每日 2 g。④ 青霉素每日 2 000 万单位分次静滴或头孢噻肟每次 2 g,每日 3 次,疗程 3～4 周。

常用方药:鹿茸,肉苁蓉,杜仲,狗脊,草乌,川乌,附子,桂枝,牛蒡子根,凤仙梗,当归,肉桂,地龙,僵蚕,白芷,川芎,续断,防风,荆芥,五灵脂,木香,香橼,乳香,没药。

思路拓展:①《医方考·天雄附子川乌硫黄考》。诸证无火者,宜于四件斟酌之。壮火固不可有,少火亦不可无,所谓天非此火不足以生万物,人非此火不足以有生。故凡诸证寒凉太过,几于无阳者,宜审择而用之。昔人以附子一物为太阳丹,以天雄、附子、川乌为三建汤,以硫黄为金液丹,皆所以养其真阳,壮其真火,而存此身之生气耳。明变之士,幸教我哉。本病预后差。婴幼患儿发病后 1～3 年常因四肢瘫而卧床不起,伴严重语言和认知障碍,可存活数年。成人病例进展相对缓慢,存活时间较长。②《太医院经验奇效良方大全》:简称《奇效良方》70 卷,现存 69 卷,载方 7 000 余首。明太医院院使董宿初辑《太医院经验奇效良方大全》,未竟而卒;明太医院院使方贤考订增补荟萃类编而更名《奇效良方》,刊于明成化庚寅 1470 年。《奇效良方》汇集《内经》《难经》及唐宋明初重要医籍与医方精华,阐述内外妇儿五官等各科疾病的治疗方法。是明代中国医药学重要临床著作。董宿,明英宗 1436 年间太医院院使,深查药性,博究医源,临证立方辄有奇效。方贤,明成化年间太医院院使,浙江湖州人。《归安县志·艺术传》:贤,太医院使。成化中召至殿前,考医论三篇,加通政使右通政。

神经系统钩端螺旋体病

钩端螺旋体病（leptospirosis）是致病螺旋体引起的自然疫源性人畜共患急性传染病。神经系统钩端螺旋体病以神经系统损害为主要临床表现。

〖神经系统钩端螺旋体病钩体血症期-暑温初起证〗

辨识要点：① 符合神经系统钩端螺旋体病早期诊断；② 感染钩端螺旋体后1～2周突然发病；③ 发热；④ 头痛；⑤ 全身乏力；⑥ 眼结膜充血；⑦ 腓肠肌压痛；⑧ 浅表淋巴结肿大；⑨ 黄疸；⑩ 脑脊液钩端螺旋体阳性；⑪ 舌红苔腻脉数。

临床决策：清暑化湿。

治疗推荐：①《温病条辨》三仁汤。杏仁、白豆蔻、生薏苡仁、厚朴、半夏、通草、滑石、竹叶，常规剂量，每日2次水煎送服甘露消毒丹1粒。②《医效秘传》甘露消毒丹：黄芩、连翘、茵陈、滑石、石菖蒲、川贝母、木通、藿香、白豆蔻、薄荷、射干，常规剂量研为细末，神曲糊丸如弹子大，每次1粒，每日2次温水送服。③ 青霉素G每日160万U分4次肌内注射，疗程至少1周。④ 糖皮质激素。

常用方药：土茯苓，黄芩，连翘，茵陈，滑石，藿香，佩兰，厚朴，苍术，白豆蔻，薄荷，射干，穿心莲，赶风柴，温大青。

思路拓展：《温热经纬》。甘露消毒丹治湿温时疫之主方也。六元正纪，五运分步，每年春分后十三日交二运。征，火旺，天乃渐温。芒种后十日交三运。宫，土旺，地乃渐湿。温湿蒸腾，更加烈日之暑，烁石流金，人在气交之中，口鼻吸受其气，留而不去，乃成湿温疫疠之病。而为发热倦怠，胸闷腹胀，肢酸咽肿，斑疹身黄，颐肿口渴，溺赤便闭，吐泻疟痢，淋浊疮疡等证。但看病患舌苔淡白，或浓腻，或干黄者，是暑湿热疫之邪尚在气分。悉以此丹治之立效。并主水土不服诸病。汪按：普济消毒饮用芩、连、陈皮、玄参、连翘、甘桔、升柴、马勃、鼠粘、薄荷、板蓝根、僵蚕。或加人参、大黄。

〖神经系统钩端螺旋体病钩体血症极期-暑瘟动风证〗

辨识要点：① 符合神经系统钩端螺旋体病中期诊断；② 钩体血症期4～10日后；③ 剧烈头痛；④ 频繁呕吐；⑤ 颈项强直；⑥ 脑膜刺激征；⑦ 大脑或脑干损害；⑧ 黄疸；⑨ 脑脊液钩端螺旋体阳性；⑩ 舌红苔黄脉数。

临床决策：清暑益气熄风。

治疗推荐：①《温热经纬》清暑益气汤。西洋参、石斛、麦冬、黄连、竹叶、荷梗、知母、甘草、粳米、西瓜翠衣，常规剂量，每日2次水煎送服神犀丹1粒。②《温热经纬》神犀丹：乌犀角尖、石菖蒲、黄芩各六两，真怀生地、金银花各一斤，粪清、连翘各十两，板蓝根九两，香豉八两，玄参七两，天花粉、紫草各四两，各生晒研细，以犀角，地黄汁，粪清和捣为丸，每重三钱，凉开水化服，每日2次，小儿减半。如无粪清，可加人中黄四两，研人。③ 青霉素G每日120万～160万U，分3～4次肌内注射，疗程至少1周。

常用方药：西洋参，石斛，麦冬，黄连，竹叶，荷梗，知母，西瓜翠衣，乌犀角尖，石菖蒲，黄芩，生地，金银花，连翘，板蓝根，香豉，玄参，天花粉，紫草。

思路拓展：《松峰说疫·斑黄并发》。从兄秉钦病发黄，旋即发斑。余往诊视，甚觉骇异。以其素虚，随用托里举斑汤、茵陈五苓散二方中采择加减服之，斑、黄并治，冀可奏效。服一剂，次早战汗后，斑、黄并退,其病豁然。随名其方曰斑黄双解散。

〖神经系统钩端螺旋体病后发症期-暑瘟伤阴证〗

辨识要点:① 符合神经系统钩端螺旋体病后发症期诊断;② 脑膜刺激征;③ 脑脊液淋巴细胞数增多,蛋白质含量可超过 1 g/L;④ 钩端螺旋体 IgM 抗体升高;⑤ 脑动脉炎;⑥ 脑梗死;⑦ 头颅血管造影显示脑动脉闭塞或狭窄;⑧ 头颅 CT 或 MRI 示大脑半球多发性或双侧梗死灶;⑨ 脑底异常血管网;⑩ 双下肢麻木无力;⑪ 尿便障碍;⑫ 横贯性脊髓损害体征;⑬ 多脑神经损害;⑭ 臂丛炎和坐骨神经炎;⑮ 舌红苔黄脉数。

临床决策:清暑养阴熄风。

治疗推荐:①《通俗伤寒论》卷 2 羚角钩藤汤。羚角一钱半,钩藤三钱,桑叶二钱,菊花三钱,鲜生地五钱,生白芍三钱,川贝母四钱,茯神三钱,生甘草八分,淡竹茹五钱与羚羊角先煎代水,水煎送服黑虎丹 1 丸。②《仁术便览》黑虎丹:乳香、朱砂、天麻、两头尖各五钱,川乌、草乌各四两,苍术四两半,川芎、石斛、防风、麻黄、荆芥、甘草各一两,白芷一钱,何首乌、当归各一两,上为末,炼蜜丸弹子大。每服 1 丸,嚼烂黄酒送下。③ 青霉素 G 每日 120 万～160 万 U,分 3～4 次肌内注射,疗程至少 1 周。④ 皮质类固醇。

常用药物:羚羊角,钩藤,桑叶,菊花,生地,白芍,大黄,黄连,牛蒡子,天麻,石斛,防风,荆芥,当归,土茯苓,黄芩,连翘,茵陈,穿心莲,赶风柴,温大青。

思路拓展:《格致余论·夏月伏阴在内论》。天地以一元之气,化生万物。根于中者,曰神机;根于外者,曰气血。万物同此一气,人灵于物,形与天地参而为三者,以其得气之正而通也。故气升亦升,气浮亦浮,气降亦降,气沉亦沉。人与天地同一橐籥。子月一阳生,阳初动也;寅月三阳生,阳初出于地也。此气之升也。巳月六阳生,阳尽出于上矣。此气之浮也。人之腹属地气,于此时浮于肌表,散于皮毛,腹中虚矣。《经》曰:夏月经满,地气溢满,入经络受血,皮肤充实。长夏气在肌肉,所以表实。表实者,里必虚。世言夏月伏阴在内,此阴字有虚之义。若作阴冷看,其误甚矣。或曰:以手扪腹,明知其冷,非冷而何?前人治暑病,有玉龙丸、大顺散、桂苓丸、单煮良姜与缩脾饮用草果等,皆行温热之剂,何吾子不思之甚也?予曰:春夏养阳,王太仆谓春食凉,夏食寒,所以养阳也。其意可见矣!若夫凉台水馆,大扇风车,阴水寒泉,果冰雪凉之伤,自内及外,不用温热,病何由安?详玩其意,实非为内伏阴而用之也。前哲又谓升降浮沉则顺之,寒热温凉则逆之。若于夏月火令之时,妄投温热,宁免实实虚虚之患乎?或曰:巳月纯阳,于理或通,五月一阴、六月二阴,非阴冷而何?予曰:此阴之初动于地下也。四阳浮于地上,燔灼焚燎,流金烁石,何阴冷之有?孙真人制生脉散,令人夏月服之,非虚而何?

脑 囊 虫 病

脑囊虫病是猪绦虫囊尾蚴寄生脑组织形成包囊所致的中枢神经系统寄生虫感染疾病。病理特点：典型的包囊大小为5～10 mm，有薄壁包膜或多个囊腔。儿童常见由数百个囊尾蚴组成的粟粒样包囊。囊虫寄生在脑部，产生异体蛋白和异物反应，出现病灶周围炎性细胞浸润、水肿、血管增生和成纤维细胞增生，随后幼虫被纤维包裹产生脑组织肿胀、坏死和神经纤维脱髓鞘改变。慢性期脑萎缩、视神经萎缩、囊虫机化和钙化。机化和钙化的囊虫可以使慢性炎症继续，成为对周围脑组织机械和化学刺激的根源。

〖脑实质型脑囊虫病-脑腑囊虫证〗

辨识要点：① 符合脑实质型脑囊虫诊断；② 全身性和部分性痫性发作；③ 偏瘫；④ 感觉缺失；⑤ 偏盲和失语；⑥ 共济失调；⑦ 病理反射阳性；⑧ 精神症状和智能障碍；⑨ 急性弥漫性脑炎；⑩ 外周血嗜酸性粒细胞数增多；⑪ 脑脊液压力升高，淋巴细胞数增多蛋白质含量轻度升高；⑫ 血清和脑脊液囊虫抗体阳性；⑬ 头颅CT见直径0.5～1.0 cm的圆形或类圆形阴影，增强扫描头节可强化；⑭ 头颅MRI特征性表现为多发小囊型，囊壁内侧点状影为头节。⑮ 皮下软组织包囊或粪便中发现囊虫虫卵；⑯ 舌红苔腻脉弦。

临床决策：杀虫清脑。

治疗推荐：①《圣济总录》卷99干漆散：干漆、雄黄、槟榔、诃黎勒，常规剂量，每日2次水煎送服麝香丸10粒。②《圣济总录》卷99麝香丸：黄连一两、白芜荑二两、干虾蟆一枚、干漆一两，上六味，捣研为末，入麝香少许，再研罗匀，用醋煮面糊和丸，梧桐子大，每服温水下10丸，空心食前服。③ 吡喹酮每日剂量为200 mg，分2次口服，每日剂量不超过1 g。成人每1个疗程总剂量为每千克体重300 mg，2～3个月后再进行第二疗程的治疗，共治疗3～4个疗程。④ 阿苯达唑每日每千克体重300 mg，1个月后再进行第二疗程，共治疗3～4个疗程。

常用方药：腐婢，慕荷，爵床，栀子，萹蓄，盾翅藤，鹤虱，雌黄，贯众，鬼箭羽，九仙草，苦楝皮，狼毒，雷丸，芦荟，马蔺子，使君子，芜荑，雄黄，野苋菜，榆仁酱，鹧鸪菜，紫八宝。

思路拓展：①《诸病源候论》九虫病诸候。九虫者，一曰伏虫，长四分；二曰蛔虫，长一尺；三曰白虫，长一寸；四曰肉虫，状如烂杏；五曰肺虫，状如蚕；六曰胃虫，状如虾蟆；七曰弱虫，状如瓜瓣；八曰赤虫，状如生肉；九曰蛲虫，至细微，形如菜虫。伏虫，群虫之主也。蛔虫，贯心则杀人。白虫相生，子孙转多，其母转大，长至四五尺，亦能杀人。肉虫，令人烦满。肺虫，令人咳嗽。胃虫，令人呕吐，胃逆喜哕。弱虫，又名膈虫，令人多唾。赤虫，令人肠鸣。蛲虫，居胴肠，多则为痔，极则为癞，因人疮处以生诸痈、疽、癣、瘘、疥、蛪虫，无所不为。人亦不必尽有，有亦不必尽多，或偏有，或偏无者。此诸虫根据肠胃之间，若腑脏气实，则不为害，若虚则能侵蚀，随其虫之动而能变成诸患也。②《医心方》卷七九虫散治诸虫：炙藿芦二两，贯众一两，炙干漆二两，狼牙一两，上药治下筛，以羊肉羹汁服一合，1日3次。《医心方》九虫丸：牙子、贯众、蜀漆、芜荑、雷丸、橘皮各等分，上药治下筛，炼蜜为丸如大豆大，每服30丸，浆送下，1日2次，令虫下。

〖蛛网膜型脑囊虫病-脑膜囊虫证〗

辨识要点：① 符合蛛网膜型脑囊虫诊断；② 脑膜刺激症状；③ 交通性脑积水或阻塞性脑积水；

④ 脑膜炎;⑤ 脊髓蛛网膜炎;⑥ 蛛网膜下腔完全阻塞;⑦ 皮下软组织包囊或粪便中发现囊虫虫卵;⑧ 血清和脑脊液囊虫抗体阳性;⑨ 舌红苔腻脉弦。

临床决策:杀虫清脑。

治疗推荐:①《太平圣惠方》卷 57 野狼牙散。野狼牙、鹤虱、贯众、芜荑仁,常规剂量,每日 2 次,水煎送服贯众丸 10 丸。②《圣济总录》卷 99 贯众丸:贯众、石蚕各一两一分,野狼牙、藿芦、蜀漆、白僵蚕、厚朴各三分,雷丸一两半,白芜荑一两,上九味捣罗为末,炼蜜和为剂,更于臼内,入酥少许,杵令匀熟,丸如梧桐子大,每服 10 丸,空心温浆水调下,每日 2 次。③ 吡喹酮每日 200 mg,分 2 次口服,每日剂量不超过 1 g。每 1 个疗程成人总剂量为每千克体重 300 mg,2~3 个月后再进行第 2 个疗程的治疗,共治疗 3~4 个疗程。④ 阿苯达唑每日每千克体重 300 mg,1 个月后再进行第 2 个疗程,治疗 3~4 个疗程。

常用方药:野狼牙,阿魏,白皮柯,百舌鸟,鹤虱,槟榔,川楝子,刺花椒,雌黄,榧子,凤眼果,干漆,贯众,鬼箭羽,昏鸡头,九仙草,蒟酱,苦楝皮,苦楝子,狼毒,雷丸,芦荟,马蔺子,使君子,芜荑,雄黄,野苋菜,鹧鸪菜,紫八宝,腐婢,蘹荷,爵床,栀子,茜草,萹蓄,盾翅藤。

思路拓展:《证治准绳·虫》。虫由湿热郁蒸而生,观之日中有雨,则禾节生虫,其理明矣。善乎,张戴人推言之也,曰:水火属春夏,湿土属季夏,水从土化,故多虫焉。人患虫积,多由饥饱调燮失宜,或过餐鱼鲙白酒,或多食牛羊,或误啖鳖苋,中脘气虚,湿热失运,故生寸白诸虫,或如蚯蚓,或似龟鳖,小儿最多,大人间有。其候心嘈腹痛,呕吐涎沫,面色萎黄,眼眶鼻下青黑,以致饮食少进,肌肉不生,沉沉默默欲眠,微有寒热,如不早治,相生不已。古人云:虫长一尺则能害人,虫若贯串,杀人甚急。治法追虫取积,以剪红丸、尊神丸、遇仙丹。夫人腹中有尸虫,此物与人俱生,而为人大害。虫之形,状似大马尾,或如薄筋,根据脾而居,乃有头尾,皆长三寸。又有九虫:一曰伏虫,长四分;二曰蛔虫,长一尺;三曰白虫,长一寸,四曰肉虫,状如烂杏;五曰肺虫,状如蚕;六曰胃虫,状如虾蟆;七曰弱虫,状如瓜瓣;八曰赤虫,状如生肉;九曰蛲虫,至细微,形如菜虫状。伏虫则群虫之主也;蛔虫贯心杀人;白虫相生,子孙转多,其母转大,长至四五丈,亦能杀人;肉虫令人烦满;肺虫令人咳嗽;胃虫令人呕吐,胃逆喜哕;弱虫又名膈虫,令人多唾;赤虫令人肠鸣;蛲虫居胴肠之间,多则为痔,剧则为癞,因生疮痍,即生诸痈疽、癣疥。蛔虫无所不为,人亦不必尽有,有亦不必尽多,或偏有,或偏无类,妇人常多,其虫凶恶,人之极患也。常以白筳草沐浴佳,根叶皆可用,既是香草,且是尸虫所畏也。凡欲服补药及治诸病,皆须去诸虫,并痰饮宿澼,醒醒除尽,方可服补药。不尔,必不得药力。凡得伤寒及天行热病,腹中有热,又人食少,肠胃空虚,三虫行作求食,蚀人五脏及下部。若齿断无色,舌上尽白,甚者唇里有疮,四肢沉重,忽忽喜眠。当数看其上唇内有疮。唾血,唇内如粟疮者,心内懊恼痛闷,此虫在上蚀也。九虫皆由脏腑不实,脾胃皆虚,杂食生冷、甘肥油腻、咸脏等物,节宣不时,腐败停滞,所以发动。又有神志不舒,精魄失守,及五脏劳热,又病余毒,气血积郁而生。或食瓜果与畜兽五内,遗留诸虫子类而生。虫之为候,呕恶吐涎,口出清沫,痛有去来,乍作乍止。寸白虫色白形褊,损人精气,力乏腰疼。蛲虫细如菜虫,能为痔漏、疮癞、疥癣、痈疽等患。寸白、蛲、蛔是三者,皆九虫数中之一物也。

〖脊髓型脑囊虫病-脊髓囊虫证〗

辨识要点:① 符合脊髓型脑囊虫诊断;② 后背、颈、肩胛区根性放射痛;③ 疼痛部位以下运动感觉障碍;④ 脊髓压迫症状;⑤ 皮下软组织包囊或粪便中发现囊虫虫卵;⑥ 血清和脑脊液囊虫抗体阳性;⑦ 舌红苔腻脉弦。

临床决策:杀虫通脊。

治疗推荐:①《太平惠民和剂局方》卷 9 滋血汤。马鞭草、荆芥穗、牡丹皮、赤芍、枳壳、肉桂、当归、川芎、乌梅,常规剂量,每日 2 次水煎送服妙功丸 1 粒。②《证治准绳·类方》妙功丸:丁香、木香、沉香、乳香、麝香、熊胆、白丁香、轻粉、雄黄、青皮、黄芩、胡黄连、黄连、黑牵牛、荆三棱、炙甘草、蓬莪茂、陈皮、雷丸、鹤虱、大黄、赤小豆、朱砂、巴豆,常规剂量,研为细末,炼蜜为丸如梧桐子大,每次 1 丸,每日 2 次温水送服。③ 吡喹酮每日剂量为 200 mg,分 2 次口服,每日剂量不超过 1 g。每 1 个疗程成人总剂量为每千克体重 300 mg,2～3 个月后再进行第 2 个疗程的治疗,共治疗 3～4 个疗程;④ 阿苯达唑成人总剂量为 300 mg/kg,1 个月后再进行第二疗程,共治疗 3～4 个疗程。

常用方药:巴戟天,黄芪,矾石,白蔹,黄芩,女萎,人参,天雄,防风,萆薢,石斛,蜀椒,肉苁蓉,秦艽,野狼牙,鹤虱,雌黄,贯众,鬼箭羽,九仙草,苦楝子,狼毒,雷丸,芦荟,马蔺子,使君子,芫荑,雄黄,野苋菜,紫八宝,腐婢,慕荷,爵床,萹蓄,盾翅藤。

思路拓展:《张氏医通·虫门》秦川剪红丸治虫积为患,噎膈反胃不能食:雄黄、木香各五钱,槟榔、三棱、蓬术、贯众、椒红各一两,大黄两半,干漆三钱,神曲糊丸绿豆大,每服五十丸,五更用鸡汤送下。方中椒红世本皆作陈皮,惟何继冲藏本作椒红,乃合立方命名之意。方后五更用鸡汤送下,亦异世本。化虫丸治虫积肚腹常热:鹤虱、槟榔、苦楝根各一两,胡粉半两、白矾一钱五分,为末,米饮糊丸梧子大,一岁儿五丸,大人七八十丸,酸浆水入麻油少许和匀送下,清米汤亦可,痛时用蜀椒汤调化服。集效丸治虫积四肢常冷:木香、鹤虱、槟榔、诃子肉、芫荑仁各五钱,大黄一两,熟附子、炮姜各三钱,乌梅肉十四枚,炼白蜜丸梧子大,每服三五十丸,食前陈皮汤下,妇人醋汤下,孕妇勿服。万应丸治腹中诸虫血积:黑牵牛头末、大黄、赤槟榔各一两,白雷丸、木香、沉香各半两,上将牵牛一处为末,槟榔、雷丸、木香、大黄一处为末,沉香另自为末,以大皂荚、苦楝皮各四两煎汁泛丸如绿豆大,每服四五十丸至百丸,小儿量减,孕妇忌服。遇仙丹治膈上痰气虫积:白牵牛头末一两,白槟榔一两,茵陈、三棱、蓬术、大皂荚各三钱,沉香五钱,为末,醋糊丸绿豆大,每服四五十丸,五更时茶清送下,天明当有所下,有积去积,有虫去虫,小儿量减,孕妇忌服。服艾葙归汤治虫蚀肛门痒痛:阿胶、当归、青葙子各六钱,艾叶一把,上四味水煎,分三服。雄黄兑法:雄黄半两、桃仁一两、青葙子三两、黄连一两、苦参一两,上五味为末,绵裹如枣核大,纳下部。又方:雄黄、皂荚、麝香、朱砂等分,上四味为末,蜜丸梧子大,纳下部,日二。

脑型血吸虫病

脑型血吸虫病(cerebral schistosomiasis)是日本血吸虫引起的中枢神经系统感染性疾病。以头痛、恶心、呕吐、癫痫、肢体瘫痪等神经系统障碍为主要临床表现。病原学：血吸虫卵由粪便污染水源，在中间宿主钉螺内孵育成尾蚴，人接触疫水后经皮肤或黏膜侵入人体，在门静脉系统发育为成虫，成虫侵入末梢小血管或淋巴管，逆行到达肠系膜上、下静脉，在肠壁黏膜下产卵，部分产卵异位于脑的小静脉可引起大脑损害，或经血液循环进入脑内。病理特点：脑血吸虫病虫卵卵栓沉积于脑，脑实质细胞坏死和钙沉积，炎性渗出物含有嗜酸性粒细胞和巨大细胞，形成肉芽肿，多侵犯大脑皮质。

〖急性型脑型血吸虫病-急性脑腑水毒证〗

辨识要点：① 符合急性型脑型血吸虫病诊断；② 多发于青壮年；③ 急性起病；④ 发热头痛；⑤ 意识模糊；⑥ 肢体瘫痪；⑦ 部分性及全面性痫性发作；⑧ 急性脊髓炎；⑨ 外周血嗜酸性粒细胞与淋巴细胞数均增多；⑩ 大便检查见血吸虫虫卵；⑪ 脑脊液轻至中度淋巴细胞数增多和蛋白质增高；⑫ 特异性抗原阳性；⑬ CT 和 MR1 见脑和脊髓病灶；⑭ 舌红苔黄脉数。

临床决策：杀虫解毒。

治疗推荐：①《卫生总微》卷 6 急风散。白附子 4 枚、全蝎 5 枚、天南星 1 个、半夏 10 个、天麻一分、腻粉半钱，上为细末，每次一钱，每日 2 次水煎送服狼牙丸 10 粒。②《医心方》狼牙丸：狼牙、芜荑、白蔹、狗脊、干漆各四分，治下筛为丸如豌豆大，每服 10 丸。③ 吡喹酮每次每千克体重 10 mg，每日 3 次口服，连用 4 日。④ 硝硫氰胺总剂量为每千克体重 20～26 mg，每日剂量 1 次口服，分 5 日服用。⑤ 手术摘除肉芽肿病灶。

常用方药：半边莲，灯盏细辛，枫杨，九莲灯，九仙草，苦楝菌，马鞭草，南瓜子，千金坠，千金子，肉半边莲，石柑子，乌桕，羊耳菊，鸭跖草，野牡丹根，槟榔，葫芦壳，乌白根皮，巴豆。

思路拓展：《医碥·虫》。虫由湿热郁蒸以生，观日中有雨，则禾节生虫可见。《玄珠》云：虫得风木之气乃生，得雨气乃化。盖风木气温，雨气湿，其为湿热所生无疑。《千金要方》云：虫有九，皆能食人脏腑。一曰伏虫，长四分，群虫之主也。一曰蛔虫，长一尺或五六寸，生发多则贯心而杀人。一曰白虫，长一寸，子孙相生，其母转大，长至四五丈，能杀人。一曰肉虫，状如烂杏，令人烦满。一曰肺虫，状如蚕，令人咳嗽。一曰胃虫，状如虾蟆，令人呕吐，胃逆喜哕。一曰弱虫，又名膈虫，状如瓜瓣，令人多唾。一曰赤虫，状如生肉，令人肠鸣。一曰蛲虫，至细微，形如菜虫，居广肠中，能为痔漏、疮癞、疥癣等患。人不必尽有，有亦不必尽多。《本事方》云：心虫曰蛔，脾虫曰寸白，肾虫如寸截丝缕，肝虫如烂杏，肺虫如蚕，皆能杀人。肺虫居肺叶内，蚀肺系，成瘵疾咯血声嘶，药所不到，治之为难。又有尸虫，与人俱生，状如马尾，或如薄筋，根据脾而居，乃有头尾，皆长三寸。虫证，心嘈腹痛，或上攻心如咬，呕吐涎沫清水或青黄水，面色萎黄，或乍赤乍白乍青黑，或面有白斑，唇常红，或生疮如粟米，或沉默欲眠，卧起不安，不欲饮食，恶闻食臭，饥则痛，得食痛更甚，饱即安，时痛时止，以手拊击即息，腹大有青筋，或腹中有块耕起，下利黑血，体有寒热，脉洪而大，皆其候也。治诸虫法，常以白蔹草沐浴佳，根、叶皆可用。草既香，且为尸虫所畏也。虫在腹中，月上旬头向上，中旬横之，下旬向下。观牛马生子，上旬生者行在母前，中旬生者并母而行，下旬生者后随之。猫食鼠，上旬食上段，中旬食中段，下旬食下段，皆自然之理。故治虫须于上旬用药。若急不能待，可忍饥一日，使虫饿，于五更时，先嚼炙猪肉，咽津而勿食，使虫闻香则头向上，然后服杀虫之药。诸杀虫药皆苦，惟榧子、使君子甘，小儿疳虫，煨使君与食，以其壳煎汤送下，甚妙。鹤虱、雷丸、芜荑、苦楝根、槟榔、锡灰等，皆杀虫之品，锡灰为最。毛景得奇疾，每语，喉中必有物声相应。有道人教令诵《本草》药名，至蓝而默然，遂取蓝掞汁饮之，少顷吐出肉块长一寸余，人形悉具，自后无声。陈正敏斋间览载杨得异病，每发言应答，腹中有小声效之，数年间其声浸大。有道人见而惊曰：此应声虫也，久不治延及妻子。令读《本草》，至雷丸虫无声，乃顿服之，遂愈。赵子山苦寸白虫，医者戒云是疾当止酒，而以素所耽嗜，欲罢不能，一夕醉归寓已夜半，口干咽燥，仓卒无汤饮，适廊庑下有瓮水，月色下照，莹然可掬，即酌而饮之，其甘如饴，连饮数酌，乃就寝。追晓，虫出盈席，觉心腹顿宽，宿疾遂愈。验视，乃织草履者浸红藤根水也。吴少师尝得疾，数月间肌肉消瘦，每日饮食下咽，少时腹如万虫攒攻，且痒且痛。张锐取黄土一盂，温酒一升，投土搅其内，出药百粒。饮之，觉肠胃掣痛，几不堪忍，须臾暴下如倾，秽恶斗许，有蚂蟥千余，宛转盘结。

〖慢性型脑型血吸虫病-慢性脑腑虫毒证〗

辨识要点：① 符合慢性型脑型血吸虫病诊断；② 感染后 3～6 个月发病；③ 头痛；④ 呕吐；⑤ 视乳头水肿；⑥ 局灶性神经系统损害体征；⑦ 部分性及全身性痫性发作；⑧ 急性不完全性横贯性脊髓损害的症状和体征；⑨ 血中嗜酸性粒细胞增多；⑩ 粪便和尿液中检出血吸虫卵；⑪ 舌红苔白脉弦。

临床决策：杀虫解毒。

治疗推荐：①《辨证录》卷 7 攻补两益汤。榧子 10 个，白薇、雷丸、神曲各三钱，槟榔二钱，使君子 10 个，白术一两，人参五钱，水煎送服大戟丸 5 丸。②《宣明论》卷 8 大戟丸：大戟、芫花、甘遂、海带、海藻、郁李仁、续随子各半两，樟柳根、硇砂、轻粉、粉霜、龙脑各半钱，水银沙子 1 皂子大，巴豆 21 个，研匀枣肉为丸如绿豆大，每服 5 丸。③ 吡喹酮每次每千克 10 mg，每日 3 次口服，两用 2 日。④ 硝硫氰胺总剂量为每千克体重 20～26 mg，每日剂量 1 次口服，分 3 日服用。⑤ 手术摘除肉芽肿病灶。

常用方药：半边莲，灯盏细辛，枫杨，九莲灯，九仙草，苦楝菌，马鞭草，麻柳叶，南瓜子，牛奶浆草，排钱树，千金坠，千金子，乌桕，鸭跖草，野牡丹根，槟榔，葫芦壳，乌白根皮，巴豆。

思路拓展：《研经言·古方虫混称说》。古方于瘕及虫病往往混称。然动者为虫，不动者为瘕，分别亦不难。良由虫所居处，其阻碍气血，实与积同，故混称之耳！如《病源》十九酒瘕，云有虫使之然。夫能饮人所饮酒，则动矣。而巢氏人之瘕门，后世直称之为酒虫。其食症，能食人之所食饭，以酒瘕例之，是亦有虫使然也，而巢氏则但称为症而已。此混称二病之证也。推之《纲目》所载茶瘕，吐出后犹能饮茶，亦其类矣。崔元亮《海上方》，以地黄治心痛，吐出虫长尺许，头如壁宫。刘禹锡《传信方》崔抗女患心痛，食地黄冷淘吐出物可方寸许，状如蛤蟆，无足目，似有口。此二物皆不云动，明是瘀血所为病也，而以虫状之。诸如此类，不可枚举，读者当以意逆旨，勿泥其词。况医书之传自文人者，又多形容过情者乎！余作《证原》，以能动及饮食者人之虫，不能者人之积，非违古也，古略今详，有势不得不如此者。

脑棘球蚴病

脑棘球蚴病(cerebral echinococcosis)是细粒棘球绦虫包虫囊肿所致中枢神经系统感染性疾病。又称脑包虫病。以头痛、恶心、呕吐、视力减退和视盘水肿及癫痫发作、偏瘫等为主要临床表现。病原学：细粒棘球绦虫寄生于犬科动物的小肠内,人、羊、牛、马和猪等为中间宿主人类误食被犬粪中排出的虫卵污染的饮水和蔬菜后而被感染。虫卵在人的十二指肠孵化成六钩蚴后,穿入门静脉,随血至肝、肺、脑等处,数月后发育成包虫囊肿。病理特点：脑内包虫囊肿常见于两侧大脑半球的大脑中动脉供血区,多为单发,也可见于小脑、脑室和颅底部。多数包虫可于数年后死亡,囊壁钙化,少数包虫囊肿继续生长,形成巨大囊肿。

〖脑棘球蚴病–脑腑包虫囊肿证〗

辨识要点：① 符合脑棘球蚴病诊断；② 头痛；③ 呕吐；④ 视乳头水肿；⑤ 局灶性神经系统体征；⑥ 癫痫发作；⑦ 进展缓慢；⑧ CT/MRI 见单一的非增强的、与脑脊液密度相当的类圆形囊肿；⑨ 包虫补体结合试验阳性；⑩ 畜牧区居住史；⑪ 血和脑脊液中嗜酸性粒细胞数增高；⑫ 舌红苔黄脉弦。

临床决策：杀虫解毒消肿。

治疗推荐：①《备急千金要方》卷 10 苦参汤。苦参、黄芩、生地黄,常规剂量,每日 2 次水煎送服阿魏积块丸 30 粒。②《证治宝鉴》卷 9 阿魏积块丸：阿魏、三棱、莪术、雄黄、蜈蚣、自然铜、蛇含石、木香、铁华粉、辰砂、沉香、冰片、芦荟、阿魏、天竺黄、全蝎,常规剂量,捣末为散,入猪胆汁,炼蜜为丸如梧桐子大,每次 30 丸,每日 2 次温水送服。③ 手术摘除囊肿。④ 阿苯达唑每次 400 mg,每日 2 次口服,连用 30 日。

常用方药：槟榔,草果仁,知母,黄芩,阿魏,三棱,莪术,雄黄,蜈蚣,蛇床子,沉香,冰片,芦荟,天竺黄,全蝎。

思路拓展：《原机启微·血为邪胜凝而不行之病》。血阴物,类地之水泉,性本静。行,其势也。行为阳,是阴中之阳,乃坎中有火之象。阴外阳内,故行也。纯阴,故不行也。不行则凝,凝则经络不通。《经》曰：足阳明胃之脉,常多气多血。又曰：足阳明胃之脉,常生气生血。手太阳小肠之脉,斜络于目眦。足太阳膀胱之脉,起于目内。二经皆多血少气,血病不行,血多易凝。《灵兰秘典论》曰：脾胃者,仓廪之官,五味出焉。五味淫则伤胃,胃伤血病,是为五味之邪,从本生也。又曰：小肠者,受盛之官,化物出焉。遇寒则阻其化。又曰：膀胱者,州都之官,津液藏焉。遇风则散其藏,一阻一散,血亦病焉。是为风寒之邪,从末生也。凡是邪胜,血病不行,不行渐滞,滞则易凝,凝则病始外见,以其斜络目耶,以其起于目内耶。故病环目青,如被物伤状,重者白睛亦黯,轻者或成斑点,然不痛不痒,无泪眵眵䁾羞涩之证。是曰血为邪胜,凝而不行之病。此病初起之时,大抵与伤风证相似,一二日则显此病也,川芎行经散主之,消凝大丸子主之。睛痛者,更以当归养荣汤主之。如此则凝复不滞,滞复能行,不行复行,邪消病除,血复如故。志此,无所不愈也；不志于此,无所愈也。

脑型肺吸虫病

脑型肺吸虫病（cerebral paragonimiasis）是卫氏并殖吸虫和墨西哥并殖吸虫引起的中枢神经系统感染性疾病。病原学：通常在食用生的或未煮熟的水生贝壳类如淡水蟹或蝲蛄后被感染，幼虫在小肠脱囊而出，穿透肠壁进入腹腔中移行，再穿过膈肌而达肺内发育为成虫。成虫可从纵隔沿颈内动脉周围软组织上行入颅，虫体在脑内移行时可直接引起脑组织的损害，且虫体所产生的代谢产物及大量沉积，可导致组织和异物反应。病理特点：脑实质内出现互相沟通的多房性小囊肿，呈隧道式破坏，为虫体移行破坏脑组织引起，多位于颞、枕、顶叶，邻近的脑膜呈炎性粘连增厚；镜下可见病灶内组织坏死和出血，坏死区见有多数虫体或虫卵。

〖脑型肺吸虫病-脑腑肺虫证〗

辨识要点：① 符合脑型肺吸虫病诊断；② 发热；③ 头痛；④ 呕吐；⑤ 部分性及全身性癫痫发作；⑥ 偏瘫；⑦ 视觉障碍；⑧ 视乳头水肿；⑨ 精神症状；⑩ 疫区食用河蟹或饮生水史；⑪ 急性期脑脊液多形核细胞增多并检出嗜酸性粒细胞；⑫ 慢性期脑脊液淋巴细胞增多；⑬ 脑脊液蛋白质和球蛋白增高，糖降低；⑭ 外周血嗜酸性粒细胞增多；⑮ 血沉增快和血-球蛋白升高；⑯ 痰液和粪便查到肺吸虫虫卵；⑰ 肺吸虫补体结合试验和皮肤试验阳性；⑱ 影像学发现肺吸虫囊肿或钙化灶；⑲ 舌红苔黄脉数。

临床决策：杀虫解毒。

治疗推荐：①《圣济总录》卷 127 蟾酥丸。蟾酥、麝香、犀角、牛黄、丹砂、芦荟、青黛、天竺黄各半两，益智仁 10 个，干蜗牛 5 个，白花蛇 1 寸，上为末，用獭猪胆汁为丸如米粒大，丹砂为衣，每次 5 丸，每日 2 次薄荷汤送下；惊风，用剪刀股研，薄荷汤送下；慢惊风，煎荆芥汤送下；疳气，麝香汤送下；惊风搐搦，目睛上视，煎金银酒化下。②《小儿药证直诀》卷下大芦荟丸：芦荟、木香、青皮、胡黄连、黄连、白芜荑、雷丸、鹤虱各半两，麝香二钱，上为细末，粟米饭为丸如绿豆大，每次 20 丸，每日 2 次米饮送下。③ 口服吡喹酮每次每千克体重 10 mg，每日 3 次口服，每疗程总剂量为每千克体重 120～150 mg。④ 口服硫氯酚每日 3 g，分 3 次口服，10～15 日为 1 个疗程，重复治疗 2～3 个疗程，疗程间隔为 1 个月。

常用药物：升麻，葛根，黄连，黄芩，连翘，芦荟，胡黄连，白芜荑，雷丸，鹤虱，槟榔，仙鹤草，天麻，蟾酥，麝香，犀角，牛黄，丹砂，芦荟，青黛，天竺黄，益智仁，干蜗牛，白花蛇。

思路拓展：《医方集解》。此十二经通行之药也，毒气内攻，疮疡黑陷，非平剂所能胜，南星、雄黄、黄丹、味辛性燥，能杀毒破痰，巴豆、硇砂、大毒大热，能祛寒化积，斑蝥、蟾酥、辛寒至毒，能拔疔肿，下恶物，斑蝥能泻毒，从小便出，巴豆能泻毒，从大便出。信石燥烈劫痰，麝香香窜通窍，乳香能使毒气外出，不致内攻，引之以酒，使行经络，无毒不泻也，此乃厉剂，所谓药不瞑眩，厥疾不瘳，此类是也。《玉机微义》曰，此方世俗多用之，然香窜燥毒之剂，盖无经不至者，备汗吐下三法，病因食一切禽兽毒发及疮，脉沉细紧数，毒蕴在里并湿毒，用之神效，若大热大渴，毒气燃发，脉浮洪在表，及膏粱积热之人，不宜轻用，世人多不分此，又有以半夏代雄黄者，殊不知雄黄治诸疮，及百节中大风中恶者之意也。

神经系统艾滋病

艾滋病(acquired immunodeficiency syndrome，AIDS)是人类免疫缺陷病毒-1感染所致获得性免疫缺陷综合征。神经系统艾滋病是人类免疫缺陷病毒-1感染所致神经系统感染性疾病。10％～27％的艾滋病患者出现神经系统损害综合征。病原学：人类免疫缺陷病毒是单链RNA病毒，直径为100～120 nm的球形颗粒，病毒嗜淋巴细胞又嗜神经细胞，主要感染CD4$^+$ T细胞，也能感染单核-吞噬细胞、B淋巴细胞、小神经胶质细胞和骨髓干细胞等。人类免疫缺陷病毒有两个亚型，人类免疫缺陷病毒-1型能引起免疫缺陷和AIDS，呈世界性分布；人类免疫缺陷病毒-2型仅在非洲西部和欧洲的非洲移民及其性伴中发生，很少引起免疫缺陷和AIDS。中枢神经系统直接感染是艾滋病神经系统损害的病因。HIV病毒是危险的嗜神经病毒，可以透过血脑屏障直接进入中枢神经系统。病理特点：组织炎症反应少而机会性感染病原体多。淋巴结既可反应性病变，又可肿瘤性病变。胸腺萎缩，神经胶质细胞灶性坏死，血管周围炎性浸润及脱髓鞘。

〖人类免疫缺陷病毒原发性神经系统感染-脑毒血热证〗

辨识要点：① 符合人类免疫缺陷病毒原发性神经系统感染诊断；② 意识模糊；③ 记忆力减退；④ 情感障碍；⑤ 发热；⑥ 淋巴结肿大；⑦ 肌肉四肢疼痛及关节疼痛；⑧ 头痛；⑨ 颈项强直；⑩ 皮肤斑丘疹；⑪ 单发脑神经炎；⑫ HIV RNA阳性；⑬ HIV病毒分离阳性；⑭ 舌红苔黄脉数。

临床决策：清脑凉血解毒。

治疗推荐：①《疡科心得集》银花解毒汤。金银花，紫花地丁，犀角，赤苓，连翘，牡丹皮，黄连，夏枯草，常规剂量，每日2次水煎送服《中国药典》梅花点舌丸5粒。②《中国药典》梅花点舌丸：珍珠三两，牛黄、麝香、蟾酥、朱砂各二两，熊胆、雄黄、硼砂、葶苈子、乳香、没药、血竭、沉香、冰片各一两，上十四味，除麝香、牛黄、蟾酥、熊胆、冰片外，珍珠水飞或粉碎成极细粉；朱砂、雄黄分别水飞成极细粉，其余硼砂等六味粉碎成细粉。将麝香、牛黄、蟾酥、熊胆、冰片研细，与上述粉末(朱砂除外)配研，过筛，混匀。取上述粉末，用水泛丸，低温干燥，用朱砂粉末包衣，打光，即得。每10丸重1 g。口服每次5丸，每日2次，温水送服。③ 核苷反转录酶抑制剂如齐多夫定、拉米夫定等。④ 非核苷反转录酶抑制剂如奈韦拉平等。⑤ 蛋白酶抑制剂如印地那韦等。

常用药物：雄黄，牛黄，青黛，金银花，连翘，紫花地丁，犀角，牡丹皮，黄连，夏枯草，珍珠，麝香，蟾酥，朱砂，熊胆，乳香，没药，血竭，沉香，冰片。

思路拓展：《温疫论·统论疫有九传治法》。夫疫之传有九，然亦不出乎表里之间而已矣。所谓九传者，病患各得其一，非谓一病而有九传也。盖温疫之来，邪自口鼻而入，感于膜原，伏而未发者，不知不觉。已发之后，渐加发热，脉洪而数，此众人相同，宜达原饮疏之。继而邪气一离膜原，察其传变，众人不同者，以其表里各异耳。有但表而不里者，有但里而不表者，有表而再表者，有里而再里者，有表里分传者，有表里分传而再分传者，有表胜于里者，有里胜于表者，有先表而后里者，有先里而后表者，凡此九传，其去病一也。医者不知九传之法，不知邪之所在，如盲者之不任杖，聋者之听宫商，无音可求，无路可适，未免当汗不汗，当下不下，或颠倒误用，或寻枝摘叶，但治其证，不治其邪，同归于误一也。所言但表而不里者，其证头疼身痛发热，而复凛凛，内无胸满腹胀等证，谷食不绝，不烦不渴。此邪气外传，由肌表而出,或自斑消,或从汗解,斑者有斑疹、桃花斑、紫云斑,汗者有自汗、盗汗、狂汗、战汗之异,此病气之使然,不必较论,但求得斑得汗为愈疾耳。凡自外传者为顺,勿药亦能自愈。间有汗出不彻,而热不退者,宜白虎汤;斑出不透,而热不退者,宜举斑汤;有斑汗并行而愈者,若斑出不透,汗出不彻而热不除者,宜白虎合举斑汤。间有表而再表者,所发未尽,膜原尚有隐伏之邪,或二三日后,四五日后,根据前发热,脉洪而数,及其解也,斑者仍斑,汗者仍汗而愈,未愈者,仍如前法治之,然亦希有。至于三表者,更希有也。若但里而不表者,外无头疼身痛,而后亦无三斑四汗,惟胸膈痞闷,欲吐不吐,虽得少吐而不快,此邪传里之上者,宜瓜蒂散吐之,邪从其减,邪尽病已。邪传里之中下者,心腹胀满,不呕不吐,或燥结便闭,或热结旁流,或协热下利,或大肠胶闭,并宜承气辈导去其邪,邪减病减,邪尽病已。上中下皆病者,不可吐,吐之为逆,但宜承气导之,则在上之邪,顺流而下,呕吐立止,胀满渐除。有里而再里者,愈后二三日或四五日,根据前之证复发,在上者仍吐之,在下者仍下之,再里者常事,甚有三里者,希有也。虽有上中下之分,皆为里证。若表里分传者,始则邪气伏于膜原,膜原者,即半表半里也。此传法以邪气平分,半入于里,则现里证,半出于表,则现表证,此疫家之常事。然表里俱病,内外壅闭,既不得汗,而复中气方能达表,向者郁于肌肉之邪,乘势尽发于肌表矣,或斑或吐,盖随其性而升泄之也。诸证悉去,既无表里证而热不退者,膜原尚有已发之邪未尽也,宜三消饮调之。若表里分传而再分传者,照前表里俱病,宜三消饮,复下复汗如前而愈,此亦常事。至有三发者,亦希有也。若表胜于里者,膜原伏邪发时,传表之邪多,传里之邪少,何以治之?表证多而里证少,当治其表,里证兼之;若里证多而表证少者,但治其里,表证自愈。若先表而后里者,始则但有表证而无里证,宜达原饮。有经证者,当用三阳加法。经证不显,但发热者不用加法。继而脉洪大而数,自汗而渴,邪离膜原未能出表耳,宜白虎汤辛凉解散,邪从汗解,脉静身凉而愈。愈后二三日或四五日后,根据前发热,宜达原饮。至后反加胸满腹胀,不思谷食,烦渴,舌上苔刺等证,加大黄微利之。久而不去,在上者宜瓜蒂散吐之,如在下者,宜承气汤导之。若先里而后表者,始则发热,渐盖理证,下之里证除,二三日内复发热,反加头疼身痛脉浮者,宜白虎汤。若下后热减不甚,三四日后,精神不慧,脉浮者宜白虎汤汗之。服汤后不得汗者,因精液枯竭也,加人参覆卧则汗解。此近表里分传之证,不在此例。若大下后,大汗后,表里之证悉去,继而一身尽痛,身如被杖,甚则不可反侧,周身骨寒而痛,非表证也,此不必治,二三日内阳气自回,身痛自愈。凡疫邪再表再里,或再表里分传者,医家不解,反责病家不善调理,以致反复,病家不解,每责医家用药有误,致病复起,彼此归咎,胥失之矣!殊不知病势之所当然,盖气性如此,一者不可为二,二者不可为一,绝非医家病家之过也,但得病者向赖精神完固,虽再三反复,随复随治,随治随愈。间有延挨失治,或治之不得其法,日久不除,精神耗竭,嗣后更医,投药固当,现下之邪拔去,因而得效。殊不知膜原尚有伏邪,在一二日内,前证复起,反加循衣摸床,神思昏愦,目中不及矣。病家不咎于前医耽误时日,反咎于后医既生之而又杀之,良可叹也!当此之际,攻之则元气几微,是求速死;补之则邪火益炽,精气枯燥;守之则正不胜邪,必无生理矣。

〖人类免疫缺陷病毒慢性原发性神经系统感染-脑毒阴虚证〗

辨识要点:① 符合人类免疫缺陷病毒慢性原发性神经系统感染诊断;② AIDS 痴呆综合征;③ 复发性或慢性脑膜炎;④ 慢性进展性脊髓病;⑤ 周围神经病;⑥ 肌病;⑦ HIV RNA 阳性;⑧ HIV 病毒分离阳性;⑨ 脑脊液呈慢性炎性反应;⑩ 舌红苔少脉细。

临床决策：清脑养阴解毒。

治疗推荐：①《景岳全书》卷 51 一阴煎。生地黄、芍药、麦冬、丹参、熟地、牛膝、甘草，常规剂量，每日 2 次水煎送服《仁斋直指方》万病解毒丸 1 粒。②《仁斋直指方》卷 22 万病解毒丸：五倍子一两半，山慈菇一两，红芽大戟七钱，全蝎 5 枚，大山豆根、续随子半两，麝香一钱，朱砂、雄黄各二钱，上药先将前五味为细末，次研后四味，和糯米糊丸，分作三十五丸，每次一丸，每日 2 次，温水送服。③ 核苷反转录酶抑制剂如齐多夫定、拉米夫定等；④ 非核苷反转录酶抑制剂如奈韦拉平等；⑤ 蛋白酶抑制剂如印地那韦等。

常用药物：龟甲胶，酸枣仁，五味子，茜草炭，山茱萸，生地，芍药，麦冬，丹参，熟地，牛膝，五倍子，山慈菇，红芽大戟，全蝎，大山豆根，续随子，麝香，朱砂，雄黄，青黛。

思路拓展：①《温疫论·主客交》。凡人向有他病尪羸，或久疟，或内伤瘀血，或吐血便血咳血，男子遗精白浊、精气枯涸，女人崩漏带下、血枯经闭之类，以致肌肉消烁，邪火独存，故脉近于数也。此际稍感疫气，医家病家，见其谷食暴绝，更加胸膈痞闷、身疼发热，彻夜不寐，指为原病加重，误以绝谷为脾虚，以身痛为血虚，以不寐为神虚，遂投参、术、归、地、茯神、枣仁之类，愈进愈危。知者稍以疫法治之，发热减半，不时得睡，谷食稍进，但数脉不去，肢体时疼，胸胁锥痛，过期不愈。医以杂药频试，补之则邪火愈炽，泻之则损脾坏胃，滋之则胶邪愈固，散之则经络益虚，疏之则精气愈耗，守之则日消近死。盖但知其伏邪已溃，表里分传，里证虽除，不知正气衰微，不能托出，表邪留而不去，因与血脉合而为一，结为痼疾也。肢体时疼者，邪与荣气搏也；脉数身热不去者，邪火并郁也；胁下锥痛者，火邪结于膜膈也；过期不愈者，凡疫邪交卸，近在一七，远在二七，甚至三七，过此不愈者，因非其治，不为坏证即为痼疾也。夫痼疾者，所谓客邪胶固于血脉，主客交浑，最难得解，且愈久益固，治法当乘其大肉未消、真元未败，急用三甲散，多有得生者。更附加减法，随其素而调之。三甲散：鳖甲、龟甲各一钱，穿山甲五分、蝉蜕五分、僵蚕五分、䗪虫三个、白芍七分、当归五分、牡蛎五分、甘草三分，水二钟煎八分，沥渣温服。若素有老疟或痒疟者加牛膝一钱、何首乌一钱；胃弱欲作泻者宜九蒸九晒；若素有郁痰者加贝母一钱；有老痰者加瓜蒌霜五分；善呕者勿用；若咽干作痒者加花粉、知母各五分；若素燥咳者加杏仁一钱五分；若素有内伤瘀血者，倍䗪虫，如无䗪虫，以干漆五分及桃仁一钱代之，服后病减半勿服，当尽调理法。②《温疫论》上下两卷，瘟疫病代表名著，明代吴又可撰于崇祯壬午 1642 年。吴有性（1582—1652 年），字又可，明万历清顺治年间江苏吴县东山人，著名瘟疫学家。《温疫论原序》曰：昔仲景立《伤寒论》，其始自太阳，传至阳明，以至少阳，次传三阴，盖为正伤寒设也。嗣后论者纷纷，皆以正伤寒为辞，其于温疫之证甚略。是以医者，所记所诵，连篇累牍，俱系正伤寒。迨夫临症所见，悉见温疫，求其所谓正伤寒者，百无一二。予即按诸书，咸以为春、夏、秋所发，皆属温病，而伤寒必在冬时。则历年较之，温疫四时皆有，而真正伤寒，每在严寒。虽有头疼、身痛、恶寒、无汗、发热，总之谓太阳证。至六七日失治，未常传经。每用发散之剂，一汗即解。间有不药亦自愈者，并未常因失汗，以致发黄、谵语、狂乱、胎刺等症。此皆感冒肤浅之病，非真伤寒也。伤寒、感冒，均系风寒，不无轻重之殊，究竟感冒俱多，伤寒希有。况温疫与伤寒，感受有霄壤之隔。今鹿马攸分，益见伤寒世所绝少。仲景以伤寒为急病，仓卒失治，多致伤生，因立论以济天下万世，用心可谓仁矣。然伤寒与温疫皆急病也，以病之少者，尚谆谆以告世，况温疫多于伤寒百倍，安忍置之勿论？或谓温疫一证，仲景原别有方论，历年既久，兵火湮没，即《伤寒论》称散亡之余，王叔和补方造论，辑成全书。则温疫之论，未必不由散亡也明矣。崇祯辛巳，疫气流行，感者甚多，于五六月益甚，或合门传染。其于始发之时，每见时师误以正伤寒法治之，未有不殆者。或病家误听七日当自愈，不尔，十四日必瘳，因而失治。尽有不及期而死者；亦有治之太晚服药不及而死者；或妄投药剂攻补失序而死者。或遇医家见解不到，心疑胆怯，以急病用缓药，虽不即受其害，究迁延而致死，比比皆是。感邪之轻者，有获侥幸；感邪之重者，而加以失治，枉死不可胜计。嗟乎！守古法则不合今病，舍今病而别搜古书，斯投剂不效，医者彷徨无措，病者日近危笃。病愈急，投医愈乱。不死于病，乃死于医；不死于医，乃死于古册之遗忘也。吁！千载以来，何生民之不幸如此。余虽孤陋，静心穷理，格其所感之气、所入之门、所抵之处，与夫传变之体，并平日所用历应验方法，详述于下，以俟高明者正之。夫温疫之为病，非风、非寒、非暑、非湿，乃天地间别有一种异气所感。其传有九，此治疫紧要关节。奈何自古迄今，从未有发明者。仲景虽有《伤寒论》，然其法始自太阳，或传阳明，或传少阳，或三阳竟自传胃。盖为外感风寒而设，故其传法与温疫自是迥别。嗣后论之者纷纷，不止数十家，皆以伤寒为辞。其于温疫证则甚略之。是以业医者所记所诵，连篇累牍俱系伤寒，及其临证，悉见温疫，求其真伤寒百无一二。不知屠龙之艺虽成而无所施，未免指鹿为马矣。余初按诸家，咸谓"春、夏、秋皆是温病，而伤寒必在冬时"。然历年较之，温疫四时皆有。及究伤寒，每至严寒，虽有头疼、身痛、恶寒、无汗、发热，总似太阳证，至六七日失治，未尝传经。每用发散之剂，一汗即解。间有不药亦自解者，并未尝因失汗以致发黄、谵语、狂乱、苔刺等证。此皆感冒肤浅之病，非真伤寒也。伤寒、感冒，均系风寒，不无轻重之殊。究竟感冒居多，伤寒希有。况温疫与伤寒，感受有霄壤之隔。今鹿马攸分，益见伤寒世所绝少。仲景以伤寒为急病，仓卒失治，多致伤生，因立论以济天下后世，用心可谓仁矣。然伤寒与温疫，均急病也。以病之少者，尚谆谆告世。至于温疫多于伤寒百倍，安忍反置勿论？或谓温疫之证，仲景原别有方论，历年既久，兵火湮没，即《伤寒论》乃称散亡之余，王叔和立方造论，谬称全书。温疫之论，未必不由散亡也明矣。崇祯辛巳，疫气流行，山东、浙省、南北两直，感者尤多，至五六月益甚，或至阖门传染。始发之际，时师误以伤寒法治之，未尝见其不殆也。或病家误听七日当自愈，不尔，十四日必瘳，因而失治。有不及期而死者；或有妄用峻剂，攻补失叙而死者。或遇医家见解不到，心疑胆怯，以急病用缓药，虽不即受其害，然迁延而致死者，比比皆是。所感轻者，尚获侥幸；感之重者，更加失治，枉死不可胜记。嗟乎！守古法不合今病，以今病简古书，原无明论，是以投剂不效，医者彷徨无措，病者日近危笃。病愈急，投药愈乱。不死于病，乃死于医；不死于医，乃死于圣经之遗亡也。吁！千载以来，何生民不幸如此。余虽固陋，静心穷理，格其所感之气、所入之门、所受之处，及其传变之体，并平日所用历验方法，详述于下，以俟高明者正之。

脑白质营养不良

脑白质营养不良是髓鞘形成缺陷神经系统遗传因素疾病。以进行性运动障碍伴视力减退和精神异常等为主要临床表现。异染性脑白质营养不良是神经鞘脂沉积病，为常染色体隐性遗传，22 号染色体上芳基硫酯酶 A 基因发生变异，导致芳基硫酯酶 A 不足，不能催化硫脑苷脂水解而在体内沉积，引起中枢神经系统脱髓鞘。

〖幼儿型异染性脑白质营养不良-脑腑白质先天不足证〗

辨识要点：① 符合异染性脑白质营养不良诊断；② 1～2 岁后发病；③ 双下肢无力；④ 步态异常；⑤ 肢体痉挛；⑥ 语言障碍；⑦ 智能减退；⑧ 视力减退；⑨ 视神经萎缩；⑩ 上肢意向性震颤；⑪ 吞咽困难；⑫ CT 或 MRI 显示两侧半球对称性白质病灶；⑬ 尿芳基硫酸酯酶 A 活性消失；⑭ 舌淡苔白脉细。

临床决策：补脑填髓。

治疗推荐：①《太平圣惠方》卷 30 补肾汤。磁石、牛膝、桂心、黄芪、人参、茯苓、独活、川芎、当归、白芍、白术、白蒺藜、附子、泽泻、汉椒、羊肾，常规剂量，每日 2 次水煎服。②《杨氏家藏方》保命延龄丸：菖胜子、补骨脂、牛膝、菊花、天冬、菟丝子、枸杞子、人参、肉苁蓉、茯苓、巴戟天、酸枣仁、柏子仁、山药、覆盆子、五味子、楮实、天雄各一两，肉桂四两，生地八两，胡桃 10 枚，研末为散，每次一钱，每日 2 次煎散为汤温服。③ 芳基硫酸酯酶 A 基因转染患者骨髓。④ 限制摄入富含维生素 A 的食物。

常用方药：熟地，生地，天冬，人参，肉苁蓉，鹿茸，紫河车，菖胜子，补骨脂，牛膝，菟丝子，枸杞子，巴戟天，酸枣仁，山药，覆盆子，五味子，楮实，天雄，肉桂，胡桃。

思路拓展：《幼科释谜·初生诸病》。婴儿堕地，一声哑哑，形体虽具，犹是血茄。肌肤脆嫩，骨肉么么，如水中泡，如树上葩。八风之贼，六淫之邪，岂能速害。从外而加，由在母腹，感受淫汗，或伤冷热，或被惊哗，烹包燔炙，酒醴纷奢，乱气狡债，阴血周遮，酿灾蕴毒，贻害婴芽。降生之后，调护多瘥，绷袍恐吓，乳哺擎叉，致令疾作，一一堪嗟。胎黄撮口，惊痫搐拿，脐风锁肚，逼肖饥鸦，凡兹种种，难与搔爬，坐视其毙，谁之咎耶。昔黄帝言，悯彼咿哑，吾不能察，幼小如麻，善为调理，别是一家，诚哉斯语，千古堪嘉，敢告医士，存心勿退。

〖少年型异染性脑白质营养不良-脑腑白质先天失养证〗

辨识要点：① 少年型异染性脑白质营养不良诊断；② 少年发病；③ 精神障碍；④ 行为异常；⑤ 记忆力减退为首发症状；⑥ 晚期出现构音障碍；⑦ 四肢活动不灵活；⑧ 锥体束征；⑨ 痫性发作；⑩ 共济失调；⑪ 眼肌麻痹；⑫ 周围神经病；晚期可见视乳头苍白萎缩，个别病例偶见视网膜樱桃红点。⑬ 尿液芳基硫酸酯酶 A 明显缺乏，活性消失，硫脑苷脂阳性支持本病诊断。头部 CT 可见脑白质或脑室旁对称的不规则低密度区，无占位效应，不强化。MRI 呈 T1 低信号、T2 高信号。⑭ CT 或 MRI 显示两侧半球对称性白质病灶；⑮ 尿芳基硫酸酯酶 A 活性消失；⑯ 舌淡苔白脉沉迟。

临床决策：补脑填髓。

治疗推荐：①《丹台玉案》补天膏。白术、当归、生地、牛膝、沉香各三两，人参、沙参、天冬、阿胶、山茱萸、核桃肉、龙眼肉各四两，紫河车 2 具，黍米金丹 1 粒（即小儿出世口内大血珠），以桑树柴文武火煎熬成膏，每次少许，每日 2 次温水调服。②《太平圣惠方》卷 7 天雄丸：天雄、石斛、五味子、巴戟天、茯苓、熟地、远志、人参、补骨脂、蛇床子、泽泻、山药、石南、萆薢、附子、沉香、石龙芮、桂心、棘刺、黄芪、白龙骨、菟丝子、杜仲、肉苁蓉各一两，上药捣罗为散，炼蜜和捣三二百杵丸如梧桐子大，每次 30 粒，每日 2 次温水送服。③ 芳基硫酸酯酶 A 基因转染患者骨髓。④ 限制摄入富含维生素 A 的食物。

常用方药：熟地，白术，当归，牛膝，沉香，人参，沙参，天冬，阿胶，山茱萸，核桃肉，龙眼肉，紫河车，天雄，石斛，五味子，巴戟天，茯苓，远志，补骨脂，蛇床子，山药，附子，桂心，黄芪，龙骨，菟丝子，杜仲，肉苁蓉。

思路拓展：《普济方·心健忘》。归神丹治一切惊忧思虑恍惚、做事多忘、心气不足、癫痫狂乱及大病后心虚神不守舍，久服养神思，益眼力：颗块大朱砂二两入猪心内灯心缠缚用无灰酒蒸二炊久取出另研，金箔二十片，真银箔四十片，深红琥珀一两，酸枣仁二两，大远志一两，茯苓、罗参、大当归各二两，龙齿一两，右为末，酒煮稀糊，丸如梧桐汤下，每服二九丸至三九丸，去心麦门冬汤下，癫痫至甚者乳香人参汤下，夜寐不寐或多乱梦炒酸枣仁汤下。延龄煮散治心脏气虚、止健忘、安神养气：茯神、益智、防风、人参、桑寄生、藿香叶、炙甘草、沉香、熟干地黄各等分为散，每服二钱，水一盏，煎至七分，空心，去滓温服，一方和滓服。养神丸治心气不定、惊悸多忘：远志、麦冬、菖蒲、熟地、山芋、人参、茯神各一两，炙甘草半两，白术三钱，右为末炼蜜和再捣三二百下，丸如梧桐子大，每服三十丸，食后米饮下。二丹丸治健忘、养神定志、和血安神、外华腠理：麦冬一两、熟地黄、天冬、丹参各一两半，茯苓、甘草各一两，远志半两，人参半两，朱砂半两，右为末，炼蜜为丸如梧桐子大，每服五十丸至百丸。空心煎愈风汤，常服安神定志，一丹清脉，一丹安神，故清中清者归脉以助天真，清中浊者坚强骨髓，血中之清荣养于神，血中之浊华荣腠理。如素有痰，久病中风，津液涌溢在胸中，气所不利，用独参散吐之，后用利气清火之剂，一方有菖蒲。人参丸补心益智、强记助神、令身体光润：人参、赤石脂、杜仲、远志、菖蒲各一两，茯苓、黄芪、桂心、柏子仁各三分钱，右为末炼蜜和捣一二百杵，丸如梧桐子大，食前，温粥饮下二十丸。补心虚治健忘令耳目聪明宜服此方：菖蒲、磁石、茯神、熟地、山药各二两，人参、麦冬、远志、赤石脂各一两，右为末炼蜜和捣二三百杵，丸如梧桐子大，每服食前，温酒下二十丸。菖蒲益智丸治喜忘恍惚、破积聚止痛、安神定志、聪明耳目：菖蒲、远志、人参、桔梗、牛膝、附子各五分，茯苓七分，桂心三分，右为末连蜜丸如梧桐子大，一服七丸，加至二十丸，日二夜一，禁如药方，一方用温酒米饮汤下。八味散养命开心益智：天冬六钱，桂心、茯苓各一两，干地黄四钱，五味子、菖蒲、远志、石韦各三钱，右药治下筛，食后，或酒或水，服方寸匕，三十日力倍，六十日气力强意足。归脾汤治思虑过度、劳伤心脾、健忘怔忡：白术、茯神、黄芪、龙眼肉、酸枣仁各一两，人参、木香各半两，炙甘草二钱半，右㕮咀，每服四钱，水一盏半，生姜五片，枣二枚，煎七分，去滓温服，不拘时。人参汤治善忘、小便赤黄、多梦亡人或梦居水中、惊恐惕惕、目视眈眈、不欲闻人声、食不知味、安神定志：人参、炙甘草各二两，半夏、龙骨、远志各六两，麦冬、石膏、熟地各二两，右捣筛，每服五钱，水一盏半。大枣二枚擘破，小麦五十粒，煎八分，去滓，入参阿胶一片，饴糖半匙，再煎少顷，食后温服，日二。

肾上腺脑白质营养不良

肾上腺脑白质营养不良(acirenoleukodystrophy)是脂质代谢障碍疾病。呈 X 性连锁隐性遗传,基因定位在 Xq28。由于体内过氧化物酶缺乏、长链脂肪酸(C23~C30)代谢障碍,脂肪酸在体内尤其脑和肾上腺皮质沉积,导致脑白质脱髓鞘和肾上腺皮质病变。病理特点:枕叶、顶叶及颞叶白质可见对称的大片状脱髓鞘病灶,可累及脑干、视神经,偶累及脊髓,周围神经不受损。本病血管周围炎性细胞浸润位于脱髓鞘病灶中央,是区别于多发性硬化的病理特点,并有肾上腺皮质萎缩、睾丸间质纤维化和输精管萎缩等。脑内和肾上腺中含大量长链脂肪酸。

〖肾上腺脑白质营养不良-先天命门火衰证〗

辨识要点:① 符合肾上腺脑白质营养不良诊断;② 5~14 岁发病;③ 缓慢进展;④ 家族史;⑤ 学龄儿童成绩退步;⑥ 个性改变;⑦ 情感障碍;⑧ 步态不稳;⑨ 肢体瘫痪;⑩ 皮质盲和耳聋;⑪ 癫痫发作;⑫ 色素沉着;⑬ 血清皮质类固醇水平下降;⑭ ACTH 试验异常;⑮ MRI 多显示两侧大脑白质、胼胝体、皮质脊髓束、视束等对称性异常,双侧脑室后部白质病变;⑯ 血清或皮肤培养成纤维细胞中长链脂肪酸浓度高于正常;⑰ 畏寒肢冷;⑱ 舌淡苔白脉沉迟。

临床决策:温补命门。

治疗推荐:①《千金翼方》大补肾汤。磁石、石斛、茯苓、橘皮、麦冬、芍药、牛膝、棘刺、桂心、地骨皮、人参、当归、五味子、高良姜、杜仲、紫菀、干姜、远志、干地黄、炙甘草,常规剂量,每日 2 次水煎送服硫黄丸 20 粒。②《肘后备急方》卷 4 硫黄丸:硫黄、矾石、干姜、茱萸、肉桂、乌头、附子、蜀椒、人参、细辛、皂荚、当归各等分,上十二味,捣为末,蜜丸如梧桐子大,每次 20 丸,每日 2 次温水送服。③ 肾上腺皮质激素替代治疗可能延长生命。④ 富含不饱和脂肪酸饮食。

常用方药:硫黄,鹿茸,附子,肉桂,人参,黄芪,紫河车,当归,熟地,补骨脂,石斛,茯苓,麦冬,芍药,牛膝,地骨皮,五味子,杜仲,紫菀,远志,炙甘草,乌头,附子,蜀椒,细辛,皂荚。

思路拓展:①《太平圣惠方》卷七硫黄丸。硫黄、硇砂、荜澄茄、茴香子、补骨脂、石斛、木香、丁香、肉豆蔻、桂心、当归、吴茱萸、槟榔各一两,麝香半两,何首乌一两半,上为细末令匀,酒煮面糊为丸如梧桐子大,每次 15 丸,每日 2 次温酒送下。②《医贯》:《内经》曰七节之旁有小心是也,名曰命门。是为真君真主,乃一身之太极,无形可见,两肾之中是其安宅也。其右旁有一小窍即三焦,三焦者是其臣使之官,禀命而行,周流于五脏六腑之间而不息名曰相火。相火者,言如天君无为而治,宰相代天行化,此先天无形之火,与后天有形之心火不同。其左旁有一小窍乃真阴真水气也,亦无形,上行夹脊至脑中为髓海,泌其津液,注之于脉以荣四支,内注五脏六腑以应刻数,亦随相火而潜行于周身,与两肾所主后天有形之水不同。但命门无形之火在两肾有形之中,为黄庭,故曰五脏之真,惟肾为根。褚齐贤云:人之初生受胎始于壬之兆,惟命门先具。有命门然后生心,心生血;有心然后生肺,肺生皮毛;有肺然后生肾,肾生骨髓;有肾则与命门合,二数备。是以肾有两歧也。可见命门为十二经之主,肾无此则无以作强,而伎巧不出矣;膀胱无此则三焦之气不化,而水道不行矣;脾胃无此则不能蒸腐水谷,而五味不出矣;肝胆无此则将军无决断,而谋虑不出矣;大小肠无此则变化不行,而二便闭矣;心无此则神明昏,而万事不能应矣。正所谓主不明则十二官危也。余有一譬焉:譬之元宵之鳌山走马灯,拜者舞者飞者走者,无一不具,其中间惟是一火耳。火旺则动速，火微则动缓，火熄则寂然不动。而拜者舞者飞者走者，躯壳未尝不存也。故曰汝身非汝所有，是天地之委形也。余所以谆谆必欲明此论者，欲世之养身者治病者，的以命门为君主而加意于火之一字。夫既曰立命之门，火乃人身之至宝，何世之养身者不知保养节欲，而日夜戕贼此火，既病矣，治病者不知温养此火而日用寒凉，以直灭此火，焉望其有生气耶。《经》曰：主不明则十二官危，以此养生则殃，戒之戒之。余今直指其归元之路而明示之，命门君主之火，乃水中之火，相根据而永不相离也。火之有余，缘真水之不足也，毫不敢去火，只补水以配火，壮水之主以镇阳光。火之不足，因见水之有余也，亦不必泻水，就于水中补火，益火之原以消阴翳。所谓原与主者，皆属先天无形之妙，非曰心为火而其原在肝，肾为水而其主属肺。盖心脾肾肝肺，皆后天有形之物也，须有无形之火配无形之水，直探其君主之穴宅而求之，是为同气相求，斯易以入也。所谓知其要者一言而终也。若夫风寒暑湿燥火之入于人身，此客气也非主气也。主气固客气不能入，今之谈医者，徒知客者除之，漫不加意于主气何哉。纵有言固主气者，专以脾胃为一身之主，焉知坤土是离火所生，而艮土又属坎水所生耶。明乎此，不特医学之渊源有自，而圣贤道统之传亦自此不昧。而所谓一贯也，浩然也，明德也，玄牝也，空中也，太极也，同此一火而已。为圣为贤，为佛为仙，不过克全此火而归之耳。小子兹论，阐千古之未明，慎勿以为迂。系辞曰：易有太极是生两仪。周子惧人之不明而制为太极图，无极而太极，无极者未分之太极，太极者已分之阴阳也。一中分太极，中字之象形正太极之形也。一即伏羲之奇一而圆之，即是无极，既先天太极。天尚未生尽属无形，何为伏羲画一奇。周子画一圈又涉形迹矣。曰此不得已而开示后学之意也。夫人受天地之中以生，亦原具有太极之形，在人身之中，非按形考索，不能穷其奥也。两肾俱属水，左为阴水，右为阳水，以右为命门非也。命门在两肾中，命门左边小黑圈是真水之穴，命门右边小白圈是相火之穴，此一水一火俱无形，日夜潜行不息，两肾在人身中合成一太极，自上数下十四节，自下数上七节。余因按古铜人图画一形象，而人身太极之妙，显然可见，是岂好事哉。亦不得已也，试即命门言之。命门在人身之中，对脐附脊骨，自上数下，则为十四椎。自下数上则为七椎。《内经》曰：七节之旁有小心，此处两肾所寄，左边一肾属阴水，右边一肾属阳水，各开一寸五分，中间是命门所居之官，即太极图中之白圈也。其右旁一小白窍即相火也，其左旁之小黑窍如天一之真水也。此一水一火，俱属无形之气，相火禀命于命门，真水又随相火，自寅至申行阳二十五度，自酉至丑行阴二十五度，日夜周流于五脏六腑之间。滞则病，息则死矣。人生男女交媾之时，先有火会而后精聚，故曰火在水之先。人生先生命门火，此褚齐贤之言也，发前人之所未发。世谓父精母血非也，男女俱以火为先，男女俱有精，但男子阳中有阴以火为主，女子阴中有阳以精为主。谓阴精阳气则可，男女合此二气交聚，然后成形，成形俱属后天矣，后天百骸俱备。若无一点先天火气，属死灰矣。故曰主不明则十二官危。或又问曰，如上所言，心为无用之物耶？古之圣贤，未有不以正心养心尽心为训，而先生独欲外心以言道，恐心外之道非至道也。余曰：仔细玩经文自得之矣。经曰：神明出焉，则所系亦重矣，岂为无用哉？盍不观之朝廷乎？皇极殿是王者向明出治之所也，乾清宫是王者向晦晏息之所也，指皇极殿而即谓之君身可乎？盖元阳君主之所以为应事接物之用者，皆从心上起经纶，故以心为主。至于栖真养息而为生生化化之根者，独藏于两肾之中，故尤重于肾。其实非肾而亦非心也。

脑桥中央髓鞘溶解症

脑桥中央髓鞘溶解症(central pontine myelinolysis)是可致死性的中枢神经系统脱髓鞘疾病。病理特点：脑桥基底部呈对称性分布的神经纤维髓鞘完全溶解脱失，轴突及桥核神经细胞相对完好；吞噬细胞和星形细胞反应，但无少突胶质细胞反应和炎症现象。病灶边界清楚，直径可为数毫米或占据整个脑桥基底部，也可累及被盖部。当病变累及脑桥外的其他部位如内囊、胼胝体、丘脑、基底神经节等部位时称脑桥外髓鞘溶解。

〖脑桥中央髓鞘溶解症-痰饮蒙脑证〗

辨识要点：① 符合脑桥中央髓鞘溶解症诊断；② 声音嘶哑和发音困难；③ 眼球震颤以及眼球协同运动受限；④ 眼球凝视障碍；⑤ 缄默症；⑥ 四肢瘫痪；⑦ 感觉和理解能力相对完整；⑧ 假性昏迷；⑨ 完全或不完全闭锁综合征；⑩ 头颅 MRI 显示脑桥基底部呈现长 T1、长 T2 异常信号，有时呈特征性的蝙蝠翅样，无明显占位效应，增强扫描强化不明显；⑪ 低钠血症；⑫ 舌红苔白脉弦。

临床决策：蠲饮醒脑。

治疗推荐：①《备急千金要方》大茯苓汤。茯苓、白术各三两，半夏、桂心、细辛、生姜各四两，橘皮、附子、当归各二两，上九味以水一斗，煮取三升，每日每剂分 3 次送服控涎丹五丸。②《退思集类方歌注》控涎丹：甘遂、大戟、白芥子各等分，为末糊丸，每服五七丸，加至十丸，姜汤下。③ 纠正低钠血症时不要用高渗盐水，升高血钠的幅度不得超过每小时 1 mmol/L，24 h 升高不得超过 10 mmol/L。④ 呋塞米等利尿药以及甘露醇等脱水剂控制和治疗脑水肿。⑤ 大剂量糖皮质激素冲击疗法。

常用方药：茯苓，白术，半夏，桂枝，细辛，生姜，葶苈子，附子，当归，甘遂，大戟，白芥子。

思路拓展：《景岳全书》。先君寿峰公，少壮时，素称善饮。后年及四旬而酒病起，遂得痰饮之疾。多见呕酸胀满，饮食日减，眩晕不支，惊惕恍惚，疾疟等证相继迭出。百方治痰，弗获寸效。因慕张子和吐法之妙，遂遵而用之。初用独圣散、茶调散及齑汁之类。一吐而稍效，再吐而再效，自此屡用不止。虽诸痰渐退，而元气弗复也。如此年余，渐觉纯熟，忽悟其理，遂全不用药，但于五鼓食消之后，徐徐咽气，因气而提，提不数口而清涎先至，再提之，则胶浊后随。自后凡遇诸疾，无论表里虚实，虽变出百端，绝不服药，但一行吐法，无不即日尽却。后至六旬之外，则一月或半月必行一次，全不惮烦而鹤发童颜，日增矍铄。斯时也，宾将弱冠，渐已有知，恐其吐伤，因微谏曰：吐本除痰，岂诸病皆可吐耶？且吐伤元气，人所共知，矧以衰年，能无虑乎？先君曰：吐以治痰，尔所知也。吐治百病，尔知之乎？吐能伤气，尔所知也。吐能生气，尔亦知乎？余当为尔细谈之。夫先哲中之善治痰积者，无如子和之三法，及丹溪之倒仓，在倒仓之法不易行，亦未敢有用之者。惟子和之法，则为人所常用，而取效不为不速，亦不为不多也。今以余法言之，则有不同者矣。盖子和之吐，用药而吐也。药必苦劣，吐必勇猛，势不我由，不能无伤也；余之吐，不用药而吐者也。痰随气行，气因痰至，徐疾自如，有益无损也。子和之法，其用在急，故但攻有余之实痰；余之法，其用在缓，故可兼不足之百病。

直立性低血压晕厥

直立性低血压晕厥(idiopathic orthostatic hypotension syncope)是直立位时血压下降导致晕厥的疾病。以站立或直立倾斜试验 3 min 后收缩压下降至少 20 mmHg 和/或舒张压至少降低 10 mmHg 而出现头晕或晕厥为主要临床表现。

〖直立性低血压-大气下陷证〗

辨识要点:① 符合直立性低血压诊断;② 中年发病;③ 男性居多;④ 站立时头目晕眩甚则晕厥;⑤ 起病隐袭病程缓慢;⑥ 立位耐力试验阳性;⑦ 声低懒言;⑧ 舌质淡;⑨ 舌苔白;⑩ 脉缓弱。

临床决策:升阳举陷。

治疗推荐:①《景岳全书》举元煎。人参、炙黄芪、炙甘草、白术,常规剂量,每日 2 次水煎送服鹿茸丸 50 粒。②《袖珍方》卷 2 鹿茸丸:鹿茸、菟丝子各一两,沉香、附子、当归、茴香、胡芦巴、补骨脂各五钱,上药用酒煮糊为丸如梧桐子大,每次 50 丸,每日 2 次温水送服。

常用药物:黄芪,人参,白术,当归,川芎,羌活,防风,天麻,红花,乌药,炙甘草,柴胡,鹿茸,菟丝子,沉香,附子,茴香,胡芦巴,补骨脂。

思路拓展:《医学衷中参西录》。升陷汤以黄芪为主者,因黄芪既善补气又善升气。惟其性稍热,故以知母之凉润者济之。柴胡为少阳之药,能引大气之陷者自左上升。升麻为阳明之药,能引大气之陷者自右上升。桔梗为药中之舟楫,能载诸药之力上达胸中,故用之为向导也。至其气分虚极者,酌加人参,所以培气之本也。或更加萸肉,所以防气之涣也。大气者,充满胸中,以司肺呼吸之气也。人之一身,自飞门以至魄门,一气主之。然此气有发生之处,有培养之处,有积贮之处。天一生水,肾脏先成,而肾系命门之中,有气息息萌动,此乃干元资始之气,《内经》所谓少火生气也。此气既由少火发生,以徐徐上达。培养于后天水谷之气,而磅礴之势成。绩贮于膺胸空旷之府,而盘踞之根固。是大气者,原以元气为根本,以水谷之气为养料,以胸中之地为宅窟者也。夫均是气也,至胸中之气,独名为大气者,诚以其能撑持全身,为诸气之纲领,包举肺外,司呼吸之枢机,故郑而重之曰大气。夫大气者,内气也。呼吸之气,外气也。人觉有呼吸之外气与内气不相接续者,即大气虚而欲陷,不能紧紧包举肺外也。医者不知病因,犹误认为气郁不舒,而开通之。其剧者,呼吸将停,努力始能呼吸,犹误认为气逆作喘,而降下之。则陷者益陷,凶危立见矣。其时作寒热者,盖胸中大气,即上焦阳气,其下陷之时,非尽下陷也,亦非一陷而不升也。当其初陷之时,阳气郁而不畅则作寒,既陷之后,阳气蓄而欲宣则作热。迨阳气蓄极而通,仍复些些上达,则又微汗而热解。其咽干者,津液不能随气上潮也。其满闷者,因呼吸不利而自觉满闷也。其怔忡者,因心在膈上,原悬于大气之中,大气既陷,而心无所附丽也。其神昏健忘者,大气因下陷,不能上达于脑,而脑髓神经无所凭借也。其证多得之力小任重或枵腹力作,或病后气力未复,勤于动作,或因泄泻日久,或服破气药太过,或气分虚极自下陷,种种病因不同。而其脉象之微细迟弱,与胸中之短气,实与寒饮结胸相似。然诊其脉似寒凉,而询之果畏寒凉,且觉短气者,寒饮结胸也;诊其脉似寒凉,而询之不畏寒凉,惟觉短气者,大气下陷也。且即以短气论,而大气下陷之短气,与寒饮结胸之短气,亦自有辨。寒饮结胸短气,似觉有物压之;大气下陷短气,常觉上气与下气不相接续。临证者当细审之。

中枢性面神经麻痹

面神经核上行通路任何部位受损都可以引起中枢性面瘫,最常见的受损处是内囊。颈内动脉系统闭塞尤以大脑中动脉主干及分支闭塞更为多见,也可因血管瘤或高血压性血管病变所致颅内出血以及颅内肿瘤所致。

〖中枢性面神经麻痹-风客脑络〗

辨识要点:① 病变对侧睑裂以下的颜面表情肌瘫痪;② 睑裂以上能皱眉、提眉、闭眼、眉毛高度与睑裂大小均与对侧无异;③ 额皱深度与对侧相等;④ 面瘫同侧肢体瘫痪;⑤ 腱反射异常;⑥ babinski 征阳性;⑦ 舌红;⑧ 苔白;⑨ 脉弦。

临床决策:祛风通络。

治疗推荐:①《备急千金要方》大续命汤。麻黄、石膏、桂心、干姜、川芎、当归、黄芩、杏仁、荆沥,常规剂量,每日 2 次水煎送服全蝎丸 30 粒。②《医林绳墨大全》卷 9 全蝎丸:全蝎、蜈蚣、雄黄、白矾、象皮、乳香、没药,常规剂量研为细末,黄蜡二两熔化揉匀为丸如梧桐子大,每次 30 粒,每日 2 次温水送服。

常用药物:防风,羌活,白芷,川芎,牛膝,秦艽,防己,五加皮,天南星,桑寄生,钩藤,草乌,川乌,猪牙皂角,筋骨草,僵蚕,柳叶见血飞,马钱子,石见穿,叶底珠,硬骨藤,一叶萩。

思路拓展:①《医方考·改容膏》。蓖麻子一两,真冰片三分,共捣为膏。寒月加干姜、附子各一钱。中风,口眼㖞僻在左,以此膏敷其右;㖞僻在右,以此膏敷其左。今日敷之,明日改正,故曰改容。若以蜣螂、冰片敷之,或以鳝血、冰片敷之,皆良。盖此三物者,皆引风拔毒之品也,佐以冰片,取其利气而善走窍;佐以姜、附,取其温热而利严寒,此惟冬月加之,他时弗用也。②《古今名医汇粹·非风证》:非风症诸书皆云气体虚弱,邪气乘虚而入,此言感邪之由。然有邪无邪,何可不辨?有邪者,即伤寒、疟、痹之属,寒热走注,肿痛偏枯。此病由于经,宜先扶正气,而通经逐邪之品,不得不用以为佐。无邪者,即非风衰败之属,本无寒热痛苦,肢体忽废,言语变常。此病由乎脏,故精虚则气去,为眩晕卒倒;气去则神失,为昏愦无知,此时救本不暇,尚可杂用以伤及正气乎?凡非风卒倒等症,无非气脱而然。七情酒色,先伤五脏之真阴,此致病之本也。内外劳伤,或年力衰迈,积损为颓,此发病之因也。阴亏于前,阳损于后,阴陷于下,阳乏于上,阴阳相失,精气不交,以致卒尔昏愦倒仆,皆阳气暴绝之候。其为病者,忽然汗出,荣卫之气脱也;或遗尿者,命门之气脱也;或口开不合者,阳明经之气脱也;或口角流涎者,太阴脏气之脱也;或四肢瘫软者,肝脾之气败也;或昏倦无知,语言难出者,神败于心,精败于肾也。此皆冲任气脱,形神俱败而然,故于中年之后,多有此症,治此若痰气阻塞。必须大剂参附峻补元气,以先其急;随用地黄、当归、枸杞之类,填补真阴,以培其本。盖精即气之根,《经》曰精化为气是也。若误指风痰,治从消散,必不救矣。风厥之症,独重肝邪。肝有胃气之贼,人无胃气则死。病为强直掉眩之类,皆风木之化。病为四肢不用,痰涎壅盛,皆脾虚之候。虽曰东方之实,然以五阳俱败,肝失所养,责在脾肾之虚。使脾胃不虚,肝木虽强,必无乘脾之患;使肾水不虚,则肝木得养,何有强直之虞?夫所谓胃气者,即二十五阳也,非独阳明为言;所谓肾水者,即五脏六腑之精,非独少阴为言,阴阳一败,真脏自见。真脏者,肝邪也,无胃气也。此即非风类风病之大本也。非风多痰者,悉由中虚,夫痰即水也,其本在肾,其标在脾。在肾者,水不归源,水泛为痰也;在脾者,以饮食不化,土不制水也。故人不能食者,反能生痰。此以脾虚不能化食，而食即为痰。凡病虚劳，其痰必多，正以脾愈虚则水液悉化为痰。故凡瘫痪痿痪，半身不遂等症，虽痰在经络，使果荣卫和调，则津血自充且行，何痰之有？惟元阳亏损，则水中无气，津凝血败，皆化为痰。若谓痰在经络，非攻不去，则安有独攻其痰，而津血无动乎？津血复伤，元气愈竭，惟宜温脾强肾，以治痰之本，使根本渐充，则痰不治而自去矣。治痰之法，凡初病痰气不盛者，必不可疑其为痰，而妄用痰药。若果痰涎壅盛，填塞胸膈，则不得不先开其痰，以通药食之道。而开痰之法，唯吐为捷，如独圣散、茶调散、稀涎散之属。恐元气大虚，不能当此峻剂，或用牛黄丸、抱龙丸之类，但使咽喉气通，能进汤药即止。故治痰之法，必察其可攻与否，然后用之，斯无误也。若其眼直切牙，肢体拘急，面赤强劲有力者，虽见昏沉，亦为可治。如形症已定，痰气不甚，万勿治痰，当调其气血。若果痰涎，须分虚实治之。若气不甚虚，或寒或湿生痰者，六安煎、二陈汤。因火者，清膈饮及竹沥、童便。火甚者抽薪饮。脾虚兼呕多痰者，六君子汤、五味异功散，阴虚不足，兼燥而咳者，金水六君煎。阴虚水泛为痰者，六味丸、八味丸。脾胃虚寒，不能运化为痰者，但宜温补根本。中气虚者，理中汤、温胃饮。阴不足者，理阴煎。若死证已具，吐亦无益。若痰气甚极不能吐者，皆不治之症。盖形气大虚，忌用吐法，是皆不可攻者也。凡非风口眼喎斜，半身不遂，及四肢无力，掉摇拘挛之属，皆筋骨之病。肝肾精血亏损，不能滋养百骸，故筋有缓急，骨有痿弱。如树木之衰，津液不到，即一枝枯槁。人之偏废，亦犹是也。《经》曰：足得血而能步，掌得血而能握。今偏废如此，讵非衰败之故乎？陈济川曰：医风先医血，血行风自灭。盖为肝邪之见，本由肝血之虚，肝血虚，燥气乘之矣。而木从金化，风必随之，宜养血以除燥，则真阴复而假风自散矣。若用风药，血必愈燥，大非宜也。然阴中有血亦有气，血中无气，则为纵缓废弛；气中无血，则病抽掣拘挛。盖气主动，无气则不能动，斯不能举矣；血主静，无血则不能静，斯不能舒矣。故筋缓者，当责其无气；筋急者，当责其无血。无气宜五福饮、四君子汤。十全大补汤，无血宜大、小营煎主。其与痿症之不动，痛风之不静，义稍不同。凡非风症，多因表里俱虚而病，治法当以培补元气为主。若无兼症，亦不宜攻补兼施。盖形骸之坏，神志之乱，皆根本伤败之病，何邪之有？能复其元，庶乎可愈。论用药佐使：凡非风有兼症，则通经佐使之法，本不可废。盖脉络不通，皆由血气。血气兼症，各有所因：如因于风者必闭抑，宜散而通之，如麻、桂、柴、羌、辛、芷之属；因于寒者必凝涩，宜热而通之，如葱、椒、桂、附、甘、姜之属；因于热者必干涸，宜凉而通之，如芩、连、栀、柏、石膏、知母之属；因于湿者必壅滞，宜顺利，如苍术、茵陈、萆薢、五苓之属；血滞者宜活，如芎、归、牛膝、红花、桃仁、硝黄之属；气滞者宜行，如木香、香附、乌、沉、枳壳之属；痰滞者宜开，如星、半、牛黄、天竺黄、朱砂、海石、元明粉之属；气血虚弱者惟宜温补，如参、芪、归、术、熟地、枸杞、牛膝之属。然虚实之异，尤当详审。盖通实者，各从其类，使无实邪，而妄用通药，必伤元气。通虚者，或阴或阳，尤当知要。如参、芪所以补气，而气虚之甚者，非姜、附之佐，必不能追散失之元阳；归、地所以补精血，而阴虚之极者，非桂、附之引，必不能复无根之生气。寒邪在经而客强主弱，非桂、附之勇则血脉不行；痰湿在中而土寒水泛，非姜附之暖则脾肾不健。此通经之法，实者可以用寒凉，虚者必宜温热也。

偏 头 痛

偏头痛(migraine)是慢性神经血管性疾病。以发作性头痛为主要临床表现。头痛多为偏侧、中重度、搏动样头痛,一般持续4～72 h,可伴有恶心、呕吐,声、光刺激或日常活动均可加重头痛,处于安静环境、休息可缓解头痛。约60%的偏头痛患者有家族史,其亲属出现偏头痛的风险是一般人群的3～6倍。家族性偏瘫性偏头痛呈高度外显率的常染色体显性遗传,根据突变基因FHM分为三类,突变基因依次为CACNA1A基因、ATP1A2基因和SCN1A基因。本病女性多于男性,多在青春期发病,月经期容易发作,妊娠期或绝经后发作减少或停止。

〖无先兆偏头痛-头风发作证〗

辨识要点:① 符合无先兆偏头痛诊断;② 反复发作的一侧或双侧额颞部疼痛;③ 搏动性头痛;④ 疼痛持续时伴颈肌收缩;⑤ 头痛时有恶心、呕吐、畏光、畏声、出汗、全身不适、头皮触痛等;⑥ 影响工作和生活;⑦ 与月经周期明显相关;⑧ 符合②～④特征的至少5次发作;⑨ 未经治疗或治疗无效头痛持续4～72 h;⑩ 至少有下列中的2项头痛特征:单侧性;搏动性;中或重度头痛;步行或上楼梯日常活动加重头痛或头痛时会主动避免此类活动。⑪ 头痛过程中至少伴有下列1项:恶心和/或呕吐;畏光和畏声;⑫ 舌红苔白脉弦紧。

临床决策:祛风镇痛。

治疗推荐:①《此事难知》九味羌活汤。羌活、防风、苍术、细辛、川芎、白芷、生地、黄芩、甘草,常规剂量,每日2次水煎服。②《普济本事方》白芷丸:白芷、石斛、干姜各一两半,细辛、五味子、厚朴、茯苓、肉桂、防风、炙甘草、陈皮、白术各一两,上为细末,炼蜜丸如梧子大,每次30丸,每日2次温水送服。③ 轻-中度头痛单用阿司匹林、萘普生、布洛芬、双氯芬酸等终止疼痛。④ 中-重度头痛或发作持续时间长的患者可用偏头痛特异性治疗药物麦角类制剂或曲普坦类,每周用药不超过2～3日。⑤ 麦角类或曲普坦类药物禁忌病例可给予哌替啶治疗以终止偏头痛急性发作。⑥ CGRP受体拮抗剂有望成为终止偏头痛急性发作安全有效的特异性药物。

常用药物:羌活,防风,苍术,细辛,川芎,白芷,黄芩,当归,荆芥,蝉蜕,全蝎,大枫仁,艾纳香,八角枫花,草乌,川乌,还筒子,蘪芜,射罔,石楠,天麻,皂荚,皂柳根,走马风。

思路拓展:① 国际头痛协会偏头痛分型。1 无先兆偏头痛;2 有先兆偏头痛:2.1 典型先兆偏头痛性头痛;2.1.1 典型先兆伴头痛;2.1.2 典型先兆不伴头痛;2.2 脑干先兆性偏头痛;2.3 偏瘫性偏头痛;2.3.1 家族性偏瘫型偏头痛;2.3.2 散发性偏瘫型偏头痛;2.4 视网膜型偏头痛;3 慢性偏头痛;4 偏头痛并发症;4.1 偏头痛持续状态;4.2 无梗死的持续先兆;4.3 偏头痛性脑梗死;4.4 偏头痛先兆诱发的痫性发作;5 很可能的偏头痛:5.1 很可能的无先兆偏头痛;5.2 很可能的有先兆偏头痛;6 与偏头痛可能相关的周期性疾病:6.1 复发型胃肠功能紊乱;周期性呕吐综合征;腹型偏头痛;良性发作性眩晕;良性发作性斜颈。②《孙文垣医案·蔡乐川令眷头痛如破》:蔡乐川令眷患头痛,痛如物破,发根稍动,则痛延满头,晕倒不省人事,逾半时乃苏。遍身亦作疼,胸膈饱闷,饮汤水停膈间不下。先一日吐清水数次,蛔虫三条。原为怒起,今或恶风,或恶热,口或渴,或不渴,大便秘,脉则六部皆滑大有力。予曰:此痰厥头痛症也。先以藿香正气散止其吐,继以牛黄丸、黑虎丹清其人事。头仍疼甚,又以天麻、藁本各三钱,半夏二钱,陈皮、白芷、薄荷、麻黄、生姜、葱白煎服,得少汗而头痛少止。至晚再服之,五更痛止大半,而人事未全清。予谓此中焦痰盛,非下不可。乃用半夏五钱,巴霜一分,面糊为丸,每服三十丸,生姜汤送下。下午大便行三次。皆稠黏痰积也。由此饮食少进,余症瘥可,惟遍身仍略疼。改用二陈汤,加前胡、石膏、藁本、薄荷、枳壳、黄芩、石菖蒲,调理而安。

〖典型先兆偏头痛-先兆头风发作证〗

辨识要点:① 符合典型先兆偏头痛诊断;② 头痛发作前数小时至数日倦怠、注意力不集中和打哈欠;③ 头痛发作前或头痛发生时视觉、感觉、言语和运动的缺损或刺激症状;④ 先兆症状 5～20 min 逐渐形成,持续不超过 60 min;⑤ 不同先兆可以接连出现;⑥ 头痛在先兆同时或先兆后 60 min 内发生;⑦ 一侧或双侧额颞部或眶后搏动性头痛;⑧ 伴有恶心、呕吐、畏光或畏声、苍白或出汗、多尿、易激惹、气味恐怖及疲劳感;⑨ 活动可使头痛加重;⑩ 睡眠后可缓解头痛;⑪ 头痛可持续 4～72 h;⑫ 消退后常有疲劳、倦怠、烦躁、无力和食欲差等;⑬ 无肢体无力;⑭ 舌红苔白脉弦紧。

临床决策:祛风镇痛。

治疗推荐:①《此事难知》大羌活汤。防风三钱,羌活三钱,独活三钱,防己三钱,黄芩三钱,黄连三钱,苍术三钱,白术三钱,炙甘草三钱,细辛三钱,知母一两,川芎一两,地黄一两,每日 2 次水煎服。②《普济方》大羌活丸:肉桂、茯苓、麻黄、剑脊乌蛇、僵蚕、防风、枳壳、酸枣仁、苦参、羌活、独活、郁李仁、龙骨、乌脂、犀角、人参各一两,研为细末,炼蜜为丸如梧桐子大,每次 10 丸,每日 2 次温水送服。③ 轻-中度头痛单用阿司匹林、萘普生、布洛芬、双氯芬酸等终止疼痛。④ 中-重度头痛或发作持续时间长的患者可用偏头痛特异性治疗药物麦角类制剂或曲普坦类,每周用药不超过 2～3 日。⑤ 麦角类或曲普坦类药物禁忌病例可给予哌替啶治疗以终止偏头痛急性发作。⑥ CGRP 受体拮抗剂有望成为终止偏头痛急性发作安全有效的特异性药物。

常用方药:防风,羌活,独活,防己,黄芩,黄连,苍术,白术,细辛,知母,川芎,谷精草,蔓荆子,牡荆,牡荆实,天麻,乌头,竹沥。

思路拓展:①《医方考》。《经》曰气薄则发泄,故用羌活、独活、防风、苍术、细辛、川芎之气薄者,以升发其传经之邪;又曰:寒胜热,故用黄连、黄芩、防己、生地、知母之苦寒者,以培养其受伤之阴。以升散诸药而臣以寒凉,则升者不峻;以寒凉诸药而君以升散,则寒者不滞。白术、甘草,脾家药也,用之者,所以益其脾胃而建中营之职尔。②《医碥·头痛》:头为清阳之分,外而六淫之邪相侵,内而脏腑经脉之邪气上逆,皆能乱其清气,相搏击致痛。须分内外虚实。实者,其人血气本不虚,为外邪所犯,或蔽覆其清明,或壅塞其经络,或内之实火上炎,因而血瘀涩滞,不得通行而痛,其痛必甚,此为实。虚者,其人气血本虚,为外邪所犯,或内之浊阴上干,虽亦血瘀涩滞,不能通行,而搏击无力,其痛不甚,此为虚。实者,邪气实而正气不虚,可任攻。虚者,正气自虚,而邪气自实,补正仍须治邪。若邪亦不实,但补正则邪自退。六淫外邪,惟风寒湿三者,最能郁遏阳气。火暑燥三者皆属热,受其热则汗泄,非有风寒湿袭之,不为患也。然热甚亦气壅脉满,而为痛矣。内邪不一,皆统于风,以高巅之上,惟风可到也。故不论内外邪,汤剂中必加风药以上引之。风药味之薄者,阴中之阳,自地升天者也,升麻、薄荷之类。痛如破,不能忍,蔓荆子。风在太阳,巅顶连颈强痛,脉浮紧,君羌活,加姜、葱。风在少阳,头角痛,口苦,脉弦细,君柴胡,加姜、葱。风在阳明,额痛连目,脉浮长,君白芷,加姜、葱。少阴、太阴,脉至胸颈而还,故无头痛。惟厥阴脉会巅顶,故巅痛,君藁本,如脉沉足冷,干呕吐沫,加吴茱萸、附子。用风药者,由风木虚,不能升散,土寡于畏,得以壅塞而痛。故用风药以散之。若疏散太过,服风药反甚,宜补气实表,顺气和中汤。凡外感头痛,详《伤寒论》。头痛久不愈者,名头风。头风,头面多汗,恶风,时止时发,先风一日则痛甚,至风日则少愈。由内有郁热,或痰火,毛窍常疏,风易入,外寒束内热,闭逆为痛。医用辛温之药散其标寒,虽暂效,以热济热,病益深。宜泻火凉血,佐以辛散,南星、苍耳子、石菖蒲、天麻最当。头风久不愈,恐损目,清空膏主之。有痰加半夏,诸般头痛并治。惟血虚头痛不宜,正巅顶痛者亦勿用。内伤头痛,气虚者耳鸣目眩,九窍不利,自觉空虚,恶劳动,动则痛更甚,脉虚大,必包裹其头乃少宁,四君子汤加风药。血虚头痛,鱼尾终日星星如细筋抽引,痛不甚,脉芤或数,善惊惕,当归、川芎、连翘、熟地各二钱,水煎,泡薄荷末二钱、鼻吸其气,候温服,安卧效。或四物汤加风药。气血俱虚者,调中益气汤加川芎、蔓荆子、细辛,神效。阴虚发热,两太阳穴作痛,此相火自下冲上,六味丸。产后血瘀头痛,膈热上干也。热厥头痛,虽严寒犹喜风寒,在暖处或见烟火则甚,宜清上泻火汤,后用补气汤。头目赤肿,胸膈烦闷,大便微秘,身半以下寒,足胫尤甚,既济解毒汤。痰厥头痛,晕眩烦乱,恶心欲吐,半夏白术天麻汤。虚风内作,非天麻不治,痰非半夏不除,黄芪实表止自汗,人参补气,二术、泽泻、茯苓除湿,橘皮调中升阳,炒曲、麦芽消食荡胃,干姜除寒,黄柏治伏火发燥。湿热作痛,必昏重欲吐,兼眉棱骨痛,二陈加风药。伤食头痛,胸膈痞塞,咽酸,噫败卵臭,恶食,治中汤加砂仁一钱,或红丸子,或平胃散加枳实。伤酒头痛,恶心,昏冒眩晕,葛花解醒汤。头痛巅疾,下虚上实也。过在足少阴太阳,甚则入肾,寒湿自经而入脏也。肾主骨髓,髓通脑,寒入骨髓,逆上至脑,阻碍清阳,故脑痛连齿,亦骨之余也。湿热上干者,必以苦吐之,轻者透顶散,搐鼻取涎。头重如裹,由湿气在头,头者轻清象天,清故轻也。湿者地之浊气,浊故重也。外湿蒙蔽故如裹,宜微汗,勿大汗,恐汗去湿留,红豆搐鼻散。外有嗅毒头痛,吃炒香附一味愈。真头痛,手足寒至节,全脑连齿皆痛,且发夕死,不治。与黑锡丹,灸百会,猛进参、沉、乌、附或可生,然天柱折者必死。

〖不伴头痛典型先兆偏头痛-先兆头风隐匿证〗

辨识要点:① 符合不伴头痛典型先兆偏头痛诊断;② 先兆症状发生后 60 min 内不出现头痛;③ 舌红苔白脉弦紧。

临床决策:祛风通络。

治疗推荐:①《太平圣惠方》卷 10 白附子散。白附子、附子、天麻、半夏、乌头、天南星、朱砂、全蝎、麻黄,常规剂量,每日 2 次水煎送服定风饼子 1 粒。②《普济本事方》定风饼子:天麻、川乌、天南星、半夏、干姜、川芎、茯苓、甘草各等分,研末生姜汁为丸如龙眼大作饼子,生朱为衣。每服一饼,细嚼,热生姜汤下,不拘时候,预防风疾神验。③ 轻-中度头痛单用阿司匹林、萘普生、布洛芬、双氯芬酸等终止疼痛。④ 中-重度头痛或发作持续时间长的患者可用偏头痛特异性治疗药物麦角类制剂或曲普坦类,每周用药不超过 2~3 日。⑤ 麦角类或曲普坦类药物禁忌病例可给予哌替啶治疗以终止偏头痛急性发作。⑥ CGRP 受体拮抗剂有望成为终止偏头痛急性发作安全有效的特异性药物。

常用方药:白附子,苍耳子,川芎,独活,防风,藁本,钩藤,京大戟,荆芥,蔓荆子,青木香,吴茱萸,细辛,香薷,辛夷,乌头,天南星,全蝎,麻黄。

思路拓展：《三指禅·偏正头痛不问脉论》。医有不知其病而不能治者；亦有明知其病而不能治者，有莫解其病而莫能疗者，亦有了解其病而仍莫能疗者。与哮痫相颉颃而深藏之固，更甚于哮痫者，正头风一症。或数日一发，或数月一发，其发也，突如其来，不因邪触；其止也，截然而止，非藉药医。揣其痛之根，不越风毒之客于髓海焉。六经皆有头痛，三阳之经上于头，随其经而医之，药到而痛自除。痛居经络不到之处，羌活、防风，无所施其勇；升麻、干葛，无所竭其力；柴胡、黄芩不能消其事而逐其邪。三阴亦令人头痛，或痰壅于胸膈；或气逆于脑顶；或冷逼乎督脉。而痛不关于痰气与风，南星、半夏，燥其痰；麻黄、附片，温其经；吴萸、干姜去其寒。燥者自燥，温者自温，去者自去，而痛者自痛也。本草胪陈，空对神农而数典；万书案积，莫向仲景而问建。抑又闻之剑阁之危险，四面拒敌，而偏以缒人之；逼阳之深，固万夫莫当，而偏以老克之。阅方书鼻渊，称为脑漏，脑可漏之出，亦可注之入，以口服药而经不通者，以鼻注药而窍自通。在拣其解毒去风性味之平正者，淡淡注之，而痛自渐渐减炙。以鼻代口，休防郢人之垩；追风拔毒，何假华佗之刀。然此法肇自前人莱菔汁注鼻之方，特取而变化之者。至于偏头风痛，丹溪以为左属风、属火，多血虚；右属热、属痰，多气虚，用之未必大验。究其根，亦是风毒傍于脑海之旁，病之去路，多从目出而解。同邑石光南所传淡婆婆一方，初起者用之屡效，殊不可解，录之以备急用。一种手三阳之脉受风寒，伏留而不去者，名厥头痛；入连在脑者，名真头痛。其受邪与正头风无异，而其来也速，其死也速，更有甚于偏正头风者，古无救方，质诸海内名公，不知家亦藏有秘方否？

〖脑干先兆性偏头痛-脑干头风证〗

辨识要点：① 符合脑干先兆性偏头痛诊断；② 先兆症状明显源自脑干；③ 构音障碍；④ 眩晕；⑤ 耳鸣；⑥ 听力减退；⑦ 复视；⑧ 双眼鼻侧及颞侧视野同时出现视觉症状；⑨ 共济失调；⑩ 意识障碍；⑪ 双侧同时出现感觉异常；⑫ 无运动无力症状；⑬ 在先兆同时或先兆60 min内出现符合偏头痛特征的头痛；⑭ 恶心呕吐；⑮ 舌红苔白脉弦紧。

临床决策：祛风镇痛。

治疗推荐：①《太平惠民和剂局方》川芎茶调散。薄荷叶八两，川芎、荆芥各四两，香附子八两，防风一两半，白芷、羌活、甘草各二两，研末为散，每日五钱，每日2次茶调服。②《张氏医通》九龙丸：当归、苦参、防风、荆芥、羌活、蝉蜕、川芎、全蝎、大枫仁，常规剂量，每日2次水煎服。③《种福堂公选良方》卷2百发神针：乳香、没药、生川附子、血竭、川乌、草乌、檀香末、降香末、大贝母、麝香各三钱，母丁香49粒，净蕲艾绵二两，作针，各按穴针之。④ 轻-中度头痛单用阿司匹林、萘普生、布洛芬、双氯芬酸等终止疼痛。⑤ 中-重度头痛或发作持续时间长的患者可用偏头痛特异性治疗药物麦角类制剂或曲普坦类，每周用药不超过2～3日。⑥ 麦角类或曲普坦类药物禁忌病例可给予哌替啶治疗以终止偏头痛急性发作。⑦ CGRP受体拮抗剂有望成为终止偏头痛急性发作安全有效的特异性药物。

常用方药：当归，苦参，防风，荆芥，羌活，蝉蜕，川芎，全蝎，大枫仁，乳香，没药，生附子，血竭，川乌，草乌，檀香，降香，贝母，麝香，丁香，净蕲艾绵。

思路拓展：①《扁鹊神应针灸玉龙经》。头风呕吐眼昏花，穴在神庭刺不差。子女惊风皆可治，印堂刺入艾来加。神庭：在鼻直上入发际五分。针三寸，先补后泻，泻多补少。印堂：在两眉间宛宛中。针一分，沿皮先透左攒竹，补泻后转归原穴；退右攒竹，根据上补泻急补，通神之穴也。头风偏正最难医，丝竹金针亦可施。更要沿皮透率谷,一针两穴世间稀。丝竹:在眉后入发际陷中,沿皮向后透。率谷:在耳尖上一寸。针三分,灸七壮。开口刺,痛则泻,眩晕则补。②《凌临灵方·偏正头风》:此方不知从何处得来,治偏正头痛新起,体气壮实者,治之无不应手,故录之。川芎八分,藁本一钱,香附五分,红枣七枚,香白芷、明天麻各一钱五分,贝母一钱、白鲞头半个,川羌一钱五分,西秦艽一钱五分,马料豆四十九粒。或用川芎茶调散。

【偏瘫性偏头痛-头风瘫痪证】

辨识要点:① 符合偏瘫性偏头痛诊断;② 先兆症状有运动无力;③ 视觉先兆症状;④ 感觉先兆症状;⑤ 言语先兆症状;⑥ 先兆症状持续 5 min 至 24 h 且完全可逆;⑦ 先兆同时或先兆 60 min 内出现符合偏头痛特征的头痛;⑧ 一级或二级亲属中至少有一人具有包括运动无力的偏头痛先兆则为家族性偏瘫性偏头痛;若无,则称为散发性偏瘫性偏头痛。⑨ 舌红苔白脉弦紧。

临床决策:祛风通络。

治疗推荐:①《妇人大全良方》蝎附散。附子、川乌、麻黄、僵蚕、天南星、防风各三钱,雄黄、朱砂、全蝎各钱半,白芷、藁本各半两,上为细末,每服半钱,每日 2 次水煎送服草灵宝丹 1 丸。②《医方类聚》卷 24 大灵宝丹:天麻、乌蛇、天南星各二两,黑附子、白附子、川芎、僵蚕、蔓荆子、干姜、肉桂各一两,防风一两半,麻黄、当归、朱砂各三分,龙脑、麝香各一分,上为细末,炼蜜为丸如莲子大,每次 1 丸,每日 2 次温水送服。③ 轻-中度头痛单用阿司匹林、萘普生、布洛芬、双氯芬酸等终止疼痛。④ 中-重度头痛或发作持续时间长的患者可用偏头痛特异性治疗药物麦角类制剂或曲普坦类,每周用药不超过 2～3 日。⑤ 麦角类或曲普坦类药物禁忌病例可给予哌替啶治疗以终止偏头痛急性发作。⑥ CGRP 受体拮抗剂有望成为终止偏头痛急性发作安全有效的特异性药物。

常用方药:附子,川乌,僵蚕,天南星,防风,雄黄,全蝎,白芷,藁本,川芎,天麻,当归,白芍,荆芥,五加皮,白鲜皮,菊花,薄荷,石斛,威灵仙,木香,草乌头,香附,没药,人参,地骨皮,羌活,柴胡,升麻,白牵牛,乌药,地龙,乌梢蛇,风梢蛇,白花蛇,乳香。

思路拓展:《冷庐医话·头痛》。头痛属太阳者,自脑后上至巅顶,其痛连项;属阳明者,上连目珠,痛在额前;属少阳者,上至两角,痛在头角。以太阳经行身之后,阳明经行身之前,少阳经行身之侧。厥阴之脉会于巅顶,故头痛在巅顶。太阴、少阴二经虽不上头,然痰与气逆壅于膈,头上气不得畅而亦痛。其辨之之法,六经各有见症,如太阳项强腰脊痛,阳明胃家实,少阳口苦、咽干、目眩之类是也。高士宗《医学真传》言头痛之症只及太阳、少阴、厥阴,疏矣。

【视网膜性偏头痛-头风遮眼证】

辨识要点:① 符合视网膜性偏头痛诊断;② 反复发生的完全可逆的单眼视觉障碍;③ 偏头痛发作;④ 发作间期眼科检查正常;⑤ 舌红苔白脉弦紧。

临床决策:祛风明目。

治疗推荐:①《太平惠民和剂局方》蝉花无比散。蛇蜕一两,蝉蜕二两,羌活、当归、石决明、川芎各三两;防风、茯苓、炙甘草各四两;芍药十三两,蒺藜半斤,苍术十二两,研为散,每次五钱,每日 2 次煎散为汤送服还睛丸 30 粒。②《古今医鉴》卷 9 还睛丸:人参、枸杞子、肉苁蓉、牛膝、杜仲、石斛、杏仁各一两半、天冬、麦冬、生地各三两,熟地、当归、茯苓、山药、菟丝子、黄柏、枳壳、菊花、青葙子、草决明、白蒺藜、羚羊角各一两,五味子、川芎、黄连、甘草各七钱,防风、乌犀角各八钱,知母二两,上为细末,炼蜜为丸如梧桐子大,每次 30 丸,每日 2 次空心盐汤送下。③ 轻-中度头痛单用阿司匹林、萘普生、布洛芬、双氯芬酸等终止疼痛。④ 中-重度头痛或发作持续时间长的患者可用偏头痛特异性治疗药物麦角类制剂或曲普坦类,每周用药不超过 2～3 日。⑤ 麦角类或曲普坦类药物禁忌病例可给予哌替啶治疗以终止偏头痛急性发作。⑥ CGRP 受体拮抗剂有望成为终止偏头痛急性发作安全有效的特异性药物。

常用方药:紫贝,贝齿,石胆,钟乳石,蔓荆子,桑椹子,槐子,蕤仁,地肤子,铁精,黄连,景天花,香蒲,决明子,飞廉,杜若,细辛,蒺实,茺蔚子,薜乌,麻荠子,芜菁子,蓼子,前胡,玄参,瞿麦,石决明,石龙芮,羚羊角,羊角,牛胆,兔肝,狗脊。

思路拓展:《目经大成·头风》。头风即首风也。《经》曰:首风之状,头面多汗,恶风,当先风一日则头痛甚,至其风日少愈。一风气循风府而上则脑痛,曰脑风。《经》曰:头风者,本风寒入于脑髓也。头痛数岁不愈,当犯大寒。其人素有痰火,风寒客之,则热郁而瞀闷,似痛非痛,曰头晕。有目花黑暗,视定犹动,且身转耳聋,如立舟车之上,起则欲倒,甚而呕吐,饮食罕御,此肝木为风所撼,鼓动其气,痰火随气上逆。倘因吐衄、崩漏而致,此脾虚不能收摄血气,使诸血失道。或酒色过度,肾虚不能纳气,逆奔而上,或虚极乘寒得之,曰头眩。若头暴痛不可忍,有如劈如纹者,但名头痛,深而久而愈,名头风亦可。痛风必害眼者,《经》曰春气在头,风气通于肝,肝窍开于目故也。要当首辨六经,次厥痛、偏痛、真痛,次血虚、气虚、湿热、寒湿不等。如太阳头痛者,恶风寒,脉浮紧,痛在巅顶两额角;少阳头痛者,寒热往来,脉弦,痛连耳根;阳明头痛者,发热自汗,脉浮大,痛在巨阳穴,连目眦齿颊;太阴头痛者,必有痰,体重或腹痛,脉沉迟,头重;少阴头痛者是寒气逆,为寒厥,脉沉小;厥阴头痛者,吐痰沫,厥冷,脉浮缓,痛引目系。此六经头痛多挟外邪也。血虚头痛者,自鱼尾上攻,脉浮而无力;气虚头痛者,耳鸣,九窍不利,脉沉濡;湿热头痛者,心烦恶热,头重而天阴转甚;寒湿头痛者,气上而不下,或时泄,近湿热之物则稍松;偏头痛者,邪正相持,势不中立,邪气营运,正气则壅遏而痛,在左主风、主血虚,在右主气、主痰热,亦兼有虚寒者;厥头痛者,所犯大寒至骨髓,髓以脑为主,脑逆故头痛,脉沉迟;真头痛者,痛甚连脑户,手足寒至节,脉迟极而止,旦发夕死,夕发旦死。此七种头痛多由内生也。外此,若眉棱骨痛甚,既而上攻头角、下注目睛者,有属心肝壅热,有属风痰上逆,有湿气内郁,有风寒外挟。才见光明则眶痛者,此肝虚。痛而眼不可开,昼静夜剧,此脾胃停饮,土木不和。头痛旋去旋来,倏在此一点,在彼一片,此下虚上实,游风流火。丹溪曰:头痛多主于痰,甚者火,有可吐,有可下者。此未窥全豹,不可轻从。执事者必先视其所挟,究其所因,定以经络,参合脉理,然后施以某阵某方,庶可差救其弊。中工知头风于目不利,绝不考其所自。粗工只就目论证,连头风都不识得,甚至有妄乱激成头风者,为之太息。是故本集于风之一字,言外三致意焉。头风虽另列症内,终乎分辨不清,因不厌琐细,谨编如上,兼志其眩晕、头痛云云。

〖慢性偏头痛-慢性头风证〗

辨识要点:① 符合慢性偏头痛诊断;② 偏头痛每月头痛发作超过 15 日;③ 病史持续 3 个月或 3 个月以上;④ 每月至少有 8 日的头痛具有偏头痛性头痛特点;⑤ 排除药物过量引起的头痛;⑥ 舌红苔白脉缓。

临床决策：祛风镇痛。

治疗推荐：①《普济方》卷92大圣镇风金丹。川乌头四两,全蝎一两,晋矾二两,附子四两,白蒺藜二两,防风四两,五灵脂二两,白附子四两,白僵蚕二两,朱砂半两,没药二两,麝香半两。上为细末,以熟汤放冷,磨京墨一两,成浓汁,搜和合匀,每温剂一两,可停分作4丸,只于风中干之,不可日晒,金箔为衣。每次1粒,食后及临睡生姜自然汁磨化,热酒调服,再饮少量热酒。即就暖处,覆以衣被,候汗出即愈。病小者,每粒分二服。②《扁鹊心书》白龙丸：天南星四两,川乌、甘草、藁本、甘松、白芷、桂心各二两,海桐皮一两,石膏二两,前八味共为末,糯米糊丸弹子大,石膏为衣,茶清下,大人一丸,小儿半丸。③轻-中度头痛单用阿司匹林、萘普生、布洛芬、双氯芬酸等终止疼痛。④中-重度头痛或发作持续时间长的患者可用偏头痛特异性治疗药物麦角类制剂或曲普坦类,每周用药不超过2~3日。⑤麦角类或曲普坦类药物禁忌病例可给予哌替啶治疗以终止偏头痛急性发作。⑥CGRP受体拮抗剂有望成为终止偏头痛急性发作安全有效的特异性药物。

常用药物：川乌,全蝎,附子,白蒺藜,防风,五灵脂,白附子,白僵蚕,没药,天南星,藁本,甘松,白芷,桂心,海桐皮。

思路拓展：《古今医彻·头风》。凡头痛之候感于六淫者,其发各以时。惟头风发不以时,或月计,或岁计,虚则愈频,独可异者。《素问》云：当先风一日则痛甚不可出内,至其风日则少愈。夫痛既以风而作,何先风反甚风日反愈乎？盖础润而雨,月晕而风,凡气机之动每先形于所感,在天为风者在人为肝,肝者风木之脏而血藏焉。惟血虚则发热,热甚则生风。一经感召而病机之跃跃欲动者,则从少阳之火以上头角,故头风先患左半者以此。然木邪凌土,脾胃受克,头痛甚者必作呕,乃由少阳入阳明则侵及于右半者以此。可见头风之疾乃本肝经而作,肾水不能生肝木,肝木来乘脾土,惟以补中益气调中益气,使清阳上升,入黄柏以降阴火,土生金,金平木,水制火,东垣先生深察病机,立方神应,非后人所几及,于此见一班云。若漫作风治,去之不啻千里,希其效也得乎。大寒犯脑,头痛齿亦痛,用补中益气汤加麻黄附子细辛；头痛耳鸣,九窍不利,肠胃之所生,用调中益气汤；挟热头痛,烦躁不宁,用茶调散；痰厥头痛,因误服疏风,脾胃虚损,头旋吐痰,身重肢冷,头苦痛如裂者,用半夏白术天麻汤；头痛巅疾,下虚上实,过在足少阴巨阳,用黑锡丹；眉棱骨痛,风热痰气上攻者,用选奇汤。调中益气汤：升麻、柴胡、黄柏、川芎、炙甘草各三分,苍术、人参、陈皮各七分,蜜炙黄芪、当归、蔓荆子各一钱,水煎。畏寒甚加细辛三分。茶调散：黄芩二两、川芎一两、白芷五钱、荆芥四钱、薄荷、细茶各三钱,为细末,每服三钱茶送下。巅顶及脑痛加细辛、藁本、蔓荆子各三钱。半夏白术天麻汤：半夏、麦芽各钱半,干姜三分,白术、神曲各一钱,黄柏二分,人参、苍术、天麻、蜜炙黄芪、陈皮、泽泻、茯苓各五分,水煎。黑锡丹：沉香、附子、胡芦巴、肉桂各五分,茴香、补骨脂、木香、金铃子、肉豆蔻、黑锡、硫黄、黑锡结砂各一两,为末,研匀酒煮,面和丸如梧子大,阴干。每服五钱,空心姜盐汤送下,一方有阳起石五钱、巴戟天一两。选奇汤：防风、羌活各三钱,黄芩一钱,炙甘草三钱,每服三钱,水煎热服。

〖偏头痛持续状态-持续头风证〗

辨识要点：①符合偏头痛持续状态诊断；②偏头痛发作持续时间≥72 h；③疼痛程度较严重；④可有因睡眠或药物应用获得的短暂缓解期；⑤舌红苔白脉紧。

临床决策：祛风镇痛。

治疗推荐：①《仙拈集》观音救苦神膏。大黄、甘遂、蓖麻子各二两，当归一两半，木鳖子、三棱、生地各一两，川乌、黄柏、大戟、巴豆、肉桂、麻黄、皂角、白芷、羌活、枳实各八钱，香附、芫花、天花粉、桃仁、厚朴、杏仁、槟榔、细辛、全蝎、五倍子、穿山甲、独活、玄参、防风各七钱，黄连、蛇蜕各五钱，蜈蚣 10 条。研为细末，每次一两，每日 2 次煎散为汤。②《太平惠民和剂局方》白龙圆：细辛、白芷、川芎、甘草，各等分为细末，用药四两，入石膏末一斤，系煅了者，水搜为圆，每两 8 粒，每次 1 粒，薄荷茶嚼下食后服。③ 轻-中度头痛单用阿司匹林、萘普生、布洛芬、双氯芬酸等终止疼痛。④ 中-重度头痛或发作持续时间长的患者可用偏头痛特异性治疗药物麦角类制剂或曲普坦类，每周用药不超过 2～3 日。⑤ 麦角类或曲普坦类药物禁忌病例可给予哌替啶治疗以终止偏头痛急性发作。⑥ CGRP 受体拮抗剂有望成为终止偏头痛急性发作安全有效的特异性药物。

常用方药：大黄，甘遂，蓖麻子，当归，木鳖子，三棱，生地，川乌，大戟，巴豆，麻黄，皂角，白芷，羌活，香附，芫花，桃仁，细辛，全蝎，五倍子，穿山甲，独活，防风，黄连，蛇蜕，蜈蚣。

思路拓展：《医碥》。偏头痛旧分右属热与痰，以阳明胃腑居右，多热多痰也。分左属风属血虚，以肝木主风居左，又左属血也。然不必泥定。生萝卜汁，仰卧注鼻中，左痛注右，右痛注左。革芰、猪胆。搐鼻。川芎散、细辛散。川芎、柴胡为主，佐以蔓荆子、苍耳叶、升麻、甘草、葱、姜。大便秘，大黄下之。外用蓖麻子五钱，大枣十五枚，捣成泥，涂绵纸上，箸卷成筒，去箸，纳鼻中，良久下涕，痛止。又石膏二钱，牛蒡子二钱，为末酒下，饮大醉立愈。雷头风头痛而起核块，或头中如雷鸣，清震汤。或不省人事，地肤子、生姜捣烂，热酒冲服，取汗愈。子和用茶调散吐之，后用神芎丸下之，再服乌荆丸及愈风饼子之类。弱者用凉膈散，消风散热。痰热生风作响，半夏、大黄、白僵蚕、连翘、橘红、桔梗、天麻、片芩、薄荷叶、白芷、青礞石、粉草，为末，水浸蒸饼丸，绿豆大，临卧茶吞二钱，以痰利为度，后服清痰降火之药。气挟肝火作响，加味逍遥最当。亦有如虫响者，名天白蚁，茶子为细末吹鼻。大头痛头肿如斗，俗云大头瘟，天行疫气所发。头面赤肿，或发疙瘩。先发鼻额属阳明，先发耳前后属少阳，先发脑后及项属太阳。若三阳俱受邪，则各处并发，治戒急下。当先缓后急，退热、消毒、缓缓治之。候大便热结，上焦之邪热皆降聚于中州，乃下之，三承气选用。此毒若结块不散，必成脓，外用柏叶和蚯蚓粪泥捣敷。或井底泥调大黄、芒硝末亦可。赤肿结核，铍针出血愈。头摇掉眩属风热，风火主动也，羌活、川芎、白芷、藁本、苍术、细辛、甘草、天麻。若因肝肾二经血亏，致火炎生风，须养血。又凡人内有痛则头摇，心绝则头摇，状如烟煤，直视者死。痉病亦头摇。头风屑罗谦甫谓肝风盛，金来克之，使头有雪皮。大便实，泻青丸，虚者人参消风散。眉棱骨痛。或外邪郁成风热，上攻于脑，从目系过眉骨，下注于目。或内之风热湿痰上攻，选奇汤主之。肝虚者，才见光明，眼眶骨痛，生熟地黄丸。肝经停饮，发则眉骨痛，眼不可开，昼静夜剧，导痰汤或小芎辛汤加半夏、橘红、南星、茯苓。

〖无梗死的持续先兆偏头痛-头风袭络证〗

辨识要点：① 符合无梗死的持续先兆偏头痛诊断；② 有先兆偏头痛患者在一次发作中出现一种先兆或多种先兆症状持续 1 周以上；③ 多为双侧性；④ 本次发作其他症状与以往发作类似；⑤ 神经影像学排除脑梗死病灶；⑥ 舌红苔黄脉弦。

临床决策：祛风活络。

治疗推荐：①《医方类聚》卷 82 飞虎散。白附子、香白芷、荆芥穗、石膏、薄荷叶、天麻、川芎、防风各五钱，两头尖、苍术各一两，上药为极细末，每次五钱，每日 2 次煎散为汤。②《医方类聚》卷 20 白龙丸：石膏半斤、川乌头、甘草、天南星各四两，肉桂、菊花各二两，防风、白僵蚕、川芎各一两半，牛膝、海桐皮、麻黄、甘松、白芷、藁本各一两，研末为散令匀，用糯米拣择净煮粥研烂，旋旋入药和匀，丸如大鸡头子大，每次 1 丸，每日 2 次温水送服。③ 拉莫三嗪 50 mg 每日 1 次口服。④ 轻-中度头痛单用阿司匹林、萘普生、布洛芬、双氯芬酸等终止疼痛。⑤ 中-重度头痛或发作持续时间长的患者可用偏头痛特异性治疗药物麦角类制剂或曲普坦类，每周用药不超过 2～3 日。⑥ 麦角类或曲普坦类药物禁忌病例可给予哌替啶治疗以终止偏头痛急性发作。⑦ CGRP 受体拮抗剂有望成为终止偏头痛急性发作安全有效的特异性药物。

常用方药：白附子，白芷，荆芥，石膏，天麻，川芎，防风，两头尖，苍术，艾纳香，白僵蚕，白鲜皮，八角枫花，蓖麻子，苍耳，草乌头，曾青，蝉蜕，臭梧桐花，乌头，胆南星，藁本。

思路拓展：《止园医话》。大凡头痛时发时愈，或偏头痛，或眩晕，最为常见。中医论此症率谓清阳不升，风火乘虚上攻巅顶，及浊阴阻滞，气血瘀痹而然。此说骤观之似近玄虚，然细参此理，实与西医神经性头痛、眩晕之说吻合。盖中医无神经二字，凡所谓络及孙络等名词，多指神经系而言，故有久病入络之说。其法之最有效者，例如熄内风，滋肾液，及镇摄潜阴，宣和清阳等药，屡试屡验，绝非玄虚。西药中治头痛、眩晕等药，亦非常灵验，然药力持续时间甚短，且不宜于虚证，屡试皆然，故附录于此。于必不得已时，偶一用之，略以缓和病势则可，慎勿长久服用也。此症脉弦细者易治，洪大有力或无力，神昏谵语，亦有虚证至久病将死，多有此现象，不易挽救矣。眼病及牙病均能牵及头痛，应先治疗眼病，或摘去病齿，头痛自愈。此非西医不能胜任，服中药及西药，绝对无效。

〖偏头痛性脑梗死-头风入络证〗

辨识要点：① 符合偏头痛性脑梗死诊断；② 偏头痛先兆症状后出现颅内相应供血区域的缺血性梗死；③ 先兆症状持续 60 min 以上；④ 神经影像学证实缺血性梗死病灶；⑤ 舌红苔白脉弦。

临床决策：祛风通络。

治疗推荐：①《小儿卫生总微论方》卷 6 夺命散。干蛇头 1 个，赤头蜈蚣 1 条，全蝎一分，麻黄一分，草乌头 1 个，朱砂一分，牛黄一分，龙脑一钱，研末为散，每日 2 次煎散为汤温送服。②《圣济总录》卷 186 黄芪羌活丸：黄芪、羌活、附子、蒺藜子、乌头、沙苑蒺藜、牛膝、木鳖子、防风、萆薢各一两，狗脊一两半，研为细末，酒煮面糊为丸如梧桐子大，每次 30 丸，每日 2 次温水送服。③ 轻-中度头痛单用阿司匹林、萘普生、布洛芬、双氯芬酸等终止疼痛。④ 中-重度头痛或发作持续时间长的患者可用偏头痛特异性治疗药物麦角类制剂或曲普坦类，每周用药不超过 2～3 日。⑤ 麦角类或曲普坦类药物禁忌病例可给予哌替啶治疗以终止偏头痛急性发作。⑥ CGRP 受体拮抗剂有望成为终止偏头痛急性发作安全有效的特异性药物。

常用方药：贯众，谷精草，荷叶，僵蚕，假苏，荆芥，荆沥，鸡苏，决明子，菊花，空青，藜芦，零陵香，蔓荆子，牡荆实，山豆根，蛇蜕。

思路拓展：《三指禅·偏正头痛不问脉论》。医有不知其病而不能治者；亦有明知其病而不能治者，有莫解其病而莫能疗者，亦有了解其病而仍莫能疗者。与哮痫相颉顽而深藏之固，更甚于哮痫者，正头风一症。或数日一发，或数月一发，其发也，突如其来，不因邪触；其止也，截然而止，非藉药医。揣其痛之根，不越风毒之客于髓海焉。六经皆有头痛，三阳之经上于头，随其经而医之，药到而痛自除。痛居经络不到之处，羌活、防风，无所施其勇；升麻、干葛，无所竭其力；柴胡、黄芩不能消其事而逐其邪。三阴亦令人头痛，或痰壅于胸膈；或气逆于脑顶；或冷逼乎督脉。而痛不关于痰气与风，南星、半夏，燥其痰；麻黄、附片，温其经；吴萸、干姜去其寒。燥者自燥，温者自温，去者自去，而痛者自痛也。本草胪陈，空对神农而数典；万书案积，莫向仲景而问建。抑又闻之剑阁之危险，四面拒敌，而偏以缒人之；逼阳之深，固万夫莫当，而偏以老克之。阅方书鼻渊，称为脑漏，脑可漏之出，亦可注之入，以口服药而经不通者，以鼻注药而窍自通。在拣其解毒去风性味之平正者，淡淡注之，而痛自渐渐减炙。以鼻代口，休防郢人之垩；追风拔毒，何假华佗之刀。然此法肇自前人莱菔汁注鼻之方，特取而变化之者。至于偏头风痛，丹溪以为左属风、属火，多血虚；右属热、属痰，多气虚，用之未必大验。究其根，亦是风毒傍于脑海之旁，病之去路，多从目出而解。同邑石光南所传淡婆婆一方，初起者用之屡效，殊不可解，录之以备急用。一种手三阳之脉受风寒，伏留而不去者，名厥头痛；入连在脑者，名真头痛。其受邪与正头风无异，而其来也速，其死也速，更有甚于偏正头风者，古无救方，质诸海内名公，不知家亦藏有秘方否？石光南家累千金，广为结纳，高人异士，过其地者，辄馆于书斋，所得多医书未传之秘方。淡婆婆，又名淡亲家母，未考其性，但尝其味，亦属平淡，草药肆购之。

〔偏头痛先兆诱发的痫性发作-头风癫痫证〕

辨识要点：① 符合偏头痛先兆诱发的痫性发作诊断；② 偏头痛先兆症状触发痫性发作；③ 痫性发作在先兆症状中或后 1 h 以内；④ 舌红苔白脉弦紧。

临床决策：祛风镇痫。

治疗推荐：①《宣明论》卷三川芎神功散。川芎四钱，甘草一分，川乌头半两，吴白芷半两，天南星半两，麻黄半两，上为末，每服二钱，水 1 盏，加生姜 3 片，煎至半盏，投清酒半盏五痫丸。②《仁术便览》五痫丸：全蝎二钱，皂角四两，半夏二两，天南星一两，乌蛇、白附子半两，雄黄一钱，白矾一两，蜈蚣半条，朱砂一钱，麝香三钱，白僵蚕一两半，上为末，姜汁煮糊为丸梧子大。每次 30 粒，姜汤送下。③ 轻-中度头痛单用阿司匹林、萘普生、布洛芬、双氯芬酸等终止疼痛。④ 中-重度头痛或发作持续时间长的患者可用偏头痛特异性治疗药物麦角类制剂或曲普坦类，每周用药不超过 2～3 日。⑤ 麦角类或曲普坦类药物禁忌病例可给予哌替啶治疗以终止偏头痛急性发作。⑥ CGRP 受体拮抗剂有望成为终止偏头痛急性发作安全有效的特异性药物。

常用药物：川芎，川乌，白芷，天南星，麻黄，皂角，半夏，乌蛇，白附子，雄黄，白矾，蜈蚣，朱砂，麝香，白僵蚕。

思路拓展：《张氏医通·头痛》。《经》云风气循风府而上，则为脑风；新沐中风，则为首风。首风之状，头面多汗恶风。当先风一日则病甚，头痛不可以出内，至其风日则病少愈，头痛数岁不已。当有所犯大寒，内至骨髓，髓者以脑为主，脑逆，故令头痛齿亦痛，名曰厥逆。头痛巅疾，下虚上实，过在足少阴巨阳,甚则入肾,心烦头痛。病在膈中,过在手巨阳少阴,头痛耳鸣,九窍不利,肠胃之所生也。真头痛,头痛甚则脑尽痛,手足寒至节,死不治。《难经》曰:手三阳之脉受风寒,伏留而不去,则名厥头痛,入连在脑者,名真头痛。六淫之邪,人气所变,五贼之运,皆能犯上而为灾害。或蔽覆其清明,或坠遏其经隧,与正气相搏,郁而成热,则脉满而痛。若邪气稽留,亦脉满而痛,是皆为实也。若寒湿所侵,虽正气衰微,不与相搏而成热,然邪袭于外,则血凝而脉缩,收引小络而痛,得温则痛减,是为虚也。因风而痛者,抽掣恶风,或汗自出。因暑而痛者,或有汗,或无汗,皆恶热而耳前与额胀痛。因湿而痛者,头必重,遇阴天尤甚。因痰饮而痛者,亦昏重而痛,愦愦欲吐。因寒而痛者,绌急恶寒。因气虚而痛者,遇劳则甚,其脉大。因血虚而痛者,痛连鱼尾,善惊惕,其脉芤,或沉数。头痛自有多因,而古方每用风药者。盖高巅之上,惟风可到。味之薄者,阴中之阳,自地升天者也。在风寒湿者,固为正用,即虚与热者,亦假引经耳。

〔偏头痛前驱的儿童周期性综合征-头风呕吐证〕

辨识要点:① 符合偏头痛前驱的儿童周期性综合征诊断;② 可视为偏头痛等位症;③ 周期性呕吐;④ 反复发作的腹部疼痛伴恶心呕吐;⑤ 良性儿童期发作性眩晕;⑥ 发作时不伴有头痛;⑦ 随时间推移可发生偏头痛;⑧ 舌红苔白脉紧。

临床决策:祛风和中。

治疗推荐:①《伤寒论》吴茱萸汤。吴茱萸、人参、生姜、大枣,常规剂量,每日2次水煎服。②《审视瑶函》卷3吴茱萸汤:姜制半夏、吴茱萸、川芎、炙甘草、人参、茯苓、白芷、陈皮,常规剂量,每日2次水煎服。③ 轻-中度头痛单用阿司匹林、萘普生、布洛芬、双氯芬酸等终止疼痛。④ 中-重度头痛或发作持续时间长的患者可用偏头痛特异性治疗药物麦角类制剂或曲普坦类,每周用药不超过2～3日。⑤ 麦角类或曲普坦类药物禁忌病例可给予哌替啶治疗以终止偏头痛急性发作。⑥ CGRP受体拮抗剂有望成为终止偏头痛急性发作安全有效的特异性药物。

常用药物:藁本,蓖麻,草乌,蝉蜕,飞廉,伏牛花,附子,虎掌,菊花,决明子,空青,藜芦,蔓荆实,莽草,牡荆根,牡荆沥,木槿子,秦艽,蚯蚓,山豆根,山茱萸实,石南叶,蜀椒,桐木皮,威灵仙,乌头,乌药根,吴茱萸,皂荚,泽兰。

思路拓展:《删补名医方论·吴茱萸汤》。仲景救阳诸法,于少阴四逆汤必用姜附;通脉四逆汤倍加干姜,其附子生用;附子汤又加生附至二枚。所以然者,或壮微阳使之外达,或招飞阳使之内返,此皆少阴真阳失所,故以回阳为亟也。至其治厥阴,则易以吴茱萸,而并去前汤诸药,独用人参、姜、枣者,盖人身厥阴肝木虽为两阴交尽,而一阳之真气实起其中,此之生气一虚,则三阴浊气直逼中上,不惟本经诸证悉具,将阳明之健运失职,以至少阴之真阳浮露而吐痢,厥逆,烦躁欲死,食谷欲呕,种种丛生矣。吴茱萸得东方震气,辛苦大热,能达木郁,直入厥阴,降其盛阴之浊气,使阴翳全消,用以为君。人参秉冲和之气,甘温大补,能接天真,挽回性命,升其垂绝之生气,令阳光普照,用以为臣。佐姜、枣和胃而行四末。斯则震坤合德,木土不害,一阳之妙用成,而三焦之间无非生生之气矣,诸证有不退者乎? 盖仲景之法,于少阴则重固元阳,于厥阴则重护生气,学者当深思而得之矣。

〔偏头痛-头风缓解证〕

辨识要点:① 符合偏头痛缓解期诊断;② 每月头痛发作2次以上并有3日以上丧失工作能力;

③ 1 周内采取终止发作 2 次以上；④ 偏瘫型偏头痛；⑤ 月经期偏头痛；⑥ 发作期治疗无效；⑦ 发作期治疗药物有禁忌证；⑧ 对发作期治疗药物有难以耐受的不良反应；⑨ 舌红苔白脉缓。

临床决策：预防发作。

治疗推荐：①《中华人民共和国药典》都梁丸。川芎、白芷，每次 3 粒，每日 2 次温水送服。②《丹溪心法》左金丸：黄连六两、吴茱萸一两，研为细末，水泛为丸，每次一钱，每日 2 次温水吞服。③ 氟桂利嗪每日 1 次，每次 5 mg 口服；④ 普萘洛尔每次 10～60 mg，每日 2 次，以心率不低于每分钟 60 次为限；美托洛尔每次 100～200 mg，每日 1 次；维拉帕米每日 160～320 mg；丙戊酸每日 400～600 mg，每日 2 次；⑤ 阿米替林每日 25～75 mg；⑥ 苯噻啶每日 0.5～3 mg。

常用药物：黄连，吴茱萸，川芎，白芷，僵蚕，蔓荆子，艾叶，荜茇，赤箭，恶实，防风，决明子，藜芦，莽草，山豆根，蒴翟，乌头，全蝎，雄黄，蚱蝉，白附子，白藓，百棱藤。

思路拓展：《医林纂要》。薄荷辛寒，轻虚上浮，上清头目之风热，旁搜皮肤之湿热，中去肝胆之虚热，下除肠胞之血热，此用以为君药，所谓风淫于内，治以辛凉也。荆芥辛苦温，上行祛头目之风，除经隧之湿，去血中之风湿郁热，此以佐薄荷而为臣。川芎甘辛，行血中之气，排筋骨之湿，上通巅顶，下彻血海，为厥阴肝经表药；羌活苦辛，此以祛太阳之风热；白芷辛温，此以祛阳明之风热；防风辛甘，缓肝补肝，以防风淫之内侵，故曰防风，其祛风不拘经络，无所不到；细辛辛温，达肾气，使上行以清耳目，主治少阴头痛；甘草以补土和中；茶叶甘苦寒，轻清上浮，能升清阳于上，而降浊阴于下，聪明耳目，开爽精神，虽非风药，而能助诸药，以散风除热，清头目。

丛 集 性 头 痛

丛集性头痛(cluster headache)是原发性神经血管性头痛疾病。以反复密集发作的一侧眼眶周围发作性剧烈疼痛伴有同侧眼结膜充血、流泪、瞳孔缩小、眼睑下垂以及头面部出汗等自主神经症状,常在一日内固定时间发作,可持续数周至数月。发病机制尚不明确。丛集性头痛患者发作期脑静脉血中CGRP明显增高,提示三叉神经血管复合体参与丛集性头痛的发病,但不能解释头痛发作的昼夜节律性。丛集性头痛发作存在昼夜节律性和同侧颜面部的自主神经症状,推测可能与下丘脑的神经功能紊乱有关。功能神经影像学fMRI和PET研究证实丛集性发作期存在下丘脑后部灰质的异常激活,而下丘脑后部灰质的深部脑刺激术可缓解难治性丛集性头痛,这更支持丛集性头痛可能原发于下丘脑神经功能紊乱。因此,丛集性头痛可能是三叉神经血管复合体参与的原发性神经血管性头痛。

〖发作性丛集性头痛-头风丛集证〗

辨识要点:① 符合丛集性头痛诊断;② 平均发病年龄约为25岁;③ 男性多见;④ 头痛突然发生且无先兆症状;⑤ 几乎发生于每日同一时间;⑥ 头痛位于一侧呈尖锐、爆炸样、非搏动性剧痛;⑦ 头痛持续15 min至3 h不等;⑧ 发作频度不一,从1日8次至隔日1次;⑨ 头痛发作可持续数周至数月;⑩ 丛集发作期常在每年的春季和/或秋季;⑪ 至少有两次丛集期;⑫ 每期持续7～365日;⑬ 两次丛集期之间无痛间歇期≥1个月;⑭ 舌红苔黄脉数。

临床决策:祛风镇痛。

治疗推荐:①《普济方》卷46全蝎膏。全蝎21个、土狗3个、五倍子五钱、地龙6条,上为细末,好酒调成膏子,摊纸上,贴太阳穴。②《摄生众妙方》金花如圣散:苍术、川乌、草乌、川芎、细辛、防风、白芷、白术、蝎梢、雄黄,常规剂量,每日2次水煎服。③ 吸氧疗法为丛集性头痛发作时首选的治疗措施,纯氧吸入流速每分钟10～12 L,持续10～20 min。④ 舒马曲普坦皮下注射或经喷鼻吸入、佐米曲普坦经喷鼻吸入。吸氧或曲普坦类药物效果不佳或不耐受可予以4%～10%利多卡因1 ml经患侧鼻孔滴入或双氢麦角胺静脉注射。⑤ 预防性治疗药物维拉帕米每日240～320 mg口服。⑥ 预防性治疗药泼尼松每日60～100 mg,口服持续5日后逐渐减量。

常用方药:白附子,苍耳子,川芎,独活,防风,藁本,京大戟,荆芥,蔓荆子,桑叶,升麻,吴茱萸,细辛,香薷,辛夷,珍珠母。

思路拓展:《张氏医通·雷头风》。头痛而起核块者雷头风也。或头中如雷之鸣,为风客所致,清震汤,肿块宜刺出血。亦有因痰热生风者,半夏用牙皂姜汁制,取净一两,大黄酒浸透纸包煨,再浸再煨。熟极为度,净二两,白僵蚕、连翘、橘红、桔梗、天麻各五钱,片芩七钱,薄荷三钱,硝、青礞石、白芷、炙甘草各一钱,蒸饼丸绿豆大,临卧茶吞二钱。眉棱骨痛:此证多属阳明风热。有虚实二途:虚而痛者见光明即发,选奇汤加归、芍;实则眼不可开,昼静夜剧,选奇汤加葱、豉。风盛加葛根,火盛加石膏。按:戴复庵云二证皆属于肝火。虚则地黄丸,实则导痰汤。大抵此证清火散风不应即当滋阴。若泛用风药则火热上升,其痛愈甚矣。痛久成头风,发则眉棱骨痛者选奇汤加川芎、白芷、荆芥、柴胡。真头痛:天门真痛,上引泥丸,且发夕死,夕发旦死。脑为髓海,真气所聚,卒不受邪,受邪则不可治。古法用黑锡丹,灸百会穴,猛进参、附,可救十中之一。然天柱折,手足寒至节,必死不治。头重:湿热上攻所以头重。秋冬春俱宜羌活胜湿汤,夏暑苍术白虎汤并瓜蒂揩鼻。若时行疫疠之时患头重者,败毒散加苍术、藁本。内伤元气,头重气乏,补中益气加苍术、蔓荆子。头摇:头摇有二证。风火相煽,卒然头摇,项背强痛,少阳经证也,小柴胡去参加防风。里实腹痛,不大便而头摇者,阳明府证也,凉膈散、大柴胡选用。若老人及病后辛苦人因气血虚,火犯上而鼓动者,十全大补汤、大建中汤并加羌活。颈项强痛:邪客于三阳则痛,寒搏则筋急,葛根汤。风搏则筋弛,桂枝汤加葛根。然多有挟痰,难以回顾者,乃痰客太阳,二陈加酒芩、羌活、红花。天白蚁:头内如虫蛀响者名天白蚁,多属于火,亦有因痰湿在上者。丹溪云瘦人皆属于火,宜薄荷、栀子、茯苓、甘草、细辛、川芎、黄芩、石膏、芽茶之类。肥人皆属湿痰,半夏、茯苓、枳实、黄连、天麻、胆星、苍术、黄柏、芽茶之类。戴复庵云头中鸣响,有虚有实。实者用凉膈散、礞石丸下夺之,虚者非独参、保元、六味、八味、茸朱丹、鹿茸丸等药调补不应也。丹方:用茶子为细末吹鼻中。盖响属火,茶子轻清,行清道,散遏伏之火故也。凡头风药中必用茶引,即此可悟。程文彬治一妇患头风,虽盛暑必以帕蒙首,稍见风寒痛不可忍,百药不效。盖因脑受风寒,气血两虚,气不能升,故药不效。令病患口含冷水仰卧,以姜汁灌入鼻中,痛立止。与补中益气加细辛、川芎、蔓荆、白芍,数服而愈。用姜汁滴鼻中开久郁之风寒也,若寒湿郁痛用独颗葱汁滴之。火郁头痛以白莱菔汁滴之,左患滴右鼻,右患滴左鼻良。李士材治顾淡之,劳神之后躁热甚,头角掣痛,时作时止,医禁其食而解表,四日议攻里,诊之脉不浮紧,安得表邪。又不沉实,安得里邪。只手太阴大而无力,为神劳太过,乃虚烦类伤寒也,先饮糜粥,用大剂归脾汤而愈。

〖**慢性丛集性头痛-头风缠绵证**〗

辨识要点:① 符合慢性丛集性头痛诊断;② 丛集期大于 1 年;③ 无间歇期或间歇期小于 1 个月;④ 舌红苔黄脉数。

临床决策:祛风止痛。

治疗推荐:①《普济方》卷 46 清香散。川芎、藁本、防风、羌活、细辛、白芷、甘草,常规剂量,每日 2 次水煎送服虚风丸 30 粒。②《御药院方》虚风丸:天蓼木、吴白芷、白鲜皮、白茯苓、川芎、独活、防风、天南星、天麻、乌蛇、全蝎、人参、麻黄、甘草、白术、细辛、乌头、僵蚕各 5 g,天雄、黑附子各 11 g,马牙消、雄黄、朱砂各 7.5 g,龙脑、麝香各 1.5 g,上药二十五味,为细末,炼蜜为丸如梧桐子大,每次 30 丸,每日 2 次温水送服。③ 预防性治疗药物维拉帕米每日 240~320 mg 口服。④ 预防性治疗药泼尼松每日 60~100 mg,口服持续 5 日后逐渐减量。

常用方药:白附子,天麻,当归,独活,藁本,吴茱萸,川芎,白芷,薄荷,黄芩,蒺藜,决明子,蔓荆实,乌头,吴茱萸,五灵脂,细辛,相思子,香薷,辛夷,芫花,云母,梓白皮。

思路拓展:《急救良方头痛》。治头痛用皂荚为末,吹入鼻中,得嚏则止。又方治远年近日,一切偏正头疼,用萝卜取汁一蚬壳,令病患仰卧,右疼注入左鼻,左疼注入右鼻,左右皆疼,两鼻并注之。又方:用荜茇为末,令患者含水,左边疼,左鼻吸一字,右边疼,令右边吸一字,即效。又方:用大蒜一枚去皮研取汁,令病患仰卧垂头,以箸蘸点入鼻中,急入脑眼中泪出。又方:用蓖麻子一两,去皮研烂,贴痛处。

紧张型头痛

紧张型头痛(tension-type headache)是双侧枕部或全头部紧缩性或压迫性头痛。目前认为"周围性疼痛机制"和"中枢性疼痛机制"与紧张型头痛的发病有关。前者在发作性紧张型头痛的发病中起重要作用,是由于颅周肌肉或肌筋膜结构收缩或缺血、细胞内外钾离子转运异常、炎症介质释放增多等导致痛觉敏感度明显增加,引起颅周肌肉或肌筋膜结构的紧张和疼痛。"中枢性疼痛机制"可能是引起慢性紧张型头痛的重要机制。慢性紧张型头痛患者由于脊髓后角、三叉神经核、丘脑、皮质等功能和(或)结构异常,对触觉、电和热刺激的痛觉阈明显下降,易产生痛觉过敏。中枢神经系统功能异常可有中枢神经系统单胺能递质慢性或间断性功能障碍。神经影像学研究证实慢性紧张型头痛患者存在灰质结构容积减少,提示紧张型头痛患者存在中枢神经系统结构的改变。另外,应激、紧张、抑郁等与持续性颈部及头皮肌肉收缩有关,也能加重紧张型头痛。典型病例多在 20 岁左右发病,发病高峰 40～49 岁,终身患病率约为 46%,两性均可患病,女性稍多见,男女比例约为 4:5。头痛部位不定,可为双侧、单侧、全头部、颈项部、双侧枕部、双侧颞部等。通常呈持续性轻中度钝痛,呈头周紧箍感、压迫感或沉重感。许多患者可伴有头昏、失眠、焦虑或抑郁等症状,也可出现恶心、畏光或畏声等症状。体检可发现疼痛部位肌肉触痛或压痛点,颈肩部肌肉有僵硬感,捏压时肌肉感觉舒适。头痛期间日常生活与工作常不受影响。传统上认为紧张型疼痛与偏头痛是不同的两种疾病,但部分病例却兼有两者的头痛特点,如某些紧张型头痛患者可表现为偏侧搏动样头痛,发作时可伴呕吐。

〖偶发性紧张型头痛-肝郁头痛证〗

辨识要点:① 符合偶发性紧张型头痛诊断;② 持续 30 min 至 7 日头痛的至少 10 次发作;③ 平均每月头痛发作<1 日;④ 每年头痛发作<12 日;⑤ 双侧头痛;⑥ 头痛性质为压迫感或紧箍样;⑦ 轻或中度头痛;⑧ 日常活动如步行或上楼梯不加重头痛;⑨ 无恶心和呕吐;⑩ 无畏光;⑪ 无畏声;⑫ 不能归因于 ICHD-3 的其他诊断;⑬ 舌红苔白脉弦。

临床决策:疏肝解郁。

治疗推荐:①《太平惠民和剂局方》菊花散。白蒺藜、羌活、木贼、蝉蜕各三两,菊花六两,上为细末,每次一两,每日 2 次水煎送服舒肝解郁胶囊 2 粒。② 口服舒肝解郁胶囊:贯叶金丝桃、刺五加,1 次 2 粒,1 日 2 次。③ 单用阿司匹林、萘普生、布洛芬、双氯芬酸等对症处理。

常用药物:白附子,半夏,薄荷,苍耳子,川芎,大青叶,代赭石,独活,防风,藁本,钩藤,京大戟,荆芥,羚羊角,麻黄,蔓荆子,桑叶,升麻,天麻,吴茱萸,细辛,香薷,辛夷,珍珠母。

思路拓展:《医方考·出血法》。唐高宗苦风眩头重,目不能视,疾甚,召秦鸣鹤、张文中诊之。鸣鹤曰:风毒上攻,若刺头出少血,即愈矣。天后自帘中怒曰:此可斩也。天子头上,岂是试出血处耶!上曰:医之议病,理不加罪,且吾头重闷,殆不能忍,出血未必不佳。命刺之。鸣鹤刺百会及脑户出血。上曰:吾目明矣。言未毕,后自帘中顶礼拜谢之曰:此天赐我师也。躬负缯宝,以遗鸣鹤。昆谓诸痛为实,理宜泻之,《内经》言出血者屡矣,必以血变而止。今南人恶于针石,每畏出血,北人犹然行之。《经》曰:恶于针石者,不足与言至巧。故医之巧者,必兼针石。

〖**频发性紧张型头痛-肝郁化火头痛证**〗

辨识要点：① 符合频发性紧张型头痛诊断；② 持续 30 min 至 7 日头痛的至少 10 次发作；③ 平均每月头痛发作≥1 日且≤15 日至少 3 个月以上；④ 每年头痛发作≥12 天且＜180 日；⑤ 双侧头痛；⑥ 头痛性质为压迫感或紧箍样；⑦ 轻或中度头痛；⑧ 日常活动如步行或上楼梯不加重头痛；⑨ 无恶心和呕吐；⑩ 无畏光；⑪ 无畏声；⑫ 不能归因于 ICHD－3 的其他诊断；⑬ 舌红苔黄脉弦数。

临床决策：清肝解郁。

治疗推荐：①《景岳全书》卷 51 化肝煎。青皮、陈皮、芍药各二钱，牡丹皮、栀子、泽泻各一钱半，贝母三钱，每日 2 次水煎送服都梁软胶囊 3 粒；② 都梁软胶囊：白芷，川芎，每次 3 粒，每日 3 次口服。③ 阿米替林、多塞平及 5－羟色胺再摄取抑制剂等预防紧张型头痛发作。④ 盐酸乙哌立松、巴氯芬等松弛肌肉治疗。

常用药物：白芷，川芎，青皮，陈皮，芍药，牡丹皮，栀子，泽泻，贝母，黄芩，蔓荆子，藁本。

思路拓展：《丹溪心法·头痛》。头痛须用川芎，如不愈，各加引经药。太阳川芎，阳明白芷，少阳柴胡，太阴苍术，少阴细辛，厥阴吴茱萸。如肥人头痛，是湿痰，宜半夏、苍术；如瘦人，是热，宜酒制黄芩、防风。如感冒头痛防风、羌活、藁本、白芷；如气虚头痛，宜黄芪酒洗、生地黄、南星、秘藏安神汤；如风在上头痛，宜天麻、蔓荆子、台芎、酒制黄芩；如苦头痛，用细辛；如形瘦苍黑之人头痛，乃是血虚，宜当归、用芎、酒黄芩；如顶巅痛，宜藁本、防风、柴胡。东垣云：顶巅痛须本，去川芎。且如太阳头痛，恶风，脉浮紧，川芎、羌活、独活、麻黄之类为主；少阳，脉弦细，往来寒热，柴胡为主；阳明头痛，自汗，发热恶寒，脉浮缓长实，升麻、葛根、石膏、白芷为主；太阴头痛，必有痰，体重或腹痛，脉沉缓，以苍术、半夏、南星为主；少阴头痛，足寒气逆，为寒厥，其脉沉细，麻黄、附子、细辛为主；厥阴头痛，或吐痰沫，厥冷，其脉浮缓，吴茱萸汤主之，血虚头痛，当归、川芎为主；气虚头痛，人参、黄芪为主；气血俱虚头痛，调中益气汤内加川芎三分，蔓荆子三分，细辛二分，其效如神。又有痰厥头痛，所感不一。是知方者验也，法者用也，徒知体而不知用者弊，体用不失，可谓上工矣。附方：清空膏治偏正头痛，年深不愈者。又治风湿热，头上壅，及脑痛，除血虚头痛不治：川芎五钱，柴胡七钱，黄连、防风、羌活各一两，炙甘草一两五钱，细挺子黄芩三两，上为末，每服二钱，热盏内入茶少许，汤调如膏。抹在口内，临卧少用白汤送下。如苦，每服加细辛二分；痰厥头痛，脉缓，减羌活、防风、川芎、甘草，加半夏一两五钱；如正头痛，服之不愈，减羌活、防风、川芎一半，加柴胡一倍；如发热、恶热而渴，此阳明头痛，只与白虎汤，加好吴白芷。安神汤治头痛，头旋眼黑：生甘草、炙甘草各二钱，防风二钱五分，柴胡、升麻、酒生地黄、酒知母各五钱，酒柏、羌活各一两，黄芪二两，上锉，每服五钱，水煎。加蔓荆子五分，川芎三分。彻清膏：蔓荆子、细辛各一分，薄荷叶、川芎各三分，生甘草、炙甘草各五分，藁本一钱，上为末，茶清调下二钱。顺气和中汤治气虚头痛，此药升阳补气，头痛自愈：黄芪一钱半，人参一钱，炙甘草七分，白术、陈皮、当归、芍药各五分，升麻、柴胡各三分，细辛、蔓荆子、川芎各二分，上作一服，水煎，食后服。不卧散治头痛：猪牙皂角一钱，玄胡、青黛少许，上为末，吹鼻中取涎。半夏白术天麻汤治脾胃证，已经服疏风丸，下二三次，元证不瘥，增以吐逆，痰唾稠黏，眼黑头眩，目不敢开，头苦痛如裂，四肢厥冷，不得安卧：黄柏二分，干姜三分，泽泻、白茯苓、天麻、黄芪、人参、苍术各五分，炒神曲、白术各一钱，麦芽、半夏、陈皮各一钱半，上每服五钱，水煎热服。治头痛：片芩酒浸透,晒干为末,茶清调。治诸般头痛,亦治血虚头痛。治头痛连眼痛,此风痰上攻,须用白芷开之:雨前茶、川芎、白芷、防风、藁本、细辛、当归。治头痛如破:酒炒大黄半两,一半茶煎。

〖**慢性紧张型头痛-肝郁头风证**〗

辨识要点:① 符合慢性紧张型头痛诊断;② 平均每月发作≥15 日的头痛 3 个月以上;③ 每年发作≥180 日;④ 头痛持续数小时或数日或持续不断;⑤ 双侧头痛;⑥ 性质为压迫感或紧箍样;⑦ 轻或中度头痛;⑧ 日常活动如步行或上楼梯不加重头痛;⑨ 无畏光;⑩ 无畏声;⑪ 轻度恶心症状;⑫ 不能归因于其他疾病;⑬ 舌红苔白脉细。

临床决策:解郁祛风。

治疗推荐:①《赤水玄珠》卷 3 秘方茶调散。黄芩、川芎、细芽茶、白芷、薄荷、荆芥穗、细辛、藁本、蔓荆子,常规剂量,每日 2 次水煎服。② 养血清脑颗粒:当归、川芎、白芍、熟地黄、钩藤、鸡血藤、夏枯草、决明子、珍珠母、延胡索、细辛,每袋 4 g,每次 1 袋,每日 3 次口服。③ 阿米替林、多塞平及 5-羟色胺再摄取抑制剂等预防头痛发作。④ 盐酸乙哌立松、巴氯芬等松弛肌肉治疗。

常用方药:生地,当归,白芍,川芎,枸杞子,五味子,酸枣仁,柏子仁,菊花,桑叶,黑芝麻,熟地黄,钩藤,鸡血藤,夏枯草,决明子,珍珠母,延胡索,茺蔚子。

思路拓展:①《评琴书屋医略》。偏头风多属少阳,以少阳行身之侧故也。误投柴胡多致损目,以升散少阳,耗竭肝阴故也。朱丹溪以左属风属火,主血虚,右属痰属热,主气虚,遵之亦有效有不效。其初起者,不论左右,用鲜红根地胆草头五钱,当归、羚羊、木贼、天麻、荆子、菊花各一钱,川芎、白芷各四分,黑豆百粒,煎服多效。另有一种正头风,数日一发,或数月一发,此乃风毒客于髓海,服药难达病所,故年深难愈,宜用菊花、沈茶蒸浓汁,仰卧冷注鼻中,或甜瓜蒂五分,皂角二分,细辛一分,真麝香二厘,蜜小丸,绵裹,塞鼻中,沸湿则易之,得嚏或出浊涕窍通而痛自解。风毒傍于脑海之旁,亦令偏头痛,倘用育阴和阳柔润熄风法不效,上从鼻治三法皆可选用。左痛从左治,右痛从右治。又或用肉桂一分,人言一厘,麝香二厘,辛夷、细辛各五厘,胡椒十粒,为末,枣肉为丸,如豌豆大。一粒放膏药中心,贴准太阳穴,一日当见效。如壮年火盛者,愈后服黄芩大黄泻火,则目自愈。②《评琴书屋医略》三卷,清潘名熊著。潘名熊(1807—1886 年),字兰坪,号评琴书屋,清嘉庆光绪年间广东番禺人,岭南著名温病学家。潘兰坪自叙曰:儿侄辈从师羊城,余虑其功课之余,风寒不慎,饮食不节,因订外感、春温、暑、湿、泻、痢、疟七症方与之,庶免临渴而掘井。后据云服之多效,即馆友亦有遵此法而除病者。余闻其验,遂翻阅自著旧方,皆从平稳立法,既无伏邪之患,亦无伤元之变,始则欲便子侄,继则思并益同人,因复增入头、心、腰、腹、胁、脚、耳、牙、疝气、痿躄诸痛,小便、大便、衄、吐诸血,又消渴、呕吐、噎膈、反胃、霍乱、黄疸、淋浊、癃闭、遗精、咳嗽诸症。大抵少年辈,起居饮食不谨所致者,共成三十三症。此外症治虽尚多遗略,但此中数症,实人生所易患,且又每见时医误治,而世人受其害者不少,是以不必求其全,而思撮其要,拟付梓人,公诸同好,俾不知医者,亦得自为调理,不致为庸医所误。凡初起轻恙按法服之,谅易就痊。至若久恙、重恙,又不敢谓能尽奏效也。

药物过度使用性头痛

药物过度使用性头痛(medication overuse headache)是头痛患者在发作期过度使用急性对症药物(通常超过 3 个月),促使原有头痛如偏头痛或紧张型头痛转为慢性,头痛往往较为严重。研究表明药物过度使用本身并不足以导致 MOH,可能与个人因素及遗传因素有关,个人因素包括原有头痛类型及特点,低收入、低教育水平、女性、已婚等。遗传因素包括慢性头痛家族史,脑源性神经营养因子 Val66Met 及多巴胺转运体基因的多态性有关。发病机制的研究主要仍基于动物实验,可能的机制包括三叉神经节中降钙素基因相关肽、神经元型一氧化氮合酶、P 物质上调;中枢三叉神经元感受野扩大、伤害感受性阈值降低;弥散性有毒物质抑制性控制作用减弱,以及皮质扩展性抑制易感性增加等。

〖**药物过度使用性头痛-肝郁头痛证**〗

辨识要点:① 符合药物过度使用性头痛诊断;② 女性多见;③ 慢性头痛史;④ 长期服用治疗急性头痛的药物;⑤ 头痛每月≥15 日;⑥ 规律过度使用一种或多种用于头痛急性治疗和(或)对症治疗的药物超过 3 个月;⑦ 不能归因于 ICHD－3 的其他诊断;⑧ 头痛每日发生或几乎每日发生;⑨ 焦虑抑郁;⑩ 舌红苔黄脉数。

临床决策:疏肝解郁。

治疗推荐:①《是斋百一选方》神术散。苍术五两、藁本、白芷、羌活、细辛、炙甘草、川芎各一两,每日 2 次水煎服。②《圣济总录》卷 15 柴胡饮:柴胡、川芎、桑根白皮各一两半,白槟榔、羚羊角、人参、黄连、天雄各一两,旋覆花、桂心、枳壳各半两,研末为散,每次一两,每日 2 次水煎服。③ 撤去过度使用的药物;④ 托吡酯和局部注射 A 型肉毒毒素预防性治疗有效。⑤ 丙戊酸盐、加巴喷丁、唑尼沙胺、左乙拉西坦、氯硝西泮等预防性治疗有效。⑥ 泼尼松能有效减轻戒断性头痛。

常用方药:柴胡,川芎,桑根白皮,钩藤,人参,黄连,天雄,旋覆花,木香,香附,当归,苍术,藁本,白芷,羌活,细辛,槟榔,黄连,桂心,枳壳。

思路拓展:《广瘟疫论·头痛》。时疫头痛与风寒不同:风寒是寒束于上部,中、下无邪上逆,头虽甚痛而不昏闷;时疫是热蒸于上部,中焦邪犯上焦,头不甚痛而皆闷,所谓卓然而痛者是也。验得气、色、神、脉、舌苔为时疫头痛,而又有表里之分。初起头痛,脑后、巅顶、目珠略甚,舌苔白而发热者,太阳头痛也,羌活、川芎为主,豆豉、酒芩、知母、生地为辅。额颅胀痛,目痛,鼻孔干,舌苔白而微黄,烦热而渴者,阳明头痛也,葛根为主,豆豉、石膏为辅。两额角痛,眉棱骨痛,寒热往来,口苦咽干,舌苔中黄边白,或中段黄,尖上白,少阳头痛也,柴胡、荆芥、川芎为主,酒芩、石膏为辅。头痛而三阳证悉具者,吴氏三消饮为主。时疫头痛,专见一经证者少,杂见二三经证者多,此方尤为多效,头痛甚者,加豆豉、芎、防清其头目。头痛,舌苔黄,心下满,蒸蒸发热者,阳明里证也,三黄石膏汤、小承气汤、大柴胡汤、防风通圣散选用。舌苔黄,或半截或旁边有一块白,胸满而呕,头痛兼眩者,痰厥头痛也,前胡为主,半夏、莱菔子、枳、桔、山楂、麦芽为辅,兼烦热者,加大黄、枳实。汗、下、清解后,头痛心悸,四物汤去川芎,加丹皮、知母、黄柏,或归脾汤、逍遥散并加生地、枣仁。凡头痛见证混杂,难分表里者,总以舌苔辨之。

低颅压性头痛

低颅压性头痛(intracranial hypotension headache)是脑脊液压力低于 60 mmH$_2$O 导致的头痛疾病。以直立 15 min 内出现头痛或头痛明显加剧,卧位后头痛缓解或消失为主要临床表现。低颅压性头痛包括自发性和继发性两种。自发性低颅压性头痛病因不明,既往多认为可能与血管舒张障碍引起脑脊液分泌减少或吸收增加有关,目前已证实多数自发性低颅压与自发性脑脊液漏有关。继发性可由多种原因引起,其中以硬膜或腰椎穿刺后低颅压性头痛最为多见,头颈部外伤及手术、脑室分流术、脊柱创伤或手术等使 CSF 漏出增多等也会导致低颅压头痛。脱水、糖尿病酮症酸中毒、尿毒症、全身严重感染、脑膜脑炎、过度换气和低血压等可使脑脊液生成减少。由于脑脊液量减少、压力降低、脑组织移位下沉等使颅内痛敏结构,如脑膜、血管和三叉、舌咽、迷走等脑神经受到牵张从而引起头痛。

〖自发性低颅压性头痛-气陷头痛证〗

辨识要点:① 符合自发性低颅压性头痛诊断;② 体弱女性多见;③ 双侧枕部或额部疼痛;④ 颞部或全头痛;⑤ 轻至中度钝痛或搏动样疼痛;⑥ 立位头痛或头痛加重;⑦ 卧位头痛减轻或消失;⑧ 头痛多在变换体位后 15～30 min 内出现;⑨ 后颈部疼痛或僵硬;⑩ 恶心、呕吐、畏光或畏声、耳鸣、眩晕等;⑪ 视物模糊或视野缺损;⑫ 面瘫或面肌痉挛;⑬ 脑脊液压力＜60 mmH$_2$O;⑭ 大多数自发性脑脊液漏发生在颈、胸椎连接处水平或在胸椎处;⑮ 脊髓造影和放射性核素脑池造影能准确定位脑脊液漏出的部位;⑯ 舌红苔白脉紧。

临床决策:升阳止痛。

治疗推荐:①《奇效良方》茯神汤。茯神、独活各四两,黄芪、远志、防风各五两,生姜三两,甘草、人参、当归、牡蛎、白术、肉苁蓉、附子各一两,以涝水一斗二升煮取三升,每次服五合,一日夜尽。②《原机启微》羌活胜风汤:白术、枳壳、羌活、川芎、白芷、独活、防风、前胡、桔梗、薄荷、荆芥、甘草、柴胡、黄芩,常规剂量,每日 2 次水煎服。③ 苯甲酸咖啡因 500 mg 皮下或肌内注射或加入 500～1 000 ml 乳化林格液缓慢静脉滴注。④ 自体血 10～20 ml 缓慢注入腰或胸段硬膜外间隙。

常用方药:茯神,独活,黄芪,远志,防风,生姜,人参,当归,牡蛎,白术,肉苁蓉,附子。

思路拓展:《景景医话•头痛》。《谭瀛》云:山右傅青主征君山,精医,今所传世者,仅妇科书,顾不徒精妇科也。有同乡某,客都中,忽患头痛,经多医不效。闻太医院某公为国手,断人生死不爽,特造请诊治,公按脉毕,命之曰:此一月症也,可速归家料理后事,迟无及矣。某闻怏怏归寓,急治任兼程旋里。会征君入都,遇诸途,问某归意,以疾告,曰太医院某君,今国手也,盍请治之?某叹曰:仆此归,正遵某公命也。乃具告所言。征君骇,曰:果尔奈何?试为汝咏之。按脉良久,叹曰:某公真国手也,其言不谬。某固知征君技不在某公下,泫然泣曰:诚如君言,某真无生望矣。然君久著和缓名,竟不能生死人而肉白骨乎?征君又沉思久之,谓曰:汝疾万无生理,今思得一法,愈则不任功,不愈亦不任过,汝如法试之何如?某大喜求方,征君命归家遍觅健少所着旧毡笠十余枚,煎浓汤,漉成膏,且夕服之。疾果瘥。寻至都中,见征君,喜慰异常。趋往谒某公,公见某至,瞿然曰:君犹无恙耶?具以征君所治之法告之,公叹曰:傅君神医,吾不及也。吾初诊汝疾,系脑髓亏耗,按古方唯生人脑可疗,颐万不能致,则疾亦别无治法。今傅君以健少毡笠多枚代之,真神手,吾不及也,若非傅君,汝白骨寒矣,谓非为鄙人所误耶!

〖继发性低颅压性头痛-气陷头痛证〗

辨识要点：① 符合继发性低颅压性头痛诊断；② 见于各种年龄；③ 硬脊膜穿刺后头痛；④ 脑脊液瘘；⑤ 前额、枕部疼痛或弥漫性头痛；⑥ 轻至中度钝痛或搏动样疼痛；⑦ 立位头痛或头痛加重；⑧ 卧位头痛减轻或消失；⑨ 头痛多在变换体位后 15～30 min 内出现；⑩ 颈项强直；⑪ 耳鸣及听力减退；畏光及恶心；⑫ 视物模糊或视野缺损；⑬ 面瘫或面肌痉挛；⑭ 脑脊液压力＜60 mmH$_2$O；⑮ 头颅 MRI 见弥漫性硬脑膜强化、硬膜下积液、脑静脉窦扩大、垂体增大、小脑扁桃体下疝畸形；⑯ 舌红苔白脉紧。

临床决策：升阳止痛。

治疗推荐：①《备急千金要方》卷 13 菊花散。菊花一两，细辛、附子、桂心、干姜、巴戟天、人参、石南、天雄、茯苓、秦艽、防己各二两，防风、山茱萸、白术、山药各三两，蜀椒五合，上药治下筛，每次一两，每日 2 次水煎服。②《脾胃论》卷下半夏白术天麻汤：黄柏、干姜、天麻、苍术、茯苓、黄芪、泽泻、人参、白术、神曲、半夏、大麦蘖面、橘皮，常规剂量，每日 2 次水煎服。③ 针对病因治疗如控制感染、纠正脱水和糖尿病酮症酸中毒等。④ 对手术或创伤后存在脑脊液漏者可行瘘口修补术等。⑤ 自体血 10～20 ml 缓慢注入腰或胸段硬膜外间隙。

常用方药：菊花，细辛，附子，桂心，干姜，巴戟天，人参，石南，天雄，茯苓，秦艽，防己，防风，山茱萸，白术，山药，蜀椒，天麻，苍术，黄芪，泽泻，半夏，橘皮。

思路拓展：《产鉴·头痛》。产后五脏皆虚，胃气亏弱，谷气尚乏则令虚热，阳气不守上凑于头，阳实阴虚则令头痛也。薛立斋曰：前证若中气虚用补中益气汤加蔓荆子；若血虚用四扬加参术；气血俱虚用八珍汤；若因风寒所伤用补中益气汤加川芎。产宝黑龙丹治产后头痛不可忍，一切血痛，危急欲死及胎衣不下，但灌药得下者遂安，真产门之宝剂也。五灵脂、当归、川芎、熟地、高良姜各五钱，上咀碎，晒极干，以固济小罐盛之，灯盏封口严密，以文武火一炷香，放凉处，退火毒取出，药如黑糟，研细入花蕊石二钱、琥珀一钱、乳香钱半、百草霜五钱，共前过药研匀，醋糊为丸弹子大，每服一丸，用姜汁、好酒、童便半盏，将药一丸于炭火中烧，淬入酒便内，调化顿服，立效。黑龙丹序：仲氏嫂金华君在秦，产七日而不食，始言头痛甚，欲取大石压，食顷渐定，心痛则以十指抓壁欲死，目痛即欲以手自剜之，如是者旬日。国医三四人，郡官中善亦数人，相顾无以为计，不知病根所起，医者术穷，病者益困。余度疾势危急，非神丹不能愈，须进黑龙丹。仲氏犹豫，谓数日不食，恐不胜，黄昏进半粒，疾少间，中夜再进，药下寐如平时，平旦一行三升许如蝗虫子，疾减半，已刻又行如前，则顿愈矣。遣荆钗辈视之，奄殆无气，午后体方凉，气方属，微言索饮，自此遂平复。大抵产后以去污血为先，血滞不快，作祸如是，老妪中医不识疾病之根，岂得无夭枉者？不遇良医，终抱遗恨。今以黑龙丹，广济施人。俾世之人，感是疾者，得尽起天年，非祈于报，所翼救疾苦、存性命耳。崇宁元年五月五日郭序。川芎散治产后头痛：真天台乌药、大川芎等分，上为细末，每服三钱，烧红称锤，淬酒调服。加减四物汤治产后头痛、血虚、痰癖、寒厥皆治：苍术一钱半，羌活、川芎、防风、香附、白芷各一钱，石膏二钱半，细辛一钱二分，当归八分，甘草五分，用水二盏，姜三片，煎服。血虚倍当归加芍药；有汗加黄芪及桂；痰癖加半夏、茯苓；热痰倍加石膏加知母；寒厥加天麻、附子。

脑 脓 疡

脑脓肿(encephalopyosis)是细菌感染的化脓性脑炎疾病。以颅内压增高及局限性神经功能损害的症状及体征为主要临床表现。病理特点：急性脑膜炎或急性脑炎期见炎症中心逐渐软化、坏死与小液化区，周围脑组织水肿。化脓期见脑炎软化灶坏死、液化，融合形成脓肿。如融合的小脓腔有间隔，则成为多房性脑脓肿，周围脑组织水肿。1～2周后脓肿外围的肉芽组织由纤维组织及神经胶质细胞的增生而初步形成脓肿包膜，3～4周或更久脓肿包膜完全形成。包膜形成的快慢与致病菌种类和毒性及机体抵抗力与对抗生素治疗的反应有关。

〖脑脓疡-热毒蕴脑证〗

辨识要点：① 符合脑脓疡诊断；② 急性发病；③ 发热畏寒；④ 头痛；⑤ 呕吐；⑥ 烦躁；⑦ 肌肉酸；⑧ 颈项强痛；⑨ 克氏征及布氏征阳性；⑩ 周围血象增高；⑪ 视盘水肿；⑫ 累及主侧半球出现各种失语；⑬ 累及运动、感觉中枢及传导束出现对侧不同程度的中枢性偏瘫和偏侧感觉障碍；⑭ 癫痫发作；⑮ 视路受累出现双眼不同程度的同向对侧偏盲；⑯ 额叶受累出现性格改变及记忆障碍；⑰ 小脑受累出现水平性眼球震颤、共济失调、强迫头位、Romberg 征阳性；⑱ 头颅 CT 扫描可明确脓肿的部位、大小、形态、单房或多房、单发或多发等；⑲ 舌红苔黄脉数。

临床决策：清脑解毒。

治疗推荐：①《医宗金鉴》卷72 五味消毒饮。金银花、野菊花、蒲公英、紫花地丁、紫背天葵，常规剂量，每日 2 次水煎送服解毒丸 5 粒。②《袖珍小儿》卷 7 解毒丸：玄参三钱，连翘三钱，升麻二钱，黄芩二钱，芍药二钱，当归二钱，羌活二钱，防风二钱，生地黄二钱，荆芥二钱，甘草二钱，上为末，炼蜜为丸如芡实大，以青黛为衣。灯心、薄荷汤送下 5 丸。③ 选用致病菌敏感且容易通过血脑脊液屏障的抗菌药物。④ 甘露醇等脱水治疗。⑤ 地塞米松等肾上腺皮质激素静脉滴入或肌内注射。⑥ 手术治疗。

常用药物：败酱草，瓜蒌根，赤小豆，穿心莲，鱼腥草，薏苡仁，黄芩，黄连，大黄，牡丹皮，赤芍，蒲公英，紫花地丁，紫背天葵，牛黄，雄黄，野荞麦根，金银花，连翘。

思路拓展：《外科正宗》。夫脑疽者其源有五：盖心主血，故心绪烦扰，煽动不宁，以致火旺而沸腾，行于项间与寒水交滞而为肿者，一也；肝统筋，故恼怒伤肝，项乃三阳统筋之所，肝伤则血脉不潮，筋无荣养凝结为肿，故项紧急强痛，不能转侧，其患未溃前肉色紫暗，坚硬漫肿，破流血水，木痛无脓，此等之症皆肝气受伤者，二也；脾主肌肉，故思虑伤脾，脾气日损，又或膏粱损胃，胃汁干枯，以致中脘痞塞，气不营运，逆于肉里，乃生壅肿，其患外皮虽腐而内坚不溃，口燥舌干，饮食不进，根脚走散，脓秽色败。此等之症皆脾气受伤者，三也；肺主皮毛，故忧郁伤肺，肺伤则毛窍闭塞，腠理不通，气不舒畅，纵横经络，结而为肿，其形疮多平陷，色淡不华，皮腐脂流，形如汤泼，气粗短促，鼻霉鼻掀，碌碌生痰，殷殷发嗽，此等之症皆肺气受伤者，四也；肾主骨髓，故恣欲伤肾，肾伤则真阴之气败矣，真阴一败，相火自生，此火最能自升自降，或动或静，煎熬脏腑，消烁津液，更变形容，改换声音，疮形紫黑，脉数乖度，烦躁口干，随饮随渴，此等之症皆肾气受伤者，五也。凡治此症，必内分虚实，外辨阴阳，体顺天时，察其病理，七日以前疮势未成者，当通窍，以汗发之。七日以后病势已成，治当兼补以托之，此则毒不内攻，外无变症，如药攻利太过，元气受伤，毒多难出，又敷围凉药，气血冰凝，则肌肉多死，反难腐溃。予尝治此及诸发背初起未成者，用披针当顶点入知痛处，出其恶血，通其疮窍，随插蟾酥条直至疮底，外用膏盖；内服万灵丹或蟾酥丸发其大汗，解散内蕴之毒，次日患上或肿或不肿，或痛或不痛，仍插仍贴，直至患顶肿高，根脚突起，四围列缝有脓方住插药。轻浅者，九日后吐出病根坚硬不化之物；毒甚者，不能顿然脱落，亦可渐腐成脓，为转重就轻之良法。外用玉红膏长肉，内服补托收敛其患，不久自愈。

脑 蛛 网 膜 炎

脑蛛网膜炎(arachnoid of brain)是脑蛛网膜局灶性粘连性炎性疾病。以颅内压增高和局限性神经定位征为主要临床表现。病例特点：视交叉部蛛网膜炎是脑底部蛛网膜炎最常见的类型。炎症主要侵犯视神经颅内段及视交叉周围，形成致密或微细的结缔组织网将其包围，视神经呈苍白、缺血、萎缩状态，与周围结构难以分离，视交叉部形成压迫神经的蛛网膜囊肿。后颅凹蛛网膜炎蛛网膜粘连，脑脊液循环障碍引起颅内压增高。中线型蛛网膜粘连引起梗阻性脑积水和早期颅内压增高，视盘水肿或继发性萎缩，展神经麻痹。小脑凸面型蛛网膜粘连形成囊肿可压迫小脑半球出现一侧小脑共济失调和眼球震颤，小脑脑桥型蛛网膜粘连常有一侧不同程度的脑神经损害，炎症粘连波及颈静脉孔区时同侧舌咽、迷走和副神经损害。大脑半球凸面蛛网膜炎病变在大脑外侧裂周围，少数在大脑半球之间、胼胝体前上方或大脑表面其他部位。

〖脑蛛网膜炎-肝火生风证〗

辨识要点：① 符合脑蛛网膜炎诊断；② 慢性头痛；③ 视力障碍；④ 视野缺损；⑤ Ⅰ～Ⅵ脑神经损害表现；⑥ 梗阻性脑积水；⑦ 颅内压增高症状；⑧ 一侧小脑共济失调和眼球震颤；⑨ 癫痫发作；⑩ 腰穿脑脊液压力轻度升高；⑪ 脑脊液细胞数及蛋白定量轻度增加；⑫ 头颅 CT 或 MRI 扫描示局部囊性低密度改变；⑬ 脑室系统缩小或正常或一致性扩大；⑭ 舌红苔白脉缓。

临床决策：清肝祛风。

治疗推荐：①《仁术便览》祛风清热散。细辛、黄芩、白芷、防风、柴胡、川芎、荆芥、羌活、甘草、蔓荆子、天麻、石膏、菊花，常规剂量，每日 2 次水煎送服。②《外科正宗》卷 4 祛风换肌丸：威灵仙、石菖蒲、何首乌、苦参、牛膝、苍术、大胡麻、天花粉、甘草、川芎、当归，常规剂量研为细末，新安酒为丸如绿豆大。每次 20 粒，每日 2 次水煎送服。③ 肾上腺皮质激素治疗蛛网膜粘连和炎症。④ 20％甘露醇、甘油果糖、利尿药等降低颅内压力。⑤ 手术治疗。

常用药物：细辛，黄芩，白芷，防风，柴胡，川芎，荆芥，羌活，蔓荆子，天麻，石膏，菊花，威灵仙，苦参，牛膝，苍术，大胡麻，当归。

思路拓展：《眼科秘诀·孙真人眼科总理七十二症秘诀》。黑睛属肝，白睛属肺，瞳仁属肾，上下眼胞属脾，大小四角属心、小肠，往来机发之轮属三焦。心有疾则血不养目，肾有病则瞳仁昏暗，肺有症则白珠血丝日生，肝有患则翳膜变起。且男妇目病多伤于肝肺二经，此皆忧患、恼怒、色欲、七情之所感也。内伤于脏腑，外发于眼目。肝属木，肺属金。动则伤肺金来克木，怒则伤肝肝气上冲，脑汁下坠，黑睛生翳膜，遮掩瞳仁，不睹阳光，致令昏蔽、流泪，变异万状。开明汤：草决明、防风、蔓荆子、菊花、羌活、归尾、荆芥、白芷、生地、薄荷、川芎、黄芩，加姜三片，灯心十二根，煎服。凡翳眼，不论男妇，其疾皆因恼怒，肝肺二经郁发心火，克于肺经，七情所感。又或时感，未曾发表；有发表后，疾虽退，犹未尽愈也。又犯七情六欲，久而未调，遂成其疾，变作诸般形状。故先贤论云：眼有七十二症，症多，方乱用，医之不效，后将真人总理七十二症之法，其真口诀相授受者鲜矣。孰不知肝气上冲，脑汁下坠，翳障遮睛，内则垂帘，外则蒙蔽，乌风内障，脑汁下浸瞳仁，瞳仁歪小，瞳仁下陷，瞳仁倒侧，瞳仁不动，青光内障，红丝缠绕黑白，大小角上风痒，拳毛倒睫，赤眼烂弦，羞日怕光，螺蛳突旋，蟹眼，胬肉攀睛，头风患目等症，皆用十大将军冲翳散,此真人立名曰先锋开路散。十大将军冲翳散:五倍子五钱、苦参四钱、升麻二钱、草决明二钱、薄荷、防风、荆芥各一钱半,白芷、川芎、羌活各一钱,上十味作一剂,要足分两,根据法加减,用三次。内服揭障丹,外点开疆扫雾丹。揭障丹:黄荆子一斤,丹头一两、当归、川芎、生地各二钱半,白芍一钱半,谷精草、羌活、白芷、升麻、柴胡、草决明、木贼各一钱,龙胆草一钱半,荆芥、薄荷各一钱半,淡竹煎汤食后服二三钱,日二次,有奇效。

第四章 血管神经疾病

引 言

脑的动脉来源于颈内动脉和椎动脉。以顶枕沟为界，大脑半球前 2/3 和部分间脑由颈内动脉分支供应，大脑半球后 1/3 及部分间脑、脑干和小脑由椎-基底动脉供应。由此，脑的动脉分为颈内动脉系和椎-基底动脉系。两系动脉又都可分为皮质支和中央支，前者供应大脑皮质及其深面的髓质，后者供应基底核、内囊及间脑等。

颈内动脉起自颈总动脉，供应大脑半球前 2/3 和部分间脑。行程中可分四段：颈部、岩部、海绵窦部和前床突部，后两者合称虹吸部，常弯曲，是动脉硬化的好发部位。主要分支有：① 眼动脉：颈内动脉在穿出海绵窦处发出眼动脉，供应眼部；② 后交通动脉：在视束下分出，与大脑后动脉吻合，是颈内动脉系和椎-基底动脉系的吻合支；③ 脉络膜前动脉：在视束下从颈内动脉分出，供应外侧膝状体、内囊后肢的后下部、大脑脚底的中 1/3 及苍白球等结构；④ 大脑前动脉：在视神经上方由颈内动脉分出，皮质支分布于顶枕沟以前的半球内侧面、额叶底面的一部分和额、顶两叶上外侧面的上部，中央支供应尾状核、豆状核前部和内囊前肢；⑤ 大脑中动脉：为颈内动脉的直接延续，皮质支供应大脑半球上外侧面的大部分和岛叶，中央支（豆纹动脉）供应尾状核、豆状核、内囊膝和后肢的前部，因其行程弯曲，在高血压动脉硬化时容易破裂，又称为出血动脉。

椎动脉起自锁骨下动脉，两椎动脉经枕骨大孔入颅后合成基底动脉，供应大脑半球后 1/3 及部分间脑、脑干和小脑。主要分支有：（1）椎动脉的主要分支：① 脊髓前、后动脉：供应上颈髓的前部、后部和延髓的下部；② 小脑下后动脉：为椎动脉的最大分支，供应小脑底面后部和延髓后外侧部，该动脉行程弯曲易发生血栓，引起交叉性感觉障碍和小脑性共济失调。（2）基底动脉的主要分支：① 小脑下前动脉：从基底动脉起始段发出，供应小脑下面的前部；② 迷路动脉（内听动脉）：发自基底动脉或小脑下前动脉，供应内耳迷路；③ 脑桥动脉：为细小分支，供应脑桥基底部；④ 小脑上动脉：发自基底动脉末端，供应小脑上部；⑤ 大脑后动脉：为基底动脉的终末支，皮质支供应颞叶内侧面和底面及枕叶，中央支供应丘脑、内外侧膝状体、下丘脑和底丘脑等。大脑后动脉起始部与小脑上动脉之间夹有动眼神经，当颅内压增高时，海马旁回移至小脑幕切迹下方，使大脑后动脉向下移位，压迫并牵拉动眼神经，致动眼神经麻痹。

大脑动脉环由两侧大脑前动脉起始段、两侧颈内动脉末端、两侧大脑后动脉借前、后交通动脉连通形成，使颈内动脉系与椎-基底动脉系相交通。正常情况下动脉环两侧的血液不相混合，当某一供血动脉狭窄或闭塞时，可一定程度通过大脑动脉环使血液重新分配和代偿，以维持脑的血液供应。后交通动脉和颈内动脉交界处、前交通动脉和大脑前动脉的连接处是动脉瘤的好发部位。

脑的静脉：大脑浅静脉分为大脑上静脉、大脑中静脉及大脑下静脉，收集大脑半球外侧面、内侧面及脑岛的血液，汇入脑各静脉窦，并与大脑内静脉相吻合。大脑深静脉包括大脑内静脉和大脑大静脉。大脑内静脉由脉络膜静脉和丘脑纹静脉合成，两侧大脑内静脉汇合成大脑大静脉，收集半球深部髓质、基底核、间脑和脉络丛等处的静脉血，汇入直窦。

静脉窦：硬膜静脉窦是位于硬膜骨膜层和脑膜层之间的管道，内部是复杂的小梁状结构，没有瓣膜。硬膜窦收集浅部及深部大脑静脉、脑膜及颅骨的血液。主要的硬膜静脉窦包括双侧上、下矢状窦，直窦，横窦，乙状窦，岩上窦，岩下窦和海绵窦。① 上矢状窦位于大脑镰联合处，前面与面静脉和鼻静脉交通，主要收集大脑凸面的矢状旁静脉，与直窦汇合形成窦汇。② 下矢状窦是相对小的管道，在大脑镰下的游离缘内后行；从大脑镰前 1/3 与中 1/3 交界处起始，位于胼胝体前面上方，接受来自大脑镰、胼胝体、扣带和大脑半球内侧面的属支；下矢状窦在大脑镰小脑幕顶部与大脑大静脉结合形成直窦即终止。③ 直窦是下矢状窦与大脑大静脉汇合而成，向后下行走，接受小脑蚓部、小脑半球和小脑幕的静脉；直窦在枕内隆凸处终结，变成左、右横窦。④ 横窦位于小脑幕叶在颅骨附着处内，向前外弯曲，自枕内隆突至颞骨部后缘，向下内变成乙状窦，接受岩上窦的引流；横窦、上矢状窦和直窦汇合形成窦汇；横窦接受上矢状窦、直窦来的静脉血，沿途还接受来自小脑、颞叶及枕叶的下外表面、小脑幕的桥式静脉属支；横窦通过乳突导静脉与枕静脉交通；人群中 75％的人右横窦大于左横窦，5％～20％解剖标本可见一侧横窦狭窄或闭塞。⑤ 乙状窦是两侧横窦向前下方的延续，最后形成颈内静脉；乙状窦与椎静脉丛、枕下肌静脉、头皮静脉和髁导静脉之间有许多吻合支。⑥ 岩上窦是从海绵窦延伸至乙状窦的管道，属支有引流脑桥及上部延髓的岩静脉、外侧中脑静脉、小脑静脉、内耳静脉。⑦ 岩下窦位于岩骨突与斜坡之间的沟内，变异较多，通常引流入颈静脉球而终止；岩下窦与颅底静脉丛、椎静脉丛、翼静脉丛和硬膜外静脉之间有许多吻合。⑧ 海绵窦位于蝶骨体的两侧，由许多小静脉形成，不规则，小梁高度交错，分隔成多个静脉间隙，广泛互联；海绵窦内有颈内动脉海绵窦段、动眼神经、滑车神经、展神经及三叉神经眼支，均位于海绵窦外侧壁两层硬膜之间；前方的海绵窦接受眼上和眼下静脉，外侧与导静脉、翼静脉丛交通，内侧通过海绵间窦与对侧海绵窦相通，形成围绕蝶鞍的环窦；在后方，海绵窦血液进入岩上及岩下窦，通过这些窦再分别进入横窦和颈静脉球；海绵窦也与下方的斜坡静脉丛交通。

颈内动脉：颈内动脉发自颈总动脉。颈总动脉在右侧发自头臂干，左侧发自主动脉弓。颈总动脉在甲状软骨平面分为颈外动脉和颈内动脉。颈内动脉在颈深部上行，沿途不发出分支，而后穿过岩骨的颈内动脉管，在硬脑膜下方斜坡旁向前行至海绵窦，在海绵窦内转向后上，形成向后张开的弓，即颈动脉虹吸段。颈内动脉在硬膜外发出小分支至鼓室底部、斜坡部位的硬脑膜、半月神经节和垂体。颈内动脉主干受累：可出现患侧单眼一过性黑蒙、患侧 Horner 征、对侧偏瘫、偏身感觉障碍和偏盲，优势半球受累可出现失语症，非优势半球受累可出现体象障碍。

眼动脉：颈内动脉在前床突内侧进入蛛网膜下腔，随即发出硬膜内的眼动脉。眼动脉与视神经伴行进入眼眶，其供血范围包括：眼眶、蝶窦、筛窦、鼻黏膜、前颅窝硬脑膜、额部皮肤、鼻根部皮肤和眼睑皮肤。后面所述部位的颈内动脉小分支与颈外动脉分支吻合，构成颈内动脉狭窄或闭塞时的侧支循环。

眼动脉起始部远端的颈内动脉动脉瘤或血管损害可导致蛛网膜下腔出血。眼动脉受累：可出现同侧失明,视网膜中心动脉压改变。

脉络膜前动脉：直接起始于后交通动脉远端,与视束一起向枕部走行,穿过脉络膜裂供应侧脑室颞角的脉络丛。脉络膜前动脉的供血区还包括视束、钩回、海马、杏仁核、基底节和内囊的一部分。具有重要临床意义的是,脉络膜前动脉还供血给部分锥体束,脉络膜前动脉与脉络膜后外动脉之间有吻合支。脉络膜前动脉受累：可出现对侧偏瘫,感觉障碍,有时伴有同向偏盲。

大脑前动脉：由颈内动脉发出后向内向前走行,在第三脑室终板前方两侧大脑前动脉相距很近,并且由 Willis 动脉环的另一重要部分即前交通动脉相互连通,然后向上向后走行。前交通支及其与大脑前动脉邻接处为大脑前动脉动脉瘤的好发部位。大脑前动脉分支：大脑前动脉从其前基底部发出许多小穿支动脉,供应隔旁区域、基底节前部和内囊前肢,间脑前部也由此获得血供。大脑前动脉近端发出一较大分支至基底节,血管造影有时可显示该分支,称为 Heubner 回返动脉。大脑前动脉绕胼胝体膝继续走行,最后到达中央区,与大脑后动脉相吻合。沿途发出分支供应胼胝体、大脑半球内侧面和大脑纵裂缘。接受大脑前动脉供血的还有扣带回,大脑前动脉、大脑中动脉和大脑后动脉之间有皮质吻合支。主要皮质支有：眶支、额极支、额支、胼胝体周围支、胼缘支和内顶支。大脑前动脉主干受累：① 病灶对侧中枢性面舌瘫及偏瘫,以面舌瘫及下肢瘫为重,可伴轻度感觉障碍;② 尿潴留或尿急;③ 精神障碍如淡漠、反应迟钝、欣快、始动障碍和缄默等,常有强握与吸吮反射;④ 优势半球受累可出现上肢失用,也可出现 Broca 失语。大脑前动脉皮质支受累：① 对侧下肢远端为主的中枢性瘫,可伴感觉障碍;② 对侧下肢短暂性共济失调、强握反射及精神症状。大脑前动脉深穿支受累：对侧中枢性面舌瘫及上肢近端轻瘫。

大脑中动脉：为颈内动脉的最大分支,在前床突上方由颈内动脉发出后在外侧裂内行向外侧。大脑中动脉主干发出许多穿支供血给基底节、内囊前支及膝部、外囊和屏状核。在脑岛池内发出皮质支,供应额、顶、颞叶的大部分。大脑中动脉的主要分支：分别为眶额动脉、中央前回动脉、中央回动脉、顶前动脉、顶后动脉、角回动脉、颞枕动脉、颞后动脉和颞前动脉。此外大脑中动脉供应的皮质区还包括除大脑纵裂缘以外的感觉运动皮质、重要语言皮质区、听觉皮质和味觉皮质。大脑中动脉通过皮质吻合支与大脑前动脉和大脑后动脉吻合。大脑中动脉主干受累：① 三偏症状;② 优势半球受累可出现失语症,非优势半球受累可出现体象障碍;③ 可有不同程度的意识障碍。大脑中动脉皮质支受累：① 上分支分布于眶额部、额部、中央前回及顶叶前部,病损时出现对侧偏瘫和感觉缺失,面部及上肢重于下肢,Broca 失语(优势半球)和体象障碍(非优势半球);② 下分支分布于颞极、颞叶前中后部及颞枕部,病损时出现 Wernicke 失语、命名性失语和行为异常等,常无偏瘫。大脑中动脉深穿支受累：① 对侧中枢性偏瘫,上下肢均等,可有面舌瘫;② 对侧偏身感觉障碍;③ 可有对侧同向性偏盲;④ 优势半球可出现皮质下失语。

椎动脉：椎动脉穿过硬脑膜后发出分支供应颈髓,该区域血管吻合支变异较大,但主要分支脊髓前动脉则非常恒定,由椎动脉硬膜内段发出。小脑下后动脉：为椎动脉最大分支,也是由椎动脉硬膜内段发出,并且恰在与对侧椎动脉合并成基底动脉前。小脑下后动脉供应小脑半球基底部、小脑蚓部、部分小脑核团和第四脑室脉络丛,通过许多吻合支与其他小脑动脉供血区交通连接,此外小脑下后动脉还供应延髓背外侧部分。小脑下后动脉供血区与小脑下前动脉供血区互通有无。两侧小脑下后动脉可存在很大差异,一侧小脑下后动脉较小时,小脑基底部由对侧粗大的小脑下后动脉和同侧小脑下前动脉供血。由基因所决定的发育小的椎动脉可能淹没在小脑下后动脉内而看不出它参与后部供血区,对侧椎动脉则很粗大。这种变异并不少见,但并不说明细小椎动脉为病理性改变。椎动脉主干受累:两侧椎动脉均正常大小时,一侧闭塞不引起症状;椎动脉在颈部低位闭塞时,由甲颈干、颈深动脉、枕动脉或由颅底动脉前部代偿而不出现症状。脊髓前、后动脉受累:双下肢或四肢无力或瘫痪(脊前、后动脉一侧分支阻塞可由对侧代偿,多不出现症状)。椎动脉或其内侧分支受累:可出现对侧上、下肢瘫和同侧舌瘫,对侧深感觉丧失(延髓内侧综合征)。椎动脉或其外侧分支(包括小脑下动脉)受累:对侧痛觉、温度觉和同侧面部痛觉、温度觉减退,Horner 征,前庭神经和舌咽、迷走神经障碍(延髓背外侧综合征,又称为 Wallenberg 综合征)。

基底动脉:左、右椎动脉于脑干脑桥下部水平合并形成基底动脉。基底动脉发出成对的小脑下前动脉和大脑后动脉,还发出许多小穿支供应脑干,包括旁正中支、短周支和长周支。小脑下前动脉:基底动脉发出的第一支大的分支便是小脑下前动脉,它供应绒球和小脑半球前部。其供血区与小脑下后动脉供血区相互补给,有时小脑半球小脑下后动脉供血区接受来自小脑下前动脉的供血,小脑下前动脉也发出迷路动脉供应内耳。小脑上动脉:在基底动脉尖下方由基底动脉发出小脑上动脉,供应小脑半球上部和上蚓部,环绕中脑走行时沿途发出分支供应被盖。基底动脉尖:即基底动脉末端,其标志为分叉成两侧大脑后动脉。基底动脉主干受累:① 眩晕呕吐;② 共济失调;③ 瞳孔缩小;④ 四肢瘫痪;⑤ 肺水肿;⑥ 消化道出血;⑦ 意识障碍;⑧ 高热。基底动脉尖部受累:① 眼球运动及瞳孔异常;② 对侧偏盲或皮质盲;③ 严重的记忆障碍;④ 少数患者可有脑干幻觉,表现为大脑脚幻觉及脑桥幻觉;⑤ 可有意识障碍。基底内听动脉受累:① 病灶侧耳鸣;② 听力减退;③ 眩晕呕吐;④ 眼球震颤。基底动脉中脑支受累:① Weber 综合征;② Benedikt 综合征。基底动脉脑桥支受累出现 Millard - Gubler 综合征。基底动脉脑桥旁正中动脉受累出现 Foville 综合征。基底动脉小脑上动脉受累出现脑桥上部外侧综合征。椎动脉受累出现 Wallenberg 综合征。

大脑后动脉:不仅与颈内动脉供血区而且还与椎基底动脉供血区存在交通吻合。一般来说其供血主要来自基底动脉,小部分来自颈内动脉。从发育上看,大脑后动脉原本起源于颈内动脉,后交通动脉在基底动脉尖远侧约 10 mm 处连接大脑后动脉。按照 Fischer 的理论,位于后交通动脉近侧的大脑后动脉段称为 P1,位于其远侧的称为 P2,大脑后动脉和后交通动脉均发出穿支到中脑和丘脑。大脑后动脉由基底动脉发出后环绕中脑进入环池,在这里与小脑幕缘位置关系密切。大脑后动脉在环池内发出大的皮质支,包括距状裂动脉、颞枕动脉和颞支。大脑后动脉主干受累:① 对侧偏瘫、偏身感觉障碍及偏盲;② 丘脑综合征;③ 优势半球病变可有失读。大脑后动脉皮质支受累:① 对侧同向性偏盲或象限盲,而黄斑视力保存,双侧病变可出现皮质盲;② 优势侧颞下动脉受累可见视觉失认及颜色失认;③ 顶枕动脉受累可有对侧偏盲,视幻觉痫性发作,优势侧病损可有命名性失语。大脑后动脉深穿支受累:① 丘脑穿通动脉受累产生红核丘脑综合征;② 丘脑膝状体动脉受累可见丘脑综合征。

多种病因包括心脏和循环系统疾患、中毒、创伤、占位病变、脑和颅骨或副鼻窦的炎性病变,也包括恶病质、产褥期并发症、癫痫、白血病、贫血、凝血机制障碍,以及新生儿和婴儿的先天性心脏病、感染和中毒等可导致脑的静脉系统发生病变。如果由于脑的静脉或静脉窦内血栓形成使静脉回流受阻,引流区域内的毛细血管和小静脉充血,在灰质和白质内出现或大或小的淤血性出血,导致其间的脑组织坏死和水肿,进而形成静脉引流区域综合征。不同部位的颅内静脉及静脉窦血栓形成临床表现不同,可分为以下类型:① 单纯颅内压增高型,仅表现为头痛、呕吐、视乳头水肿及第Ⅵ对脑神经对称性麻痹,与良性颅内压升高相似;② 局灶性损伤综合征,可出现失语、偏瘫、偏身感觉障碍、偏盲及癫痫发作等;③ 亚急性脑病型,表现为意识水平的下降或精神异常,有时伴有癫痫,无明确的定位体征或可识别的颅内压升高的特点;④ 海绵窦综合征,以眼部症状为主,表现为眼眶疼痛、结膜水肿、眼球突出、动眼神经麻痹等。

上矢状窦血栓形成:上矢状窦是非感染性静脉窦血栓形成最常见的部位。最常见于脱水和衰弱的婴儿,也见于创伤、肿瘤、口服避孕药、妊娠、血液病和免疫系统疾病等,有时原因不明。感染性上矢状窦血栓少见。一般症状包括:急性或亚急性起病、全身衰弱、发热、头痛、视乳头水肿等。局灶体征:婴幼儿可见颅缝分离、囟门隆起、额浅静脉怒张迂曲。有时可并发颅内出血、癫痫、偏瘫、失语、偏盲等。有时无局灶体征,颅内高压为唯一的症状。老年患者症状轻微,仅有头痛、头晕等。

海绵窦血栓形成:多见于眶部、鼻窦及上面部化脓性感染或全身性感染,非感染性的海绵窦血栓罕见。多从一侧急骤起病,迅速扩散至对侧,出现脓毒血症、发热等全身中毒症状,眼球疼痛和眼眶部压痛。主要表现为脑神经受损和眼静脉回流受阻征象。多有Ⅲ、Ⅳ、Ⅵ、Ⅴ1~2脑神经受损,出现眼睑下垂、眼球运动受限或固定、复视、瞳孔扩大、对光反应消失、角膜反射消失等。眼静脉回流受阻可出现眼睑、眶周、球结膜水肿和眼球突出等。眼底可见视乳头水肿及出血,视力通常不受累。可并发脑膜炎或脑脓肿,若垂体受累发生脓肿和坏死,可引起水盐代谢紊乱。脑脊液检查可见细胞数增高。如病情进展快,累及脑深静脉,出现昏迷则提示预后不良。

侧窦血栓形成:包括横窦和乙状窦血栓形成,常由化脓性乳突炎或中耳炎引起。主要的症状包括:① 化脓性中耳炎的感染和中毒症状,可见耳后乳突红肿热痛、发热、寒战及外周血白细胞增高,头皮及乳突周围静脉怒张。② 脑神经受累症状,可见高颅压或局部感染扩散到局部的岩骨导致第Ⅵ对脑神经麻痹,可出现复视;第Ⅸ、Ⅹ、Ⅺ脑神经可因扩张的颈静脉压迫,而出现颈静脉孔综合征(吞咽困难,饮水呛咳,声音嘶哑及同侧胸锁乳突肌和斜方肌无力)。③ 高颅压症状,可见头痛、呕吐、视乳头水肿等,严重者出现昏迷和癫痫发作。腰穿时压颈试验患侧压力不升,健侧压力迅速升高,脑脊液细胞数和蛋白增高。

直窦血栓形成:多与海绵窦、上矢状窦、横窦和乙状窦血栓同时发生,单独发生者少见,病情较重。可因急剧的颅内高压,出现昏迷、抽搐和去大脑强直。如累及到大脑大静脉,会造成明显的脑静脉回流障碍,脑内可发生大量出血甚至破入脑室。

脑静脉血栓形成:单纯的脑静脉血栓形成很少见,可见于易栓症、高热、感染性疾病、中耳炎、乳突炎、副鼻窦炎等。可导致皮质梗死或出血,从而出现相应的症状和体征,常常伴有癫痫发作,根据损伤的部位和范围可出现意识、精神障碍,单瘫或偏瘫,感觉障碍,语言障碍等。① 大脑大静脉血栓形成:大脑深静脉引流脑深部的白质、基底核和间脑的静脉。大脑大静脉（Galen 静脉）接受大脑深静脉回流；Galen 静脉血栓形成常见于产褥期、脱水和血液病等非感染性疾病，多因静脉窦血栓形成所致，累及间脑和基底核等脑深部结构；早期可出现颅内压增高，精神症状，病情严重时出现昏迷、高热、痫性发作、去脑强直等；存活患者可遗留手足徐动症、舞蹈症等。② 大脑背上静脉血栓形成：可引起大脑半球背侧部的出血性损害，导致对侧肢体无力或偏瘫和感觉障碍，如果病变累及优势半球，还可出现失语等局灶性症状。③ 大脑内上静脉血栓形成：可引起对侧下肢瘫痪，如果是双侧梗死，则出现双下肢轻瘫，并伴有膀胱控制障碍。④ 大脑下静脉血栓形成：病损可累及颞叶下缘及其部分凸面，并可扩展至枕叶；视放射损害可出现对侧的同向偏盲；优势半球受损，也可出现失语及其他局灶性损害。⑤ 大脑内静脉血栓形成：可导致木僵，并很快发展为昏迷；也可出现双侧锥体束受损的体征，但由于患者处于严重状态，所有其他体征均将被掩盖。只是丘纹静脉的小分支血栓形成，也会导致寒战、牙关紧闭和流涎。

　　颅内静脉及静脉窦血栓的特点，可以发现其与动脉系统血栓有明显不同。80%～90%颅内静脉及静脉窦血栓患者具有头痛、呕吐等颅内压增高症状，常常伴发痫性发作，可以发热，这些都是动脉系统血栓不常见的症状。如果患者单纯是皮质静脉血栓形成，则病情较轻，可表现为单瘫、偏瘫、单纯的感觉障碍、认知障碍、语言障碍或痫性发作，因病变位置不同而有不同的表现形式，较难鉴别。头颅 CT、MRI 或 CTV、MRV、DSA 等检查有助于确立诊断。（据人民卫生出版社第八版《神经病学》改编）

短暂性脑缺血发作

短暂性脑缺血发作(transient ischemic attack)是突发的局灶脑缺血导致短暂性神经功能缺损疾病。临床症状一般不超过 1 h,最长不超过 24 h,且无责任病灶的证据。近来研究证实,短暂性脑缺血发作神经功能缺损症状超过 1 h,神经影像学检查均可发现部分患者有对应的脑部小梗死灶称 DWI 阳性 TIA。临床分颈内动脉系统短暂性脑缺血发作与基底动脉系统短暂性脑缺血发作两大类型。

〖颈内动脉系统短暂性脑缺血发作-风袭脑络证〗

辨识要点:① 符合颈内动脉系统短暂性脑缺血发作诊断;② 中老年男性多于女性;③ 高血压病史;④ 糖尿病史;⑤ 突然发病;⑥ 局部脑或视网膜功能障碍历时短暂;⑦ 不留后遗症状;⑧ 反复发作;⑨ 神经功能缺损的中位持续时间为 14 min;⑩ 大脑中动脉供血区的 TIA 可出现缺血对侧肢体的单瘫、轻偏瘫、面瘫和舌瘫,可伴有偏身感觉障碍和对侧同向偏盲,优势半球受损常出现失语和失用,非优势半球受损可出现空间定向障碍;⑪ 大脑前动脉供血区 TIA 可出现人格和情感障碍、对侧下肢无力等;⑫ 颈内动脉的眼支供血区缺血表现眼前灰暗感、云雾状或视物模糊,甚至为单眼一过性黑矇、失明;⑬ 颈内动脉主干供血区缺血可表现为眼动脉交叉瘫及 Horner 交叉瘫;⑭ 舌红苔薄白脉弦。

临床决策:预防卒中。

治疗推荐:①《太平惠民和剂局方》急风散。生川乌、辰砂各二两,生南星四两,每日 2 次水煎送服拒风丹 1 粒;②《太平惠民和剂局方》拒风丹:荜茇半两,防风一两半,川芎四两,细辛、天麻、甘草各一两,上为细末,炼蜜丸如龙眼大,每服 1 粒,细嚼,荆芥汤或温酒送下亦得,食后服之,立效;③ 阿司匹林联合氯吡格雷治疗 21 日。④ 发病 30 日内伴有症状性颅内动脉严重狭窄者阿司匹林每日 50～325 mg 联合氯吡格雷每日 75 mg 治疗 90 日。⑤ 心源性栓塞性 TIA 选用肝素、低分子肝素、华法林及新型口服抗凝药如达比加群、利伐沙班、阿哌沙班、依度沙班等。⑥ 高度卒中风险的 TIA 患者应选用半衰期较短和较易中和抗凝强度的肝素。⑦ 频繁发作的 TIA 或椎-基底动脉系统 TIA 及对抗血小板治疗无效的病例也可考虑抗凝治疗。⑧ 人工心脏瓣膜置换术后等高度卒中风险的 TIA 患者口服抗凝剂治疗无效时还可加用小剂量阿司匹林或双嘧达莫联合治疗。⑨ 对于新近发生的符合传统 TIA 定义的患者,即使神经影像学检查发现有明确的脑梗死责任病灶,目前也不作为溶栓治疗的禁忌证。⑩ 适合颈动脉内膜切除术或颈动脉血管成形和支架置入术者最好 48 h 之内手术。

常用药物:麻黄,桂枝,防风,防己,秦艽,川芎,当归,地龙,桑寄生,白附子,白花蛇,僵蚕,地龙,白薇,白鲜皮,白芷,巴戟天,萆薢,苍耳,蝉蜕,茺蔚子,桂枝,大戟,地榆。

思路拓展:《素灵微蕴·中风解》。马孝和,素以生计忧劳,因怒中风,左手足卷屈,寒冷如冰,遍身骨痛,惟左半无觉。夜烦谵语不寐,能食不能饮,饮则气逆欲吐,胸闷痰多,大便燥结,小便痛涩,肌色肝黯,精神惶惑,遇亲故慰问,泣下沾衣。此缘水寒土湿,木郁风生。肝位于左,其志为怒,其气为风。《子华子》:西方阴,止以收,而生燥,东方阳,动以散,而生风。观之于天,大块之噫气,必自春发,推之于人,人生之息吹,必自肝生。厥阴风木之气,天人所同也,而土燥水暖,则风生不烈。以木生于水而长于土,水暖则生发滋荣,土燥则长育条畅,和风舒布,必无飘忽激扬之灾。水寒土湿,生长不遂,木郁风发,极力疏泄,乃有播土扬沙,摧枯拉朽诸变。木性疏泄,水性蛰藏,使阳根未断,脏气稍存,虽风木飘扬,不至尽泄。《子华子》：水阳也，而其伏为阴，风阴也，而其发为阳。阳根不至升泄于风木者，全赖肾阴之能伏耳。今土湿水寒，阳根欲绝，风木郁飘，肾精不藏。值怒动肝气，飘风勃发，益以感冒虚邪，束其皮毛，里气郁遏，愈增激烈。风力簸扇，津液消亡，则筋脉挛缩，而病偏枯。此病生于内，而非中八风之虚邪，不能伤也。肾藏精而主骨，肝藏血而主筋，风燥亡阴，精血枯槁，筋骨失养，故卷屈疼痛。左手足者，风木之位，是以偏伤。肝血既耗，则阳明与冲脉之血，必不充足。阳明多气多血之经，主润宗筋，宗筋主束骨而利机关。冲脉者，经脉之海，主渗灌溪谷，与阳明合于宗筋。肘膝者，溪谷之会，机关之室。阳明冲脉经血枯燥，溪谷焦涸，故机关不利。肝心子母之脏，肝气传心，母病累子，心液亡而神明乱，故烦躁谵语。风木疏泄，阳气不敛，君相升浮，故不能寐。夜半阴隆，阳泄而不藏，故中夜病剧也。大小便者，膀胱大肠之腑，开窍于肾，而输泄之权，则在于肝，风动血亏，输泄不畅，故便干而溺涩也。腿膝厥冷之证，属在厥阴。阴性寒而阳性热，平人阴阳交济，则上不热而下不寒。厥阴阴极阳生，水为母而火为子，受母气于北地，所以下寒，胎子气于南天，所以上热。阳上阴下，不相交接，故厥阴经病，独有厥证。上下者，阴阳之定位也，左右者，阴阳之道路也。风木未极疏泄，则火炎于子宫，水沍于母位，上下之寒热，不至易地。风木大发，扫地无余，阳根尽亡，温气全泄，乙木之温夺于癸水之寒，变东方阳和之地为北边冰雪之场，是以左半手足寒凉而无觉也。肺属金，其气燥，其志悲，其声哭，风伤津液，燥动悲生，触绪哀感，其性如此也。总以寒水泛滥，入土生湿，木郁风作，筋脉失荣。脾者，孤脏以灌四旁，湿旺津瘀，不能四灌，故内愈湿而外益燥。一旦因情志之内伤，虚邪外袭，风燥血烁，筋挛体枯。以风木而刑湿土，湿气埋郁，化生败浊，孔窍填塞，肺腑郁闷，胃逆则神迷，脾陷则言拙，是皆中气之败也。汤入则吐者，滋其土湿，胃气愈逆也。法当暖水燥土，而润风木。水暖土燥，乙木荣达，风静体伸，复其骨健筋柔之素矣。中风证，时医知有外邪，不知有内伤，全用辛温发散，误矣，又或用硝黄下药，是速其死。病理微妙，非近代粗工所知，如刘河间、李东垣、朱丹溪辈，曷能解此！张景岳愚而妄作，又创为非风之论，是敢与岐黄仲景为敌也，又与气脱之证相提并论，尤属愚昧。气脱者。昏迷颠仆，朝病夕死，中风偏枯痿废，犹延数年之命，久病方死，安可混言！风者，百病之长，外感悉同，而病象悬殊，以人之本气不一也。中风水寒土湿，木郁风摇，外袭风淫，表里皆病，初无西北东南真假之殊。前人之论，一字不通，无足多辨者。孝和病用暖水燥土、滋木清风之法，十余剂拥杖而起，放杖而笑，不知病之去也。《吕氏春秋》：鲁人有公孙悼者，谓人曰：吾能起死人，吾故能治偏枯，今吾倍所以治偏枯之药，则能起死人矣。公孙悼虽不能起死人，然未会不善治偏枯。后之医者，倍死人之药，以起偏枯，良可叹息也。

〖椎基底动脉系统短暂性脑缺血发作-肝阳化风证〗

辨证要点：① 符合椎基底动脉系统短暂性脑缺血发作诊断；② 中老年男性多于女性；③ 高血压病史；④ 糖尿病史；⑤ 突然发病；⑥ 局部脑或视网膜功能障碍历时短暂；⑦ 不留后遗症状；⑧ 反复发作；⑨ 神经功能缺损的中位持续时间为 8 min；⑩ 眩晕、平衡障碍、眼球运动异常和复视；⑪ 单侧或双侧面部、口周麻木，单独出现或伴有对侧肢体瘫痪、感觉障碍；⑫ 跌倒发作而无意识丧失；⑬ 短暂性全面遗忘症；⑭ 双眼视力障碍发作；⑮ 舌质红舌苔薄黄脉弦。

临床决策：镇肝熄风。

治疗推荐：①《医学衷中参西录》镇肝熄风汤。怀牛膝、生代赭石、生龙骨、生牡蛎、生龟甲、生杭芍、玄参、天冬、川楝子、生麦芽、茵陈、甘草,常规剂量,每日2次水煎送服《太平惠民和剂局方》摩挲丸1粒;②《太平惠民和剂局方》摩挲丸:黑参、地榆、川乌、木香、丁香各八两,乌药、熏陆香、雄黄、乌犀、龙脑、辰砂、自然铜、麝香各四两,天麻一斤,真珠末二两,为末研匀,炼蜜和丸如楮实大,每服一丸,不拘时候;③ 阿司匹林联合氯吡格雷治疗21日;④ 发病30日内伴有症状性颅内动脉严重狭窄阿司匹林每日50~325 mg联合氯吡格雷每日75 mg治疗90日;⑤ 心源性栓塞性TIA短期使用肝素后改为口服抗凝剂华法林治疗。⑥ 高度卒中风险的TIA患者应选用半衰期较短和较易中和抗凝强度的肝素。⑦ 频繁发作的TIA或椎-基底动脉系统TIA及对抗血小板治疗无效的病例也可考虑抗凝治疗。⑧ 人工心脏瓣膜置换术后等高度卒中风险的TIA患者口服抗凝剂治疗无效时还可加用小剂量阿司匹林或双嘧达莫联合治疗。⑨ 对于新近发生的符合传统TIA定义的患者,即使神经影像学检查发现有明确的脑梗死责任病灶,目前也不作为溶栓治疗的禁忌证。⑩ 适合颈动脉内膜切除术或颈动脉血管成形和支架置入术者最好48 h之内手术。

常用药物:怀牛膝,生代赭石,生龙骨,生牡蛎,生龟甲,生杭芍,玄参,天冬,东壁土,独活,防风,防己,菊花,葛根,海桐皮,何首乌,红蓝花,黄芪,僵蚕,羚羊角,牛黄,葳蕤,羌活。

思路拓展:①《万病回春·预防中风》。凡人初觉大指、次指麻木不仁,或手足少力、肌肉微掣,三年内有中风之疾,宜先服愈风汤、天麻丸各一料,此治未病之先也。又云:于未病之先,服竹沥枳术九,可祛去之。若与搜风顺气丸间服,何中风之有?愈风汤:初觉风动,服此不致倒仆,此乃治未病之圣药也。又治中风症内邪已除,外邪已尽当服此药,以导诸经。久服大风尽去,纵有微邪,只从此药加减治之。然治病之法,不可失于通塞。或一气之微汗,或一旬之通利,如此乃常治之法也。久则清浊自分,荣卫自和矣。黄芪、人参、当归、白芍、生地黄、枸杞子、杜仲、秦艽、肉桂、苍术、羌活、独活、防风、薄荷、菊花、细辛、麻黄、蔓荆子、白芷、地骨皮、知母、石膏、柴胡、黄芩、枳壳、甘草,上锉,每服一两,生姜三片,水煎空心服。渣再煎,临卧服。一方加熟地黄、半夏、浓朴、前胡、防己、茯苓,疗肾肝虚筋骨弱、语言謇涩、精神昏愦。此药安心养神,调理阴阳,使无偏胜,治中风内外无邪。服此药以行中道,及治风湿内弱、风热体重,或瘦而肢体偏枯,或肥而半身不遂。天麻丸:治风因热而生,热胜则风动,宜以静以胜其燥,是养血也。此药能行荣卫、壮筋骨,方治足三阴亏损,风邪折伤致肢体麻木、手足不随等症,去附子加肉桂、熟地黄,名愈风丹。天麻、牛膝、萆薢、玄参各一两半,杜仲一两七钱,大附子五钱,羌活三两半,当归一两半,生地黄四两,去肾间风,加独活一两半。上为末,炼蜜为丸,如梧桐子大。每服七八十丸,空心酒下,白汤亦可,良久则食。竹沥枳术丸 化痰清火、顺气除湿、祛晕眩、疗麻木、养血、健脾胃。白术、苍术各二两,枳实、陈皮、茯苓、半夏、白矾、皂角、南星、黄连、条芩、当归、山楂、白芥子、白芍各二两,人参五钱,木香一钱,上为细末,以神曲六两、姜汁一盏、竹沥一碗,煮糊为丸,如梧桐子大。每服百丸,食远淡姜汤送下。搜风顺气丸治肠胃积热,以致膈间痞闷、大便结燥、小便赤涩、肠风痔漏、腰膝酸疼、肢节顽麻、手足瘫痪、行步艰辛、语言謇涩,三十六种风、七十二般气,无不效验。大黄五两,火麻仁、郁李仁二两,菟丝子二两,干山药二两,牛膝二两,枳壳一两、槟榔二两、车前子二两半、山茱萸二两,上为末,炼蜜为丸,如梧桐子大。每服三十丸,茶酒任下,百无所忌,早晚各一服。余屡试前方有效者,有不效者。不效者多是脾肺之虚,肾气之弱,唯宜补中益气汤、六味地黄丸兼进之,可免中风之患矣。大司寇三川刘公患卒倒,不省人事、口眼相引、手足战掉、一医作风治，一医作痰火治，俱罔效。余诊六脉沉数，气口紧盛，此非风非痰火，乃气夹食也。其家人始悟曰：适正食之际，被恼怒所触，遂致如此。用行气香苏散加木香、青皮、山楂，一服即瘥。桑环川、刘前溪，素皆与余善，年俱近五旬，而桑多欲、刘嗜酒，其脉左右俱微，人迎盛，右脉滑大，时常手足酸麻、肌肉蠕动，此气血虚而风痰盛也。余谓三年内，俱有瘫痪之患，二君宜谨慎，因劝其服药以免后患。桑然其言，每年制搜风顺气丸、延龄固本丹各一料，后果无恙。其刘不听，愈纵饮无忌，未及三年，果中风卒倒，瘫痪言涩，求治于予曰：悔不听君言，致有今日，愿君竭力救我残喘则再造之恩也。予以养荣汤加减，并健步虎潜丸，二药兼服一年余始愈。刘大尹素有疾，两臂顽麻、两目流泪，服搜风化痰药痰愈甚，臂反痛不能伸，手指俱挛。余曰：麻属气虚，误服前药，肝火炽盛，肝血干涸，筋无所养，虚而挛耳。当补脾肺滋肾水则风自去、热自退、痰自清，遂用六味丸、补中益气汤，不三月而瘁。②《素灵微蕴》4 卷，清代黄元御撰于嘉庆庚申 1800 年，《内经》理论研究专著。黄元御（1705—1758 年），一名玉路，字坤载，号研农，别号玉楸子，清代著名医学家。师从金乡于子遽，精研《内经》《难经》《伤寒论》，旁涉晋唐以后诸家学说，尝教学于北都、清江、武林等地。尊岐伯、黄帝、秦越人、张仲景为四圣，以为自四圣之后唯孙思邈不失古圣之旨。论治主扶阳以抑阴，用药偏于温补。著有《四圣悬枢》五卷、《四圣心源》十卷、《玉楸药解》八卷、《素灵微蕴》四卷、《伤寒悬解》十四卷、《伤寒说意》十卷、《金匮悬解》二十二卷、《长沙药解》四卷，于乾隆年间合刊为《黄氏医书八种》。其阐释经典医著独具慧眼而于历代医家多有贬词。弟子毕维新等继其学。后世张琦、欧阳兆熊等亦受其学术影响。《四库全书总目提要》曰：以钱乙为悖谬，以李杲为昏蒙，以朱震亨、刘完素为罪孽深重，可谓之善骂矣。道光九年阳湖张琦序曰：《素灵微蕴》四卷，昌邑黄坤载先生所著也。抉天人之奥赜，演阴阳之宰运，阐上圣之微言，扫下士之瞽说。法必轨理，病无遁情，大而不窕，细而不越，味别渑淄，气通葭管，以兹况彼，精识略同。美矣！善矣！蔑以加矣。医学蒙昧于今为甚，脏腑喜恶，阴阳逆顺，罔或措意，诊病则不审其原，处方则不察其变，若乃奇偶佐使之宜，气味制化之理，益懵如也。俗学谬妄，广设方论，伐阳滋阴，数十百年，不可譬晓，以人试药，南北金同，夭人寿命，良可悼吧。得先生此书，绎其义，通其法，其于治也，庶有瘳乎。《序意》曰：玉楸先生，宰思损虑，气漠神融，清耳而听，明目而视。既遭庸医之祸，乃喟然太息，仰穰而叹曰：是余之罪也。夫昔杜子夏、殷仲堪辈，祸剧折肱，而未尝游思医事，后之病者，不能遁天之刑也。古之至人，视听不用耳目，自兹吾作庚桑子矣。杜门谢客，馨心渺虑，思黄帝、岐伯、越人、仲景之道，三载而悟，乃知夫圣人之言冥冥，所以使人盲也。轩岐既往，《灵》《素》犹传。世历三古，人更四圣，当途而后，赤水迷津，而一火薪传，何敢让焉。因溯四圣之心传，作《素灵微蕴》二十有六篇，原始要终，以究天人之际，成一家之言。藏诸空山，以待后之达人。岁在庚申九月二十八日草成。悲夫！昔屈子、吕氏之伦。咸以穷愁著书，自见于后，垂诸竹素，不可殚述。使非意有郁结，曷能冥心于冲虚之表，骛精于恍惚之庭，论书策以抒怀，垂文章以行远哉！

大动脉粥样硬化型脑梗死

脑梗死(cerebral infarction)是脑部血液供应障碍导致局部脑组织缺血缺氧性坏死疾病。以突然出现神经功能缺损为主要临床表现,又称缺血性脑卒中。脑血栓形成、脑栓塞和血流动力学异常是脑梗死三种主要病理生理学类型。脑血栓形成和脑栓塞均是由于脑供血动脉急性闭塞或严重狭窄所致,约占全部急性脑梗死的80%～90%。前者急性闭塞或严重狭窄的脑动脉是因为局部血管本身存在病变而继发血栓形成所致,故称为脑血栓形成;后者急性闭塞或严重狭窄的脑动脉本身没有明显病变或原有病变无明显改变,是由于栓子阻塞动脉所致,故称为脑栓塞。血流动力学机制所致的脑梗死,其供血动脉没有发生急性闭塞或严重狭窄,是由于近端大血管严重狭窄加上血压下降,导致局部脑组织低灌注,从而出现的缺血坏死,约占全部急性脑梗死的10%～20%。大动脉粥样硬化型脑梗死病理特点:颈内动脉系统脑梗死占80%,椎-基底动脉系统脑梗死占20%。闭塞好发的血管依次为颈内动脉、大脑中动脉、大脑后动脉、大脑前动脉及椎-基底动脉等。闭塞血管内可见动脉粥样硬化改变、血栓形成或栓子。局部血液供应中断引起的脑梗死多为白色梗死。如果闭塞的血管再开通,再灌流的血液可经已损害的血管壁大量渗出,使白色梗死转变成红色梗死。脑梗死首先表现为凝固性坏死,然后是坏死组织液化,最后有可能形成囊腔。脑细胞死亡有坏死性细胞死亡和细胞凋亡两种方式。典型神经元凝固性坏死的形态学改变为神经元核裂解,细胞质嗜伊红,称红色神经元。与凋亡性细胞死亡不同,缺血坏死性细胞死亡与细胞质和线粒体肿胀相关联,并在随后出现细胞膜的分解。脑梗死1日后梗死灶开始出现边界模糊水肿区,并出现大量炎性细胞浸润。梗死1～2日后大量毛细血管和内皮细胞增生,中性粒细胞被巨噬细胞替代。脑梗死3～5日脑水肿达高峰,大面积梗死时脑组织高度肿胀,可向对侧移位,导致脑疝形成。在脑梗死发生的数日内,巨噬细胞数量迅速增加,吞噬大量细胞和组织碎片,并最终返回血液循环。1～14日脑梗死的坏死组织转变为液化的蜂窝状囊腔。3～4周后小病灶形成胶质瘢痕,大病灶可形成中风囊。

〖颈内动脉闭塞脑梗死-颈内动脉中风瘀血证〗

辨识要点:① 符合颈内动脉闭塞脑梗死诊断;② 常在安静或睡眠中发病;③ 局灶性体征多在发病后10余小时或1～2日达到高峰;④ 大脑中动脉缺血症状;⑤ 大脑前动脉缺血症状;⑥ 当大脑后动脉起源于颈内动脉而不是基底动脉时出现整个大脑半球缺血症状;⑦ 单眼一过性黑矇;⑧ 视网膜动脉缺血可见永久性失明;⑨ 颈上交感神经节后纤维受损可见Horner征;⑩ 颈动脉搏动减弱或消失;⑪ MRI显示早期缺血性梗死责任病灶;⑫ 意识清晰;⑬ 舌红苔白脉弦。

临床决策:祛风通络。

治疗推荐:① 已溶栓者推荐《太平惠民和剂局方》小续命汤。防己、防风、麻黄、桂枝、黄芩、杏仁、芍药、甘草、川芎、人参、附子,常规剂量,每日2次水煎送服丁苯酞软胶囊2粒;②《杨氏家藏方》卷1除风丸:天南星、全蝎、天麻、白僵蚕、防风各一两半,白花蛇、川芎各一两,白附子、生半夏各二两半,石膏二两,上药研为细末,用生姜自然汁打面糊丸如梧桐子大,每服50丸,食后及临卧时用生姜汤下。③ 未溶栓者推荐《医林改错》补阳还五汤:黄芪、地龙、当归、川芎、赤芍、桃仁、红花,常规剂量,每日2次水煎服;④ 肠溶消栓胶囊:黄芪、当归、赤芍、地龙、川芎、桃仁、红花,每次3粒,每日2次口服;⑤ 疏血通注射液(水蛭、地龙)6 ml,加于 5％葡萄糖注射液或 0.9％氯化钠注射液 250～500 ml 中静脉滴注,每日 1 次。⑥ 丹红注射液(丹参、红花)20 ml 加于 5％葡萄糖注射液或 0.9％氯化钠注射液 250～500 ml 中静脉滴注,每日 1 次。⑦ 口服脑心通胶囊(黄芪、赤芍、丹参、当归、川芎、桃仁、红花、醋乳香、醋没药、鸡血藤、牛膝、桂枝、桑枝、地龙、全蝎、水蛭),每次 3 粒,每日 2 次。⑧ 静脉溶栓:rtPA 0.9 mg/kg 静脉滴注,其中 10％在最初 1 min 内静脉推注,其余持续滴注 1 h。⑨ 血管内介入治疗包括动脉溶栓、桥接、机械取栓、血管成形和支架术等。⑩ rtPA 标准静脉溶栓治疗无效的大血管闭塞患者发病 6 h 内补救机械取栓。⑪ 非致残性卒中患者如果有颈动脉血运重建的二级预防指征且没有早期血运重建的禁忌证时应在发病 48 h 至 7 日内进行颈动脉内膜切除术或颈动脉血管成形和支架置入术。⑫ 未行溶栓的急性脑梗死患者应在 48 小时之内尽早服用阿司匹林每日 150～325 mg,阿司匹林过敏或不能使用时用氯吡格雷替代,2 周后按二级预防方案选择抗栓治疗药物和剂量。⑬ 发病 24 h 内 NIHSS 评分≤3 应尽早阿司匹林联合氯吡格雷治疗 21 日。大动脉粥样硬化型脑梗死急性期不建议阿司匹林联合氯吡格雷治疗,在溶栓后 24 h 内也不推荐抗血小板或抗凝治疗。⑭ 合并不稳定型心绞痛和冠状动脉支架置入者可能需要双重抗血小板甚至联合抗凝治疗。⑮ 合并高凝状态且有形成深静脉血栓和肺栓塞风险的高危患者可以使用预防剂量的抗凝治疗。⑯ 合并房颤的急性缺血性脑卒中患者可在发病后 4～14 日内口服抗凝治疗。推荐急性脑梗死病前已服用他汀的患者,继续使用他汀。脑梗死症状性出血转化应停用抗栓治疗等致出血药物。⑰ 早期康复治疗。

常用药物:麻黄,桂枝,防风,防己,秦艽,桑寄生,地龙,僵蚕,姜黄,黄芪,当归,川芎,赤芍,桃仁,红花,牛膝,独活,杜若,恶实,菊花,葛根,海桐皮,何首乌,红蓝花。

思路拓展:《备急千金要方·论杂风状》。中风大法有四,一曰偏枯,二曰风痱,三曰风懿,四曰风痹。夫诸急猝病多是风,初得轻微,人所不悟,宜速与续命汤,根据腧穴灸之。夫风者百病之长,岐伯所言四者说,其最重也。偏枯者,半身不遂,肌肉偏不用而痛,言不变智不乱,病在分腠之间。温卧取汗,益其不足,损其有余,乃可复也。风痱者,身无痛,四肢不收,智乱不甚。言微可知,则可治。甚则不能言,不可治。风懿者,奄勿不知人,咽中塞窒窒然。舌强不能言,病在脏腑,先源作眼下及鼻人中左右白者可治,一黑一赤吐沫者不可治。风痹、湿痹、周痹、筋痹、脉痹、肌痹、皮痹、骨痹、胞痹,各有证候。形如风状,得脉别也,脉微涩,其证身体不仁。凡风多从背五脏俞入诸脏受病。肺病最急,肺主气息又冒诸脏故也。肺中风者,其人偃卧而胸满短气冒闷汗出者,肺风之证也。视目下鼻上两边下行至口,色白者尚可治。急灸肺俞百壮,服续命汤,小儿减之。若色黄者,此为肺已伤化为血矣,不可复治;其人当妄言、掇空指地,或自拈衣寻缝,如此数日死。若为急风邪所中,便迷漠恍惚、狂言妄语,或少气、不能复言;若不求师即治,宿昔而死。即觉便灸肺俞及膈俞、肝俞数十壮,急服续命汤可救也。若涎唾出不收者,既灸当并与汤也。诸阳受风亦恍惚妄语,与肺病相似,然着缓可经久而死。肝中风者,其人但踞坐不得低头,绕两目连额上色微有青者,肝风之证也。若唇色青、面黄尚可治,急灸肝俞百壮,服续命汤。若大青黑,面一黄一白者,此为肝已伤,不可复治,数日而死。心中风者,其人但得偃卧,不得倾侧,闷乱冒绝汗出者,心风之证也。若唇正赤尚可治,急灸心俞百壮,服续命汤。若唇或青或白、或黄或黑者,此为心已坏为水,面目亭亭时悚动者,不可复治,五六日死。脾中风者,其人但踞坐而腹满,身通黄,吐咸汁出者,尚可治。

急灸脾俞百壮,服续命汤。若目下青、手足青者,不可复治。肾中风者,其人踞坐而腰痛,视胁左右未有黄色如饼粢大者,尚可治。急灸肾俞百壮,服续命汤。若齿黄、赤鬓、发直、面土色者,不可复治。大肠中风者,卧而肠鸣不止。灸大肠俞百壮,可服续命汤。贼风邪气所中则伤于阳,阳外先受之,客于皮肤,传入于孙脉。孙脉满则入传于络脉,络脉满则输于大经中成病。归于六腑则为热,不时卧止为啼哭。其脉坚大为实,实者外坚,充满不可按之,按之则痛也。经络诸脉旁支去者,皆为孙脉也。

〖颈内动脉闭塞脑梗死-颈内动脉中风神闭证〗

辨识要点:① 符合颈内动脉闭塞脑梗死诊断;② 意识障碍;③ 常在安静或睡眠中发病;④ 局灶性体征多在发病后 10 余小时或 1~2 日达到高峰;⑤ 大脑中动脉缺血症状;⑥ 大脑前动脉缺血症状;⑦ 大脑后动脉起源于颈内动脉而不是基底动脉时出现整个大脑半球缺血症状;⑧ 单眼一过性黑蒙;⑨ 视网膜动脉缺血可见永久性失明;⑩ 颈上交感神经节后纤维受损可见 Horner 征;⑪ 颈动脉搏动减弱或消失;⑫ MRI 显示早期缺血性梗死责任病灶;⑬ 舌红苔黄脉数。

临床决策:开窍祛风。

治疗推荐:① 醒脑静注射液(麝香、郁金、冰片、栀子)20 ml 加入氯化钠注射液 250 ml 静脉滴注,每日 2 次。② 已溶栓者推荐《太平惠民和剂局方》大通圣白花蛇散:海桐皮、杜仲、天麻、全蝎、郁李仁、赤箭、当归、厚朴、蔓荆子、木香、防风、藁本、白附子、肉桂、羌活、草薢、虎骨、白芷、山药、白花蛇、菊花、牛膝、炙甘草、威灵仙各一两,研末为散,每服五钱,每日 2 次水煎送服牛黄小乌犀丸 1 粒。③《太平惠民和剂局方》牛黄小乌犀丸:天麻二十两,川乌、地榆、玄参各十两,以上四味为细末,以水少许化蜜,同于石锅内,慢火熬搅成稠膏,放冷,次入浮萍草、龙脑薄荷叶、甜瓜子各十两,生犀、朱砂各五两,龙脑、牛黄、麝香各一两,上为细末,与前膏子一处搜和,丸如鸡头大,每服 1 丸,细嚼,荆芥茶下,温酒亦得,不计时候。④ 未溶栓者推荐《太平惠民和剂局方》排风汤:白鲜皮、当归、肉桂、芍药、杏仁、甘草、防风、川芎、白术、独活、麻黄、茯苓,常规剂量,每日 2 次水煎送服肠溶消栓胶囊 3 粒或《太平惠民和剂局方》乌犀丸 30 粒。⑤《太平惠民和剂局方》乌犀丸:白术、白芷、干姜、枳壳、天竺黄、虎骨、厚朴、何首乌、龟甲、桑螵蛸、砂仁、蔓荆子、丁香、晚蚕沙各三分,草薢、细辛、藁本、槐胶、阿胶、陈皮、天南星、羌活、麝香、天麻、半夏、茯苓、独活、人参、羚羊角、藿香、槟榔、川乌、肉桂、沉香、麻黄、白僵蚕、白附子、全蝎、防风、白花蛇、乌蛇、木香各一两,石斛、水银、蝉蜕、川芎、肉豆蔻、硫黄、附子、龙脑、朱砂、雄黄、牛黄各半两,狐肝三具,乌鸦一只,腻粉、当归、乌犀各二两,上五十八味,并须如法修事,捣研令细,炼白蜜合和,入酥,再捣五千下,丸如梧桐子大,每次 30 丸,每日 2 次,薄荷汤或茶嚼下。⑥ 疏血通注射液(水蛭、地龙)6 ml,加于 0.9%氯化钠注射液 250 ml 中静脉滴注,每日 1 次。⑦ 丹红注射液(丹参、红花)20 ml 加于 0.9%氯化钠注射液 250 ml 中静脉滴注,每日 1 次。⑧ 口服脑心通胶囊(黄芪、赤芍、丹参、当归、川芎、桃仁、红花、醋乳香、醋没药、鸡血藤、牛膝、桂枝、桑枝、地龙、全蝎、水蛭),每次 3 粒,每日 2 次。⑨ 静脉溶栓:rtPA 0.9 mg/kg 静脉滴注,其中 10%在最初 1 min 内静脉推注,其余持续滴注 1 h。⑩ 血管内介入治疗包括动脉溶栓、桥接、机械取栓、血管成形和支架术等。⑪ rtPA 标准静脉溶栓治疗无效的大血管闭塞患者发病 6 h 内补救机械取栓。⑫ 非致残性卒中患者如果有颈动脉血运重建的二级预防指征且没有早期血运重建的禁忌证时应在发病 48 h 至 7 日内进行颈动脉内膜切除术或颈动脉血管成形和支架置入术。

⑬ 未行溶栓的急性脑梗死患者应在 48 h 之内尽早服用阿司匹林每日 150～325 mg,阿司匹林过敏或不能使用时用氯吡格雷替代,2 周后按二级预防方案选择抗栓治疗药物和剂量。⑭ 发病 24 h 内 NIHSS 评分≤3 应尽早阿司匹林联合氯吡格雷治疗 21 日。大动脉粥样硬化型脑梗死急性期不建议阿司匹林联合氯吡格雷治疗,在溶栓后 24 h 内也不推荐抗血小板或抗凝治疗。⑮ 合并不稳定型心绞痛和冠状动脉支架置入者可能需要双重抗血小板甚至联合抗凝治疗。⑯ 合并高凝状态且有形成深静脉血栓和肺栓塞风险的高危患者可以使用预防剂量的抗凝治疗。⑰ 合并房颤的急性缺血性脑卒中患者可在发病后 4～14 日内口服抗凝治疗。推荐急性脑梗死病前已服用他汀的患者,继续使用他汀。脑梗死症状性出血转化应停用抗栓治疗等致出血药物。⑱ 早期康复治疗。

常用药物:地黄,玄参,麦冬,天冬,山茱萸,龟甲,鳖甲,羚羊角,钩藤,菊花,枸杞子,白芍,牛膝,代赭石,龙骨,牡蛎,独活,防风,菊花,海桐皮,何首乌,红蓝花,僵蚕,蒺藜,牛黄,葳蕤,羌活,芹菜,秦艽,全蝎,桑椹,天麻,威灵仙,蜈蚣,五加皮。

思路拓展:《中国医药学理论基础》。意识水平是意识自身因发展层次的不同而显示出的不同质的差异。亦即从较模糊的意识状态到较明确的意识状态之间所经过的各种阶段。表现最明显的是觉醒和睡眠两种极端。前者是意识程度由弱变强的阶段,后者是意识程度由强变弱的阶段。意识的这种发展层次的差异,是以网状结构上行激活系统在大脑皮层上维持的一定兴奋水平为条件,脑电图可作为不同意识水平的客观指标和精确反映。《素问·灵兰秘典论》说:心者,君主之官也,神明出焉。主明则下安,主不明则十二官危。《灵枢·邪客》曰:心者五脏六腑之大主,精神之所舍也。意识水平障碍出现嗜睡、昏睡、昏迷等。意识内容是人脑对客观事物反映的全部映象以及表达这些映象形式的总和。意识具有不以主观意志为转移的客观内容,是对外在客观世界的反映。日常生活中人们常把意识所要表达的意思视作意识的内容,包含情感、观点、思想。把客观事物当作内容,对它的反映所产生的意识就是形式。意识是一个统一体,它自身也应有内容与形式的区分。意识内容就是意识材料和要素,意识形式就是这些材料和要素的组合格式和表现格式。意识要素属于意识自身,它只在意识之中而不在意识之外。意识要素应该是意识形式能够加工组合的主观材料,这些材料在未组合之前还不是以各种意识形式存在的东西。意识内容障碍出现意识模糊,谵狂状态,精神错乱,朦胧状态,梦样状态等。

〖大脑中动脉主干闭塞脑梗死-中动脉中风神闭证〗

辨识要点:① 符合大动脉粥样硬化型颈内动脉闭塞脑梗死诊断;② 病灶对侧偏瘫;③ 偏身感觉障碍;④ 偏盲伴双眼向病灶侧凝视;⑤ 优势半球受累出现失语;⑥ 非优势半球受累出现体象障碍;⑦ 意识障碍;⑧ 脑水肿;⑨ 脑疝;⑩ MRI 示早期缺血性梗死责任病灶;⑪ 舌红苔薄脉弦。

临床决策:开窍祛风通络。

治疗推荐:① 醒脑静注射液(麝香、郁金、冰片、栀子)20 ml 加入 0.9％氯化钠注射液 250 ml 静脉滴注,每日 1 次。② 疏血通注射液(水蛭、地龙)6 ml,加于 0.9％氯化钠注射液 250 ml 中静脉滴注,每日 1 次。③ 丹红注射液(丹参、红花)20 ml 加于 0.9％氯化钠注射液 250 ml 中静脉滴注,每日 1 次。④《备急千金要方》大续命散:麻黄、乌头、防风、桂心、甘草、蜀椒、杏仁、石膏、人参、芍药、当归、川芎、黄芩、茯苓、干姜各一两,上十五味研末为散,每日 2 次水煎口服或鼻饲送服至宝丹粒。⑤《太平惠民和剂局方》至宝丹：生乌犀屑、朱砂、雄黄、生玳瑁屑、琥珀各一两，麝香、龙脑各一分，金箔、银箔各五十片，牛黄半两，安息香一两半，研为细末，以无灰酒搅澄飞过，滤去沙土，约得净数一两，慢火熬成膏。再将生犀、玳瑁为细末，入余药研匀，将安息香膏重汤煮凝成后，入诸药中和搜成剂，盛不津器中，并旋圆如梧桐子大，用人参汤化下5粒，每日2次。⑥ 口服脑心通胶囊（黄芪、赤芍、丹参、当归、川芎、桃仁、红花、醋乳香、醋没药、鸡血藤、牛膝、桂枝、桑枝、地龙、全蝎、水蛭），每次3粒，每日两次。⑦ 静脉溶栓：rtPA 0.9 mg/kg 静脉滴注，其中10%在最初1 min内静脉推注，其余持续滴注1 h。⑧ rtPA 标准静脉溶栓治疗无效的大血管闭塞患者发病6 h内补救机械取栓。⑨ 非致残性卒中患者如果有颈动脉血运重建的二级预防指征且没有早期血运重建的禁忌证时应在发病48 h至7日内进行颈动脉内膜切除术或颈动脉血管成形和支架置入术。⑩ 未行溶栓的急性脑梗死患者应在48 h之内尽早服用阿司匹林每日150～325 mg，阿司匹林过敏或不能使用时用氯吡格雷替代，2周后按二级预防方案选择抗栓治疗药物和剂量。⑪ 发病24 h内 NIHSS 评分≤3应尽早阿司匹林联合氯吡格雷治疗21日。大动脉粥样硬化型脑梗死急性期不建议阿司匹林联合氯吡格雷治疗，在溶栓后24 h内也不推荐抗血小板或抗凝治疗。⑫ 合并不稳定型心绞痛和冠状动脉支架置入者可能需要双重抗血小板甚至联合抗凝治疗。⑬ 合并高凝状态且有形成深静脉血栓和肺栓塞风险的高危患者可以使用预防剂量的抗凝治疗。⑭ 合并房颤的急性缺血性脑卒中患者可在发病后4～14日内口服抗凝治疗。推荐急性脑梗死病前已服用他汀的患者，继续使用他汀。脑梗死症状性出血转化应停用抗栓治疗等致出血药物。⑮ 早期康复治疗。

常用药物：麝香，郁金，冰片，栀子，生乌犀屑，朱砂，雄黄，生玳瑁屑，琥珀，麝香，龙脑，金箔，银箔，牛黄，安息香，麻黄，乌头，防风，桂心，蜀椒，石膏，人参，芍药，当归，川芎，黄芩。

思路拓展：①《读医随笔·中风实在上焦虚在下焦》。中风者，内燥化风，而复感于邪之所作也。内燥之故，亦致不同，有湿热久蒸化为燥痰，壅满胃络，一旦或因劳倦，或因忧郁，或因天时不正，忽然晕倒，昏迷无知，四肢抽掣，呼吸有痰者，此热痰拥入心包，而气闭不通之证也。其证神昏而不醒，肢瘫而不缓，或更兼拘急不便也。病在中焦以上，为肝脾之邪实，治宜开之、降之、涤痰、化血，佐以养阴。有阴虚内涸，无从奉心，心气大溃，筋脉缓弛，一旦不因劳倦，不因忧郁，不因天时不正，卒然仆倒，口目喎僻，流涎不止，两腮晕红，手足微掣，缓纵不收，偏瘫不用，呼吸有声无痰，神识忽明忽昧无定者，此下焦阴津耗竭，无以维气，气散筋枯之所致也。病在下焦肝肾，阴空阳散，大开不合，治宜滋之、敛之、养心、平肝，佐以行气。盖此之所谓中风，即《内经》所谓发为痿厥，是痿、厥合并之病也。观于《内经》论厥，有寒有热，而论痿独曰生于大热也。玩于斯义，亦可知阴阳、虚实、微甚之别矣。夫中风未有不由于阴虚者，但有阴虚而阳气内陷，有阴虚而阳气外散，有专真气内空，有兼痰涎内实。故前证偏于厥多，厥多者，阳气怯而陷，故内攻有力。何者？痰血有以滞之也，其后恒积为内热。后证偏于痿多，痿多者，阳气悍而散，故瘫缓无力，何者？津血不足以维之也，其后或转为内寒。有病而即死者，有病而迁延岁月者，入脏与入络之辨也，又虚脱与实闭之分也。至于其脉，大率左沉弦而右洪缓。何者？阳气内陷而结，阴津内竭而枯也。有两手沉细弦劲者，纯于阳虚也；有沉而洪散，重按指下一片模糊者，纯于阴虚也。又有浮弦细劲者，浮薄而散者，有汗即死，无汗可治。有三部继续不匀，瀌瀌如珠者，有两关孤硬，而尺浮空者，此皆元气已脱也。有三部洪弦滑实，粗硬如索，冲指而起者，是阴竭而痰涎内实也，身静即死，四肢躁扰，有力如狂，宜大承气加人参、地黄急下之。有浮候弦细,中沉缓滑兼洪,重按始空者,此阳微虚,而内有湿热之痰,中风极善之脉也。又有下焦阳气虚寒,中焦肝胃燥热,寒格其热,上冲于心,其脉浮空,或洪大,而按之弦细呆长也。夫中风,大病也。前人议论歧出,莫衷一是,故于此三致意焉。东垣言虚,其时有内实者何也? 河间言火,其时有无火者何也? 丹溪言痰,其时有无痰者何也? 惟探其本于津枯血滞,明其机于阳气内陷与阳气外散,辨其证于痰之有无、外感之轻重,究其变于化寒、化热,而大义赅于此矣。②《成方便读》:夫中风一证,有真中,有类中。真中者真为风邪所中也。类中者不离阴虚、阳虚两条。如肾中真阳虚者,多痰多湿;真阴虚者,多火多热。阳虚者,多暴脱之证;阴虚者多火盛之证。其神昏不语,击仆偏枯等证,与真中风似是而实非,学者不得不详审而施治也。此方所云少阴阳气厥不至。气者阳也,其为肾脏阳虚无疑矣。故方中熟地、巴戟、山萸、苁蓉之类,大补肾脏之不足,而以桂、附之辛热,协四味以温养真阳;但真阳下虚,必有浮阳上僭,故以石斛、麦冬清之;火载痰升,故以茯苓渗之;然痰火上浮,必多堵塞窍道,菖蒲、远志能交通上下而宣窍辟邪;五味以收其耗散之气,使正有所归;薄荷以搜其不尽之邪,使风无留着;用姜、枣者,和其营卫,匡正除邪耳。

〔大脑中动脉皮质支闭塞脑梗死-中动脉中风瘀血证〕

辨识要点:① 符合大脑中动脉皮质支闭塞诊断;② 上部分支闭塞导致病灶对侧面部瘫痪;③ 病灶对侧上下肢瘫痪;④ 病灶对侧感觉缺失;⑤ 下肢瘫痪较上肢轻;⑥ 足部不受累;⑦ 双眼轻度向病灶侧凝视;⑧ 优势半球受累可有 Broca 失语;⑨ 非优势半球受累可有体象障碍;⑩ 意识障碍;⑪ 下部分支闭塞导致对侧同向性上 1/4 视野缺损;⑫ 下部分支闭塞优势半球受累见 Wernicke 失语;⑬ 下部分支闭塞非优势半球受累出现急性意识模糊状态;⑭ 下部分支闭塞无偏瘫;⑮ MRI 显示早期缺血性梗死责任病灶;⑯ 舌红苔白脉弦。

临床决策:祛风通络。

治疗推荐:① 醒脑静注射液(麝香、郁金、冰片、栀子)20 ml 加入 0.9％氯化钠注射液 250 ml 静脉滴注,每日 1 次。② 疏血通注射液(水蛭、地龙)6 ml,加于 0.9％氯化钠注射液 250 ml 中静脉滴注,每日 1 次。③ 丹红注射液(丹参、红花)20 ml 加于 0.9％氯化钠注射液 250 ml 中静脉滴注,每日 1 次。④《太平惠民和剂局方》三生饮:生南星一两、木香一分、生川乌、生附子各半两,上㕮咀,每次半两,水二大盏,姜十五片,煎至八分,去滓,每日两次温服送下灵宝丹 3 粒,日日勿绝。⑤《太平惠民和剂局方》灵宝丹:硫黄、自然铜、雄黄各一两,光明砂一两半,磁石、紫石英、阳起石、长理石各三分,虎胫骨、腽肭脐、龙齿、龙脑、麝香、牛黄各一两,钟乳十两,犀角三分,天麻、远志、淫羊藿、巴戟天、乌蛇、苦参各一两一分,肉桂、鹿茸、木香、肉豆蔻各一两半,延胡索、胡桐律各三分,半夏、当归各一两,生地黄汁、童子小便、无灰酒各一升,皂荚仁一两半,芒硝一两。制备方法:硫黄、自然铜、雄黄、光明砂四味用一有盖瓷瓶子,先以金箔三片铺于瓶子底上,便入硫黄,又以金箔两片盖之。次入雄黄,又金箔两片盖之。次入朱砂,又金箔两片盖之。次入自然铜,又金箔三片盖之。以瓶子盖合却,不用固济,于灰池内坐瓶子令稳,以火养三日三夜。第一日用熟炭火半斤围瓶子三寸,第二日用熟火十两去瓶子二寸半,第三日用火一斤去瓶子二寸。以火尽为度,候冷取药出瓶子,以纸三重裹药,于净湿土中培至来旦取出,更研令细。磁石、紫石英、阳起石、长理石四味用一有盖瓷瓶子,先入磁石,次入阳起石,次入长理石,次入紫石英。其所入金箔,一依前法,重重入之,以盖子合其口,不固济。用火养三日三夜。第一日用熟炭火一斤去瓶子三寸,第二日用火半称去瓶子二寸半,第三日用火半称去瓶子二寸。一日至夜任火自消,候冷取出药,用纸裹,入湿土中培至来旦取出,更研令极细。虎胫骨、腽肭脐、龙齿、龙脑、麝香、牛黄六味捣罗为末,更细研如粉。钟乳十两,绢袋盛。先以长流水煮半日,弃其水,别用五斗,煎取一斗,煮诸草药。留钟乳水三合,磨生犀角三分、天麻、远志、淫羊藿、巴戟天、乌蛇,以上七味,捣为粗散,以前钟乳水一斗,煎至七升,用生绢滤去滓澄清。肉桂、鹿茸、木香、肉豆蔻各一两半,延胡索、胡桐律各三分,以上六味捣粗罗为末,以前钟乳汁七升,煎至四升,以生绢滤去滓澄清。半夏、当归二味捣粗罗为末,以前钟乳汁四升,煎至三升,以生绢滤去滓澄清。生地黄汁、童子小便、无灰酒、皂荚仁等合前药汁,都计六升,内银锅中,于静室内,以文武慢火养至一升。下金石药末在内,以柳木篦搅,勿令住手,看稀稠得所,去火。然后入牛黄等六物,搅令极匀,即下皂荚仁末及磨了犀角水,以绵滤过,入在药内。然后乳钵内以锤令力士研三、五千下,研讫分为三分,内一分入芒硝一两,更研匀,丸如绿豆大。凡治风病及扑伤肢节,不问轻重年月浅深,先以茶清调下红雪通中散一二钱,须臾以热茶投令宣泻一两行,便依法生姜、黑豆汤,下 3 粒。此药神验,功非人智能测。⑥ 未溶栓者推荐《医林改错》补阳还五汤:黄芪、地龙、当归、川芎、赤芍、桃仁、红花,常规剂量,每日 2 次水煎服。⑦ 肠溶消栓胶囊:黄芪、当归、赤芍、地龙、川芎、桃仁、红花,每次 3 粒,每日 2 次口服。⑧ 口服脑心通胶囊(黄芪、赤芍、丹参、当归、川芎、桃仁、红花、醋乳香、醋没药、鸡血藤、牛膝、桂枝、桑枝、地龙、全蝎、水蛭),每次 3 粒,每日 2 次。⑨ 西医治疗参考前述。

常用药物:生天南星,生川乌,生附子,生乌犀,生玳瑁,琥珀,朱砂,牛黄,龙脑,麝香,安息香,硫黄,自然铜,雄黄,磁石,紫石英,龙齿,天麻,乌蛇,苦参,木香,半夏,当归,生地,皂荚。

思路拓展:《杂病心法要诀·中风总括》。风从外中伤肢体,痰火内发病心官,体伤不仁与不用,心病神昏不语言。当分中络经腑脏,更审虚实寒热痰,脱证撒手为脾绝,开口眼合是心肝,遗尿肾绝鼾声肺,闭证握固紧牙关,初以通关先取嚏,痰壅不下吐为先。注:风谓虚邪,贼风从外而中伤人四肢躯体,故名曰中风;痰火谓痰火从内而发,病患心主之官,故名曰痰火。体中风邪,轻则顽麻不仁,重则瘫痪不用。心病痰火,轻则舌强难语,重则痰壅神昏。此证或内或外,单病轻,兼病重,当细辨其中络。中经、中腑、中脏及中经络兼中腑脏。并细审其兼虚、兼实、兼寒、兼热、兼痰,与夫脱证、闭证之浅深缓急而治之,凡国中宜先用通关散取嚏,有嚏可治,无嚏多死。口噤者,用开关散,擦牙软之,痰涎壅盛,用诸吐法涌之。若口噤不开,汤药不能下咽者,则将应服之药,随引调如面茶,含在不病患口内,用苇管或笔管插入病患鼻孔,使气连药吹之,其药自能入咽。不可用金器撬之,恐伤齿也。按:中风一证,分中血脉、中腑、中脏,始自李东垣,中血脉者,大秦艽汤;中腑者,小续命汤;中脏者,三化汤。然从未见有三化汤中脏之证,惟《金匮》书中分为四证:曰络、曰经、曰腑、曰脏,其说最为的当,可为后世法。盖口眼㖞斜,肌肤不仁,邪在络也;左右不遂,筋骨不用,邪在经也;昏不识人,便尿阻隔,邪在腑也;神昏不语,唇缓涎出,邪在脏也。学人细阅诸家之论,自知不谬云尔。

〔大脑中动脉深穿支闭塞脑梗死-中动脉中风瘀血证〕

辨识要点:① 符合大脑中动脉深穿支闭塞诊断;② 对侧中枢性均等性轻偏瘫;③ 对侧偏身感觉障碍;④ 对侧同向性偏盲;⑤ 优势半球病变出现皮质下失语如自发性言语受限、音量小、语调低、持续时间短暂;⑥ MRI 显示早期缺血性梗死责任病灶;⑦ 舌红苔白脉弦。

临床决策：祛风通络。

治疗推荐：① 醒脑静注射液(麝香、郁金、冰片、栀子)20 ml 加入 0.9％氯化钠注射液 250 ml 静脉滴注,每日 1 次。② 疏血通注射液(水蛭、地龙)6 ml,加于 0.9％氯化钠注射液 250 ml 中静脉滴注,每日 1 次。③ 丹红注射液(丹参、红花)20 ml 加于 0.9％氯化钠注射液 250 ml 中静脉滴注,每日 1 次。④《备急千金要方》独活汤：独活、生姜、防风、秦艽、桂心、白术、甘草、当归、附子、葛根、防己,常规剂量,每日 2 次水煎送服青州白丸子 5 丸。⑤《太平惠民和剂局方》青州白丸子：生半夏七两,生川乌头半两,生南星三两,生白附子二两,上捣罗为细末,以生绢袋盛,用井花水摆,未出者更以手揉令出。如有滓更研,再入绢袋摆尽为度,放瓷盆中,日中晒,夜露至晓,弃水,别用井花水搅,又晒,至来日早,再换新水搅。如此春五日,夏三日,秋七日,冬十日,去水晒干,候如玉片,碎研,以糯米粉煎粥清为丸如绿豆大。初服五丸,加至十五丸,生姜汤下,不拘时候。⑥ 未溶栓者推荐《医林改错》补阳还五汤：黄芪、地龙、当归、川芎、赤芍、桃仁、红花,常规剂量,每日 2 次水煎服。⑦ 肠溶消栓胶囊：黄芪、当归、赤芍、地龙、川芎、桃仁、红花,每次 3 粒,每日 2 次口服。⑧ 口服脑心通胶囊(黄芪、赤芍、丹参、当归、川芎、桃仁、红花、醋乳香、醋没药、鸡血藤、牛膝、桂枝、桑枝、地龙、全蝎、水蛭),每次 3 粒,每日 2 次。⑨ 西医治疗参考前述。

常用药物：独活,防风,秦艽,桂枝,当归,附子,葛根,防己,牛膝,杜若,恶实,防己,海桐皮,何首乌,红蓝花,黄芪,虎掌,僵蚕,卷柏,蓝实,藜芦,羚羊角,麻黄,牛黄,葳蕤,羌活。

思路拓展：《医林改错·半身不遂本源》。君言半身不达,亏损元气,是其本源,何以亏至五成方病?愿闻其说。余曰：夫元气藏于气管之内,分布周身,左右各得其半,人行坐动转,全仗元气。若元气足,则有力;元气衰,则无力;元气绝,则死矣。若十分元气,亏二成剩八成,每半身仍有四成,则无病;若亏五成剩五成,每半身只剩二成半,此时虽未病半身不遂,已有气亏之症,因不疼不痒,人自不觉。若元气一亏,经络自然空虚,有空虚之隙,难免其气向一边归并。如右半身二成半,归并放左,则右半身无气;左半身二成半,归并放右,则左半身无气。无气则不能功,不能动,名曰半身不遂,不遂者,不遂人用也。如睡时气之归并,人不能知觉,不过是醒则不能翻身;惟睡醒时气之归并,自觉受病之半身,向不病之半身流动,比水流波浪之声尤甚;坐时归并,身心歪倒;行走时归并,半身无气,所以跌仆,人便云因跌仆得半身不遂,殊不知非因跌仆得半身不遂,实因气亏得半身下达,以致跌仆。

〖大脑前动脉分出前交通动脉前主干闭塞脑梗死-前动脉中风瘀血证〗

辨识要点：① 符合大脑前动脉分出前交通动脉前主干闭塞诊断;② 双侧动脉起源于同一大脑前动脉主干时出现双侧大脑半球的前、内侧梗死;③ 双下肢截瘫;④ 二便失禁;⑤ 意志缺失;⑥ 运动性失语;⑦ 额叶人格改变;⑧ MRI 显示早期缺血性梗死责任病灶;⑨ 舌红苔白脉弦。

临床决策：祛风通络。

治疗推荐：① 醒脑静注射液(麝香、郁金、冰片、栀子)20 ml 加入 0.9％氯化钠注射液 250 ml 静脉滴注,每日 1 次。② 疏血通注射液(水蛭、地龙)6 ml,加于 0.9％氯化钠注射液 250 ml 中静脉滴注,每日 1 次。③ 丹红注射液(丹参、红花)20 ml 加于 0.9％氯化钠注射液 250 ml 中静脉滴注,每日 1 次。④《备急千金要方》大八风汤：当归、五味子、升麻、乌头、黄芩、芍药、远志、独活、防风、川芎、麻黄、秦艽、石斛、人参、茯苓、黄芪、紫菀、石膏、杏仁、甘草、桂心、干姜、大豆,常规剂量,每日2次水煎送服润体丸2粒。⑤《太平惠民和剂局方》润体丸:防风一两半,白龙脑、乳香、羚羊角末、附子、白僵蚕、槟榔、肉豆蔻、沉香、蒺藜子、丁香、蔓荆子、牛黄、藿香叶、麻黄、生犀角、雄黄、麝香、木香、辰砂各一两,茯苓、白附子、羌活、原蚕蛾、人参、肉桂、川芎各一两半,珍珠末、独活各三分,全蝎、半夏、川乌头各二两,白花蛇、天麻各三两,琥珀、腻粉、白豆蔻各半两,金箔六十片为衣,上为细末,入研药令匀,炼蜜搜和,丸如鸡头大,每服一丸,细嚼,温酒下,荆芥茶下亦得。加至2丸。⑥ 西医治疗参考前述。⑦ 肠溶消栓胶囊:黄芪、当归、赤芍、地龙、川芎、桃仁、红花,每次3粒,每日2次口服。⑧ 口服脑心通胶囊(黄芪、赤芍、丹参、当归、川芎、桃仁、红花、醋乳香、醋没药、鸡血藤、牛膝、桂枝、桑枝、地龙、全蝎、水蛭),每次3粒,每日2次。

常用药物:当归,升麻,乌头,黄芩,独活,防风,川芎,麻黄,秦艽,石斛,人参,茯苓,黄芪,紫菀,牛膝,东壁土,防己,菊花,何首乌,红蓝花,黄芪,虎掌,僵蚕,卷柏,羚羊角,葳蕤。

思路拓展:《医经溯洄集·中风辨》。人有卒暴僵仆,或偏枯,或四肢不举,或不知人,或死,或不死者,世以中风呼之。而方书亦以中风治之。余尝考诸《内经》则曰风者百病之始也,又曰风者百病之长也。至其变化,乃为他病,无常方。又曰风者善行而数变,又曰风之伤人也或为寒热,或为热中,或为寒中,或为疠风,或为偏枯,或为风也。其卒暴僵仆不知人,四肢不举者,并无所论。止有偏枯一语而已。及观《千金方》则引岐伯曰:中风大法有四:一曰偏枯,二曰风痱,三曰风懿,四曰风痹。解之者曰:偏枯者半身不遂,风痱者身无痛、四肢不收,风懿者奄忽不知人,风痹者诸痹类风状。《金匮要略》中风篇曰:寸口脉浮而紧,紧则为寒,浮则为虚,寒虚相搏,邪在皮肤,浮者血虚,络脉空虚,贼邪不泻,或左或右,邪气反缓,正气即急,正气引邪,喎僻不遂;邪在于络肌肤不仁,邪在于经即重不胜,邪入于腑即不识人,邪入于脏舌即难言、口吐涎沫。由是观之,知卒暴僵仆不知人,偏枯,四肢不举等证固为因风而致者矣。故用大小续命、西州续命、排风、八风等诸汤散治之。及近代刘河间、李东垣、朱彦修三子者出,所论始与昔人异矣。河间曰:中风瘫痪者非谓肝木之风实甚而卒中之,亦非外中于风,由乎将息失宜,心火暴甚,肾水虚衰不能制之,则阴虚阳实而热气怫郁,心神昏冒,筋骨不用而卒倒无所知也。多因喜怒思悲恐五志有所过极而卒中者。由五志过极皆为热甚故也。俗云风者言末而忘其本也。东垣曰:中风者非外来风邪,乃本气病也。凡人年逾四旬气衰之际,或因忧喜忿怒伤其气者,多有此疾。壮岁之时无有也。若肥盛则间有之,亦是形盛气衰而如此。彦修曰:西北气寒为风所中,诚有之矣。东南气温而地多湿,有风病者非风也,皆湿土生痰。痰生热,热生风也。三子之论,河间主乎火,东垣主乎气,彦修主于湿,反以风为虚象,而大异于昔人矣。吁!昔人也,三子也,果孰是欤?果孰非欤?以三子为是,昔人为非,则三子未出之前,固有从昔人而治愈者矣。以昔人为是,三子为非,则三子已出之后,亦有从三子而治愈者矣。故不善读其书者,往往致乱。以予观之,昔人三子之论皆不可偏废,但三子以相类中风之病视为中风而立论,故使后人狐疑而不能决。殊不知因于风者真中风也,因于火、因于气、因于湿者类中风,而非中风也。三子所论者,自是因火、因气、因湿而为暴病。暴死之证与风何相干哉?如《内经》所谓三阴三阳发病为偏枯痿易,四肢不举,亦未尝必因于风而后能也。夫风火气湿之殊,望闻问切之异,岂无所辨乎?辨之为风则从昔人以治,辨之为火气湿则从三子以治。如此庶乎析理明而用法当矣。惟其以因火、因气、因湿之证,强因风而合论之,所以真伪不分而名实相紊。若以因火、因气、因湿证分出之则真中风病彰矣。所谓西北有中风,东南无中风者,其然欤否欤。

〖分出前交通动脉后的大脑前动脉远端闭塞脑梗死-前动脉中风瘀血证〗

辨识要点:① 符合分出前交通动脉后的大脑前动脉远端闭塞诊断;② 对侧足和下肢的感觉运动障碍;③ 上肢和肩部轻度瘫痪;④ 面部和手部不受累;⑤ 感觉丧失以辨别觉丧失为主;⑥ 旁中央小叶受损出现小便失禁;⑦ 淡漠;⑧ 反应迟钝;⑨ 额极与胼胝体受损出现欣快和缄默;⑩ 额叶受损出现对侧强握及吸吮反射和痉挛性强直;⑪ MRI 显示早期缺血性梗死责任病灶;⑫ 舌红苔白脉弦。

临床决策:祛风通络。

治疗推荐:① 醒脑静注射液(麝香、郁金、冰片、栀子)20 ml 加入 0.9％氯化钠注射液 250 ml 静脉滴注,每日 1 次。② 疏血通注射液(水蛭、地龙)6 ml,加于 0.9％氯化钠注射液 250 ml 中静脉滴注,每日 1 次。③ 丹红注射液(丹参、红花)20 ml 加于 0.9％氯化钠注射液 250 ml 中静脉滴注,每日 1 次。④《千金翼方》大排风汤:白鲜皮、附子、麻黄、杏仁、白术、防风、葛根、独活、防己、当归、人参、茯神、炙甘草、石膏、桂心、白芷,常规剂量,每日 2 次水煎送服乌犀丸 1 粒。⑤《太平圣惠方》卷 23 乌犀丸:乌犀角屑、天南星、天雄、桂心、白僵蚕、干蝎、独活、干姜、川乌头、白术、当归、白芷、细辛、牛膝、槟榔、青橘皮、白附子、桑螵蛸、阿胶、川芎各 30 g,羚羊角屑、天麻、乌蛇、防风、麻黄各 60 g,牛黄、麝香各二钱半,上药捣罗为末,炼蜜为丸如梧桐子大,每次 10 丸,每日 2 次温水送服。⑥ 肠溶消栓胶囊:黄芪、当归、赤芍、地龙、川芎、桃仁、红花,每次 3 粒,每日 2 次口服。⑦ 口服脑心通胶囊(黄芪、赤芍、丹参、当归、川芎、桃仁、红花、醋乳香、醋没药、鸡血藤、牛膝、桂枝、桑枝、地龙、全蝎、水蛭),每次 3 粒,每日 2 次。⑧ 西医治疗参考前述。

常用药物:牛膝,龟甲,玄参,天冬,东壁土,独活,防风,防己,菊花,海桐皮,何首乌,红蓝花,僵蚕,藜芦,羚羊角,牛黄,葳蕤,羌活,前胡,芹菜,青葙子,秦艽,全蝎,乳香,天麻。

思路拓展:《医林改错·半身不遂论叙》。医家立言著书,心存济世者,乃良善之心也,必须亲治其症,屡验方法,万无一失,方可传与后人。若一症不明,留与后人再补,断不可徒取虚名,恃才立论,病未经见,揣度立方,倘病不知源,方不对症,是以活人之心,遗作杀人之事,可不畏欤? 如伤寒、瘟疫、杂症、妇科,古人各有所长,对症用方,多半应手取效,其中稍有偏见,不过白玉微瑕,惟半身不遂一症,古之著书者,虽有四百余家,于半身不遂立论者,仅止数人,数人中并无一人说明病之本源,病不知源,立方安得无惜? 余少时遇此症,始遵《灵枢》《素问》、仲景之论,治之无功;继遵河间、东垣、丹溪之论,投药罔效。辗转踌躇,几至束手。伏思张仲景论伤寒,吴又可著瘟疫,皆独出心裁,并未引古经一语。余空有活人之心,而无济世之手。凡遇是症,必细心研究,审气血之荣枯,辨经络之通滞,四十年来,颇有所得。欲公之天下,以济后人。奈不敢以管见之学,驳前人之论,另立方法,自取其罪。友人曰:真胸有确见,屡验良方,补前人之缺,救后人之难,不但有功于后世,正是前代之勋臣,又何罪之有? 余闻斯议,不揣鄙陋,将男妇小儿半身不遂、瘫腿痿症、抽搐筋挛,得病之源、外现之症、屡验良法、难治易治之形状及前人所论脉理脏腑经络之错误,一一绘图申明其说,详述前后,以俟高明,再加补助,于医道不无小补云尔。

〖大脑前动脉皮质支闭塞脑梗死-前动脉中风瘀血证〗

辨识要点:① 符合大脑前动脉皮质支闭塞脑梗死诊断;② 对侧中枢性下肢瘫;③ 胼周和胼缘动脉

闭塞可伴感觉障碍;④ 对侧肢体短暂性共济失调;⑤ 眶动脉及额极动脉闭塞可见强握反射;⑥ 精神症状;⑦ MRI 显示早期缺血性梗死责任病灶;⑧ 舌红苔白脉弦。

临床决策:祛风通络。

治疗推荐:① 醒脑静注射液(麝香、郁金、冰片、栀子)20 ml 加入 0.9%氯化钠注射液 250 ml 静脉滴注,每日 1 次。② 疏血通注射液(水蛭、地龙)6 ml,加于 0.9%氯化钠注射液 250 ml 中静脉滴注,每日 1 次。③ 丹红注射液(丹参、红花)20 ml 加于 0.9%氯化钠注射液 250 ml 中静脉滴注,每日 1 次。④《太平惠民和剂局方》防风汤:防风、秦艽、独活、麻黄、半夏各二两,升麻、防己、白术、石膏、芍药、黄芩、甘草、当归、远志、人参各一两,上粗末,入半夏片令匀。每服四钱,水二中盏,生姜七八片,煎至一盏,去滓,取清汁六分,入麝香末少许,食后、临卧带热送服娄金丸 30 粒。⑤《太平惠民和剂局方》娄金丸:菊花四两,黄芪、藁本、白僵蚕、甘草、羌活、麻黄、茯苓、芍药、犀角各二两,白芷、天南星、细辛、人参、防风、川芎、龙脑、牛黄、麝香、白附子、天竺黄各一两,白花蛇、天麻各三两,生地黄汁五升,金箔 100 片,上为细末,以地黄汁膏子搜和,金箔为衣,丸如梧桐子大,每次 30 丸,每日 2 次温酒下。⑥ 肠溶消栓胶囊:黄芪、当归、赤芍、地龙、川芎、桃仁、红花,每次 3 粒,每日 2 次口服。⑦ 脑心通胶囊(黄芪、赤芍、丹参、当归、川芎、桃仁、红花、醋乳香、醋没药、鸡血藤、牛膝、桂枝、桑枝、地龙、全蝎、水蛭),每次 3 粒,每日 2 次口服。⑧ 西医治疗参考前述。

常用药物:牛膝,独活,菊花,海桐皮,何首乌,红蓝花,僵蚕,羚羊角,牛黄,葳蕤,羌活,芹菜,秦艽,全蝎,山慈菇,天麻,天雄,威灵仙,蜈蚣,五加皮,乌梢蛇,豨莶草,益母草,蚕蛾。

思路拓展:①《儒门事亲》。夫中风,失音闷乱,喝斜口眼。《内经》曰:风之为病,善行而数变。故百病皆生于风也。可用三圣散吐之。如不省人事,牙关紧闭,粥菜不能下者,煎三圣散,鼻内灌之,吐出涎,口自开也。次服通圣散、凉膈散、大人参半夏丸、桂苓甘露散等,大忌鸡、猪、鱼、兔、酒、醋、荞面动风引痰之物。吐痰之法,在方论中。②《医林改错·半身不遂辨》:半身不遂,古人风火湿痰之论,诸家层次议驳,有证据可凭乎? 余曰:即以仲景《伤寒论》中风篇云,中风则令人头疼身痛,发热恶寒,干呕自汗。《金匮要略》论伤风,则令人鼻塞喷嚏、咳嗽声重、鼻流清涕。中风本门又云,夫风之为病,当令人半身不遂。今请问何等风,何等中法,令人头疼身痛、发热恶寒、干呕自汗? 何等风,何等中法,则令人鼻塞喷嚏、咳嗽声重、鼻流清涕? 何等风,何等中法,则令人半身不遂? 半身不遂,若果是风,风之中人,必由皮肤入经络,亦必有由表入里之症可查。常治此症,初得时并无发热恶寒、头疼身痛、目痛鼻干、寒热往来之表证。既无表证,则知半身不遂,非风邪所中。再者,众人风火湿痰之论,立说更为含混。如果是风火湿痰,无论由外中,由内发,必归经络,经络所藏者,无非气血,气血若为风火湿痰阻滞,必有疼痛之症,有疼痛之症,乃是身痛之痹症,非是半身不遂,半身不遂,无疼痛之症。余平生治之最多,从未见因身痛痹症而得半身不遂者,由此思之,又非风火湿痰所中。

〖大脑前动脉深穿支闭塞脑梗死-前动脉中风瘀血证〗

辨识要点:① 符合大脑前动脉深穿支闭塞脑梗死诊断;② 对侧中枢性面舌瘫;③ 内囊膝部和部分内囊前肢受损可见上肢近端轻瘫;④ MRI 显示早期缺血性梗死责任病灶;⑤ 舌红苔白脉弦。

临床决策:祛风通络。

治疗推荐：① 疏血通注射液（水蛭、地龙）6 ml，加于 0.9％氯化钠注射液 250 ml 中静脉滴注，每日 1 次。② 丹红注射液（丹参、红花）20 ml 加于 0.9％氯化钠注射液 250 ml 中静脉滴注，每日 1 次。③《太平惠民和剂局方》羌活散：前胡、羌活、麻黄、茯苓、川芎、黄芩、甘草、蔓荆子、枳壳、细辛、石膏、菊花、防风各一两，上为末，入石膏研匀，每服二钱，水一大盏，入生姜三四片，薄荷三两叶，同煎至七分，稍热服，不拘时候送服透冰丹 30 粒。④《太平惠民和剂局方》透冰丹：蔓荆子、茯苓、大黄、栀子、益智仁、威灵仙、白芷各半两，香墨、麝香各一钱，茯神半两，川乌二两，天麻、淫羊藿叶各半两，上细末，入药研匀，炼蜜为丸如梧桐子大，每次 30 粒，每日 2 次温水送服。⑤ 肠溶消栓胶囊：黄芪、当归、赤芍、地龙、川芎、桃仁、红花，每次 3 粒，每日 2 次口服。⑥ 脑心通胶囊（黄芪、赤芍、丹参、当归、川芎、桃仁、红花、醋乳香、醋没药、鸡血藤、牛膝、桂枝、桑枝、地龙、全蝎、水蛭），每次 3 粒，每日 2 次口服。⑦ 西医治疗参考前述。

常用药物：龟甲，白芍，玄参，东壁土，独活，麻黄，葳蕤，羌活，芹菜，秦艽，全蝎，乳香，威灵仙，蜈蚣，五加皮，乌梢蛇，豨莶草，牙皂，茵芋，蚕蛾，皂角刺，泽兰，蜘蛛。

思路拓展：《丹溪心法》。风者百病之始，善行而数变。行者动也，风本为热，热胜则风动。宜以静胜其燥，养血是也。治须少汗，亦宜少下，多汗则虚其卫，多下则损其荣。治其在经，虽有汗下之戒，而有中脏、中府之分，中府者宜汗之，中脏者宜下之。此虽合汗下，亦不可太过，汗多则亡阳，下多则亡阴，亡阳则损其气，亡阴则损其形。初谓表里不和，须汗下之，表里已和，是宜治之在经。其中府者，面显五色，有表证而脉浮，恶风恶寒，拘急不仁，或中身之后，身之前，身之侧，皆曰中府也。其治多易。中脏者，唇吻不收，舌不转而失音，鼻不闻香臭，耳聋而眼瞀，大小便秘结，或眼合直视，摇头，口开，手撒，遗溺，痰如拽锯，鼻鼾，皆曰中脏也。中脏者多不治也。六腑不和，留结为痈；五脏不和，九窍不通。无此乃在经也，初证既定，宜以大药养之，当顺时令而调阴阳，安脏腑而和营卫，少有不愈者也。风中府者，先以加减续命汤，随证发其表。如兼中脏，则大便多秘涩，宜以三化汤通其滞。初证已定，别无他变，以大药和治之。大抵中府者多着四肢，中脏者多滞九窍。中府者多兼中脏之证，至于舌强失音，久服大药，能自愈也。又因气中，其证与中风相似，但风中多痰涎，气中口中无涎，治之之法，调气为先，《经》言治风者以理气，气顺则痰消，徐理其风，庶可收效。又有中已，言不变，志不乱，病在分腠之间者，只宜温肝取解汗，为可复也。凡中风，脉多沉浮，大法浮迟者吉，沉实者凶。先用麻油调苏合香丸，或用姜汁，或用白汤调，如口噤，抉开灌之，稍醒则服八味顺气散。若痰盛者，只以省风导痰汤服之。若中则昏沉不省人事，口噤，急以生半夏末吹入鼻中，或用细辛、皂角为末吹之，喷嚏则苏，无嚏者不治。肥人中者，以其气盛于外而歉于内也，肺为气出入之道，肥者气必急，气急必肺邪盛，肺金克木，胆为肝之府，故痰涎壅盛。所以治之必先理气为急，中后气未顺，痰未除，调理之剂，惟当以藿香正气散和星香散煎服。此药非特可治中风之证，治中气中恶，尤宜，寻常止呕多痰者，亦可用之。若前证多怒，宜小续命汤加羚羊角；热而渴者，汤中去附子，加秦艽半钱；恍惚错语，加茯神、远志各半钱；不得睡，加酸枣仁半钱；不能言，加竹沥一蚬壳许；人虚无力者，去麻黄，加人参如其数。若人自苏，能言能食，惟身体不遂，急则挛蜷，缓则曳，经年不愈，以加减地仙丹常服。若饮食坐卧如常，但失音不语，只以小续命去附子，加菖蒲一钱。治风之法，初得之，即当顺气，及日久，即当活血，此万古不易之至理，惟可以四物汤吞活络丹愈者，正是此义。若先不顺气化痰,遽用乌、附,又不活血,徒用防风、天麻、羌活辈,吾未见能治也。又见风中于肤腠,辄用脑麝治之者,是引风入骨髓也,尤为难治,深可戒哉! 如口㖞斜未正者,以蓖麻去壳烂捣,右㖞涂左,左㖞涂右,或鲜鱼血入麝香少许,涂之即正。嚏嚏,初卒倒,僵仆不知人事,急以皂角末,或不卧散于鼻内吹之,就提头顶发,立苏。若有嚏者可治,无嚏者不治。《经》曰:风从汗泄,似可微汗。正如解表,表实无汗者,散之劫之。表虚自汗者,温之解之。若气滞者难治,宜吐之。可下者,此因内有便溺之阻隔,故里实。若三五日不大便者,可与《机要》三化汤,或子和搜风丸,老人只以润肠丸。理气者,气滞气郁,肩膊麻痛之类,此七情也,宜乌药顺气、八味顺气之类;理血者,无表里之急,血弱举发不时者,用大秦艽汤,或羌活愈风汤,兼用化痰丸子。

〖大脑后动脉单侧皮质支闭塞脑梗死-后动脉中风瘀血证〗

辨识要点: ① 符合大脑后动脉单侧皮质支闭塞脑梗死诊断;② 对侧同向性偏盲;③ 偏身感觉障碍;④ 无偏瘫;⑤ 大脑后动脉起始段脚间支闭塞导致中脑大脑脚梗死可见偏瘫;⑥ 上部视野较下部视野受累常见;⑦ 黄斑区视力不受累;⑧ 优势半球受累可出现失读;⑨ 命名性失语;⑩ 失认;⑪ MRI 显示早期缺血性梗死责任病灶;⑫ 舌红苔白脉弦。

临床决策:祛风通络。

治疗推荐: ① 疏血通注射液(水蛭、地龙)6 ml,加于 0.9%氯化钠注射液 250 ml 中静脉滴注,每日 1 次。② 丹红注射液(丹参、红花)20 ml 加于 0.9%氯化钠注射液 250 ml 中静脉滴注,每日 1 次。③《太平惠民和剂局方》消风散:荆芥穗、甘草、川芎、羌活、白僵蚕、防风、茯苓、蝉蜕、藿香、人参、厚朴、陈皮各半两,上为细末,每次半两,每日 2 次水煎送服雄朱丸。④《太平惠民和剂局方》雄朱丸:雄黄、朱砂、龙脑、麝香各一钱,白僵蚕、白附子、天南星、乌蛇各半两,上除研外,余皆为末,炼蜜为丸如梧桐子大,每次 30 粒,每日 2 次温水送服。⑤ 肠溶消栓胶囊:黄芪、当归、赤芍、地龙、川芎、桃仁、红花,每次 3 粒,每日 2 次口服。⑥ 脑心通胶囊(黄芪、赤芍、丹参、当归、川芎、桃仁、红花、醋乳香、醋没药、鸡血藤、牛膝、桂枝、桑枝、地龙、全蝎、水蛭),每次 3 粒,每日 2 次口服。⑦ 西医治疗参考前述。

常用药物:荆芥,川芎,羌活,白僵蚕,防风,蝉蜕,人参,雄黄,朱砂,龙脑,麝香,白附子,天南星,乌蛇,独活,海桐皮,葳蕤,前胡,芹菜,秦艽,全蝎,天麻,威灵仙,五加皮。

思路拓展:《乾坤生意·中风瘫痪针灸秘诀》。中风口眼㖞斜:听会颊车地仓。凡㖞向左者,宜灸右;向右者,宜灸左,各㖞陷中二七壮,艾炷如麦粒大,频频灸之,取尽风气,口眼正为度。一法:以五寸长笔管,插入耳内,外以面塞四围竹管上头,以艾灸二七壮,右㖞灸左、左㖞灸右。中风风邪入腑,以致手足不遂:百会耳前发际肩髃曲池风市足三里绝骨。凡觉手足麻痹,或疼痛良久,此风邪入腑之候,宜灸此七穴。病在左灸右,在右灸左,候风气轻减为度。中风风邪入脏,以致气塞涎壅,不语昏危:百会大椎风池肩井曲池足三里间使。凡觉心中愦乱,神思不怡,或手足顽麻,此风邪入脏之候,速灸此七穴,各五七壮。如风势略可,凡遇春、秋二时,常灸此七穴,以泄风气;若素有风人,尤当留意。中风鼻塞不闻,时流清涕,偏正头风,及生白屑,惊痫,目上视不识人:灸囟会。中风头皮肿,目眩虚,振寒热,目疼不能远视:针灸上星。中风风痫,瘛疭等症:针灸印堂。中风头项急,不能回顾:针风府。中风手不能举:针灸阳池。中风腕酸,不能屈伸,指痛不能掌物:针灸外关。中风手弱不仁,拘挛不伸:针灸手三里。中风痰咳,肘挛,寒热惊痛:针灸列缺。中风惊怖,声音不出,肘腕酸疼:针灸通里。中风腰胯疼痛,不得转侧,腰胁相引:针灸环跳。中风转筋拘急,行步无力疼痛:针灸昆仑。中风脚腿麻木,冷痹冷痛:针灸阳陵。中风腰背拘急:针委中。中风脚膝疼痛,转筋拘急:针灸承山。治虚损五劳七伤紧要灸穴:陶道一穴,灸二七壮。身柱一穴,灸二七壮。肺俞二穴,灸七七壮至百壮。膏肓二穴,灸三七壮至七七壮。

〖**大脑后动脉双侧皮质支闭塞脑梗死-后动脉中风瘀血证**〗

辨识要点:① 符合大脑后动脉双侧皮质支闭塞脑梗死诊断;② 完全型皮质盲;③ 不成形视幻觉;④ 累及颞叶可见记忆受损;⑤ 不能识别熟悉面孔;⑥ MRI 示早期缺血性梗死责任病灶;⑦ 舌红苔白脉弦。

临床决策:祛风通络。

治疗推荐:①《太平惠民和剂局方》八风散。藿香、白芷、前胡各一斤,黄芪、甘草、人参各 2 斤,羌活、防风各三斤,上为细末,每日一两,每日 2 次水煎送服天南星丸 30 粒。②《太平惠民和剂局方》天南星丸:天南星一斤,辰砂二两,丁香、麝香各一两,龙脑一两半,上为细末,入研药匀,炼蜜为丸如梧桐子大,每次 30 粒,每日 2 次温水送服。③ 疏血通注射液(水蛭、地龙)6 ml,加于 0.9%氯化钠注射液 250 ml 中静脉滴注,每日 1 次。④ 丹红注射液(丹参、红花)20 ml 加于 0.9%氯化钠注射液 250 ml 中静脉滴注,每日 1 次。⑤ 肠溶消栓胶囊:黄芪、当归、赤芍、地龙、川芎、桃仁、红花,每次 3 粒,每日 2 次口服;⑥ 脑心通胶囊(黄芪、赤芍、丹参、当归、川芎、桃仁、红花、醋乳香、醋没药、鸡血藤、牛膝、桂枝、桑枝、地龙、全蝎、水蛭),每次 3 粒,每日 2 次口服。⑦ 西医治疗参考前述。

常用药物:藿香,白芷,前胡,黄芪,人参,羌活,防风,天南星,丁香,龙脑,牛膝,独活,海桐皮,僵蚕,羚羊角,麻黄,葳蕤,秦艽,全蝎,乳香,桑根白皮,天麻,天雄,威灵仙,蜈蚣。

思路拓展:《医法圆通·中风》。中风一证,原有中经、中腑、中脏、闭、脱之情,陈修园先生《三字经》《从众录》分辨甚详,可以熟玩。予更细为思之,夫人身原凭一气包罗,无损无伤,外邪何由而得入,内邪何由而得出。凡得此疾,必其人内本先虚,一切外邪始能由外入内,一切内邪始能由内出外,闭塞脏腑经络气机,皆能令人死。不得概谓皆由外致也。予常见卒倒昏迷,口眼㖞斜,或身软弱,或周身抽掣。众人皆作中风治之,专主祛风化痰不效。予经手专主先天真阳衰损,在此下手,兼看何部病情独现,用药即在此攸分。要知人之所以奉生而不死者,恃此先天一点真气耳。[眉批]知非氏曰:此解已透,然内本先虚,所谓本实先拨,即专主先天施治,未必十治十全。须知先天之阳不易回也,先与病家说明,愈是万幸,不愈医不任咎。若是回阳不愈,真阴不能自生,有人能治愈此病者,愿焚其书,愿铲其批。真气衰于何部,内邪外邪即在此处窃发。治之但扶其真元,内外两邪皆能绝灭。是不治邪而实以治邪,未治风而实以祛风。握要之法也。若专主祛风化痰,每每酿成脱绝危候,何也? 正虚而邪始生,舍其虚而逐其末。况一切祛风化痰之品,皆是耗散元气之斤,未有不立增其病者。然而浅深轻重,步步有法,贵在圆通。予不过以鄙意之管见,以与同人共商之耳。

〖**大脑后动脉起始段脚间支闭塞脑梗死-后动脉中风瘀血证**〗

辨识要点:① 符合大脑后动脉起始段脚间支闭塞脑梗死诊断;② 中脑中央和下丘脑综合征;③ 垂直性凝视麻痹;④ 昏睡甚至昏迷;⑤ 旁正中动脉综合征;⑥ 同侧动眼神经麻痹和对侧偏瘫;⑦ 同侧动

眼神经麻痹和对侧共济失调；⑧ 同侧动眼神经麻痹和对侧不自主运动和震颤；⑨ MRI 显示早期缺血性梗死责任病灶；⑩ 舌红苔白脉弦。

临床决策：祛风通络。

治疗推荐：① 醒脑静注射液（麝香、郁金、冰片、栀子）20 ml 加入 0.9%氯化钠注射液 250 ml 静脉滴注，每日 1 次。② 疏血通注射液（水蛭、地龙）6 ml，加于 0.9%氯化钠注射液 250 ml 中静脉滴注，每日 1 次。③ 丹红注射液（丹参、红花）20 ml 加于 0.9%氯化钠注射液 250 ml 中静脉滴注，每日 1 次。④《太平惠民和剂局方》大醒风汤：生南星八两，防风四两，独活、附子、全蝎、甘草各二两，上咬咀，每次一两，每日两次水煎送服至宝丹 5 粒。⑤《苏沈良方》至宝丹：生乌犀、生玳瑁、琥珀、朱砂、雄黄各一两，牛黄、龙脑、麝香各二钱半，安息香一两半，金银箔各 50 张，将生犀、玳瑁研为细末，入余药研匀，和为丸如梧桐子大，每次 5 粒，每日 2 次温水送服。⑥ 肠溶消栓胶囊：黄芪、当归、赤芍、地龙、川芎、桃仁、红花，每次 3 粒，每日 2 次口服。⑦ 脑心通胶囊（黄芪、赤芍、丹参、当归、川芎、桃仁、红花、醋乳香、醋没药、鸡血藤、牛膝、桂枝、桑枝、地龙、全蝎、水蛭），每次 3 粒，每日 2 次口服。⑧ 西医治疗参考前述。

常用药物：生天南星，防风，独活，附子，全蝎，生乌犀，琥珀，朱砂，雄黄，牛黄，龙脑，麝香，安息香，天雄，威灵仙，蜈蚣，五加皮，乌梢蛇，豨莶草，牙皂，原蚕蛾，芫花，皂荚，泽兰，蜘蛛。

思路拓展：《金匮要略方论》。夫风之为病，当半身不遂，或但臂不遂者，此为痹。脉微而数，中风使然。寸口脉浮而紧，紧则为寒，浮则为虚，寒虚相搏，邪在皮肤。浮者血虚，络脉空虚，贼邪不泻，或左或右，邪气反缓，正气即急，正气引邪，喝僻不遂。邪在于络，肌肤不仁；邪在于经，即重不胜；邪入于府，即不识人；邪入于藏，舌即难言，口吐涎。

〔大脑后动脉深穿支闭塞脑梗死-后动脉中风血瘀证〕

辨识要点：① 符合大脑后动脉深穿支闭塞脑梗死诊断；② 红核丘脑综合征；③ 病灶侧舞蹈样不自主运动；④ 意向性震颤；⑤ 小脑性共济失调；⑥ 对侧偏身感觉障碍；⑦ 丘脑综合征；⑧ 对侧深感觉障碍；⑨ 自发性疼痛；⑩ 感觉过敏；⑪ 轻度偏瘫；⑫ 手部痉挛；⑬ 舞蹈-手足徐动症；⑭ MRI 显示早期缺血性梗死责任病灶；⑮ 舌红苔白脉弦。

临床决策：祛风通络。

治疗推荐：①《太平惠民和剂局方》省风汤。防风、天南星各四两，半夏、黄芩、甘草各二两，上咬咀，每日一两，每日 2 次水煎送服黑神丸 2 粒。②《太平惠民和剂局方》黑神丸：熟地、赤小豆、干姜、藁本、麻黄、川芎各六两，羌活、甘松、当归、川乌、甘草各十八两，藿香、香墨各半斤，草乌一斤，白芷十二两，上为细末，以水煮面糊为丸如龙眼大，每次 2 粒，每日 2 次温水送服。③ 疏血通注射液（水蛭、地龙）6 ml，加于 0.9%氯化钠注射液 250 ml 中静脉滴注，每日 1 次。④ 丹红注射液（丹参、红花）20 ml 加于 0.9%氯化钠注射液 250 ml 中静脉滴注，每日 1 次。⑤ 肠溶消栓胶囊：黄芪、当归、赤芍、地龙、川芎、桃仁、红花，每次 3 粒，每日 2 次口服。⑥ 脑心通胶囊（黄芪、赤芍、丹参、当归、川芎、桃仁、红花、醋乳香、醋没药、鸡血藤、牛膝、桂枝、桑枝、地龙、全蝎、水蛭），每次 3 粒，每日 2 次口服。⑦ 西医治疗参考前述。

常用药物：防风，天南星，藁本，川芎，羌活，当归，川乌，草乌，白芷，秦艽，全蝎，乳香，天麻，天雄，威灵仙，蜈蚣，五加皮，乌梢蛇，豨莶草，牙皂，益母草，原蚕蛾，皂荚，泽兰，蜘蛛。

思路拓展：《推求师意·中风》。中风论治，先生以《内经》正《局方》之非，以湿热内伤补仲景之未备，独河间、戴人、东垣能发明此三者。河间曰：中风瘫痪，非肝木实甚而发中之也，亦非外中于风，由乎平日衣服饮食，安处动止，精魂神志，情性好恶，五志过极，不循其宜，致失其常，久则气变兴衰，而心火暴甚，肾水衰弱不能制之，则阴虚阳实而热气怫郁，心神昏，筋骨不用，而卒倒无所知也。戴人曰：暴僵暴仆，皆属厥阴肝木之无制也。肝木自甚，独风为然，盖肺金为心火所制，不能胜木故耳！东垣曰：凡人年逾四旬，气衰之际，或因忧喜忿怒伤其气者，壮岁肥盛之人，形盛气衰者，皆致中风，治法当和脏腑通经络。或曰：刘、张二氏犹用风药，佐辅泻火之剂，以开郁结，散其风热，今丹溪全然不用，乃从痿治何也？曰：先生但不用其发表伤卫之剂，至若鼠粘子之散支节筋骨、咽喉风热毒，起阴气，通十二经脉者也，则于是症尝用之，虽作痿治，然于散肝木之风，解郁结之热，皆在其中矣！其大法：泄心火则肺金清，而肝木不实，故脾不受伤；补肾水则心火降，而肺不受热。脾肺安则阳明实，阳明实则宗筋润，能束骨而利机关矣！复以东垣所治，黄柏与黄等补药为佐辅，有兼痰积，有热多，有湿热相半，临病制方，无一定之法，善于治痿者乎！窃论阳明者，胃脉也，胃乃水谷之海。《经》曰：人以胃气为本，无胃气则死。盖元精、元气、元神不可一日无水谷以养之，其水谷药石入胃，而气属阳，味属阴。属阳者，则上输气海；属阴者，则下输血海。二海者，气血之所归，五脏六腑、十二经脉皆取资于此。故二海盈溢，则一身内外气血皆充足矣。气充则荣卫流行，而手足百骸之力涌出矣；血充则冲脉引以渗灌于溪谷，而四属、九窍各为之用，而带脉得以约束十二经脉，不至于缓纵痿弱矣。先生用是以治中风瘫痪缓弱之病，可为法于后矣！严氏必先理气为说，是不识气因火而冲，反用辛温助火散气，误人多哉！

〖**闭锁综合征-脑桥中风瘀血证**〗

辨识要点：① 符合双侧脑桥基底部梗死闭锁综合征诊断；② 意识清醒；③ 无语言理解障碍；④ 双侧中枢型瘫痪；⑤ 可有双侧病理反射阳性；⑥ 眼球水平运动障碍；⑦ 不能讲话；⑧ 构音及吞咽运动障碍；⑨ 双侧面瘫；⑩ MRI 显示早期缺血性梗死责任病灶；⑪ 脑电图正常或轻度慢波；⑫ 舌红苔白脉弦。

临床决策：祛风通络。

治疗推荐：①《太平惠民和剂局方》清神散。檀香、人参、羌活、防风各十两，薄荷、荆芥穗、甘草各二十两，石膏四十两，细辛五两，上为末，每日一两，每日 2 次水煎送服牛黄生犀丸 30 粒。②《太平惠民和剂局方》牛黄生犀丸：黄丹、雄黄、腻粉、羚羊角各五两，铅水银、朱砂、龙齿各十两，天麻、牙硝、半夏各二十两，生犀、龙脑各二两，牛黄二钱半，上为末，炼蜜为丸，每两作 20 丸，每服 3 丸，温薄荷汤化下。③ 疏血通注射液（水蛭、地龙）6 ml，加于 0.9% 氯化钠注射液 250 ml 中静脉滴注，每日 1 次。④ 丹红注射液（丹参、红花）20 ml 加于 0.9% 氯化钠注射液 250 ml 中静脉滴注，每日 1 次。⑤ 肠溶消栓胶囊：黄芪、当归、赤芍、地龙、川芎、桃仁、红花，每次 3 粒，每日 2 次口服。⑥ 脑心通胶囊（黄芪、赤芍、丹参、当归、川芎、桃仁、红花、醋乳香、醋没药、鸡血藤、牛膝、桂枝、桑枝、地龙、全蝎、水蛭），每次 3 粒，每日 2 次口服。⑦ 西医治疗参考前述。

常用药物：牛膝，生代赭石，龙骨，牡蛎，龟甲，玄参，天冬，独活，檀香，人参，羌活，防风，薄荷，荆芥穗，石膏，细辛，雄黄，羚羊角，龙齿，天麻，生犀，龙脑，牛黄。

思路拓展：①《医学心悟·中风不语辨》。《医学心悟》或问：不语，有心脾肾三经之异；又风寒客于会厌,亦令不语,何以辨之？愚谓心者,君主之官,神明出焉。若心经不语,必昏冒全不知人,或兼直视、摇头等症,盖心不受邪,受邪则殆,此败症也。若胞络受邪,则时昏时醒,或时自喜笑。若脾经不语,则人事明白,或唇缓、口角流涎,语言謇涩。若肾经不语,则腰足痿痹,或耳聋遗尿,以此为辨。至若风寒客于会厌,不过喊风声哑之属,口能收,舌能转,枢机皆利,但不发音耳,可用辛散而安。②《傅青主男科·中风不语》：人有跌倒昏迷,或自卧而跌下床者,此皆气虚,而痰邪犯之也,方用三生饮：人参一两、生半夏、生南星各三钱,生附子1个,水煎灌之。此症又有因肾虚而得之者,夫肾主藏精,主下焦地道之生身,冲任二脉系焉,二脉与肾之大络,同出于肾之下,起于胞之中,其冲脉因称胞络,为经脉之海,遂名海焉,其冲脉之上行者,渗诸阳,灌诸精,下行者,渗诸阴,灌诸络,而温肌肉,别络结于跗,因肾虚而肾络与胞内绝,不通于上则瘖,肾脉不上循喉咙挟舌本,则不能言,二络不通于下,则痱厥矣,方用地黄饮子：熟地、巴戟天、山茱萸、茯苓、麦冬、肉苁蓉各一两,附子、菖蒲、五味子各五钱,石斛六钱,肉桂三钱,薄荷、姜、枣,水煎服。

〖椎基底动脉脑梗死脑桥腹外侧综合征-脑桥中风瘀血证〗

辨识要点：① 符合椎基底动脉脑梗死脑桥腹外侧综合征诊断;② 眩晕;③ 恶心;④ 呕吐;⑤ 眼球震颤;⑥ 病侧眼球外展麻痹;⑦ 病侧面肌麻痹;⑧ 双眼患侧注视麻痹;⑨ 交叉性感觉障碍;⑩ 对侧偏身触觉、位置觉、震动觉丧失;⑪ 患侧 Horner 征;⑫ 患侧偏身共济失调;⑬ MRI 显示早期缺血性梗死责任病灶;⑭ 舌红苔白脉弦。

临床决策：祛风通络。

治疗推荐：① 醒脑静注射液(麝香、郁金、冰片、栀子)20 ml 加入 0.9%氯化钠注射液 250 ml 静脉滴注,每日 1 次。② 疏血通注射液(水蛭、地龙)6 ml,加于 0.9%氯化钠注射液 250 ml 中静脉滴注,每日 1 次。③ 丹红注射液(丹参、红花)20 ml 加于 0.9%氯化钠注射液 250 ml 中静脉滴注,每日 1 次。④《圣济总录》卷九漏芦散：漏芦、地龙、当归、生附子各一两半,天麻二两,白花蛇、乌蛇、黄芪、桑根白皮、没药、栗楔、牛膝、麻黄、羌活、天南星、独活、虎骨、白僵蚕各一两,丹砂半两,麝香二钱。除别研药外,为细末,即入别研者拌和令匀,每日一两,每日 2 次水煎送服皂角丸 20 粒。⑤《太平惠民和剂局方》皂角丸：皂角一十八两六钱,捶碎以水揉汁,用蜜一斤,同熬成膏,干薄荷叶、槐角各五两,青橘皮、知母、贝母、半夏、威灵仙、白矾、菊花各一两,牵牛子二两,上为末,以皂角膏搜和为丸,如梧桐子大,每次 20 丸,每日 2 次温水送服。⑥ 肠溶消栓胶囊：黄芪、当归、赤芍、地龙、川芎、桃仁、红花,每次 3 粒,每日 2 次口服。⑦ 脑心通胶囊(黄芪、赤芍、丹参、当归、川芎、桃仁、红花、醋乳香、醋没药、鸡血藤、牛膝、桂枝、桑枝、地龙、全蝎、水蛭),每次 3 粒,每日 2 次口服。⑧ 西医治疗参考前述。

常用药物：蓝实,漏芦,羚羊角,葳蕤,羌活,前胡,青葙子,秦艽,全蝎,地龙,当归,生附子,天麻,白花蛇,乌蛇,桑根白皮,没药,牛膝,麻黄,天南星,独活,白僵蚕,皂角,槐角,威灵仙,白矾,菊花,牵牛子,泽兰,蜘蛛。

思路拓展：《古今医彻·中风论》。试观夫中风者,恒于密室中,行住坐卧之顷卒然仆倒,或痰涎上涌昏不知人,或肢体痿废足不任身,或手足瘫痪身半不遂,或口眼㖞僻筋脉牵引。斯时未尝有风,而何从中之。即令虚邪贼风偶犯,亦不过现六经之症,侵冒肌肤已耳。何至昏倒不省,若斯之甚也。然则中风究何从而名焉。盖人身臂犹树也，人之四肢犹树之枝干也，人之七情五志犹天之疾风豪雨也，人之饥饱劳逸犹树之日剥月削也，人之忧愁思虑犹树之蠹蛀侵蚀也，人之恣欲不节犹树之斧斤砍伐也。假令一树也而剥之削之，侵之蚀之砍之伐之，即不待夫疾风豪雨而罔不倾仆矣。偶遇大风拔木而咎之于风可乎？人之中风不犹是乎？河间谓五志过极言其因也，东垣谓本气自病言其本也，丹溪谓湿热生痰言其标也。而究其根则在于肾元不足所致。盖肾元无亏，五志过极即显五志之证，元气不足即显虚损之证，湿热生痰即显痰热之证。惟根本既亏而五志乘之，劳役乘之，痰热乘之，而卒然仆倒遂莫之支尔。斯时也，逐其痰痰愈炽，降其气气愈逆。惟牙关紧闭者暂用稀涎散开之。究无当于实际，立斋用三生饮投人参一两，驱驾其邪而补助真气，真斩关夺门之将也。河间立地黄饮子，治舌暗不言，足痿不行，专固其本，已顶门下一针矣。余每临斯症，细求其故，未有不从心肾不交而得。盖心不下交于肾，则用归脾汤养育心神为主，而以八味丸为佐。肾不上交于心则用地黄饮子补益真阴为主，而以独参汤为佐。又必令病患却七情，绝帏幕，轻者可复，重者可延，继以岁月，鲜不安痊。若以风药痰药间之，舍本求末，安望其能生哉。按中风肥人多见之而瘦者间有。然肥人多气虚，气虚则生痰，苟根本不实，犹树之扶疏而中空，则易于倒仆矣。治之须大进参术佐以痰药，后补其肾可也。瘦人多血虚，血虚则有火，苟忧愁太过，犹树之枝枯而叶萎则无以滋养矣。治之须培益真阴，佐以开郁，后补其气可也。盖脾肺肾肝，既有阴阳气血之殊，自应分酌而治。矧心为神机开发之本，胃是谷气充大之标，苟心思不遂，则饮食少用，而无以益其血脉，胃气不充则五脏少资，而无以灌其百骸。则是心与胃又所宜讲求者也。噫！中风一症，大率膏粱者多出于逸乐，则宜固其肾肝，盖肾主闭藏而肝主疏泄也。藜藿者每见于紫愁，则宜助其心脾，盖心主忧而脾主思虑也。此孰非医者之权衡，所当潜心而体会哉。不然一遇此症，不求其因，识浅技穷，辄进牛黄丸，几曾见有用之而得生者不大可悟也夫。中风五绝之症，如口开眼合，手撒遗尿，声如鼾睡者不治，治之无益。中风喝僻瘫痪，分左右之道路而大补气血，佐以舒筋豁痰，十补勿一泻之。中风痱痿不用宜八味十补还少等丹丸选用，佐以补中六君归脾等汤调之，慎勿误治，以夭人命。中气中寒中暑中食分别以治，不可误认作中风一例而看。稀涎散：江子仁六粒每粒分作两半，牙皂三钱细切，明矾一两，先将矾熔开，入二味搅匀，待矾枯为末，每用三分。三生饮：生南星一两，生川乌半两去皮，生附子半两去皮，木香二钱，每用共一两，加人参一两，水煎。地黄饮子：怀熟地、巴戟天、山茱萸、肉苁蓉、附子、石菖蒲、五味子、茯苓、麦冬、远志肉、石斛、紫肉桂各等分，每服五钱，入薄荷少许，姜枣水煎。

〖椎基底动脉脑梗死脑桥腹内侧综合征-脑桥中风瘀血证〗

辨识要点：① 符合椎基底动脉脑梗死脑桥腹内侧综合征诊断；② 病灶侧外展神经麻痹；③ 周围性面瘫；④ 双眼向病灶对侧凝视；⑤ 对侧中枢性偏瘫；⑥ MRI 示早期缺血梗死责任病灶；⑦ 舌红苔白脉弦。

临床决策：祛风通络。

治疗推荐：①《太平惠民和剂局方》大防风汤。川芎、附子各一两半，熟干地黄、白术、防风、当归、白芍、黄芪、杜仲各二两，羌活、人参、甘草、牛膝各一两，上为粗末，每日一两，每日 2 次水煎送服天南星丸 20 粒。②《奇效良方》牛黄天南星丸：天南星、天麻各二两，独活、白附子、僵蚕、人参、丹砂各一两，当归、桑螵蛸、干蝎、甘草各三分，桂心一分，羚羊角、犀角、麝香、牛黄、雄黄、片脑各半两，上先以十三味捣罗为细末,再入别研五味和匀,炼蜜为丸如酸枣大,每次 1 丸,每日 2 次温水送服。③ 疏血通注射液(水蛭、地龙)6 ml,加于 0.9%氯化钠注射液 250 ml 中静脉滴注,每日 1 次。④ 丹红注射液(丹参、红花)20 ml 加于 0.9%氯化钠注射液 250 ml 中静脉滴注,每日 1 次。⑤ 肠溶消栓胶囊:黄芪、当归、赤芍、地龙、川芎、桃仁、红花,每次 3 粒,每日 2 次口服。⑥ 脑心通胶囊(黄芪、赤芍、丹参、当归、川芎、桃仁、红花、醋乳香、醋没药、鸡血藤、牛膝、桂枝、桑枝、地龙、全蝎、水蛭),每次 3 粒,每日 2 次口服。⑦ 西医治疗参考前述。

常用药物:怀牛膝,生代赭石,生龙骨,生牡蛎,生龟甲,生杭芍,玄参,天冬,东壁土,独活,杜若,恶实,防风,防己,菊花,葛根,海桐皮,何首乌,红蓝花,黄芪,虎掌,僵蚕,卷柏,空青,蓝实,藜芦,羚羊角,麻黄,牛黄,葳蕤,羌活,前胡,芹菜,青葙子,秦艽,全蝎,乳香,桑耳,桑根白皮,桑椹,山慈菇,射罔,天麻,天南星,天雄,威灵仙,蜈蚣,五加皮,乌梢蛇,豨莶草,牙皂,益母草,茵芋,原蚕蛾,芫花,云母,预知子,皂荚,皂角刺,泽兰,蜘蛛。

思路拓展:《侣山堂类辩·中风论》。夫邪之中于人也,有皮肉筋骨腑脏之浅深,有阴阳寒热燥湿之气化。况风之善行而数变,是以伤于皮毛,则为头痛、发热、咳嗽、鼽涕之轻证;入于血脉,则肌肤不仁,或为疠疡,或为肿;邪在肌肉筋骨,则为痛痹,或为拘挛,或为偏枯,邪入于腹,或为飧泄,或为燥结;邪入于腑,即不识人;邪入于脏,舌即难言,口唾痰涎。此邪入之有浅深,而病之有死生轻重也。夫天有六淫之邪,风有六气之化。邪袭于阳,则为热化;中于阴,则为阴寒。湿盛者,则痰涎上壅;燥盛者,则肠胃下结。邪气盛者,则病气形气皆盛;正气虚者,则病气形气皆虚。总属天之风邪,而人身中有寒、热、燥、湿、虚、实之化。是以河间谓中风主于火,丹溪谓主于痰,东垣谓主于气,又曰:中风之病,惟年老者有之。此皆未明阴阳气化之道也。夫㖞僻拘挛,目斜不语,在童稚则为急慢惊风,在少壮则为中风卒暴。予一侄女,年二十余、体甚丰浓,精神强旺,六月盛暑,恒贪风凉,临窗露卧。忽一日头大痛,身热,无汗,口不渴而躁,手足拘急,口眼㖞斜。余诊之,六脉沉细。予曰:邪已入脏,此危证也。次日即不能言,口唾涎,药亦不受,病三日而死。如此之候,年少壮盛者比比,又非独于老人也。《经》曰:夏伤于暑,冬伤于寒。是夏月止有风暑,而无寒邪,即见阴寒之证,而宜于姜、附之热药者,乃邪中于里阴而不得阳热之化,非天之寒气也。时下名流,咸以此证为中寒。予微哂之曰:是固知年少之无中风也。若谓少壮之人,血气充实,而不为风邪所中,是亦不应中寒、中暑矣。此习俗之固弊,牢不可破者也。或曰:然则老年之多中风者,何气使然?曰:年老之人,天癸已绝,血气虚衰,腠理不密,故易于受风,且精气竭而痰火盛,是以有因痰、因火、因气之说焉。夫客气邪风,中人多死。若五脏安和,元真通畅,不使形体有衰,病则无由入其腠理。《灵枢经》曰:八风之邪皆从其虚之乡来,乃能病患。三虚相搏则为暴病卒死。两实一虚则为淋露寒热。其有三虚而偏中于邪风则为击仆偏枯。故圣人避风如避矢石。是圣人之教化,又何尝有年老少壮之分也!

〖椎基底动脉闭塞脑梗死基底动脉尖综合征-基底动脉中风瘀血证〗

辨识要点:① 符合椎基底动脉脑梗死基底动脉尖综合征诊断;② 眼球运动障碍;③ 瞳孔异常;④ 觉醒和行为障碍;⑤ 记忆障碍;⑥ 对侧偏盲或皮质盲;⑦ 无明显运动和感觉障碍;⑧ CT 及 MRI 显示双侧丘脑、枕叶、颞叶和中脑多发病灶;⑨ 舌红苔白脉弦。

临床决策：祛风通络。

治疗推荐：①《圣济总录》卷126 菖蒲汤。菖蒲、远志、木通、茯苓、人参、石决明、当归、防风、桂枝各一两，每日2次水煎送服龙脑芎犀丸2粒。②《太平惠民和剂局方》龙脑芎犀丸：石膏、川芎各四两，生龙脑、生犀角、栀子各一两，朱砂四两、人参、茯苓、细辛、炙甘草各二两，阿胶一两半、麦冬三两，上除别研后入外，并捣罗为细末，炼蜜为丸如弹子大，每次2丸，每日2次温水送服。③ 疏血通注射液（水蛭、地龙）6 ml，加于0.9％氯化钠注射液250 ml中静脉滴注，每日1次。④ 丹红注射液（丹参、红花）20 ml加于0.9％氯化钠注射液250 ml中静脉滴注，每日1次。⑤ 肠溶消栓胶囊：黄芪、当归、赤芍、地龙、川芎、桃仁、红花，每次3粒，每日2次口服。⑥ 脑心通胶囊（黄芪、赤芍、丹参、当归、川芎、桃仁、红花、醋乳香、醋没药、鸡血藤、牛膝、桂枝、桑枝、地龙、全蝎、水蛭），每次3粒，每日2次口服。⑦ 西医治疗参考前述。

常用药物：菖蒲，远志，人参，石决明，当归，防风，桂枝，川芎，龙脑，栀子，朱砂，细辛，牛膝，独活，恶实，菊花，红花，僵蚕，牛黄，羌活，青葙子，秦艽，全蝎，乳香，天麻，威灵仙。

思路拓展：《洄溪医案·中风》。封门金姓，早立门首，卒遇恶风，口眼歪邪，噤不能言。医用人参、桂、附诸品，此近日时医治风证不桃之方也。趣余视之，其形如尸，面赤气粗，目瞪脉大，处以祛风消痰清火之剂。其家许以重赀，留数日。余曰：我非行道之人，可货取也。固请，余曰：与其误药以死，莫若服此三剂，醒而能食，不服药可也。后月余，至余家拜谢。问之，果服三剂而起，竟不敢服他药。惟腿膝未健，手臂犹麻，为立膏方而全愈。此正《内经》所谓虚邪贼风也，以辛热刚燥治之固非，以补阴滋腻治之亦谬，治以辛凉，佐以甘温，《内经》有明训也。运使王公叙揆，自长芦罢官归里，每向余言，手足麻木而痰多。余谓公体本丰腴，又善饮啖，痰流经脉，宜撙节为妙。一日忽昏厥遗尿，口噤手拳，痰声如锯，皆属危证。医者进参、附、熟地等药，煎成未服。余诊其脉，洪大有力，面赤气粗，此乃痰火充实，诸窍皆闭，服参附立毙矣。以小续命汤去桂附，加生军一钱，为末，假称他药纳之，恐旁人之疑骇也。戚党莫不哗然，太夫人素信余，力主服余药。三剂而有声，五剂而能言，然后以消痰养血之药调之，一月后步履如初。张由巷刘松岑，素好饮，后结酒友数人，终年聚饮，余戒之不止。时年才四十，除夕向店沽酒，秤银手振，秤坠而身亦仆地，口噤不知人，急扶归。岁朝，遣人邀余，与以至宝丹数粒，嘱其勿服他药，恐医者知其酒客，又新纳宠，必用温补也。初五至其家，竟未服药，诊其脉弦滑洪大，半身不遂，口强流涎，乃湿痰注经传腑之证。余用豁痰驱湿之品调之，月余而起。一手一足，不能如旧，言语始终艰涩。初无子，病愈后，连举子女皆成立，至七十三岁而卒。谁谓中风之人不能永年耶？凡病在经络筋骨，此为形体之病，能延岁月，不能除根。若求全愈，过用重剂，必至伤生。富贵之人闻此等说，不但不信，且触其怒，于是谄谀之人，群进温补，无不死者，终无一人悔悟也。西门外汪姓，新正出门，遇友于途，一揖而仆，口噤目闭，四肢瘫痪，舁归不省人事，医亦用人参、熟地等药。其母前年曾抱危疾，余为之治愈，故信余求救。余曰：此所谓虚邪贼风也，以小续命汤加减。医者骇，谓壮年得此，必大虚之证，岂可用猛剂？其母排众议而服之。隔日再往，手揽余衣，两足踏地，欲作叩头势。余曰：欲谢余乎？亟点首，余止之。复作垂涕感恩状，余慰之，且谓其母曰：风毒深入，舌本坚硬，病虽愈，言语不能骤出，毋惊恐而误投温补也。果月余而后能言，百日乃痊。东山席以万，年六十余，患风痹，时医总投温补，幸不至如近日之重用参、附，病尚未剧。余诊之，脉洪而气旺，此元气强实之体，而痰火充盛耳。清火消痰以治标，养血顺气以治本。然经络之痰，无全愈之理，于寿命无伤，十年可延也。以平淡之方，随时增损，调养数载，年七十余始卒。此所谓人实证实，养正驱邪，以调和之，自可永年。重药伤正，速之死耳。叔子静，素无疾，一日，余集亲友小酌，叔亦在座，吃饭至第二碗仅半，头忽垂，箸亦落。同座问曰：醉耶？不应。又问：骨哽耶？亦不应。细视之，目闭而口流涎，群起扶之别座，则颈已歪，脉已绝，痰声起，不知人矣。亟取至宝丹灌之，始不受，再灌而咽下。少顷开目，问扶者曰：此何地也？因告之故。曰：我欲归。扶之坐舆内以归，处以驱风消痰安神之品，明日已能起，惟软弱无力耳。以后亦不复发。此总名卒中，亦有食厥，亦有痰厥，亦有气厥。病因不同，如药不预备，则一时气不能纳，经络闭塞，周时而死。如更以参、附等药助火助痰，则无一生者。及其死也，则以为病本不治，非温补之误，举世皆然也。雄按：《资生经》云，有人忽觉心腹中热甚，或曰：此中风之候，与治风药而风不作。夷陵某太守夏间忽患热甚，乃以水洒地，设簟卧其上，令人扇之，次日忽患中风而卒。人但咎其卧水簟而用扇也。暨见一澧阳老妇，见证与太守同，因服小续命汤而愈。合而观之，乃知中风由心腹中多大热而作也。徐氏之论，正与此合。《易》曰：风自火出。谚云：热极生风。何世人之不悟耶？若可用参、附等药者，乃脱证治法，不可误施于闭证也。

〖椎基底动脉脑梗死延髓背外侧综合征-延髓中风瘀血证〗

辨识要点：① 符合椎基底动脉脑梗死延髓背外侧综合征诊断；② 突然眩晕发作；③ 共济失调；④ 恶心呕吐；⑤ 球麻痹；⑥ 呃逆；⑦ 交叉性感觉障碍；⑧ 眼球运动障碍；⑨ 面瘫；⑩ MRI 显示早期缺血性梗死责任病灶；⑪ 舌红苔白脉弦。

临床决策：祛风通络。

治疗推荐：① 小追风散。白僵蚕、全蝎、炙甘草、荆芥各二两，川乌、防风、石膏各四两，川芎三两，麝香一两，上为细末，每次三钱，每日 2 次水煎送服辰砂天麻丸 20 粒。②《太平惠民和剂局方》辰砂天麻丸：川芎二两半，麝香、白芷各一两一分，辰砂、白附子各五两，天麻十两，天南星二十两，上为末，面糊丸如梧桐子大，每次 20 丸，每日 2 次荆芥汤下。③ 疏血通注射液（水蛭、地龙）6 ml，加于 0.9％氯化钠注射液 250 ml 中静脉滴注，每日 1 次。④ 丹红注射液（丹参、红花）20 ml 加于 0.9％氯化钠注射液 250 ml 中静脉滴注，每日 1 次。⑤ 肠溶消栓胶囊：黄芪、当归、赤芍、地龙、川芎、桃仁、红花，每次 3 粒，每日 2 次口服。⑥ 脑心通胶囊（黄芪、赤芍、丹参、当归、川芎、桃仁、红花、醋乳香、醋没药、鸡血藤、牛膝、桂枝、桑枝、地龙、全蝎、水蛭），每次 3 粒，每日 2 次口服。⑦ 西医治疗参考前述。

常用药物：怀牛膝，生代赭石，生龙骨，生牡蛎，生龟甲，生杭芍，玄参，天冬，东壁土，独活，杜若，恶实，防风，防己，菊花，葛根，海桐皮，何首乌，红蓝花，黄芪，虎掌，僵蚕，卷柏，空青，蓝实，藜芦，羚羊角，麻黄，牛黄，葳蕤，羌活，前胡，芹菜，青葙子，秦艽，全蝎，乳香，桑耳，桑根白皮，桑椹，山慈菇，射罔，天麻，天南星，天雄，威灵仙，蜈蚣，五加皮，乌梢蛇，豨莶草，牙皂，益母草，茵芋，原蚕蛾，芫花，云母，预知子，皂荚，皂角刺，泽兰，蜘蛛。

思路拓展：《读医随笔·中风有阴虚阳虚两大纲》。中风者，人间第一大病也，而《金匮》论之甚简，吾初亦怪仲景之太率略矣。细考其义乃知察脉审证、施治之法，已提纲挈领而无遗也。后世论中风者，分中经、中腑，而口歪眼斜，流涎吐沫，偏枯不遂，四肢拘急，痿软瘫痪，呼吸喘促，统列为中风之证，中脏而不辨其阴阳虚实也。大秦艽汤、排风汤、八风汤、续命汤诸方,统列为治中风之方,而亦不辨其阴阳虚实也。河间以为火,东垣以为气虚,丹溪以为湿热生痰,未有辨别阴虚阳虚者;所立之方,终未有出小续命之范围者也。王节斋始畅发阴虚之论,叶天士始重讲阴虚之治,一洗前人惯用辛燥之习,而又遗阳虚一层矣。后静读《金匮》脉迟而紧,是阳虚之寒证也,其下系以口眼歪斜,四肢拘急,口吐涎沫诸证;脉迟而缓,是阴虚之热证也,其下系以心气不足,胸满短气,缓纵不收之证。黄连泻心汤治心气不足吐血者,义与此同。前人所称邪盛为真中风者,其所指之证,即皆在阳虚挟寒之条者也;所称正虚为类中风者,其所指之证,即皆在阴虚生燥之条者也。故知阴虚、阳虚为中风两大关键,而真之与类,正无庸琐琐也。何者?二证之本,皆由正气大虚,转运之权无以自主,而猝为时令升降敛散之气所变乱,以失其常度也。阳虚者,遇寒冷之令,其阳气不胜天气之敛抑,故多病于秋冬;阴虚者,遇温热之令,其阴气不胜天气之发越,故多病于春夏。挟寒者,气内结,多现外感之象,世遂以为真中矣;挟温者,气外泄,多现内虚之象,世遂以为类中矣。治之之法,虚有微甚,即药有重轻,不待言也。所尤当辨者,阳虚有阴盛,有阴不盛;阴虚有阳盛,有阳不盛。阴盛者为寒冷,治之以重热,阴不盛为寒燥,治之以温润,阳盛者为燥热,治之以凉润,阳不盛为虚燥,亦治之以温润也。大抵阳虚之治,药取其气,气重在辛;阴虚之治,药取其味,味重在酸。而总须重佐之以活血。何者?阳虚血必凝,非此无以拨其机;阴虚血必滞,非此无以通其道也。或曰:气既虚矣,而复活其血,不速之脱乎?曰:固其气则不脱矣。且活血者正以疏其机关,为气之脱者辟归之之路也。西医谓病此者,脑中有水,或有死血。殊不知水者,阳衰而水凌也,死血者,阴虚而血沸也,皆中气暴乱,激之至脑也。上古之世,所谓真中,必感异风,猝伤脑气,以致仆倒,稍延即内变五脏而不治矣。其证不数见,故仲景不论也。华佗《中藏经》、巢氏《诸病源候论》中有灸法,宜并考之。

〖**大面积脑梗死-风中脑络瘀血证**〗

辨识要点:① 符合大面积脑梗死诊断;② 病灶对侧完全性偏瘫;③ 偏身感觉障碍;④ 向病灶对侧凝视麻痹;⑤ 进行性加重;⑥ 脑水肿和颅内压增高征象;⑦ 脑疝;⑧ MRI 显示早期缺血性梗死责任病灶;⑨ 舌红苔白脉弦。

临床决策:祛风通络。

治疗推荐:① 醒脑静注射液(麝香、郁金、冰片、栀子)20 ml 加入 0.9%氯化钠注射液 250 ml 静脉滴注,每日 1 次。② 疏血通注射液(水蛭、地龙)6 ml,加于 0.9%氯化钠注射液 250 ml 中静脉滴注,每日 1 次。③ 丹红注射液(丹参、红花)20 ml 加于 0.9%氯化钠注射液 250 ml 中静脉滴注,每日 1 次。④《太平惠民和剂局方》龙脑天麻煎:甜瓜子、浮萍草、川乌、地榆、黑参各五十两,天麻一百两,以上六味,为细末,用雪水、白沙蜜各十五斤零十两同化开,用绢袋子滤过,银、石器内慢火熬成稠膏。生龙脑八两、麝香四两,上为细末,除龙、麝外,用天麻乌头膏和搜令匀,放冷,入龙、麝再搜令匀。入白内捣千百杵,搓为梃子。每次一皂荚子大,每日 2 次水煎送服和太师牛黄丸 1 粒。⑤《太平惠民和剂局方》和太师牛黄丸:石燕、蛇黄、磁石以上三味,并火烧醋淬九遍,细研;雄黄、辰砂、石绿各一两,牛黄、粉霜、轻粉、麝香各半两,银箔、金箔各 100 片,上件都研匀细,用酒煮面糊和丸,如鸡头大。每服一丸,煎薄荷酒磨下。⑥ 肠溶消栓胶囊:黄芪、当归、赤芍、地龙、川芎、桃仁、红花,每次 3 粒,每日 2 次口服。⑦ 脑心通胶囊(黄芪、赤芍、丹参、当归、川芎、桃仁、红花、醋乳香、醋没药、鸡血藤、牛膝、桂枝、桑枝、地龙、全蝎、水蛭），每次 3 粒，每日 2 次口服。⑧ 西医治疗参考前述。

常用药物：怀牛膝，独活，恶实，防风，防己，菊花，海桐皮，红花，虎掌，僵蚕，卷柏，空青，蓝实，藜芦，羚羊角，麻黄，牛黄，葳蕤，羌活，前胡，芹菜，青葙子，秦艽，全蝎，乳香，桑耳，桑根白皮，桑椹，山慈菇，射罔，天麻，天南星，天雄，威灵仙，蜈蚣，五加皮，乌梢蛇，豨莶草，牙皂，益母草，茵芋，原蚕蛾，芫花，云母，预知子，皂荚，皂角刺，泽兰，蜘蛛。

思路拓展：《一得集·中风瘫痪治验》。杨慎斋年四十许，素鸠酒。一日正午饮，忽杯落于地，家人急扶进床。急召余诊，目合神昏，面赤如朱，牙关紧闭，鼻息如雷，痰涎上壅，脉洪大而数。急用针刺百会及眉心、颊车，挖开牙关，连灌以至宝丹三粒。方用羚羊角、石菖蒲、胆南星、天竺黄、橘红、钩藤、桑叶、僵蚕、菊花、薄荷、郁金、全蝎等，至酉刻而稍苏。次日复诊，脉仍数大，仿资寿解语汤例，服 3 剂而始能言。舌本仍硬，大便不通，脉仍洪大，以防风通圣散每服五钱，更加大黄三钱，百沸汤和服，1 日 3 次，至次日而便通。二足痿软无力，两手关节皆痛，如历节白虎风症，乃遵古法针、灸、熨、摩、熏、蒸、汤、丸、诸法并施，调理月余始痊。

〖皮质前分水岭型脑梗死-分水岭中风瘀血证〗

辨识要点：① 符合皮质前分水岭型脑梗死诊断；② 相邻血管供血区交界处或分水岭区局部缺血；③ 常发生于颈内动脉严重狭窄伴全身血压降低时；④ 通常症状较轻；⑤ 大脑前、中动脉分水岭脑梗死病灶位于额中回，可沿前后中央回上部带状走行，直达顶上小叶；⑥ 以上肢为主的偏瘫及偏身感觉障碍；⑦ 伴有情感障碍、强握反射和局灶性癫痫；⑧ 优势侧半球病变还可出现经皮质运动性失语；⑨ MRI 显示早期缺血性梗死责任病灶；⑩ 舌红苔白脉弦。

临床决策：祛风通络。

治疗推荐：①《太平惠民和剂局方》乌药顺气散。麻黄、陈皮、乌药各二两，白僵蚕、川芎、枳壳、甘草、白芷、桔梗各一两，干姜半两，上为细末，每次三钱，每日 2 次水煎送服龙虎丹 1 粒。②《太平惠民和剂局方》龙虎丹：黑牵牛、藿香叶、天麻、牛膝、硫黄、何首乌、羌活、独活、柴胡、川芎、桔梗、肉桂、白僵蚕、水银、雄黄、白干姜、朱砂、白蒺藜、防风各三两，乌蛇八两，龙脑半两，上为细末，炼蜜为剂。每服一丸如鸡头大，用薄荷酒嚼下。日进一服，重即两服。③ 疏血通注射液（水蛭、地龙）6 ml，加于 0.9% 氯化钠注射液 250 ml 中静脉滴注，每日 1 次。④ 丹红注射液（丹参、红花）20 ml 加于 0.9% 氯化钠注射液 250 ml 中静脉滴注，每日 1 次。⑤ 肠溶消栓胶囊：黄芪、当归、赤芍、地龙、川芎、桃仁、红花，每次 3 粒，每日 2 次口服。⑥ 脑心通胶囊（黄芪、赤芍、丹参、当归、川芎、桃仁、红花、醋乳香、醋没药、鸡血藤、牛膝、桂枝、桑枝、地龙、全蝎、水蛭），每次 3 粒，每日 2 次口服。⑦ 西医治疗参考前述。

常用药物：怀牛膝，生代赭石，生龙骨，生牡蛎，生龟甲，生杭芍，玄参，天冬，东壁土，独活，杜若，恶实，防风，防己，菊花，葛根，海桐皮，何首乌，红蓝花，黄芪，虎掌，僵蚕，卷柏，空青，蓝实，藜芦，羚羊角，麻黄，牛黄，葳蕤，羌活，前胡，芹菜，青葙子，秦艽，全蝎，乳香，桑耳，桑根白皮，桑椹，山慈菇，射罔，天麻，天南星，天雄，威灵仙，蜈蚣，五加皮，乌梢蛇，豨莶草，牙皂，益母草，茵芋，原蚕蛾，芫花，云母，预知子，皂荚，皂角刺，泽兰，蜘蛛。

思路拓展：《辨证录·中风门》。人有身忽猝倒，两目紧闭，昏晕不识人，即子孙亦不相识，人以为中风之危症也,谁知绝非中风,乃心气之乏绝乎。夫身中未有不痰盛者也。痰盛则直走心经,而心气乏绝,则痰涎壅住于膻中而不能开矣。虽膻中为心君之相,痰来侵心,膻中先受,所以障心而使痰之不能入也。然则膻中本卫心以障痰,何反壅痰以害心乎?不知心气既虚,而膻中亦虚矣。膻中既虚,仅可障痰以卫心,力难祛痰以益心也。况痰气过盛,犯心甚急,膻中坚闭夫膜膈,使痰之不入,而心气因之不通,不能上通于人眦,故目紧闭而不识人也。治法急补其君相之火,而佐之祛痰之味。心气一通,目自开而人自识也方用四君子汤加减用之。人参一两、白术二两、茯苓三钱、附子一钱、竹沥一合、姜汁一合、菖蒲三分,水煎服。一剂而目开,再剂而人识矣。此方用参、术以救心气之绝,然非假附子之力,断不能破围而直入,即用附子而不用竹沥、姜汁,则痰涎间隔,恐附子孤军难于斩杀耳;又佐之菖蒲者,借其向导,引附子群药迳达心宫,易施其祛除之力也。此症用加味三生饮亦神效:人参、白术各一两,附子、南星、半夏、菖蒲、远志各一钱,生枣仁三钱,水煎服。

〖皮质型分水岭脑梗死-分水岭中风瘀血证〗

辨识要点:① 符合皮质型分水岭脑梗死诊断;② 偏盲;③ 象限盲;④ 皮质性感觉障碍;⑤ 无偏瘫或瘫痪较轻;⑥ 情感淡漠;⑦ 记忆力减退;⑧ 优势半球侧病变出现经皮质感觉性失语;⑨ 非优势半球侧病变可见体象障碍;⑩ MRI 显示早期缺血性梗死责任病灶;⑪ 舌红苔白脉弦。

临床决策:祛风通络。

治疗推荐:①《医林改错》通窍活血汤。赤芍一钱、川芎一钱、桃仁三钱研泥、红花三钱、老葱三根切碎、鲜姜三钱切碎、红枣七个去核、麝香五厘绢包,用黄酒半斤将前七味煎一钟,去渣,将麝香入酒内,再煎二沸,临卧服。方内黄酒,各处分两不同,宁可多二两,不可少,煎至一钟。酒亦无味,虽不能饮酒之人亦可服。此方麝香最要紧,若买当门子更佳。每日 1 剂,每日 2 次水煎送服碧霞丹 1 粒。②《太平惠民和剂局方》碧霞丹:石绿十两,附子尖、乌头尖、蝎梢各七十个,上将三味为末,入石绿令匀,面糊为丸如鸡头大。每服急用薄荷汁半盏化下一丸,更入酒半合温暖服之,须臾吐出痰涎,然后随证治之。如牙关紧急,斡开灌之立验。③ 疏血通注射液(水蛭、地龙)6 ml,加于 0.9% 氯化钠注射液 250 ml 中静脉滴注,每日 1 次。④ 丹红注射液(丹参、红花)20 ml 加于 0.9% 氯化钠注射液 250 ml 中静脉滴注,每日 1 次。⑤ 肠溶消栓胶囊:黄芪、当归、赤芍、地龙、川芎、桃仁、红花,每次 3 粒,每日 2 次口服。⑥ 脑心通胶囊(黄芪、赤芍、丹参、当归、川芎、桃仁、红花、醋乳香、醋没药、鸡血藤、牛膝、桂枝、桑枝、地龙、全蝎、水蛭),每次 3 粒,每日 2 次口服。⑦ 西医治疗参考前述。

常用药物:怀牛膝,生代赭石,生龙骨,生牡蛎,生龟甲,生杭芍,玄参,天冬,东壁土,独活,杜若,恶实,防风,防己,菊花,葛根,海桐皮,何首乌,红蓝花,黄芪,虎掌,僵蚕,卷柏,空青,蓝实,藜芦,羚羊角,麻黄,牛黄,葳蕤,羌活,前胡,芹菜,青葙子,秦艽,全蝎,乳香,桑耳,桑根白皮,桑椹,山慈菇,射罔,天麻,天南星,天雄,威灵仙,蜈蚣,五加皮,乌梢蛇,豨莶草,牙皂,益母草,茵芋,原蚕蛾,芫花,云母,预知子,皂荚,皂角刺,泽兰,蜘蛛。

思路拓展:《古今医统大全·妇科心镜》。妇人中风,角弓反张,风痹手足不随,偏枯口噤,口眼㖞斜,风眩头痛,血风,心神惊悸,癫狂,骨节痛风,血风走注,瘙痒瘾疹,风痰,香港脚,腰痛诸疾,以上诸证,虽各有方论,亦要先明其大体,察脉之虚实,辨证之冷热,相人之强弱,入脏入腑,在络在经,首以局方调治,未可孟浪处施。今之治法,先宜顺气,然后治风,万不失一。盖有中风、中寒、中暍、中痰、中气,皆能令人涎潮昏塞,所谓朱紫相临,玉石不分,医者不可不详也。如中风若作中气治之,十愈八九;中气若作中风治之,十无一生。所以疑惑之间,不问中风中气,首以苏合香丸、麝香煎、五积散。如中痰则有参苏饮,如中寒则有理中汤,如中暍有白虎汤。的然中风,如三生饮、木香煮散、排风、续命、风引、大小竹沥、大八风汤、至宝丹、牛黄清心丸,辨其冷热虚实而投之,未有不安者也。然此疾积袭之久,非一日所能致。今人服药二三服,便欲责无效,多见其不知量也。须宜大剂久服,方可奏功。孟子曰:七年之病,求三年之艾也,信夫!

〖皮质下型分水岭脑梗死-分水岭中风瘀血证〗

辨识要点:① 符合皮质下型分水岭脑梗死诊断;② 大脑前、中、后动脉皮质支与深穿支分水岭区梗死;③ 大脑前动脉回返支与大脑中动脉豆纹动脉分水岭区梗死;④ 病灶位于大脑深部白质、壳核和尾状核等;⑤ 纯运动性轻偏瘫;⑥ 感觉障碍;⑦ 不自主运动;⑧ MRI 显示分水岭皮质下脑梗死;⑨ 舌紫苔白脉涩。

临床决策:活血祛风。

治疗推荐:①《医林改错》通经逐瘀汤。桃仁八钱、红花四钱、赤芍三钱、穿山甲四钱、皂角刺六钱、连翘三钱、地龙三钱、柴胡一钱、麝香三钱,每日 2 次水煎送服八风丹 1 粒。②《太平惠民和剂局方》八风丹:滑石、天麻各一两,龙脑、麝香各一分,白僵蚕、白附子各半两,半夏、寒水石半斤,上件药捣罗为细末,入研者药同研令匀,炼蜜和丸如樱桃大,每次一丸,每日 2 次温荆芥汤下。③ 疏血通注射液(水蛭、地龙)6 ml,加于 0.9%氯化钠注射液 250 ml 中静脉滴注,每日 1 次。④ 丹红注射液(丹参、红花)20 ml 加于 0.9%氯化钠注射液 250 ml 中静脉滴注,每日 1 次。⑤ 肠溶消栓胶囊:黄芪、当归、赤芍、地龙、川芎、桃仁、红花,每次 3 粒,每日 2 次口服。⑥ 脑心通胶囊(黄芪、赤芍、丹参、当归、川芎、桃仁、红花、醋乳香、醋没药、鸡血藤、牛膝、桂枝、桑枝、地龙、全蝎、水蛭),每次 3 粒,每日 2 次口服。⑦ 西医治疗参考前述。

常用药物:牛膝,当归,川芎,独活,防风,防己,海桐皮,桃仁,红蓝花,僵蚕,卷柏,羌活,秦艽,全蝎,乳香,没药,威灵仙,蜈蚣,五加皮,乌梢蛇,地鳖虫,牙皂,益母草,地龙,水蛭。

思路拓展:《辨证录》14 卷,陈士铎撰于清康熙丁卯 1687 年。陈士铎字敬之号远公,自号大雅堂主人,明代天启至清康熙年间浙江绍兴人。嘉庆八年《山阴县志》:陈士铎邑诸生,治病多奇中,医药不受人谢,年八十余卒。存世著作有《石室秘录》《洞天奥旨》《本草新编》《辨证录》《辨证玉函》《脉诀阐微》《外经微言》等。《辨证录》分伤寒、中寒、中风等 126 门,770 余证。每证详列病状、病因、立法处方,说明方药作用以及配伍关系。每一证除有一个主治方外,还附有一备用方,以资互参。说理明白易晓,析证简要中肯,用药灵活切病,颇多经验之谈。以辨病体之异同,证药味之攻补,故称《辨证录》。自序曰:夫医道之难也,不辨脉罔识脉之微,不辨证罔识证之变。今世人习诊者亦甚多矣,言人人殊,究不得其指归,似宜辨脉,不必辨证也。虽然,辨脉难知,不若辨证易知也。古虽有从脉不从证之文,毕竟从脉者少,从证者众,且证亦不易辨也。今人所共知者,不必辨也。古人所已言者,不必辨也。必取今人之所不敢言,与古人之所未及言者,而畅辨之。论其证之所必有,非诡其理之所或无,乍闻之而奇,徐思之而实未奇也。客曰：布帛菽粟，可以活人，安在谈医之必奇乎。余谢之曰：布帛菽粟，平淡无奇，而活人之理实奇也。日服之而不知其何以温，日食之而不知其何以饱，致使其理之彰可乎。铎之辨证，犹谈布帛菽粟之理耳。客又笑曰：君辨理奇矣，已足显著作之才，奚必托仙以炫奇耶。铎，尼山之弟子也，敢轻言著作乎。闻二先生教，亦述之而已矣，何必讳其非仙哉。仙不必讳，而必谓是书非述也，得毋欺世以炫奇乎。书非炫奇，而仍以奇闻名者，以铎闻二先生之教，不过五阅月耳，数十万言，尽记忆无忘，述之成帙。是则可奇者乎，岂矜世以炫奇哉。

心源性脑栓塞

脑栓塞(cerebral embolism)是血栓导致脑动脉血管急性闭塞或严重狭窄的临床综合征。以突特出现相应神经功能缺损为主要临床表现。病理特点：局部脑组织缺血、缺氧性坏死,80%以上心脏来源的栓子导致脑栓塞。栓子常停止于颅内血管的分叉处或管腔的狭窄部位。80%心源性脑栓塞见于颈内动脉系统,其中大脑中动脉尤为多见,特别是上部的分支最易受累,但大脑前动脉很少发生脑栓塞;约20%心源性脑栓塞见于椎-基底动脉系统,其中基底动脉尖部和大脑后动脉较多见。因穿支动脉从载体动脉分出时几乎成90°角,故很少发生栓塞。心源性脑栓塞病理改变与大动脉粥样硬化型脑梗死基本相同,但由于栓塞性梗死发展较快,没有时间建立侧支循环,因此栓塞性脑梗死较血栓性脑梗死临床发病更快,局部脑缺血常更严重。脑栓塞引起的脑组织坏死分为缺血性、出血性和混合性梗死,其中出血性更常见,占30%～50%,可能由于栓塞血管内栓子破碎向远端前移,恢复血流后栓塞区缺血坏死的血管壁在血压作用下发生破裂出血。除脑梗死外,有时还可发现身体其他部位如肺、脾、肾、肠系膜、四肢、皮肤和巩膜等栓塞证据。

〖非瓣膜性心房颤动心源性脑栓塞-瘀血栓脑证〗

辨识要点：① 符合心源性脑栓塞诊断;② 可发生于任何年龄;③ 多在活动中急骤发病;④ 无前驱症状;⑤ 局灶性神经功能缺损体征在数秒至数分钟即达到高峰;⑥ 可能同时出现多个血管支配区的脑损害;⑦ 上肢瘫痪重;⑧ 下肢瘫痪相对较轻;⑨ 感觉和视觉功能障碍不明显;⑩ 容易复发和出血;⑪ MRI 显示早期缺血性梗死责任病灶;⑫ 心电图示心房颤动;⑬ 舌紫苔白脉结代。

临床决策：逐瘀通脑。

治疗推荐：①《太平惠民和剂局方》追风散。川乌、防风、川芎、白僵蚕、荆芥、石膏、炙甘草各一两,白附子、羌活、全蝎、白芷、天南星、天麻、地龙、乳香、草乌、没药、雄黄各一分,上为细末,每服三钱,入好茶少许同调,食后及临睡送服独圣黑龙丸 1 粒。②《普济本事方》黑龙丸：天南星、川乌、石膏、麻黄、薄荷、藁本、白芷、京墨,常规剂量,研末为散炼蜜为丸如弹子大,每次 1 粒,每日 2 次温水送服。③ 发病4～14 日开始口服华法林抗凝治疗;存在出血转化的高危患者华法林抗凝治疗推迟到 14 日以后。④ 对于大多数合并房颤的急性缺血性脑卒中患者,可在发病后 4～14 日之间开始口服抗凝治疗,进行卒中二级预防。⑤ 疏血通注射液(水蛭、地龙)6 ml,加于 0.9%氯化钠注射液 250 ml 中静脉滴注,每日 1 次。⑥ 丹红注射液(丹参、红花)20 ml 加于 0.9%氯化钠注射液 250 ml 中静脉滴注,每日 1 次。⑦ 肠溶消栓胶囊：黄芪、当归、赤芍、地龙、川芎、桃仁、红花,每次 3 粒,每日 2 次口服。⑧ 脑心通胶囊(黄芪、赤芍、丹参、当归、川芎、桃仁、红花、醋乳香、醋没药、鸡血藤、牛膝、桂枝、桑枝、地龙、全蝎、水蛭),每次 3粒,每日 2 次口服。

常用药物：川乌,防风,川芎,白僵蚕,荆芥,白附子,羌活,全蝎,白芷,天南星,天麻,地龙,乳香,草乌,没药,附子,乌头,白蒺藜,五灵脂。

思路拓展：《辨证录·中风门》。人有素性好饮,两臂作痛,服祛风治痰药更加麻木,痰涎愈盛,体软筋弛,腿膝拘痛,口噤语涩,头目晕重,口角流涎,身如虫行,搔起白屑,人以为中风之症已成也,谁知是脾气之不足乎？凡人后天,全借饮食之补益。若饮食过多,反伤脾气,何能受益。况酒能散人真气,少饮则益,多饮则损,日日贪杯,脏腑之间,无非糟粕之气,欲真气之无伤得乎。故体软筋弛,脾虚不能运也;痰涎加盛,脾虚不能化也;腿膝拘痛,脾虚不能行也;口噤语涩,脾虚气难接也;头目晕重,脾虚气难升也;至于流涎、起屑,一则脾虚而不能摄,一则脾虚而不能润也。以上诸症,总皆脾气亏损之故方用六君子汤加味治之。人参五钱、白术一两、甘草一钱、半夏二钱、陈皮五分、附子三分、茯苓三钱,连服十剂而愈。六君子汤专补脾气之药也,而又兼善治痰,然非加入附子,则不能走经络而通血脉。或疑白术太多,不知白术健脾而更善去湿,多用始能利腰脐而升阳气,则阳不下陷,而脾得建其运化之功也。此症用参术去湿汤亦妙。人参、白术各五钱,甘草、半夏、附子各一钱,山药一两、薏仁三钱、砂仁三粒,水煎服。

〖急性心肌梗死心源性脑栓塞-瘀血栓脑证〗

辨识要点：① 符合急性心肌梗死心源性脑栓塞诊断;② 左心室心肌梗死形成的附壁血栓;③ 继发高凝状态;④ 静脉血栓形成;⑤ 局灶性神经功能缺损体征在数秒至数分钟即达到高峰;⑥ 可同时出现多个血管支配区的脑损害;⑦ 上肢瘫痪重;⑧ 下肢瘫痪相对较轻;⑨ 感觉和视觉功能障碍不明显;⑩ 容易复发和出血;⑪ 左室射血分数<40%;⑫ MRI 显示早期缺血性梗死责任病灶;⑬ 心电图示心肌梗死;⑭ 舌紫苔白脉涩。

临床决策：逐瘀通脑。

治疗推荐：①《医林改错》血府逐瘀汤：当归、生地、桃仁、红花、枳壳、赤芍、柴胡、甘草、桔梗、川芎、牛膝,常规剂量,每日 2 次水煎送服铁弹丸 1 粒。②《太平惠民和剂局方》铁弹丸：乳香、没药各一两,川乌头一两半,麝香一钱,五灵脂四两,上先将乳香、没药于阴凉处细研,次入麝香,次入药末再研,滴水和药,如弹子大,每服一丸,薄荷酒磨化下,食后、临卧服。③ 纠正心律失常。④ 脑栓塞治疗与大动脉粥样硬化型脑梗死治疗原则基本相同。⑤ 疏血通注射液(水蛭、地龙)6 ml,加于 0.9%氯化钠注射液 250 ml 中静脉滴注,每日 1 次。⑥ 丹红注射液(丹参、红花)20 ml 加于 0.9%氯化钠注射液 250 ml 中静脉滴注,每日 1 次。⑦ 肠溶消栓胶囊：黄芪、当归、赤芍、地龙、川芎、桃仁、红花,每次 3 粒,每日 2 次口服。⑧ 脑心通胶囊(黄芪、赤芍、丹参、当归、川芎、桃仁、红花、醋乳香、醋没药、鸡血藤、牛膝、桂枝、桑枝、地龙、全蝎、水蛭),每次 3 粒,每日 2 次口服。

常用药物：川芎,赤芍,当归,栀子,黄芩,大黄,菊花,荆芥,人参,白术,石膏,防风,连翘,薄荷,寒水石,滑石,乳香,没药,川乌,麝香,五灵脂,牙皂,益母草,蚕蛾,芫花,泽兰。

思路拓展：《辨证录·中风门》。人有怒后吐痰,胸满作痛,服四物、二陈之汤加芩、连、枳壳之类,杳无一应,更加祛风之味,反致半身不遂,筋渐挛缩,四肢痿软,日晡益甚,内热口干,形体倦怠,人以为风中于腑也,谁知是郁怒未解,肝气未舒所致。本无风症治风,而反为风药所损,损气伤血,以成似中风之病也。治法必须仍解其郁怒,而佐之补气补血之剂,益阴益精之味,庶几可救耳方用舒怒益阴汤：熟地一两、当归五钱、茯苓二钱、甘草五分、白芍一两、陈皮五分、麦冬三钱、丹皮三钱、柴胡一钱、白术二钱、人参一钱,水煎服。十剂而筋不挛缩矣,再十剂而四肢不痿软矣。后纯用六味汤大剂煎饮。二月而半身皆遂矣。此方即逍遥散加味者也。用参、熟、麦、丹于逍遥散中,实有妙义。盖逍遥散为解郁之圣药,郁散而得补,则补始有功,而方中全在用白芍至一两,以平肝气,肝平则木不克土,而土有生气,况又有健脾开胃之品,以辅佐而相成,所以能反败为功也。此症用加减逍遥散亦验。柴胡二钱、白芍五钱、白术、当归、生地各三钱,甘草、炒栀子、半夏各一钱,青皮五分,水煎服。

〖感染性心内膜炎心源性脑栓塞-瘀热栓脑证〗

辨识要点:① 符合感染性心内膜炎心源性脑栓塞诊断;② 常见于各种心脏瓣膜病、先天性心脏病、阻塞性肥厚型心肌病,以及风湿免疫性疾病而长期服用糖皮质激素患者;③ 发生脑栓塞主要在抗生素治疗之前或第 1 周内脑栓塞并发颅内感染;④ 常出现头痛;⑤ 发热;⑥ 弥漫性脑部症状如记忆力下降、嗜睡、谵妄等;⑦ 非细菌性血栓性心内膜炎时抗磷脂抗体阳性;⑧ 细菌培养阳性;⑨ MRI 显示早期缺血性梗死责任病灶;⑩ 舌红苔白脉弦。

临床决策:清热化瘀通脑。

治疗推荐:①《宣明论方》卷 3 川芎石膏汤。川芎、赤芍、当归、栀子、黄芩、大黄、菊花、荆芥、人参、白术各半两,石膏、防风、连翘、薄荷叶各一两,寒水石、桔梗各二两,缩砂仁 1 分,滑石四两,甘草三两,上为末,每日一两,每日 2 次水煎送服牛黄清心丸 1 粒。②《太平惠民和剂局方》牛黄清心丸:白芍、麦冬、黄芩、当归、防风、白术各一两半,柴胡、桔梗、川芎、茯苓、杏仁各一两二钱,神曲、蒲黄、人参各二两半,羚羊角、麝香、龙脑、肉桂、大豆黄卷、阿胶各一两七钱半,白蔹、干姜各七钱半,牛黄一两二钱,犀角末二两,雄黄一两二钱,干山药七两,甘草五两,金箔一千二百张,大枣一百枚,上药除枣、杏仁、金箔、二角末及牛黄、麝香、雄黄、龙脑四味外,为细末,入余药和匀,用炼蜜与枣膏为丸,每两作 10 丸,用金箔为衣,每服 1 丸,温水化下,食后服之。③ 使用抗生素控制感染。④ 禁用溶栓和抗凝治疗。⑤ 肝素或低分子肝素治疗心房黏液瘤可行手术切除。反常栓塞在卵圆孔未闭和深静脉血栓并存的情况下,可以考虑经导管卵圆孔封堵术治疗。⑥ 肠溶消栓胶囊:黄芪、当归、赤芍、地龙、川芎、桃仁、红花,每次 3 粒,每日 2 次口服。⑦ 脑心通胶囊(黄芪、赤芍、丹参、当归、川芎、桃仁、红花、醋乳香、醋没药、鸡血藤、牛膝、桂枝、桑枝、地龙、全蝎、水蛭),每次 3 粒,每日 2 次口服。

常用药物:川芎,赤芍,当归,栀子,黄芩,大黄,菊花,荆芥,石膏,防风,连翘,寒水石,滑石,麦冬,柴胡,蒲黄,人参,羚羊角,麝香,龙脑,白蔹,牛黄,犀角,雄黄,泽兰,蜘蛛。

思路拓展:《辨证录·中风门》。人有素多内热,一旦颠仆,目不识人,左手不仁,人以为中风之症,谁知此乃肾水不足以养肝,肝木太燥,木自生风而自仆,非真中风也。若作风治,鲜不立亡;即作气虚治,亦阳旺而阴愈消,非恰中病情之法。必须仍补肾水以生肝木,则木得其养,而左手之不仁可以复愈。方用六味地黄汤加味治之。熟地一两、山茱萸五钱、山药四钱、茯苓三钱、丹皮三钱、泽泻一钱、白芍一两、当归五钱、白芥子三钱、柴胡一钱,水煎服。一剂而目能识人,四剂而手知痛痒,十剂全愈矣。夫六味地黄丸,料非治中风之药也,今用之以滋其肾水,又用芍药、当归以平其肝木;柴胡、白芥子以疏通肝气,而消其两胁之痰。水足而木自条达,痰去而气自流通,内热顿除,外体自适,亦何至左手之不遂哉。此症用润燥丹亦效。熟地二两、白芍一两、柴胡五分、天花粉三钱、水煎服。

小动脉闭塞型脑梗死

小动脉闭塞型脑梗死是小穿通动脉闭塞的临床综合征,又称腔隙性缺血性脑卒中(lacunar ischemic stroke)。长期高血压等危险因素使血管壁发生病变导致管腔闭塞而动脉供血区脑组织发生缺血性坏死(其梗死灶直径＜1.5～2.0 cm)。小动脉闭塞型脑梗死约占全部脑梗死的 20％～30％。腔隙性脑梗死(lacunar infarct)累及的部位包括脑深部白质、基底核、丘脑和脑桥等。部分小病灶位于脑的相对静区,与 1 个穿支动脉供血区内的皮质下小梗死或出血相一致,放射学检查或尸检时才得以证实,推测为血管源性的腔隙(lacunes)。还有部分皮质小梗死也无明显的神经缺损症状,与大动脉疾病、心源性脑栓塞或其他非小血管病机制相关。脑内无症状性小腔隙很多见,患病率是有症状者的 5～6 倍,不属于小动脉闭塞型脑梗死范畴。病理特点:开始表现为凝固性坏死,随后出现巨噬细胞,并通过吞噬作用去除坏死组织,最后形成由增生的星形胶质细胞所包围的囊腔。腔隙性梗死灶呈不规则圆形、卵圆形或狭长形,直径为 0.2～20 mm,多为 3～4 mm。病灶常位于脑深部核团(壳核约 37％、丘脑 14％、尾状核 10％)、脑桥(16％)和内囊后肢(10％),较少发生在大脑脚、锥体、内囊前肢和小脑。小动脉病变主要表现为纤维素样坏死、微粥样硬化斑、脂质透明变性、微动脉瘤等小动脉硬化改变。微粥样硬化斑是最常见的引起小穿通动脉闭塞或狭窄的病变,通常见于小动脉的起始段至前半段。从组织病理学上来看,微粥样硬化斑与大血管动脉粥样硬化相似。脂质透明变性引起小穿通动脉闭塞或狭窄主要见于直径＜200 μm 的深穿支,且几乎只见于高血压患者。闭塞的小穿通动脉具有动脉粥样硬化形成和纤维素样坏死的特征,伴有动脉内中膜脂质和嗜酸性纤维蛋白沉积。

〖小动脉闭塞纯运动性轻偏瘫-肝风入络证〗

辨识要点:① 符合小动脉闭塞纯运动性轻偏瘫诊断;② 首次发病平均年龄约为 65 岁;③ 半数以上的病例有高血压病史;④ 突然或逐渐起病;⑤ 对侧面部及上下肢大体相同程度轻偏瘫;⑥ 症状较轻;⑦ 体征单一;⑧ 许多患者遗留受累肢体的笨拙或运动缓慢;⑨ CT 可见内囊基底核区、皮质下白质单个或多个圆形、卵圆形或长方形低密度病灶,直径＜1.5～2.0 cm,边界清晰,无占位效应,MRI 呈 T1 低信号、T2 高信号;⑩ 舌红苔白脉弦。

临床决策:平肝通络。

治疗推荐:①《症因脉治》当归钩藤汤。当归、钩藤、秦艽、牡丹皮、防风、青皮、黄芩、柴胡、甘草,常规剂量,每日 2 次水煎送服四斤丸 20 粒。②《太平惠民和剂局方》四斤丸:宣州木瓜、牛膝、天麻、肉苁蓉各一斤,以上四味用无灰酒五升浸,春秋各五日,夏三日,冬十日足,取出焙干,再入附子、虎骨各二两,上同为细末,用浸前药酒打面糊为丸如梧桐子大,每次 30 丸,每日 2 次温水送服。③ 西医治疗参考大动脉粥样硬化型脑梗死。④ 溶栓治疗对小动脉闭塞型脑梗死同样至关重要。⑤ 严重脑白质病变和微出血及多发性腔隙性脑梗死是溶栓后脑出血的独立危险因素,但不是溶栓治疗的禁忌证。⑥ 积极控制高血压。⑦ 疏血通注射液(水蛭、地龙)6 ml,加于 0.9％氯化钠注射液 250 ml 中静脉滴注,每日 1 次。⑧ 丹红注射液(丹参、红花)20 ml 加于 0.9％氯化钠注射液 250 ml 中静脉滴注,每日 1 次。⑨ 肠溶消栓胶囊:黄芪、当归、赤芍、地龙、川芎、桃仁、红花,每次 3 粒,每日 2 次口服。⑩ 脑心通胶囊(黄芪、赤芍、丹参、当归、川芎、桃仁、红花、醋乳香、醋没药、鸡血藤、牛膝、桂枝、桑枝、地龙、全蝎、水蛭),每次 3

粒,每日 2 次口服。

常用药物:牛膝,代赭石,龙骨,牡蛎,龟甲,白芍,玄参,天冬,独活,防风,菊花,桑叶,何首乌,羚羊角,钩藤,黄芩,羌活,芹菜,青葙子,天麻,蜈蚣,益母草,泽兰,僵蚕。

思路拓展:《辨证录·中风门》。人有怀抱郁结,筋挛骨痛,喉间似有一核,结住不下,服乌药顺气散等药,口眼歪斜,两臂不能伸举,痰涎愈甚,内热晡热,人以为偏枯之渐也,谁知是肝木之不舒乎?夫木最喜水,木郁则耗水矣。水耗而木更难舒,木既不舒,而木中之火又安得而舒乎?自然木来克土,而脾胃两伤,脾热胃燥,内自生风而现风象,正不必外来之风入,始见歪斜之症也。治法自必补脾胃之土矣。然而徒补脾胃之气,而肝来克土,脾胃仍不舒也,必须摅肝以扶脾胃之为得耳。方用舒木生土汤:白芍五钱、茯苓三钱、山药一钱、生枣仁二钱、远志一钱、甘草五分、白术三钱、熟地五钱、郁金一钱、人参一钱、麦冬二钱、当归二钱、玄参三钱,水煎服。此方心、脾、胃、肺、肝、肾兼治之药也。何以谓之舒木生土汤?不知方中虽是兼治之药,而实为专治肝经也。治心者不耗肝气也;治肾者所以生肝也;治肺者使其不来克肝也。治脾胃者使其不来仇肝也。故用群药无非滋肝以舒木。木舒矣,而脾胃有不得其天者乎。此舒木生土之名,实有微意耳。此症用疏木饮亦佳。柴胡、薄荷、甘草、苍术、白芥子各一钱,白芍五钱,茯苓三钱,牡丹皮、生地各二钱,青皮五分,水煎服。

〖小动脉闭塞纯感觉性卒中-风痰入络证〗

辨识要点:① 符合小动脉闭塞纯感觉性卒中诊断;② 首次发病平均年龄约为 65 岁;③ 半数以上的病例有高血压病史;④ 突然或逐渐起病;⑤ 偏身感觉缺失;⑥ 感觉异常如麻木、烧灼或沉重感、刺痛、僵硬感等;⑦ 病变位于对侧丘脑腹后外侧核;⑧ 丘脑腹后外侧核 CT 见直径<1.5~2.0 cm 的卵圆形或长方形低密度病灶,MRI 呈 T1 低信号、T2 高信号;⑨ 舌红苔白脉弦。

临床决策:祛风豁痰。

治疗推荐:①《辨证录》助气解麻汤。人参三钱、白术、黄芪、麦冬各五钱,当归、荆芥各二钱,附子一分,乌药、柴胡各八分,半夏一钱,每日 2 次水煎送服指迷茯苓丸 30 粒。②《医方考》指迷茯苓丸:半夏二两,茯苓一两,风化硝二钱五分,枳壳五钱,姜汁糊丸如梧桐子大,每次 30 丸,每日 2 次温水送服。③ 西医治疗参考大动脉粥样硬化型脑梗死。④ 溶栓治疗对小动脉闭塞型脑梗死同样至关重要。⑤ 严重脑白质病变和微出血及多发性腔隙性脑梗死是溶栓后脑出血的独立危险因素,但不是溶栓治疗的禁忌证。⑥ 积极控制高血压。⑦ 疏血通注射液(水蛭、地龙)6 ml,加于 0.9%氯化钠注射液 250 ml 中静脉滴注,每日 1 次。⑧ 丹红注射液(丹参、红花)20 ml 加于 0.9%氯化钠注射液 250 ml 中静脉滴注,每日 1 次。⑨ 肠溶消栓胶囊:黄芪、当归、赤芍、地龙、川芎、桃仁、红花,每次 3 粒,每日 2 次口服。⑩ 脑心通胶囊(黄芪、赤芍、丹参、当归、川芎、桃仁、红花、醋乳香、醋没药、鸡血藤、牛膝、桂枝、桑枝、地龙、全蝎、水蛭),每次 3 粒,每日 2 次口服。

常用药物:白术,当归,荆芥,附子,乌药,柴胡,半夏,茯苓,风化硝,枳壳,牛膝,独活,防风,防己,海桐皮,虎掌,僵蚕,麻黄,羌活,前胡,芹菜,秦艽,全蝎,乳香,桑根白皮,天麻。

思路拓展:①《时方歌括》指迷茯苓丸治中脘留伏痰饮,臂痛难举,手足不得转移。指迷最切茯苓丸,风化芒硝分外看。枳半合成四味药,停痰伏饮胜灵丹。柯韵伯曰:痰饮之本皆也。水入于胃,游溢精气上输于脾,此自阳入阴也;脾气散精上归于肺,此地气上升也;通调水道下输膀胱,是天气下降也;水精四布五经并行,是水入于经而血乃成也。若阴阳不和,清浊相干,胃气乱于中,脾气难于升,肺气滞于降而痰饮随作矣。痰与饮同源而有阴阳之别:阳盛阴虚则水气凝而为痰,阴盛阳虚则水气溢而为饮。除痰者,降气清火是治其标,补阴利水是治其本也。涤饮者,降气燥湿是治其标,温肾利水是治其本也。此方欲兼两者而合治之,半夏燥湿,茯苓渗湿,风硝软坚,枳壳利气,别于二陈之甘缓,远于礞石之峻悍,殆攻中之平剂欤。②《医宗金鉴》指迷茯苓丸治中焦停痰伏饮:半夏二两,茯苓一两,枳壳五钱,风化硝二钱半,右四味,姜汁糊为丸。《经》曰:饮入于胃,游溢精气,上输于脾。游者,运行也;溢者,渗溢也;输者,输布也;精气者,水化之精气也。言入于胃运行水化之精气,渗溢于肠胃之外,而上输布于脾也。又曰:脾气散精,上归于肺。言水之清者上升,犹天之雨露也。又曰:通调水道,下输膀胱。言水之浊者下降,犹地之江河也。此皆言水自浊化清,由腑输脏;自清分浊,由脏输腑,水之运行循环也。又曰:水精四布,五经并行。言水发源于脾,周布四脏,并行五经也。此皆言水内养脏腑,外滋百骸,水之变化精微也。如是者,何痰之有? 若饮食失度不和于中,水精不渗溢于外,直下走大,小肠而为泄泻矣。若三焦失运,气不蒸化,水之清者不升,水之浊者不降,精化为水,则内停作胀,外泛作肿,上攻喘呼,下蓄淋闷矣。若上焦气不清肃,不能输布,留于胸中,水之精者悉变为浊,阳盛煎灼成痰,阴盛凝蓄为饮也。故治痰者,以清火为主,实者利之,虚者化之。治饮者,以燥湿为主,实者逐之,虚者温之。所以古人治饮有温补之法,而治痰则无之也。王隐君制礞石滚痰丸,治老痰一方,用黄芩清胸中无形诸热,大黄泻肠胃有质实火,此治痰必须清火也。以礞石之燥悍,此治痰必须除湿也。以沉香之速降,此治痰必须利气也。二黄得礞石、沉香,则能迅扫直攻老痰巢穴,浊腻之垢而不少留,滚痰之所由名也。若阳气不盛,痰饮兼作,又非此方所宜,当以指迷茯苓丸合而治之。

〖小动脉闭塞共济失调性轻偏瘫-小动脉中风筋极证〗

辨识要点:① 符合小动脉闭塞共济失调性轻偏瘫诊断;② 首次发病平均年龄约为 65 岁;③ 半数以上的病例有高血压病史;④ 突然或逐渐起病;⑤ 病变对侧轻偏瘫伴小脑性共济失调;⑥ 偏瘫下肢重于上肢;⑦ 面部最轻;⑧ 共济失调不能用无力来解释;⑨ 可伴锥体束征;⑩ 病变位于脑桥基底部、内囊或皮质下白质;⑪ CT 可见内囊基底核区、皮质下白质单个或多个圆形、卵圆形或长方形低密度病灶,直径<1.5~2.0 cm,MRI 呈 T1 低信号、T2 高信号;⑫ 舌红苔白脉弦。

临床决策:祛风强筋。

治疗推荐:①《博济方·风证》烧肝散。茵陈、犀角、石斛、柴胡、白术、芍药各半两,干姜、防风、紫参、白芜荑、桔梗、人参、胡椒、吴茱萸、肉桂各一两,上一十五味同为末,以羊肝一具,分作三分净洗,去血脉脂膜细切,葱白一茎细切相和,以湿纸三五重裹之,后掘地坑,内以火烧令香熟,每次五钱,每日 2 次生姜汤下。②《博济方·风证》天雄沉香煎丸:天雄四两,汉椒四两,草乌头四两,附子四两,肉桂、肉苁蓉各三两,防风、紧小黑豆、紫巴戟、牛膝、沉香、天麻各二两,无灰香、木香、羌活、干姜各一两,上一十六味,同杵为末,炼蜜为丸如桐子大,每日 20 丸,每日 2 次温水送服。③ 西医治疗参考大动脉粥样硬化型脑梗死。④ 溶栓治疗对小动脉闭塞型脑梗死同样至关重要。⑤ 严重脑白质病变和微出血及多发性腔隙性脑梗死是溶栓后脑出血的独立危险因素,但不是溶栓治疗的禁忌证。⑥ 积极控制高血压。⑦ 疏血通注射液(水蛭、地龙)6 ml,加于 0.9%氯化钠注射液 250 ml 中静脉滴注,每日 1 次。⑧ 丹红注射液(丹参、红花)20 ml 加于 0.9%氯化钠注射液 250 ml 中静脉滴注,每日 1 次。⑨ 肠溶消栓胶囊:黄芪、当归、赤芍、地龙、川芎、桃仁、红花,每次 3 粒,每日 2 次口服。⑩ 脑心通胶囊(黄芪、赤芍、丹参、当归、川芎、桃仁、红花、醋乳香、醋没药、鸡血藤、牛膝、桂枝、桑枝、地龙、全蝎、水蛭),每次 3 粒,每日 2 次口服。

常用药物:石斛,草薢,白术,芍药,防风,紫参,芫荑,人参,桂枝,天雄,乌头,附子,肉苁蓉,防风,巴戟天,牛膝,天麻,木香,羌活,独活,防风,防己,黄芪,秦艽,天麻,威灵仙。

思路拓展:《辨证录·中风门》。有人遍身麻木,而身又不颠仆,状似中风,然而风则有之,而非中也。此等之病,不可不治风,而又不可直治风也。不治风则风不能出于躯壳之外,直治风则损伤气血,风又欺气血之虚,反客为主而不肯去,必须于补气补血之中,而佐之祛风祛痰之品,则气血不伤,而风又易散也。方用解缚汤:黄芪一两、当归五钱、人参五钱、附子一钱、白芍五钱、葳蕤一两、白术五钱、熟地五钱、天花粉三钱、秦艽三钱、羌活一钱,水煎服。一连四剂,身知痛痒矣,十剂全愈。同一麻木之症,何以上条用药之少,而此条用药之多且重耶? 盖上条麻木止在手足,尚无风之入体也。此条麻木在于遍身,是风乘虚而入腑矣,原不可同日而语也。故上条可以轻治,而此条非重治断难奏效耳。此症用顺气和血汤亦大佳。当归三钱、白术五钱、黄芪五钱、人参二钱、附子一片、天麻、南星、羌活、独活各五分,半夏一钱,水煎服。

〔小动脉闭塞型脑梗死构音障碍手笨拙综合征-小动脉中风失语证〕

辨识要点:① 符合小动脉闭塞型脑梗死构音障碍手笨拙综合征诊断;② 构音障碍-手笨拙综合征;③ 起病突然,症状迅速达高峰;④ 构音障碍;⑤ 吞咽困难;⑥ 病变对侧中枢性面舌瘫;⑦ 面瘫侧手无力和精细动作笨拙;⑧ 指鼻试验阳性;⑨ 轻度平衡障碍;⑩ 病变位于脑桥基底部、内囊前肢或膝部;⑪ CT 可见脑桥基底部、内囊基前肢或膝部单个或多个圆形、卵圆形或长方形低密度病灶,直径<1.5~2.0 cm,MRI 呈 T1 低信号、T2 高信号;⑫ 舌红苔白脉弦。

临床决策:祛风解语。

治疗推荐:①《赤水玄珠》卷一解语汤。羌活、防风、天麻、肉桂、川芎、天南星、陈皮、白芷、当归、人参、甘草、酸枣仁、羚羊角、石菖蒲、远志、竹沥,常规剂量,每日 2 次水煎送服草还丹 20 粒。②《博济方·风证》:仙茅、羌活、防风、狗脊、白术、茯苓各一两,干姜、石菖蒲、白丑各一两半,威灵仙二钱,何首乌、苍术各一两,上十二味,细杵为末,以白生砂蜜和为剂,炼熟丸如桐子大,每次 20 粒,每日 2 次温水送服。③ 西医治疗参考大动脉粥样硬化型脑梗死。④ 溶栓治疗对小动脉闭塞型脑梗死同样至关重要。⑤ 严重脑白质病变和微出血及多发性腔隙性脑梗死是溶栓后脑出血的独立危险因素,但不是溶栓治疗的禁忌证。⑥ 积极控制高血压。⑦ 疏血通注射液(水蛭、地龙)6 ml,加于 0.9%氯化钠注射液 250 ml 中静脉滴注,每日 1 次。⑧ 丹红注射液(丹参、红花)20 ml 加于 0.9%氯化钠注射液 250 ml 中静脉滴注,每日 1 次。⑨ 肠溶消栓胶囊:黄芪、当归、赤芍、地龙、川芎、桃仁、红花,每次 3 粒,每日 2 次口服。⑩ 脑心通胶囊(黄芪、赤芍、丹参、当归、川芎、桃仁、红花、醋乳香、醋没药、鸡血藤、牛膝、桂枝、桑枝、地龙、全蝎、水蛭),每次 3 粒,每日 2 次口服。

常用药物:羌活,防风,天麻,川芎,天南星,白芷,当归,人参,酸枣仁,石菖蒲,远志,竹沥,仙茅,狗脊,威灵仙,牛膝,玄参,天冬,独活,菊花,海桐皮,红蓝花,黄芪,僵蚕,全蝎,乳香。

思路拓展:①《辨证录·中风门》。有人身忽自倒,不能言语,口角流涎,右手不仁,肌肤不知痛痒,人以为气虚而中风也。夫气虚则有之,而中风则未也。此病乃心气既虚,不能行气于胃,而胃气又虚,则胃自生热,蒸其津液,结为痰涎,壅塞隧道,不能行气于心,即堵截其神气出入之窍,故神明瞀乱,神明无主,则舌纵难言,廉泉穴开,而口角故流涎沫也。一身能运者,全藉气以行之。今气既大虚,不能行于四肢,则手自不仁。右手者,尤气之所属也。气不能行于肌肤,则痛痒不知矣。此等之症,若作风治,未有不死者。即于补气之中,加入祛风之药,亦止苟延性命,必成半肢之风症矣。故半肢之风,皆错治中风而成之也。治法宜用六君子汤加入附子治之。人参一两、白术二两、黄芪二两、半夏三钱、茯苓五钱、甘草一钱、附子一钱、陈皮一钱,水煎服。一剂而出声,二剂而痰涎收。一连十剂,而前症尽愈。夫参、苓、芪、术补气之圣药也,加入附子,则将军有威令,遍达于诸经之内,岂独心胃相通,使痰涎之不壅塞乎,所以奏功之能神也。此症用释躁汤亦佳。玄参一两、荆芥三钱、天花粉三钱、甘草一钱、陈皮五分、茯苓三钱、菖蒲、附子各三钱,水煎服。②《古今医统》卷八资寿解语汤:附子、防风、天麻、酸枣仁各一两,羚羊角屑、肉桂各八钱,炙甘草、羌活各五钱,上为粗末,每次五钱,每日2次水煎服。

〖小动脉闭塞感觉运动性卒中-脑小动脉中风痰瘀证〗

辨识要点:① 符合小动脉闭塞感觉运动性卒中诊断;② 偏身感觉障碍起病;③ 轻偏瘫;④ 病灶位于丘脑腹后核及邻近内囊后肢;⑤ 丘脑膝状体动脉分支闭塞;⑥ 脉络膜后动脉丘脑支闭塞;⑦ CT可见病灶单个或多个圆形、卵圆形或长方形低密度病灶,直径<1.5~2.0 cm;⑧ MRI呈T1低信号T2高信号;⑨ 舌红苔白脉弦。

临床决策:祛风豁痰。

治疗推荐:①《杏苑生春》卷三祛风导痰汤。防风、天南星、枳实、茯苓、羌活各一钱,白术、半夏、橘皮、竹沥各一钱半,炙甘草五分,生姜5片,每日2次水煎送服小活络丹1粒。②《太平惠民和剂局方》活络丹:川乌、草乌、地龙、天南星各六两,乳香、没药各二两二钱,上为细末,入研药和匀,酒面糊为丸如梧桐子大,每次20丸,每日2次温水送服。③ 西医治疗参考大动脉粥样硬化型脑梗死。④ 溶栓治疗对小动脉闭塞型脑梗死同样至关重要。⑤ 严重脑白质病变和微出血及多发性腔隙性脑梗死是溶栓后脑出血的独立危险因素,但不是溶栓治疗的禁忌证。⑥ 积极控制高血压。⑦ 疏血通注射液(水蛭、地龙)6 ml,加于0.9%氯化钠注射液250 ml中静脉滴注,每日1次。⑧ 丹红注射液(丹参、红花)20 ml加于0.9%氯化钠注射液250 ml中静脉滴注,每日1次。⑨ 肠溶消栓胶囊:黄芪、当归、赤芍、地龙、川芎、桃仁、红花,每次3粒,每日2次口服。⑩ 脑心通胶囊(黄芪、赤芍、丹参、当归、川芎、桃仁、红花、醋乳香、醋没药、鸡血藤、牛膝、桂枝、桑枝、地龙、全蝎、水蛭),每次3粒,每日2次口服。

常用药物:防风,枳实,茯苓,羌活,半夏,橘皮,竹沥,川乌,草乌,水蛭,地龙,天南星,乳香,没药,黄芪,当归,赤芍,川芎,桃仁,红花。

思路拓展:《成方便读》。夫风之中于经也,留而不去,则与络中之津液气血,浑合不分,由是卫气失其常道,络中之血,亦凝而不行,络中之津液,即结而为痰。经络中一有湿痰死血,即不仁且不用,腿臂间痛,所由来也。然治络一法,较治腑治脏为难,非汤剂可以荡涤,必须用峻利之品,为丸以搜逐之。故以川乌、草乌直达病所,通行经络,散风邪,逐寒湿;而胆星即随其所到之处,建祛风豁痰之功;乳、没之芳香通络,活血行瘀;蚯蚓之蠕动善穿,用为引导。用酒丸酒下,虽欲其缓,而仍欲其行也。

〖腔隙状态-顽风居络证〗

辨识要点:① 符合腔隙状态诊断;② 反复发作引起多发性腔隙性梗死;③ 累及双侧皮质脊髓束和皮质脑干束;④ 严重精神障碍;⑤ 认知功能下降;⑥ 假性延髓性麻痹;⑦ 双侧锥体束征;⑧ 类帕金森综合征;⑨ 尿便失禁;⑩ 辅助检查同大动脉粥样硬化型脑梗死;⑪ 舌红苔白脉弦。

临床决策:祛风搜络。

治疗推荐:①《圣济总录》白花蛇散。白花蛇、藁本、五加皮、牛膝、草薢、桂枝、熟黄、木香、芸薹子、郁李仁、当归、全蝎各半两,羌活、虎骨一两,白芷、防风、炙甘草各一两,上二十一味捣罗为散,每次二钱,每日 2 次煎散为汤送服大活络丹 1 粒。②《外科传薪集》活络丹:制草乌、胆星各六两,地龙二两三钱、乳香、没药各三两三钱,研为细末,炼蜜为丸如弹子大,每次 1 粒,每日 2 次温水送服。③ 肠溶消栓胶囊:黄芪、当归、赤芍、地龙、川芎、桃仁、红花,每次 3 粒,每日 2 次口服。④ 脑心通胶囊(黄芪、赤芍、丹参、当归、川芎、桃仁、红花、醋乳香、醋没药、鸡血藤、牛膝、桂枝、桑枝、地龙、全蝎、水蛭),每次 3 粒,每日 2 次口服。⑤ 西医治疗参考前述。

常用药物:白花蛇,藁本,五加皮,牛膝,草薢,桂枝,当归,全蝎,羌活,白芷,防风,乌梢蛇,威灵仙,没药,乳香,僵蚕,天南星,血竭,地龙。

思路拓展:①《医方考·史国公药酒方》。秦艽、松节、苍耳子、茄根、羌活、晚蚕沙、川草薢、防风、杜仲、川牛膝、枸杞、当归、鳖甲、虎胫骨、白术各等分为粗末,绢袋盛,浸无灰酒,煮熟退火服,每日数次,常令醺醺不断。中风之久,语言謇涩,半身不遂,手足拘挛,不堪行步,痿痹不仁者,此方神良。语言謇涩,风在舌本也;半身不遂,邪并于虚也;手足拘挛,风燥其筋也;不堪行步,风燥而血不濡也;痿痹不仁,风而湿也。是方也,干茄根、苍耳子、羌活、秦艽、防风、松节、草薢、蚕沙,可以去风,亦可以去湿,风去则謇涩、拘挛之证除,湿去则不遂、不仁之患愈;当归、牛膝、杜仲、枸杞,所以养血,亦所以润燥,养血则手得血而能摄,足得血而能步,润燥则筋得血而能舒矣。若虎骨者,用之以驱入骨之风;白术者,用之以致冲和之气,鳖甲亦厥阴血分之药,能益阴血而去肝风,风湿去,气血旺,则病除。②《医方考》6 卷,明代医家吴崑撰于神宗万历甲申 1580 年,中国医药学第一部方剂学专著。吴崑(1552—1620 年),字山甫,号鹤皋,徽州歙县澄塘村人,明代著名医家。遍历江浙、荆襄、燕赵等地,师医道贤于己者,自此医学大进。存世著作有《医方考》《脉语》《素问吴注》《针方六集》。《医方考》集历代经世名方 700 余首,撰之于经,酌以己见,订之于证,发其微义,选方精确,论理清晰,不仅是中国医药学重要方剂学专著,而且还是明代重要临床医学著作。

脑 出 血

脑出血(intracerebral hemorrhage,ICH)是脑实质内出血疾病。病理特点:绝大多数高血压性 ICH 发生在基底核的壳核及内囊区,约占 ICH 的 70%,脑叶、脑干及小脑齿状核出血各占约 10%。壳核出血常侵入内囊,如出血量大也可破入侧脑室,使血液充满脑室系统和蛛网膜下腔;丘脑出血常破入第三脑室或侧脑室,向外也可损伤内囊;脑桥或小脑出血则可直接破入到蛛网膜下腔或第四脑室。高血压性 ICH 受累血管依次为大脑中动脉深穿支豆纹动脉、基底动脉脑桥支、大脑后动脉丘脑支、供应小脑齿状核及深部白质的小脑上动脉分支、顶枕交界区和颞叶白质分支。非高血压性 ICH 出血灶多位于皮质下。病理检查可见血肿中心充满血液或紫色葡萄浆状血块,周围水肿,并有炎细胞浸润。血肿较大时引起颅内压增高,可使脑组织和脑室移位、变形,重者形成脑疝。幕上的半球出血,血肿向下挤压下丘脑和脑干,使之移位,并常常出现小脑幕疝。如下丘脑和脑干等中线结构下移可形成中心疝,如小脑大量出血可发生枕大孔疝。1~6 个月后血肿溶解,胶质增生,小出血灶形成胶质瘢痕,大出血灶形成椭圆形中风囊,囊腔内有含铁血黄素等血红蛋白降解产物和黄色透明黏液。

〖壳核出血-火迫壳核证〗

辨识要点:① 符合壳核出血诊断;② 50 岁以上多发;③ 寒冷季节高发;④ 高血压病史;⑤ 情绪激动或活动中突然发病;⑥ 数分至数小时达到高峰;⑦ 发病后血压明显升高;⑧ 头痛呕吐;⑨ 意识障碍;豆纹动脉尤其是其外侧支破裂;⑩ 病灶对侧偏瘫;⑪ 偏身感觉缺失;⑫ 同向性偏盲;⑬ 双眼球向病灶对侧同向凝视不能;⑭ 优势半球受累可有失语;⑮ 颅脑 CT 扫描显示壳核出血、出血量大小、血肿形态、是否破入脑室以及血肿周围有无低密度水肿带和占位效应等;⑯ 烦躁不安;⑰ 面赤;⑱ 便秘;⑲ 舌红苔黄脉数。

临床决策:泻火凉血熄风。

治疗推荐:①《千金翼方》卷 18 生地大黄汤。地黄汁半升、大黄生末一方寸匕,上二味,煎地黄汁三沸,纳大黄末调和,空腹服之,每日 3 次。②《医醇賸义》卷 2 苍玉潜龙汤:生地四钱,龟甲六钱,石膏三钱,龙齿三钱,石斛三钱,天花粉二钱,牡丹皮一钱五分,羚羊角一钱五分,沙参四钱,白芍一钱五分,藕节三两,白茅根五钱,每日 2 次水煎服。③ 脑血疏口服液(黄芪、水蛭、石菖蒲、牛膝、牡丹皮、大黄、川芎)每次 10 ml,每日 3 次口服。④ 壳核出血≥30 ml 时可考虑外科手术治疗。⑤ 控制脑水肿、降低颅内压。⑥ 收缩压>200 mmHg 或平均动脉压>150 mmHg 时持续静脉降压药物积极降低血压;当收缩压>180 mmHg 或平均动脉压>130 mmHg 时间断或持续静脉降压药物来降低血压。⑦ 肝素治疗并发的脑出血可用鱼精蛋白中和,华法林治疗并发的脑出血可用维生素 K_1 拮抗。⑧ 稀释性低钠血症限制水摄入量为每日 800~1 000 ml,每日补钠 9~12 g。⑨ 中枢性高热大多采用物理降温或用多巴胺能受体激动剂溴隐亭。

常用药物:生地,赤芍,牡丹皮,水牛角,三七,大黄,黄连,黄芩,阿胶,白茅根,代赭石,栀子,侧柏叶,蓝实,泽兰,大青叶,玄参,龟甲,石膏,石斛,羚羊角,沙参,白芍,藕节。

思路拓展:《血证论·用药宜忌论》。汗、吐、攻、和为治杂病四大法。而失血之证则有宜不宜。伤寒过汗伤津液,吐血既伤阴血又伤水津,则水血两伤,恭然枯骨矣。故仲景于衄家严戒发汗,衄忌发汗,吐咯可知矣。夫脉潜气伏斯血不升,发汗则气发泄,吐血之人,气最难敛,发泄不已,血随气溢,而不可遏抑。故虽有表证,止宜和散,不得径用麻桂羌独。果系因外感失血者,乃可从外表散。然亦须敛散两施,毋令过汗亡阴。盖必知血家忌汗,然后可商取汗之法。至于吐法尤为严禁。失血之人气既上逆,若见有痰涎而复吐之,是助其逆势,必气上不止矣。治病之法,上者抑之,必使气不上奔,斯血不上溢,降其肺气,顺其胃气,纳其肾气,气下则血下,血止而气亦平复。血家最忌是动气,不但病时忌吐,即已愈后另有杂证,亦不得轻用吐药,往往因吐便发血证,知血证忌吐,则知降气止吐便是治血之法。或问血证多虚,汗吐且有不可,则攻下更当忌矣。予曰不然。血之所以上者,以其气腾溢也,故忌吐汗再动其气。至于下法,乃所以折其气者,血证气盛火旺者十居八九,当其腾溢而不可遏,正宜下之以折其势。仲景阳明证有急下以存阴法,少阴证有急下以存阴法。血证火气太盛者最恐亡阴,下之正是救阴,攻之不啻补之矣。特下之须乘其时,如实邪久留,正气已不复支,或大便溏泻,则英雄无用武之地,只可缓缓调停,纯用清润降利以不违下之意,斯得法矣。至于和法则为血证之第一良法。表则和其肺气,里者和其肝气,而尤照顾脾肾之气。或补阴以和阳,或损阳以和阴,或逐瘀以和血,或泻水以和气,或补泻兼施,或寒热互用,许多妙义,未能尽举。四法之外又有补法,血家属虚痨门,未有不议补者也。即病家亦喜言补,诸书重补者,尤十之八九。而不知血证之补法亦有宜有忌。如邪气不去而补之是关门逐贼,瘀血未除而补之是助贼为殃。当补脾者十之三四,当补肾者十之五六,补阳者十之二三,补阴者十之八九。古有补气以摄血法,此为气脱者说,非为气逆者说。又有引火归元法,此为水冷火泛者立说,非为阴虚阳越者立说。盖失血家如火未发补中则愈,如火已发则寒凉适足以伐五脏之生气。温补又足以伤两肾之真阴,惟以甘寒,滋其阴而养其阳血,或归其位耳。血家用药之宜忌大率如是,知其大要而后细阅全书,乃有把握。

〖丘脑出血-火迫丘脑证〗

辨识要点:① 符合丘脑出血诊断;② 丘脑膝状体动脉破裂;③ 丘脑穿通动脉破裂;④ 对侧偏瘫;⑤ 对侧偏身感觉障碍;⑥ 感觉障碍重于运动障碍;⑦ 深浅感觉均受累而深感觉障碍更明显;⑧ 上视不能或凝视鼻尖;⑨ 眼球偏斜或分离性斜视;⑩ 眼球会聚障碍和无反应性小瞳孔;⑪ 运动性震颤及帕金森综合征;偏身舞蹈-投掷样运动;⑫ 丘脑性失语;⑬ 精神障碍;⑭ 认知障碍;⑮ 人格改变;⑯ CT扫描显示丘脑出血、出血量大小、血肿形态、是否破入脑室以及血肿周围有无低密度水肿带和占位效应等;⑰ 烦躁不安;⑱ 面赤;⑲ 便秘;⑳ 舌红苔黄脉数。

临床决策:泻火凉血熄风。

治疗推荐:①《千金翼方》卷18生地大黄汤。地黄汁半升、大黄生末一方寸匕,上二味,煎地黄汁三沸,纳大黄末调和,空腹服之,每日3次送服犀角丸。② 犀角丸:黄连、犀角、人参、大黄、黑牵牛,常规剂量,炼蜜为丸如弹子大,每日3次温水送服。③ 脑血疏口服液(黄芪、水蛭、石菖蒲、牛膝、牡丹皮、大黄、川芎)每次10 ml,每日3次口服。④ 丘脑出血≥15 ml时可考虑外科手术治疗。⑤ 控制脑水肿、降低颅内压。⑥ 收缩压>200 mmHg或平均动脉压>150 mmHg时持续静脉降压药物积极降低血压;当收缩压>180 mmHg或平均动脉压>130 mmHg时间断或持续静脉降压药物来降低血压。⑦ 肝素治疗并发的脑出血可用鱼精蛋白中和,华法林治疗并发的脑出血可用维生素K_1拮抗。⑧ 稀释性低钠血症限制水摄入量每日800～1 000 ml,每日补钠9～12 g。⑨ 中枢性高热大多采用物理降温或用多巴胺能受体激动剂溴隐亭。

常用药物：生地,赤芍,牡丹皮,水牛角,三七,大黄,黄连,黄芩,阿胶,白茅根,代赭石,栀子,侧柏叶,蓝实,泽兰,蓼大青叶,玄参,人参,黑牵牛,黄芪,水蛭,石菖蒲,牛膝,川芎。

思路拓展：《血证论·痉掣》。痉者角弓反张,掣者手足抽扯,拘急者头勾足局肘膝相构。伤寒中风凡遇此等分三面治之,失血家亦宜分三面施治。而用药略有不同,眉列如左。角弓反张者太阳经病也,无汗用葛根汤,有汗用桂枝加葛根汤。血家病此多是血燥生风,筋灼而挛,麻桂皆其所忌,前方不中与也。宜四物汤加葛根、防风、荆芥、独活、羚羊角、桑寄生、续断、杏仁治之。手足抽掣、口目斜引者,少阳经病也。伤寒中风用大秦艽汤,此方风药虽多,尚兼滋补。血家病此亦可借用,再加阿胶、羚羊角、人参、天花粉以柔润熄风,则与血家更宜,而前拘急属阳明经,伤寒中风得此者,三一承气汤治之,血家得此为阳明津液大虚,筋为之缩,法宜大生津液,玉女煎加天花粉、玉竹、葛根、竹茹、人参、麦冬、白芍、枳壳治之。又曰：肝主筋,肝病则惊骇筋挛,今且不必缕分,总以治肝为主,四物汤加羚羊角、酸枣仁、木瓜、荆芥、黄芩治之。此乃血家发痉之治法,非通治诸痉之法,读者须知。

〖**尾状核头出血-火迫尾状核证**〗

辨识要点：① 符合尾状核头出血诊断；② 高血压动脉硬化和血管畸形破裂；③ 出血量不大；④ 多经侧脑室前角破入脑室；⑤ 头痛；⑥ 呕吐；⑦ 颈项强直；⑧ 精神症状；⑨ 酷似蛛网膜下腔出血；⑩ CT扫描显示尾状核头出血、出血量大小、血肿形态、是否破入脑室以及血肿周围有无低密度水肿带和占位效应等；⑪ 烦躁不安；⑫ 面赤；⑬ 便秘；⑭ 舌红苔黄脉数。

临床决策：泻火凉血熄风。

治疗推荐：①《金匮要略方论》泻心汤。大黄二两、黄连一两、黄芩一两,右三味,以水三升,煮取一升,顿服之。②《太平惠民和剂局方》卷1薄荷煎丸：龙脑薄荷叶十斤,防风、川芎各三十两,桔梗五十两,缩砂仁五两,炙甘草四十两,上为末,炼蜜为丸,每两作30丸,每次1粒,每日2次温水送服。③ 脑血疏口服液（黄芪、水蛭、石菖蒲、牛膝、牡丹皮、大黄、川芎）每次10 ml,每日3次口服。④ 控制脑水肿、降低颅内压。⑤ 收缩压>200 mmHg或平均动脉压>150 mmHg时持续静脉降压药物积极降低血压；当收缩压>180 mmHg或平均动脉压>130 mmHg时间断或持续静脉降压药物来降低血压。⑥ 肝素治疗并发的脑出血可用鱼精蛋白中和,华法林治疗并发的脑出血可用维生素 K_1 拮抗。⑦ 稀释性低钠血症限制水摄入量每日800～1 000 ml,每日补钠9～12 g。⑧ 中枢性高热大多采用物理降温或用多巴胺能受体激动剂溴隐亭。

常用药物：生地,赤芍,牡丹皮,水牛角,三七,大黄,黄连,黄芩,阿胶,白茅根,代赭石,栀子,侧柏叶,蓝实,泽兰,大青叶,玄参,薄荷,防风,川芎,黄芪,水蛭,石菖蒲,牛膝。

思路拓展：《重订灵兰要览诸血证》。撄宁生《厄言》云：古人言诸见血非寒证,皆以血为热迫遂至妄行,然皆复有所挟也。或挟风,或挟湿,或挟气。又有因药石而发者,其本皆热,上中下治各有所宜,在上则栀子、黄芩、黄连、芍药、犀角、蒲黄,而济以牡丹皮、生地黄之类。古人云：有冒风寒,正以阳明火邪为风所扇,而血为之动,中间有桂,取其能伐木也。若苍术、地榆、白芍药之类,而济以火剂,大肠血以手阳明火邪为风为湿也,治以火剂风剂,风能胜湿也,如黄连、黄芩、芍药、柏皮、荆芥、防风、羌活之类,兼用鸡冠花,则又述类之义也。血溢血泄诸蓄妄症,其始也,余率以桃仁、大黄行血破瘀之剂,以折其锐气。凡初期骤然吐血,亟宜快药下之,折其锐气。若日久正气已虚,法当调摄。仲景云:亡血虚家,不可下是也。而后区别治之。虽往往获中,然犹不得其所以然也。后来四明,遇故人苏伊芳举曰:吾乡有善医者,忘其姓字,每治失血蓄妄,必先以快药下之,或问失血复下,虚何以当,则曰:血既妄行,迷失故道,不去蓄积,则以妄为常,曷以洁之。且去者自去,生者自生,何虚之有?余闻之愕然曰:名言也。昔之疑,今而后释之矣。又云:妇人之于血也,经水蓄则为胞胎,蓄者自蓄,生者自生,及其产育为恶露,则去者自去,生者自生。其蕴而为乳,则无腹下漏而为月矣,失血为血家妄逆,产乳妇人常事,其去其生,则一同也。失血家须用下剂破血,盖施之于蓄妄之初,亡血虚家不可下,盖戒之于亡失之后。又云:惊而动血者,属心。怒而动血者,属肝。忧而动血者,属肺。思而动血者,属脾。劳而动血者,属肾。又云:吐血,则足阳明随经上行,渗溢胃脘而为之也。小便血,足太阳随经入膀胱也。又云:大便前后下血,便前由手阳明随经下行,渗入大肠,传于广肠而下者也。便后由足阳明随经入胃(阴络伤血内溢),淫溢而下者也。古人所谓近血远血是也。又云:咯血为病最重,(咯血乃虚劳之渐,其症最危。)且难治者,以肺手太阴之经,气多血少。又肺者金象,为清肃之藏,今为火所制,迫而上行,以为咯血,逆之甚矣。上气见血,下病闻音,谓喘而咯血且痰咳嗽也。又云:从高坠下,惊仆击搏,流滞恶血,皆从中风论,终归于厥阴。此海藏之说。盖厥阴多血,其化风木,是以然也。有形当从血诊,无形当从常治,夏仲庸因蹈海惊悸,心为不宁,是为无形,从风家治之而愈。又云:唾血责在下焦阳火煎迫击为之也(唾血属肾虚火炎)。肾主唾,为足少阴,少血多气,故其症亦为难治。又有所谓肠风藏毒者,肠风则足阳明积热,久而为风,风有所以动之也。脏毒则足太阴积热,久而生湿,从而下流也。风则阳受之,湿则阴受之。曹氏《必用方》云:吐血须用干姜、甘草作汤与服,或四物理中汤亦可。如此无不愈者,若服生地黄、竹茹、藕汁,去生便远。

〖脑桥出血-火迫脑桥证〗

辨识要点:① 符合脑桥出血诊断;② 基底动脉脑桥支破裂;③ 出血灶多位于脑桥基底部与被盖部之间;④ 出血量>5 ml 累及双侧被盖部和基底部;⑤ 常破入第四脑室;⑥ 昏迷;⑦ 双侧针尖样瞳孔;⑧ 中枢性高热;⑨ 中枢性呼吸障碍;⑩ 四肢瘫痪;⑪ 去大脑强直发作;⑫ 小量出血可无意识障碍;⑬ 交叉性瘫痪;⑭ 共济失调性偏瘫;⑮ 两眼向病灶侧凝视麻痹;⑯ 核间性眼肌麻痹;⑰ CT 扫描显示脑桥出血、出血量大小、血肿形态、是否破入脑室以及血肿周围有无低密度水肿带和占位效应等;⑱ 烦躁不安;⑲ 面赤便秘;⑳ 舌红苔黄脉数。

临床决策:泻火凉血熄风。

治疗推荐:①《千金翼方》卷18生地大黄汤。地黄汁半升、大黄生末一方寸匕,上二味,煎地黄汁三沸,纳大黄末调和,空腹服之,每日 3 次送服苏合香丸 1 粒。②《圣济总录》救生散:白矾、半夏、天南星等分生用,上三味为细散,每次二钱,每日 2 次煎散为汤送服苏合香丸 1 粒。③《苏沈良方》苏合香丸:苏合香、白术、朱砂、沉香、诃子肉、丁香、木香、香附子、白檀香、乌犀屑、乳香、荜茇、安息香各一两,麝香、龙脑各半两,上为末,炼蜜丸如鸡头实大,每服一丸,温酒嚼下,人参汤亦得。④ 脑血疏口服液(黄芪、水蛭、石菖蒲、牛膝、牡丹皮、大黄、川芎)每次 10 ml,每日 3 次口服。⑤ 控制脑水肿、降低颅内压。⑥ 收缩压＞200 mmHg 或平均动脉压＞150 mmHg 时,持续静脉降压药物积极降低血压;当收缩压＞180 mmHg 或平均动脉压＞130 mmHg 时,间断或持续静脉降压药物来降低血压。⑦ 肝素治疗并发的脑出血可用鱼精蛋白中和,华法林治疗并发的脑出血可用维生素 K_1 拮抗。⑧ 稀释性低钠血症限制水摄入量每日 800～1 000 ml,每日补钠 9～12 g。⑨ 中枢性高热大多采用物理降温或用多巴胺能受体激动剂溴隐亭。

常用药物:生地,赤芍,牡丹皮,水牛角,三七,大黄,黄连,黄芩,阿胶,白茅根,代赭石,栀子,侧柏叶,蓝实,泽兰,蓼大青叶,玄参,花蕊石,童便,黄芪,水蛭,石菖蒲,牛膝,川芎。

思路拓展:①《苏沈良方》。苏合香丸此方人家皆有,恐未知其神验耳。本出《广济方》,谓之白术丸,后人编入《外台》。《千金方》云:真宗朝,尝出苏合香酒赐近臣,又赐苏合香丸,自此方盛行于世。此药大能安气血,祛外邪。凡疾自内作,不晓其名者,服此往往得效。唯治气疰气厥,气逆不和,吐利,荣卫阻塞,尤有神功。予所亲见者,尝有淮南监司官谢执方,因呕血甚久,遂奄奄而绝,羸败已久,手足都冷,鼻息皆绝,计无所出。唯研苏合香丸灌之,尽半两遂苏。又予所乘船,有一船工之子病伤寒,日久而死。但心窝尚暖,不忍不与药,弃已不救。试与苏合香丸,灌之四丸乃醒,遂瘥。予友人为两浙提点刑狱,尝病大泻。目视天地皆转,神思不理,诸药不效。服药至两丸许,顿觉轻爽,腹泻亦止。予目睹救人于将绝者,不可胜记。人家不可无此药以备急难,瘟疫时,尤宜服之,辟疫尤验。仓卒求人参不得,只白汤亦佳,勿用酒。古方虽云用酒下,酒多不效,切宜记之。东阳刘使君,少时尝病瘵,日渐羸削。至于骨立,肌热盗汗,劳状皆具,人有劝服此药,凡服八九两,所苦都瘥。一方有牛黄半两,古方本无,乃后人加之。②《医方考·苏合香丸》:沉香、青木香、乌犀角、香附子、丁香、朱砂、诃黎勒、白檀香、麝香、荜茇、龙脑、白术、安息香、苏合油各二两,熏陆香一两。病患国中风,喉中痰塞,水饮难通,非香窜不能开窍,故集诸香以利窍;非辛热不能通塞,故用诸辛为佐使。犀角虽凉,凉而不滞;诃黎虽涩,涩而生津。世人用此方于国中之时,每每取效。丹溪谓辛香走散真气,又谓脑、麝能引风入骨,如油入面,不可解也。医者但可用之以救急,慎毋令人多服也。③《冷庐医话·中风》:中风最宜辨闭脱二证。闭证口噤目张,两手握固,痰气壅塞,语言謇涩,宜用开窍通络、清火豁痰之剂,如稀涎散、至宝丹之类。脱证口张目合,手撒遗尿,身僵神昏,宜用大补之剂,如参附汤、地黄饮子之类。然闭证亦有目合遗尿、身僵神昏者,惟当察其口噤、手拳、面赤、气粗、脉大以为别。脱证亦有痰鸣不语者,惟当辨其脉虚大以为别。至于闭证气塞,亦有六脉俱绝者,不得以无脉而遂谓是脱证也。

〖中脑出血-火迫中脑证〗

辨识要点:① 符合中脑出血诊断;② 头痛呕吐;③ 意识障碍;④ 一侧或双侧动眼神经不全麻痹;⑤ 眼球不同轴;⑥ 同侧肢体共济失调;⑦ Weber 或 Benedikt 综合征;⑧ 四肢弛缓性瘫痪;⑨ 可迅速死亡。

临床决策:泻火凉血熄风。

治疗推荐:①《增订十药神书》甲字十灰散。大蓟、小蓟、荷叶、扁柏叶、白茅根、茜草根、栀子、大黄、牡丹皮、棕榈皮,常规剂量,每日 2 次水煎送服牛黄丸 1 粒。②《奇方类编》牛黄丸:羚羊角、牛黄、犀角、龙脑、山药、茯苓、防风、白芍、白术、人参、麦冬、黄芩、当归、阿胶、炙甘草、大枣肉、神曲、白蔹、肉桂、川芎、炮干姜、麝香、金箔、柴胡、真蒲黄、杏仁、桔梗、大黄豆卷,常规剂量共为细末,蜜丸重一钱,黄蜡为壳。每次 1 粒,每日 2 次温水送服。③《圣济总录·卒中风》神灵散:粉霜一两,丹砂一钱,硼砂一钱,牛黄半钱,龙脑一字匕,上五味同研匀细,每次一字匕,每日 2 次水煎送服安宫牛黄丸 1 粒。④ 脑血疏口服液(黄芪、水蛭、石菖蒲、牛膝、牡丹皮、大黄、川芎)每次 10 ml,每日 3 次口服。⑤ 控制脑水肿、降低颅内压。⑥ 收缩压＞200 mmHg 或平均动脉压＞150 mmHg 时持续静脉降压药物积极降低血压;当收缩压＞180 mmHg 或平均动脉压＞130 mmHg 时间断或持续静脉降压药物来降低血压。⑦ 肝素治疗并发的脑出血可用鱼精蛋白中和,华法林治疗并发的脑出血可用维生素 K_1 拮抗。⑧ 稀释性低钠血症限制水摄入量每日 800～1 000 ml,每日补钠 9～12 g。⑨ 中枢性高热大多采用物理降温或用多巴胺能受体激动剂溴隐亭。

常用药物:生地,赤芍,牡丹皮,水牛角,三七,大黄,黄连,黄芩,阿胶,白茅根,栀子,侧柏叶,泽兰,玄参,羚羊角,牛黄,犀角,龙脑,防风,白芍,人参,麦冬,白薇,蒲黄。

思路拓展:《温病条辨》。此芳香化秽浊而利诸窍,咸寒保肾水而安心体,苦寒通火腑而泻心用之方也。牛黄得日月之精,通心主之神。犀角主治百毒,邪鬼瘴气。真珠得太阴之精,而通神明,合犀角补水救火。郁金草之香,梅片木之香,按冰片,洋外老杉木浸成,近世以樟脑打成伪之,樟脑发水中之火,为害甚大,断不可用。雄黄石之香,麝香乃精血之香,合四香以为用,使闭固之邪热温毒深在厥阴之分者,一齐从内透出,而邪秽自消,神明可复也。黄连泻心火,栀子泻心与三焦之火,黄芩泻胆、肺之火,使邪火随诸香一齐俱散也。朱砂补心体,泻心用,合金箔坠痰而镇固,再合真珠,犀角为督战之主帅也。

〔延髓出血-火迫延髓证〕

辨识要点:① 符合延髓出血诊断;② 突然意识障碍;③ 呼吸、心率、血压改变;④ Wallenberg 综合征;⑤ 死亡率高;⑥ CT 扫描显示延髓出血;⑦ 烦躁不安;⑧ 面赤便秘;⑨ 舌红苔黄脉数。

临床决策:泻火凉血熄风。

治疗推荐:①《十药神书》独参汤。大人参二两,水煎送服苏合香丸 1 粒。②《千金翼方》卷 18 生地大黄汤:地黄汁半升、大黄生末一方寸匕,上二味,煎地黄汁三沸,纳大黄末调和,空腹服之,每日 3 次送服羚羊角丸 30 粒。③《圣济总录》羚羊角丸:羚羊角、桂心、白槟榔、五加皮、人参、丹参、柏子仁、枳壳、附子、杏仁、茯神、防风、熟地、麦冬、南木香、牛膝、薏苡仁,常规剂量捣罗极细,炼蜜和丸如梧桐子大,每次 30 丸,每日 2 次温水送服。④ 脑血疏口服液(黄芪、水蛭、石菖蒲、牛膝、牡丹皮、大黄、川芎)每次 10 ml,每日 3 次口服。⑤ 控制脑水肿、降低颅内压。⑥ 收缩压＞200 mmHg 或平均动脉压＞150 mmHg 时持续静脉降压药物积极降低血压;当收缩压＞180 mmHg 或平均动脉压＞130 mmHg 时间断或持续静脉降压药物来降低血压。⑦ 肝素治疗并发的脑出血可用鱼精蛋白中和,华法林治疗并发的脑出血可用维生素 K_1 拮抗。⑧ 稀释性低钠血症限制水摄入量每日 800～1 000 ml,每日补钠 9～12 g。⑨ 中枢性高热大多采用物理降温或用多巴胺能受体激动剂溴隐亭。

常用药物:生地,赤芍,牡丹皮,水牛角,三七,大黄,黄连,黄芩,阿胶,白茅根,代赭石,栀子,侧柏叶,蓝实,泽兰,蓼大青叶,玄参。

思路拓展:《删补名医方论·独参汤》。治元气大虚,昏厥,脉微欲绝,及妇人崩产,脱血,血晕。人参分两随人随证,须上拣者,浓煎顿服,待元气渐回,随证加减。柯琴曰:一人而系一世之安危者,必重其权而专任之;一物而系一人之死生者,当大其服而独用之。故先哲于气几息、血将脱之证,独用人参二两,浓煎顿服,能挽回性命于瞬息之间,非他物所可代也。世之用者,恐或补住邪气,姑少少以试之,或加消耗之味以监制之,其权不重、力不专,人何赖以得生乎?如古方霹雳散、大补丸,皆用一物之长而取效最捷,于独参汤何疑耶!按:若病兼别因,则又当随机应变,于独参汤中或加熟附补阳而回厥逆;或加生地凉阴而止吐衄;或加黄芪固表之汗;或加当归救血之脱;或加姜汁以除呕吐;或加童便以止阴烦;或加茯苓令水化津生,治消渴泄泻;或加黄连折火逆冲上,治口毒痢。是乃相得相须以有成,亦何害其为独哉?如薛己治中风,加人参两许于三生饮中,以驾驭其邪,此真善用独参者矣。

〖小脑出血-火迫小脑证〗

辨识要点:① 符合小脑出血诊断;② 小脑上动脉分支破裂多见;③ 突然起病;④ 头痛呕吐;⑤ 眩晕;⑥ 共济失调;⑦ 枕部疼痛;⑧ 眼震;⑨ 构音障碍;⑩ 严重病例病情迅速进展;⑪ 12~24 h 内昏迷;⑫ 脑干受压征象;⑬ 双侧瞳孔缩小;⑭ 呼吸不规则;⑮ CT 扫描显示小脑出血;⑯ 烦躁不安;⑰ 面赤便秘;⑱ 舌红苔黄脉数。

临床决策:泻火凉血熄风。

治疗推荐:①《医方类聚》卷 150 参附汤。人参半两、附子一两,每日 2 次水煎送服白僵蚕丸 10 粒。②《圣济总录·卒中风》白僵蚕丸:白僵蚕、白附子、天南星、桑螵蛸、藿香叶、全蝎、天麻、乌蛇、麝香各一分,天雄 1 枚,上九味捣细入麝香再拌令匀,用糯米粥研如糊为丸如大麻粒,别以腻粉为衣,每次 10 丸,每日 2 次温水送服。③《十药神书》花蕊石散:花蕊石不拘多少研为粉,童便一盏调末三钱顿温。④ 小脑出血≥10 ml 或直径≥3 cm 或合并明显脑积水可考虑外科手术治疗。⑤ 脑血疏口服液(黄芪、水蛭、石菖蒲、牛膝、牡丹皮、大黄、川芎)每次 10 ml,每日 3 次口服。⑥ 控制脑水肿、降低颅内压。⑦ 收缩压＞200 mmHg 或平均动脉压＞150 mmHg 时持续静脉降压药物积极降低血压;当收缩压＞180 mmHg 或平均动脉压＞130 mmHg 时间断或持续静脉降压药物来降低血压。⑧ 肝素治疗并发的脑出血可用鱼精蛋白中和,华法林治疗并发的脑出血可用维生素 K_1 拮抗。⑨ 稀释性低钠血症限制水摄入量每日 800~1 000 ml,每日补钠 9~12 g。⑩ 中枢性高热大多采用物理降温或用多巴胺能受体激动剂溴隐亭。

常用药物:生地,赤芍,牡丹皮,水牛角,三七,大黄,黄连,黄芩,阿胶,白茅根,代赭石,栀子,侧柏叶,蓝实,泽兰,蓼大青叶,玄参。

思路拓展:《医方考·许胤宗黄防风汤熏蒸法》。许胤宗者,唐时常州义兴人也,初仕陈,为新蔡王外兵参军。时柳太后感风不能言,脉沉而紧,胤宗曰:口不下药,宜以汤气蒸之,令药入腠理,周时可瘥。遂造黄芪防风汤数十斛,置于床下,气如烟雾,次日便得语。由是超拜义兴太守。昆谓鼻气通乎天,故无形之气,由鼻而入,呼吸传变,无处不之。黄芪甘而善补,得防风而功愈速,驱风补虚,两得之矣。自非胤宗之通达,不能主乎此法。医者能善用之,则亦可以治乎今之人矣!

〖脑叶出血-火迫脑叶证〗

辨识要点:① 符合脑叶出血诊断;② 脑动静脉畸形;③ 血管淀粉样病变;④ 顶叶出血可有偏身感

觉障碍、轻偏瘫、对侧下象限盲,非优势半球受累可有构象障碍;⑤ 颞叶出血可有 Wernicke 失语、精神症状、对侧上象限盲、癫痫;⑥ 额叶出血可有偏瘫、尿便障碍、Broca 失语、摸索和强握反射等;⑦ 枕叶出血可有视野缺损;⑧ CT 扫描显示脑叶出血部位及出血量大小、血肿形态、是否破入脑室以及血肿周围有无低密度水肿带和占位效应等;⑨ 烦躁不安;⑩ 面赤;⑪ 便秘;⑫ 舌红苔黄脉数。

临床决策:泻火凉血熄风。

治疗推荐:①《千金翼方》卷 18 生地大黄汤。地黄汁半升、大黄生末一方寸匕,上二味,煎地黄汁三沸,纳大黄末调和,空腹服之,每日 3 次水煎送服阿胶丸 1 粒。②《圣济总录·卒中风》阿胶丸:阿胶、蝉蜕、犀角屑各半两,麝香三钱,白花蛇三分,桂皮、白鲜皮、白僵蚕、天南星、半夏、天麻、桔梗、黄芪、当归、羌活、虎头骨、海桐皮、白芷、茯苓、附子、防风、川芎、麻黄各一两,全蝎四十二枚,人参、没药各半两,木香一两,羚羊角屑半两,干姜四钱半,乌蛇三分,上三十味细锉焙干,捣罗为末炼蜜为丸如弹子大,每次 1 丸,每日 2 次温水送服。③《圣济总录·卒中风》夺命散:黑豆一合,乌鸡粪、马牙硝、龙胆各一分,上四味先将鸡粪及豆同炒熟,次入龙胆、马牙硝拌匀,每日 2 次水煎送服天麻丸 1 粒。④《圣济总录·卒中风》天麻丸:天麻、全蝎各一分,天南星、白僵蚕、白附子、乌蛇各半两,丹砂、麝香各一分,上八味捣研为细末,炼蜜和丸如鸡头大,每次 1 丸,温水送下。⑤ 脑血疏口服液(黄芪、水蛭、石菖蒲、牛膝、牡丹皮、大黄、川芎)每次 10 ml,每日 3 次口服。⑥ 控制脑水肿、降低颅内压。⑦ 收缩压>200 mmHg 或平均动脉压>150 mmHg 时持续静脉降压药物积极降低血压;当收缩压>180 mmHg 或平均动脉压>130 mmHg 时间断或持续静脉降压药物来降低血压。⑧ 肝素治疗并发的脑出血可用鱼精蛋白中和,华法林治疗并发的脑出血可用维生素 K_1 拮抗。⑨ 稀释性低钠血症限制水摄入量每日 800～1 000 ml,每日补钠 9～12 g。⑩ 中枢性高热大多采用物理降温或用多巴胺能受体激动剂溴隐亭。⑪ 合并脑血管畸形或动脉瘤等血管病变可考虑外科手术治疗。

常用药物:生地,赤芍,牡丹皮,水牛角,三七,大黄,黄连,黄芩,阿胶,白茅根,代赭石,栀子,侧柏叶,蓝实,泽兰,蓼大青叶,玄参。

思路拓展:①《景岳全书·非风》。初病卒倒,危急不醒,但察其有无死证。如无死证,而形气不脱,又无痰气,但扶定掐其人中,自当渐醒,或以白汤、姜汤徐徐灌之,亦可待其苏醒,然后察证治之。若无痰无气,而息微色白,脉弱暴脱者,急以独参汤或淡姜汤灌之俱可。若其有痰甚者,以前治痰法吐之;其痰不甚,或以白汤调抱龙丸一丸,以暂开其痰。无痰声者不可用。若因气厥昏沉而气壅喘满,气闭不醒者,则用淡姜汤调苏合丸一丸,以暂开其气。若气不壅满者不可用。其有久之不醒,或牙关不能开者,则以半夏或牙皂、细辛之类为末,少许吹入鼻中。有嚏者可治,无嚏者不可治;或以皂荚为末,捻纸烧烟冲入鼻中亦可。人于中年之后,多有此证,其衰可知。《经》云:人年四十而阴气自半,正以阴虚为言也。夫人生于阳而根于阴,根本衰则人必病,根本败则人必危矣。所谓根本者,即真阴也。人知阴虚唯一,而不知阴虚有二:如阴中之水虚,则多热多燥,而病在精血;阴中之火虚,则多寒多滞,而病在神气。若水火俱伤,则形神俱弊,难为力矣。火虚者,宜大补元煎、右归饮、右归丸、八味地黄丸之类主之,庶可以益火之源;水虚者,宜左归饮、左归丸、六味地黄丸之类主之,庶可以壮水之主。若气血俱虚,速宜以大补元煎之类,悉力挽回,庶可疗也。凡多热多火者忌辛温,及参术姜桂之类,皆不宜轻用;多寒多湿者忌清凉,如生地、芍药、麦冬、石斛之类，皆非所宜。若气虚卒倒，别无痰火气实等证，而或者妄言中风，遽用牛黄丸、苏合丸之类再散其气，则不可救矣。②《十药神书》一卷，明代医学家葛可久撰刊于元代至正戊子1348 年，中国医药学第一部血证专著。葛可久(1305—1353 年)，名干孙，元大德至正年间江苏吴县人。世业医，父葛应雷为名医。承家学，其术益精，他医不能治者，往求治，多奇验，因而名重大江南北。《十药神书》目录：十药总论、甲字十灰散、乙字花蕊石散、甲乙二方论、丙字独参汤、丙字人参汤论、丁字保和汤、戊字保真汤、丁戊二汤方论、己字太平丸、己字太平丸论、庚字沉香消化丸、庚字消化丸论、辛字润肺膏、辛字润肺膏论、壬字白凤膏、癸字补髓丹。至正戊子葛可久于姑苏春先堂自序曰：余自髫稚学业医道，考究方脉，三十余年，遍历江湖，多学广博者，不过言国文本形容之耳明医道，精通方术，用药如发矢，无不的中。余曰：必神人也！遂拜为师，得授奇方一册，阅之，或群队者，或三四味者，皆余目观至人用效者也，使予如久旱逢霖，夜行得月，心中豁然。自此回至吴中，一用一捷，无不刻验。信乎奇方，可锓梓者也。余以三余暇日，将至人所授奇方，并日用决效之法，类成一帙，名曰《十药神书》。盖用效者，辄记录之。今西浙大痴道人与余通家之好，用礼求授，故录以奉养生济人之功用尔。《十药总论》曰：夫人之生也，皆禀天地之气而成形，宜乎保养真元，固守根本，则一病不生，四体轻健。若难，盖因人之壮年血气充聚，津液完足之际，不能守养，惟务酒色，岂分饥饱，日夜耽欲，无有休息，以致耗散精液，则呕血吐痰，骨蒸烦热，肾虚精竭，形羸，颊红，面白，口干咽燥，小便白浊，遗精盗汗，饮食难进，气力全无。斯因火乘金位，重则半年而毙，轻则一载而倾。况为医者，不究其源，不通其治，或大寒大热之药，妄投乱进，不能取效。殊不知大寒则愈虚其中，大热则愈竭其内，所以世之医者，无察其情。予师用药治瘵，如羿之射，无不的中。余以用药次第，开列于后，用药之法，逐一条陈。如呕血咳嗽者，先服十灰散劫住，如不住者，须以花蕊石散止之，大抵血热则行，血冷则凝，见黑则止，此定理也。止血之后，患人必疏解其体，用独参汤补之，令其熟睡一觉，不要惊动，醒则病去六七矣，次服保真汤止嗽宁肺，太平丸润肺扶瘵，消化丸下痰疏气，保和汤分治血盛、痰盛、喘盛、热盛、风盛、寒盛六事，加味治之，余无加法。又服药法曰：三日前服保真汤，三日后服保和汤，二药相间服之为准，每日仍浓煎薄荷汤灌漱喉中，用太平丸徐徐咽下，次噙一丸，缓缓化下，至上床时候如此用之，夜则肺窍开，药必流入肺窍，此诀最为切要。如痰壅，却先用饧糖烊消化丸百丸吞下，又根据前嚼太平丸，令其仰卧而睡，嗽必止矣。如有余嗽，可煮润肺膏服之，复其根本，完其真元，全愈之后，方合十珍丸服之，此谓收功起身药也。前药如神之妙，如神之灵，虽岐扁再世，不过于此，吁！世之方脉用药，不过草木金石，碌碌之常耳，何以得此通神诀要奇异之灵也？余蒙师授此书，吴中治瘵何止千万人哉！未尝传与一人，今卫世恐此泯失，重次序一新，名曰《十药神书》，留遗子孙以广其传。

蛛网膜下腔出血

蛛网膜下腔出血(subarachnoid hemorrhage)是颅内血管破裂血液流入蛛网膜下腔疾病。病理特点：动脉瘤主要位于 Willis 环及其主要分支血管,尤其是动脉的分叉处,80%～90%位于脑底动脉环前部,特别是后交通动脉和颈内动脉的连接处、前交通动脉与大脑前动脉分叉处、大脑中动脉在外侧裂第一个主要分支处。后循环动脉瘤最常见于基底动脉尖端或椎动脉与小脑后下动脉的连接处,动脉瘤多为单发,约 20%为多发,多位于两侧相同动脉又称为镜像动脉瘤。动脉瘤随着年龄的增长,破裂的概率增加,高峰年龄为 35～65 岁,动脉瘤的大小与破裂有关,直径大于 10 mm 极易出血;不规则或多囊状,位于穿隆处的动脉瘤易破裂。动静脉畸形由异常血管交通形成,常见于大脑中动脉分布区。蛛网膜下腔出血可见呈紫红色的血液沉积在脑底池和脊髓池中,如鞍上池、脑桥小脑脚池、环池、小脑延髓池和终池等。出血量大时可形成薄层血凝块覆盖于颅底血管、神经和脑表面,蛛网膜呈无菌性炎症反应及软膜增厚,导致脑组织与血管或神经粘连。脑实质内广泛白质水肿,皮质可见多发斑片状缺血灶。

〖蛛网膜下腔出血-蛛网膜下腔蓄血证〗

辨识要点： ① 符合蛛网膜下腔出血诊断;② 轻者可没有明显临床症状和体征;③ 重者可突然昏迷甚至死亡;④ 中青年发病居多;⑤ 突然起病;⑥ 多数患者发病前有明显诱因肉剧烈运动、过度疲劳、用力排便、情绪激动等;⑦ 头痛;⑧ 一过性意识障碍;⑨ 脑膜刺激征;⑩ 眼底玻璃体下片状出血;⑪ 谵妄和幻觉;⑫ 头颅 CT 显示脑池和蛛网膜下腔高密度出血征象;⑬ CT 血管成像和 MR 血管成像筛查有无动脉瘤;⑭ DSA 确定有无动脉瘤及出血原因;⑮ 烦躁不安;⑯ 面赤;⑰ 便秘;⑱ 舌红苔黄脉数。

临床决策：活血祛瘀。

治疗推荐： ①《丹溪心法》治头痛如破。酒炒大黄半两,一半茶煎。②《伤寒论》桃核承气汤：桃仁五十个、桂枝二两、大黄四两、芒硝二两、炙甘草二两,上五味,以水七升,煮取二升半,去滓,内芒硝,更上火微沸,先食温服五合,日三服。③ 脑血疏口服液(黄芪、水蛭、石菖蒲、牛膝、牡丹皮、大黄、川芎)每次 10 ml,每日 3 次口服。④ 甘露醇、呋塞米、甘油果糖或甘油氯化钠、白蛋白等降低高颅压。⑤ 避免用力和情绪波动,保持大便通畅。⑥ 绝对卧床休息 4～6 周。⑦ 平均动脉压＞125 mmHg 或收缩压＞180 mmHg,可在血压监测下静脉持续输注短效安全的降压药如尼卡地平、拉贝洛尔和艾司洛尔等。⑧ 抗纤溶药预防再出血。⑨ 破裂动脉瘤的外科和血管内治疗。⑩ 口服尼莫地平能有效减少蛛网膜下腔出血引发的脑血管痉挛等不良结局。⑪ 合并症状性脑积水应进行脑脊液分流术治疗。⑫ 每周 2 次每次释放脑脊液 10～20 ml。

思路拓展： ①《医方考》大黄一物汤。大黄四两,酒浸一宿,水三升煎之,分三服,不已再作。癫狂病者,此方主之。多怒为癫,多喜为狂。癫者,精神不守,言语错乱,妄见妄言,登高骂詈是也。狂之始发,少卧少饥,自贤自贵,妄笑妄动,登高而歌,弃衣而走是也。癫病者,责邪之并于肝。狂病者,责邪之并于心也。此皆实证,宜泻而不宜补,故用大黄以泻之,取其苦寒,无物不降,可以泻实。又必数日后方可与食,但得宁静,便为吉兆,不可见其瘦弱减食,便以温药补之,及以饮食饱之,病必再作。戒之戒之! 缓与之食,方为得体,故曰损其谷气,则病易愈。所以然者,食入于阴,长气于阳故也。②《医方集解·桃仁承气汤》：伤寒外证不解,热结膀胱,小腹胀满,大便黑,小便利,躁渴谵语,畜血,发热如狂,及血瘀胃痛,腹痛胁痛,疟疾,实热夜发,痢疾,畜血急痛。热邪自太阳不解,传入膀胱之经,与血相搏,若血自下,则热随血出而愈,不下者血畜下焦,故小腹急胀,皮见青紫筋,大便黑者,血瘀也,小便利者,血病而气不病也,小便利而小腹仍急,故知为畜血,心主血,邪热上干,心君不宁,故躁烦谵语而如狂,瘀血聚于阳明,则胃痛,在太阴,则腹痛,在厥阴,则胁痛,疟夜发者,热入血分也,活人云,不当汗之,亡其津液,阳扰之极则侵阴也,故燥血畜于胸中也,李挺曰,太阳证则如狂,阳明证则善忘,少阳证则寒热如疟,伤寒有用大承气不解,反便坚善食者,瘀血也,凡胸中满,心下满者,皆气也,腹中满者,或燥矢,或宿食,小腹满者,或溺或血,停畜而胀满也,清阳出上窍,故上满者为气而非物,浊阴出下窍,故下满者为物而非气,俱是热病,惟冷结膀胱,小腹满一证为寒,有手足厥冷为可辨,昂按痰满亦有在上焦者。此足太阳药也,大黄芒硝,荡热去实,甘草和胃缓中,此调胃承气汤也,热甚搏血,血聚则肝燥,故加桃仁之苦甘,以润燥而缓肝,加桂枝之辛热,以调营而解外,直达瘀所而行之也。《准绳》曰,桂枝轻扬上行,此当是桂非枝也,喻嘉言曰,用桃仁以达血所,加桂枝以解外邪,亦犹大柴胡汤用柴胡解外相似,益见太阳随经之邪,非桂枝不解耳,昂按伤寒与杂病不同,仲景之书,专为伤寒而设,故当用枝,程郊倩曰,五苓散与桃仁承气,均为太阳犯腑之药,一利前而主气分,一利后而主血分,治各不同,撄宁生曰血溢血泄诸畜妄者,其始也率以桃仁大黄行血破瘀之剂折其锐气,然后区别治之,滑伯仁号撄宁生,或问失血复下,虚何以当,苏伊举曰,血既妄行,迷失故道,不去畜利瘀,则以妄为常,何以御之,且去者自去,生者自生,何虚之有。本方加青皮、枳实、当归、芍药、苏木汁、柴胡、名桃仁承气饮子。节庵加青皮枳实者,破血必行气也,加当归芍药,去瘀而生新也,柴胡平肝升清而散表热,苏木助桃仁桂心以逐瘀血。③《慎疾刍言·煎药服药法》:煎药之法各殊:有先煎主药一味,后入余药者,有先煎众味,后煎一味者,有用一味煎汤以煎药者;有先分煎,后并煎者;有宜多煎者;有宜少煎者;有宜水少者;有不煎而泡渍者;有煎而露一宿者;有宜用猛火者;有宜用缓火者;各有妙义,不可移易。今则不论何药,惟用猛火多煎,将芳香之气散尽,仅存浓浓之质。如煎烧酒者,将糟久煮,则酒气全无矣,岂能和营达卫乎?须将古人所定煎法,细细推究,而各当其宜,则取效尤捷。其服药亦有法。古方一剂,必分三服,一日服三次;并有日服三次,夜服三次者。盖药味入口,即行于经络,驱邪养正,性过即已,岂容间断?今人则每日服一次,病久药暂,此一曝十寒之道也。又有寒热不得其宜,早暮不合其时,或与饮食相杂,或服药时即劳动冒风,不惟无益,反能有害。至于伤寒及外症痘症,病势一日屡变,今早用一剂,明晚更用一剂,中间间隔两昼一夜,经络已传,病势益增矣。又发散之剂,必暖覆令汗出,使邪从汗散;若不使出汗,则外邪岂能内消?此皆浅易之理,医家病家,皆所宜知也。又恶毒之药,不宜轻用。昔神农遍尝诸药而成本草,故能深知其性。今之医者,于不常用之药,亦宜细辨其气味,方不至于误用。若耳闻有此药,并未一尝,又不细审古人用法,而辄以大剂灌之,病者服之苦楚万状,并有因此而死者,而己亦茫然不知其何故;若能每味亲尝,断不敢冒昧试人矣。此亦不可不知也。

〖蛛网膜下腔出血再出血-蛛网膜下腔再蓄血证〗

辨识要点:① 符合蛛网膜下腔出血再出血诊断;② 蛛网膜下腔出血主要急性并发症;③ 病情稳定后再次发生剧烈头痛呕吐;④ 再次痫性发作;⑤ 再次昏迷甚至去脑强直发作;⑥ 颈项强直加重;⑦ Kernig 征加重;⑧ 复查脑脊液为鲜红色;⑨ 20％的动脉瘤患者病后 10～14 日可发生再出血;⑩ 头颅 CT 显示脑池和蛛网膜下腔高密度出血征象;⑪ CT 血管成像和 MR 血管成像筛查有无动脉瘤;

⑫ DSA 确定有无动脉瘤及出血原因；⑬ 烦躁不安；⑭ 面赤；⑮ 便秘；⑯ 舌红苔黄脉数。

临床决策：活血祛瘀。

治疗推荐：①《普济本事方》卷 6 玉真散。天南星、防风，常规剂量，每日 2 次水煎送服救生丹 1 粒。②《伤寒论》抵当汤：水蛭三十个，虻虫三十个，桃仁二十个，大黄三两，上四味为末，以水五升，煮取三升，去滓，温服一升送下救生丹 1 粒。③《太平圣惠方》卷 85 救生丹：龙脑、朱砂、雄黄、牛黄、芦荟、胡黄连、麝香、铅霜、天竹黄、曾青、真珠末、犀角屑、全蝎各一钱，金箔、银箔各 50 片，雀儿饭瓮 3～7 枚，蟾酥少许，上为细末，入饭和丸如弹子大，每次 1 丸，每日 2 次温水送服。④ 脑血疏口服液（黄芪、水蛭、石菖蒲、牛膝、牡丹皮、大黄、川芎）每次 10 ml，每日 3 次口服。⑤ 甘露醇、呋塞米、甘油果糖或甘油氯化钠、白蛋白等降低高颅压。⑥ 避免用力和情绪波动，保持大便通畅。⑦ 绝对卧床休息 4～6 周。⑧ 平均动脉压＞125 mmHg 或收缩压＞180 mmHg 可在血压监测下静脉持续输注短效安全的降压药如尼卡地平、拉贝洛尔和艾司洛尔等。⑨ 抗纤溶药预防再出血。⑩ 破裂动脉瘤的外科和血管内治疗。⑪ 口服尼莫地平能有效减少蛛网膜下腔出血引发的脑血管痉挛等不良结局。⑫ 合并症状性脑积水应进行脑脊液分流术治疗。⑬ 每周 2 次每次释放脑脊液 10～20 ml。

思路拓展：①《删补名医方论》。膀胱为水府，血本无所容蓄者也。少腹者，膀胱之室也，热结硬满，当小便不利，而反利者，是病不在膀胱内而在少腹内也。可知其随经之营血，因瘀热而结于少腹之里，而非膀胱之里也。故小便虽利，而硬满急结，蓄血仍瘀于少腹也。热淫于内，神魂不安，故发狂。血瘀不行，则营不运，故脉微而沉，营不运，则气不宣，故沉而结也。营气不周于身，则身黄。消谷善饥者，胃火炽盛也。大便反易者，血之濡也，色黑者，蓄血渗入也。善忘者，血不荣、智不明也。此皆瘀血之征兆，非至峻之剂，不足以抵其巢穴而当此重任，故立抵当汤。蛭，虫之善饮血者，而利于水。虻，虫之善唲血者、而猛于陆。并取水陆之善取血者以攻之，同气相求，更佐桃仁之苦甘，推陈致新，大黄之苦寒，荡涤邪热，故名抵当。若热虽盛而未狂，少腹满而未硬，宜小其制，为丸以缓治之。若外证已解，少腹急结，其人如狂，是转属阳明，用调胃承气加桃仁、桂枝之行血者于其中，以微利之，胃和则愈矣。此桃仁承气为治之缓也。②《医方集解·抵当汤》：治太阳病六七日，表证仍在，脉微而沉，反不结胸，其人发狂者，以热在下焦少腹硬满，小便自利者，必有畜血，令人善忘，所以然者，以太阳随经瘀热在里故也。表证仍在，谓发热恶寒头痛项强未罢也，太阳为经，膀胱为腑，此太阳热邪随经入腑，热与血搏故为蓄血，脉沉为在里，表证仍在，则邪气犹浅，不结于胸中而发狂。《经》曰，热结膀胱，其人如狂，又曰，血并于下，乱而善忘，少腹硬满而小便不利者，为溺涩，硬满而小便利者，为畜血，《准绳》曰，玩仍在二字，则邪气为不传里，非犹浅也，膀胱为太阳本经，曰热结下焦，曰少腹硬满，曰小便自利，皆膀胱之证，故总结曰，随经瘀热也，在里二字，乃随经膀胱之里，非三阴之里也，按太阳在阳在表，即有沉紧沉滑之脉，皆不得以里阴名之。此足太阳药也，成氏曰，苦走血，咸渗血，虻虫水蛭之苦咸以除畜血，甘缓结，苦泄热，桃仁大黄之甘苦以下结热，程郊倩曰，表证仍在，脉微而沉，是有表证而无表脉，热在下焦可知，非桂枝所能散，桃仁承气所能攻，缘热结膀胱，与瘀热在里，邪有浅深，故桃仁承气与抵当汤攻有缓急。本方减水蛭十个，虻虫桃仁，各减五个，分为四丸每水煮一丸，名抵当丸，治本病无善忘如狂之证者，水蛭即为蚂蟥，咸寒有毒，乃食血之虫，能通肝经聚血，最难死，虽炙为末，得水便活，若入腹中，生子为患，田泥和水饮下之，虻虫即蚊虫，因其食血,故用以治血,二药险峻,世人罕用,故更制代抵当汤,吴鹤皋曰,古人用蛀虫水蛭治血积,以其善吮血耳,若天鼠矢乃食蚊而化者也,当亦可以治血积,本草称其下死胎,则其能攻血块也何疑。附代抵当丸,大黄四两,生地、归尾、桃仁、穿山甲、玄明粉各一两,蜜丸。桃仁、归尾、生地润以通之,桂心热以动之,大黄、玄明粉苦寒咸寒以推荡之,加穿山甲引之以达于瘀所也。

〖蛛网膜下腔出血脑血管痉挛-蛛网膜下腔蓄血络痉证〗

辨识要点:① 符合蛛网膜下腔出血脑血管痉挛诊断;② 蛛网膜下腔中血凝块环绕的血管痉挛;③ 严重程度与出血量相关;④ 脑实质缺血;⑤ 波动性轻偏瘫;⑥ 失语;⑦ 蛛网膜下腔出血后 3～5 日发生;⑧ 蛛网膜下腔出血后 5～14 日脑血管痉挛为迟发性血管痉挛高峰期;⑨ 2～4 周血管痉挛症状逐渐消失;⑩ TCD 或 DSA 有助确诊蛛网膜下腔出血脑血管痉挛;⑪ 舌红苔黄脉数。

临床决策:活血解痉。

治疗推荐:①《急救仙方》卷 3 茶调散。川芎、防风、羌活、木贼、石膏、石决明、荆芥、薄荷、菊花各一两,甘草半两,为细末,每次二钱,每日 2 次清茶调下。②《伤寒论》大陷胸汤:大黄二两、芒硝一升、甘遂一钱为末,先煮大黄,去滓,内芒硝,煮一二沸,内甘遂末,温服。③ 脑血疏口服液(黄芪、水蛭、石菖蒲、牛膝、牡丹皮、大黄、川芎)每次 10 ml,每日 3 次口服。④ 甘露醇、呋塞米、甘油果糖或甘油氯化钠、白蛋白等降低高颅压。⑤ 避免用力和情绪波动,保持大便通畅。⑥ 绝对卧床休息 4～6 周。⑦ 平均动脉压＞125 mmHg 或收缩压＞180 mmHg 可在血压监测下静脉持续输注短效安全的降压药如尼卡地平、拉贝洛尔和艾司洛尔等。⑧ 抗纤溶药预防再出血。⑨ 破裂动脉瘤的外科和血管内治疗。⑩ 口服尼莫地平能有效减少蛛网膜下腔出血引发的脑血管痉挛等不良结局。⑪ 合并症状性脑积水应进行脑脊液分流术治疗。⑫ 每周 2 次每次释放脑脊液 10～20 ml。

思路拓展:《医学衷中参西录》。此证乃外感之热,循三焦脂膜下降结于膀胱,膀胱上与胞室之脂膜相连,其热上蒸,以致胞室亦蕴有实热血蓄而不行,且其热由任脉上窜,扰乱神明,是以其人如狂也。然病机之变化无穷,若其胞室之血蓄极而自下,其热即可随血而下,是以其病可愈。若其血蓄不能自下,且有欲下不下之势,此非攻之使下不可。惟其外表未解,或因下后而外感之热复内陷,故又宜先解其外表而后可攻下也。大黄:味苦、气香、性凉,原能开气破血,为攻下之品,然无专入血分之药以引之,则其破血之力仍不专,方中用桃仁者,取其能引大黄之力专入血分以破血也。徐灵胎云:桃花得三月春和之气以生,而花色鲜明似血,故凡血郁、血结之疾,不能自调和畅达者,桃仁能入其中而和之散之,然其生血之功少,而去瘀之功多者何也? 盖桃核本非血类,故不能有所补益,若瘀血皆已败之血,非生气不能流通,桃之生气在于仁,而味苦又能开泄,故能逐旧而不伤新也。至方中又用桂枝者,亦因其善引诸药入血分,且能引诸药上行以清上焦血分之热,则神明自安而如狂者可愈也。特是,用桃核承气汤时,又须细加斟酌,其人若素日少腹恒觉膜胀,至此因外感之激发,而膜胀益甚者,当防其素有瘀血,若误用桃核承气汤下之,则所下者,必紫色成块之血,其人血下之后,十中难救一二。若临证至不得已必须用桃核承气汤时,须将此事帮助以免病家之误会也。热结膀胱之证,不必皆累及胞室蓄血也。人有病在太阳旬余不解,午前稍轻,午后则肢体酸懒、头目昏沉、身似灼热、转畏寒凉、舌苔纯白、小便赤涩者,此但热结膀胱而胞室未尝蓄血也。此当治以经府双解之剂,宜用鲜白茅根锉细二两,滑石一两,共煮五六沸取清汤一大盅,送服西药阿司匹林少许,周身得汗,小便必然通利,而太阳之表里俱清矣。

〖蛛网膜下腔出血急性或亚急性脑积水-蛛网膜下腔蓄血积水证〗

辨识要点:① 符合蛛网膜下腔出血急性或亚急性脑积水诊断;② 起病 1 周内发生急性脑积水;③ 血液进入脑室系统和蛛网膜下腔形成血凝块阻碍脑脊液循环通路;④ 嗜睡;⑤ 思维缓慢;⑥ 短时记忆受损;⑦ 上视受限;⑧ 展神经麻痹;⑨ 下肢腱反射亢进等体征;⑩ 严重者颅内高压甚至脑疝;⑪ 亚急性脑积水发生于起病数周后;⑫ 隐匿出现的痴呆、步态异常和尿失禁;⑬ 头颅 CT 显示脑室额角上外侧部圆形扩大,颞角扩大,脑室周围低密度;⑭ 舌红苔黄脉数。

临床决策:活血利水。

治疗推荐:①《伤寒论》十枣汤。芫花、甘遂、大戟等分,大枣十枚,研末为散,先煮大枣取八合去滓,内药末,强人服一钱匕,羸人服半钱,平旦温服。②《丹溪心法》十枣丸:甘遂、大戟、芫花各等分,上药研为细末,煮枣肉为丸如梧桐子大,每次 30 丸,每日 2 次温水送服。③ 脑血疏口服液(黄芪、水蛭、石菖蒲、牛膝、牡丹皮、大黄、川芎)每次 10 ml,每日 3 次口服。④ 甘露醇、呋塞米、甘油果糖或甘油氯化钠、白蛋白等降低高颅压。⑤ 避免用力和情绪波动,保持大便通畅。⑥ 绝对卧床休息 4～6 周。⑦ 平均动脉压＞125 mmHg 或收缩压＞180 mmHg 可在血压监测下静脉持续输注短效安全的降压药如尼卡地平、拉贝洛尔和艾司洛尔等。⑧ 抗纤溶药预防再出血。⑨ 破裂动脉瘤的外科和血管内治疗。⑩ 口服尼莫地平能有效减少蛛网膜下腔出血引发的脑血管痉挛等不良结局。⑪ 合并症状性脑积水应进行脑脊液分流术治疗。⑫ 每周 2 次,每次释放脑脊液 10～20 ml。

常用药物:芫花,甘遂,大戟,大枣。

思路拓展:《医方集解·十枣汤》。伏饮积痰。仲景治太阳中风,下利呕逆,表解者乃可攻之,其人漐漐汗出,头痛,心下痞硬,引胁下痛,干呕,短气汗出不恶寒,表解而里未和,邪热内蓄,有伏饮者。下利呕逆里受邪也,汗出不恶寒表已解也,头痛痞硬、引胁下痛、干呕短气、邪热内蓄而有伏饮也,此为水气上逆,呕逆头痛,与表证头痛稍别。周扬俊曰:此证与结胸颇同,故汤亦与陷胸相仿。表解后攻与结胸之戒不殊也。此足太阳药也。芫花大戟,性辛苦以逐水饮,甘遂苦寒,能直达水气所结之处,以攻决为用,三药过峻,故用大枣之甘以缓之,益土所以胜水,使邪从二便而出也。十枣汤、小青龙汤主水气干呕,桂枝汤主太阳汗出干呕,姜附汤主少阴下利干呕,吴茱萸汤主厥阴吐涎沫干呕。王海藏曰:表有水用小青龙,里有水用十枣。或问十枣汤桂枝去桂加茯苓白术汤,皆属饮家,俱有头痛项强之证何也? 张兼善曰:太阳经多血少气,病人表热微渴,恣饮水浆,为水多气弱,不能施化,本经血气因而凝滞,致有头痛项强之患,不须攻表,但宜逐饮,饮尽则自安。杜壬曰:里未和者,盖痰与燥气壅于中焦,故头痛干呕,汗出短气,是痰膈也,非十枣不能除,但此不宜轻用,恐损人于倏忽。

烟雾病

　　烟雾病（moyamoya disease）是脑底异常血管网疾病。以短暂性脑缺血发作、脑梗死、脑出血、癫痫等为主要临床表现。颈内动脉虹吸部及大脑前动脉、大脑中动脉起始部严重狭窄或闭塞，软脑膜动脉、穿通动脉等小血管代偿增生形成脑底异常血管网为其主要病理生理过程。病理特点：Willis 环及其分支动脉变细、变硬，切面可见狭窄或闭塞。脑底和半球深部可见畸形增生及扩张的血管网，管壁菲薄，偶见动脉瘤形成。受累动脉内膜明显增厚、内弹力纤维层高度迂曲断裂，中膜萎缩变薄，外膜改变不明显，无炎症细胞浸润和动脉硬化改变。可见脑梗死、脑出血或蛛网膜下腔出血等病理改变。

〖脑底异常血管网病短暂性脑缺血发作型-烟雾类风证〗

　　辨识要点：① 符合脑底异常血管网病短暂性脑缺血发作型诊断；② 反复 TIA；③ 4 岁以前起病者预后较差；④ 一过性瘫痪或肢体无力；⑤ 左右交替性偏瘫或双偏瘫；⑥ 发作后运动功能完全恢复；⑦ 有自发缓解或发作完全停止倾向；⑧ 血管影像示颅底部异常血管网因流空效应而呈蜂窝状或网状低信号；⑨ 舌红苔白脉弦。

　　临床决策：通络祛风。

　　治疗推荐：①《圣济总录》卷 7 大续命汤。麻黄三两，石膏、防风各二两、干姜一两半，黄芩、川芎、炙甘草、白术、远志、独活各一两，紫石英半两，杏仁 35 枚，上为粗末，每次五钱，每日 2 次水煎服。②《医方类聚》卷 21 八味顺气散：白术、茯苓、青皮、白芷、陈皮、乌药、人参、炙甘草，常规剂量，每日 2 次水煎服。③ 发作频繁及颅内动脉狭窄严重或闭塞者可考虑血管重建等手术治疗。

　　常用药物：麻黄，石膏，防风，黄芩，川芎，炙甘草，白术，远志，独活，紫石英。

　　思路拓展：《慎疾刍言·中风》。中风，北人多属寒，宜散寒，南人多属火、宜清火，而祛风、消痰则南北尽同。古方自仲景侯氏黑散、风引汤而外，则续命汤为主方。续命汤共有数首，不外驱风，其随症加减，皆有精义。从未有纯用温热滋补，不放风寒痰火一毫外出，以致重病必死，轻病则使之不死不生。惟日服人参以破其家而恋其命，最可伤也！又有稍变其说者用地黄饮子，以为得阴阳兼补之法，亦大谬也。此方乃治少阴气厥不至，舌喑足痿，名曰痱症，乃纯虚无邪，有似中风，与风寒痰火之中风正相反，刘河间之书可考也。乃以此方治有邪之中风，其害相等。余每年见中风之症，不下数十人，遵古治法，十愈八九，服温补药者，百无一愈，未甚服补药者，尚可挽回；其不能全愈，或真不治者，不过十之一二耳！奈何一患此症，遂甘心永为废人，旁人亦视为必不起之症，医者亦惟令多服重价之药，使之值得一死而可无遗憾，岂不怪哉！愿天下之中风者，断勿以可愈之身，自投于必死之地也。

〖脑底异常血管网病梗死型-烟雾中风证〗

　　辨识要点：① 符合脑底异常血管网病短暂性脑缺血发作型诊断；② 急性缺血性卒中；③ 持续瘫痪；④ 失语；⑤ 视觉障碍；⑥ 智力障碍；⑦ 血管影像示颅底部异常血管网因流空效应而呈蜂窝状或网状低信号；⑧ 舌红苔白脉弦。

　　临床决策：祛风通络。

　　治疗推荐：①《丹溪心法》愈风汤。羌活、独活、防风、防己、黄芪、蔓荆子、川芎、细辛、枳壳、麻黄、地骨皮、人参、知母、甘菊、薄荷、白芷、枸杞子、当归、杜仲、秦艽、柴胡、半夏、厚朴、前胡、熟地黄、炙甘草各二两,茯苓、黄芩各三两,生地黄、苍术、石膏、芍药各四两,桂心一两,上锉,每服一两,水二钟,生姜三片煎,空心一服,临卧煎渣。②《金匮要略》侯氏黑散:菊花、白术、细辛、茯苓、牡蛎、桔梗、防风、人参、矾石、黄芩、当归、干姜、川芎、桂枝,常规剂量,每日2次水煎服。③发作频繁及颅内动脉狭窄严重或闭塞者可考虑血管重建等手术治疗。

常用药物:羌活,独活,防风,防己,黄芪,蔓荆子,川芎,麻黄,地骨皮,人参,白芷,当归,杜仲,秦艽,半夏,厚朴,前胡,熟地黄,黄芩,生地黄,苍术,石膏,芍药,桂枝。

思路拓展:《丹溪心法·愈风汤》。四肢不收举,俗曰瘫痪,故《经》所谓太过则令人四肢不举。又曰:上太过则敦阜。阜,高也;敦,浓也。既浓而又高,则令除去,此真所谓膏粱之疾,非肾肝经虚。何以明之?《经》所谓三阳三阴发病,偏枯痿易,四肢不举。三阴不足,则发偏枯;三阳有余,则为痿易,易为变易,常用而痿弱无力也。其治则泻令气弱,阳衰土平而愈,故以三化汤下之。若脾虚则不用也,《经》所谓土不及则卑陷。卑,下也;陷,坑也。故脾病四肢不用,四肢皆禀气于胃,而不能至经,必因脾方可得禀受也。令脾不能与胃行其津液,四肢不得禀水谷,气日以衰,脉道不利,筋骨肌肉皆无气以生,故不用焉。其治可大补十全散、加减四物汤,去邪留正。中风症,内邪已除,外邪已尽,当服此药以行导诸经。久服大风悉去,纵有微邪,只从此药加减治之。然治病之法,不可失于通塞,或一气之微汗,或一旬之通利,如此乃常治之法也。久则清浊自分,营卫自和。如初觉风动,服此不至倒仆。立其法,是动以安神,静以清肺。假令一气之微汗,用愈风汤三两,加麻黄一两,匀作四服,加生姜空心服,以粥投之,得微汗则佳。如一旬之通利,用愈风汤三两,加大黄一两,亦匀作四服,如前服,临卧服,得利为度。此药常服之,不可失四时之辅。如望春大寒之后,本方中加半夏、人参、柴胡各二两,通前四两,谓迎而夺少阳之气也;如望夏谷雨之后,本方中加石膏、黄芩、知母各二两,谓迎而夺阳明之气也;季夏之月,本方中加防己、白术、茯苓各二两,谓胜脾土之湿也;初秋大暑之后,本方中加浓朴一两,藿香一两,桂一两,谓迎而夺太阴之气也;望冬霜降之后,本方中加附子、官桂各一两,当归二两,谓胜少阴之气也。如得春气候,减冬所加,四时类此。此虽立四时加减,更宜临病之际,审察虚实寒热,土地之宜,邪气多少。此药具七情六欲四气,无使五脏偏胜,及不动于荣卫,如风秘服之,永不结燥。此药与天麻丸相为表里,治未病之圣药也。若已病者,更宜常服,无问男女老幼,惊痫搐搦,急慢惊风,四时伤寒等病,服之神效。

[脑底异常血管网病癫痫型-烟雾癫痫证]

辨识要点:① 符合脑底异常血管网病癫痫型诊断;② 频繁癫痫发作;③ 癫痫部分性发作;④ 癫痫持续状态;⑤ 脑电图癫痫样放电;⑥ 脑血管造影显示双侧颈内动脉虹吸段、大脑前、中动脉起始段狭窄甚至闭塞伴颅底异常血管网;⑦ 脑血管造影显示动脉瘤;⑧ 舌红苔白脉弦。

临床决策:祛风除痫。

治疗推荐:①《儒门事亲》防风天麻散。防风、天麻、川芎、羌活、白芷、草乌、荆芥、当归、甘草、滑石、白附子,以上各为末,每次一钱,每日2次水煎送服大惺惺丸1粒;②《小儿药证直诀》大惺惺丸:辰砂、青礞石、金牙石各一钱半,雄黄一钱,蟾灰二钱,牛黄、龙脑各一字别研,麝香半钱,蛇黄三钱,上研匀细,水煮,蒸饼为丸,朱砂为衣如绿豆大,每次1丸,每日2次温水送服;③ 发作频繁及颅内动脉狭窄严重或闭塞者可考虑血管重建等手术治疗。

常用药物：白矾,金礞石,九节菖蒲,羚羊角,牛黄,青礞石,郁金,朱砂,钩藤,僵蚕,蝉蜕,生铁,铁浆,地龙,全蝎。

思路拓展：《小儿卫生总微论方·惊痫杂论》。凡小儿急慢惊,阴阳异证,切宜辨而治之。急惊合用凉药,慢惊合用温药。世人多用一药,不能分别,误小儿多矣。殊不知药性自有温凉,岂可泛用。初虞世谓治阴阳痫,寒温药性当于方中用时增损,则无失矣。又阎孝忠言慢惊药中宜去龙脑,纵须合用,必以温药为佐,或少少用之,惟凉故也。凡小儿于天阴雷发声之时,必掩塞其耳,或作杂声以乱之,恐猛闻大声而发搐。凡小儿发搐,时醒而身软者为痫,若发搐不时醒,身硬者为痓,乃中风之候。凡小儿惊痫泄泻等诸病,烦渴者皆津液内耗也,不问阴阳,煎钱氏白术散,使任意取足饮之,弥多弥好。凡小儿惊痫药中,能不用水银轻粉者尤佳,如不得已而用之,仅去其疾即止。盖小儿肠胃易损,亦伤口齿,今所集之方,多不用银、粉,如须用之者,当根据此酌量减损。凡小儿欲生疮疹,有发搐者,当从疮疹为治。余诸病有与惊痫相兼,可以一方为治者,根据法用之,若不可一方为治者,则各用所主药,相兼治之。凡小儿惊,蛜蝌为治第一,世医多不学,未见有用者。若用之,须择不伤水者。伤水即不堪用,去其头翅足,炙令焦,乃入药。凡小儿吐泻后,精神困顿,多睡,不吃乳食,四肢逆冷,欲变成痫者,以神曲为末,入脑麝各少许,温水调服。若已成痫,哭如鸦声,面色青黄,手足瘛疭,咽中不利,更入朱砂同末服之。若变痫滑利者,以曲末蜜丸如鸡头大,温水化下。又一方：曲末一两,琥珀甘草各二钱,朱砂雄黄各一分,同末,蜜丸如鸡头大,名太乙丹,治小儿百病。

〖出血性脑底异常血管网病-烟雾血热证〗

辨识要点：① 符合出血性脑底异常血管网病诊断；② 青壮年多见；③ 脑室出血；④ 蛛网膜下腔出血；⑤ 脑内出血；⑥ 无高血压动脉硬化的证据；⑦ 反复发生；⑧ 反复晕厥；⑨ 血管影像示颅底部异常血管网因流空效应而呈蜂窝状或网状低信号；⑩ 舌红苔白脉弦。

临床决策：凉血散血。

治疗推荐：①《陈素庵妇科补解》卷 1 凉血散。犀角、牡丹皮、荆芥、秦艽各一钱,黄芩、知母、赤芍、焦栀子各一钱五分,竹叶 10 片,生地二钱,甘草八分,每日 2 次水煎服。②《证治宝鉴》八味石膏散：当归、地黄、荆芥、防风、石膏、升麻、玄参、牡丹皮,常规剂量,每日 2 次水煎服。③ 发作频繁及颅内动脉狭窄严重或闭塞者可考虑血管重建等手术治疗。

常用药物：犀角,牡丹皮,荆芥,秦艽,黄芩,知母,赤芍,栀子,竹叶,生地。

思路拓展：《医方考·利惊丸》。青黛、轻粉各一钱,牵牛末五钱,天竺黄二钱,上件为末,蜜丸黍米大,每服一钱。得利止后服。惊痫气实者,此丸与之。痫疾之原,得之于惊。或在母腹之时,或在有生之后,必以惊恐而致疾,故曰惊痫。盖恐则气下,惊则气乱,恐气归肾,惊气归心,并于心肾,则肝脾独虚,肝虚则生风,脾虚则生痰,畜极而通,其法也暴,故令风痰上涌,而痫作矣。《经》曰：实者泻之,故用竺黄、青黛以泻肝,牵牛、轻粉以泻脾。泻肝所以驱风,泻脾所以驱涎。

脑动脉盗血综合征

脑动脉盗血综合征(steal syndrome)是主动脉弓及其附近大动脉血管严重狭窄和闭塞引起脑动脉供血显著减少的脑组织缺血疾病。

〖锁骨下动脉盗血综合征-锁骨下动脉盗血中风证〗

辨识要点:① 符合锁骨下动脉盗血综合征诊断;② 发作性眩晕;③ 视物旋转;④ 复视;⑤ 共济失调;⑥ 构音障碍;⑦ 吞咽困难;⑧ 晕厥;⑨ 偏瘫;⑩ 偏身感觉障碍;⑪ 失语;⑫ 患侧上肢动脉搏动显著减弱或消失;⑬ 患侧血压低于健侧 20 mmHg 以上;⑭ 同侧颈部闻及收缩期杂音;⑮ 超声检查发现血管狭窄或闭塞;⑯ 活动患肢可诱发或加重椎-基底动脉供血不足症状;⑰ 血管造影检查发现造影剂逆流入患侧血管;⑱ 舌红苔白脉细。

临床决策:补血祛风。

治疗推荐:①《伤寒全生集》卷四当归防风散。当归、防风、川芎、生地、白芷、羌活、人参,常规剂量,每日 2 次水煎服。②《素问病机气宜保命集》附子续命汤:麻黄、人参、黄芩、芍药、防己、桂枝、川芎、防风、附子、杏仁、甘草、干姜,常规剂量,每日 2 次水煎服。③ 缺血症状严重考虑手术治疗。④ 不宜使用扩血管和降血压药物。

常用药物:当归,防风,川芎,生地,白芷,羌活,人参,玄参,阿胶,红花,桃仁,白花蛇,海风藤,鸡血藤,络石藤,全蝎,桑枝,丝瓜络,乌梢蛇,徐长卿,寻骨风,秦艽。

思路拓展:《洄溪医案·中风》。封门金姓,早立门首,卒遇恶风,口眼歪邪,噤不能言。医用人参、桂、附诸品,此近日时医治风证不桃之方也。趣余视之,其形如尸,面赤气粗,目瞪脉大,处以祛风消痰清火之剂。其家许以重赏,留数日。余曰:我非行道之人,可货取也。固请,余曰:与其误药以死,莫若服此三剂,醒而能食,不服药可也。后月余,至余家拜谢。问之,果服三剂而起,竟不敢服他药。惟腿膝未健,手臂犹麻,为立膏方而全愈。此正《内经》所谓虚邪贼风也,以辛热刚燥治之固非,以补阴滋腻治之亦谬,治以辛凉,佐以甘温,《内经》有明训也。运使王公叙揆,自长芦罢官归里,每向余言,手足麻木而痰多。余谓公体本丰腴,又善饮啖,痰流经脉,宜撙节为妙。一日忽昏厥遗尿,口噤手拳,痰声如锯,皆属危证。医者进参、附、熟地等药,煎成未服。余诊其脉,洪大有力,面赤气粗,此乃痰火充实,诸窍皆闭,服参附立毙矣。以小续命汤去桂附,加生军一钱,为末,假称他药纳之,恐旁人之疑骇也。戚党莫不哗然,太夫人素信余,力主服余药。三剂而有声,五剂而能言,然后以消痰养血之药调之,一月后步履如初。

〖颈内动脉盗血综合征-颈动脉盗血中风证〗

辨识要点:① 符合颈内动脉盗血综合征诊断;② 单侧颈内动脉盗血健侧颈内动脉系统缺血症状体征;③ 或椎-基底动脉系统缺血症状体征;④ 双侧颈内动脉闭塞可同时有大脑及小脑缺血症状体征;⑤ 患侧上肢动脉搏动显著减弱或消失;⑥ 患侧血压低于健侧 20 mmHg 以上;⑦ 同侧颈部闻及收缩期杂音;⑧ 超声检查发现血管狭窄或闭塞;⑨ 活动患肢可诱发或加重椎-基底动脉供血不足症状;⑩ 血管造影检查发现造影剂逆流入患侧血管;⑪ 舌红苔白脉细。

临床决策:补血祛风。

治疗推荐:①《医醇剩义》卷四养血胜风汤。生地、当归、白芍、川芎、枸杞子、五味子、酸枣仁、柏子仁、菊花、桑叶、红枣、黑芝麻,常规剂量,每日 2 次水煎服。②《济阴纲目》防风羊角汤:防风、赤芍、桂心、羚羊角、川芎、羌活、当归、酸枣仁、牛蒡子,常规剂量,每日 2 次水煎服。③ 缺血症状严重考虑手术治疗。④ 不宜使用扩血管和降血压药物。

常用药物:当归,生地,玄参,阿胶,知母,红花,桃仁,白花蛇,海风藤,鸡血藤,络石藤,全蝎,桑枝,丝瓜络,乌梢蛇,徐长卿,寻骨风,秦艽。

思路拓展:《洄溪医案·中风》。张由巷刘松岑,素好饮,后结酒友数人,终年聚饮,余戒之不止。时年才四十,除夕向店沽酒,秤银手振,秤坠而身亦仆地,口噤不知人,急扶归。岁朝,遣人邀余,与以至宝丹数粒,嘱其勿服他药,恐医者知其酒客,又新纳宠,必用温补也。初五至其家,竟未服药,诊其脉弦滑洪大,半身不遂,口强流涎,乃湿痰注经传腑之证。余用豁痰驱湿之品调之,月余而起。一手一足,不能如旧,言语始终艰涩。初无子,病愈后,连举子女皆成立,至七十三岁而卒。谁谓中风之人不能永年耶?凡病在经络筋骨,此为形体之病,能延岁月,不能除根。若求全愈,过用重剂,必至伤生。富贵之人闻此等说,不但不信,且触其怒,于是谄谀之人,群进温补,无不死者,终无一人悔悟也。西门外汪姓,新正出门,遇友于途,一揖而仆,口噤目闭,四肢瘫痪,舁归不省人事,医亦用人参、熟地等药。其母前年曾抱危疾,余为之治愈,故信余求救。余曰:此所谓虚邪贼风也,以小续命汤加减。医者骇,谓壮年得此,必大虚之证,岂可用猛剂?其母排众议而服之。隔日再往,手揽余衣,两足踏地,欲作叩头势。余曰:欲谢余乎?亟点首,余止之。复作垂涕感恩状,余慰之,且谓其母曰:风毒深入,舌本坚硬,病虽愈,言语不能骤出,毋惊恐而误投温补也。果月余而后能言,百日乃痊。

〖椎基底动脉盗血综合征-后循环盗血中风证〗

辨识要点:① 符合椎-基底动脉盗血综合征诊断;② 一侧颈内动脉系统缺血症状体征如偏瘫、偏身感觉障碍和失语等;③ 患侧上肢动脉搏动显著减弱或消失;④ 患侧血压低于健侧 20 mmHg 以上;⑤ 同侧颈部闻及收缩期杂音;⑥ 超声检查发现血管狭窄或闭塞,⑦ 活动患肢可诱发或加重椎-基底动脉供血不足症状;⑧ 血管造影检查发现造影剂逆流入患侧血管;⑨ 舌红苔白脉细。

临床决策:补血祛风。

治疗推荐:①《寿世保元》参五秦艽汤。当归、赤芍、苍术、生地、萆薢、狗脊、川芎、羌活、秦艽、独活、五加皮、黄连、黄柏、红花、黄芩、黄芪、人参、牛膝、杜仲、甘草,常规剂量,研末为散,桃枝 7 根,灯心 7 根,每次五钱,每日 2 次水煎服。②《御药院方》独活续命汤:麻黄、人参、黄芩、芍药、川芎、炙甘草、防己、杏仁、桂枝、防风、附子、白花蛇肉、独活、全蝎,常规剂量,每日 2 次水煎服。③ 缺血症状严重考虑手术治疗。④ 不宜使用扩血管和降血压药物。

常用药物:当归,赤芍,苍术,生地,萆薢,狗脊,川芎,羌活,秦艽,独活,五加皮,红花,黄芪,人参,牛膝,桃仁,白花蛇,海风藤,鸡血藤,络石藤,全蝎,桑枝,丝瓜络,乌梢蛇,秦艽。

思路拓展:①《洄溪医案·中风》。东山席以万年六十余患风痹,时医总投温补,幸不至如近日之重用参附,病尚未剧。余诊之,脉洪而气旺,此元气强实之体,而痰火充盛耳。清火消痰以治标,养血顺气以治本。然经络之痰,无全愈之理,于寿命无伤,十年可延也。以平淡之方,随时增损,调养数载,年七十余始卒。此所谓人实证实,养正驱邪,以调和之,自可永年。重药伤正,速之死耳。叔子静素无疾,一日余集亲友小酌，叔亦在座，吃饭至第二碗仅半，头忽垂着亦落。同座问曰：醉耶？不应。又问：骨哽耶？亦不应。细视之，目闭而口流涎，群起扶之别座，则颈已歪，脉已绝，痰声起，不知人矣。亟取至宝丹灌之，始不受，再灌而咽下。少顷开目，问扶者曰：此何地也？因告之故。曰：我欲归。扶之坐舆内以归，处以驱风消痰安神之品，明日已能起，惟软弱无力耳。以后亦不复发。此总名卒中，亦有食厥，亦有痰厥，亦有气厥。病因不同，如药不预备，则一时气不能纳，经络闭塞，周时而死。如更以参、附等药助火助痰，则无一生者。及其死也，则以为病本不治，非温补之误，举世皆然也。雄按：《资生经》云，有人忽觉心腹中热甚，或曰此中风之候，与治风药而风不作。夷陵某太守夏间忽患热甚，乃以水洒地，设簟卧其上，令人扇之，次日忽患中风而卒。人但咎其卧水簟而用扇也。暨见一澧阳老妇，见证与太守同，因服小续命汤而愈。合而观之，乃知中风由心腹中多大热而作也。徐氏之论，正与此合。《易》曰：风自火出。谚云热极生风，何世人之不悟耶？②《洄溪医案》一卷，共48案，清代名医徐大椿撰，咸丰乙卯1855年王孟英据抄本编辑并加按语刊行。此书语言通畅，治法灵活多变，见解独到，颇多启发，为中国医药学医案之佳作。王孟英序曰：吕君慎盦以《洄溪医案》钞本一卷寄赠，云得之徐氏及门金君复村者。余读之如获鸿宝，虽秘本而方药不甚详，然其穿穴膏肓，神施鬼设之伎，足以垂予鉴而活苍生。爰为编次，窃附高窥，用俟高明，梓以传世，余殷望焉。《清史稿》：剖析虚实寒温，发明治疗之法，归于平实。徐大椿（1693—1771年），字灵胎，号洄溪，康熙至乾隆年间江苏吴江人。袁枚《灵胎先生传》曰：乾隆二十五年，文华殿大学士蒋文恪公串病，天子访海内名医，大司寇秦公首荐吴江徐灵胎。天子召入都，命视蒋公疾。先生奏疾不可治。上嘉其朴诚，欲留在京师效力。先生乞归田里，上许之。后二十年，上以中贵人有疾，再召入都。先生已有七十九岁，自知衰矣，未必生还，乃率其子爔载木扁木付以行，果至都三日而卒。天子悯惜之，赐帑金，命爔扶椟以归。呜呼！先生以吴下一诸生，两蒙圣天子蒲轮之徵，巡抚司道到门速驾，闻都皆惊且羡，以为希世之荣。余，旧史也，与先生有抚尘之好，急思采其奇方异术，奋笔书之，以垂医鉴而活苍生，仓猝不可得。今秋访爔于吴江，得其《自述》《纪略》，又访诸吴人之能道先生者，为之立传。传曰：先生名大椿，字灵胎，晚自号洄溪老人。家本望族。祖釚，康熙十八年鸿词科翰林，纂修《明史》。先生生有异禀，聪强过人。凡星经、地志、九宫、音律，以至舞刀夺槊、勾卒、嬴越之法，靡不宣究，而尤长于医。每视人疾，穿穴膏肓，能呼肺腑与之作语。其用药也，神施鬼设，斩关夺隘，如周亚夫之军从天而下。诸岐黄家目惶心骇，帖帖折服，而卒莫测其所以然。自拟墓前对联曰：满山芳草仙人药，一径清风处士坟。可谓平生写照云。徐灵胎平生著述甚丰，存世著作有《医学源流论》《医贯砭》《兰台轨范》《慎疾刍言》《难经经释》《神农本草经百种录》《伤寒类方》《洄溪医案》《乐府传声》，流传甚广影响极大。议论均能一扫成见，另树一帜。《四库全书总目提要》谓其《医学源流论》有欲救俗医之弊而矫枉过直者，有求胜古人之心而大言失实者，故其论病则自岐黄以外，秦越人亦不免诋排。其论方则自张机《金匮要略》《伤寒论》之外，孙思邈、刘守真、李杲、朱震亨皆遭驳诘。于医学中殆同毛奇龄之《说经》。然其切中庸医之弊者，不可废也。

脑淀粉样血管病

脑淀粉样血管病(cerebral amyloid angiopathy)是软脑膜和大脑皮质小动脉中层淀粉样物质沉积的脑血管疾病。以反复多部位的血管破裂导致的多灶性自发性的脑实质出血为主要临床表现。病理特点：大脑皮质、脑膜的小血管和毛细血管管壁内有纤维淀粉样物沉着，刚果红染色后在偏振显微镜下呈特殊的黄绿色双折光，可伴有微血管瘤形成和纤维素样坏死。

〖脑淀粉样血管病-痰热灼络证〗

辨识要点：① 符合脑淀粉样血管病诊断；② 反复发生的多发性脑叶出血；③ 与高血压无关；④ 晚期表现为认知障碍；⑤ 精神症状；⑥ 反复发作颈内动脉系统 TIA；⑦ 反复发作枕叶、颞叶、顶叶与额叶脑梗死并出现相应的症状和体征如一过性偏身感觉障碍、轻偏瘫或命名性失语；⑧ 椎-基底动脉系统 TIA 症状体征如发作性眩晕、耳鸣、共济失调等；⑨ CT、MRI 点、片或大块状多灶性脑叶出血同时伴有缺血性病灶；⑩ MRI 梯度回波发现多发脑叶陈旧的点状出血灶；⑪ 脑活检见动脉壁内淀粉样物质广泛沉积；⑫ 舌红苔白脉细。

临床决策：豁痰清热。

治疗推荐：①《审视瑶函》卷 6 正容汤。羌活、白附子、防风、秦艽、胆南星、白僵蚕、半夏、木瓜、甘草、茯神心木，各等分研末为散，每次五钱，每日 2 次水煎服。②《奇效良方》犀角散：犀角二钱，石膏、羌活、羚羊角各一钱，人参、菊花、独活、黄芩、天麻、枳壳、当归、黄芪、川芎、白术、酸枣仁、防风、白芷各五分，甘草，上水煎服。③ 慎用抗血小板类药物。

常用药物：羌活，白附子，防风，秦艽，胆南星，白僵蚕，半夏，木瓜，石膏，羌活，人参，菊花，独活，黄芩，天麻，黄芪，川芎，白术，酸枣仁，防风。

思路拓展：①《冯氏锦囊秘录·中风门要药》。祛风豁痰顺气：如天麻、白附子、白僵蚕、独活、羌活、麻黄、防风、钩藤、石菖蒲、薄荷、白芷、桂枝、肉桂、生附子、全蝎、南星、胆星、半夏、玄明粉、白花蛇、陈皮、乌药、川芎、桔梗、杏仁、枳实、川乌、秦艽、防己、竹沥、荆沥、檀香、丁香、沉香、木香、牙皂、牛黄、麝香、苏合香、雄黄、安息香、朱砂、珍珠、琥珀、生姜、大枣、葱白之类，随候采用。补真火以追复失散之元阳：如肉桂、附子、人参、炮姜、炙黄杏、白术、炙甘草之类，随候采用。填真阴以敛孤阳之浮越：如熟地、生地、当归、芍药、枸杞、肉苁蓉、巴戟、山茱萸、乳制茯苓、河车、人乳、山药、泽泻、麦冬、五味子、姜炭、制附子之类，随候采用。养肺金以平肝木，补肾水以润肝荣：如熟地、麦冬、五味子、当归、白芍、枣仁、丹参、柏子仁、茯苓、茯神、贝母、玉竹、石斛、蒺藜、远志、银柴胡、天麻、郁李仁、麻仁、玄参之类，随候采用。补精血以实骨髓，调荣卫以舒经络：如人参、熟地、当归、杜仲、续断、豨莶草、五加皮、松节、何首乌、鹿茸、虎胫骨、牛膝、秦艽、忍冬藤、肉桂、桂枝、豆、酒、羊肉之类，随候采用。②《冯氏锦囊秘录》49 卷，冯兆张撰刊于清康熙壬寅 1722 年。内容包括《内经纂要》《杂症大小合参》《脉诀纂要》《女科精要》《外科精要》《药按》《痘疹全集》《杂症痘疹药性主治合参》等 8 种。冯兆张字楚瞻，康熙年间浙江海盐人，清初名医。十三岁习医，精于医术，后游医天下，尤擅儿科。于治小儿亦主张初期应用峻烈之品以祛邪，再以攻补兼施之法，终以养正补药。崇尚温补之法，推崇赵献可命门之说。

颅内静脉窦及脑静脉血栓形成

颅内静脉窦及脑静脉血栓形成(cerebral venous thrombosis)是脑静脉系统血管疾病。以高颅压与脑卒中及脑病样症状等为主要临床表现。病理特点：静脉和静脉窦内可见红色血栓。血栓性静脉窦闭塞使静脉回流受阻，静脉压升高，导致脑组织淤血、肿胀，引起脑细胞变性、坏死；脑脊液吸收降低，引起颅内压增高，脑皮质及皮质下出现点片状出血灶，部分患者可发生出血性梗死，加重脑水肿和颅内高压。感染引起者以海绵窦和横窦急性血栓形成多见，重者可发生脑膜炎和/或脑脓肿，非感染者以上矢状窦多见。

〖上矢状窦血栓形成-上矢状窦蓄血中风证〗

辨识要点：① 符合上矢状窦血栓形成诊断；② 急性或亚急性起病；③ 全身衰弱；④ 发热；⑤ 头痛；⑥ 视乳头水肿；⑦ 婴幼儿可见颅缝分离；⑧ 囟门隆起；⑨ 额浅静脉怒张迂曲；⑩ 颅内出血；⑪ 癫痫；⑫ 偏瘫；⑬ 失语；⑭ 偏盲；⑮ 增强 CT 显示上矢状窦壁强化呈高密度；⑯ 磁共振静脉血管造影显示上矢状窦静脉和/或上矢状窦内血流高信号缺失；⑰ DSA 提示上矢状窦静脉时相不显影；⑱ 舌紫苔白脉涩。

临床决策：活血祛风。

治疗推荐：①《金匮要略》大黄甘遂汤。大黄、甘遂、阿胶，常规剂量，每日 2 次水煎送服天麻除风丸 1 粒。②《杨氏家藏方》天麻除风丸：天麻、防风、细辛、藁本、川芎、白芷、干山药、黄芪、蝎梢、当归各一两，炙甘草八钱，附子五钱，上药为细末，炼蜜和丸如弹子大，每次 1 粒，每日 2 次温水送服。③ 感染性患者及早选用敏感、足量、足疗程的抗生素治疗。④ 感染性患者选用敏感、足量、足疗程的抗生素治疗。⑤ 严重脱水者应进行补液以维持水电解质平衡。⑥ 自身免疫性疾病者可予以激素治疗。⑦ 血黏度增高者扩容降低血黏度。⑧ 低分子肝素抗凝并监测凝血时间和部分凝血活酶时间。⑨ 远期治疗选用口服抗凝药华法林维持 6~12 个月，目标 INR 为 2.0~3.0。

常用药物：大黄，甘遂，阿胶，红花，当归，赤芍，牡丹皮，青皮，桃仁，郁金，山楂肉，泽兰，栀子。

思路拓展：《圣济总录·产后中风》。论曰产后血气未完，风邪中之，入于经络，则发为痉。其候口噤不开，筋脉挛急。面目僻。至于五脏六腑，则随所中而证候出焉，甚者瘛疭直视。角弓反张，神志昏塞，便溺遗失。喑不能言。治妇人产后中风，猝然喑哑，及治偏枯贼风，大续命汤方：麻黄八两，石膏四两，桂心、干姜、川芎各二两，上五味，㕮咀如麻豆大，每服五钱匕，以水一盏半，煎取七分，去滓入荆沥半合。再煎数沸温服，能言未瘥，服后小续命汤。治妇人产后失血中风，冒昧不知痛处，拘急不得转侧，四肢缓急遗失便利。小续命汤方：麻黄、桂心、炙甘草各二两，人参、川芎、白术、附子、防己、芍药、黄芩各一两，防风一两半，上一十一味，锉如麻豆大，每服五钱匕，以水一盏半，入生姜一枣大切，同煎取七分，去滓温服。治妇人产后中风困笃，或背强口噤，或但烦热，或头身皆重，或身痒，剧者呕逆直视，此皆因风湿所致，大豆酒方：大豆三升，上一味炒令声断，取器盛，清酒五升，沃热豆中讫，漉出豆，得余汁，每温服一盏，日五七服，温复取微汗，身才润则愈。一则去风，二则消血。治产后中风，发热，面赤气喘，头目昏痛，竹叶汤方：淡竹叶、葛根、人参、防风各一两，桔梗二两，炙甘草半两、附子，上八味锉如麻豆，每服三钱匕，水一盏，生姜三片，煎七分，去滓温服，不拘时候。治产后虚弱受风，欲得补气除风，羊肉当归汤方：

肥羊肉半斤、当归二两半、黄芪二两、川芎二两，上四味，除羊肉外，锉如麻豆大，每先以水二升，微火煮羊肉，取汁一升，澄清去肉。入药十钱匕，煎取二盏，去滓分温三服。一日令尽。治产后中风，烦闷发热，渴躁头痛，知母汤方：知母、独活、葛根、白术各三两，炙甘草、石膏、桂心，上一十味，粗捣筛，每服三钱匕，水一盏，酒少许，入生姜半分切，同煎七分，去滓温服。不拘时候。治产后中风，里急气短，头目昏痛体热人参汤方：人参、当归各二两，芍药、干桑耳、防风、独活、葛根、甘上八味粗捣筛，每服三钱匕，水一盏，煎七分，去滓温服，不拘时候。治产后中风烦热，身体拘急，头目昏痛，石膏汤方：石膏、知母、芍药、半夏、独活、桂心、白术、防风、甘草，上九味等分，粗捣筛，每服三钱匕，水一盏，酒少许，生姜二片，同煎七分，去滓温服，不拘时。治产后中风，或虚汗多困乏，体热头痛，独活汤方：独活一两半、白鲜皮半两、羌活、人参各一两，上四味，粗捣筛，每服三钱匕，水七分，酒三分，同煎七分，去滓温服，不拘时候。治产后中风，言语不爽，惚恍多忘，体热倦急，芍药汤方：芍药、当归、独活、防风、川芎、人参各二两，桂心上八味，粗捣筛，每服三钱匕，水一盏，煎至七分，去滓温服，不拘时。治产后中风，舌强不知人，川芎汤方：川芎一两半、防风、人参、附子、芍药、当归、鬼箭羽一分，上一十二味，锉如麻豆，每服三钱匕，水七分，酒三分，同煎七分，去滓温服，不拘时候。治产后中风，偏风失音不利，或只发热，昏冒，筋脉挛急，蚕蛾散方：原蚕蛾、陈曲各一两，桂心一分，麝香、肉苁蓉、防风、白芋、白芷各半，上一十二味，捣研为散，每服一钱匕，生姜薄荷酒调下，不拘时服。治产后中风，身背拘挛，川芎汤方：川芎、芍药、羌活、羚羊角、酸枣仁各一分，防风、桑根，上七味㕮咀如麻豆大，以水三盏，煎取一盏半，去滓空腹分温二服。治产后中风，四肢拘急，筋节掣痛，麻黄汤方：麻黄、桂心各一两，防风、芍药各三分，川芎二分半，白术上七味，除竹沥，并细锉，分作两剂。每剂用水五盏，入生姜一分切，煎至两盏。去滓下竹沥，更煎三沸，分温三服，服了取微汗为度。治产后柔风，独活防风散方：独活、防风各二两，牛膝一两半，当归、芍药、秦艽，上七味，捣罗为散，每服三钱匕，空心豆淋酒调下，日三服。治产后中风，独活煮散方：独活一两、当归三分、赤芍药半两、川芎、秦艽、桂心，上八味㕮咀如麻豆，每服五钱匕，水一盏半，入生姜三片，同煎至八分，去滓温服日二。治产后腹中坚硬，两胁满胀，手足厥冷，心中烦热，引饮干呕，关节劳痉中风等疾羌活防风汤方：羌活三两、防风四两、桔梗三两、柴胡一两半、败酱三两，上八味，粗捣筛，每服五钱匕，水二盏，煎至一盏。去滓空腹温服，相次再服之。治产后中风，腰背反折，筋急口噤，黑豆酒方：黑豆二升、酒四升，上将黑豆，铛中慢火炒令香熟，即以酒投之，取出以绢滤去豆，将酒瓷器盛，每服一盏，温服不拘时。治产后服豆酒已，再服，地黄酒方：生地黄汁二升、清酒三升、生姜汁二合，上三味，煮地黄四五沸，入姜酒，更煎三沸，任性细细饮，冷多加桂末二两热多加生藕汁二合。治产后血气不足，中风口噤，独活酒方：独活二两、大豆一升，上二味，用酒五升，浸独活一宿，次将大豆，炒令青烟出，投酒中封闭，候冷去滓，每温服一盏许。治产后柔风紫葛散方：紫葛四两、炙甘草半两、羌活一两，上三味，捣罗为散，每服三钱匕，空心热酒调下，日再服。治产后中风腹痛，吴茱萸饮方：吴茱萸四两，上一味，每服半两，水一盏半。煎至一盏，去滓温服，不拘时。治产后中风腹痛，羌活酒方：羌活一味，以醇酒煎半两，候浓温服。治产后中风及暗风头风等疾，乌鸦散方：乌鸦一只，以合子盛，黄泥固济，猛火煅通赤取出，掘地坑出火毒，一日后取出，捣研为散，每服二钱匕，温酒调下。治产后风痉，黄土酒方：灶中黄土、干姜上二味等分，捣罗为散，以温酒调一指撮服。治产后风痉，白术酒方：白术上一味为细散，温酒调下二钱匕。

〖海绵窦血栓形成-海绵窦瘀热中风证〗

辨识要点：① 符合海绵窦血栓形成诊断；② 局部化脓性感染及全身性感染症状；③ 急骤起病；④ 脓毒血症；⑤ 发热；⑥ 眼球疼痛及眼眶压痛；⑦ 眼睑下垂；⑧ 复视；⑨ 瞳孔扩大及对光反应消失；⑩ 眼睑、眶周、球结膜水肿；⑪ 昏迷；⑫ 脑脊液细胞数增高；⑬ 增强 CT 显示海绵窦壁强化呈高密度；⑭ 磁共振静脉血管造影显示海绵窦静脉和/或海绵窦内血流高信号缺失；⑮ DSA 提示海绵窦静脉时相不显影；⑯ 舌紫苔黄脉数。

临床决策：活血祛风。

治疗推荐：①《金匮要略》抵当汤。水蛭、虻虫、桃仁、大黄，常规剂量，每日 2 次水煎送服大麻丸 50 粒。②《医方类聚》大麻丸：大黄十五两，枳壳三两，槟榔、郁李仁、山药、牛膝各五两，独活、防风、山茱萸各三两，麻仁十两，菟丝子四两，车前子六两，上为散，炼蜜为丸如梧桐子大，每次 50 粒，每日 2 次温水送服。③ 感染性患者及早选用敏感、足量、足疗程的抗生素治疗。④ 感染性患者选用敏感、足量、足疗程的抗生素治疗。⑤ 严重脱水者应进行补液以维持水电解质平衡。⑥ 自身免疫性疾病者可予以激素治疗。⑦ 血黏度增高者扩容降低血黏度。⑧ 低分子肝素抗凝并监测凝血时间和部分凝血活酶时间。⑨ 远期治疗选用口服抗凝药华法林维持 6～12 个月，目标 INR 为 2.0～3.0。

常用药物：水蛭，虻虫，桃仁，大黄，红花，当归，赤芍，牡丹皮，青皮，桃仁，郁金，楂肉，泽兰，黑山栀，独活，防风。

思路拓展：①《医方集解》。大麻丸手足阳明药也。大黄苦寒峻猛，能下燥结而祛瘀热，加以蒸晒，则性稍和缓，故以为君；麻仁滑利，李仁甘润，并能入大肠而润燥通幽；车前利水，牛膝下行，又能益肝肾而不走元气；燥本于风，独活、防风之辛以润肾而搜风；滞由于气，枳壳、槟榔之苦以破滞而顺气；数药未免攻散，故又用山药益气固脾，山茱温肝补肾，菟丝益阳强阴，以补助之也。②《圣济总录·产后中风口㖞》：足阳明经入上齿中，还出侠口，环唇，下交承浆，手太阳经循颈上颊至目锐眦。此二经为风寒所中，使经筋缩急，牵引于颊，故为口㖞僻不正，言语謇涩，目不能平视也。治产后中风口㖞，附子汤方：附子、干姜各四两，桂心、麻黄各一两，川芎一两半，上五味锉如麻豆，每服五钱匕，水一盏半，煎七分，去滓温服，不拘时。治产后中风，口面㖞僻，葛根汤方：葛根、防风各一两，枳实一两半、附子一两，独活半两，杏仁四十枚，麻黄一两，上七味锉如麻豆，每服五钱匕，水一盏半，入生姜半分切，煎七分，去滓温服，不拘时。治产后中风，口面㖞斜，人参汤方：人参、防己、麻黄、芍药、川芎、甘草、黄芩、白术各半两，桂枝、防风各一两，附子一枚，上一十一味，锉如麻豆，每服五钱匕，水一盏半，入生姜一枣大切，煎至七分，去滓温服，不拘时。治产后中风，口面㖞僻，语涩不利，地黄汤方：生地黄汁、竹沥各半斤，独活一两半，上三味，将独活粗捣筛，每服三钱匕，水一盏，煎至六分，入地黄汁竹沥各一合。再煎取七分，去滓温服，不拘时。治产后中风，口面㖞斜，语涩筋脉拘急，独活汤方：独活一两半，枳壳、川芎、当归各一两，竹沥半碗、细辛、桂枝、各半两防风、蔓荆实各一两半，上九味，将八味粗捣筛，每服三钱匕，水一盏半，煎至一盏，入竹沥一合，再煎至七分，去滓温服，不拘时。治产后中风，口面㖞斜，手足不遂，语涩昏昧，小续命汤方：炙甘草、桂心各一两、麻黄三两、川芎、当归、干黄芩、石膏各半两，杏仁四十枚，上九味粗捣筛，每服三钱匕，水一盏半，煎七分，去滓温服，不拘时。治产后中风口㖞，言语不利，手足不遂，竹沥汤方：竹沥半两，防风一两半,升麻一两一分、羌活、桂枝、川芎、羚羊角屑各一两,麻黄一两半,杏仁八十枚,上九味,除竹沥外,粗捣筛,每服三钱匕,水一盏,煎至七分,去滓入竹沥半合,再煎至七分温服,不拘时。治产后中风口喝,言语不利,筋脉拘急,桂心汤方:桂心三分、升麻、防风、麻黄各一两,川芎、羚羊角,上六味粗捣筛,每服三钱匕,水一盏,煎至七分,去滓入竹沥半合,再煎三两沸温服,不拘时。治产后中风,口喝舌强,牵掣反张,及风寒湿痹,身体强痛,紫石英饮方:紫石英、白石英、赤石英、桂枝、石膏、葛根、川芎、赤石脂、黄芩、炙甘草各一两,独活三两,上一十一味粗捣筛,每服五钱匕,水一盏半,生姜三片,煎至一盏,去滓不拘时温服。治产后中风,口眼㖞斜,筋脉不利,天麻散方:天麻、荆芥穗、生地、独活、当归、桂心、白僵蚕、防风、延胡索各半两,上九味捣罗为散研匀,每服二钱匕,空心薄荷酒调下。

〖侧窦血栓形成-侧窦瘀热中风证〗

辨识要点:① 符合侧窦血栓形成诊断;② 化脓性中耳炎;③ 耳后乳突红肿热痛;④ 发热寒战;⑤ 外周血白细胞增高;⑥ 头皮及乳突周围静脉怒张;⑦ 复视;⑧ 吞咽困难;⑨ 同侧胸锁乳突肌和斜方肌无力;⑩ 头痛呕吐;⑪ 视乳头水肿;⑫ 昏迷;⑬ 癫痫发作;⑭ 腰穿时压颈试验患侧压力不升而健侧压力迅速升高;⑮ CSF 细胞数和蛋白增高;⑯ 增强 CT 显示侧窦壁强化呈高密度;⑰ 磁共振静脉血管造影显示侧窦静脉和/或侧窦内血流高信号缺失;⑱ DSA 提示侧窦静脉时相不显影;⑲ 舌紫苔黄脉数。

临床决策:活血祛风。

治疗推荐:①《症因脉治》卷1红花当归汤。红花、当归、红曲、赤芍药、牡丹皮、青皮、桃仁、郁金、山楂肉、泽兰叶、黑栀子,常规剂量,每日2次水煎送服黑龙丸1粒。②《传家秘宝》卷中黑龙丸:雄黄、朱砂、水银、硫黄、牙消、太一玄精石、黄丹、消石、白矾、定粉各一两,上为末,入瓶内,上盖头,实揍,固济口,候干,用火3~5斤,断火消半去火,取出细研后,再下次诸药:天竺黄、铅白霜各一两,牛黄、生龙脑、乳香、珍珠末、香墨各一分,上药各为细末,生犀一分,木香一两,天麻、白僵蚕各一两,乌蛇三寸、藿香一两、官桂一分,麻黄、虫壳、半夏、桑螵蛸各一两,自木香以下为末,次用前件药一处搅拌令匀,用糯米粥为丸如皂角大,每次1丸,每日2次温酒送下。③ 感染性患者及早选用敏感、足量、足疗程的抗生素治疗。④ 感染性患者选用敏感、足量、足疗程的抗生素治疗。⑤ 严重脱水者应进行补液以维持水电解质平衡。⑥ 自身免疫性疾病者可予以激素治疗。⑦ 血黏度增高者扩容降低血黏度。⑧ 低分子肝素抗凝并监测凝血时间和部分凝血活酶时间。⑨ 远期治疗选用口服抗凝药华法林维持6~12个月,目标 INR 为2.0~3.0。

常用药物:红花,当归,赤芍,牡丹皮,桃仁,泽兰,栀子,天竺黄,牛黄,生龙脑,乳香,珍珠末,香墨,木香,天麻,白僵蚕,乌蛇,麻黄,虫壳,半夏,桑螵蛸。

思路拓展:《圣济总录·产后中风偏枯》。人之气血环周一身,无或偏废。产后中风偏枯者,由新产之后,气血俱耗,不能周荣于肌肉,致体或偏虚,风邪乘虚入客于半身,日加痿瘁而为偏枯也。治产后中风偏枯,手足不遂,痿弱无力天雄散方:天雄、附子、五味子、白术、人参、白芷、细辛各一两,乌头、柴胡、麦冬、干姜各三分,麻黄、山茱萸、蜀椒、桔梗各半两,当归一两半,防风二两,上一十七味,捣罗为散,每服二钱匕,温酒调下,不拘时。治产后中风,手足偏枯,筋脉弛缓,疼痛无力,椒附汤方:蜀椒半两,附子、防风、桂枝、茯苓、炙甘草、麻黄、杏仁、石膏、人参、芍药各一两半,当归、川芎各二两,干姜、黄芩各半两,上一十五味,锉如麻豆,每服三钱匕,水一盏,入生姜三片,枣一枚擘,煎至七分,去滓温服,不拘时。治产后中风偏枯,手足不仁,或筋脉无力,不能自举,心下多惊,菖蒲汤方:菖蒲、远志、木通、茯苓、人参、石决明、当归、防风、桂枝各一两,上九味粗捣筛,每服三钱匕,水一盏,生姜三片,枣一枚擘,同煎七分,去滓温服,不拘时。治产后中风偏枯,手足不遂,痿弱无力,或痴或痛,独活汤方:独活二两,桑寄生一两一分,杜仲、牛膝、细辛、秦艽、茯苓、桂枝、防风、炙甘草、川芎、人参各一两半,当归一两三分,芍药、熟地各二两,上一十五味,粗捣筛,每服三钱匕,水一盏,生姜三片枣一枚擘,同煎七分,去滓温服,不拘时。治产后中风偏枯,疼痛拘挛,言语謇涩,防风汤方:防风一两半,川芎一两,吴茱萸一分,天雄、人参、山芋、秦艽各三分,狗脊、白蔹、干姜、干漆、桂枝各半两,去上一十二味,锉如麻豆,每服三钱匕,水一盏,生姜三片枣一枚擘破,煎七分,去滓温服,不拘时。治产后中风偏枯地黄汤方:熟地一两一分,萆薢、附子各三分,干漆、麻黄、细辛、防风、羌活、当归各一两,蜀椒半两,上一十味,锉如麻豆,每服三钱匕,水一盏,煎至七分,去滓温服,不拘时。治产后中风偏枯,半身不遂,言语不利,疼痛无力。治产后中风偏枯,半身不遂,言语不利,疼痛无力,黄芪酒方:黄芪、蜀椒、独活、桂枝、白术、牛膝、葛根各三两、防风四两,川芎、炙甘草、细辛、山茱萸、附子、秦艽、干姜、当归、乌头、人参各二两,上一十八味,锉如麻豆,用生绢袋盛,于四斗醇酒内浸三日,每温服一盏,不拘时。治产后中风偏枯,半身不收,麻痹不仁,独活饮方:独活、杜仲、牛膝、桂心、细辛、川芎、附子、芍药、当归、秦艽、麻黄各一两,上一十一味,锉如麻豆,每服三钱匕,水一盏,煎至七分,去滓温服,不拘时。治产后中风偏枯芍药汤方:芍药、当归、麻黄、防风、独活、白僵蚕、牛膝、附子、桂枝各一两,上九味锉如麻豆,每服三钱匕,水一盏,生姜三片,煎七分,去滓温服,不拘时。治产后中风,手足偏枯,言语迟涩,恍惚多忘,当归饮方:当归、防风、桂枝、人参、川芎、玄参各一两,独活一两半,上七味粗捣筛,每服五钱匕,水一盏半,煎至一盏,去滓不拘时温服。

〔直窦血栓形成-直窦风中瘀热证〕

辨识要点:① 符合直窦血栓形成诊断;② 多与海绵窦、上矢状窦、横窦和乙状窦血栓同时发生;③ 病情较重;④ 急剧颅内高压;⑤ 昏迷;⑥ 抽搐;⑦ 去大脑强直;⑧ 脑内出血甚至破入脑室;⑨ 增强CT显示直窦壁强化呈高密度;⑩ 磁共振静脉血管造影显示直窦静脉和/或直窦内血流高信号缺失;⑪ DSA提示直窦静脉时相不显影;⑫ 舌紫苔黄脉数。

临床决策:活血祛风。

治疗推荐:①《济生方》卷7羚羊角散。羚羊角、独活、酸枣仁、五加皮各半钱,薏苡仁、防风、当归、川芎、茯神、杏仁各四分,木香、炙甘草各二分半,每日2次水煎送服龙齿丸20粒。②《妇人大全良方》龙齿丸:龙齿、茯神各一两,朱砂、人参、当归、天麻各三分,犀角屑、槟榔、防风、生干地黄各半两,远志、赤箭各一分,麝香一钱,上为细末,炼蜜丸如梧桐子大,每服二十丸,薄荷温酒下。③ 感染性患者及早选用敏感、足量、足疗程的抗生素治疗。④ 感染性患者选用敏感、足量、足疗程的抗生素治疗。⑤ 严重脱水者应进行补液以维持水电解质平衡。⑥ 自身免疫性疾病者可予以激素治疗。⑦ 血黏度增高者扩容降低血黏度。⑧ 低分子肝素抗凝并监测凝血时间和部分凝血活酶时间。⑨ 远期治疗选用口服抗凝药华法林维持6~12个月,目标INR为2.0~3.0。

常用药物:羚羊角,独活,酸枣仁,五加皮,薏苡仁,防风,当归,川芎,茯神,木香,龙齿,朱砂,人参,天麻,犀角,槟榔,防风,生地,远志,牛黄,黄连,麝香。

思路拓展:《圣济总录·产后中风角弓反张》。论曰背为阳,腹为阴,阴阳之脉,交相维持,产后血气不足,风邪中于阳经,使阳脉拘急,反引腰背,如弓反张,故以角弓反张为名焉。治产后中风,角弓反张,不得俯仰,筋脉急痛,大黄汤:大黄、当归、熟地、桂枝、芍药、吴茱萸、雄黄。治产后中风,角弓反张,及贼风入腹,腹中拘痛烦乱,惚恍忘误,迷惑不知人事,口噤不开,手足缓纵,产后余病,体虚受风,烦愦欲死,竹沥汤:秦艽、炙甘草、防风、当归、茵芋、乌头、干姜、细辛、人参、黄芩、桂枝、天雄、防己、茯苓、白术。治产后中风,角弓反张,筋急疼痛,当归汤:当归、大黄、干姜、吴茱萸、雄黄、桂枝、芍药、炙甘草、细辛、生地。治产后中风,腰背反折,强急疼痛,麻黄汤:麻黄、防风、桂枝、白术、人参、川芎、当归、炙甘草、杏仁、附子、干姜。治产后中风,角弓反张,口噤发痉,独活汤:独活、当归、防风、麻黄、附子、细辛。治产后中风,身如角弓反张,口噤,茯苓汤:茯苓、川芎、当归、炙甘草、栀子仁、桂枝、吴茱萸、细辛、干姜、熟地。治产后中风,身体强直,如弓反张,川芎汤:川芎、防风、桂枝、人参、麻黄、附子、炙甘草、石膏、杏仁。治产后中风,角弓反张,筋急口噤,犀角散:犀角、乌蛇、细辛、川芎、独活、黄芪、蜀椒、升麻、天麻、羌活、苦参、龙骨、酸枣仁、蔓荆实、枳壳。治产后中风,角弓反张,筋脉强急,天麻丸:天麻、白附子、天南星、桂枝、乌蛇、麻黄、独活、白僵蚕、全蝎、吴茱萸、丹砂、麝香。治产后中风,腰背反折,筋急口噤,黑豆酒:黑豆二升,酒四升。治产后服豆酒已,再服地黄酒:生地黄汁二升,清酒三升,生姜汁二合。冷多加桂末二两,热多加生藕汁二合。治产后腰背反折,四肢不遂。黑豆酒:酒五升,鸡屎白半盏,黑豆一升。治产后中风,四肢拘急,筋节挚痛,不得转侧,角弓反张,麻黄汤:麻黄、桂枝、白术、防己、防风、川芎、芍药。治产后中风,口噤四肢麻痹不仁,或角弓反张,排风酒:羌活、防风、大豆、醇酒。治产后中风,角弓反张,口不能言,大蒜汤:大蒜上一味,每取两瓣拍碎,水一盏半,煎至七分,去滓灌之。又方:上顿服竹沥一升,即愈。

〖大脑大静脉血栓形成-大脑大静脉中风瘀热证〗

辨识要点:① 符合大脑大静脉血栓形成诊断;② 产褥期;③ 脱水;④ 血液病;⑤ 早期可出现颅内压增高;⑥ 精神症状;⑦ 昏迷;⑧ 高热;⑨ 痫性发作;⑩ 去脑强直;⑪ 增强 CT 显示直窦壁强化呈高密度;⑫ 磁共振静脉血管造影显示直窦静脉和/或直窦内血流高信号缺失;⑬ DSA 提示直窦静脉时相不显影;⑭ 舌紫苔黄脉数。

临床决策:活血祛风。

治疗推荐:①《太平圣惠方》卷 69 漏芦散。漏芦、当归、牛膝各三分,地龙、防风、羌活、桂心、白芷、没药、甜瓜子各半两,败龟甲、虎胫骨各一两,上为细散,每次五钱,每日 2 次水煎送服妇宝胜金丹 1 丸。②《饲鹤亭集方》妇宝胜金丹:人参、白术、茯苓、炙甘草、当归、白芍、熟地、川芎、白薇、肉桂、藁本、白芷、牡丹皮、没药、延胡索、赤石脂各一两,香附十五两,上药蜜丸如弹子大,每次 1 丸,每日 2 次温酒化下。③ 感染性患者及早选用敏感、足量、足疗程的抗生素治疗。④ 感染性患者选用敏感、足量、足疗程的抗生素治疗。⑤ 严重脱水者应进行补液以维持水电解质平衡。⑥ 自身免疫性疾病者可予以激素治疗。⑦ 血黏度增高者扩容降低血黏度。⑧ 低分子肝素抗凝并监测凝血时间和部分凝血活酶时间。⑨ 远期治疗选用口服抗凝药华法林维持 6~12 个月,目标 INR 为 2.0~3.0。

常用药物：漏芦,地龙,当归,附子,天麻,白花蛇,乌蛇,全蝎,黄芪,没药,牛膝,麻黄,羌活,天南星,独活,白僵蚕,麝香,人参,白芍,川芎,白薇,藁本,白芷,牡丹皮,没药,香附。

思路拓展：《冯氏锦囊秘录》华佗救阳脱方。用附子一个,重一两,切作八片,白术、干姜各五钱,木香二钱,同煎,先用葱白一握,炒熟熨脐下,次候药冷,灌服,须臾又进一服。有妇人先胸胁胀痛,后四肢不收,自汗如雨,小便自遗,大便不实,口紧目瞤,饮食懒进十余日,或以为中脏甚忧。立斋视之,曰：非也。若风既中脏,真气既脱,恶症既见,焉能延至十日,乃候其色面目俱赤而或青,诊其脉左三部洪数,惟肝尤甚,乃知胸乳胀痛,肝经血虚,肝气否塞也。四肢不收,血虚不能养筋也。自汗不止,血热津液妄泄也。小便自遗,肝经热甚,阴挺失职也。大便不实,肝木炽盛,克脾土也。连用犀角散四剂,诸症顿愈。又用加味逍遥散调理而安,后因郁怒,前症复作,兼发热呕吐,饮食少思,月经不止,此木盛克土而脾不能摄血也。用加味归脾为主,佐以逍遥而愈,后每过怒或睡中手足搐搦,复用前药即愈。唐柳太后病风不能言,脉沉欲脱,群医束手相视,许胤宗曰：此铒汤药无及矣。即以黄芪防风煮汤数十斛置床下,气腾腾如雾熏蒸之,是夕语,更药之而起。有人平居无疾,忽如死人,身不动摇,默默不知人事,目闭不开,口噤不言,或微知人恶闻人声但如眩冒,移时方寤,此由出汗过多,血少气并于血,阳独上而不下,气壅塞而不行,故身如死,气过血还,阴阳复通,故移时方寤,名曰郁冒。冒亦名血厥,妇人多有之。厥有阴阳,阳厥补阴,壮水之主,阴厥补阳,益火之源。阳气衰之者。阴必凑之,令人五指至膝上皆寒,名曰寒厥,宜六物附子汤。阴气衰于下,则阳凑之,令人足下热,热甚则循三阴而上逆,谓之热厥,宜六味地黄丸。肝藏血而主怒,怒则火起于肝,载血上行,故令血菀于上。血气乱于胸中,相薄而厥逆,谓之薄厥,宜蒲黄汤,诸动属阳,故烦劳则扰乎阳,而阳气张大,劳火亢矣。火炎则水干精绝,是以迁延至夏,内外皆热,水益亏而火益亢,孤阳厥逆,如煎如熬,故曰煎厥,宜人参固本丸。五尸之气,暴淫于人,乱人阴阳气血,形气相离,不相顺接,故令暴厥如死,名曰尸厥,宜苏合香丸。寒痰迷闷,四肢逆冷,名曰痰厥,宜姜附汤。

伴有皮质下梗死和白质脑病的常染色体显性遗传性脑动脉病

伴有皮质下梗死和白质脑病的常染色体显性遗传性脑动脉病（cerebral autosomal dominant arteriopathy with subcortical infarcts and leukoencephalopathy，CADASIL）是非动脉硬化性遗传性小动脉脑血管疾病。以反复皮质下缺血性脑卒中发作、痴呆、假性延髓性麻痹和偏头痛等为主要临床表现。发病与 19 号染色体上 Notch3 基因突变有关。病理特点：脑室旁及半卵圆中心白质脱髓鞘，基底核区、皮质下多发性腔隙性梗死以及脑小动脉特异性改变，皮质一般正常。脑小动脉特异性改变表现为脑及软脑膜小动脉壁增厚，管腔明显变窄。动脉平滑肌细胞之间间隙疏松，血管内皮细胞可正常或肿胀；血管的内弹力膜断裂，中膜嗜伊红样物质沉积电镜下可见小动脉和毛细血管平滑肌细胞的基底膜上有颗粒状嗜锇物质的沉积，主要见于脑血管，其他器官如肝、脾、肾、肌肉、皮肤等动脉也可出现。

〖CADASIL－肾虚风毒证〗

辨识要点：① 符合 CADASIL 诊断；② 20 岁之后出现有先兆偏头痛；③ 中年时反复发作的 TIA 和缺血性脑卒中；④ 50～60 岁逐渐出现皮质下痴呆；⑤ 65 岁左右死亡；⑥ 严重步态障碍；⑦ 尿失禁；⑧ 假性延髓性麻痹；⑨ 精神症状；⑩ 严重抑郁；⑪ 癫痫；⑫ 急性脑病样症状；⑬ 亚临床周围神经病；⑭ 视网膜病变；⑮ MRI 显示双侧大脑半球白质内斑片状长 T1、长 T2 信号病灶；⑯ 皮肤或周围血管活检发现颗粒状嗜锇物质；⑰ 遗传学发现 Notch3 基因的突变；⑱ 有家族史；⑲ 舌红苔白脉细。

临床决策：补肾祛风解毒。

治疗推荐：①《明医杂著》河间地黄饮子。熟地黄、巴戟天、山茱萸、肉苁蓉、石斛、附子、五味子、茯苓、石菖蒲、远志、肉桂、麦冬，常规剂量，每日 2 次水煎送服解毒雄黄丸 5 粒。②《太平惠民和剂局方》解毒雄黄丸：郁金、雄黄各一分，巴豆 14 个，上为末，醋煮面糊为丸如绿豆大，每次 5 粒，每日 2 次热茶送服。

常用药物：熟地，巴戟天，肉苁蓉，石斛，五味子，石菖蒲，远志，郁金，雄黄，巴豆，山慈菇，雌黄，丹砂，矾石，蜂蜜，贯众，鬼臼，黄药子，蝼蛄，绿豆，马齿苋，马蓝，蓬莪术，山豆根，升麻，土茯苓，葳蕤，薤白，紫金牛，紫荆木，紫荆皮。

思路拓展：《知医必辨论·类中症不可妄用再造丸》。类中之症，多由肝虚生风，所谓内风，非外风也。间有外风引动内风者，然所见甚少。大抵风自内生也，故景岳直谓之非风症。其论曰：凡非风，口眼歪斜，半身不遂，四肢无力，掉摇拘挛之属，皆筋骨之病也。肝主筋，肾主骨，肝藏血，肾藏精，精血亏损，不能滋养百骸，故筋有缓急之病，骨有痿弱之病，总由精血败伤而然。如树木之衰，一枝精液不到，即一枝枯槁。景岳素重温补，而于类中之症，则独重养血。诚以《内经》有云：足得血而能步，掌得血而能握，指得血而能摄。治偏废者，能无以养血为主乎？陈临川先生有云：治风先治血，血行风自灭，可谓要言不繁。予数十年来，守此法以治类中，未有不效。虽初病亦有痰涎壅塞，不得不先为疏通者，然如活络丹方，不宜多用，恐养阴不及，反耗其阴也。乃乾隆年间，扬州盐商，不知所延何医，制有再造丸，药味夹杂五十余味，多用香燥，以为可以通络开窍，全不思类中多由精血不足，肝失所养，虚风鼓动，经络空虚，焦燥太过，转伤阴血，何能熄风乎？

伴有皮质下梗死和白质脑病的常染色体隐性遗传性脑动脉病

伴有皮质下梗死和白质脑病的常染色体隐性遗传性脑动脉病（cerebral autosomal recessive arteriopathy with subcortical infarcts and leukoencephalopathy，CARASIL）是神经系统隐性遗传性血管病。以青年期早发的痴呆、卒中、腰痛、脱发等为主要临床表现。其发病与 10 号染色体的 HtrA1 基因突变有关。病理特点：病理学改变主要累及白质，表现为脑白质的小动脉呈现明显的动脉硬化性表现，而其他脑区小动脉病变并不突出，皮质下 U 型纤维保存。镜下可见中膜严重玻璃样变，内膜纤维化增厚，平滑肌细胞脱失，内弹力层增厚、断裂及管腔向心性狭窄。有研究认为 CARASIL 的动脉硬化性病变不及 CADASIL 明显。

〖CARASIL－肾虚风毒证〗

辨识要点：① 符合 CARASIL 诊断；② 青中年期发病；③ 部分病例无家族史；④ 病程一般为 5～20 年；⑤ 脑卒中；⑥ 假性延髓麻痹；⑦ 认知障碍；⑧ 情感障碍；⑨ 无动性缄默；⑩ 去大脑强直；⑪ 脱发；⑫ 反复腰痛；⑬ MRI 扫描表现为双侧大脑半球脑室旁深部白质对称性病变以及多发性皮质下梗死；⑭ DSA 检查可见轻度小动脉管壁不整及蛇行样改变；⑮ HtrA1 基因检测支持 CARASIL 诊断；⑯ 有家族史；⑰ 舌红苔白脉细。

临床决策：补肾祛风解毒。

治疗推荐：①《圣济总录》卷 163 地黄当归汤。熟地、赤石脂、当归、木占斯、地榆、黄连、茯苓、天雄、黄芩、桑耳、紫葛、麻黄、黄芪，常规剂量，每日 2 次水煎送服独圣黑龙丸 1 粒。②《圣济总录》卷 10 独圣黑龙丸：草乌头半斤，墨二两，白僵蚕半两，甘松半两，零陵香半两，半夏一两半，莎草根一两半，白附子一两半，白芷一两半，麻黄一两半，芍药一两半，生天南星二两，乌头二两，藿香叶一两，山芋一两，上为末，以法酒二升，米醋一升，面二两，熬糊为丸如弹子大，每次 1 丸，薄荷茶化下；酒化下亦得。

常用药物：生地，熟地，肉苁蓉，杜仲，枸杞子，何首乌，竹沥，独活，羌活，白僵蚕，零陵香，半夏，白附子，白芷，麻黄，芍药，生天南星，乌头，藿香。

思路拓展：①《医学三字经·中风》。人百病，首中风；《内经》云风为百病之长也。昔医云中脏多滞九窍，有唇缓、失音、耳聋、目瞀、鼻塞、便难之症；中腑多着四肢；中经则口眼㖞斜；中血脉则半身不遂。骤然得，八方通：中风病骤然昏倒，不省人事，或痰涌、掣搐、偏枯等症。八方者，谓东、西、南、北、东北、西北、东南、西南也。闭与脱，大不同：风善行而数变，其所以变者，亦因人之脏腑寒热为转移。其人脏腑素有郁热，则风乘火势，火借风威，而风为热风矣。其人脏腑本属虚寒，则风水相遭，寒冰彻骨，而风为寒风矣。热风多见闭症，宜疏通为先；寒风多见脱症，宜温补为急。开邪闭，续命雄：小续命汤，风症之雄师也。根据六经见症加减治之，专主驱邪。闭者宜开，或开其表，如续命汤是也；或开其里，如三化汤是也；或开其壅滞之痰，如稀涎散、涤痰汤是也。固气脱，参附功：脱者宜固，参附汤固守肾气，术附汤固守脾气，芪附汤固守卫气，归附汤固守营气。先固其气，次治其风。若三生饮一两加人参一两，则为标本并治之法。正虚邪盛，必遵此法。顾其名，思其义：名之曰风，明言八方之风也；名之曰中，明言风自外入也。后人议论穿凿，俱不可从。若舍风，非其治：既名中风，则不可舍风而别治也。火气痰，三子备：刘河间举五志过极，动火而卒中，皆因热甚，故主乎火。大法：用防风通圣散之类；亦有引火归源，如地黄饮子之类。李东垣以元气不足而邪凑之，令人卒倒如风状，故主乎气虚。大法：补中益气汤加减。朱丹溪以东南气温多湿，有病风者，非风也；由湿生痰，痰生热，热生风，故主乎湿。大法以二陈汤加苍术、白术、竹沥、姜汁之类。不为中，名为类：中者，自外而入于内也。此三者，既非外来之风，则不可仍名为中，时贤名为类中风。合而言，小家伎：虞天民云古人论中风，言其症也。三子论中风，言其因也。盖因气、因湿、因火，挟风而作，何尝有真中、类中之分。喑喎斜，昏仆地：喑者，不能言也。喎斜者，口眼不正也。昏仆地者，不省人事，猝倒于地也。口开、目合，或上视、撒手、遗尿、鼾睡、汗出如油者，不治。急救先，柔润次：柔润熄风，为治中风之秘法。喻嘉言加味六君子汤、资寿解语汤甚妙。填窍方，宗《金匮》：《内经》云邪害空窍。《金匮》中有侯氏黑散、风引汤，驱风之中，兼填空窍。空窍满则内而旧邪不能容，外而新风不复入矣。喻嘉言曰：仲景取药积腹中不下，填窍以熄风。后人不知此义，每欲开窍以出其风。究竟窍空而风愈炽，长此安穷哉？三化汤、愈风汤、大秦艽汤皆出《机要方》中，云是通真子所撰，不知其姓名。然则无名下士，煽乱后人见闻，非所谓一盲引众盲耶。②《医学三字经》4 卷，清代著名医家陈修远撰刊于清嘉庆甲子 1804 年。陈念祖（1753—1823 年），字修园，号慎修，清乾隆癸酉至道光癸未年间福建长乐县人，以理论深邃见解独到著称。乾隆丁未 1787 年就读福州鳌峰书院，苦攻经史之余钻研医学，专心研究古代医学经典，颇有心得。见原书文辞深奥，遂加以浅注，或编成歌诀，著《伤寒论浅注》《长沙方歌括》传世。乾隆壬子 1792 年中举，会试不第，寄寓京师。适光禄寺卿伊朝栋患中风症，手足瘫痪，汤水不入，群医束手。念祖投以大剂而愈，声名大噪。后回长乐，任吴航书院山长。嘉庆戊午 1798 年主讲泉州清源书院。嘉庆辛酉 1801 年再入京会试，不第，参加大挑，成绩甲等，以知县分发直隶保阳候补。存世著作有《神农本草经读》《医学三字经》《时方妙用》《时方歌括》《医学实在易》《医学从众录》《女科要旨》《新方八陈砭》《十药神书注解》《金匮要略浅注》《金匮方歌括》《伤寒医诀串解》等 30 余种。其子元豹、元犀、孙子典、心兰和学生周易园、黄奕润等都以医名行世。《医学三字经》为三字一句的歌诀，内容包括医学源流，常用证治，常用方剂、阴阳、脏腑、经络、运气及四诊等。从源到流，对历代名家名著的学术特点及临证诊治纲要，作了高度概括。嘉庆甲子陈念祖于南雅堂序《医学三字经》曰：童子入学，塾师先授以《三字经》，欲其便诵也，识途也。学医之始，未定先授何书，如大海茫茫，错认半字罗经，便入牛鬼蛇神之域，余所以有《三字经》之刻也。前曾托名叶天士，取时俗所推崇者，以投时好。然书中之奥旨，悉本圣经，经明而专家之伎可废。谢退谷于注韩书室得缮本，惠书千余言，属归本名，幸有同志。今付梓而从其说，而仍名经而不以为僭者，采集经文，还之先圣，海内诸君子，可因此一字而共知所遵，且可因此一字而不病余之作。《医学从众录》自序曰：余观近今医士，不学人无论，有能读薛立斋、王金坛、赵养葵、张景岳、张石顽、李时珍、李士材、喻嘉言八家之书，即为不凡之士，尚可与言。盖此八家虽未能合《内经》之旨仲师之法，而书中独得之妙亦复不少。兹且就世俗所共奉者，采其名言，录其方治，约数十万而取其一二方，约数百言而括以一二言。即间有以误传误与主张太过之处复参他氏，斟酌归于至当。颜曰《从众录》，简便易知，颇切时用。是即向之所谓医者知其受病已深，正治则拒格不入，不若从治之为得也。

法 布 里 病

法布里病是 X 连锁不完全性显性遗传的溶酶体贮积疾病。以发作性肢体疼痛伴脑卒中及认知功能障碍等为主要临床表现。病理特点：光镜下可见肾脏、皮肤、心肌或神经组织的组织细胞空泡改变，电镜下相应的组织细胞如肾小球足细胞、肾小管上皮细胞、血管内皮细胞和平滑肌细胞、心肌细胞、神经束衣细胞以及皮肤的汗腺等，胞质内充满嗜锇髓样小体，为法布里病特征性病理表现。致病基因位于 Xq22，为 GLA 基因。GLA 基因编码 α 半乳糖苷酶，该酶位于溶酶体内，为神经酰胺三己糖苷分解代谢所必需。GLA 基因突变引起的酶功能缺失可导致 Gb3 在全身器官血管内皮细胞内积聚，造成多系统损害。

〖经典型法布里病-肾虚类中证〗

辨识要点：① 符合经典型法布里诊断；② 儿童及青少年时期发病；③ 多器官多系统受累；④ 脑卒中；⑤ 短暂性脑缺血发作；⑥ 注意力不集中；⑦ 头痛；⑧ 认知功能障碍；⑨ 慢性间断发作的下肢远端为主的肢端疼痛；⑩ 少汗或无汗；⑪ 皮肤血管角质瘤；⑫ 蛋白尿；⑬ 肾功能衰竭；⑭ 肥厚性心肌病、心脏瓣膜病变、快速性心律失常等，严重者可导致心力衰竭、心肌梗死；⑮ 角膜沉积物，晶状体混浊，结膜血管和视网膜血管迂曲病变；⑯ 视力降低甚至丧失；⑰ GLA 基因检测阳性；血、尿 Gb3 高于健康人；⑱ 头部 MRI 示室周、皮质下或深部白质病变；⑲ MRA 见血管扩张、迂曲；⑳ 舌红苔白脉细。

临床决策：补肾祛风。

治疗推荐：①《三因极一病证方论》卷三神应养真丹。当归、天麻、川芎、羌活、白芍、熟地，常规剂量，每日 2 次水煎送服耆婆万病丸 30 粒。②《备急千金要方》卷 12 耆婆万病丸：牛黄、麝香、犀角、朱砂、雄黄、黄连、禹余粮、大戟、芫花、芫青、人参、蜥蜴、茯苓、干姜、桂心、当归、川芎、芍药、甘遂、黄芩、桑白皮、蜀椒、细辛、桔梗、巴豆、前胡、紫菀、蒲黄、葶苈、防风、蜈蚣，常规剂量，研末为散，炼蜜为丸如梧桐子大，每次 30 粒，每日 2 次温水送服。③ 重组人类 α 半乳糖苷酶替代治疗。

常用药物：当归，天麻，川芎，羌活，熟地，牛黄，麝香，犀角，雄黄，黄连，大戟，芫花，芫青，人参，蜥蜴，茯苓，桂心，芍药，黄芩，桑白皮，蜀椒，细辛，巴豆，紫菀，蒲黄，防风，蜈蚣。

思路拓展：《备急千金要方》30 卷，唐代孙思邈撰于唐高宗永徽壬子 652 年。被誉为中国最早临床百科全书，代表唐及唐以前中国医药学临床最高成就，奠定宋及宋以后临床医学基础。孙思邈号药王，唐代陕西铜川耀州人，著名医学家。《四库全书总目提要》认为孙思邈生于隋文帝开皇元年辛丑 581 年，卒于唐高宗永淳元年壬午 682 年，享年 101 岁。《备急千金要方》：凡欲为大医，必须谙《素问》《甲乙》《黄帝针经》、明堂流注、十二经脉、三部九候、五脏六腑、表里孔穴、本草药对，张仲景、王叔和、阮河南、范东阳、张苗、靳邵等诸部经方，又须妙解阴阳禄命，诸家相法，及灼龟五兆、《周易》六壬，并须精熟，如此乃得为大医。若不尔者，如无目夜游，动致颠殒。次须熟读此方，寻思妙理，留意钻研，始可与言于医道者矣。又须涉猎群书，何者？若不读五经，不知有仁义之道。不读三史，不知有古今之事。不读诸子，睹事则不能默而识之。不读《内经》则不知有慈悲喜舍之德，不读《庄》《老》不能任真体运，则吉凶拘忌，触涂而生。至于五行休王，七耀天文，并须探赜。若能具而学之则于医道无所滞碍，尽善尽美矣。孙思邈《千金翼方》撰于永淳壬午 682 年。集晚年经验补《备急千金要方》不足。自序曰：由检押神秘，幽求今古，撰方一部,号曰《千金》,可以济物摄生,可以穷微尽性。犹恐岱山临目,必昧秋毫之端;雷霆在耳;或遗玉石之响。所以更撰《方翼》三十卷,共成一家之学。譬之相济,运转无涯。等羽翼之交飞,抟摇不测。矧夫易道深矣,孔宣系十翼之辞;玄文奥矣,陆绩增玄翼之说。或沿斯义,述此方名矣。贻厥子孙,永为家训。虽未能譬言中庶,比润上池,亦足以慕远测深,稽门叩键者哉。倘经目于君子,庶知余之所志焉。

〖**非经典型法布里病-肾虚类中证**〗

辨识要点:① 符合非经典型法布里诊断;② 成年期发病;③ 单个器官受累;④ 角膜沉积物,晶状体混浊,结膜血管和视网膜血管迂曲病变;⑤ 视力降低甚至丧失;⑥ GLA 基因检测阳性;血、尿 Gb3 高于健康人;⑦ 头部 MRI 示室周、皮质下或深部白质病变;⑧ MRA 见血管扩张、迂曲;⑨ 舌红苔白脉细。

临床决策:补肾祛风。

治疗推荐:①《北京市中药成方选集》人参再造丸:蕲蛇、炙龟甲、玄参、麻黄、香附、穿山甲、天竺黄、白芷、地龙肉、炙大黄、威灵仙、熟地、羌活、姜黄、乌药、炙何首乌、茯苓、葛根、细辛、草豆蔻、紫豆蔻、藿香、赤芍、黑附片、炙虎骨、杭菊、川芎、青皮、僵蚕、白术、黄芪、天麻、黄连、骨碎补、全蝎、炙白附子、防风、萆薢、桑寄生、党参、沉香、肉桂、炙松香、炙没药、炙乳香、血竭花、山羊血、母丁香、甘草、当归、麝香、牛黄、朱砂、犀角、高丽参、冰片。上药混合均匀,研细,炼蜜为丸,每丸重 9 g,金衣十六开,蜡皮封固。每次 1 丸,每日 2 次温水送下。②《圣济总录》苁蓉独活散:肉苁蓉、黄芪、泽泻各二两,独活、附子、蜀椒各一两半,五味子、蒺藜、防风、杏仁、木香、干姜、牡蛎、赤石脂、黄芩、炙甘草、桂心、桃仁、细辛、续断各一两,研末为散,每日五钱,每日 2 次煎散为汤温服。③ 重组人类 α 半乳糖苷酶替代治疗。

常用药物:蕲蛇,炙龟甲,玄参,麻黄,香附,穿山甲,天竺黄,白芷,地龙,大黄,威灵仙,熟地,羌活,姜黄,乌药,何首乌,草豆蔻,紫豆蔻,藿香,川芎,僵蚕,黄芪,天麻,黄连,全蝎,白附子,防风,萆薢,没药,乳香,当归,麝香,牛黄,犀角,冰片。

思路拓展:《太平惠民和剂局方·中风总论》。风邪之气中于人也,其状奄忽,不省人事,涎潮昏塞,舌强不能言者,可先与通关散搐鼻,次服至宝丹,此药性凉,稍壮人可与,气虚及年高人不可与服,只与后药。卒中风筋急头眩者,可与七宝丹。中风半身不遂,口眼㖞斜,筋挛骨痛者,可与小续命汤、追风应痛丸。中风邪气入脏,狂言恍惚,与排风汤。中风手足瘫痪,多与青州白丸子。中风项背拘强,牙关紧急者,可与三五七散。中风手足战掉,腰脚缓弱,可与活络丹、七宝丹。年高脚弱者,可与黄芪丸。论诸风气中,此病多生于骄贵之人,因事激挫,忿怒而不得宣泄,逆气上行,忽然仆倒,昏迷不省人事,牙关紧急,手足拘挛。其状与中风无异,但口内无涎声,此证只是中气,不可妄投取涎,发汗等药,反生他病。但可与七气汤,分解其气,散其壅结,其气自止。七气汤连进效速,更可与苏合香丸。论中风半身不遂,皆因风邪中于经络,气血行迟,机关纵缓,故手足不遂,口眼㖞斜,可与七宝丹。偏风语言謇涩,可与小续命汤。偏风走注疼痛,身体麻木,可与活络丹。偏风恍惚不定,可与排风汤。偏风痰涎盛者,可与青州白丸子。拘急脚弱口噤者,可与龙虎丹。瘫痪手足不遂,可与透冰丹。偏风筋脉挛急,可与驱风丸、乳香趁痛散、乳香丸、七宝丹。

血管性认知障碍

血管性认知障碍(vascular cognitive impairment，VCI)是脑血管病危险因素与脑血管病引起的认知障碍疾病。以轻度认知障碍到痴呆为主要临床表现。神经影像学检查脑 CT 显示脑皮质和脑白质内多发的大小不等的低密度梗死灶，可见皮质下白质或侧脑室旁白质的广泛低密度区。脑 MRI 可见双侧基底节、脑皮质及白质内多发性长 T1、长 T2 病灶，病灶周围可见脑萎缩。

〖非痴呆型血管性认知障碍-血虚认知证〗

辨识要点：① 符合非痴呆型血管性认知障碍诊断；② 有脑血管病危险因素；③ 脑血管病史；④ 认知功能轻度损害；⑤ 记忆力下降；⑥ 抽象思维损害；⑦ 判断力损害；⑧ 个性改变；⑨ 日常生活能力基本正常；⑩ Hachinski 缺血量表≥7 分；⑪ 神经影像学支持非痴呆型血管性认知障碍诊断；⑫ 舌红苔白脉细。

临床决策：补血益智。

治疗推荐：①《辨证录》生慧汤。熟地、山茱萸、远志、酸枣仁、柏子仁、茯神、人参、菖蒲、白芥子，常规剂量，每日 2 次水煎服。②《医宗金鉴》天王补心丹：人参、酸枣仁、当归、生地、麦冬、天冬、柏子仁、远志、五味子、丹参、玄参、茯苓、桔梗，常规剂量研末为散，炼蜜丸如椒目大，每次 20 粒，每日 2 次温水送服。③ 盐酸多奈哌齐片 5～10 mg，每日 1 次，睡前口服。④ 美金刚每日 10～20 mg 口服。⑤ 银杏叶片每次 1 片，每日 3 次口服。⑥ 尼麦角林每日 20～60 mg，分 2～3 次口服。⑦ 石杉碱甲片每次 0.1～0.2 mg，每日 2 次口服。

常用药物：人参，酸枣仁，当归，生地，麦冬，天冬，柏子仁，远志，五味子，丹参，玄参，茯神，银杏叶，益智仁，琥珀，菖蒲，珍珠，龙齿，磁石。

思路拓展：《删补名医方论》。心者主火，而所以主之者神也，火盛则神困。心藏神，补神者必补其心；补心者必清其火，而神始安。补心丹故用生地黄为君，取其下足少阴以滋水，主水盛可以伏火，此非补心之阳，乃补心之神耳。凡果核之有仁，犹心之有神也，清气无如柏子仁，补血无如酸枣仁，以其神存耳。参、苓之甘，以补心气；五味之酸，以收心气；二冬之寒，以清气分之火，心气和而神自归矣。当归之甘，以补心血；丹参之寒，以生心血；元参之咸，以清血中之火，血足而神自藏矣。更加桔梗为舟楫，远志为向导，和诸药，入心而安神明。以此养生，则百体从令，何有健忘怔忡，津液干涸，舌上生疮，大便不利之虞哉？

〖多发梗死性血管性痴呆-血瘀认知证〗

辨识要点：① 符合多发梗死性血管性痴呆诊断；② 60 岁以后发病；③ 卒中史；④ 认知功能显著受损达到痴呆标准；⑤ 局灶神经系统受损症状体征；⑥ 抽象思维能力下降；⑦ 解决冲突的能力下降；⑧ 近期记忆力减低；⑨ 计算力减低；⑩ 表情淡漠或抑郁；⑪ 反复多次突然发病的脑卒中；⑫ Hachinski 缺血量表≥7 分；⑬ 神经影像学检查支持 VCI 诊断；⑭ 舌红苔白脉涩。

临床决策：活血益智。

治疗推荐：①《辨证录》卷 4 龙齿壮胆汤。人参一钱，竹茹三钱，五味子一钱，远志一钱，酸枣仁一两，白芍八钱，当归五钱，龙齿五分，每日 2 次水煎送服送服孔圣枕中丹 30 粒。②《医方集解》孔圣枕中丹：龟甲、龙骨、远志、石菖蒲,常规剂量研末为散,炼蜜为丸如梧桐子大,每次 30 粒,每日 2 次温水送服。③ 盐酸多奈哌齐片 5～10 mg 每日 1 次睡前口服。④ 美金刚每日 10～20 mg 口服。⑤ 银杏叶片每次 1 片,每日 3 次口服。⑥ 尼麦角林每日 20～60 mg,分 2～3 次口服。⑦ 石杉碱甲片每次 0.1～0.2 mg,每日 2 次口服。

常用药物：酸枣仁,白芍,当归,龙齿,龟甲,龙骨,龙齿,珍珠,琥珀,磁石,代赭石,远志,石菖蒲,茯神,竹茹,五味子。

思路拓展：《医方集解·孔圣枕中丹》。治读书善忘,久服饮人聪明。读书易忘者,心血不足,而痰与火乱其神明也。败龟甲、龙骨、远志、九节菖蒲各等分为末,每服酒调一钱,日三服。此手足少阴药也,龟者介虫之长,阴物之至灵者也,龙者鳞虫之长,阳物之至灵者也,借二物之阴阳,以补吾身之阴阳,假二物之灵气,以助吾心之灵气也,又人之精与志,皆藏于肾,肾精不足,则志气衰,不能上通于心,故迷惑善忘也,远志苦泄热而辛散郁,能通肾气上达于心,强志益智,菖蒲辛散肝而香舒脾,能开心孔而利九窍,去湿除痰,菖蒲为水草之精英,神仙之灵药,又龟能补肾,元武龟蛇属肾,肾藏志。龙能镇肝,青龙属肝肝藏魂。使痰火散而心肝宁,则聪明开而记忆强矣。

〖关键部位梗死性血管性痴呆-肾虚认知证〗

辨识要点：① 符合关键部位梗死性血管性痴呆诊断;② 重要皮质、皮质下功能区域单个或数个小面积梗死灶;③ 遗忘;④ 视觉障碍;⑤ 经皮质感觉性失语;⑥ 空间定向障碍;⑦ 淡漠;⑧ 执行功能障碍;⑨ 痴呆;⑩ 注意力、始动性和记忆受损;⑪ 垂直凝视麻痹;⑫ 内直肌麻痹;⑬ 会聚不能;⑭ 构音障碍;⑮ 轻度偏瘫;⑯ 精神错乱;⑰ Hachinski 缺血量表≥7 分;⑱ 神经影像学支持 VCI 诊断;⑲ 舌红苔白脉弦。

临床决策：补肾益智。

治疗推荐：①《辨证录》卷 9 坎离两补汤。人参五钱,熟地一两,菟丝子三钱,生地五钱,麦冬五钱,牡丹皮二钱,炒酸枣仁三钱,北五味子一钱,茯苓二钱,桑叶 14 片,山药五钱,白术三钱,每日 2 次水煎送服斑龙丸。②《医方集解》斑龙丸：鹿角胶、鹿角霜、菟丝子、柏子仁、熟地黄等分为末,酒化胶为丸,一方加补骨脂,一方加鹿茸、肉苁蓉、阳起石、附子、黄芪、当归、枣仁、辰砂、亦名斑龙丸。③ 盐酸多奈哌齐片 5～10 mg 每日 1 次睡前口服。④ 美金刚每日 10～20 mg 口服。⑤ 银杏叶片每次 1 片,每日 3 次口服。⑥ 尼麦角林每日 20～60 mg,分 2～3 次口服。⑦ 石杉碱甲片每次 0.1～0.2 mg,每日 2 次口服。

常用药物：人参,熟地,菟丝子,生地,麦冬,牡丹皮,酸枣仁,五味子,茯苓,山药,白术,鹿角胶,鹿角霜,菟丝子,柏子仁,补骨脂,鹿茸,肉苁蓉,阳起石,附子,黄芪,当归,辰砂。

思路拓展：《医方集解·斑龙丸》。此峻补气血之剂,阳虚者宜之,若真阴亏损,虚火上乘者,不可轻投,恐反涸其水。此手足少阴药也,鹿角胶霜、菟丝、熟地,皆肾经血分药也,大补精髓,柏子仁入心而养心气,又能入肾而润肾燥,使心肾相交,心志旺而神魂安,精髓充而筋骨壮,去病益寿,不亦宜乎。鹿一名斑龙,睡时以首向尾,善通督脉,是以多寿,头为六阳之会,茸角钟于鹿首,岂寻常含血之属所可拟哉,成都道士尝货斑龙丸歌曰,尾间不禁沧海竭,九转灵丹都谩说,惟有斑龙顶上珠,能补玉堂关下穴。

〖分水岭梗死性痴呆-瘀血认知证〗

辨识要点：① 符合分水岭梗死性痴呆诊断；② 低灌注性血管性痴呆；③ 认知功能严重受损；④ CT 或 MRI 呈动脉供血区交界域梗死灶；⑤ 经皮质性失语；⑥ 记忆减退；⑦ 失用症；⑧ 视空间功能障碍；⑨ Hachinski 缺血量表≥7 分；⑩ 舌红苔白脉涩。

临床决策：活血祛瘀。

治疗推荐：①《杂病源流犀烛》卷 6 清镇汤。茯神、酸枣仁、远志、菖蒲、石莲、当归、生地、贝母、麦冬、柏子仁,常规剂量,每日 2 次水煎送服大活血丹 1 粒。②《普济方》卷 310 大活血丹：当归二两、陈櫜子一两半、没药一两、麻黄一两半、香墨一两、生地黄三两、芥菜子一两、香附子二两、芍药二两、乳香半两,上用生姜一斤,取自然汁,熬当归、地黄末为膏,入众药末杵匀为丸如弹子大,每次 1 丸,每日 2 次浓煎苏木酒送下。③ 盐酸多奈哌齐片 5～10 mg 每日 1 次睡前口服。④ 美金刚每日 10～20 mg 口服。⑤ 银杏叶片每次 1 片,每日 3 次口服。⑥ 尼麦角林每日 20～60 mg,分 2～3 次口服。⑦ 石杉碱甲片每次 0.1～0.2 mg,每日 2 次口服。

常用药物：茯神,酸枣仁,远志,菖蒲,石莲,当归,生地,麦冬,柏子仁,陈櫜子,没药,香墨,芥菜子,香附,芍药,乳香。

思路拓展：《景岳全书》。痴呆症,凡平素无痰,而或以郁结,或以不遂,或以思虑,或以疑贰,或以惊恐,而渐致痴呆。言辞颠倒,举动不经,或多汗,或善愁,其证则千奇万怪,无所不至。脉必或弦或数,或大或小,变易不常。此其逆气在心或肝胆二经,气有不清而然。但察其形体强壮,饮食不减,别无虚脱等证。则悉宜服蛮煎治之,最稳最妙。然此证有可愈者,有不可愈者,亦在乎胃气元气之强弱,待时而复,非可急也。凡此诸证,若以大惊猝恐,一时偶伤心胆,而致失神昏乱者。此当以速扶正气为主,宜七福饮,或大补元煎主之。

〖出血性痴呆-认知障碍血热证〗

辨识要点：① 符合出血性痴呆诊断；② 脑实质出血史；③ 蛛网膜下腔出血史；④ 认知功能障碍；⑤ 痴呆；⑥ 脑淀粉样血管病；⑦ 硬膜下血肿；⑧ Hachinski 缺血量表≥7 分；⑨ 神经影像学检查支持出血性痴呆诊断；⑩ 舌红苔白脉弦。

临床决策：凉血清心。

治疗推荐：①《重订通俗伤寒论》羚角清营汤。羚角片、鲜生地、焦栀子、金银花、连翘、血见愁、生蒲黄,常规剂量,每日 2 次水煎送服琥珀养心丹 50 粒。②《太平惠民和剂局方》卷 9 琥珀丸：琥珀、辰砂、沉香、阿胶、肉桂、石斛、附子、五味子、川芎各五钱,牛膝、当归、肉苁蓉、人参、续断、没药各七钱,熟地、木香各一两,上药研为细末,炼蜜为丸如弹子大,每次 1 丸,每日 2 次温水送服。③ 盐酸多奈哌齐片 5～10 mg 每日 1 次睡前口服。④ 美金刚每日 10～20 mg 口服。⑤ 银杏叶片每次 1 片,每日 3 次口服。⑥ 尼麦角林每日 20～60 mg,分 2～3 次口服。⑦ 石杉碱甲片每次 0.1～0.2 mg,每日 2 次口服。

常用药物：犀角,生地,金银花,连翘,玄参,黄连,竹叶,丹参,麦冬,琥珀,龙齿,远志,石菖蒲,酸枣仁,柏子仁,当归,朱砂,牛黄,络石藤,三七,水牛角,小蓟,紫草,红天葵,茜草。

思路拓展：《血证论·瘀血》。吐衄便漏其血无不离经。凡系离经之血与荣养周身之血已睽绝而不合。其已入胃中者听其吐下可也,其在经脉中而未入于胃者急宜用药消除,或化从小便出,或逐从大便出,务使不留则无余邪为患。此血在身不能加于好血,而反阻新血之化机。故凡血证总以去瘀为要。世谓血块为瘀,清血非瘀,黑色为瘀,鲜血非瘀,此论不确。盖血初离经清血也,鲜血也,然既是离经之血,虽清血鲜血亦是瘀血。离经既久则其血变作紫血,譬如皮肤被杖,血初被伤,其色红肿,可知血初离经仍是鲜血,被杖数日色变青黑,可知离经既久其血变作紫黑也。此血在经络之中,虽已紫黑仍是清血,非血块也。是以能随气营运走入肠胃,吐下而出,设在经络之中即是血块,如何能走入肠胃耶。至于血块乃血入肠胃,停留片时立即凝结。观宰割猪羊,滴血盆中,实时凝结,便可知矣。故凡吐衄无论清凝鲜黑,总以去瘀为先。且既有瘀血,便有瘀血之证,医者按证治之,无庸畏阻。瘀血攻心,心痛头晕,神气昏迷,不省人事,无论产妇及吐衄家,有此证者,乃为危候。急降其血而保其心,用归芎失笑散加琥珀、朱砂、麝香治之,或归芎汤调血竭、乳香末亦佳。瘀血乘肺,咳逆喘促,鼻起烟煤,口目黑色,用参苏饮保肺去瘀。此皆危急之候。凡吐血实时毙命者,多是瘀血乘肺,壅塞气道,肺虚气促者,此方最稳。若肺实气塞者,不须再补其肺,但去其瘀,使气不阻塞,斯得生矣。葶苈大枣汤加苏木、蒲黄、五灵脂、童便治之。瘀血在经络脏腑之间则周身作痛,以其堵塞气之往来,故滞碍而痛,所谓痛则不通也。佛手散加桃仁、红花、血竭、续断、秦艽、柴胡、竹茹、甘草,酒引,或用小柴胡加归、芍、丹皮、桃仁、荆芥,尤通治内外之方,义较稳。瘀血在上焦,或发脱不生,或骨膊胸膈顽硬刺痛,目不了了,通窍活血汤治之。小柴胡汤加归、芍、桃仁、红花、大蓟亦治之。瘀血在中焦则腹痛胁痛,腰脐间刺痛着滞血府,逐瘀汤治之,小柴胡汤加香附、姜黄、桃仁、大黄亦治之。瘀血在下焦则季胁少腹,胀满刺痛,大便黑色,失笑散加醋军、桃仁治之,膈下逐瘀汤亦稳。瘀血在里则口渴,所以然者,血与气本不相离,内有瘀血故气不得通,不能载水津上升,是以发渴。名曰血渴,瘀血去则不渴矣。四物汤加枣仁、丹皮、蒲黄、三七、花粉、云苓、枳壳、甘草,小柴胡汤加桃仁、丹皮、牛膝皆治之。温经汤以温药去瘀,乃能治积久之瘀,数方皆在酌宜而用。瘀血在腠理则荣卫不和,发热恶寒,腠理在半表半里之间为气血往来之路,瘀血在此,伤荣气则恶寒,伤卫气则恶热,是以寒热如疟之状,小柴胡汤加桃仁、红花、当归、荆芥治之。瘀血在肌肉则翕翕发热,自汗盗汗,肌肉为阳明所主,以阳明之燥气而瘀血和蒸郁,故其证象白虎,犀骨地黄汤加桃仁、红花治之,血府逐瘀汤加醋炒大黄亦可治之也。瘀血在经络脏腑之间则结为癥瘕,瘕者或聚或散,气为血滞则聚而成形,血随气散则没而不见,方其既聚,宜以散气为解血之法,九气丸治之。在胸膈上者加桔梗、枳壳、瓜蒌、生姜、甘草。在右者加苏子、桑皮、陈皮,在左者加青皮、牡蛎、当归,在中焦大腹者加浓朴、枳壳、防己、白芍、甘草,在小腹下者加橘核、小茴、荔核、槟榔、川楝子、五灵脂。气散则血随而散,自不至于结聚矣。至其既散之后则又恐其复聚,宜以调血为和气之法。此时瘕气既散,处于血分之中,但一调血则气自和,而不复聚矣。逍遥散加丹皮、香附治之。归脾汤加柴胡、郁金子亦治之。癥者常聚不散,血多气少,气不胜血故不散,或纯是血质,或血中裹水,或血积既久,亦能化为痰水,水即气也。癥之为病总是气与血胶结而成,须破血行气以推除之,元恶大憝,万无姑容,即虚人久积,不便攻治者,亦宜攻补兼施,以求克敌。攻血质宜抵当汤、下瘀血汤、代抵当丸,攻痰水宜十枣汤。若水血兼攻,则宜大黄甘遂汤,或秘方化气丸。

〖皮质下动脉硬化性脑病-痰瘀认知证〗

辨识要点:① 符合皮质下动脉硬化性脑病诊断;② 进行性隐匿性病程;③ 反复发作的局限性神经

功能缺损；④ 痴呆；⑤ 假性延髓性麻痹；⑥ 步态不稳；⑦ 尿失禁；⑧ 锥体束受损体征；⑨ 神经影像学示脑白质弥漫性疏松性病变；⑩ 皮质不受累；⑪ 多发性皮质下梗死灶；⑫ 脑室扩大；⑬ Hachinski 缺血量表≥7 分；⑭ 舌红苔白脉弦。

临床决策：活血豁痰。

治疗推荐：①《医方考》星香汤。牛胆南星八钱、木香一钱，每日 2 次水煎送服真珠散一钱。②《太平惠民和剂局方》真珠散：瓜蒌根末、琥珀、真珠粉、寒水石、铁粉、朱砂、甘草末、川大黄、牙硝，常规剂量，研末为散，每次一钱，每日 2 次竹叶汤调服。③ 盐酸多奈哌齐片 5～10 mg，每日 1 次睡前口服。④ 美金刚每日 10～20 mg 口服。⑤ 银杏叶片每次 1 片，每日 3 次口服。⑥ 尼麦角林每日 20～60 mg，分 2～3 次口服。⑦ 石杉碱甲片每次 0.1～0.2 mg，每日 2 次口服。

常用药物：胆南星，木香，瓜蒌根末，琥珀，真珠粉，寒水石，连翘，黄连，半夏，白附子，竹叶。

思路拓展：《血证论·瘀血》。外治法，贴观音救苦膏。瘀血在经络脏腑之间，与气相战斗，则郁蒸腐化，而变为脓，另详吐脓便脓疮脓门，兹不再赘。瘀血在经络脏腑之间，被气火煎熬，则为干血。气者，肾中之阳，阴虚阳亢，则其气上合心火，是以气盛即是火盛，瘀血凝滞，为火气所熏，则为干血。其证必见骨蒸痨热，肌肤甲错，皮起面屑，名为干血痨。病至此者，十治二三，仲景大黄䗪虫丸治之。盖既系干血，便与气化隔绝，非寻常行血之品所能治也。故用诸虫啮血之物，以消蚀干血，瘀血不去，新血且无生机，况是干血不去，则新血断无生理。故此时虽诸虚毕见，总以去干血为主也，如胆识不及，可以滋补之药送下此丸，亦调停之一术。瘀血在经络脏腑之间，被风气变化，则生痨虫。气者，肾水之所化也，故气动即为湿。风者，肝阳之所生也，故风动即为热。湿蒸热煽，将瘀血变化为虫，是为痨虫。此犹之草腐为萤，谷飞为虫也。其辨法，面色乍赤乍白，乍青乍黄，唇口生疮，声嘎咽痒，烦梦不宁，遗精白浊，发焦舌燥，寒热盗汗，口出秽气，不知香味，喜见人过，常怀忿怒，梦见亡先，惊悸咳逆。或腹中有块，或脑后两边有小结核，或食豆而香，又用乳香熏其手背，帕覆手心，须臾，毛长至寸许，每日平旦精神尚好，日午向后，四肢微热，面无颜色，皆是痨虫之候也。月华丸主之。多食鳗鱼肉既有滋补，又善杀痨虫。或用鳗鱼骨烧黑，鳖甲炒为末，煎人参、当归、白芍、白薇汤送下，补虚杀虫，相辅而行。若专事杀虫，金蟾丸亦可间服。金线蛙烧服亦妙。黑猫杀取肝，焙干为末，月初五更空心服，大能杀除痨虫，可代獭肝。獭爪为末酒下，痨虫居肺叶间，咯血声嘶者，皆能治之。痨虫乃血化之虫，最为灵异，其人死后，虫为妖孽，传染家人，为传尸痨。杀三人者，其虫不治，传尸之证，与其所感之病患无异，《金鉴》谓宜服传尸将军丸，方载《丹溪心法》中。今查《丹溪心法》不载此方，然以将军名丸，其主用大黄可知，夫传尸虫孽，袭染人身，亟宜除去，故主攻下，亦如仲景攻干血法，以免留邪为患也。此虫一传人身，便能聚积人身之血以为窠囊，食息生育，变化无穷，吾谓可用移尸灭怪汤，杀其虫而夺其血，斯无遗留之邪矣。以上二证，大便不溏泄者尚可攻治，溏泄者不能任药，必死。

颈内动脉海绵窦瘘

颈内动脉海绵窦瘘(carotid-cavernous fistula)是颈内动脉海绵窦异常动静脉交通疾病。以搏动性突眼与眼球震颤等为主要临床表现。眼睑外翻、复视,以及难以忍受的炸破样的血管杂音。病例特点:颈内动脉海绵窦段及其分支的撕裂或横断与海绵窦之间形成异常的动-静脉沟通。海绵窦压力增高继而引起眶部与中枢神经系统的相应症状。海绵窦扩张,眼上、下静脉扩张以及眼球突出,眼外肌增粗,眼球后软组织肿胀。

〖颈内动脉海绵窦瘘-海绵窦瘀血证〗

辨识要点:① 符合颈内动脉海绵窦瘘诊断;② 搏动性突眼;③ 球结膜充血;④ 血管性杂音;⑤ 耳鸣;⑥ 视力下降;⑦ 头痛或眼眶痛;⑧ 局灶性神经功能缺失;⑨ 全脑血管造影显示瘘口和瘘口后的静脉引流途径;⑩ 舌红苔白脉缓。

临床决策:活血化瘀。

治疗推荐:①《圣济总录·目赤肿痛》秦皮汤。秦皮、蕤仁、炙甘草、细辛、栀子、苦竹叶、青盐,常规剂量,每日2次水煎送服石决明丸30粒。②《圣济总录·目赤肿痛》石决明丸:石决明、地肤子、黄连、青葙子、大黄、茺蔚子、皂荚、人参、黄芩、炙甘草,常规剂量研为细末,炼蜜为丸如梧桐子大,每次30粒,每日2次温水送服。③ 每日数次按压患侧颈内动脉4~6周。④ 脑血管介入手术。

常用药物:秦皮,青葙子,苍术,枸杞子,芦荟,炉甘石,女贞子,桑椹,沙苑子,车前,地耳,黄精,苦瓜,蒺藜,白蒺藜,薄荷,茺蔚子,地肤子,地榆,菊花,石决明。

思路拓展:《目经大成》。久风多变热何也,木能生火也。火盛则血遂而耗损矣。况久病气必郁,郁则亦生火。火炎而又生风,转转相生。治当因上寻因,大抵调气为先,清火次之。不然,源既不绝,流何能止,今虽暂退,后必复来,治之任至再至三。风不住而火不熄,目终无清宁之日矣。若夫中风之因,岐伯谓大法有四:曰偏枯,半身不遂而痛;曰风痱,身无疼痛,四肢不收;曰风,奄忽不知人;曰风痹,诸痹类风状也。治用大小续命、西州续命、排风、八风等汤。东垣云:有中风卒然昏愦,不省人事,痰涎壅盛,语言謇涩,此非外来风邪,乃本气自病也。凡人年逾四旬,忧劳忿怒伤其气,多得此症。肥盛者,少壮间有之,亦是中气衰而使然。急以三生饮加人参一两,既苏。河间谓中风瘫痪,非肝木之风实甚,亦非外中于风,良由将息失宜,心火暴盛,肾水衰不能制,则阴虚阳实,热气怫郁,心神昏冒,筋骨不用而卒倒无知也。亦有因悲思等情志过极而致者,夫情志过极皆为热。俗云风者,言末而忘其本也。须地黄饮子补其阴火,阴火治则阳火不难于折服矣。丹溪曰:中风有气虚、有血虚,虚则会有湿痰。左手脉不足及半身不遂者,以四物汤为主加姜汁、竹沥。右不足,以四君加之。气血两虚,总八物更加星、夏。之三子者,各发人所未发,踵事增华,而中风无剩义矣。或谓三子一主乎火,一主乎气,一主乎湿,与风何相干涉?《金匮》言邪不言风,言虚寒所搏不言风中,而乃以中风名篇,亦欠圆到。要知因于中者,真中风也。因于火,于气,于湿,类中风而非中风也。是在详辨施治耳。辨之为风则从真中治之,辨之为火为气为湿则治从类中。虽处方各有不验,而立言实骊珠之夜照也。师谓真中风决不病目,类中风亦止有口眼斜一症,皆读书见道之语。其小儿率尔痰壅,眼翻牵掣,此水不荣筋,因而火燥木急,绝类中风,但治法迥别,且速瘥,故不收入。

脑 动 脉 炎

　　脑动脉炎是脑动脉炎性脑血管疾病。以肢体瘫痪、失语、精神症状为主要临床表现。病例特点：脑动脉管腔狭窄、闭塞，供血区脑组织缺血、梗死。

　　〖脑动脉炎-动脉脑风证〗

　　辨识要点：① 符合脑动脉炎诊断；② 儿童和青壮年多发；③ 钩端螺旋体病、红斑狼疮、结节性多动脉炎等病史；④ 肢体瘫痪；⑤ 癫痫发作；⑥ 失语；⑦ 精神症状；⑧ 血沉增快；⑨ 舌红苔黄脉弦。

　　临床决策：祛风通络。

　　治疗推荐：①《鸡峰普济方》卷18白附子散。麻黄、乌头、天南星、干姜、全蝎、白附子、朱砂、麝香，常规剂量，每日2次水煎服。②《圣济总录·脑风》石膏菊花散：石膏、天南星、白僵蚕、甘菊花、炙甘草，常规剂量，每日2次水煎服。③《圣济总录·脑风》桂心羌活丸方：桂心、茯苓、麻黄、僵蚕、防风、枳壳、乌蛇、苦参、酸枣仁、乌头、犀角、羌活、独活、龙骨、郁李仁、人参，常规剂量研为细末，炼蜜和丸如梧桐子大，每次30粒，每日2次温水送服。④ 甲基强的松龙等糖皮质激素。⑤ 硫唑嘌呤等免疫抑制剂。

　　常用药物：麻黄，桂枝，防风，羌活，天南星，全蝎，蜈蚣，白附子，僵蚕，石膏，菊花，炙甘草，乌蛇，苦参，乌头，独活，龙骨，郁李仁。

　　思路拓展：①《金匮要略·中风历节病脉证》。夫风之为病，当半身不遂，或但臂不遂者，此为痹。脉微而数，中风使然。寸口脉浮而紧，紧则为寒，浮则为虚，寒虚相搏，邪在皮肤。浮者血虚，络脉空虚，贼邪不泻，或左或右，邪气反缓，正气即急，正气引邪，喎僻不遂。邪在于络，肌肤不仁；邪在于经，即重不胜；邪入于府，即不识人；邪入于藏，舌即难言，口吐涎。侯氏黑散治大风，四肢烦重，心中恶寒不足者：菊花四十分，白术、防风各十分，人参、矾石、茯苓、牡蛎、当归、干姜、川芎、桂枝各三分，桔梗八分，黄芩五分，上十四味杵为散，酒服方寸匕，日一服，初服二十日，温酒调服，禁一切鱼肉大蒜，常宜冷食，在腹中不下也，热食即下矣，冷食自能助药力。寸口脉迟而缓，迟则为寒，缓则为虚；荣缓则为亡血，卫缓则为中风。邪气中经则身痒而瘾疹；心气不足，邪气入中则胸满而短气。风引汤除热瘫痫：大黄、干姜、龙骨各四两，桂枝三两，甘草、牡蛎各二两，寒水石、滑石、赤石脂、白石脂、紫石英、石膏各六两，上十二味杵，粗筛，以韦囊盛之，取三指撮，井花水三升，煮三沸，温服一升。②《圣济总录·脑风》：《内经》谓风气循风府而上则为脑风。夫风生高远，始自阳经，然督脉阳维之会自风府而上至脑户。脑户者督脉足太阳之会也，又太阳之脉起于目内眦，上额交巅，上入络脑。治脑风邪气留客。治脑风邪气留客头痛甚者神圣散方：麻黄、细辛、干蝎、藿香叶各半两，上四味捣罗为散，薄荷酒或荆芥汤调下二钱匕，日三服。荆芥茶下亦得。兼治妇人血风。治脑风头痛甚者必捷散方：白花蛇二两，蒺藜子、蔓荆实各一两，白附子五枚，上五味捣罗为散，每服一钱匕，用薄荷自然汁和温酒半盏调下，食后服。治脑风邪气留连、头痛不已石膏散方：石膏、天南星、白僵蚕，上三味等分捣研为散，每服二钱匕，葱白二寸腊茶一钱同煎汤，连葱点顿服，良久再服。治脑风头痛连眼目紧急、肢体拘急疼痛清神散方：川芎二两，莎草根三两，石膏一两，龙脑一分，上四味捣研为散，每服二钱匕，用荆芥腊茶清调下，食后服。

高血压脑病

高血压脑病(hypertensive encephalopathy)是血压超过脑血流自动调节阈值的脑血流高灌注疾病。以暂时性脑循环功能障碍为主要临床表现。病理特点：中心动脉压大于140 mmHg时脑血流出现高灌注,毛细血管压力过高而渗透性增强导致颅内压增高甚至脑疝形成,脑血管内压高而破裂或脑小动脉严重痉挛致脑水肿。

〔高血压脑病-肝阳化风证〕

辨识要点：① 符合高血压脑病诊断；② 急骤起病进展迅速；③ 动脉血压 250/150 mmHg 左右；④ 颅内压增高；⑤ 剧烈头痛；⑥ 癫痫发作；⑦ 意识障碍；⑧ 阵发性呼吸困难；⑨ 视乳头水肿；⑩ 头颅 CT 示局部或弥漫性白质水肿；⑪ 烦躁；⑫ 舌红苔黄脉弦数。

临床决策：清热泻火潜阳。

治疗推荐：①《圣济总录·风头旋》芎菊散。川芎、菊花、羌活、防风、细辛、僵蚕、荆芥、炙甘草、草决明、旋覆花、蝉蜕、密蒙花、天麻,常规剂量,每日2次水煎送服白蒺藜丸1粒。②《圣济总录·风头旋》白蒺藜丸：蒺藜子、旋覆花、皂荚、恶实、龙脑、麝香、菊花,常规剂量研为细末,炼蜜为丸如鸡头大,每次1丸,每日2次温水送服。③ 乌拉地尔或尼卡地平静脉滴注。④ 呋塞米、甘露醇等降低颅内压。

常用药物：川芎,菊花,羌活,防风,僵蚕,荆芥,草决明,旋覆花,蝉蜕,密蒙花,天麻,白蒺藜,皂荚,恶实,麝香,菊花,黄芩,大黄。

思路拓展：《圣济总录·风头旋》。治风头旋肩背拘急、肢节疼痛、鼻塞耳鸣、面赤咽干、心忪痰逆、眼见黑花、当风泪出松香散方：松实、白芷、当归、川芎、炙甘草各三两,甜瓜子一升,上六味捣罗为细散,每服二钱匕,食后以荆芥薄荷茶清调下。治风头旋目黑、肩背拘急、恍惚松悸、肢节疼痛麝香天麻丸方：麝香一钱半,天麻、天南星、白附子、羌活、赤茯苓、全蝎、丹砂、防风、桂心、蝉蜕各半两,乌蛇二两,铅霜一分,上一十三味捣罗为末,炼蜜和丸如梧桐子大,每次二十丸,温酒下,荆芥汤亦得,不拘时。治风头旋眩晕、肩背拘急、发热恶寒、肢节疼痛防风丸方：防风、炙甘草各一两,羌活、独活、桔梗各半两,川芎、白芷各三分,上七味捣罗为末,炼蜜丸如樱桃大,每次一丸,食后荆芥汤嚼下。治暗风头旋眼黑、昏眩倦怠、痰涎壅盛、骨节疼痛羚犀汤方：羚羊角、石膏、炙甘草、旋覆花、紫菀各一两,前胡三分,细辛半两,犀角一分,上八味粗捣筛,每服三钱匕,水一盏,入生姜一枣大拍碎,煎至七分,去滓食后温服。治风头旋目痛眩、肢体拘急、手足少力荆芥丸方：荆芥穗四两,细辛、川芎、白僵蚕各一两,天麻一两半,羌活,防风,蒺藜子各二两,上八味捣罗为末,炼蜜丸如鸡头大,每服一丸,食后细嚼荆芥茶下,温酒亦得。治风头旋眼目昏痛眩运、倦怠心忪川芎散方：川芎、人参、前胡、白僵蚕各一两,防风、蔓荆实、天麻各半两,上七味捣罗为散,每服二钱匕,食后温酒调下。治风头旋目晕、痰逆恶心、不思饮食藿香散方：藿香叶、零陵香、莎草根各等分,上三味捣罗为散,每服二钱匕,食后腊茶清调下,日三。治风邪在胃、头旋不止、复加呕逆白术饮方：白术、浓朴、菊花各半两,人参、白芷、防风各一两,上六味㕮咀如麻豆大,每服五钱匕,水一盏半入生姜五片,煎至一盏去滓,食前温服。

第五章　精神神经疾病

引　言

边缘系统由种系发育上较古老的皮质区和新皮质以及各种核团所组成,古皮质和旧皮质是被新皮质分隔开的基础结构。边缘系统的重要组成部分包括:海马结构、海马旁回及内嗅区、齿状回、扣带回、乳头体以及杏仁核。通过与下丘脑以及自主神经系统联系,边缘系统参与调节本能和情感行为,其作用是自身生存和物种延续。此外,海马结构还对学习过程和记忆发挥着突出的作用。因此,如果海马结构或与之功能联系的结构受损,则导致遗忘综合征,其病变部位不同,产生的记忆障碍形式也不同。边缘系统各种结构通过帕帕兹环相互连接:海马的冲动经穹隆到达乳头体,再由乳头丘脑束传递到丘脑前核,转换神经元后经丘脑扣带回放射将冲动投射到扣带回,然后冲动由扣带回经过扣带又返回海马。由于乳头体连接边缘系统与中脑和网状结构,因此乳头体在边缘系统中占有关键地位。乳头被盖束和乳头体脚形成其自身的反馈环路。起源于边缘系统的冲动不仅经丘脑前核传递到扣带回,还经过联合纤维传递到新皮质。起源于自主神经系统的冲动同样可经过下丘脑和丘脑背内侧核到达眶额皮质。海马结构是边缘系统的中心结构。因此,其组成和纤维联系以及海马结构病变引起的临床改变都成为被关注的重点。海马皮质只有 3 层,在种系发育上为古皮质。由于其结构差异,海马皮质与其他一些皮质区一起被统称为异皮质,海马本部与齿状回相邻。海马内占优势的细胞为锥体细胞,它们自身在不同 Ammon 角区域其结构也有所不同,可分为 3 个 Ammon 角区。齿状回的优势细胞为颗粒细胞,发出轴索成为苔藓纤维,与 Ammon 角连接。除构成海马内和齿状回内细胞层的优势细胞之外,还有 GABA 能的中间神经元。它们并不局限于各细胞层内,除含有抑制性神经递质 GABA 外,还含有各种神经肽和钙结合蛋白。海马结构皮质以及内嗅区均属于异皮质。新的研究证明内嗅区具有特殊意义,它位于海马外侧的海马旁回内,在嘴侧与杏仁核相邻,通过侧副裂与颞叶等皮质分界。内嗅区接受各种不同新皮质区的传入冲动。目前认为,内嗅区等于是通向海马的大门,海马本身检验着各种新皮质传入冲动的新时性。海马与内嗅区之间相应地有丰富的传入性连接,这些纤维大多并入穿通束,穿过海马回下脚。隔区的传入冲动:起源于中隔和 Broca 对角带的胆碱能和 GABA 能神经元投射入海马内,其中胆碱能神经元的投射大多为弥散性,GABA 能纤维却直接与海马的 GABA 能神经元突触连接。联合区的传入冲动:CA3 锥体细胞和齿状回门区的一些神经元的轴索将两侧海马相互连接起来,然后分别终止于对侧海马的锥体细胞和颗粒细胞的树突近段。来自脑干各种神经核团的儿茶酚胺能纤维主要弥散投射至海马。来自内嗅区的投射束为海马的主要传入纤维。内嗅区纤维为谷氨酸能,终止于锥体细胞和颗粒细胞的树突远段。其三级突触连接方式的神经冲动传导主路如下：内嗅区皮质—齿状回颗粒细胞（一级突触）—苔藓纤维系统—CA3 锥体细胞（二级突触）→CA3 锥体细胞轴索的 Schaffer 回返侧支→CA1 锥体细胞（三级突触）。在所有三级中继站内，冲动传导受 GABA 能抑制性神经元的调控，GABA 能传入冲动进入细胞体（蓝细胞）、锥体细胞轴索的起始段或树突。CA1 神经元投射至海马回下脚，其传出纤维在海马伞内及穹隆内，即在海马结构的主要传出纤维内集合。穹隆延伸至乳头体，为海马至下丘脑的重要连接，因此为海马至高级植物中枢的重要连接。杏仁核复合体也属于边缘系统，由多部分核团组成，其中一些与嗅觉系统连接，而另外一些则属于边缘系统。起源于该神经核团的终纹在尾状核和丘脑之间的沟内向前走行，其走行呈大弓状，到达室间孔水平时分成二组分支。一些纤维到达隔区，另一些纤维到达下丘脑嘴侧区，少数纤维经髓纹到达缰核。杏仁核复合体被认为与中脑，特别是丘脑之间也有联系，并且是先投射至丘脑背内侧核，然后再投射至眶额皮质。此外两侧杏仁核复合体之间也相互联系。试验性刺激杏仁核复合体可观察到情感兴奋，引发情感反应如愤怒和攻击，伴自主神经反应。刺激杏仁其他核团区则伴发注意力改变、摄食改变或性欲改变。边缘系统的功能实验显示：内嗅区皮质接受来自新皮质各种不同区域的冲动经穿束传导，在海马内检验传入冲动的新时性信息。因此推测海马以特殊的方式参与学习和记忆过程，事实上许多临床结果已证实了海马的这种功能。完整的记忆功能不仅依赖于海马本身的整合作用，还要求海马以及杏仁核复合体与其他脑区之间纤维联系的完整。对此以下传导系统有意义：① 由海马发出的投射束经穹隆，一方面至隔区神经核团，另一方面至乳头体和由乳头体经丘脑前核至扣带回；② 由杏仁核复合体发出的投射束经丘脑背内侧核至眶额皮质。当感觉记忆内容不再存在后，初级记忆将记忆内容短时保持在意识水平即短时记忆。二级记忆重又唤回对以前的事件或状况的记忆，虽然其曾经从意识中消失即长时记忆。短时记忆和长时记忆的区别成为神经心理学的一种经验模式。例如，大脑的疾病或损伤可分别损害这两个记忆系统，只有这两个记忆功能正常时，才能在标准化试验中保障正常的识别功能。20 世纪 40 年代假定这两种记忆的基本形式具有不同的神经基础。Hebb 将短时记忆描述为细胞群体内的循环往复的兴奋刺激，而长时记忆的特点是突触连接水平的结构改变。这些结构的适应作用的前提条件是持续数分钟至数小时的巩固过程。后来经记忆障碍病人的神经心理学试验进一步证明，海马在意识水平记忆内容的巩固过程中起着决定性作用。检验短时记忆和长时记忆的诊断性试验：检查短时记忆的常用方法是领读号码顺序并不断增加号码长度，让试验者/患者复述，可复述 7±2 个号码为正常结果。这些记忆内容很快消失，不在长时记忆中留下痕迹。长时记忆的试验方法是对兴奋刺激的表现，让试验者在一定的时间间隔内记住这些兴奋刺激，然后再认出或任意复制。长时记忆分为两种，插入性长时记忆和含意性长时记忆。插入性长时记忆涉及具有特殊时间距离上的前后关系的日期，例如对某一段旅行的回忆。而含意性记忆则总括知识领域如医学或物理学的内容。部分长时记忆还可影响行为，而试验者却并未意识到相应的知识和实情。因此又分为：明显性记忆或表述记忆系统，内隐性记忆或非表述记忆系统。明显性记忆或表述记忆为已经描述过的、已经意识到的以及文件记录上可传达的记忆。内隐性记忆或非表述记忆为不可文件记录的记忆痕迹，例如在一个运动动作中学会的以及唤起的记忆。属于内隐性记忆的还有经典条件试验，如巴甫洛夫在狗身上进行的试验，以及知觉能力和认识能力、Priming 效应。Priming 效应是指在另外一种关联下提供的信息可以在较晚的时间被有效处理,即使没有意识地回忆以往的情形。这种记忆成分可以说是被"无意"贮存起来的,只能在进行相应活动时被提取,像人总是能在清晨同一时刻在闹钟响铃之前就醒来。复合模式也存放在内隐性记忆里,例如:棋手比普通人较容易回忆起实时的棋局,但对随意排列棋盘上的棋子这个动作的复制,却与健康监察人员一样好或坏,尽管后者不会下棋。所以说记忆不是功能性实体,而是包括了多个不同元素。1987 年 Squire 将各种记忆亚型总结为以下模式:对明显性记忆和内隐性记忆必须在后认识能力上进行区分,例如自身记忆功能或策略的判断功能,这种功能能够贮存各种信息以及将对策行动组织在记忆内容里。当这些记忆功能涉及贮存和行动过程时,又被称为额叶型记忆功能,因为它们可能依赖于额叶的整合作用。记忆贮存过程中发生由具体向抽象的推移过程。例如,人可以回想起自己上过的学校大致是什么印象,但却描述不出来所有的细节部分。同时对所经历的情形下的某些观点被加强,而另外一些观点则被压制。回忆是记忆过程的结果,不是影片般的记录,而是带主观色彩的对过程的重新编构。总而言之,长时记忆可被想象为动态过程,它随着时间的推移而被改变着并越来越抽象,其中也可以回忆起例如包含非常重要的经验的图像成分。颞叶内侧部对新信息的贮存具有决定性意义,而且对提取所贮存的记忆内容也具有决定性作用。颞叶内侧部特别是海马可能是一种中间贮存器或处理贮存器,暂时贮存明显性记忆内容,然后将这些内容转移到长时记忆贮存器内或者进一步处理成其他的认识功能。记忆功能主要依赖于海马及其纤维连接系统的整合作用,此外杏仁核复合体至眶额皮质的投射束也发挥着重要作用。脑的损伤或病变如果侵及有关记忆功能的重要解剖结构或联络环路,可导致遗忘综合征。如果病人仅仅或主要是对新内容记忆功能障碍,以及对发病前所贮存数据回忆障碍,则称之为遗忘综合征。单纯遗忘综合征患者的其他智能如语言、推断思维或处事能力等并无障碍或极少障碍。例如通过数字组或文字组获得的短时记忆,以及程序学习也都保留。遗忘综合征的常见伴发症状是人格改变或推动力障碍,例如柯沙科夫氏综合征或双侧丘脑梗死后。与痴呆综合征的鉴别诊断:遗忘综合征需与像如阿尔茨海默病等引起的痴呆综合征相鉴别。后者除引起遗忘综合征以外,还引起局灶性神经精神性缺失如失语或失认,一般采用智商测试方法可测得患者总体智慧水平降低。记忆障碍可能因大脑病变的急性发生,或慢性进展而成。颅脑外伤、出血、缺血、退行性病变如阿尔茨海默病或代谢性脑病如,尼克-柯沙科夫氏综合征等均可能为其病因。遗忘还可能是治疗措施的后遗症,例如颞叶神经外科手术后,或者电痉挛疗法治疗严重抑郁症后。单侧重要记忆结构和联络环路损害引起侧向特异性记忆缺失:左侧损害引起言语记忆障碍,而右侧半球功能丧失则引起视觉记忆障碍。动物实验切断两侧对记忆重要的初级联络系统,引起严重而持续的遗忘,如果仅一侧投射系统功能丧失则产生较轻的或暂时性的记忆功能丧失。外伤引起的遗忘:颅脑创伤可导致遗忘,分为顺行性和逆行性遗忘。顺行性遗忘不能回忆事故发生后的事件,逆行性遗忘不能回忆事故发生前的事件。这两种遗忘形式的定义与发生脑损伤的时间相关联,可能包括了不同的时间段,在一定情况下可能是不完全的,可能会形成所谓的回忆岛。逆行性遗忘时,大多能较好地复制过去很久以前的事件。器质性病变引起的记忆障碍与精神性遗忘不同,大多含有顺行性成分和逆行性成分,它们可先后不同的很快恢复,有时甚至完全恢复。顺行性和逆行性遗忘由于病因不同,可伴有其他神经心理学症状。伴有遗忘综合征的其他疾病:基本上,任何一种导致两侧重要记忆结构损害的疾病或脑损伤,都可伴发遗忘综合征。以下影响因素具特殊临床意义:① 疱疹性脑炎,对边缘系统具亲和力,一般引起两侧颞叶内侧基底部和扣带回结构损害;② 丘脑血循环障碍,由于其血管解剖结构特殊,常常伴有两侧梗死;③ 大脑前动脉动脉瘤破裂或手术治疗后,中隔区神经核团出血或缺血;④ 胼胝体压部损害伴直接位于其下方的穹隆脚损害。

额叶包括中央沟前的全部皮质区,其主要功能与精神、语言和随意运动有关。通常认为,额前区皮质(额叶联合区)包括额叶凸面和内侧面的 9 区、10 区、12 区和 46 区,以及底面的 11 区和 47 区,后者又称为眶叶。损伤额叶皮质的疾患会导致精神障碍,在额叶外伤、额叶肿瘤、眶叶肿瘤、麻痹性痴呆以及额叶和眶叶的 Pick 病都会发生上述现象。精神外科应用额叶切开术、前额叶白质切开术和扣带回毁损术治疗某些精神疾病,说明前额叶皮质在精神活动中的重要作用。但几乎所有这些精神外科手术都已被废弃,因为结果证实手术造成的损伤往往比治疗效果更严重。随访研究发现,接受精神外科手术,造成双侧损伤的患者都出现了特征性的精神改变。这些人格改变包括精神和运动的主动性缺乏,以及与判断力和道德水平下降相关的行为控制障碍。若将上述结果以及类似的研究结果与对额叶疾病病人的观察结果联系起来,则会发现很多患者都表现出一种或两种综合征,而这些综合征与病灶的特定部位有关。1934 年 Kleist 报道损伤大脑凸面的额前区皮质,即额叶脑回的前 2/3 或其白质,会导致主动运动和主动思考缺失。如果损伤眶叶的皮质和白质,人格变化的主要特征是社会行为控制的障碍。

额前区皮质:认识和行为调节主要为额叶多种联络区的功能,它们共同构成额前皮质。刺激额前区皮质不引起运动反应,额前区皮质在灵长目类动物,特别是人类异常增大,所以推测额前区皮质是较高级精神功能的区域。额叶皮质区与丘脑内侧核之间为双向联系,它们接受下丘脑的传入冲动,还通过非常广泛的纤维连接而接受所有通向大脑皮质区的传入冲动。

额前区皮质的任务:是短时间贮存和分析实体信息和空间信息。额前区皮质的背外侧部分主要参与行为计划和调节,额前区皮质眶前部主要参与性行为。

额叶凸面损害:两侧额前区皮质损害患者很难集中注意力完成任务,只要感觉到新的刺激,便极易转移兴趣,所以不能完成较复杂的任务或者半途而废。此外患者对有远见的计划不感兴趣,不计较将来的成果或者一个计划实施过程中可以出现的问题,他常常固执于一个计划而不能适应新的形势。极严重情况下的病例有言行重复症,即反复不断地重复一个任务及其错误,特别是对患者进行威斯康星牌分类试验时,症状显著。让他用不同的象征和颜色按照某范畴分类,例如按照形式分类,如果准确完成任务,则判断为阳性。患者能比较正常地完成该任务,但是在第二轮试验中变换了任务,例如将牌按颜色分类,不予明确指示,正常人以及额叶损害病人都能很快认识到任务变了,但是与正常人不同的是,患者仍坚定不移地坚持原来的分类范畴,即使不断地提醒错误。

额叶损害患者的其他特征性的临床表现:明显的动机减少和自主性减少。要求患者在较短时间内尽可能多地列举出以某一字母开头的单词,即词汇流利性测试,患者有明显障碍,只列举出他的词汇记忆量中的极少部分单词。非语言范畴也有类似的障碍,健康志愿试验者在 5 min 内能画 35 幅图,而左额叶损害患者只能画 24 幅图,右额叶损害患者只能画 15 幅图。由于这些淡漠、思考迟钝症状涉及整个交流联络区域,患者给旁观者的印象是懒惰、冷漠,或者没有激情。患者忽视许多的日常生活事物,早上躺在床上,不洗漱、不护理自己、不自己穿衣、不再参加规律性的工作。平时形式智商和远事记忆仍正常。

眶额区损害：社会行为和性行为由高度复杂的控制和调节过程管理。额叶皮质损伤也会引起行为异常。特别是眶额区损害时,出现两种人格改变的特征性形式,假抑郁障碍和假精神病障碍,患者表现为淡漠、激情明显减少、性欲减少、情感激动减少或消失;或者患者表现为轻躁狂、运动性躁动、无防范、不拘束,这些患者明显充满激情和性欲旺盛。他们不能也不愿意按照发病前自认为是完全无可非议的习俗来约束自己的行为。

脑与精神活动：现代神经科学证明,人类所有的精神活动均由大脑调控。我们对孩提时代经历的清晰回忆来自我们的大脑,我们的喜怒哀乐、一言一行,皆是大脑功能的体现。正常的大脑功能产生正常的精神活动,异常的大脑功能与结构可能导致异常的精神活动与行为表现。因而大脑与精神不可分割,如果没有大脑的完整性,就不可能有完整的精神活动;如果没有环境的刺激、个人的经历、反映的对象,这种完整性也就毫无意义。① 脑结构与精神活动：在目前科学的研究对象中,大脑的结构最复杂。大脑包含约 1 000 亿个神经细胞和更多的神经胶质细胞,神经细胞种类繁多,例如位于视网膜上的间质细胞就达 23 种之多。更为复杂的是神经细胞间的联系和细胞内的信号转导。据研究,平均每个神经元与其他神经元能形成 1 000 多个突触联系,而浦肯野细胞能与其他细胞形成 10 万至 20 万个突触联系,人类脑内大约有几万亿至十万亿个突触联系。这些联系,使大脑形成了各式各样、大大小小的环路,构成行为和精神活动的结构基础。脑解剖学的复杂性还表现为一单个的神经元可能是多个环路的一部分。脑就是通过不同环路以各种复杂的方式处理信息。如果脑结构完整性受到破坏,势必影响正常的精神功能。例如,额叶损伤往往导致的认知能力受损,患者常常很难在时间和空间上完成复杂的行为,以适应当前和未来的需要。如一侧额叶切除后的妇女不能组织和计划她每日的活动,不能准备家庭的一日三餐,尽管她仍保持良好的烹调个别菜肴的能力。丘脑是接收信息并传至大脑其他部位的区域,慢性酒精依赖所致维生素 B 族缺乏,使内侧丘脑和乳头体损伤,导致患者近记忆受损,并出现定向障碍。近年来的脑影像与脑结构的研究发现,精神分裂症患者在发病前脑结构、脑功能就有异常,随着发病时间延长与次数增加,脑室扩大与皮层的灰质丢失更加明显,这或许可解释为何精神分裂症患者是一种发育性疾病以及所具有的慢性衰退性病程特征。② 脑神经化学与精神活动：脑的神经化学也非常复杂。神经元的电信号在突触处转化为化学信号,然后又转化为电信号。在这些转化中,神经递质起着关键的作用。脑内的神经递质有 100 多种,可以大致分为两大类:一类为小分子,如单胺类;另一类为大分子,如内源性阿片肽、P 物质等。神经递质只有与相应受体结合,方能产生生物学效应。研究表明,几乎所有的递质均能与多种受体相结合,从而产生不同的生物学效应。例如,多巴胺至少有 5 种受体,而 5-羟色胺至少有 14 种受体。我们大致可以将受体分为两大类,即配体门控通道和 G 蛋白偶联受体。配体门控通道指当神经递质与受体结合后,离子通道开放,细胞膜通透性增加,正离子或负离子进入细胞。正离子进入后可激活其他离子通道,使更多的正离子进入细胞内,当达到阈值时,产生动作电位。使正离子进入细胞的受体称为兴奋性神经递质受体,如谷氨酸受体;相反,如果神经递质与受体结合后,负离子进入细胞,则跨膜电位增加,使产生动作电位更为困难,这种使负离子进入细胞的受体称为抑制性神经递质受体,如 GABA 受体。大多数神经递质,如绝大部分单胺类递质(多巴胺、5-羟色胺、去甲肾上腺素）、神经肽的受体均属于 G 蛋白偶联受体。作用于 G 蛋白偶联受体会产生更为复杂的生物学效应。例如肾上腺素激活 β 受体后，通过兴奋性 G 蛋白激活腺苷酸环化酶，使细胞内的 cAMP 含量升高，激活 cAMP 依赖的蛋白激酶，此激酶催化蛋白磷酸激酶发生磷酸化，并使其被激活，催化糖原分解。一般认为，神经递质介导的突触反应快速而短暂，时程以毫秒计。如果经第二信使系统介导，则时程以秒或分计。最近又揭示了突触作用更长的时程效应，即有第二、第三信使的参与，并在转录水平的调节，其时程以天计。多巴胺及其受体是精神医学研究最广泛的神经递质和受体之一。D_1 类受体与兴奋性 G 蛋白相关联，能增加腺苷酸环化酶的活性；而 D_2 类受体，主要是 D_2，则与抑制性 G 蛋白相关联，抑制腺苷酸环化酶。研究表明，精神分裂症患者幻觉、妄想等阳性症状可能与皮层下边缘系统多巴胺功能亢进有关，而情感淡漠、意志减退等阴性症状则可能为皮层内尤其是前额叶皮质多巴胺功能相对低下所致。研究发现，5-羟色胺功能活动降低与抑郁症患者的抑郁心境、食欲减退、失眠、昼夜节律紊乱、内分泌功能紊乱、性功能障碍、焦虑不安、不能应付应激、活动减少等密切相关；而 5-羟色胺功能增高可能与躁狂症的发病有关。目前认为，抗抑郁药主要是通过阻断 5-羟色胺、去甲肾上腺素的回收，产生抗抑郁作用。

③ 脑可塑性与精神活动：从脑的解剖结构和神经化学活动上来看，脑是一高度复杂的有机体。脑的复杂性更在于其结构与化学活动处于变化之中，即可塑性。可塑性是神经系统的重要特征，不论在发育阶段还是成年时期，甚至老年时期，也不论是外周神经还是中枢神经系统，从神经元到神经环路都可能存在可塑性变化。神经系统的可塑性是行为适应性的生物学基础。神经系统的可塑性变化具体表现在很多方面：在宏观上可以表现为脑功能，如学习记忆功能、行为表现及精神活动等的改变；在微观水平有神经元突触、神经环路的微细结构与功能的变化，包括递质、受体等神经化学物质，神经电生理活动以及突触形态亚微结构等方面的变化。例如人类的记忆，人们对各种经历的记忆最初保存在海马，运动记忆主要在纹状体，而情绪记忆则在杏仁核等其他区域编码。所以，人们无时不在有意或无意地学习新的东西，学习过程改变了脑的结构。神经递质仅能表现当前的信息，如果环境刺激合适、有足够强度，就会有新的突触联系，当然也可以强化或弱化原有的突触联系。如果应激过于强烈、滥用药物或疾病均可能使神经元死亡。目前的研究表明，即使是成人的大脑，仍有新的神经元产生，以适应处理和贮存信息的需要。脑可塑性与记忆的关系至少有两个水平，一个是分子和细胞变化，形成新的突触联系；另一个是突触间信息循环、交流，产生行为改变。（据人民卫生出版社第八版《神经病学》改编）

抑 郁 障 碍

抑郁障碍(depressive disorder)是显著而持久的心境低落精神障碍疾病。临床可见心境低落与其处境不相称,情绪的消沉可以从闷闷不乐到悲痛欲绝,自卑抑郁,甚至悲观厌世,可有自杀企图或行为;甚至发生木僵;部分病例有明显的焦虑和运动性激越;严重者可出现幻觉、妄想等精神病性症状。每次发作持续至少2周以上,长者甚或数年,多数病例有反复发作的倾向,每次发作大多数可以缓解,部分可有残留症状或转为慢性。

〖抑郁障碍急性期-肝郁气滞证〗

辨识要点:① 符合抑郁障碍急性期诊断;② 情绪低落;③ 兴趣下降;④ 疲劳乏力;⑤ 体重减轻;⑥ 默默不欲饮食;⑦ 失眠健忘;⑧ 多疑善虑;⑨ 烦躁易怒;⑩ 舌红舌白脉弦涩。

临床决策:疏肝解郁。

治疗推荐:①《医学统旨》柴胡疏肝散。陈皮、柴胡、川芎、香附、枳壳、芍药、甘草,常规剂量,每日2次水煎送服舒肝解郁胶囊3粒或解郁丸每次6g。②《易氏医按》畅卫舒中汤:香附八分,苏梗五分,苍术五分,贝母八分,连翘五分,川芎六分,神曲一钱,沙参一钱,桔梗四分,南木香半分,每日2次水煎服。③《丹溪心法》卷3越鞠丸:香附、川芎、苍术、神曲、栀子,常规剂量,每日2次水煎服。④《中国药典》逍遥丸:柴胡、当归、白芍、炒白术、茯苓、炙甘草、薄荷、生姜,常规剂量为末,炼蜜为丸如梧桐子大,每次20粒,每日2次,温水送服。⑤《医醇剩义》解郁合欢汤:合欢花、郁金、沉香、当归、白芍、丹参、柏子仁、栀子、柴胡、薄荷、茯神、红枣、橘饼,常规剂量,每日2次水煎服舒肝解郁胶囊,每次3粒,或解郁丸每次6g。⑥ 舒肝解郁胶囊:贯叶金丝桃、刺五加。⑦ 解郁丸:每次6g。

常用药物:柴胡,陈皮,川芎,香附,枳壳,当归,白芍,白术,茯苓,薄荷,合欢花,郁金,沉香,丹参,栀子,茯神,橘饼,连翘,巴戟天,附子。

思路拓展:《辨证录·五郁门》。人有心腹饱满作胀,时或肠鸣,数欲大便,甚则心疼,两胁填实,为呕为吐,或吐痰涎,如呕清水,或泻利暴注,以致两足面跗肿,渐渐身亦重大。此等之病,初起之时,必杂然乱治,及其后也,未有不作蛊胀治之,谁知乃是土郁之病乎?土郁者脾胃之气郁也。《内经》将土郁属之五运之气,而不知人身五脏之中,原有土郁之病,正不可徒咎之岁气,而不消息其脏腑之气也。夫土气喜于升腾不喜下降,肝木来侮,则土气不升;肺金来窃,则土气反降,不升且降,而土气抑郁而不伸,势必反克夫水矣。水既受克,不敢直走于长川大河,自然泛滥于溪涧路径,遇浅则泻,逢窍必钻,流于何经,既于何经受病。治法宜疏通其土,使脾胃之气升腾,则郁气可解。然而脾胃之所以成郁者,虽因于肝木之有余,与肺金之不足,然亦因脾胃之气素虚,则肝得而侮,肺得而耗也。倘脾胃之气旺,何患成郁哉!故开郁必须补脾胃之气,补脾胃而后用夺之之法,则土郁易解耳。方用善夺汤:茯苓一两、车前子三钱、白术三钱、柴胡一钱、白芍五钱、陈皮三分、半夏一钱,水煎服,连服四剂而诸症渐愈。此方利水而不走气,舒郁而兼补正。不夺之夺,更神于夺也,何必开鬼门、泄净府始谓之夺哉!此症用疏土汤亦佳。白术一两、茯苓一两、肉桂三分、柴胡五分、白芍三钱、枳壳三分、半夏五分,水煎服,四剂愈。人有咳嗽气逆,心胁胀满,痛引小腹,身不能反侧,舌干嗌燥,面陈色白,喘不能卧,吐痰稠密,皮毛焦枯,人以为肺气之燥也,而不知乃是肺气之郁。夫肺气之郁,未有不先为心火所逼而成。然而火旺由于水衰,肾水不足不能为肺母复仇,则肺金受亏,而抑郁之病起。然则治肺金之郁,可不泄肺金之气乎!虽然未可径泄肺金之气也,必须大补肾水,水足而心火有取资之乐,必不再来犯肺,是补肾水正所以泄肺金也。方用善泄汤:熟地一两、山茱萸五钱、玄参一两、荆芥三钱、牛膝三钱、炒枣仁三钱、沙参三钱、贝母一钱、丹皮二钱,水煎服,一剂轻,二剂又轻,十剂全愈。此方滋肾水以制心火,实滋肾水以救肺金也。肺金得肾水之泄而肺安,肾水得肺金之泄而水壮,子母同心,外侮易制,又何愤懑哉!此金郁泄之之义,实有微旨也。此症用和金汤亦效。麦冬五钱、苏叶一钱、桔梗二钱、甘草一钱、茯苓三钱、黄芩一钱、半夏五分、百合三钱。人有遇寒心痛,腰沉重,关节不利,难于屈伸,有时厥逆,痞坚腹满,面色黄黑,人以为寒邪侵犯也,谁知是水郁之症乎?水郁之症,成于土胜木复之岁者居多,然而脾胃之气过盛,肝胆之血太燥,皆能成水郁之症也。然则治法何可舍脾、胃、肝、胆四经而他治水郁哉!虽然水郁成于水虚,而水虚不同,水有因火而虚者,真火虚也;有因水而虚者,真水虚也。真水虚而邪水自旺,真火虚而真水益衰。大约无论真火、真水之虚,要在于水中补火,火足而水自旺,水旺而郁不能成也。方用补火解郁汤:熟地一两、山药五钱、巴戟天五钱、肉桂五分、杜仲五钱、薏仁五钱,水煎服,连服四剂自愈。此方于补火之中,仍是补水之味,自然火能生水,而水且生火,水火两济,何郁之有,正不必滋肝胆而调脾胃也。此症用浚水汤亦效:白术一两、杜仲三钱、山药一两、薏仁、芡实各五钱、防己、桂枝各五分,水煎服,四剂愈。人有少气,胁腹、胸背、面目、四肢膜胀愤懑,时而呕逆,咽喉肿痛,口干舌苦,胃脘上下忽时作痛,或腹中暴疼,目赤头晕,心热烦闷,懊愦善暴死,汗濡皮毛,痰多稠浊,两颧红赤,身生痱疮,人以为痰火作祟也,谁知是火郁之病乎?夫火性炎上,火郁则不能炎上而违其性矣。五脏之火不同,有虚火、实火、君火、相火之异。然火之成郁者,大约皆虚火、相火,即龙雷之火也。雷火不郁,则不发动,过于郁则又不能发动。非若君火、实火虽郁而仍能发动也。故治火之郁者,治虚火相火而已矣。既曰虚火,则不可用泻;既曰相火,则不可用寒,所当因其性而发之耳。方用发火汤:柴胡一钱、甘草一钱、茯神三钱、炒枣仁三钱、当归三钱、陈皮三分、神曲、炒栀子各一钱、白芥子二钱、白术二钱、广木香末五分、远志一钱,水煎服。一剂而火郁解,再剂而诸症愈矣。此方直入胞络之中,以解其郁闷之气,又不直泻其火,而反补其气血,消痰去滞,火遂其炎上之性也。或疑龙雷之火在肾、肝而不在心包,今治心包恐不能解龙雷之火郁也。殊不知心包之火,下通于肝、肾,心包之火不解,则龙雷之火郁何能解哉!吾解心包之郁火,正所以解龙雷之郁火也。不然心包之郁未解,徒解其龙雷之火,则龙雷欲上腾,而心包阻抑,劈木焚林之祸,必且更大。惟解其心包之火,则上火既达,而下火可以渐升;且上火既达,而下火亦可以相安,而不必升矣,此治法之最巧者也。此症用通火汤亦妙:白芍、玄参、麦冬各一两,生地五钱,甘草一钱,陈皮五分,荆芥一钱,白芥子二钱,茯苓三钱,半夏八分,水煎服。一剂而郁解矣,二剂全愈。人有畏寒畏热,似风非风,头痛颊疼,胃脘饱闷,甚则心胁相连膜胀,膈咽不通,吞酸吐食,见食则喜,食完作楚,甚则耳鸣如沸,昏眩欲仆,目不识人,人以为风邪之病,谁知是木郁之症也。夫木属肝胆,肝胆之气一郁,上不能行于心包,下必至刑于脾胃。人身后天以脾胃为主,木克脾土,则脾不能化矣;木克胃土,则胃不能受矣。脾胃空虚,则津液枯槁何能分布于五脏七腑哉!且木尤喜水,脾胃既成焦干之土,则木无水养,克土益深,土益病矣。土益病,则土不生肺,而肺金必弱,何能制肝!肝木过燥,愈不自安而作祟矣!治法宜急舒肝胆之本气。然徒舒肝胆之气,而不滋肝胆之血,则血不能润,而木中之郁未能尽解也。方用开郁至神汤:人参一钱、香附三钱、茯苓二钱、白术一钱、当归二钱、白芍五钱、陈皮五分、甘草五分、炒栀子一钱、柴胡五分,水煎服。一剂而郁少解,再剂而郁尽解也。此方无刻削之品,而又能去滞结之气,胜于逍遥散多矣。或疑郁病,宜用解散之剂,不宜用补益之味,如人参之类,似宜斟酌。殊不知人之境遇不常,拂抑之事常多,愁闷之心易结,而木郁之病不尽得之岁运者也。故治法亦宜更改,不可执郁难用补之说,弃人参而单用解散之药,况人参用入于解散药中,正既无伤,而郁又易解者也。此症用舒木汤亦效:白芍、当归各三钱,川芎、荆芥、郁金、苍术各二钱,香附、车前子、猪苓、甘草各一钱,青皮五分,天花粉一钱,水煎服。四剂愈。人之郁病,妇女最多,而又苦最不能解,倘有困卧终日,痴痴不语,人以为呆病之将成也,谁知是思想结于心、中气郁而不舒乎?此等之症,欲全恃药饵,本非治法,然不恃药饵,听其自愈,亦非治法也。大约思想郁症,得喜可解,其次使之大怒,则亦可解。盖脾主思,思之太甚则脾气闭塞而不开,必至见食则恶矣;喜则心火发越,火生胃土,而胃气大开,胃气既开,而脾气安得而闭乎?怒属肝木,木能克土,怒则气旺,气旺必能冲开脾气矣。脾气一开,易于消食,食消而所用饮馔必能化精以养身,亦何畏于郁乎!故见此等之症,必动之以怒,后引之以喜,而徐以药饵继之,实治法之善也。方用解郁开结汤:白芍一两、当归五钱、白芥子三钱、白术五钱、生枣仁三钱、甘草五分、神曲二钱、陈皮五分、薄荷一钱、丹皮三钱、玄参三钱、茯神二钱,水煎服,十剂而结开,郁亦尽解也。此方即逍遥散之变方,最善解郁。凡郁怒而不甚者,服此方无不心旷神怡。正不必动之以怒,引之以喜之多事耳。此症亦可用抒木汤加栀子一钱、神曲五分,殊效。

〔抑郁障碍巩固期-肝郁肾虚证〕

辨识要点:① 符合抑郁障碍巩固期诊断;② 情绪低落,忧愁善感;③ 兴趣索然;④ 善忘;⑤ 胁肋胀痛,喜太息;⑥ 腰酸背痛;⑦ 性欲低下;⑧ 舌红苔白脉沉细弱或沉弦。

临床决策:补肾疏肝。

治疗推荐:①《医宗己任篇》滋水清肝饮。熟地、当归、白芍、酸枣仁、山茱萸、茯苓、山药、柴胡、栀子、牡丹皮、泽泻,常规剂量,每日2次水煎送服舒肝解郁胶囊每次3粒或乌灵胶囊3粒或解郁丸6g。②《不居集》畅郁汤:丹参、谷芽、荷叶各一钱,白芍、茯苓、扁豆、钩藤、菊花、连翘、甘草各八分,每日2次水煎服。③《金匮要略方论》百合知母汤:百合七枚、知母三两,先以水洗百合,渍一宿,当白沫出,去其水,更以泉水二升,煎取一升,去滓;别以泉水二升,煎知母,取一升,去滓;后会和,煎取一升五合,分温再服。④《金匮要略方论》百合地黄汤:百合七枚、生地黄汁一升,以水洗百合,渍一宿,当白沫出,出其水,更以泉水二升,煎取一升,去滓,内地黄汁,煎取一升五合,分温再服。中病,勿更取。大便当如漆。

常用药物:生地,牡丹皮,茯苓,山药,山茱萸,泽泻,柴胡,白术,当归,白芍,栀子,刺五加,巴戟天,贯叶连翘,附子。

思路拓展:《医贯·郁病论》。《内经》曰木郁则达之,火郁则发之,土郁则夺之,金郁则泄之,水郁则折之。然调其气,过者折之以其畏也。所谓泻之,注《内经》者谓达之吐之也,令其条达也;发之汗之也,令其疏散也;夺之下之也,令其无壅凝也;泄之谓渗泄解表利小便也,折之谓制其冲逆也。予谓凡病之起多由于郁,郁者抑而不通之义。《内经》五法为因五运之气所乘而致郁,不必作忧郁之郁。忧乃七情之病,但忧亦在其中。丹溪先生云:气血冲和百病不生,一有怫郁诸病生焉。又制为六郁之论,立越鞠丸以治郁。曰气、曰湿、曰热、曰痰、曰血、曰食,而以香附、抚芎、苍术开郁利气为主。谓气郁而湿滞,湿滞而成热,热郁而成痰,痰滞而血不行,血滞而食不消化,此六者相因为病者也。此说出而《内经》之旨始晦,《内经》之旨又因释注之误而复晦,此郁病之不明于世久矣。苟能神而明之,扩而充之,其于天下之病,思过半矣。且以注《内经》之误言之,其曰达之谓吐之,吐中有发散之义。盖凡木郁乃少阳胆经半表半里之病,多呕酸吞酸证,虽吐亦有发散之益,但谓无害耳。焉可便以吐字该达字耶?达者畅茂调达之义,王安道曰肝性急怒气逆,胠胁或胀,火时上炎,治以苦寒辛散而不愈者,则用升发之药加以厥阴报使而从治之。又如久风入中为飧泄及不因外风之入而清气在下为飧泄,则以轻扬之剂举而散之。凡此之类皆达之之法也。此王氏推展达之之义甚好。火郁则发之,发之汗之也,东垣升阳散火汤是也,使势穷则止。其实发与达不相远,盖火在木中,木郁则火郁相因之理,达之即所以发之,即以达之之药发之,无有不应者,但非汗之谓也。汗固能愈,然火郁于中,未有不蒸蒸汗出,须发之得其术耳。土郁夺之谓下夺之,如中满腹胀,势甚而不能顿除者,非力轻之剂可愈,则用咸寒峻下之剂以劫夺其势而使之平,此下夺之义也。愚意谓夺不止下,如胃亦土也,食塞胃中,下部有脉,上部无脉,法当吐,不吐则死,《内经》所谓高者因而越之,以吐为上夺而衰其胃土之郁,亦无不可。东垣书引木郁于食填肺分,为金克木,何其牵强。金郁泄之如肺气满,胸凭仰息,非解利肺气之剂,不足以疏通之。只解表二字,足以尽泄金郁之义,不必更渗泄利小便,而渗利自在其中,况利小便是涉水郁之治法矣。独水郁折之难解。愚意然调其气四句,非总结上文也,乃为折之二字,恐人不明,特说此四句,以申明之耳,然犹可也。水之郁而不通者,可调其气而愈,如《经》曰膀胱者州都之官,津液藏焉,气化则能出矣。肺为肾水上源,凡水道不通者,升举肺气,使上窍通则下窍通,若水注之法,自然之理,其过者淫溢于四肢,四肢浮肿,如水之泛滥,须折之以其畏也。盖水之所畏者土也,土衰不能制之而寡于畏故妄行,兹惟补其脾土,俾能制水,则水道自通,不利之利,即所谓泻之也。如此说则折字与泻字,于上文接续而折之之义益明矣。《内经》五法之注乃出自张子和之注,非王启玄旧文,故多误。予既改释其误,又推展其义,以一法代五法,神而明之,屡获其效,故表而书之。盖东方先生木,木者,生生之气,即火气,空中之火附于木中,木郁则火亦郁于木中矣。不特此也,火郁则土自郁,土郁则金亦郁,金郁则水亦郁,五行相因,自然之理。唯其相因也,予以一方治其木郁而诸郁皆因而愈。一方者何?逍遥散是也。方中唯柴胡、薄荷二味最妙。盖人身之胆木乃甲木少阳之气,气尚柔嫩,象草穿地始出而未伸。此时如被寒风一郁,即萎软抑遏而不能上伸,不上伸则下克脾土,而金水并病矣。唯得温风一吹,郁气即畅达,盖木喜风,风摇则舒畅,寒风则畏,温风者所谓吹面不寒杨柳风也,木之所喜。柴胡、薄荷辛而温者,辛也故能发散,温也故入少阳,古人立方之妙如此,其甚者方中加左金丸,左金丸止黄连、吴茱萸二味。黄连但治心火,加吴茱萸气燥,肝之气亦燥,同气相求,故入肝以平木,木平则不生心火,火不刑金而金能制木,不直伐木,而佐金以制木,此左金之所以得名也。此又法之巧者,然犹未也。一服之后,继用六味地黄加柴胡、芍药服之,以滋肾水,俾水能生木。逍遥散者,风以散之也;地黄饮者,雨以润之也。木有不得其天者乎。此法一立,木火之郁既舒,木不下克脾土,且土亦滋润,无燥之病。金水自相生,予谓一法可通五法者如此,岂惟是哉。推之大之,千之万之,其益无穷。凡寒热往来、似疟非疟、恶寒、发热、呕吐、吞酸、嘈杂、胸痛、胁痛、小腹胀闷、头晕盗汗、黄胆、温疫、疝气、飧泄等证,皆对证之方。推而伤风、伤寒、伤湿,除直中外,凡外感者俱作郁看,以逍遥散加减出入无不获效。如小柴胡汤、四逆散、羌活汤、大同小异,然不若此方之附应也。神而明之,变而通之,存乎人耳。倘一服即愈,少顷即发,或半日或一日又发,发之愈频愈甚,此必属下寒上热之假证,此方不宜复投,当改用温补之剂,如阳虚以四君子汤加温热药,阴虚者则以六味汤中加温热药,其甚者尤须寒因热用,少以冷药从之,用热药冷探之法。否则拒格不入,非惟无益而反害之,病有微甚,治有逆从,玄机之士,不须予赘。

〖**抑郁障碍维持期-心脾两虚证**〗

辨识要点:① 符合抑郁障碍维持期诊断;② 情绪低落,忧愁善感;③ 兴趣索然;④ 善忘;⑤ 胁肋胀痛,喜太息;⑥ 腰酸背痛;⑦ 性欲低下;⑧ 舌质淡;⑨ 舌苔薄白;⑩ 脉沉细弱或沉弦。

临床决策:养心健脾。

治疗推荐:①《正体类要》卷下归脾汤。白术、当归、茯苓、炙黄芪、龙眼肉、远志、酸枣仁、木香、炙甘草、人参,常规剂量,每日 2 次水煎送服乌灵胶囊 3 粒或舒肝解郁胶囊每次 3 粒或解郁丸每次 6 g。②《金匮要略方论》百合滑石代赭汤:百合七枚、滑石三两、代赭石一枚,先以水洗百合,渍一宿,当白沫出,去其水,更以泉水二升,煎取一升,去滓;别以泉水二升煎滑石、代赭,取一升,去滓;后合和重煎,取一升五合,分温服。③《金匮要略方论》百合鸡子汤:百合七枚、鸡子黄一枚,先以水洗百合,渍一宿,当白沫出,去其水,更以泉水二升,煎取一升,去滓,内鸡子黄,搅匀,煎五分,温服。

常用药物:党参,白术,炙黄芪,当归,茯苓,远志,酸枣仁,龙眼肉,木香,大枣,生地,牡丹皮,茯苓,山药,山茱萸,泽泻,柴胡,白芍,刺五加,贯叶连翘,巴戟天,附子。

思路拓展:《删补名医方论·归脾汤》。方中龙眼、枣仁、当归,所以补心也;参、芪、术、苓、草,所以补脾也。薛己加入远志,又以肾药之通乎心者补之,是两经兼肾合治矣。而特名归脾何也?夫心藏神,其用为思;脾藏智,其出为意,见神智思意火土合德者也。心以经营之久而伤,脾以意虑之郁而伤,则母病必传之子,子又能令母虚,所必然也。其病则健忘怔忡,忧惕不安之征见于心也;饮食倦怠不能运输,手足无力,耳目昏眊既之证见于脾也。故脾阳苟不运,心肾必不交,彼黄婆者,若不为之媒合,则已不能摄肾气归心,而心阴何所赖以养?此取坎填离者,所以必归之脾也。其药一滋心阴,一养脾阳,取乎健者,以壮子益母。然恐脾郁之久,思意不通,故少取木香之辛且散者,以畅气醒脾,使能速通脾气,以上行心阴。脾之所归,正在斯耳。张璐曰:补中益气与归脾同出保元,并加归、术,而有升举胃气,滋补脾阴之不同。此方滋养心脾,鼓动少火,妙佐以木香少许,调顺诸气,畅和心脾。世医不谙此理,反以木香性燥不用,服之多致痞闷减食者,以其补药多滞,不能输化故耳。

焦 虑 障 碍

焦虑障碍(anxiety disorders)是显著焦虑情绪体验的精神障碍疾病。焦虑障碍包括分离性焦虑障碍、选择性缄默、恐惧症、社交焦虑障碍、惊恐障碍、广场恐惧症和广泛性焦虑障碍。

〖慢性广泛焦虑障碍-心神不安证〗

辨识要点：① 符合广泛性焦虑障碍诊断；② 与现实情境不符的过分担心；③ 紧张害怕；④ 胸闷呼吸急促；⑤ 坐立不安烦躁；⑥ 出汗；⑦ 尿频尿急；⑧ 震颤；⑨ 口干口苦；⑩ 舌红苔黄脉弦数。

临床决策：安神定志。

治疗推荐：①《伤寒论》柴胡加桂枝龙骨牡蛎汤。柴胡、桂枝、人参、龙骨、牡蛎、铅丹、半夏、大枣、生姜、茯苓、大黄，常规剂量，每日2次水煎服。②《辨证录》宽缓汤：柴胡、茯苓、当归、白芍、甘草、苏叶、黄芩、竹叶，常规剂量，每日2次水煎服。③《万病回春》辰砂宁志丸：辰砂、远志、石菖蒲、酸枣仁、乳香、当归、人参、茯神、茯苓，常规剂量研为细末，炼蜜为丸如梧桐子大，每次20丸，每日2次，温水送服。

常用药物：辰砂，远志，酸枣仁，乳香，当归，人参，茯神，茯苓，柴胡，茯苓，白芍，紫苏。

思路拓展：《医方考·珍珠散》。琥珀、珍珠粉、铁粉、天花粉、朱砂、寒水石、牙硝、酒浸大黄、生甘草各等分为末，每用薄荷汤调下三钱。男、妇、小儿五脏积热，心胸闷乱，口干舌燥，精神恍惚，癫狂等证，此方主之。明可以安神，琥珀、珍珠皆明物也，故用之以安神魄；重可以去怯，铁粉、朱砂皆重物也，故用之以定惊狂；寒可以去热，硝、黄、水石，皆寒物也，故用之以除积热；热之盛者必渴，天花粉可以生津；火之炽者必急，生甘草所以缓急。

〖急性惊恐焦虑障碍-心神不宅证〗

辨识要点：① 符合急性惊恐焦虑障碍诊断；② 突然极度恐惧；③ 濒临死亡感或失控感；④ 胸闷；⑤ 心慌出汗；⑥ 呼吸困难；⑦ 全身发抖；⑧ 舌淡苔白脉动数。

临床决策：安神定魂。

治疗推荐：①《金匮要略》桂枝加龙骨牡蛎汤。桂枝、芍药、生姜、甘草、大枣、龙骨、牡蛎，常规剂量，每日2次水煎送服《证治准绳》卷5琥珀养心丹20粒或《墨宝斋集验方》琥珀安神丸20粒。②《证治准绳》卷5琥珀养心丹：琥珀、龙齿、远志、石菖蒲、茯神、人参、酸枣仁、当归、生地、黄连、柏子仁、朱砂、牛黄，常规剂量研为细末，炼蜜为丸如梧桐子大，每次20丸，每日2次，温水送服。③《墨宝斋集验方》琥珀安神丸：黄连、当归、玄参、远志、生地、甘草、琥珀、犀角、酸枣仁、茯神、辰砂，常规剂量研为细末，炼蜜为丸如梧桐子大，每次20丸，每日2次，温水送服。

常用药物：琥珀，龙齿，远志，人参，酸枣仁，当归，生地，黄连，朱砂，牛黄，玄参，茯神，桂枝，芍药，龙骨，牡蛎。

思路拓展：①《推求师意·怖》。《内经》无有，始于《金匮要略》，奔豚条有惊怖，继云惊恐，可见惊怖即惊恐怖惧也。恐亦惧也，凡连称惊恐者，以一阴一阳对待而言。如喜怒并称者，喜出于心，心居在阳；怒出于肝，肝居在阴。志意并称者，志是静而不移，意是动而不定。静阴也，动阳也。惊恐并称者，惊因触于外事，内动其心，心动则神摇；恐因惑于外事，内慊而精怯。《内经》谓惊则心无所倚，神无所归，虑无所定，故气乱矣。恐则精怯，怯则上焦闭，闭则气外，外则下焦胀，故气不行矣。又谓尝贵后贱，尝富后贫,悲忧内结。至于脱营失精,病深无气,则洒然而惊,此类皆病后,从外事所动内之心神者也。若夫在身之阴阳盛衰而致其惊恐者,则惊是火热躁动其心,心动则神乱,神用无方故惊之。变状亦不一,为惊骇,为惊妄,为惊狂,为惊悸等。病恐则热伤其肾,肾伤则精虚,虚则志不足,志本一定而不移,故恐亦无他状。《内经》有惊病之邪,有火、热二淫,司天在泉,胜复之气,有各经热病所致,有三阳积并,有气并于阳,皆为诸惊等病,故病机统而言曰:诸病惊骇,皆属于火也。于恐病之邪者,有精气并于肾则恐,有血不足则恐,有少阳入阴,阴阳相搏则恐,有胃热肾气微弱则恐,有肾是动者恐。然于肝之惊恐互作者,以其脏气属阳,居阴纳血藏魂,魂不安则神动,神动则惊;血不足则志慊,志慊则恐。故二者肝脏兼而有之。似此之类,于火、热二淫并湿属感邪之外,其余惊恐皆因气之阴阳所动而内生也。惊恐二病与内外所因治法同乎?异乎?曰:惊则安其神,恐则定其志,治当分阴阳也。心为离火,内阴而外阳;肾为坎水,内阳而外阴。内者是主,外者是用,又主内者五神,外用者五气,是故心以神为主,阳为用;肾以志为主,阴为用。阳则气也,火也;阴则精也,水也。及乎水火既济,全在阴精上承以安其神,阳气下藏以定其志;不然,则神摇不安于内,阳气散于外,志感于中,阴精走于下。既有二脏水火之分,治法安得无异?所以惊者必先安其神,然后散之则气可敛,气敛则阳道行矣;恐者必先定其志,然后走之则精可固,精固则阴气用矣。于药而有二脏臣君佐使之殊,用内外所感者,亦少异会外事惊者。张子和谓惊者平之,平有二义:一云平常也,使病者时时闻之,习熟自然不惊;一云此固良法,不若使其平心易气以先之;而后药之也。吾谓内气动其神者,则不可用是法,惟当以药平其阴阳之盛衰而后神可安,心可定矣。②《证治准绳》44卷,中国医药学临床巨著,明代著名医家王肯堂撰于万历壬寅1602年。王肯堂(1552—1638年),字宇泰,今号损庵,自号念西居士,明嘉靖至崇祯年间江苏金坛人。祖父王皋,父王樵,均进士。祖父王皋曾任知府迁山东按察副使,父王樵官至刑部侍郎,右都御使。王肯堂万历己卯1579年孝廉,万历己丑1589年进士,同年选为翰林检讨,备员史馆4年。万历壬辰1592年授检讨,因上书抗御倭寇事,被诬浮躁降职,引疾归,万历丙午1606年补为南京行人司副,万历壬子1612年任福建参政。《证治准绳》包括《杂病》《类方》《伤寒》《疡医》《幼科》《女科》。《四库全书总目提要》称:《证治准绳》专论杂证,分十三门,附以类方八册,皆成于丁酉、戊戌间。其书采摭繁富,而参验脉证,辨别异同,条理分明,具有端委,故博而不杂,详而有要,于寒温攻补无所偏主。视缪希雍之余派,虚实不问,但谈石膏之功,张介宾之末流诊候未施,先定人参之见者,亦为能得其平。其诸伤门内附载传尸劳诸虫之形,虽似涉乎语怪,然观北齐徐之才以死人枕疗鬼疰,则专门授受,当有所传,未可概疑以荒诞也。其《伤寒准绳》八册,《疡医准绳》六册,则成于甲辰。《幼科准绳》九册,《女科准绳》五册,则成于丁未。皆以补前书所未备,故仍以《证治准绳》为总名。惟其方皆附各证之下,与杂证体例稍殊耳。史称肯堂好读书,尤精于医,所著《证治准绳》,该博精详,世竞传之。其所著《郁冈斋笔麈》,论方药者十之三四,盖于兹一艺用力至深,宜其为医家圭臬矣。时万历壬寅王肯堂自序《证治准绳·杂病》曰:余发始燥,则闻长老道说范文正公未逢时,祷于神以不得为良相,愿为良医。因叹古君子之存心济物,如此其切也。当是时,颛蒙无所知顾,读岐黄家言,辄心开意解,若有夙契者。嘉靖丙寅母病阽危,常润名医,延致殆遍,言人人殊,罕得要领,心甚陋之,于是锐志学医。既起亡妹于垂死,渐为人知,延诊求方,户屦恒满。先君以为妨废举业,常严戒之,遂不复穷究。无何举于乡,又十年成进士,选读中秘书,备员史馆,凡四年,请急归,旋被口语,终已不振。因伏自念受圣主作养浓恩,见谓储相材,虽万万不敢望文正公,然其志不敢不立,而其具不敢不勉,以庶几无负父师之教,而今已矣。定省之余,颇多暇日,乃复取岐黄家言而肆力焉。二亲笃老善病,即医非素习,固将学之,而况乎轻车熟路也。于是闻见日益广,而艺日益精,乡曲有抱沉疴,医技告穷者,叩阍求方,亡弗立应,未尝敢萌厌心,所全活者,稍稍众矣。而又念所济仅止一方,孰若着为书,传之天下万世耶。偶嘉善高生隐从余游,因遂采取古今方论,参以鄙见,而命高生次第录之,遂先成杂病论与方各八巨衮。高生请名,余命之曰《证治准绳》。高生曰:何谓也? 余曰:医有五科七事,曰脉、曰因、曰病、曰证、曰治为五科,因复分为三,曰内、曰外、曰亦内亦外,并四科为七事。如阴阳俱紧而浮脉也,伤寒因也,太阳病也,头痛发热身痛恶寒无汗证也,麻黄汤治也。派析支分,毫不容滥,而时师皆失之不死者,幸而免耳。自陈无择始发明之,而其为《三因极一方》,复语焉不详。李仲南为《永类钤方》,枝分派析详矣,而人理不精,比附未确。此书之所以作也。曰五科皆备焉,而独名证治何也? 曰以言证治独详故也。是书出,而不知医不能脉者,因证检书而得治法故也。虽然,大匠之所取,平与直者准绳也。而其能用准绳者,心目明也。倘守死句而求活人,以准绳为心目,则是书之刻,且误天下万世,而余之罪大矣。家贫无赀,假贷为之,不能就其半,会侍御周鹤阳公以接檄行县至金坛,闻而助成之,遂行于世。《证治准绳·伤寒》自序曰:盖医莫不宗本黄岐,今其书具在,然有论而无方,方法之备,自张仲景始。仲景虽独以伤寒着,然二千年以来,其间以医名世,为后学所师承者,未有不从仲景之书悟入,而能径窥黄岐之壶奥者也。故黄岐犹羲文也,仲景其孔子乎,易水师弟,则濂洛诸贤金华师弟,则关闽诸大儒也。拟人者不伦于此矣! 王好古曰:伤寒之法,可以治杂病,杂病法不可以治伤寒,岂诚然哉! 伤寒法出于仲景,故可以治杂病,而为杂病法者,多未尝梦见仲景者也。故不可以治伤寒也。然则伤寒论可弗读乎,而世之医,有终身目不识者,独执陶氏六书以为枕中鸿宝尔,夷考陶氏之书,不过剿南阳唾,余尚未望见易水门墙,而辄诋《伤寒论》,为非全书聋瞽来学,盖仲景之罪人也。而世方宗之夭枉,可胜道哉! 余少而读仲景书,今老矣尚未窥其堂室,平生手一编丹铅,殆遍纸败墨渝,海虞严道彻见而爱之,欲寿诸梓,而余不之许非靳之,盖慎之也。丁酉戊戌间,因嘉善高生请,始辑杂病准绳,而不及伤寒非后之,盖难之也。今岁秋,同年姜仲文,知余所辑杂病外,尚有伤寒妇婴疡科为准绳者,四遣使来就钞,而不知余夺于幽忧冗病,未属草也。因感之而先成伤寒书,八帙始于八月朔而告完于重九,或曰以数十万言,成于四旬,不太草草乎! 曰余之酝酿于丹府,而渔猎于书林。盖三十余年矣,不可谓草草也。伤寒一病,尔而数十万言,不太繁乎,曰吾犹病其略也,何也? 是书之设为因证检书而求治法者设也,故分证而不详,则虑其误也。详,则多互见,而复出,而又安得不繁。后之注仲景书读仲景法者,或见其大全,或窥其一斑,皆可以为后学指南具择而载之,而又安得不繁,且夫人读一书,解一语,苟迷其理,有碍于胸中,以问知者,则惟恐其不吾告与告之不详,余固驽下,然学医之资,差不在人,后以余所白首,不能究者,与天下后世共究之,将读之,恐其易尽而顾患繁乎哉! 丹阳贺知忍中秘心乎,济物而勇于为义,愿为余流通书,未成已鸠工庀具矣! 余之遄成,以此因叙于篇首。

神 经 性 厌 食

神经性厌食(anorexia nervosa)是通过节食等手段有意造成体重明显低于正常标准的进食障碍疾病。神经性厌食危害性强、预后差、死亡率较高。

〖神经性厌食-肝郁脾虚证〗

辨识要点：① 符合神经性厌食诊断；② 比正常平均体重减轻 15% 以上；③ 回避导致发胖的食物；④ 自我诱发呕吐；⑤ 自我引发排便；⑥ 过度运动；⑦ 服用厌食剂或利尿剂等；⑧ 发育延迟或停止；⑨ 舌质淡红；⑩ 舌苔白；⑪ 脉细。

临床决策：疏肝健脾。

治疗推荐：①《全生指迷方》卷 3 流气饮子。紫苏叶、青皮、当归、芍药、乌药、茯苓、桔梗、半夏、黄芪、枳实、防风、甘草、橘皮、木香、大腹皮、川芎，常规剂量，每日 2 次水煎送服《镐京直指》参苓白术丸 20 粒。②《镐京直指》参苓白术丸：人参、茯苓、白术、山药、白扁豆、莲子、薏苡仁、砂仁、桔梗、甘草，常规剂量为末，炼蜜为丸如梧桐子大，每次 20 丸，每日 2 次，温水送服。

常用药物：紫苏，青皮，当归，芍药，乌药，茯苓，桔梗，半夏，枳实，防风，橘皮，木香，人参，白术，白扁豆，莲子，薏苡仁，砂仁，苍术，淡豆豉，大蒜，甘松，核桃，麦芽，蘑菇，砂仁。

思路拓展：《全生指迷方》3 卷，宋代王贶撰于 12 世纪初。原书久佚，清代乾隆年间四库馆从《永乐大典》中辑出，厘为 4 卷 21 门。每证之前，皆详述病状，推究病源；次列方剂，诸方或采自古方，或录自当时名医的著作。王贶，宋代医家，河南兰考人，拜师名医宋道方，尽得其传。自序曰：德弥大者，常存乎好生之心；志弥广者，每切于立言为教。在上世则有伊芳尹，逮后汉乃见张机；祖述神农之经，发明黄帝之道。虽然术至通神之妙，在乎知虑以为先；药至起生之功，必因精而能后效。天无弃物，非人莫知所能；人有常心，非道莫知所适。凝神自悟，触理皆分，故能赞益天机，悉体阴阳之变，深穷造化，博极生死之源，候色验形，自契一时之理，刳肠剖臆，难传后代之精。至于汤液除疴，砭石起死，必当研穷性味，斟酌浅深。治理在于君臣，协攻资乎佐使。方书之行，其来尚矣。有人犹不能刻意研求，专心致志，撄邪抱病，则束手无能，制疗处方，则委身纰缪，余窃悲之。于是采古人之绪余，分病证之门类，别其疑似，定其指归，阴阳既明，虚实可考。若能按图求治，足以解惑指迷，虽未起死回生庶几扶危拯困，故号曰"全生指迷"，以崇大伦之道焉。《四库全书总目提要》曰：贶字子亨，考城人，名医宋毅叔之婿。宣和中以医得幸，官至朝请大夫。是书《宋史·艺文志》作三卷，而传本久绝。故医家罕所徵引，或至不知其名。今检《永乐大典》所收，案条掇拾，虽未必尽符原本，然大要已略具矣。方书所载，大都皆标某汤某丸，主治某病，详其药品铢两而止。独贶此书，于每证之前，非惟详其病状，且一一论其病源，使读者有所据依，易于运用。其脉论及辨脉法诸条，皆明白晓畅，凡三部九候之形，病证变化之象，及脉与病相应不相应之故，无不辨其疑似，剖析微茫，亦可为诊家之枢要。谨详加订正，分为二十一门，依类编次，而以论脉诸篇冠之于首。因篇页稍繁，厘为四卷，不复如其原数焉。

失 眠 症

失眠症(insomnia)是睡眠障碍性疾病。以入睡困难和/或睡眠维持困难所致的睡眠质量或数量达不到正常生理需求而影响日间社会功能的一种主观体验为主要临床表现。

〖**失眠症-心肾不交证**〗

辨识要点：① 符合失眠症诊断；② 入睡时间超过 30 min；③ 整夜觉醒次数≥2 次；④ 早醒；⑤ 睡眠质量下降；⑥ 睡眠时间少于 6 h；⑦ 日间困倦疲劳；⑧ 注意力不集中；⑨ 记忆力减退；⑩ 紧张焦虑抑郁；⑪ 心烦易怒；⑫ 舌红苔少脉细数。

临床决策：交通心神。

治疗推荐：①《伤寒论》黄连阿胶汤。黄连四两、黄芩一两、芍药二两、鸡子黄二枚、阿胶三两,上五味,以水五升,先煮三物,取二升,去滓,内胶烊尽,小冷,内鸡子黄,搅令相得,温服七合,每日 3 次送服交泰丸 20 粒。②《普济方》卷 217 交泰丸:石菖蒲一斤、乳香一两、远志半斤,上为细末,用浸药酒煮糊为丸,如梧桐子大。每次 20 粒,每日 3 次温水送服。③ 褪黑素受体 MT1 和 MT2 激动剂雷美尔通可缩短睡眠潜伏期、提高睡眠效率、增加总睡眠时间,可用于治疗以入睡困难为主诉的失眠以及昼夜节律失调性睡眠障碍。④ 阿戈美拉汀既是褪黑素受体激动剂也是 5 -羟色胺受体拮抗剂,能改善抑郁障碍相关的失眠,缩短睡眠潜伏期。⑤ 多塞平每日 3～6 mg 口服。

常用药物：黄连,黄芩,芍药,鸡子黄,阿胶,酸枣仁,柏子仁,白薇,百合,五味子,合欢皮。

思路拓展：《四圣心源·精神》。神胎于魂而发于心,而实根于坎阳;精孕于魄而藏于肾,而实根于离阴。阴根上抱,是以神发而不飞扬;阳根下蛰,是以精藏而不驰走。阳神发达,恃木火之生长,而究赖太阴之升;阴精闭蛰,资金水之收藏,而终籍阳明之降。太阴阳明,所以降金水以吸阳神,升木火以嘘阴精者也。阳明不降,则火金浮升,而神飘于上;太阴不升,则水木沉陷,而精遗于下。盖阳中有阴,则神清而善发;阴中有阳,则精温而能藏。脾陷则精不交神,胃逆则神不交精。阳神飞荡,故生惊悸,阴精驰走,故病遗泄。阴升阳降,权在中气。中气衰败,升降失职,金水废其收藏,木火郁其生长,此精神所以分离而病作也。培养中气,降肺胃以助金水之收藏,升肝脾以益木火之生长,则精秘而神安矣。

〖**失眠症-肝虚魂躁证**〗

辨识要点：① 符合失眠症诊断；② 入睡时间超过 30 min；③ 整夜觉醒次数≥2 次；④ 早醒；⑤ 睡眠质量下降；⑥ 睡眠时间少于 6 h；⑦ 日间困倦疲劳；⑧ 注意力不集中；⑨ 记忆力减退；⑩ 紧张焦虑；⑪ 抑郁烦躁；⑫ 舌红苔少脉弦。

临床决策：补肝安神。

治疗推荐：①《金匮要略》酸枣仁汤。酸枣仁、甘草、知母、茯苓、川芎,常规剂量,每日 2 次水煎送服交泰丸。②《韩氏医通》交泰丸:黄连 1 份、肉桂心 10 份,上二味研为细末,白蜜为丸如弹子大,每次 1 粒,每日 2 次淡盐汤下。

常用药物：龙齿,牡蛎,酸枣仁,柏子仁,知母,茯苓,川芎,白薇,百合,合欢皮,五味子。

思路拓展：①《删补名医方论·酸枣仁汤》。《经》云肝藏魂,人卧则血归于肝。又曰肝者,罢极之本。又曰阳气者,烦劳则张。罢极必伤肝,烦劳则精绝。肝伤精绝,则虚劳虚烦不得卧明矣。枣仁酸平,应少阳木化而治肝,极者宜收宜补,用酸枣仁至二升,以生心血、养肝血,所谓以酸收之,以酸补之是也。顾肝郁欲散,散以川芎之辛散,使辅枣仁通肝调荣,又所谓以辛补之也。肝急欲缓,缓以甘草之甘缓,使防川芎疏泄过急,此所谓以土葆之也。然终恐劳极则火发,伤阴阳旺,阳分不行于阴,而仍不得眠,故佐知母崇阴水以制火,茯苓利阳水以平阴,将水壮而魂自宁,火清而神且静矣。此治虚劳肝极之神方也。②《普济方》426卷,中国医药学大型临床巨著。明代朱橚、滕硕、刘醇等撰编于洪武庚午1390年。朱橚,明代定周王,生于元至正辛丑1361年,安徽凤阳人,明太祖朱元璋第五子,医学家。洪武庚戌1370年封吴王,洪武戊午1378年封周王,洪武辛酉1381年就藩开封,卒于明洪熙乙巳1425年。朱橚好学,能词赋,著有《元宫词》百章及《救荒本草》《保生余录》《袖珍方》。《普济方》博引历代各家方书,兼采笔记杂说及道藏佛书等,汇辑古今医方。凡1960论,2175类,778法,61739方,239图,所引方书150余种。采摭繁富,编次详析,保存了极为丰富和珍贵的医方资料。《普济方》原书早佚,《四库全书》得天一阁藏本得收其全,1986年中医古籍出版社据文渊阁《四库全书》本影印。《四库全书总目》曰:《普济方》四百二十六卷,浙江范懋柱家天一阁藏本,明周定王橚撰。橚有《救荒本草》已着录。是书取古今方剂,汇辑成编,橚自订定。又命教授滕硕、长史刘醇等同考论之。李时珍《本草纲目》所附方,采于是书者至多。然时珍称为周宪王,则以为橚子有炖所作,误矣。元本一百六十八卷,《明史·艺文志》作六十八卷,盖脱一百二字也。凡一千九百六十论,二千一百七十五类,七百七十八法,六万一千七百三十九方,二百三十九图,采摭繁富,编次详析,自古经方,无更赅备于是者。其书蒐罗务广,颇不免重复抵牾。医家病其杂糅,罕能卒业。又卷帙浩博,久无刊版,好事家转相传写,舛谬滋多,故行于世者颇罕,善本尤稀。然宋、元以来名医著述,今散佚十之七八,橚当明之初造,旧籍多存,今以《永乐大典》所载诸秘方勘验是书,往往多相出入。是古之专门秘术,实藉此以有传。后人能参考其异同,而推求其正变,博收约取,应用不穷。是亦仰山而铸铜,煮海而为盐矣,又乌可以繁芜病哉!《普济方》汇集明以前特别是宋代医学学术成就,是明代中国医药学临床医学的代表巨著,学术价值极高。③《本经逢原》:龙者东方之神,故骨与齿皆主肝病。许叔微云:肝藏魂能变化,故游魂不定者,治之以龙齿。古方有远志丸、龙齿清魂散、平补镇心丸皆取收摄肝气之剂也。又龙骨以白者为上,取固上气以摄下脱。齿以苍者为优。生则微黑,煅之翡翠可爱,较白者功用更捷。产后血晕为要药,取其直入肝脏也。予闻神龙蜕骨之说,初未之信,及从药肆选觅龙齿,见其骨有变化未全者,半与牛骨无异,始知宇宙之大无所不有。即如蛇虫之属,皆能脱形化体,岂特云龙风虎而已哉。龙禀东方纯阳之气,故能兴云致雨,东方木气主乎生也,其耳独不司听者,阳神别走于角也。春夏发现而秋冬潜伏者,随阳气之鼓舞也。虎禀西方阴暴之性,故啸则生风,西方金令主乎杀也,其项独不能仰者,阴威并振予尾也,昼潜伏而宵奋迅者,乘阴气之炎威也。以是惟之,则虎骨能搜风气,健筋骨、疗疼肿,睛能定人魄。魄者,阴之精也。龙骨能涩精气,收神识,止滑脱。齿能清人魂,魂者,阳之神也。然龙性飞腾而骨独黏者,正以其滞而欲蜕之,如得飞冲御天,非飞冲后而蜕其骨也。观《本经》惊痫癫疾结气,甄权镇心安魂魄等治,总皆入肝敛魂,用以疗阳神之脱,同气相求之妙。许叔微云:肝藏魂能变化,故魂游不定者,治之以龙齿。

发作性睡病

发作性睡病(narcolepsy)是慢性睡眠障碍疾病。以白天反复发作的无法遏制的睡眠、猝倒发作和夜间睡眠障碍为主要临床表现。病理特点：下丘脑外侧区分泌素神经元特异性丧失，与多基因易患性、环境因素和免疫反应相关。大量研究发现人类白细胞抗原与发作性睡病关系密切。发作性睡病的病理生理学基础是 REM 相关的睡眠异常，即在觉醒时突然插入 REM，导致睡眠发作。脑干蓝斑的去甲肾上腺素能神经元和中缝背核的 5-羟色胺能神经元在 REM 睡眠和 NREM 睡眠转换中起重要作用，分别被称为 REM"开"和"关"神经元，Hcrt 的缺失使两者的平衡失调，导致 REM 的突然插入。此外"REM-开"神经元不仅对 REM 睡眠有启动作用，而且有侧支投射经延髓到脊髓抑制运动神经元，造成肌肉瘫痪，形成猝倒发作。

〚猝倒型发作性睡病-卒魇不瘥证〛

辨识要点：① 符合猝倒型发作性睡病诊断；② 发病高峰年龄为 8～12 岁；③ 白天难以遏制的困倦和睡眠发作，症状持续至少 3 个月以上；④ 猝倒发作；⑤ 平均睡眠潜伏期≤8 min，且出现≥2 次睡眠始发 REM 睡眠现象；⑥ 夜间睡眠障碍；⑦ 无意识丧失；⑧ 脑脊液 Hcrt-1 水平显著下降；⑨ 夜间睡眠障碍包括夜间睡眠中断、觉醒次数和时间增多、睡眠效率下降、睡眠瘫痪、入睡前幻觉、梦魇、异态睡眠及 REM 睡眠期行为障碍等；⑩ 与梦境相关的入睡前幻觉和睡眠瘫痪；⑪ 睡眠瘫痪发生于刚刚入睡或刚觉醒时数秒钟到数分钟内；⑫ 患者在看似清醒的状态下出现漫无目的的单调、重复的动作；⑬ 伴性早熟、阻塞性睡眠呼吸暂停综合征、REM 睡眠期行为障碍、焦虑或抑郁、偏头痛等疾病；⑭ 舌红苔白脉细。

临床决策：镇神返魂。

治疗推荐：①《备急千金要方》大定心汤。人参、茯苓、茯神、远志、赤石脂、龙骨、干姜、当归、甘草、白术、芍药、桂心、紫菀、防风各二两，大枣二十枚，上十五味㕮咀，以水一斗二升煮取三升半，分五服，日三夜二，送服十香返魂丹 1 丸。②《春脚集》卷 3 十香返魂丹：公丁香、木香、乳香、藿香、苏合香、降香、海沉香、香附、诃子肉、僵蚕、天麻、郁金、蒌仁、磠石、建莲心、檀香、朱砂、琥珀各二两，安息香、麝香、牛黄各一两，冰片半两，甘草四两，大赤金箔 300 张，共为细末，甘草膏兑白蜜为丸，金箔为衣，每丸重 3 g。每次 1 丸，每日 2 次，温水送下。如见鬼神，自言自语，或哭登高，姜汤送下；中暑卒晕欲死者，香薷汤送下；七情所伤欲死者，灯心煎汤化下；夜寐怔忡，神魂游荡，重复又卧，醒后不知人事者，灯心、赤金煎汤送下；孕妇怀胎七八九月，忽然晕厥，此为胎晕，人参煎汤冲朱砂进下；孕妇胎动，莲子心煎汤送下；小儿急慢惊风，天吊仰视，口吐痰沫，手足抽搐，薄荷、灯心煎汤送下；男女交合，脱阳脱阴欲死者，升麻煎汤送下。③ 口服莫达非尼每日 200～400 mg 治疗日间嗜睡。④ 选择性 5-羟色胺与去甲肾上腺素再摄取抑制剂类和选择性去甲肾上腺素再摄取抑制剂治疗猝倒起效迅速。⑤ γ羟丁酸钠能治疗发作性睡病的所有症状，疗效确切，药理机制尚不明确。

常用药物：公丁香，木香，乳香，苏合香，降香，海沉香，僵蚕，天麻，郁金，檀香，朱砂，琥珀，安息香，麝香，牛黄，冰片，人参，茯神，远志，龙骨，龙齿，当归，芍药，桂枝，紫菀，防风。

思路拓展：①《外台秘要·猝魇方》。病源猝魇者，屈也，谓梦里为鬼邪之，所魇屈也，人卧不瘥，皆是魂魄外游，为他邪所执录者，本由拘人不魂魄暴。肘后疗猝魇寐不瘥方。卧忽不瘥，勿以火照之，杀人,但痛啮其脚踵,及足拇趾甲际,而多唾其面则觉也。又方皂荚末,以竹筒吹两鼻孔中即起,三两日犹可吹之也。又方以笔毛刺两鼻孔,男左女右,展转进之取起也。又方捣薤取汁,吹两鼻孔,冬日取韭,绞汁灌口。又方以芦管吹两耳,并取其人发一七茎作绳,纳鼻孔中,割雄鸡冠取血,以管吹喉咽中,大良。集验疗猝魇方。以盐汤饮之,多少在意,并啮其足大趾爪际,痛啮之即起也。(肘后文仲备急同)又方以其人置地,取利刀画从肩起男左女右,画地令周遍讫,以刀锋刺病患鼻下人中,令入一分当肩又方雄黄细筛,管吹两鼻孔中佳。崔氏主猝魇方。以甑带左索缚其肘后,男左女右,用余犹急绞之,又缚床脚,乃诘问其故。(肘后)古今崔氏云,疗猝狂鬼语方,以甑带急令缚两手大指,便灸左右胁下,屈肘头尖,各七壮,须文仲疗猝魇方。令一人坐头边守,一人于户外呼病患姓名,坐人应曰在,便苏活也。(肘后同)又人喜魇及恶梦者方。取烧死人灰着履中,令枕之。又方带雄黄,男左女右也。又方枕麝香一分于头边佳,又灌香少许。又方以虎头为枕佳。又方取雄黄如枣核,系左腋下,令人终生不魇也。又方作犀角枕佳。又方青木香纳枕中,并带之亦佳。《千金》小定心汤,疗虚赢,心气惊弱多魇方:茯神四分、甘草、芍药、干姜、大枣十五枚、远志、人参,上八味切,以水八升,煮取三升,分三服,日三。忌如常法。又大定心汤,疗心气虚悸,恍惚多忘,或梦寤惊魇,志少不足方:人参、茯苓、茯神、远志、赤石脂、龙骨、干姜、当归、炙甘草、白术、芍药、大枣、桂心、防风、紫菀各二两,上十五味切,以水一斗二升,煮取三升半,分为五服日三夜二。忌如常法。《千金翼》疗猝魇不觉方。灸两足大趾聚毛中二十一壮。《备急》疗猝魇不寤方:末灶下黄土,或雄黄桂心末亦得,以芦管吹入两鼻孔中。②《圣济总录·猝魇不寤》:其寐也魂交,其觉也形开,若形数惊恐,心气妄乱,精神僭郁,志有摇动,则有鬼邪之气,乘虚而来,入于寝寐,使人魂魄飞荡,去离形干,故魇不得寤也,久不寤以致死,必须得人助唤,并以方术治之乃苏,若在灯光前魇者,是魂魄本由明出,唤之无忌,若在夜暗处魇者,忌火照,火照则神魂不复入,乃至于死,又人魇须远呼,不得近而急唤,恐神魂或致飞荡也。治心气怯弱,常多魇梦,恍惚谬忘,镇心丸方:紫石英二两、丹砂一两、雄黄、白茯苓、茯神、银屑、菖蒲、桔梗、人参、干姜、远志、甘草各二两,防风、防己、当归、桂心、铁精、细辛各一两,上一十八味,捣研罗为末,炼蜜丸如梧桐子大,每服十丸,食后熟水下、日三,稍增之。治形体虚赢,心气怯弱,多魇善忘,小定心汤方:茯神一两、炙甘草、芍药、干姜、远志、人参、桂心各二,上七味,锉如麻豆大,每服五钱匕,水一盏,入枣二枚劈,煎取七分,去滓温服、日三。治猝魇不寤方:上捣薤汁,吹两鼻孔,冬月取韭,绞汁灌口中。又方:以芦管吹两耳,并其人头发二七茎作绳,内鼻孔中,割雄鸡冠取血,以管吹喉咽中、大良。治猝魇:以盐汤灌之,多少任意。治魇及恶梦方:用麝香不以多少,安头边佳,又灌少许在口中。又方:以雄黄如枣核,系在腋下,令人终身不魇。治猝魇不寤方:伏龙肝末或末雄黄,或末桂心,以芦管吹入两鼻孔中。又方:凡猝魇之人,多语声不出,不必高叫,但敲卧床,其人当自寤。治猝魇寐不寤。魂魄外游,为邪所执录,欲还未得,切忌火照治之方:皂荚一两去皮子生用,上一味,捣罗为散,每用一字许,吹两鼻窍中,魇至死三四日犹活。治猝魇死方:上以井底泥 死人目,令垂头就井,呼姓名即活,此法灵异莫测。又方:勿以火照,但痛啮其足后跟,及足大趾爪甲即活,啮其踵不觉者,宜用礜石散,方见鬼击门。

〖非猝倒型发作性睡病-猝魇不寤证〗

辨识要点:① 符合非猝倒型发作性睡病诊断;② 患者存在白天难以遏制的困倦和睡眠发作,症状持续至少 3 个月以上；③ 标准 MSLT 检查平均睡眠潜伏期≤8 min,且出现≥2 次 SOREMPs；④ 无猝倒发作；⑤ 脑脊液中 Hcrt-1 浓度无显著下降；⑥ 嗜睡症状和(或)MSLT 结果无法用其他睡眠障碍如睡眠不足、OSAS、睡眠时相延迟障碍、药物使用或撤药所解释；⑦ 舌红苔白脉缓。

临床决策：镇神返魂。

治疗推荐：①《备急千金要方》卷 14 小定心汤。茯苓四两、桂心三两、甘草、芍药、干姜、人参 远志各二两,大枣十五枚,上八味㕮咀,以水八升煮取三升,分四服,日三夜一。② 预知子丸：枸杞子、白茯苓、黄精、朱砂、预知子、石菖蒲、茯神、人参、柏子仁、地骨皮、远志、山药,上件一十二味,捣罗为细末,炼蜜丸如龙眼核大,更以朱砂为衣。每次 1 丸,每日 2 次温水送服十香返魂丹 1 丸。③《春脚集》卷 3 十香返魂丹方剂组成见上。④ 口服莫达非尼每日 200～400 mg 治疗日间嗜睡。⑤ 选择性 5-羟色胺与去甲肾上腺素再摄取抑制剂类和选择性去甲肾上腺素再摄取抑制剂治疗猝倒起效迅速。⑥ γ羟丁酸钠能治疗发作性睡病的所有症状,疗效确切,药理机制尚不明确。

常用药物：公丁香,木香,乳香,苏合香,降香,海沉香,僵蚕,天麻,郁金,檀香,朱砂,琥珀,安息香,麝香,牛黄,冰片,人参,茯神,远志,龙骨,龙齿,当归,芍药,桂枝,紫菀,防风。

思路拓展：《肘后备急方》。魇卧寐不寤者皆魂魄外游,为邪所执,录欲还未得所,忌火照,火照遂不复入,而有灯光中魇者,是本由明出,但不反身中故耳。《肘后备急方·治卒魇寐不寤方》：卧忽不寤,勿以火照,火照之杀人,但痛啮其踵及足拇指甲际,而多唾其面,即活。又治之方：末皂角,管吹两鼻中,即起。三四日犹可吹。又以毛刺鼻孔中,男左女右,辗转进之。又方：以芦管吹两耳,并取病患发二七茎,作绳纳鼻孔中,割雄鸡冠取血,以管吹入咽喉中,大效。又方：末灶下黄土,管吹入鼻中。末雄黄并桂,吹鼻中,并佳。又方：取井底泥涂目毕,令人垂头于井中,呼其姓名,即便起也。又方：取韭捣,以汁吹鼻孔。冬月可掘取根,取汁灌于口中。又方：以盐汤饮之,多少约在意。又方：以其人置地,利刀画地,从肩起,男左女右,令周面以刀锋刻病患鼻,令入一分,急持勿动,其人当鬼神语求哀,乃问,阿谁,何故来,当自乞去,乃以指灭向所画地,当肩头数寸,令得去,不可不具诘问之也。又方：以瓦甑覆病患面上,使人疾打,破甑,则寤。又方：以牛蹄或马蹄,临魇人上。亦可治卒死。青牛尤佳。又方：捣雄黄,细筛,管吹纳两鼻中。桂亦佳。又方：菖蒲末,吹两鼻中,又末纳舌下。又方：以甑带左索缚其肘后,男左女右,用余稍急绞之,又以麻缚脚,乃诘问其故,约赦解之。令一人坐头守,一人于户内呼病患姓名,坐人应曰诺,在便苏。卒魇不觉。灸足下大趾聚毛中,二十一壮。人喜魇及恶梦者。取火死灰,着履中,合枕。又方：带雄黄,男左女右。又方：灸两足大趾上聚毛中,灸二十壮。又方：用真麝香一字于头边。又方：以虎头枕尤佳。辟魇寐方。取雄黄如枣核,系左腋下。令人终身不魇寐。又方：真赤? 方一赤以枕之。又方：作犀角枕佳。以青木香纳枕中,并带。又方：魇治卒魇寐久。书此符于纸,烧令黑,以少水和之,纳死人口中,悬鉴死者耳前打之,唤死者名,不过半日,即活。魇卧寐不寤者,皆魂魄外游,为邪所执,录欲还未得所,忌火照,火照遂不复入,而有灯光中魇者,是本由明出,但不反身中故耳。

阻塞性睡眠呼吸暂停综合征

睡眠呼吸暂停综合征（sleep apnea syndrome）也称为睡眠呼吸暂停低通气综合征（sleep apnea hypopnea syndrome），是每夜 7 h 睡眠过程中反复出现呼吸暂停和低通气次数 30 次以上，或平均每小时呼吸暂停和低通气次数 5 次以上。以睡眠期反复发生打鼾、呼吸暂停及白天过度睡意等为主要临床表现。

〖阻塞性睡眠呼吸暂停综合征-气道痰蕴证〗

辨识要点：① 符合阻塞性睡眠呼吸暂停综合征诊断；② 打鼾；③ 睡眠呼吸暂停；④ 睡眠鼾声不规律；⑤ 憋醒；⑥ 晨起感头昏；⑦ 白天疲倦困乏；⑧ 注意力不集中；⑨ 烦躁易怒；⑩ 睡眠状态下口鼻气流消失或较基线幅度下降 90% 以上并持续 10 s 以上；⑪ 睡眠状态下口鼻气流低于正常 30% 以上并伴有 4% 以上的氧饱和度下降或口鼻气流低于正常 50% 以上同时伴有 3% 以上的氧饱和度下降并持续 10 s 以上；⑫ 舌红苔黄脉数。

临床决策：行气豁痰。

治疗推荐：①《世医得效方》卷 13 通关散。细辛、薄荷、牙皂、雄黄各一钱，上药研为细末，每次少许吹入鼻中，候喷嚏，然后进药。②《古今医鉴》卷九通窍汤：防风、羌活、藁本、升麻、葛根、川芎、苍术、麻黄、白芷、川椒、细辛、甘草、生姜、葱白，常规剂量每日 2 次水煎送服。③ 无创气道正压通气治疗。

常用药物：细辛，薄荷，牙皂，雄黄，防风，羌活，升麻，川芎，麻黄，白芷，川椒，葱白，辛夷，菊花，前胡，藿香。

思路拓展：①《圣济总录·咽喉统论》。咽门者，胃气之道路，喉咙者，肺气之往来，一身之中，气之升降出入，莫急乎是，详考经络流注，则咽喉所系，非特肺胃为然。故孙思邈曰，应五脏六腑往还，神气阴阳通塞之道也，人之气血与天地相为流通，咽喉尤为出纳之要，故《内经》曰，喉主天气，咽主地气，若脏热则咽门闭而气塞，若腑寒则咽门破而声嘶，以致肿痛喉痹生疮悬痈之属，与夫哽哽如有物妨闷痛痒，多涎唾，其证不一，不可概以实热为治，大率热则通之，寒则补之，不热不寒，根据经调之，汤剂荡涤之外复有针刺等法，要皆急去之不可缓，非若脏腑积久之病，磨化调养，有非一朝一夕之功也。②《四圣心源·咽喉》：咽喉者，阴阳升降之路也。五藏六府之经不尽循于咽喉，而咽为六府之通衢，喉为五藏之总门，脉有歧出，而呼吸升降之气，则别无他经也。六府阳也，而阳中有阴则气降，故浊阴由咽而下达；五藏阴也，而阴中有阳则气升，故清阳自喉而上腾。盖六府者，传化物而不藏，不藏则下行，是天气之降也；五藏者，藏精气而不泄，不泄则上行，是地气之升也。地气不升则喉病，喉病者，气塞而食通；天气不降则咽病，咽病者，气通而食塞。先食阻而后气梗者，是藏完而府伤之也；先气梗而后食阻者，是府完而藏伤之也。而总之，咽通六府而胃为之主，喉通五藏而肺为之宗。阳衰土湿，肺胃不降，浊气堙郁，则病痹塞，相火升炎，则病肿痛。下窍为阴，上窍为阳，阴之气浊，阳之气清，清气凉而浊气热，故清气下陷，则凉泄于魄门，浊气上逆，则热结于喉咙也。甘草桔梗射干汤：甘草二钱、生桔梗三钱、半夏三钱、射干三钱，煎半杯，热漱，徐服。贝母升麻鳖甲汤：贝母三钱、升麻二钱、丹皮三钱、元参三钱、鳖甲三钱，煎半杯，热漱，徐服。

不安腿综合征

不安腿综合征(restless legs syndrome)是感觉运动障碍性疾病。以静息状态下双下肢难以形容的感觉异常与不适有活动双腿的强烈愿望为主要临床表现。患者不断被迫敲打下肢以减轻痛苦,常在夜间休息时加重。

〖不安腿综合征-心神懊侬证〗

辨识要点:① 符合不安腿综合征诊断;② 中老年人多见;③ 强烈活动双腿的愿望;④ 各种不适的感觉症状;⑤ 安静时明显;⑥ 活动、捶打可缓解;⑦ 肢体远端不适如麻木、蚁走、蠕动、烧灼、疼痛、痉挛等;⑧ 少数患者疼痛明显;⑨ 睡眠时重复出现刻板的髋、膝、踝关节的三联屈曲致使趾背伸;⑩ 睡眠障碍;⑪ 舌红苔白脉躁。

临床决策:宁心安神。

治疗推荐:①《伤寒论》栀子豉汤。栀子十四枚,香豉四合,上二味,以水四升,先煮栀子,得二升半;内豉,煮取一升半,去滓,分二服。温进一服,得吐止后服。若少气者,加甘草二两。若呕者,加生姜三两。若下后心烦腹满、起卧不安者,去香豉加厚朴四两、枳实四枚。若医以丸药下之,身热不去,心中结痛,去香豉加干姜二两。若身热发黄者,去香豉加甘草一两、黄柏二两。②《医醇剩义》卷2大安汤:白芍、五味子、牡蛎、龙齿、木瓜、酸枣仁、地黄、人参、茯苓、柏子仁,常规剂量,每日2次水煎服。③ 普拉克索0.5 mg 睡前口服。④ 左旋多巴 100 mg 睡前口服。

常用药物:栀子,香豉,连翘,萹蓄,藋芦,雷丸,青葙,女青,桃仁。

思路拓展:《删补名医方论·栀子豉汤》。太阳以心腹为里,阳明以心腹为表。盖阳明之里是胃实,不特发热恶热、目痛鼻干、汗出身重谓之表。一切虚烦虚热,咽燥口苦舌苔,腹满烦躁不得卧,消渴而小便不利,凡在胃之外者,悉是阳明之表也。仲景制汗剂,是开太阳表邪之出路,制吐剂是引阳明表邪之出路。所以太阳之表宜汗不宜吐,阳明之表当吐不当汗。太阳当汗而反吐之,便见自汗出不恶寒,饥不能食,朝食暮吐,欲食冷食,不欲近衣等证,此太阳转属阳明之表法,当栀子豉汤吐之。阳明当吐而不吐,反行汗下,温针等法,以致心中愦愦,怵惕懊侬,烦躁舌苔等证,然仍在阳明之表,仍当栀子豉汤主之。栀子苦能涌泄,寒能胜热,其形象心,又赤色通心,故主治心中上、下一切证。豆形象肾,又黑色入肾,制而为豉,轻浮上行,能使心腹之浊邪上出于口,一吐而心腹得舒,表里之烦热悉解矣。所以然者,急除胃外之热,不致胃家之实,即此栀豉汤为阳明解表之圣剂矣。热伤气者少气,加甘草以益气。虚热相抟者多呕,加生姜以散邪。若下后而心腹满,起卧不安,是热已入胃,便不当吐,故去香豉。屎未燥硬,不宜复下,故只用栀子以除烦,佐枳朴以泄满,此两解心腹之妙,又小承气之轻剂也。若以丸药下之,身热不去,知表未解也,心中结痛,知寒留于中也。表热里寒,故任栀子之苦以除热,倍干姜之辛以逐寒,而表热自解,里寒自除。然非吐不能达表,故用此以探吐之。此又寒热并用,为和中解表之剂矣。内外热炽,肌肉发黄,必须苦甘之剂以调之,柏皮、甘草色黄而润,助栀子以除内烦而解外热。形色之病,无假形色以通之。此皆用栀豉加减以御阳明表证之变幻也。夫栀子之性,能屈曲下行,不是上涌之剂,惟豉之腐气上蒸心肺,能令人吐耳。观瓜蒂散必用豉汁和服,是吐在豉而不在栀也。栀子干姜汤去豉用姜,是取其横开。

第六章　肌肉、皮肤、脑室神经疾病

引　言

肌肉分平滑肌、心肌和骨骼肌。平滑肌主要分布于内脏的中空器官及血管壁，心肌为构成心壁的主要部分，骨骼肌主要存在于躯干和肢体。平滑肌与心肌受内脏神经支配，属不随意肌，骨骼肌受意识控制，属随意肌。骨骼肌由数个至数百个肌束所组成，肌束由数根至数千根并行排列的肌纤维构成。一根肌纤维即是一个肌细胞。肌纤维由肌细胞膜、肌细胞核、肌细胞质和肌细胞器组成。骨骼肌受运动神经支配。一个运动神经元发出一根轴突，在到达肌纤维之前分成许多神经末梢，每根末梢到达一根肌纤维形成神经肌肉接头即突触。运动神经电冲动通过神经肌肉接头化学传递引起骨骼肌收缩，进而完成各种自主运动。因此，运动神经、神经肌肉接头、肌肉本身三者任何部分病变都可引起骨骼肌运动的异常。肌无力是肌肉疾病最常见的表现，另外还有病态性疲劳、肌痛与触痛、肌肉萎缩、肌肉肥大及肌强直等。神经肌肉接头及肌肉本身病变都可引起骨骼肌运动的异常，可见于重症肌无力累及神经肌肉接头，或炎症、离子通道或代谢障碍等累及肌肉本身的疾病等。① 突触前膜、突触间隙、突触后膜病变通过乙酰胆碱功能导致电-化学传递障碍引起骨骼肌运动障碍。临床特点为病态性疲劳、晨轻暮重，单侧或双侧甚至全身肌肉无力及肌肉萎缩。常见于重症肌无力、癌性类肌无力综合征、高镁血症、肉毒杆菌中毒及有机磷中毒等。② 如果多根周围神经同时受损则称之为多发性神经病，如果是感染后炎性病变则称之为多发性神经炎。多发性神经病根据解剖结构分为轴索性、脱髓鞘性、血管缺血性，根据受累系统分为感觉性、运动性、自主性，根据神经系统缺失分布分为多发的、远侧对称性的、近侧的单一神经病。③ 肌肉本身病变多表现为进行性发展的对称性肌肉萎缩和无力，可伴肌肉假性肥大，不伴有明显的失神经支配或感觉障碍的表现。由于特定肌肉萎缩和无力，出现特殊的体态及步态，常见于肌营养不良、伴有肌肉酸痛可见于肌炎；伴有肌强直可见于强直性肌病；伴有皮炎或结缔组织损害见于多发性皮肌炎。

大脑和脊髓由起源于中胚层的多层膜所包绕：外层为结实的硬脑（脊）膜，其下方是蛛网膜及最下方的软脑（脊）膜，软脑（脊）膜直接贴附于大脑和脊髓的表面。硬脑（脊）膜与蛛网膜之间为硬膜下腔，蛛网膜与软脑（脊）膜之间为蛛网膜下腔，蛛网膜下腔内含脑脊液。脑脊液产生于四个脑室：左和右侧脑室、第Ⅲ脑室、第Ⅳ脑室的脉络丛内，它的流动经过脑室系统后到达大脑和脊髓的蛛网膜下腔，再沿上矢状窦旁蛛网膜绒毛颗粒和脊髓神经周围鞘被吸收。若脑脊液循环量增多则导致脑脊液压力升高而引起脑室扩大（脑积水）。

大脑和脊髓三层被膜：硬脑（脊）膜、蛛网膜、软脑（脊）膜。硬脑（脊）膜，蛛网膜和软脑（脊）膜构成软脑膜,合称为柔脑膜。硬脑(脊)膜、硬脑(脊)膜由两层致密的纤维结缔组织构成。外层紧贴于颅骨,起着骨膜的作用。内层为真正的脑膜层,面向非常狭窄的硬膜下腔,内层与外层在形成硬膜窦的部位分隔开。内层沿着上矢状窦和横窦重叠成双层,形成分隔颅腔的大脑镰和小脑幕,它还形成分隔小脑半球的小脑镰、鞍隔和含半月神经节的 Meckel 腔的壁。硬脑膜的动脉管径相对较粗,因为它们不仅供血给硬脑膜,还供应其颅骨。最粗大者为脑膜中动脉,延伸至颅骨整个外侧凸面,它是起源于颈外动脉的上颌动脉的一个分支,通过棘孔进入颅内。脑膜前动脉比较细小,供应额部硬脑膜的中部以及大脑镰的额部,它从筛板前部进入颅内,是筛前动脉的一个分支,而筛前动脉为眼动脉的分支,因而它从颈内动脉摄取血液。脑膜后动脉供应后颅窝的硬脑膜,经颈静脉孔入颅。脑膜中动脉在眼眶内与泪腺动脉吻合相连,泪腺动脉为眼动脉的分支,眼动脉为在视神经管内口附近由颈内动脉发出的分支。由于这一吻合,即使眼动脉闭塞,视网膜中央动脉仍能获得血液供应。椎管的硬脊膜:在颅内紧贴在一起的硬脑膜的两层,在枕大孔边缘处分开。外层延续成椎管的骨膜,内层构成脊髓的硬脊膜。这两层之间的腔隙称为硬脊膜外腔,但是严格来讲应为硬脊膜间腔。腔内含疏松结缔组织、少许脂肪组织和椎内静脉丛。在脊髓神经根穿过椎间孔处,硬脊膜的这两层又合并一起。硬脊膜腔包绕马尾后终止于第二骶椎水平,并在马尾尖端延续成硬脊膜性终丝,附着于尾骨骨膜上成为纤维性尾骨韧带。眼眶部的硬脑膜:硬脑膜的两层在眼眶内也同样分隔开,延续为沿着神经管的硬膜。外层成为骨膜覆盖骨性眼眶,内层与视神经内膜、蛛网膜和眶周蛛网膜下腔一起包裹视神经,眶周蛛网膜下腔与大脑相通。淤血性视乳头:硬脑膜鞘延续为眼球巩膜之前可以扩张,见于颅内压升高侵及视神经周围脊液腔。球后硬膜鞘扩张为发生淤血性视乳头的重要原因。淤血性视乳头也见于急性颅内蛛网膜下腔出血侵及视神经周围脊液腔。神经支配:小脑幕以上的硬脑膜由三叉神经分支支配,幕下硬脑膜由上颈段脊神经分支和迷走神经支配。硬脑(脊)膜的神经部分为有髓鞘,部分为无髓鞘。终末结构显然对牵张产生反应,因为每次牵拉硬膜都产生强烈疼痛,特别是伴随动脉的感觉神经纤维对疼痛更敏感。脑蛛网膜和脊髓蛛网膜为一层细嫩而菲薄、坚韧无血管的膜,不能渗透任何生物学物质。它紧贴硬脑(脊)膜,通过结缔组织小梁构成的疏松网与软脑(脊)膜相连,蛛网膜下腔即蛛网膜和软脑(脊)膜之间的腔隙。蛛网膜可以相对滑动而不与硬膜摩擦,这就允许大脑半球在其颅内空间摆动,而不损伤脑外血管或脑组织本身。由于软脑膜伸入所有脑沟内,所以蛛网膜下腔的宽窄变化很大。较大的蛛网膜下腔称为池。蛛网膜下腔内充盈脑脊液,颅内蛛网膜下腔与椎管内蛛网膜下腔相互直接相通。供应大脑的血管主干和颅神经主要走行在蛛网膜下腔内。池:蛛网膜下腔在颅内许多部位扩大形成脑脊液池。软脑(脊)膜由很薄的中胚层细胞的内皮样细胞层所组成。与蛛网膜不同,软脑(脊)膜不仅覆盖在所有外观可见的大脑和脊髓表面,而且还覆盖隐藏在脑回深谷里的大脑和脊髓表面。它的内侧面在各处都附着于由边缘星形细胞形成的外胚层膜上。这个软膜神经胶质膜呈漏斗样包绕在蛛网膜下腔至大脑和脊髓进出的血管分支上。软脑(脊)膜与血管之间的腔隙称为血管周围腔。与硬脑(脊)膜的神经不同,软脑(脊)膜的感觉神经对机械性和温度刺激不敏感,但对血管壁的牵拉和张力改变敏感。脑室系统的构成:脑室系统由两个侧脑室、间脑内狭窄的第Ⅲ脑室和由脑桥延续至延髓的第Ⅳ脑室所组成。两侧脑室经室间孔与第Ⅲ脑室相通,第Ⅲ脑室经中脑导水管与第Ⅳ脑室相通。第Ⅳ脑室经过三个开口与蛛网膜下腔交通,即两个在侧面的第Ⅳ脑室外侧孔和一个在尾侧的第Ⅳ脑室正中孔。脑脊液含少许细胞、少许蛋白。脑脊液与血液还存在其他一些区别。因此脑脊液不是血液的超滤液,而是以侧脑室为主的脑室脉络丛的分泌液。脉络丛毛细血管血液与脑脊液腔被所谓的血脑脊液屏障分隔开。血脑脊液屏障由血管内皮细胞、基底膜、脉络丛上皮细胞组成,可渗透微量电解质但不能透过血液的细胞成分。循环的脑脊液容量平均为 130～135 ml。24 h 产生400～500 ml 脑脊液,所以循环的脑脊液在一日中被多次更换。脑脊液压力为 70～120 mm H_2O 水柱。中枢神经系统炎症性或恶性病变可引起脑脊液性质改变。脑脊液产生于两个侧脑室、第Ⅲ脑室和第Ⅳ脑室的脉络丛内,经过 Luschka 孔 and Magendie 孔进入蛛网膜下腔,绕大脑循环,最后还向下进入脊髓蛛网膜下腔。脑脊液在脊髓蛛网膜下腔内被部分吸收,在这一段的脑脊液蛋白浓度恒定,无稀释或浓缩。脑脊液在颅内和沿着脊髓被吸收。蛛网膜下腔在许多部位与绒毛样的无血管结构一起突入上矢状窦内和颅骨板障静脉内。部分脑脊液即在这些部位进入血循环。其余部分脑脊液沿着从脑干和脊髓穿出的颅神经和脊神经的神经周围鞘被吸收,以及经过室管膜和软脑膜的毛细血管被吸收。就是说,脑脊液不断地在脑室脉络丛内产生和在蛛网膜下腔内被吸收。脑脊液循环的狭窄部位:新产生的脑脊液在脑室系统的通路中要通过不同的狭窄部位:室间孔、狭窄的第Ⅲ脑室、特别是中脑导水管、第Ⅳ脑室及其开口以及小脑幕切迹。许多不同疾病可导致脑脊液产生和脑脊液吸收之间的不平衡。脑脊液产生过多或者吸收减少,则脑室系统容积扩大(脑积水)。脑室内脑脊液压力升高导致脑室周围白质受压,长期受压则导致白质萎缩。由于脑脊液透过脑室室管膜进入室周白质内,导致组织内流体静力压升高而影响血液循环。局部缺氧本身导致含髓鞘神经通路损伤和进一步导致不可逆性神经胶质增生,除非及时恢复正常脑脊液压力,才可恢复组织学和临床改变。(据人民卫生出版社第八版《神经病学》改编)

重症肌无力

重症肌无力(myasthenia gravis)是神经-肌肉接头传递功能障碍的获得性自身免疫性疾病。以部分或全身骨骼肌无力和极易疲劳活动后症状加重等为主要临床表现。病理特点：80%重症肌无力患者胸腺重量增加，淋巴滤泡增生，生发中心增多；10%～20%合并胸腺瘤。突触间隙加宽，突触后膜皱褶变浅并且数量减少，免疫电镜可见突触后膜崩解，其上 AChR 明显减少并且可见 IgG-C3-AChR 结合的免疫复合物沉积等。肌纤维本身变化不明显，有时可见肌纤维凝固、坏死、肿胀等。少数患者肌纤维和小血管周围可见淋巴细胞浸润，称为"淋巴溢"。慢性病变可见肌萎缩。

〖重症肌无力眼肌型-肝不养眼证〗

辨识要点：① 符合重症肌无力眼肌型诊断；② 眼外肌受累；③ 上睑下垂；④ 视力模糊；⑤ 复视；⑥ 斜视；⑦ 眼球转动不灵活；⑧ 晨轻暮重；⑨ 血清 AChR 抗体升高可不明显；⑩ 舌红苔白脉细。

临床决策：补肝强肌。

治疗推荐：①《兰室秘藏》卷下补肝汤。黄芪、炙甘草、升麻、猪苓、茯苓、葛根、人参、柴胡、羌活、陈皮、连翘、当归、黄柏、泽泻、苍术、曲末、知母、防风、制马钱子，常规剂量，每日 2 次水煎服。②《备急千金要方》卷 11 补肝汤：甘草、桂心、山茱萸各一两，细辛、桃仁、柏子仁、茯苓、防风各二两，大枣 24 枚，上㕮咀，以水九升，煮取五升，去滓，分 3 次服。

常用药物：黄芪，升麻，葛根，人参，柴胡，羌活，陈皮，连翘，当归，苍术，防风，制马钱子。

思路拓展：①《千金方衍义》。肝为风木之脏，动则生火，静则生风，动者实而静则虑也。山茱、桂心专补肝虚下脱，防风、细辛、柏仁专散虚风内动，然非山茱不能敛固于下，非桂心不能鼓运于中。故欲杜虚风，须培疆土，苓、甘、大枣意在培土。尤赖防风、桂心之风力运动，则土膏发育，木泽敷荣。桃仁一味协济桂心，流通血脉，调适妇人经候之要着也。②《备急千金要方·筋极》：夫六极者，天气通于肺，地气通于咽，风气应于肝，雷气动于心，谷气感于脾，雨气润于肾。六经为川，肠胃为海，九窍为水注之气，所以窍应于五脏，五脏邪伤，则六腑生极，故曰五脏六极也。论曰：凡筋极者主肝也，肝应筋，筋与肝合，肝有病从筋生。又曰：以春遇病为筋痹，筋痹不已，复感于邪，内舍于肝，则阳气入于内，阴气出于外，若阴气外出，出则虚，虚则筋虚，筋虚则善悲，色青苍白见于目下，若伤寒则筋不能动，十指爪皆痛，数好转筋，其源以春甲乙日得之伤风，风在筋为肝虚风也。若阳气内发，发则实，实则筋实，筋实则善怒，嗌干伤热则咳，咳则胁下痛不能转侧，又脚下满痛，故曰肝实风也。然则因其轻而扬之，因其重而减之，因其衰而彰之。审其阴阳以别柔刚，阳病治阴，阴病治阳。善治病者，病在皮毛、肌肤、筋脉而治之，次治六腑，若至五脏则半死矣。扁鹊云：筋绝不治九日死，何以知之？手足爪甲青黑，呼骂口不息，筋应足厥阴，足厥阴气绝，则筋缩引卵与舌，筋先死矣。治筋实极则咳，咳则两胁下缩痛，痛甚则不可转动，橘皮通气汤：橘皮四两、白术、石膏各五两，细辛、当归、桂心、茯苓各二两，香豉一升，上八味㕮咀，以水九升，煮取三升，去滓，分三服。治筋实极，则两脚下满，满而痛，不得远行，脚心如割，筋断折痛不可忍，丹参煮散方：丹参三两、川芎、杜仲、续断、地骨皮各二两，当归、通草、干地黄、麦门冬、升麻、禹余粮、麻黄各一两十八铢，牛膝二两六铢，生姜、牡蛎各二两，上十七味治下筛，为粗散，以绢袋子盛散二方寸匕，以井花水二升煮，数动袋子，煮取一升，顿服，日二。治筋实极，手足爪甲或青或黄、或黑乌黯，四肢筋急烦满，地黄煎方：生地黄汁三升,生葛汁、生玄参汁各一升,大黄、升麻各二两,栀子仁、麻黄、犀角各三两,石膏五两,芍药四两,上十味㕮咀,以水七升煮七物,取二升,去滓,下地黄汁,煎一两沸,次下葛汁等,煎取三升,分三服,日再。治筋虚极、筋痹,好悲思,颜色苍白,四肢嘘吸,脚手拘挛,伸动缩急,腹中转痛,五加酒方：五加皮一斤,枳刺二升,大麻仁三升,猪椒根皮、丹参各八两,桂心、当归、甘草各三两,天雄、秦椒、白藓、通草各四两,干姜五两,薏苡仁半升,川芎五,上十五味㕮咀,以绢袋盛,清酒四斗渍,春夏四日,秋冬六七日。初服六七合,稍稍加,以知为度。治筋虚极,则筋不能转,十指爪皆痛,数转筋,或交接过度,或病未平复交接,伤气,内筋绝,舌卷唇青,引卵缩,脉疼急,腹中绞痛,或便欲绝,不能饮食,人参酒方：人参、防风、茯苓、细辛、秦椒、黄芪、当归、牛膝、桔梗各一两半,干地黄、丹参、枣三十枚,五加皮一升,生姜、乌麻各二升,上二十二味㕮咀,钟乳别以小袋子盛,以清酒二斗半浸五宿,温服三合,日再,无所闻,随意增进。(一本无乌麻,用杜仲二两半)。治交接损,卵缩筋挛方：烧妇人月经衣灰,服方寸匕。治筋绝方熬蟹脑足髓纳疮中,筋即续。劳冷气逆,腰髋冷痹,脚屈伸难,灸阳跷一百壮,在外踝下容爪。腰背不便,转筋急痹筋挛,灸第二十一椎,随年壮。转筋,十指筋挛急,不得屈伸,灸脚外踝骨上七壮。失精筋挛,阴缩入腹,相引痛,灸中封五十壮,在内踝前筋里宛宛中。失精筋挛,阴缩入腹,相引痛,灸下满各五十壮,老人加之,小儿随年壮。又云,此二穴,喉肿厥逆,五脏所苦,鼓胀,并悉主之。转筋胫骨痛不可忍,灸屈膝下廉横筋上三壮。腹胀转筋,灸脐上一寸二十壮。

〖重症肌无力轻度全身型-脾虚肌弱证〗

辨识要点：① 符合重症肌无力轻度全身型诊断;② 四肢肌群无力;③ 眼肌无力;④ 无明显咽喉肌受累;⑤ 生活自理;⑥ 晨轻暮重;⑦ 神疲乏力;⑧ 血清 AChR 抗体升高;⑨ 胸腺 CT 或 MRI 示胸腺增生和肥大;⑩ 舌质淡舌苔薄白脉细无力。

临床决策：健脾强肌。

治疗推荐：①《圣济总录》卷 86 补气黄芪汤。黄芪、人参、茯神、麦冬、白术、五味子、桂枝、熟地、陈皮、阿胶、当归、白芍、牛膝、炙甘草,常规剂量,每日 2 次水煎服。②《圣济总录》卷 186 巴戟丸：巴戟天、羌活、独活、茴香子、茯苓、人参、枳壳、木香、桂心、槟榔、牛膝、当归、半夏、厚朴、草豆蔻、附子、沉香、白附子、天麻、肉苁蓉、荜茇、蜀椒、京三棱、炙甘草、陈橘皮、白豆蔻各一两,上为细末,炼蜜为丸如梧桐子大,每次 30 丸,每日 2 次温水送服。

常用药物：党参,黄芪,当归,白芍,白术,茯苓,陈皮,半夏,炙甘草,制马钱子,恶实,龟甲,桑根白皮,石榴皮,石榴,麋角,土菌,猪胰。

思路拓展：《医学读书记·四肢不举》。《玉机真藏论》云：脾脉太过,则令人四肢不举;其不及,则令人九窍不通。《灵枢·本神》篇云：脾气虚则四肢不用;实则腹胀,泾溲不利。盖脾虚则营卫涸竭,不能行其气于四肢,而为之不举;脾实则营卫遏绝,亦不能行其气于四肢,而为之不举。九窍亦然。两经互言之者,所以穷其变也。

〖重症肌无力中度全身型-脾虚肌弱证〗

辨识要点：① 符合重症肌无力中度全身型诊断;② 四肢肌群明显无力;③ 眼外肌麻痹;④ 生活自理;⑤ 晨轻暮重;⑥ 神疲乏力;⑦ 说话含糊不清;⑧ 吞咽困难;⑨ 饮水呛咳;⑩ 咀嚼无力;⑪ 血清

AChR 抗体升高;⑫ 胸腺 CT 或 MRI 示胸腺增生和肥大;⑬ 舌质淡,舌苔薄白,脉细无力。

临床决策:健脾强肌。

治疗推荐:①《古今医彻》卷 4 黄芪补气汤。黄芪、人参、白术、当归、芍药、茯苓、肉桂、附子、炙甘草、大枣、煨姜,常规剂量,每日 2 次水煎服。②《太平圣惠方》卷 26 巴戟丸:巴戟天、天冬、五味子、肉苁蓉、柏子仁、牛膝、菟丝子、远志、石斛、山药、防风、茯苓、人参、熟地、覆盆子、石龙芮、草薢、五加皮、天雄、续断、石南、杜仲、沉香、蛇床子,常规剂量,捣细罗为末,炼蜜为丸如梧桐子大,每次 30 丸,每日 2 次温水送服。③ 成人每次口服溴吡斯的明 60~120 mg 每日 3~4 次。④ 甲泼尼龙 1 000 mg 静脉滴注,每日 1 次,连用 3~5 日后每日减半量,继之改为口服泼尼松 50 mg,当病情稳定后再逐渐减量,至少维持 1 年以上。不能用肾上腺糖皮质激素者环磷酰胺口服每次 50 mg,每日 2~3 次,或 200 mg,每周 2~3 次静脉注射。硫唑嘌呤口服每次 50~100 mg,每日 1~2 次。⑤ 胸腺切除。⑥ 血浆置换。⑦ IgG 每日 0.4 g/kg 静脉滴注,5 日为 1 个疗程。

常用药物:党参,黄芪,当归,白芍,白术,茯苓,陈皮,半夏,炙甘草,制马钱子。

思路拓展:《圣济总录·肉极》。肉极病本于脾脏中风。脾主肌肉,风邪中脾,则令肌肉极而生病,所谓肉极者,令人羸瘦无润泽,饮食不生肌肤是也,然肉有虚极,有实极,有极实热,有极虚寒,皆由脾感风邪,若阴动则伤寒,寒为虚,虚则体重怠惰,四肢不欲举,不嗜饮食,食即咳,咳即右胁下痛,阴阴引肩背,不可以动转,名曰厉风,若阳动则伤热,热为实,实则体上如鼠走,唇口坏,皮肤色变,身体津液脱,腠理开,汗大泄,名曰恶风,治法实则泻之,虚则补之,当治其微,若甚则皮肤不通,外不得泄,致太阴气绝而肉先死者,则不可救也。治肉极虚寒,脾咳右胁下痛,阴阴引肩背痛,不可以动,动则咳,脾胀满,留饮痰癖,大小便不利,少腹切痛,膈上寒,半夏汤:半夏、白术、赤茯苓、人参、炙甘草、附子、陈皮、桂皮。治肉极皮肤不通,表实里虚,外不得泄,腰脚疼痛,独活散:独活、当归、茯苓、干姜、人参、黄芪、防风、桂枝、附子、炙甘草、麻黄、牛膝。治肉极肌肉变色,舌强阴缩,及腰脚疼弱,防风散:防风、独活、茯苓、人参、干姜、附子、五加皮、炙甘草、当归、桂枝、川芎。治肉极虚寒,四肢急惰,或咳引胁肋,心下坚满痛,不嗜饮食,手足厥冷,忧恚思虑,人参丸:人参、附子、干姜、远志、蜀椒、麦冬、炙甘草、细辛。治肉极实热,肌痹淫淫,如鼠走身上,津液脱,腠理开,汗大泄,为脾风,风气客于皮肤肉色变,变则鼻见黄色,宜止汗解风痹,麻黄汤:麻黄、枳实、防风、白术、细辛、石膏、附子、炙甘草、桂枝。治肉极实热,津液脱,腠理开,汗大泄,下焦痿弱,越婢汤:麻黄、石膏、炙甘草、附子。治肉极实热,身上如鼠走,或风痹唇口坏,皮肤色变,石楠散:石楠、山芋、天雄、桃花、菊花、炙甘草、黄芪、山茱萸、真珠、石膏、升麻、葳蕤。治肉极实热,肌肤淫淫如鼠走,津液开泄汗出,或痹不仁,四肢急痛,西州续命汤:麻黄、当归、石膏、川芎、桂枝、甘草、黄芩、防风、芍药、杏仁。治肉极虚羸,寒气所加,体重怠惰,四肢不举,肢节疼痛,饮食减少,坐卧不安,枸杞汤:枸杞、黄芪、附子、川芎、人参、芍药、茯神、炙甘草、羌活、桂枝、防风、半夏。

〖重症肌无力晚期重症型-肾虚肌弱证〗

辨识要点:① 符合重症肌无力晚期重症型诊断;② 病程缠绵 2 年以上;③ 四肢肌群伴眼肌受累;④ 呼吸困难等假性球麻痹表现;⑤ 生活不能自理;⑥ 晨轻暮重;⑦ 神疲乏力;⑧ 舌质淡;⑨ 舌苔薄白;⑩ 脉沉细。

临床决策：补肾纳气。

治疗推荐：①《医门八法》金水六君子汤。党参、归身、熟地、陈皮、法夏、茯苓、炙甘草、乌梅、生姜，常规剂量，每日 2 次水煎服补肾腽肭脐丸 1 粒。②《太平圣惠方》补肾腽肭脐丸：腽肭脐、补骨脂、牛膝、天雄、茯苓、桑螵蛸、楮实、五味子、石斛、覆盆子、桂心、菟丝子、鹿茸、巴戟天、熟地、肉苁蓉、磁石各一两，研为细末，炼蜜为丸如梧桐子大，每日 2 次温水送服。

常用药物：制马钱子、生黄芪、当归、山茱萸、胡桃肉、䗪虫、地龙、鹿角胶、腽肭脐、补骨脂、牛膝、天雄、茯苓、桑螵蛸、五味子、桂心、菟丝子、鹿茸、巴戟天、熟地、肉苁蓉。

思路拓展：《圣济总录·精极》。五脏六腑皆有精，腑脏调和，则精常输泻，若腑脏衰，则形体皆极，令人少气吸吸，五脏内虚，齿焦毛发落，悲伤喜忘，目视不明，耳聋行步不正，身体重，是皆精极之候，然精极有虚极，有实极，凡阳邪害五脏，阴邪害六腑，阳实则从阴引阳，阴虚则从阳引阴，阳病主高，高则实热，则宜泻于内，阴病主下，下则虚寒，故体重耳聋。行步不正，若邪气入脏则咳，咳则多涕唾面肿气逆也，此邪气逆于六腑，淫虚厥于五脏，所以精极，治法形不足者，温之以气，精不足者，补之以味，当治其微，若甚则五阴气俱绝，绝即目系转而目精夺，是为志先死，不可救矣。治精极虚寒，少腹拘急，耳聋发落，行步不正，梦寐失精，人参丸：人参、麦冬、赤石脂、远志、续断、韭子、鹿茸、茯神、龙齿、磁石、肉苁蓉、丹参、柏子仁、熟地。治精极虚损，梦中失精，阴气微弱，少腹拘急，体重耳聋，鹿茸散：鹿茸、龙骨、露蜂房、泽泻、茯苓、菟丝子、桂枝、牛膝、石龙芮、赤芍药、韭子、巴戟天。治精极肾气内伤，梦泄盗汗，小便余沥，阴痿湿痒，少腹强急，黄芪汤：黄芪、人参、赤芍、桂心、地骨皮、五味子、茯苓、防风、陈橘皮、炙甘草、磁石、牡蛎粉。治精极脏腑俱损，遍身虚热，骨节烦疼，地黄饮：生地黄、生麦门冬汁、蜜、竹沥、石膏、人参、川芎、黄芩、当归、桂枝、麻黄、炙甘草。治精极目视不明，齿焦发落，形衰体痛，身体虚热，黄芩汤：黄芩、赤茯苓、麦门冬、大黄、赤芍、生地、炙甘草。治精极脏腑虚羸，骨节烦疼，精泄不止，益气养神，驻颜色，调血脉，地黄煎丸：生地黄、无灰酒、肉苁蓉、巴戟天、鹿茸、桑螵蛸、附子、黄芪、肉豆蔻、五味子、蛇床子、石斛、补骨脂、牛膝、青木香、陈橘皮、枳壳、荜澄茄、沉香。

〖重症肌无力危象-升降衰竭证〗

辨识要点：① 符合重症肌无力危象诊断；② 肌无力症状突然加重；③ 呼吸肌进行性无力或麻痹；④ 吞咽肌进行性无力或麻痹；⑤ 口咽肌无力和呼吸肌乏力者易发；⑥ 呼吸道感染或手术或精神紧张等诱发；⑦ 血清 AChR 抗体浓度明显升高；⑧ 胸腺 CT 或 MRI 示胸腺增生和肥大；⑨ 喘息；⑩ 声低气弱；⑪ 形瘦神惫；⑫ 新斯的明 0.5～1 mg 肌内注射 20 min 后肌无力症状明显减轻者；⑬ 舌质淡舌苔白脉沉细。

临床决策：温肾纳气。

治疗推荐：①《医学衷中参西录》醒脾升陷汤。生黄芪四钱，白术四钱，桑寄生三钱，川续断三钱，山茱萸四钱，龙骨四钱，牡蛎四钱，萆薢二钱，炙甘草二钱，每日 2 次水煎送服黑锡丹 50 粒。②《三因极一病证方论》黑锡丹：硫黄二两，椎如皂荚子大，候铅成汁入硫黄在内，勿令焰起，候硫黄化倾出于九重纸，纳入一地坑以碗盖火出；黑铅不夹锡者，先熔成汁各二两，川楝子、阳起石、木香、沉香、青皮各半两，肉豆蔻一两，茴香、肉桂、附子、葫芦巴、补骨脂各一两，乌药一分，上为细末，酒糊为丸如梧子大。每服三五十丸至一百丸,浓煎人参茯苓姜枣汤吞下,食前服。③《圣济总录》卷51巴戟丸:巴戟天、干姜、沉香、附子、木香、桂心、肉苁蓉、茴香子、牛膝各一两,硇砂一分,猪肾一对,研为细末,炼蜜为丸如梧桐子大,每次30丸,每日2次温水送服。④ 肌无力危象,由于对抗胆碱酯酶药物不敏感而出现严重的呼吸困难,腾喜龙试验无反应,此时应停止抗胆碱酯酶药,对气管插管或切开的患者可采用大剂量类固醇激素治疗,待运动终板功能恢复后再重新调整抗胆碱酯酶药物剂量。确保呼吸道通畅,气管插管或气管切开,应用人工呼吸器辅助呼吸;停用抗胆碱酯酶药物以减少气管内的分泌物;选用有效、足量和对神经-肌肉接头无阻滞作用的抗生素积极控制肺部感染;给予静脉药物治疗如皮质类固醇激素或大剂量丙种球蛋白;必要时采用血浆置换。

常用药物:黑锡丹,人参,蛤蚧,麦冬,五味子,地黄,山茱萸,山药,生黄芪,知母,柴胡,桔梗,升麻,硫黄,黑铅,阳起石,木香,沉香,肉豆蔻,茴香,肉桂,附子,葫芦巴,补骨脂,乌药。

思路拓展:① 陈修园曰,黑锡丹一派辛温之中杂以金铃子之苦寒为导,妙不可言。② 喻嘉言曰:凡遇阴火逆冲,真阳暴脱,气喘痰鸣之急证,舍此丹别无方法。即痘疹各种坏症服之无不回生。予每用小囊佩带随身,恐遇急症不及取药,且欲吾身元气温养其药,借手效灵,厥功历历可纪。③ 徐灵胎曰:镇纳元气为治喘必备之药。当蓄在平时,非一时所能骤合也。既备此丹,如灵砂丹、养正丹之类可不再备。

〖重症肌无力急性重症型-升降紊乱证〗

辨识要点:① 符合重症肌无力急性重症型诊断;② 急性起病;③ 数周内累及延髓肌;④ 肢带肌无力;⑤ 躯干肌无力;⑥ 呼吸肌无力;⑦ 重症肌无力危象;⑧ 血清AChR抗体浓度明显升高;⑨ 胸腺CT或MRI示胸腺增生和肥大;⑩ 舌质淡苔薄白脉沉细。

临床决策:温肾纳气。

治疗推荐:①《杨氏家藏方》人参蛤蚧散。蛤蚧一对,人参、百部、款冬花、贝母、紫菀、阿胶、柴胡、肉桂、黄芪、炙甘草、鳖甲、杏仁、半夏,常规剂量,每日2次水煎送服黑锡丹50粒。②《三因极一病证方论》黑锡丹,方剂组成见上。③《太平圣惠方》卷98巴戟丸:巴戟天、肉苁蓉、石斛、鹿茸、附子、山药、牛膝、桂心、山茱萸、泽泻、远志、熟地、菟丝子、黄芪、人参、槟榔、木香、牡丹、淫羊藿、蛇床子、续断、枳壳、茯苓、覆盆子各一两,研为细末,炼蜜为丸如梧桐子大,每次30粒,每日2次温水送服。

常用药物:蛤蚧,人参,百部,款冬花,紫菀,阿胶,柴胡,肉桂,黄芪,鳖甲,半夏,五味子,石斛,覆盆子,桂心,菟丝子,鹿茸,巴戟天,熟地,肉苁蓉。

思路拓展:①《读医随笔·升降出入论》。至于治法,则必明于天地四时之气,旋转之机,至圆之用,而后可应于无穷。气之亢于上者,抑而降之;陷于下者,升而举之;散于外者,敛而固之;结于内者,疏而散之。对证施治,岂不显然而易见者乎? 然此以治病之轻且浅者可耳! 若深重者,则不可以径行,而必有待于致曲。夫所谓曲者,何也? 气亢于上,不可径抑也,审其有余不足:有余耶,先疏而散之,后清而降之;不足耶,行敛而固之,后重而镇之。气陷于下,不可径举也,审其有余不足:有余耶,先疏而散之,后开而提之;不足耶,先敛而固之,后兜而托之。气郁于内,不可径散也,审其有余不足:有余者,攻其实而汗自通,故承气可先于桂枝;不足者,升其阳而表自退,故益气有借于升、柴。气散于外,不可径敛也,审其有余不足:有余者,自汗由于肠胃之实,下其实而阳气内收;不足者,表虚由于脾肺之亏,宜其阳而卫气外固。此皆治法之要妙也。苟不达此,而直升、直降、直敛、直散,鲜不偾事矣! 尝忆先哲有言:胸腹痞胀,昧者以槟榔、枳、朴攻之,及其气下陷,泄利不止,复以参、芪、升、柴举之,于是气上下脱而死矣。此直升、直降之祸也。况升降出入,交相为用者也,用之不可太过。当升而过于升,不但下气虚,而里气亦不固,气喘者将有汗脱之虞矣;当降而过于降,不但上气陷,而表气亦不充,下利者每有恶寒之证矣;当敛而过于敛,不但里气郁,而下气亦不能上朝;当散而过于散,不但表气疏,而上气亦不能下济矣。故医者之于天人之气也,必明于体,尤必明于用;必明于常,尤必明于变。物性亦然。寒热燥湿,其体性也;升降敛散,其功用也。升、柴、参、芪,气之直升者也;硝、黄、枳、朴,气之直降者也;五味、山萸、金樱、覆盆,气之内敛者也;麻黄、桂枝、荆芥、防风,气之外散者也。此其体也。而用之在人,此其常也。而善用之,则变化可应于不穷;不善用之,则变患每生于不测。王汉皋论温病大便秘,右寸洪实,而胸滞闷者,宜枳、朴、菔子横解之,苏子、桔梗、半夏、槟榔竖解之。其言横解、竖解是矣,其所指诸药,则未是也。即东垣诸方,惯用升、柴、枳、朴,亦未免直撞之弊。若洁古枳术丸,以荷叶烧饭为丸,则有欲直先横之妙矣。呼! 医岂易言者乎? 又尝论之,气之开阖,必有其枢。无升降则无以为出入,无出入则无以为升降,升降出入,互为其枢者也。故人之病风寒喘咳者,以毛窍束于风寒,出入之经隧不利,而升降亦迫矣。病尸厥卒死者,以升降之大气不转,而出入亦微矣。《生气通天》曰:大怒则血菀于上,使人薄厥。《调经》曰:血气并走于上,则为大厥。扁鹊曰:阳脉下坠,阴脉上争,会气闭而不通,阴上而阳内行,下内鼓而不起,上外绝而不为使;上有绝阳之络,下有破阴之纽,破阴、绝阳之色已废,脉乱,故形静如死状。凡人出入之气,本微于升降,升降既息,出入更微矣。故扁鹊谓:当闻其耳鸣而鼻张,循其两股以至于阴,当尚温也。此所谓出入更微者也。②《本草纲目》:昔人言补可去弱,人参、羊肉之属。蛤蚧补肺气,定喘止渴,功同人参,益阴血,助精扶赢,功同羊肉。近世治劳损痿弱,许叔微治消渴,皆用之,俱取其滋补也。刘纯云,气液衰,阴血竭者宜用之。何大英云,定喘止嗽,莫佳于此。③《本草经疏》:蛤蚧,其主久肺劳咳嗽、淋沥者,皆肺肾为病,劳极则肺肾虚而生热,故外邪易侵,内证兼发也。蛤蚧属阴,能补水之上源,则肺肾皆得所养,而劳热咳嗽自除;肺朝百脉,通调水道。下输膀胱。肺气清,故淋沥水道自通也。

〖重症肌无力迟发重症型—气虚肌弱证〗

辨识要点:① 重症肌无力迟发重症型诊断;② 病程 2 年以上由 Ⅰ、ⅡA、ⅡB 型发展而来;③ 症状同急性重症型;④ 合并胸腺瘤;⑤ 预后较差;⑥ 畏寒;⑦ 肢冷;⑧ 疲倦乏力;⑨ 胸闷气短;⑩ 舌淡苔白脉细。

临床决策:补气强肌。

治疗推荐:①《魏氏家藏方》参芪鳖甲散。人参、炙黄芪、鳖甲、白术、当归、茯苓、炙甘草各一两,白芍二两,附子半两,金钗石斛、干姜、肉桂各半两,上为细末,每次一两,每日 2 次水煎送服。②《医方类聚》卷 117 巴戟丸:巴戟天、覆盆子、紫菀、贝母、百部、款冬花、五味子、半夏、射干、芫花根皮、紫苏子、干姜、陈橘皮、白石英、钟乳粉、杏仁各一两,上为末,炼蜜为丸如梧桐子大,每次 30 丸,每日 2 次温水送服。

常用药物:人参,炙黄芪,鳖甲,白术,当归,茯苓,炙甘草,白芍,附子,金钗石斛,干姜,肉桂,五味子,覆盆子,桂心,菟丝子,鹿茸,巴戟天,熟地,肉苁蓉。

思路拓展:《医学衷中参西录·升陷汤》。治胸中大气下陷,气短不足以息。或努力呼吸,有似乎喘。或气息将停,危在顷刻。其兼证,或寒热往来,或咽干作渴,或满闷忪忡,或神昏健忘,种种病状,诚难悉数。其脉象沉迟微弱,关前尤甚。其剧者,或六脉不全,或参伍不调。气分虚极下陷者,酌加人参数钱,或再加山萸肉数钱,以收敛气分之耗散,使升者不至复陷更佳。若大气下陷过甚,至少腹下坠,或更作疼者,宜将升麻改用钱半,或倍作二钱。升陷汤,以黄芪为主者,因黄芪既善补气,又善升气。惟其性稍热,故以知母之凉润者济之。柴胡为少阳之药,能引大气之陷者自左上升。升麻为阳明之药,能引大气之陷者自右上升。桔梗为药中之舟楫,能载诸药之力上达胸中,故用之为向导也。至其气分虚极者,酌加人参,所以培气之本也。或更加萸肉,所以防气之涣也。至若少腹下坠或更作疼,其人之大气直陷至九渊,必需升麻之大力者,以升提之,故又加升麻五分或倍作二钱也。方中之用意如此,至随时活泼加减,尤在临证者之善变通耳。大气者,充满胸中,以司肺呼吸之气也。人之一身,自飞门以至魄门,一气主之。然此气有发生之处,有培养之处,有积贮之处。天一生水,肾脏先成,而肾系命门之中有气息息萌动,此乃干元资始之气,《内经》所谓少火生气也。此气既由少火发生,以徐徐上达。培养于后天水谷之气,而磅礴磅礴之势成。绩贮于膺胸空旷之府,而盘据之根固。是大气者,原以元气为根本,以水谷之气为养料,以胸中之地为宅窟者也。夫均是气也,至胸中之气,独名为大气者,诚以其能撑持全身,为诸气之纲领,包举肺外,司呼吸之枢机,故郑而重之曰大气。夫大气者,内气也。呼吸之气,外气也。人觉有呼吸之外气与内气不相接续者,即大气虚而欲陷,不能紧紧包举肺外也。医者不知病因,犹误认为气郁不舒,而开通之。其剧者,呼吸将停,努力始能呼吸,犹误认为气逆作喘,而降下之。则陷者益陷,凶危立见矣。其时作寒热者,盖胸中大气,即上焦阳气,其下陷之时,非尽下陷也,亦非一陷而不升也。当其初陷之时,阳气郁而不畅则作寒,既陷之后,阳气蓄而欲宣则作热。迨阳气蓄极而通,仍复些些上达,则又微汗而热解。其咽干者,津液不能随气上潮也。其满闷者,因呼吸不利而自觉满闷也。其忪忡者,因心在膈上,原悬于大气之中,大气既陷,而心无所附丽也。

〖**重症肌无力肌萎缩型-脾虚肌萎证**〗

辨识要点:① 符合重症肌无力肌萎缩型诊断;② 肌无力伴肌萎缩;③ 血清 AChR 抗体升高;④ 舌红苔白脉细。

临床决策:健脾振萎。

治疗推荐:①《医学衷中参西录》补脑振痿汤。生黄芪二两,当归八钱,龙眼肉,杭萸肉五钱,胡桃肉五钱,䗪虫三枚,地龙三钱,生乳香三钱,生没药三钱,鹿角胶六钱,制马钱子末三分,上将前九味煎汤两钟半,去滓,将鹿角胶入汤内融化,分两次送服马钱子末一分五厘。②《普济方》卷154 巴戟丸:干漆、巴戟天、杜仲、牛膝、桂心、狗脊、独活、五加皮、山茱萸、山药、防风、附子,各一两,研为细末,炼蜜为丸如梧桐子大,每次 30 丸,每日 2 次温水送服。

常用药物:人参,白术,茯苓,炙甘草,当归,薏苡仁,麦冬,黄柏,知母,生黄芪,胡桃肉,䗪虫,地龙,乳香,没药,鹿角胶,制马钱子末。

思路拓展:《读医随笔·升降出入论》。张景岳曰外感之邪未除,而留伏于经络;饮食之滞不消,而积聚于脏腑。或郁结逆气,有不可散;或顽痰瘀血,有所留藏,病久致羸,似形不足,不知病本未除,还当治本。若误用补,必益其病矣。医能明此,其寡过矣乎! 大抵治病必先求邪气之来路,而后能开邪气之去路。病在升降,举之、抑之;病在出入,疏之、固之。或病在升降而斡旋于出入,或病在出入而斡旋于升降。气之上逆,下不纳也;气之下陷,上不宣也;气之内结,外不疏也;气之外泄,内不谐也。故赵晴初曰:人身内外作两层,上下作两截,而内外上下,每如呼吸而动相牵引。譬如攻下而利,是泄其在内之下截,而上截之气即陷,内上即空,其外层之表气连邪内入,此结胸之根也。譬如发表而汗,是疏其在外之上截,而在内之气跟出,内上即空,其内下之阴气上塞,此痞闷之根也。故在上禁过汗,在内慎攻下,此阴阳盈虚消长之理也。抑吾尤有默会之旨,不欲为外人道,而不得不道也。《内经》以升降出入关于生长壮老已者,何也?《本草》称日能松物,以絮久曝日中,则松矣,是日有提摄之力也。凡物皆向日,不独葵、藿也。非物有知,日有摄力也。人在日下,其气亦为日所提摄矣。物置地上,久则下陷,以地心有吸力也。人在地上,其气亦为地所吸引矣。至于气之往来于空中,更无一息之或间。庄子曰:人在风中。仲景曰:人因风气而生长。人为风所鼓荡,其气之出入不待言矣。人之初生,合父精母血而成形。其体象地,各有自具之吸力。其力多藏于五脏及骨髓之中,故气能自固于体中而不散也。及其生也,则上为日所摄,下为地所吸,中为风所鼓荡,而日长日壮矣。及其衰也,摄之久而气渐上脱矣,吸之久而气渐下脱矣,鼓荡之久而气渐外散矣,故为老为已也。大抵三气之中,惟地之吸力最强,故人死则体重,以本体不能自主,全为地所吸也。又人死,其尸不可见日,恐复为日气所提摄而尸走也。生人不可与尸骑牛临面,生人身有吸力,恐尸中游气未尽,二气相感而相吸,而亦有尸走之事也。是说也,前人未言,得毋骇俗乎?夫人劳则气动,而心劳则五脏之吸力皆疏,故气易散,而易老易已也。人静则气固而心静,则五脏之吸力尤固,故气常完而多寿难老也。然则明于斯义,是亦养生之助也,而又何骇乎?《痹论》曰:阴气者,静则神藏,躁则消亡。《生气通天》曰:阳气者,静则养神,柔则养筋。《大惑论》曰:心劳则魂魄散,志意乱。故《经脉别论》叙五脏喘汗之事,而申其戒曰:四时之病,常起于过用也。故曰:无形无患,与道协议,惟真人也。

〖重症肌无力儿童型-肝强脾弱证〗

辨识要点:① 符合重症肌无力儿童型诊断;② 多数仅限眼外肌麻痹;③ 双眼睑下垂可交替出现呈拉锯状;④ 1/4病例可自然缓解;⑤ 少数病例累及全身骨骼肌;⑥ 重症肌无力孕妇将 AChR 抗体 IgG 经胎盘传给胎儿为新生儿型重症肌无力;⑦ 出生后哭声低及肌张力低;⑧ 经治疗多在 1 周至 3 个月缓解;⑨ 出生后短期内出现持续的眼外肌麻痹为先天性肌无力综合征;⑩ 常有阳性家族史但其母未患重症肌无力;⑪ 舌红苔黄脉弦。

临床决策:抑肝扶脾。

治疗推荐:①《圣济总录》卷 106 羚羊角汤。羚羊角、防风、赤茯苓、人参、五味子、知母、茺蔚子、黄芪,上八味。粗捣筛,每服三钱匕,水一盏,煎至六分,去滓食后临卧温服。②《太平圣惠方》卷 28 巴戟丸:巴戟天、菟丝子、石斛、松子、桂心、人参、牛膝、羌活、附子、茯苓、钟乳粉、云母粉、肉苁蓉、熟地、菊花、五味子、防风各一两,为研细末,炼蜜为丸如梧桐子大,每服 10 丸,每日 2 次温水送服。

常用药物:车前草,车前子,钩藤,羚羊角,密蒙花,夜明砂,决明子,菊花,秦皮,桑叶,石决明,夏枯草。

思路拓展:《圣济总录·眼睑垂缓》。眼睑垂缓者,以血气不足,肤腠开疏,风邪客于睑肤,其皮垂缓，下复睛轮。故俗呼为睢目，又曰侵风，丸之则垂复愈下，眼闭难开。治眼睑垂肿，心躁头疼，羚羊角散方：羚羊角、黄连、木通、赤芍药、防风、炙甘草、黄芩各三分，葳蕤一两，栀子仁半两，麦门冬一两半，石膏二两，上一十一味，捣罗为散，每服三钱匕，水一盏，入竹叶二七片，煎至七分，去滓食后温服。治风毒攻眼，睑垂下芜蔚散方：芜蔚子、防风、羌活、蔓荆实、甘菊花、玄参、细辛、黄芩、车前子、炙甘草各一两，大黄半两，上一十一味，捣罗为散，每服四钱匕，水一盏，煎至七分，去滓温服，食后临卧。治风热攻眼，睑垂肿痛，秦皮汤方：秦皮、黄连各一两，栀子仁一分，大黄、炙甘草、细辛各半两，蛇衔草三分，上七味，粗捣筛，每服三钱匕，水一盏，入生姜半分拍碎，竹叶二七片，煎至七分，去滓食后温服。治眼热毒，睑垂肿遮睛。竹叶汤方：苦竹叶、黄连、黄柏、栀子仁各一两，蕤仁半两，上五味细锉，以水五大盏，煎至二盏半，去滓温服，澄清洗眼，日五七次，作两度使治眼肿生翳，睑垂疼痛，熨眼饼子方：大黄、郁金、黄连各一两，上三味，捣罗为散，用酸粟米饭，和搜令匀，每用药五钱匕，捏作一饼子，以软帛裹，不住手熨之。治血气不足，肤睑下复睛轮，垂缓难开。又名睢目，黄芪丸方：黄芪、蒺藜子、独活、柴胡、生地、甘草炙、栀子仁、苦参、白术、白花蛇各一两，防风、菊花、茯神、山芋、秦艽各三分，天门冬、枳壳、白槟榔各一两半，上一十八味，捣罗为末，炼蜜为丸，如梧桐子大，每服三十丸，空心温酒下。治风邪客于睑肤，其皮垂缓，下复睛轮，眼闭难开，升麻散方：升麻、山茱萸各三分，甘菊花、细辛、蔓荆实、山芋、防风各一两，上七味，捣罗为散，每服三钱匕，温酒调下。治风邪客于睑肤，令眼睑垂缓，甚则眼闭难开，枸杞汤方：枸杞子半两，赤芍药、山芋、升麻各一两半，蒺藜子、茯神各二两，防风一两，上七味，粗捣筛，每服五钱匕，以水一盏半，煎取七分，入生地黄汁一合，去滓温服，临卧再服。

〖重症肌无力少年型-风邪牵睛证〗

辨识要点：① 符合重症肌无力少年型诊断；② 10 岁后发病；③ 单纯眼外肌麻痹；④ 部分伴吞咽困难；⑤ 部分伴四肢无力；⑥ 舌红苔黄脉弦。

临床决策：清肝祛风。

治疗推荐：①《圣济总录》卷 106 菊花散。菊花、苍术、荆芥穗、草决明、木贼、旋覆花、炙甘草、蝉蜕、蛇蜕，上九味。捣罗为细散，每服一钱匕，入腊茶半钱匕，点服空心临卧。②《丹台玉案》琥珀育心丸：茯神、郁金、远志、牛黄、龙齿、酸枣仁、黄连各一两，辰砂五钱，真金箔 30 张，上为末，炼蜜为丸如芡实大，辰砂、金箔为衣，每日早、晚各 1 丸，灯心煎汤调下。

常用药物：菊花，苍术，荆芥，草决明，木贼，旋覆花，蝉蜕，蛇蜕，白芍，当归，琥珀，茯神，郁金，远志，牛黄，龙齿，酸枣仁，黄连，辰砂。

思路拓展：①《医学传心录·目疾者肝火之因》。张子和曰：目者，肝之外候也。又曰：圣人虽言目得血而能视，然血亦有太过、不及也。太过则目壅塞而发痛，不及则目耗竭而失明。大抵年少之人多太过，年老之人多不及。大法实者泻之，虚者补之。治目用剂之法：散风用防风、荆芥、羌活、白芷、蔓荆子、菊花、薄荷之类。清热用黄芩、黄连、栀子、黄柏、连翘、知母、胆草之类。养血用当归、川芎、白芍、生地、熟地、枸杞、夏枯草之类。理气用香附、枳壳、青皮、槟榔、白豆蔻、苍术、甘草之类。补气用人参、黄芪、白术之类。退翳用木贼、蒺藜、蝉蜕、蛇蜕之类。明目用密蒙花、谷精草、青葙子、草决明、羊肝、柴胡之类。②《丹台玉案》6 卷，明代医家孙文胤撰于崇祯丙子 1636 年。孙文胤字薇甫号在公，明末安徽人，自幼学儒,晚年学佛,常以佛理喻医理。自序曰:济物之暇益肆力于仲景、元素诸家之秘旨,精思剧解,汇辑成编,用公同志。昔陶弘景以《神农本草》合杂家别录诠释注名,尝言江南偏方不周晓药石,往往纰缪四百余物,予乃知东晋士大夫好服五石散。其时风气凉愚公善医,先饮食而后丸剂,故秦越人察气观变名闻诸侯,而不如其长兄中兄名不出闾里也。读予是编者并以斯言赠之,使贵五谷而贱金石,宝真气而陋参,则枚生七发人自有之,亦无所用予书矣。

周 期 性 瘫 痪

周期性瘫痪(periodic paralysis)是钾代谢异常相关肌病。以反复发作骨骼肌弛缓性瘫痪为临床主要表现。病理特点：肌肉肌浆网空泡化，空泡内含透明的液体及少数糖原颗粒，单个或多个，位于肌纤维中央甚至占据整个肌纤维，另外可见肌小管聚集。电镜下可见空泡由肌浆网终末池和横管系统扩张所致。发作间歇期可恢复但不完全，故肌纤维间仍可见数目不等的小空泡。肌无力可持续数小时或数周，发作间歇期完全正常，根据发作时血清钾的浓度，可分为低钾型、高钾型和正常钾型三类，临床上以低钾型者多见由甲状腺功能亢进、醛固酮增多症、肾衰竭和代谢性疾病所致低钾而瘫痪者称为继发性周期性瘫痪。

〖**低钾型周期性瘫痪-脾风软瘫证**〗

辨识要点：① 符合低钾型周期性瘫痪诊断；② 常染色体显性遗传；③ 发作性肌无力；④ 发作期血清钾常低于 3.5 mmol/L；⑤ 补钾后能迅速缓解；⑥ 常染色体显性遗传；⑦ 20～40 岁男性多见；⑧ 随年龄增长而发作次数减少；⑨ 饱餐后夜间睡眠或清晨起床时发现肢体肌肉对称性不同程度的无力或完全瘫痪；⑩ 瘫痪肢体肌张力低下；⑪ 腱反射减弱或消失；⑫ 经数小时或数日逐渐恢复；⑬ 发作间期一切正常；⑭ 心电图呈典型的低钾性改变；⑮ 肌电图示运动电位时限短波幅低；⑯ 舌淡苔白脉细。

临床决策：健脾祛风。

治疗推荐：①《太平惠民和剂局方》经进地仙丹。人参、黄芪、附子、川椒、肉苁蓉、川乌、茯苓、木鳖子、甘草、白术、菟丝子、覆盆子、天南星、防风、白附子、牛膝、狗脊、赤小豆、骨碎补、乌药、羌活、草薢、木鳖子、地龙，常规剂量，每日 2 次水煎服。②《寿世保元》卷 7 六龙固本丸：怀山药、巴戟天、山茱萸、川楝子、黄芪、补骨脂、小茴香、白芍、川芎各一两，人参、莲肉、木瓜、当归、生地各二两，水 3 碗，童便 2 盅，拌浸 1 日，烘，又浸又烘干，上为细末，用斑龙胶一料为丸如梧桐子大，每次 50 丸，每日 2 次淡盐汤送下。③《寿世保元》八仙斑龙胶：人参、天冬、怀生地黄、怀熟地黄、麦冬、怀牛膝、甘枸杞子、白何首乌、赤何首乌、老鹿茸，将上药均入大砂锅内，熬汁 5 次，将滓滤净，再熬至 5 碗则成胶矣，每服银茶匙 2 匙，好酒调化，空心服或酒化胶为丸尤佳。④ 发作时给予 10%氯化钾或 10%枸橼酸钾 40～50 ml 顿服，24 h 内再分次口服，1 日总量为 10 g。⑤ 静脉滴注氯化钾溶液以纠正低血钾状态。⑥ 发作间期口服钾盐 1 g 每日 3 次或螺内酯 200 mg 每日 2 次口服。

常用药物：白矾，薄荷，地龙，独活，防风，蜂房，甘遂，干姜，钩藤，瓜蒂，桂枝，黑芝麻，黄芪，僵蚕，苦楝皮，芦荟，麻黄，木贼，羌活，天麻，天南星，重楼。

思路拓展：《圣济总录·脾中风》。脾风之状，多汗恶风，身体怠惰，四肢不欲举，色薄微黄，不嗜食。诊在鼻上，其色黄。又曰：踞而腹满，身通黄，吐咸汁。又曰：发热，形如醉人，腹中烦重，皮肉动短气。脾坤诸脏灌四旁者也。所主四肢，故脾中风则身体怠惰，四肢不欲动。脾者仓廪之官，故病则不嗜食。诊在鼻，中央之位也。其色黄，黄，土之色也。烦重发热，风之候也。形如醉人者，邪气之甚也。治脾脏中风，肢体缓弱，言语不利，翕翕发热，独活汤：独活、麻黄、防风、茯苓、羚羊角、人参、前胡、沙参、旋覆花、黄芪、半夏、附子、炙甘草。治脾脏中风，身体拘急，舌强不能语，秦艽汤：秦艽、麻黄、石膏、独活、赤茯苓、山茱萸、川芎、防风、桂枝、白术、人参、防己、附子、杏仁、干姜、炙甘草、细辛。治脾中风，身重不举，便利无度,补脾安胃,调气止痛,当归丸:当归、干姜、酸枣仁、黄芪、地骨皮、干地黄、川芎、天雄、桂枝、防风、附子、白术、炙甘草、厚朴、秦艽、秦椒叶、大枣、吴茱萸。治脾中风,口面偏斜,言语謇涩,心烦气浊,手臂腰脚不遂,槟榔丸:槟榔、防己、赤芍药、羚羊角、人参、茯苓、薏苡仁、独活、川芎、桂枝、附子、防风、酸枣仁、当归、柏子仁、杏仁、熟地。治脾中风,手臂不收,行步脚弱,屈伸挛急,痿躄疼痛,瘭痹不仁,牛膝酒:牛膝、秦艽、天冬、薏苡仁、独活、细辛、附子、巴戟天、五加皮、桂枝、杜仲、石南叶。治脾中风,手足不遂,腰痛脚弱,行履艰难,茯神丸:茯神、羚羊角、防风、桂心、槟榔、五加皮、人参、麦门冬、丹参、木香、牛膝、柏子仁、枳壳、薏苡仁、附子、杏仁、熟地。治脾中风,手臂不遂,口唇㖞僻,人参散:人参、乌雌鸡、附子、细辛、桂枝、干姜、黑豆。治脾中风,身体缓急,手足不遂,不能言语,麻黄汤:麻黄、桂枝、炙甘草、人参、芍药、川芎、黄芩、防风、当归、石膏、白术、附子、杏仁。治脾中风,四肢不举,志意昏浊,言语謇涩,丹砂散:丹砂、天麻、威灵仙、人参、乌头、白术、当归、干姜、羊踯躅。治脾中风,多汗恶风,身体怠惰,四肢不欲动,面色黄,不嗜食,藿香汤:藿香、人参、陈橘皮、羌活、独活、草豆蔻、桔梗、木香、半夏、川芎、吴茱萸、干姜、炙甘草、薏苡仁。治脾脏中风,身体怠惰,四肢缓弱,恶风头疼,舌本强直,言语謇涩,皮肤脚膝痹,天麻丸:天麻、独活、附子、麻黄、桂枝、乌蛇肉、人参、防风、细辛、当归、白术、羚羊角、薏苡仁、全蝎、牛膝、川芎、茯神、天南星、白僵蚕、牛黄、龙脑、麝香、丹砂。治脾风多汗恶风,身体怠惰,四肢不举,色黄面热,腹满短气,一字散:天南星、白附子、天麻、全蝎、沉香、牛黄、乳香、麝香、雄黄。治脾脏中风,四肢缓弱,志意恍惚,独活丸:独活、黄芪、桂枝、巴戟天、南木香、人参、枳壳、泽泻、茯苓、龙齿、天雄、白蒺藜、芍药。治脾脏中风,口面偏斜,语涩虚烦,手臂腰脚不遂,羚羊角丸:羚羊角屑、防己、白芍、独活、茯苓、防风、酸枣仁、杏仁、麦冬、柏子仁、人参、槟榔、川芎、桂枝、当归、薏苡仁、附子、熟地。治脾脏中风,言语謇涩,神思昏沉,口干食少,肢体虚汗,大肠秘涩,羚羊角丸:羚羊角屑、防风、麻黄、人参、柏子仁、诃黎勒皮、白槟榔、熟地、大麻仁、羌活、茯神、桂枝、川芎、枳壳、杏仁。

〖高钾型周期性瘫痪-肝风肌痉证〗

辨识要点:① 符合高钾型周期性瘫痪诊断;② 呈常染色体显性遗传;③ 10 岁前起病男性居多;④ 饥饿、寒冷、剧烈运动和钾盐摄入可诱发肌无力发作;⑤ 肌无力从下肢近端开始然后影响到上肢甚至颈部肌肉;⑥ 瘫痪程度一般较轻;⑦ 肌肉痛性痉挛;⑧ 手肌、舌肌强直发作;⑨ 肢体放入冷水中易出现肌肉僵硬;⑩ 肌电图可见强直电位;⑪ 发作时血清钾和尿钾含量升高;⑫ 心电图 T 波高尖呈高血钾性改变;⑬ 每次发作持续时间短;⑭ 每日数次到每年数次发作;⑮ 多数病例在 30 岁左右趋于好转或逐渐停止发作;⑯ 肌电图可见纤颤电位和强直放电;⑰ 神经传导速度正常;⑱ 舌淡苔白脉紧。

临床决策:柔肝祛风。

治疗推荐:①《太平惠民和剂局方》七圣散。续断、独活、防风、杜仲、萆薢、牛膝、甘草,常规剂量,每日 2 次水煎服。②《太平惠民和剂局方》秘方换腿丸:薏苡仁、石南叶、天南星、川牛膝、肉桂、当归、黄芪、天麻、附子、羌活、防风、石斛、萆薢、续断、苍术、槟榔、干木瓜,常规剂量,研为细末,炼蜜为丸如梧桐子大,每次 30 粒,每日 2 次温水送服。③ 10%葡萄糖酸钙 10～20 ml 静注或 10%葡萄糖 500 ml 加胰岛素 10～20 单位静脉滴注以降低血钾。④ 预防发作可给予高碳水化合物饮食及口服氢氯噻嗪等利尿药帮助排钾。

常用药物：续断，独活，防风，杜仲，萆薢，葛根，白芍，当归，地骨皮，薏苡仁，石南叶，天南星，牛膝，肉桂，当归，黄芪，天麻，附子，羌活，石斛，苍术，槟榔，木瓜。

思路拓展：《圣济总录·肝中风》。《内经》谓以春甲乙中风为肝风。肝风之状，多汗恶风，善悲，嗌干善怒。时憎女子者有头目、两胁痛，行常伛偻。嗜甘如阻妇状者有但踞坐，不得低头，绕两目连额色微青。唇青面黄者，治法宜灸肝俞，后以药治之。治肝脏中风，筋脉拘挛，手足不遂，或缓或急，石膏汤：石膏、麻黄、川芎、芍药、桂枝、黄芩、炙甘草、人参、当归、防风、杏仁。治肝脏中风，筋脉拘挛疼痛，排风羌活散：羌活、天麻、川芎、酸枣仁、鹿角胶、蔓荆实、羚羊角、人参、白附子、桂枝、牛膝、薏苡仁、乌蛇、犀角、白鲜皮、地骨皮、柏子仁。治肝虚中风，头痛目眩，胸中客热，气壅冲心烦闷，升麻汤：升麻、前胡、玄参、地骨皮、羚羊角屑、葛根、酸枣仁。治肝虚中风，目眩视物不明，筋肉抽掣，白鲜皮汤：白鲜皮、人参、芍药、川芎、知母、款冬花、百合、前胡、茯神、防风、黄芩。治肝中风四肢挛急，身体强直，雄黄丸：雄黄、生天南星、续断、桂枝、乌头、茵芋、天雄、羌活、白附子、木香。治肝脏中风肢体拘急，头痛旋晕，犀角丸：犀角、独活、川芎、羚羊角、防风、天麻、人参、白僵蚕、天南星、全蝎、丹砂、龙脑、麝香。治肝脏中风筋脉不利，四肢挛痹，天麻丸：天麻、苦参、细辛、菖蒲、牛膝、赤箭、附子、地榆、人参、川芎、桂枝、木香、陈橘皮、防风、当归、赤芍、酸枣仁、独活、威灵仙、藁本。治肝脏中风手足少力，筋脉拘急，骨痛项背强，皮肤瘙痒，口㖞目眩，羌活散：羌活、独活、白芷、防风、蔓荆实、藿香叶、川芎、天麻、蝉蜕、雄黄、桂枝、全蝎、麻黄、白附子。治肝中风肢体不遂，头目昏眩，四肢无力，补虚损，益元阳，天雄散：天雄、山茱萸、桂枝、附子、秦艽、独活、山芋、白蔹、干姜、狗脊、干漆、防风。治肝脏中风手足麻痹，筋脉拘挛，丹砂丸：丹砂、川芎、羌活、荆芥、半夏、白附子、天南星、全蝎。治肝风头目瞤动，筋络拘急，或肢体弛缓不收，天麻丸：天麻、防风、甜瓜子、威灵仙、玄参、地榆、乌头、龙脑、麝香。

〖正常钾型周期性瘫痪－肾风肌弱证〗

辨识要点：① 正常钾型周期性瘫痪诊断；② 常染色体显性遗传；③ 10 岁前发病；④ 夜间或清晨醒来时发现四肢或部分肌肉瘫痪；⑤ 发音不清；⑥ 呼吸困难；⑦ 发作常持续 10 日以上；⑧ 补钠后好转；⑨ 血清钾水平正常。

临床决策：补肾祛风。

治疗推荐：①《太平圣惠方》卷 14 附子散。附子、熟地、川芎、桂心、人参、茯苓、桑螵蛸、当归、沉香、牛膝、磁石、石斛、肉苁蓉，常规剂量，每日 2 次水煎送服聚香羊肉丸 30 粒。②《传信适用方》聚香羊肉丸：木香、丁香、白豆蔻、红豆、肉豆蔻、胡椒、附子、荜茇、干姜、诃子肉、高良姜、陈皮、草果子、厚朴各半两，肉苁蓉、鹿茸各一两，缩砂仁三两，精羊肉二斤，上为细末，别用神曲研为细末，做熟糊丸如梧桐子大，每次 30 粒，每日 2 次温水送服。③ 大量生理盐水静脉滴入。④ 10％葡萄糖酸钙 10 ml 每日 2 次静脉注射。⑤ 口服钙片每日 0.6～1.2 g 及食盐 10～15 g。⑥ 乙酰唑胺每日 0.25 g 每日 2 次口服。⑦ 间歇期口服氟氢可的松和乙酰唑胺预防。⑧ 避免进食含钾多的食物如肉类、香蕉、菠菜、薯类。

常用药物：薏苡仁，石南叶，牛膝，桂枝，当归，黄芪，天麻，附子，羌活，防风，石斛，萆薢，续断，狗脊，肉苁蓉，木瓜。

思路拓展：①《圣济总录·肾中风》。肾风之状多汗恶风，脊痛不能正立，其色，隐曲不利。诊在肌上,其色黑。夫身之本在肾,受五脏六腑之精神以养百骸九窍。肾受风则诸阳之气不能上至于头面,故有面庞然浮肿之证。阳气虚者则多汗恶风,肾主骨,骨不强则脊痛不能立,精神衰弱则志意昏沉。善恐多忘皆肾风证也。治肾中风踞而腰痛,脚肿疼重,耳鸣面黑,志意不乐,海桐皮散:海桐皮、五加皮、萆薢、薏苡仁、虎骨、枳壳、赤芍、牛膝、恶实、防风、续断、杜仲、郁李仁、熟地。治肾中风腰脚不遂,骨节酸疼,筋脉拘急,行履艰难,两胁牵痛,杜仲丸:杜仲、牛膝、萆薢、酸枣仁、当归、防风、丹参、赤芍药、桂枝、肉苁蓉、石斛、附子、郁李仁、槟榔。治肾中风腰胯重疼,脚膝无力,胸中气满,两胁膨胀,防风丸:防风、茯苓、酸枣仁、肉苁蓉、五味子、桂枝、石斛、人参、山茱萸、槟榔、熟地。治肾中风腰膝骨髓疼痛,转动不得,白花蛇丸:白花蛇、羌活、白附子、麻黄、桂枝、川芎、全蝎、防己、附子、干姜、蜀椒、乌头。治肾风腰脚痛痹不仁,骨髓酸疼,不能久立,渐觉消瘦,防风汤:防风、羌活、黄芪、五加皮、牛膝、丹参、酸枣仁、桂枝、赤芍药、麻黄、槟榔、当归、木通。治肾中风腰脊疼强,不得俯仰,言语謇涩,志意不定,牛黄天麻散:牛黄、天麻、天雄、枸杞子、人参、白附子、干姜、羌活。治肾中风筋急,两膝不得屈伸,手不为用,起居增剧,恶风寒,通身流肿生疮;凡风冷疾病在腰膝,挛急缓纵,悉理之,天雄浸酒:天雄、蜀椒、乌头、茵芋、干姜、附子、防风、踯躅、酒。治肾中风下注腰脚痹弱,利关节坚筋骨除头面游风补虚劳益气力,石斛浸酒:石斛、炙黄芪、丹参、牛膝、人参、杜仲、五味子、茯苓、枸杞子、天门冬、山茱萸、萆薢、防风、天冬、细辛、生姜、薏苡仁。治肾中风恶风多汗,面浮肿,腰脊痛不能正立,面色枯黑,吴茱萸丸:吴茱萸、茯苓、羌活、独活、木香、细辛、川芎、附子、山茱萸、牛膝、石斛、菟丝子、萆薢。②《传信适用方》为吴彦夔刊于南宋庚子1180 年。吴彦夔字节夫,生于北宋政和丁酉1117 年,湖北阳新人,南宋绍兴戊辰进士。《传信适用方》辑选经世名方及各家验案效方白鹤散、枨汤、传信散、葱术散、二十四味养脾丸、煎附子法、解五毒救命散、聚香羊肉丸、凉血护肌膏、露华汤、温脑散、应痛散、御米饮子、阿胶散、八神汤、必效饮子、参苓散、仓廪汤、仓廪汤、草果饮、车螯散、沉香鹿茸丸、沉香散、赤茯苓散、苁蓉牛膝丸、大圣一粒金丹、大效琥珀散、导痰汤、地黄丸、地榆散、丁香丸、丁香丸、洞庭汤、二生汤、肥儿丸、枸杞煎、瓜蒌散、瓜蒌汤、和解散、黑散子、琥珀散、黄金散、既济丹、建脾汤、椒红丸、金不换正气散、九气汤、快气汤、款冬花膏、羚羊角散、六和汤、六一汤、六一丸、清膈散、圣功散、香芎散、一捻金散等57 方。现存清刻本、四库全书本、当归草堂医学丛书本、1959 年人民卫生出版社据四库全书影印本。

多发性肌炎和皮肌炎

多发性肌炎(polymyositis)是弥漫性骨骼肌炎症性自身免疫性疾病。以对称性四肢近端肌肉无力伴压痛等为主要临床表现。多发性肌炎伴发典型皮疹者称皮肌炎。病理特点：骨骼肌炎性改变,肌纤维变性、坏死、萎缩、再生和炎症细胞浸润,浸润的炎症细胞可以呈灶状分布或散在,PM 中炎细胞主要是 CD8$^+$T 淋巴细胞、单核细胞和少量 B 淋巴细胞,多分布于肌内膜,也可位于肌束膜和血管周围,可见活化的炎症细胞侵入非坏死肌纤维。病程长者可见肌束膜及肌内膜结缔组织增生。DM 特异的肌肉病理改变是束周肌纤维萎缩、微血管病变和炎症细胞浸润,浸润的炎症细胞主要是 CD4$^+$T 淋巴细胞和 B细胞,主要聚集于肌束膜和血管周围,肌束膜内血管可见管壁增厚、管腔狭窄和血栓形成,血管壁可见 IgG、IgM、C3 等沉积。电镜下淋巴细胞浸入肌纤维的肌膜下,肌丝断裂,空泡样变,Z 线消失,肌细胞再生,毛细血管可见内皮细胞和基底膜增厚,并出现微管包涵体,管腔狭窄甚至闭塞。

〖皮肌炎-风毒皮肌痹证〗

辨识要点：① 符合皮肌炎诊断；② 同时累及骨骼肌和皮肤；③ 急性或亚急性四肢近端及骨盆带肌无力伴压痛,腱反射减弱或消失；④ 皮疹多先于或与肌肉无力同时出现；⑤ 少数患者皮疹在肌无力之后发生；⑥ 眶周和上下眼睑水肿性淡紫色斑；⑦ 四肢关节伸面的水肿性红斑；⑧ 光敏性皮疹；⑨ 面部蝶形红斑；⑩ 血清肌酶增高；⑪ 血沉增快；⑫ 肌电图呈肌源性损害、神经传导速度正常；⑬ 肌炎特异性抗体 MSAs、Jo-1、PL-7 等升高；⑭ 1/3 患者类风湿因子和抗核抗体阳性,免疫球蛋白及抗肌球蛋白的抗体增高；⑮ 24 h 尿肌酸增高；⑯ 活检见典型肌炎病理表现；⑰ 少数病例可能伴发恶性肿瘤如乳腺肿瘤、肺癌、卵巢癌和胃癌等；⑱ 舌红舌黄脉弦。

临床决策：祛风解肌。

治疗推荐：①《黄帝素问宣明论方·诸风总论》防风通圣散。防风、大黄、芒硝、荆芥、麻黄、栀子、芍药、连翘、甘草、桔梗、川芎、当归、石膏、滑石、薄荷、黄芩、白术,常规剂量,每日 2 次水煎服。②《摄生秘剖》百药长：当归、川芎、白芍、地黄、白术、茯苓、天冬、麦冬、牛膝、杜仲、补骨脂、茴香、五味子、枸杞子、陈皮、半夏、苍术、厚朴、枳壳、香附、砂仁、肉桂、羌活、独活、白芷、防风、乌药、秦艽、何首乌、萆薢、干茄根、蚕沙、干姜、红枣、烧酒,各药共享一绢袋盛之,悬挂瓺中,再火烧酒封固,窖半月。随其量之大小多寡饮之,不拘时候。其药滓晒干,研为细末,为丸服亦妙。③ 口服泼尼松每日 1～1.5 mg/kg,最大剂量每日 100 mg。维持量每日 10～20 mg,维持 1～2 年。④ 急性或重症患者可首选大剂量甲泼尼龙 1 000 mg 静滴,每日 1 次,连用 3～5 日,然后逐步减量。⑤ 激素治疗不满意时加用甲氨蝶呤,其次为硫唑嘌呤、环磷酰胺、环孢素 A。⑥ 免疫球蛋白每日 1 g/kg,静滴连续 2 日；或每日 0.4 g/kg 静脉滴注,每月连续 5 日,4 个月为 1 个疗程。

常用药物：防风,大黄,荆芥,麻黄,栀子,芍药,连翘,川芎,当归,石膏,薄荷,黄芩,白术,萆薢,防葵,诃黎勒,秦艽,牛膝,木瓜,地黄,天冬,麦冬,羌活,独活,白芷,蚕沙。

思路拓展：①《黄帝素问宣明论方·诸风总论》。《素问》云诸风掉眩强直,肢痛软戾,里急筋缩,皆足厥阴风木之位,肝胆之气也。风为病者,或为寒热,或为热中,或为寒中,或为疠风,或为偏枯,或为腰脊强痛,或为耳鸣鼻塞诸证,皆不仁,其病各异,其名不同。《经》云风者善行而数变,腠理开则洒然寒,闭则热而闷。风气俱入,行于诸脉分肉之间,与卫气相干,其道不利,致使肌肉,而有疡也。卫气所凝而不行,故其肉有不仁也。分肉之间,卫气行处,风与卫气相抟,俱行肉分,故气道涩而不利。气道不利,风热内郁,卫气相抟,肉而疮出。卫气被风郁,不得传遍,升凝而不行,则肉不仁也。谓皮肉而不知寒热痛痒,如木石也。《经》曰风者,百病之首也。其变化,乃为他病无常,皆风气所发也。以四时五运六气千变万化,冲荡推击无穷,安得失时而绝也。故春甲乙伤于风者为肝风,夏丙丁伤于风者为心风,季夏戊己伤于风者为脾风,秋庚辛伤于风者为肺风,冬壬癸伤于风者为肾风。风中五脏六腑,自俞而入,为脏腑之风。肺风之状,多汗恶风,色白,时嗽短气,昼则微,暮则甚。心风之状,善怒,色赤,病甚则言不可快。肝风之状,善悲,色微苍,嗌干,善怒,时憎女子。脾风之状,身体怠堕,四肢不收,色薄微黄,不嗜饮食。肾风之状,面然浮肿,脊痛不能正立,其色,隐曲不利。又曰:风寒热,诸疾之始生也。人之腑腑,皆风之起。谓火热,阳之本也。谓曲直动摇,风之用也。眩运呕吐,谓风热之甚也。夫风热怫郁,风大,生于热,以热为本而风为标。言风者,即风热病也。风气壅滞,筋脉拘卷,肢体焦痿,头目昏眩,腰脊强痛,耳鸣鼻塞,口苦舌干,咽嗌不利,胸膈痞闷,咳呕喘满,涕唾稠黏,肠胃燥热结便,溺淋闭,或夜卧寝汗,切牙睡语,筋惕惊悸,或肠胃怫郁结,水液不能浸润于周身,而但为小便多出者。或湿热内郁,而时有汗泄者。或因亡津液而成燥,淋闭者。或因肠胃燥郁,水液不能宣行于外,反以停湿而泄。或燥湿往来,而时结时泄者。或表之阳和正气与邪热相合,并入于里,阳极似阴,而战烦渴者。表气寒故战,里热甚则渴。或虚气久不已者合则病作,离则病已。或风热走注,疼痛麻痹者。或肾水真阴衰虚,心火邪热暴甚而僵仆。或卒中,久不语。或一切暴喑而不语,语不出声。或暗风痫者。或洗头风。或破伤,或中风,诸潮搐,并小儿诸疳积热。或惊风积热。伤寒、疫疠而能辨者。或热甚怫结,而反出不快者。或痘黑陷将死。或大人小儿风热疮疥,及久不愈者。或头生屑,遍身黑黲,紫白斑,或面鼻生紫赤风刺瘾疹,俗呼为肺风者。或成疠风,世传为大风疾者。或肠风痔漏。并解酒过热毒,兼解利诸邪所伤,及调理伤寒未发汗,头项身体疼痛者,并两感诸证。兼治产后血液损虚,以致阴气衰残,阳气郁甚,为诸热证,腹满涩痛,烦渴喘闷,谵妄惊狂。或热极生风,而热燥郁,舌强口禁,筋惕肉,一切风热燥证,郁而恶物不下,腹满撮痛而昏者。兼消除大小疮及恶毒。兼治堕马打扑伤损疼痛。或因而热结,大小便涩滞不通,或腰腹急痛,腹满喘闷者。防风通圣散:防风、川芎、当归、芍药、大黄、薄荷叶、麻黄、连翘、芒硝各半两,石膏、黄芩、桔梗各一两,滑石三两、甘草二两、荆芥、白术、栀子各一分,上为末,每服二钱,水一大盏,生姜三片,煎至六分,温服。涎嗽,加半夏半两,姜制。曹同知通圣散:防风、芍药各二钱半,甘草三两,荆芥三钱半,薄荷一两,白术一分,石膏一两,川芎半两,滑石三两,当归半两,大黄半两,麻黄半两,山栀子一分,连翘半两,桔梗一两,无芒硝,无缩砂。崔宣武通圣散:防风、芍药、荆芥、当归、白术、山栀子各一分,川芎、大黄、薄荷、连翘、黄芩、桔梗、缩砂各半两,甘草、石膏各一两,滑石三两。刘庭瑞通圣散:此方有缩砂,无芒硝,其余皆同。缘庭瑞于河间守真先生礼师传之。随从二年,始受于方,斯且取为瑞而可准凭以用之,兼庭瑞以用治病,百发百中,何以疑之,因录耳。但庭瑞临时以意加减,一根据前法。嗽加半夏半两,生姜制。防风天麻散治风湿麻痹走注,肢节疼痛,中风偏枯,或暴音不语,内外风热壅滞,解昏眩:防风、天麻、川芎、羌活、香白芷、草乌头、白附子、荆芥穗、当归、甘草各半两,滑石二两,上为末,热酒化蜜少许,调半钱,加至一钱,觉药力营运,微麻为度。或炼蜜为丸,如弹子大,热酒化下一丸或半丸,细嚼,白汤化下亦得。散郁结,宣通气。如甚者,更服防风通圣散。②《医方考·防风通圣散》:风热壅盛,表里三焦皆实者,此方主之。防风、麻黄,解表药也,风热之在皮肤者,得之由汗而泄;荆芥、薄荷,清上药也,风热之在巅顶者,得之由鼻而泄;大黄、芒硝,通利药也,风热之在肠胃者,得之由后而泄;滑石、栀子,水道药也,风热之在决渎者,得之由溺而泄。风淫于膈,肺胃受邪,石膏、桔梗,清肺胃也;而连翘、黄芩,又所以祛诸经之游火;风之为患,肝木主之,川芎、归、芍,和肝血也,而甘草、白术,又所以和胃气而健脾。刘守真氏长于治火,此方之旨,详且悉哉!③《删补名医方论·防风通圣散》:亦治失下发斑,三焦火实。全方除硝、黄名双解散,解表有防风、麻黄、薄荷、荆芥、川芎,解里有石膏、滑石、黄芩、栀子、连翘,复有当归、芍药以和血,桔梗、白术、甘草以调气,营卫皆和,表里俱畅,故曰双解。本方名曰通圣,极言其用之妙耳。

〖多发性肌炎-风毒肌痹证〗

辨识要点:① 符合多发性肌炎诊断;② 急性或亚急性起病;③ 对称性四肢近端骨骼肌无力伴压痛;④ 颈肌无力伴压痛;⑤ 血清肌酶增高;⑥ 血沉增快;⑦ 肌电图呈肌源性损害;⑧ 吞咽困难;⑨ 构音障碍;⑩ 活检见典型肌炎病理表现;⑪ 发热;⑫ 少数病例可能伴发恶性肿瘤如乳腺肿瘤、肺癌、卵巢癌和胃癌等;⑬ 舌红舌黄脉弦。

临床决策:祛风解肌。

治疗推荐:①《陈素庵妇科补解》秦艽寄生汤。秦艽、桑寄生、白芍、当归、熟地、蒲黄、续断、独活、广皮、红花、山楂、香附、乌药,常规剂量,每日2次水煎服。②《太平圣惠方》卷87蟾酥丸:蟾酥、麝香、蝉蜕、地龙、蛇蜕皮灰各一分,猪胆二个,青黛、龙脑、朱砂各三分,除蟾酥外,余药为细末,以猪胆化蟾酥和丸如粟米粒大,每次5丸,每日2次温水送服。③ 口服泼尼松每日1～1.5 mg/kg,最大剂量每日100 mg。维持量每日10～20 mg,维持1～2年。④ 急性或重症患者可首选大剂量甲泼尼龙1 000 mg静滴,每日1次,连用3～5日,然后逐步减量。⑤ 激素治疗不满意时加用甲氨蝶呤,其次为硫唑嘌呤、环磷酰胺、环孢素A。⑥ 免疫球蛋白每日1 g/kg,静滴连续2日;或每日0.4 g/kg静脉滴注,每月连续5日,4个月为1个疗程。

常用药物:泽兰,桂枝,海风藤,海桐皮,白芷,芜荑,白术,人参,防风,丹参,川芎,当归,地黄,秦艽,桑寄生,白芍,独活,红花,香附,乌药,蟾酥,蝉蜕,地龙,蛇蜕,青黛,龙脑。

思路拓展:《陈素庵妇科补解》。秦艽去新旧诸风益肝胆,寄生祛风暖筋骨,白芍、当归、熟地、蒲黄、川断行周身筋脉,独活祛下部之邪,广皮行气,红花行血,山楂行气行血,香附行气通利三焦,乌药顺气主腰以下之病。产后气血俱虚,气虚则气之行于脉外也,多壅而不能周通一身,血虚则血之行于脉中也,常滞而不能滋荣于一体。外风乘虚而入,余血因虚而阻,遍身筋脉时作疼痛,甚则腰背强硬,不能俯仰,手足拘挛,不能屈伸,或身热头痛,或咳唾多痰,久则为痿痹,为瘫痪,为半身不遂诸症。是方秦艽、独活、寄生以祛风,香附、陈皮、乌药以利气,四物、川断以养血,红花、蒲黄、山楂以行血,壅者散之,滞者行之,周身流通,毫无阻碍,外风不入,内风不留,有何疼痛哉。

进行性肌营养不良

进行性肌营养不良症(progressive muscular dystrophy)是遗传性肌肉变性疾病。以缓慢进行性加重的对称性肌肉无力和萎缩等为主要临床表现。病理特点：各种类型的进行性肌营养不良症的肌肉病理改变主要为肌纤维的变性、坏死、萎缩和再生，肌膜核内移增多。随着病情进展，光镜下肌细胞大小差异不断增加，有的萎缩，有的代偿性增大，呈镶嵌分布；萎缩的肌纤维间有大量的脂肪细胞和纤维结缔组织增生。进行性假肥大性型和贝克型肌纤维均受累，为非特异性改变。电镜下肌原纤维排列紊乱或断裂，Z 线破坏或消失，肌细胞膜有锯齿状改变。各种类型的特异性蛋白改变需用相应的抗体进行检测，如 DMD 和 EDMD 患者的肌活检标本分别用抗肌萎缩蛋白抗体和 emerin 抗体进行免疫组化染色可见抗肌萎缩蛋白和 emerin 蛋白缺失，对诊断有决定性意义。遗传方式主要为常染色体显性、隐性和 X 连锁隐性遗传。电生理表现主要为肌源性损害、神经传导速度正常。组织学特征主要为进行性的肌纤维坏死、再生和脂肪及纤维结缔组织增生，肌肉无异常代谢产物堆积。

〖进行性假肥大性肌营养不良-先天筋肌虚损证〗

辨识要点：① 符合进行性假肥大性肌营养不良诊断；② 肌肉假性肥大；③ X 连锁隐性遗传；④ 3～5 岁隐匿出现骨盆带肌肉无力；⑤ 上楼及蹲位站立困难；⑥ 鸭步；⑦ Gowers 征；⑧ 翼状肩胛；⑨ 血清肌酸激酶显著升高血清肌酐明显下降；⑩ 心肌损害；⑪ 肌电图呈典型的肌源性损害但神经传导速度正常；⑫ 不同程度智能障碍；⑬ 12 岁左右不能行走需坐轮椅；⑭ 肌肉活检示肌肉均明显萎缩坏死和间质脂肪和纤维结缔组织增生；⑮ 腱反射消失；⑯ 抗肌萎缩蛋白抗体阳性；⑰ 基因检测示基因突变；⑱ 舌红苔白脉细。

临床决策：强筋健肌。

治疗推荐：①《冯氏锦囊秘录·锦囊治疗方论》全真一气汤。熟地八钱、麦冬三钱、鸡腿白术三钱、牛膝三钱、五味子一钱五分、制附子二钱、人参三钱，水煎，冲参汤服。人参由二至三钱加至四至五钱，虚极者一至二两，随症任用，另煎冲入前药。如肺脉洪大，元气未虚，竟用前药，不必冲参。②《外台秘要》卷 15 独活散：独活、白术、防风、细辛、人参、干姜、天雄、桂心、瓜蒌各一两，常规剂量研末为散，每日五钱，每日 2 次煎散为汤温服。③ 基因治疗及干细胞移植治疗有望成为有效的治疗方法。

常用药物：巴戟天，地黄，木瓜，山药，白术，天雄，葳蕤，杜仲，牛膝，桑寄生，五加皮，狗脊，核桃仁，女贞子，石斛，菟丝子，五加皮。

思路拓展：《冯氏锦囊秘录·全真一气汤》。全真方意本归藏，术附人参熟地黄，妙入麦冬牛膝味，相生相胜济坤阳。天地之间，毋论胎卵湿化。凡有生之物，莫不假诸阳气以为生发之根，及其终也。必阳气去而生气始绝，明乎此，则救生者当知其所重矣。故圣人当药制方。总为保全此气，即因客邪为害，爰立治标之方，所谓迎而夺之，诚恐久客于身，而为元气之贼，更为保全此气起见也。何后人不察先圣之苦心，不察病情之至理，勿详脉势之盈虚，复昧药用之变化，勿审寒热之假真，漫将千古以上成方，强合今人相类之异症，甚至一遇发热即为疏散，疏散勿效，消导继之，病尚不已，则茫然无措，和解寒凉迟利之药，杂然而进，嗟乎，有是病者病当之，无是病者元气受伤而日困矣。津滋耗竭，虚火妄升，气勿藏源，上迫喘促，理宜然也。倘不问虚实，尚为因热清火，因喘消痰，因渴凉胃，以假有余之症，从真实热之治，未有不致元阳丧尽神气脱完而后已。至于幼科谓之哑科,疾病痛苦,勿能告人,悉任医药,幸而中者,得以全生,塞而厄者,率罹其害,况芽儿神气未全,易虚易实,岂堪既受伤于病,复受伤于药,每见妄汗妄下之剂一投,精神顿增沉困,或气短而似喘非喘,或虚极而似惊非惊,此时若不猛省,培补本元,保全神气,尚可留一线之微阳,以为再生之根本,设或因喘而治痰理气,因惊而清热镇心,势必将丹田所剩依稀之元阳消磨而丧尽,形骸浮越之神魂,驱逐以去身,必致死而后已,何其惨哉!余治洪姓郎,未及一周,时当暑月,壮热多日,神气困倦,唇舌焦燥,饮乳作呕,五心身热如烙,脉则洪数而弦,问其前服之药,乃发散消导数剂,复疑麻疹,更为托表。余曰:久热伤阴,阴已竭矣。复加托表,阳外越矣。若不急为敛纳,何以续阴阳于垂绝哉!乃用熟地四钱,炒燥麦冬一钱五分、牛膝一钱二分、五味子二分、制附子四分,煎服一剂而热退,次日更加炒黄白术一钱六分,另煎人参冲服而愈。更治沈观祉令孙年方三岁,发热数日而见麻疹,才一日而面上尽没,神气困极,蛔虫口出。不一而足,数日不食,下泻上喘,唇口焦裂,五心壮热。手足指尖皆冷,脉则细数无伦,两尺更弱,医者病家,咸为疹毒归脏,热极于胃,故蛔虫连出也。殊不知病患之神气欲脱,五脏俱困,脾虚不能健运,何能纳食消谷?谷食久虚,虫无所食,又兼泽液枯槁,虚火熏蒸,脏腑燥热,虫难安其身而出也。况诸麻疹,多由内伤失调,脾胃不足,是以荣气逆行,阴覆于外耳。凡血盛气壮,则色绛而焮发,血虚气弱,则色白而隐伏,有何毒之轻重乎?而上退缩者,阳虚不能升发也。有何毒之内攻乎?喘促者,气短难续也。唇焦者。脾津耗竭也。五心壮热者,阴亏火烁也。泄泻不食者,真火衰而脾不运也。寸关细数而尺弱者,气虚血虚,虚火浮上而不藏也。若非阴中补火,使龙雷敛纳,存此一点余阳,何以为生身活命之本?况急则治其标,缓则治本,今日之急,本气欲脱也。《经》所谓:有标而本之,本而标之,以所急为标本也。倘不知所急,仍谓麻疹余毒,解利清托为事,恐神气先尽于麻毒之先矣,况大痈肿毒,皆气血留结而成形,因何脏之虚处而发现于其部,旨本身气血中之病也。岂真有何毒入于气血中而为害乎?岂可以俗尚解毒之方,而委人性命于垂绝?乃以熟地六钱、丹皮二钱、生麦冬三钱、牛膝二钱、制附子六分,煎服一剂,假火假热全消,真寒真虚毕露,神气更倦。余曰:阴已少腹,当补气以助其发生,乃照前方另煎人参二钱冲服,服后昏睡彻夜,神气渐爽,身热喘促全安,始能饮粥,而微呕乃胃气久虚之故也。乃用熟地五钱、炒燥麦冬二钱、炒黄白术二钱、牛膝一钱六分,五味子三分,制附子八分,另煎参汤冲服,三四剂而痊愈,或疑五味酸敛,有碍麻疹,是尚泥于麻疹为有迹之毒,而未达乎气血无形之所化也。况有附子之大力,通经达络,何虑五味子酸收小技哉!若不借此少敛,则五脏浮散之残阳,何因藏纳而为发生之根本乎。

〖贝克肌营养不良-先天筋肌虚损证〗

辨识要点:① 符合贝克肌营养不良诊断;② X连锁隐性遗传;③ 临床表现与进行性假肥大性型相似;④ 首先累及骨盆带肌和下肢近端肌肉逐渐波及肩胛带肌;⑤ 腓肠肌假性肥大;⑥ 血清肌酸激酶显著升高;⑦ 血清肌酐明显下降;⑧ 肌电图和肌活检均为肌源性损害;⑨ 肌肉MRI检查示变性肌肉呈虫蚀现象;⑩ 5～15岁起病;⑪ 进展缓慢;⑫ 病情较轻;⑬ 12岁以后尚能行走;⑭ 心脏很少受累;⑮ 智力正常;⑯ 骨骼肌膜抗肌萎缩蛋白表达减少;⑰ 舌红苔白脉细。

临床决策:强筋健肌。

治疗推荐:①《冯氏锦囊秘录·治疗方论》全真一气汤。熟地八钱、麦冬三钱、鸡腿白术三钱、牛膝三钱、五味子一钱五分、制附子二钱、人参三钱,水煎,冲参汤服。人参由二至三钱加至四至五钱,虚极者一至二两,随症任用,另煎冲入前药。②《杨氏家藏方》卷2独活散:川芎、独活、防风、藁本、旋覆花、蔓荆子、细辛、石膏、炙甘草,常规剂量研末为散,每日五钱,每日2次煎散为汤温服。③基因治疗及干细胞移植治疗有望成为有效的治疗方法。

常用药物:熟地,麦冬,白术,牛膝,五味子,附子,人参,川芎,独活,防风,藁本,旋覆花,蔓荆子,细辛,炙甘草。

思路拓展:《冯氏锦囊秘录·全真一气汤》。凡观古人之用药,一开一阖皆不失疏泄闭藏至意也。张以此方常治瘾疹阴分焦灼,热极烦躁,上喘下泻,上实下虚上热下寒之症,投服即愈,正吴鹤皋所谓,以参附而治疹者,法之变也。医不达权,安足语此?况附用阴药为君,则惟有回阴制火之力,尚何存辛热强阳之性哉!故药云饵者,是饵其火之下归也。古云,附子无干姜不熟之语可进思矣。张竭鄙见,谨立前方,加减出入。活人甚众,见功甚速,取用甚多,去病甚稳。盖发热之由,未有不因阴虚者,未有火不浮越而头疼口渴者,未有火浮越而不烁害肺家者,未有中气不虚者,未有不因内伤外劳而致者,未有不上假热而下真虚者,未有外邪而不虚人本气者,此方阴阳具备,燥润合宜,驱邪扶正,达络通经,药虽七味,五脏均滋,保护森严,外邪难入,功专不泛,补速易臻,滋阴而不滞,补脾而不燥,清肺而不寒,壮火而不热,火降而心宁,荣养而肝润,但以意成方,惟堪意解,或疑其地黄多而泥膈,殊不知重可坠下,浊可补阴,正取其重浊濡润下趋,况兼白术共剂,则燥者不能为燥,滞者不能为滞矣。或嫌其杂,奈小病暴病,或在一经,大病久病必兼五脏,五脏既已互虚。若不合众脏所欲以调之,难免反增偏胜偏害之祸,况土金水一气化源,独不观古方中五脏兼调者乎!或嫌其白术多用而滞,殊不知犹参力多则宣通,少则壅滞,岂不闻塞因塞用而有白术膏者乎!或嫌其热而燥,殊不知附子随引异功,可阴可阳,可散可补,同补气药,可追失散之元阳。同养血气,可扶不足之真阴。引发散药,则逐在表之风邪。引温暖药,则祛在里之寒湿。况独不念附子理中汤,更为纯阳之剂耶,盖附子理中,单为脾胃虚寒,中宫无阳而设,故一味汤药温补,名曰理中,此则更为脾肾阴阳两虚,上焦火多,下焦火少,脾阴不足,肾阴虚殒,盖少阴脏中,重在真阳,阳不回,则邪不去。厥阴脏中,脏司藏血,血不养,则脉不起,故用此以使火降水土健运如常,精气一复,百邪外御,俾火生土,土生金,一气化源,全此一点真阴真阳,镇纳丹田,以为保生之计而已,即名之曰:全真一气汤。张但苦心为济世而设,谨陈管见,高明鉴诸,但制度须得其所,方便药性调和,逐队争先,功成于一,其中轻重,因证合宜,燥涸则熟地倍之,肺热则麦冬多用,脾虚则白术重投,阳虚则附子多加,元气大虚,则人参大进,气浮气散则牛膝五味略多,制方之鄙见若斯,用方之高明变迁无尽也。倘有假阳在上者,去参用之。以上六味,必先煎好,另煎人参,浓汁冲服,则参药虽和,而参力自倍,方能驾驱药力,克成大功。若入剂内同煎,则渗入群药,反增他药之长,而减人参自己之力,不独是也。凡药大有力量者,或单服,或二三味同服,则更见其功。若和群药,则彼此拘制,不能独发,功过皆掩,即如紧要之药四五六味,杂入平缓者二三味,则紧者俱缓矣。如醇酒加以淡水,愈多愈淡,此理易明。用药者岂可谓多多益善乎!奈近昧斯理者,惟务不补不攻,不痛不痒,头痛川芎、脚痛牛膝,身热黄芩,口渴石膏,胀闷枳壳,初热羌独,久热升麻,以为平正,人皆羡之,医皆宗之,宁可见死而不救,以为秘授良法,可以保名避谤也。设能洞见生死源头,深明轻重病理,则自有卓然去病之方,必非寻常无气无味之药,则人皆谓霸道猛剂而畏之，医皆群起而毁之，大危伤生之病，人反安之，大力救生之药，人反畏之，嘻！以致病者夭折愈多，而医者学问难长矣。谨将此汤治疗功效，具陈于后，以证其验。张竭鄙见，谨立前方，加减出入，活人甚众，见功甚速，取用甚多，去病甚稳。盖发热之由，未有不因阴虚者，未有火不浮越而头疼口褐者，未有火浮越而不烁害肺家者，未有中气不虚者，未有不因内伤外劳而致者，未有不上假热而下真虚者，未有外邪而不虚人本气者，此方阴阳具备，燥润合宜，驱邪扶正，达络通经，药虽七味，五脏均滋，保护森严，外邪难入，功专不泛，补速易臻，滋阴而不滞，补脾而不燥，清肺而不寒，壮火而不热，火降而心宁，荣养而肝润，但以意成方，惟堪意解，或疑其地黄多而泥膈，殊不知重可坠下，浊可补阴，正取其重浊濡润下趋，况兼白术共剂，则燥者不能为燥，滞者不能为滞矣。或嫌其杂，奈小病暴病，或在一经，大病久病必兼五脏，五脏既已互虚。若不合众脏所欲以调之，难免反增偏胜偏害之祸，况土金水一气化源，独不观古方中五脏兼调者乎！或嫌其白术多用而滞，殊不知犹参力多则宣通，少则壅滞，岂不闻塞因塞用而有白术膏者乎！或嫌其热而燥，殊不知附子随引异功，可阴可阳，可散可补，同补气药，可追失散之元阳。同养血气，可扶不足之真阴。引发散药，则逐在表之风邪。引温暖药，则祛在里之寒湿。况独不念附子理中汤，更为纯阳之剂耶，盖附子理中，单为脾胃虚寒，中宫无阳而设，故一味汤药温补，名曰理中，此则更为脾肾阴阳两虚，上焦火多，下焦火少，脾阴不足，肾阴虚殒，盖少阴脏中，重在真阳，阳不回，则邪不去。厥阴脏中，脏司藏血，血不养，则脉不起，故用此以使火降水土健运如常，精气一复，百邪外御，俾火生土，土生金，一气化源，全此一点真阴真阳，镇纳丹田，以为保生之计而已，即名之曰：全真一气汤。张但苦心为济世而设，谨陈管见，高明鉴诸，但制度须得其所，方便药性调和，逐队争先，功成于一，其中轻重，因证合宜，燥涸则熟地倍之，肺热则麦冬多用，脾虚则白术重投，阳虚则附子多加，元气大虚，则人参大进，气浮气散则牛膝五味略多，制方之鄙见若斯，用方之高明变迁无尽也。倘有假阳在上者，去参用之。熟地八钱，如大便不实，焙干用，如阴虚甚者加倍用；制麦门冬，去心，恐寒胃气，拌炒米，炒黄色，去米用三钱，肺虚脾弱者少减之；鸡腿白术，炒深黄色置地上一宿，出火气，不用土炒，如阴虚而脾不甚虚者，人乳拌透，晒干炒黄，三钱，如脾虚甚者，用至四五六钱；牛膝，去芦，由二钱加至三钱；五味子，由八分至一钱五分；制附子，由一钱加至二钱余，水煎冲参汤服，人参由二三钱加至四五钱，虚极者一二两，随症任用，另煎，冲入前药。如肺脉大，元气未虚者，竟用前药，不必冲参汤。此方诚滋阴降火之神剂，然假热一退，真寒便生，切勿过剂，反增虚寒滑泻之症。以上六味，必先煎好，另煎人参，浓汁冲服，则参药虽和，而参力自倍，方能驾驭药力，克成大功。若入剂内同煎，则渗入群药，反增他药之长，而减人参自己之力，不独是也。凡药大有力量者，或单服，或二三味同服，则更见其功。若和群药，则彼此拘制，不能独发，功过皆掩，即如紧要之药四五六味，杂入平缓者二三味，则紧者俱缓矣。如醇酒加以淡水，愈多愈淡，此理易明。用药者岂可谓多多益善乎！奈近昧斯理者，惟务不补不攻，不痛不痒，头痛川芎、脚痛牛膝，身热黄芩，口渴石膏，胀闷枳壳，初热羌独，久热升麻，以为平正，人皆羡之，医皆宗之，宁可见死而不救，以为秘授良法，可以保名避谤也。设能洞见生死源头，深明轻重病理，则自有卓然去病之方，必非寻常无气无味之药，则人皆谓霸道猛剂而畏之，医皆群起而毁之，大危伤生之病，人反安之，大力救生之药，人反畏之，嘻！以致病者夭折愈多，而医者学问难长矣。谨将此汤治疗功效具陈于后，以证其验。

〖面肩肱型肌营养不良-先天筋肌虚损证〗

辨识要点：① 符合面肩肱型肌营养不良诊断；② 常染色体显性遗传；③ 青少年期起病；④ 病情缓慢进展；⑤ 面部和肩胛带肌肉最先受累；⑥ 面部表情减少；⑦ 眼睑闭合无力；⑧ 肩胛带和上臂肌肉萎缩明显；⑨ 逐渐累及躯干和骨盆带肌肉可有腓肠肌假性肥大；⑩ 视网膜病变和听力障碍；⑪ 肌电图为肌源性损害；⑫ 血清肌酸激酶轻中度升高；⑬ 4 号染色体 DNA 片段缩短；⑭ 舌红苔白脉细。

临床决策：强筋健肌。

治疗推荐：① 十全补正汤。人参一钱五分、炙黄芪二钱、酸枣仁二钱、当归一钱二分、白术二钱、白芍一钱二分、茯苓一钱二分、生杜仲二钱、川续断一钱五分、牛膝二钱、甜薄桂八分、大枣二枚，每日 2 次水煎服。②《太平圣惠方》卷 19 独活散：独活、桂心、防风、当归、赤芍、附子、炙甘草，常规剂量研末为散，每日五钱，每日 2 次煎散为汤温服。③ 基因治疗及干细胞移植治疗有望成为有效的治疗方法。

常用药物：人参，炙黄芪，酸枣仁，当归，白术，白芍，茯苓，杜仲，续断，牛膝，桂枝，大枣，熟地，麦冬，五味子，附子。

思路拓展：《冯氏锦囊秘录·全真一气汤》。儒学教谕金老师，夏月身发壮热，头疼咳嗽，医者以为感冒，用羌活、前胡、苏叶、橘半、枳壳之类，未终剂而头疼如破，舌强不清，溃汗黏手，左臂麻木，神气不堪，乃托徐东老招余诊之，按其脉洪大而空，缓而无力，知为气虚类中，误投发散，溃汗不止，当此疏泄之时，能免脱势继至乎，乃以熟地一两二钱、炒麦冬三钱、炒白术四钱、牛膝二钱四分、五味子八分、制附子一钱五分，每剂人参八钱，另煎冲服，日进二剂，不五日而饮食如故，精神渐复。学中一庠生李文渊者，与金老师同日得病，所见之候，所用之医，所服之药，并与金老师无异，遣人询之，一剂发散之后，汗出彻夜，次日告殂矣。老师闻之惊喜交集。户部主政徐老先生夫人，年逾七十，由楚中任所回南，长江惊恐，早晚积劳，到家未几，身发壮热头疼医作伤寒，发散数剂，渐至面赤烦燥，神昏不语，头与手足移动，日夜无宁刻，医者病家俱窘极矣。乃延余治，按其脉细数无伦，重取无力，余曰：此劳极发热，热者乃元阳浮越于表也。更发散之，阴阳将竭矣。非重剂挽之无及，爰用前方，熟地一两六钱、炒麦冬、炒白术各三钱、牛膝二钱、五味子八分、制附子一钱二分，另用人参六钱，煎浓汁冲服，二三剂后，热减神清，后用八味归脾二汤，加减间服而愈，精神倍长。新行洪飞涛之四令郎，因劳伤发热头疼，咳嗽胁痛，一医认为伤寒，大用发散，一剂之后，汗大出而热更甚，神昏见鬼，躁渴舌黑，身重足冷，彻夜不寐，困顿欲尽。乃延余治，按其脉细数无伦，胃脉微极。余曰：劳伤中气发热，东垣先生补中益气汤，为此等病而设，令阴阳气和，自能汗出而解，今更虚其虚，阳气发泄殆尽，所以身愈热而神愈昏，阴阳既脱，自然见鬼目盲，过汗津液亦亡，所以舌黑足冷，阴阳俱绝之候，至于身重异常者，此尤足少阴之极虚症也。盖肾主骨，骨有气以举则轻，无气以举则倍重也。乃急以前方熟地二两、炒麦冬四钱、乳炒白术五钱、牛膝三钱、五味子一钱、制附子二钱，浓煎半碗，人参一两，煎至半钟冲服，口渴另用熟地二两、生麦冬五钱、人参八钱，浓汁碗许代茶饮之，三四剂后，头颅溃汗如雨者渐收，手足心干燥如火者渐润而温和，舌黑渐减，神色渐清，饮食渐思，热退嗽止，其后晨用生脉饮送服十补丸四五钱，午后以归脾加减煎膏成丸如弹子大，圆眼汤化服一丸，不一月而痊愈，精神更胜。

〖肢带型肌营养不良-先天筋肌虚损证〗

辨识要点：① 符合肢带型肌营养不良症诊断；② 常染色体隐性或显性遗传；③ 10～20 岁起病；④ 骨盆带肌肉萎缩；⑤ 腰椎前凸；⑥ 鸭步；⑦ 上楼困难；⑧ 腓肠肌假性肥大；⑨ 肩胛带肌肉萎缩；⑩ 抬臂、梳头困难；⑪ 膝反射比踝反射消失早；⑫ 血清酶明显升高；⑬ 肌电图肌源性损害；⑭ 平均起病后20 年左右丧失劳动能力；⑮ 舌红苔白脉细。

临床决策：强筋健肌。

治疗推荐：①《太平惠民和剂局方》参苓白术散。莲子肉、薏苡仁、缩砂仁、桔梗、白扁豆、白茯苓、人参、甘草、白术、山药,常规剂量,每日 2 次水煎服。②《医方类聚》卷 20 独活散：独活、防风、防己、秦艽、黄芪、芍药、人参、白术、茯神、川芎、远志、升麻、石斛、牛膝、丹参、羚羊角屑、甘草、厚朴、天冬、五加皮、桂心、黄芩、地骨皮、橘皮、麻黄、干地黄、槟榔、藁本、杜仲、乌犀角、薏苡仁、石膏,常规剂量研末为散,每日五钱,每日 2 次煎散为汤温服。③ 基因治疗及干细胞移植治疗有望成为有效的治疗方法。

常用药物：莲子肉,薏苡仁,砂仁,扁豆,茯苓,人参,白术,山药,独活,防风,防己,秦艽,黄芪,芍药,升麻,牛膝,丹参,天冬,五加皮,桂心,黄芩,地骨皮,橘皮,地黄,藁本,杜仲。

思路拓展：《冯氏锦囊秘录·锦囊固本十补丸方按》。《经》曰浊中浊者坚强骨髓,又曰精不足者,补之以味。非地黄性禀地道之至阴,重浊味浓者,其能补阴乎？但色黄而得土之正气,故走心脾。蒸晒至黑,则减寒性而专温补肝肾矣。但肾阴既亏,则木失所养,而肝血定难有余,故虚则补其母,使母能生子,即熟地是也。更虚则复补其子,恐子虚而窃母气,故用山萸以益肝,且精欲固而畏脱,萸味酸涩,更可为收固精髓之用,以助肾家闭藏之职也。山药甘咸,既补脾而入肾,从化源也。茯苓淡渗,搬运下趋,精华既可入肾,而无泽泻久服伤阴之弊,但肾最居下,非牛膝之猛力下行者,其能达之乎？况同杜仲,则坚强筋骨,以为熟地之佐使。然万物生于阳,而不生于阴,如春夏发生长养而秋冬肃杀闭藏,故用地萸一队阴药,更兼肉桂之甘辛,以补命门之真火,附子之健悍,以嘘既槁之阳和,使阴从阳长,盖无阳则阴无以生也。但虑草木无情,更借异类,与精血有情之品。其鹿茸乎,鹿禀纯阳之质,茸含生发之气,助草木而峻补,令无情而俱变有情。然补此火也,而得安其位,则木也,便得归其源,乃成一阳,陷于二阴之坎象,万病俱无,长生之兆,奈人在气交之中,多动少静,动则化火,诚恐辛温之药,乘势僭越于上,再入酸以敛之,咸以降之,之五味子乎？况敛肺金而滋水,生津液而强阴,功专纳气藏源之用。《经》曰：五脏者,神明之脏,故脏无泻法。至于肾者,藏精之所,至阴之处,有虚无实,有补无泻,书曰：十补勿一泻之,此方之谓欤。

〖眼咽型肌营养不良-先天筋肌虚损证〗

辨识要点：① 符合眼咽型肌营养不良诊断；② 常染色体显性遗传；③ 40 岁左右起病；④ 对称性上睑下垂；⑤ 眼球运动障碍；⑥ 轻度面肌无力和萎缩；⑦ 吞咽困难；⑧ 发音不清；⑨ 近端肢体无力；⑩ 血清肌酸激酶轻中度升高；⑪ 舌红苔白脉缓。

临床决策：强筋健肌。

治疗推荐：①《仁斋直指方》大乌药顺气散。当归、芍药、生地、川芎、乌药、陈皮、地龙、香附、砂仁、枳壳、黄芩、半夏、防风、紫苏、桔梗、甘草各半两,乳香、没药、沉香各二钱五分,上为细末,每次五钱,每日

2 次水煎服。②《太平圣惠方》卷 69 独活散：独活、羚羊角屑、桂心、当归、黄芩、附子、麻黄、防风、细辛，常规剂量研末为散，每日五钱，每日 2 次煎散为汤温服。③ 基因治疗及干细胞移植治疗有望成为有效的治疗方法。

常用药物：当归，芍药，生地，川芎，乌药，地龙，香附，枳壳，黄芩，半夏，防风，紫苏，乳香，没药，沉香，独活，桂心，附子，麻黄，细辛。

思路拓展：《冯氏锦囊秘录·煎膏子方》。熟地六两，酸枣仁三两，当归二两，白术四两，白芍一两五钱，茯神二两四钱，远志一两五钱，怀牛膝二两，五味子一两，麦门冬二两，肉桂八钱，上先用建莲子去心衣二斤，入清水煎取头汁，二汁去莲子入前药煎取头汁，二汁滤去渣，慢火炼成极浓膏滋，入前药细末为丸。此方上补君火，以生阳明胃土，下补相火，以补太阴脾土，既补火以生土，复补水以滋土，则土自得化育之功。盖土为湿润之土，此土有用，若成燥裂之土，则为无用之土。在人为病，即燥涩膈噎是也。况心气既能下降，则肾阴自能上交，肺得清肃下输，金水相生不竭，肝血既充，肾阴愈足，木既向荣，土不受克脏腑相生，精神自长，龙火既已下藏，阴精自能上奉矣。

〔埃默里-德赖弗斯肌营养不良-先天筋肌虚损证〕

辨识要点：① 符合埃默里-德赖弗斯肌营养不良诊断；② X 连锁隐性遗传；③ 5～15 岁缓慢起病；④ 肘部屈曲挛缩；⑤ 跟腱缩短；⑥ 颈部前屈受限；⑦ 脊柱强直而弯腰转身困难；⑧ 受累肌群肌肉无力和萎缩；⑨ 腓肠肌无假性肥大；⑩ 心脏传导功能障碍；⑪ 血清肌酸激酶轻中度升高；⑫ 病情进展缓慢；⑬ Emerin 蛋白抗体阳性；⑭ 舌淡苔白脉细。

临床决策：强筋健肌。

治疗推荐：①《冯氏锦囊秘录·治疗方论》加味八味丸。熟地黄一斤，用八两汁水煎汁，去渣，将八两入汁内，煮烂捣烂入药；怀山药四两，炒微黄色；牡丹皮四两，焙；白茯苓三两，入乳拌透，晒干焙；山茱萸去核四两，酒拌蒸，晒干，焙；泽泻二两，淡盐水拌，晒干炒；五味子二两，每个铜刀切作两片，蜜酒拌蒸晒干焙燥；牛膝三两，淡盐酒拌炒；肉桂取近里一层有油而滋润甜极者，一两五钱，即入药，勿出气，不见火；制附子一两五钱，切薄片，微火焙。各药为末，用熟地捣烂入药，加炼蜜，杵好，簇手丸，晒干。藏瓷器瓶中，每早空心淡盐汤送服四钱，随后进服煎剂，使阳藏而阴以秘之也。②《医方类聚》卷 20 独活散：独活、防风、防己、秦艽、黄芪、芍药、人参、白术、茯神、川芎、远志、升麻、石斛、牛膝、丹参、羚羊角屑、甘草、厚朴、天冬、五加皮、桂心、黄芩、地骨皮、橘皮、麻黄各两半，干地黄、槟榔、藁本、杜仲、乌犀角各一两，薏苡仁半升，石膏三两，研末为散，每次五钱，每日 2 次煎散为汤温服。③ 基因治疗及干细胞移植治疗有望成为有效的治疗方法。

常用药物：熟地，山药，牡丹皮，茯苓，山茱萸，五味子，牛膝，肉桂，附子，独活，桑寄生，杜仲，细辛，秦艽，赤茯苓，桂心，防风，川芎，当归，赤芍，生地。

思路拓展：《冯氏锦囊秘录·治疗方论》加味八味丸。百病之客乎人身也，必有因以客之。《经》曰：邪之所凑，其正必虚，必字何等有力，后人当进思矣。金姓一令郎，年十四而患痫病，群医不效，针灸继之，消火镇坠之品，备尝尽矣。其发更频而更甚，乃延余治诊，其脉洪弦有力，惟两尺则弱，此阴道亏极，孤阳无敛，火性上炎，僵仆诸候乃发，理所然也。若用消痰镇坠之饵，不几更耗阴分乎？乃令空心淡盐汤吞加味八味丸四五钱,以使真阳藏纳,然阳无阴敛,何能久藏? 火无水制,难免浮越,随以重浊大料壮木一剂继之,以助主蛰封藏之势,则水火得其所矣。下午乃服调补气血养心清肺和肝之膏滋一丸,如是调理两月,精神倍长,痫症不治而愈矣。故曰:治病必求其本。旗下何宅一令郎年十岁,肚腹胀极,痞块有形,肌削神困,仅存皮骨,耳中溃浓,目中红肿,牙龈出血,或时腐烂,咳嗽气短,腿膝乃疼,夜不能寐,日不能食,已成坏症,乃延余治,询其病由,乃起于半周之内,肚稍肿硬,即加消积丸饵,久服不减,乃消导补脾兼而治之,久服亦不效,乃清热扶脾,佐以化积之药投之,其内热肿胀,亦并不减,六七年来,胀极则倍用行气化滞,少缓则用扶脾养胃,热极则用清热和中以延岁月,近则腹胀更甚,痞硬更大,牙疳耳目,肿烂益甚,精神益疲,肌肉益削,向治数医,俱为束手待毙而已。按其脉,或时弦洪有力,或时弦而无力,明知久服克削,攻至真气内乱,转护邪气为害,先天之真阴真阳已竭,乃中空外浮之象也。要知凡痞气所成,皆由气不能健运,以致痰食气滞,聚而不散,亦非铁石物也。故古方消积药中,必兼参术扶正,使正气一旺,自能相佐药力以化滞于无事之中,譬如肿硬,气血一和,不由脓血而自散矣。奈何以有形之药,峻攻无形之滞,揆其意,意如有铁石物在其中也,以致中气愈弱,愈滞愈固,愈固愈消,愈消愈弱,不死何待? 试不思即大黄、巴豆,迅利之药,亦必仗中气以营运,人至气绝之后,灌以巴黄斤许,岂能通利一物? 巴黄峻利之最者,无人气以营运,则虽入腹而犹置于纸木器中,安然不动。如此一想,则痞聚之内,可不仗中气以运化乎,且诸病日久,未有不累至根本地位受伤,故初病多从标,久痛必从本,况此病原由根本上来者乎! 向来所治皆非其治也。余使先以金匮肾气丸料,加牛膝、麦冬、五味子作汤,大剂空心温服数剂,热减而腹胀稍软,随以前剂冲入人参汤三钱,食前日二剂,十余日后,精神稍长,诸症渐退,后早晨以生脉饮送下,加牛膝、五味子之八味丸三钱,申酉刻仍以前煎方进服,如是调理两月,热症悉退,诸症尽平,肌肉渐生,精神渐旺,向患之痞,竟不知从何处下落矣。

〖进行性肌营养不良眼肌型-先天筋肌虚损证〗

辨识要点:① 符合进行性肌营养不良眼肌型诊断;② 常染色体显性遗传;③ 20～30 岁缓慢起病;④ 双侧眼睑下垂伴头后仰;⑤ 额肌收缩;⑥ 累及眼外肌而有复视;⑦ 血清肌酸激酶轻中度升高;⑧ 舌淡苔白脉细。

临床决策:强筋健肌。

治疗推荐:①《小儿药证直诀》钩藤饮子。钩藤三分,蝉蜕、防风、人参、麻黄、白僵蚕、天麻、蝎尾、炙甘草、川芎、麝香、附子半钱,常规剂量,每日 2 次水煎送服麝蟾丸 20 粒。②《小儿药证直诀》麝蟾丸:大干蟾二钱,铁粉三钱,朱砂、青礞石、雄黄、蛇黄各二钱,龙脑一字,麝香一钱,上件研匀水浸,蒸饼为丸如梧桐子大,朱砂为衣,每日 2 次薄荷水下 20 丸。③ 基因治疗及干细胞移植治疗有望成为有效的治疗方法。

常用药物:钩藤,蝉蜕,防风,人参,麻黄,白僵蚕,天麻,蝎尾,川芎,附子,大干蟾,铁粉,朱砂,青礞石,雄黄,蛇黄,龙脑,麝香。

思路拓展:《冯氏锦囊秘录·化源论》。夫不取化源,而逐病求疗者,犹草木将萎,枝叶蜷挛,不知固其根蒂,灌其本源,而但润其枝叶,虽欲不槁,焉可得也! 故《经》曰:资其化源。又曰:治病必求其本。又曰:诸寒之而热者,取之阴;热之而寒者,取之阳,所谓求其属也。垂训谆谆,光如日月,无非专重源本耳。苟舍本从标,不惟不胜治,终亦不可治。故曰:识中标,只取本治,千人无一损。如脾土虚者,温暖以益火之源;肝木虚者,濡润以壮水之主;肺金虚者,甘缓以培土之基;心火虚者,酸收以滋木之宰;肾水虚者,辛润以保金之宗,此治之本也。木欲实,金当平之;火欲实,水当平之;土欲实,木当平之;金欲实,火当平之;水欲实,土当平之,此治实之本也。金为火制,泻心在保肺之先;木受金残,平肺在补肝之先;土当木贼,损肝在生脾之先;水被土柔,清脾在滋肾之先;火承水制。抑肾在养心之先,此治邪之本也。金太过则木不胜,而金亦虚,火来为母复仇;木太过则土不胜,而木亦虚金来为母复仇;水太过,则火不胜而水亦虚,土来为母复仇;火太过则金不胜,而火亦虚,水来为母复仇,皆亢而承制,法当平其所复,扶其不胜。《经》曰:无翼其胜,无赞其复,此治复之本也。至于阴阳生克,虚实真假,意会无穷,难可言尽。即六淫易着,然风兼寒,当从温散,兼热当从辛凉;寒独寒,当从温补,兼湿当从温渗;中暑当从清解,伤暑当兼益气,湿外受当从发散,内主当从燥渗湿寒,温散湿热,清利燥木枯槁之象。大半火灼,金水受伤,然亦有阴寒太过,津液收藏,犹肃杀凛冽之后,阳和之水,而成坚冰燥裂矣。火之源,源在水中,而与元气势不两立,故有火者,必元气伤者半,阴水亏者半,正治益炽,从治乃息。惟骤受外邪者,暂行清利,但六淫皆为客气,未有不乘内伤,伤多伤少,孰实孰虚,标本既明,轻重乃别,斯无误矣。医司人命可不慎欤!

〖进行性肌营养不良远端型-先天筋肌虚损证〗

辨识要点:① 符合进行性肌营养不良症远端型诊断;② 常染色体显性遗传;③ 10～50 岁起病;④ 肌无力和萎缩始于四肢远端、腕踝关节周围和手足的小肌肉;⑤ 大小鱼际肌萎缩;⑥ 伸肌受累明显;⑦ 无感觉障碍和自主神经损害;⑧ 血清肌酸激酶显著升高;⑨ 舌淡苔白脉细。

临床决策:强筋健肌。

治疗推荐:① 加味八味煎。大熟地一两、丹参一钱五分、麦冬三钱、生白芍二钱、茯苓一钱五分、牡丹皮一钱五分、远志肉一钱二分、牛膝三钱、五味子六分,水二盏,灯心十根,莲子十粒去心衣,煎八分,温和服。于八味丸后,滋阴药最忌热服,热服则走阳分,不能养阴,太冷则直入肠中,又不能渗行经脉。② 《太平圣惠方》卷 6 独活散:独活、细辛、附子、菊花、麻黄、木通、五味子、赤茯苓、紫菀、桂心、白术、川芎、桑根白皮、炙甘草、杏仁,常规剂量研末为散,每日五钱,每日 2 次煎散为汤温服。③ 基因治疗及干细胞移植治疗有望成为有效的治疗方法。

常用药物:熟地,丹参,麦冬,白芍,茯苓,牡丹皮,远志,牛膝,五味子,独活,细辛,附子,菊花,麻黄,紫菀,桂心,白术,川芎,桑根白皮,炙甘草。

思路拓展:《冯氏锦囊秘录·制造资水火》。凡药制造,贵在适中。不及则功效难求,太过则功力缓而气味反失。火制四,有煅、有泡、有炙、有炒之不同。水制三,或渍或泡或洗之勿等。水火共造制者,若蒸若煮而有二焉。配制更多,用唯一理,酒制升提,姜制发散,入盐走肾脏,仍仗软坚,用醋淫肝经且资在痛,童便制除劣性降下,米泔制去燥性和中,乳制滋润回枯,助生阴血,蜜制甘缓难化,增益元阳,陈壁土制,窃真气骤补中焦,麦麸皮炒,抑酷性,勿伤上膈,乌豆汤、甘草汤渍晒并解毒,致令中和,羊酥油猪脂油涂烧,咸渗骨容易脆断,有剜去瓤免胀,有抽去心除烦,病热者药多生用,虚寒者便宜或蜜炙或酒炒矣。

〖先天性肌营养不良-先天筋肌虚损证〗

辨识要点:① 符合先天性肌营养不良症诊断;② 出生或婴儿期起病;③ 全身严重肌无力;④ 肌张

力降低;⑤ 骨关节挛缩;⑥ 眼外肌麻痹;⑦ 腱反射减弱或消失;⑧ 肌酶轻中度升高;⑨ 舌淡苔白脉细。

临床决策:强筋健肌。

治疗推荐:①《冯氏锦囊秘录》加味八味膏。酸枣仁四两,炒熟,捣碎;当归身三两,酒拌炒;怀熟地八两;金石斛去芦二两;白芍药三两,蜜水拌,晒干,炒;制麦冬三两,拌炒,黄米同炒,炒燥去米;牛膝二两,水洗;制远志肉二两,用甘草浓汁,煮透,晒干,焙;先以建莲肉一斤,去心衣,煎取浓汁三十余碗,去渣,入前药在内,煎取头汁,二汁去渣,熬成极浓膏滋,入后药收成大丸。拣人参三两,研极细,白茯神四两,研极细,白茯苓三两,研极细。以上收入前膏滋内,丸成大丸,每枚重四钱,下午食远,白汤化下一丸。②《太平圣惠方》卷14独活散:独活、防风、五加皮、附子、赤芍、干姜、桂心、牛膝、五味子、杜仲、石斛、沉香,常规剂量研末为散,每日五钱,每日2次煎散为汤温服。③ 基因治疗及干细胞移植治疗有望成为有效的治疗方法。

常用药物:酸枣仁,当归,熟地,金石斛,白芍,牛膝,远志,人参,茯神,茯苓,独活,防风,五加皮,附子,赤芍,干姜,桂心,牛膝,五味子,杜仲,石斛,沉香。

思路拓展:①《冯氏锦囊秘录·药性有畏恶》。夫药有单行者,不与诸药共剂,而独自能攻补也,如方书所载独参、独桔汤之类。然更有宜合剂共相宣发者,畏恶之理可不辨诸? 有相恶者,彼有毒而我恶之也;有相畏者,我有能而彼畏之也,此二者不深为害。盖我虽恶彼,彼无忿心,彼之畏我,我能制伏,如牛黄恶龙骨,而龙骨得牛黄其更良,黄芪畏防风,而黄芪得防风其功愈大之类是尔。有相反者,两相仇隙,必不可使和合也,如画家用雌黄、胡粉,便自暗变之类是尔。有相杀者,中彼药毒,用此即能杀除也,如中蛇虺毒,必用雄黄;中雄黄毒必用防己之类是尔。②《小儿药证直诀》3 卷,钱乙弟子闫孝忠辑录钱乙学术经验的中国医药学儿科专著,刊于宋宣和己亥 1119 年。钱乙(1032—1113 年),字仲阳,宋仁宗至徽宗间北宋山东东平县人,翰林医学士,太医院院丞,著名儿科医家。闫季忠序《小儿药证直诀》曰:医之为艺诚难矣,而治小儿为尤难。自六岁以下,黄帝不载其说,始有《颅囟经》,以占寿夭然小儿脉微难见,医为持脉,又多惊啼,而不得其审,其难二也。脉既难凭,必资外证。而其骨气未成,形声未正,悲啼喜笑,变态不常,其难三也。问而知之,医之工也。而小儿多未能言,言亦未足取信,其难四也。脏腑柔弱,易虚易实,易寒易热,又所用多犀、珠、龙、麝,医苟难辨,何以已疾? 其难五也。种种隐奥,其难固多。余尝致思于此,又目见庸医妄施方药而杀之者,十常四五,良可哀也! 盖小儿治法,散在诸书,又多出于近世臆说,汗漫难据,求其要妙,岂易得哉! 太医丞钱乙,字仲阳,汶上人。其治小儿,该括古今,又多自得,著名于时。其法简易精审,如指诸掌。先子治平中登第,调须城尉识之。余五六岁时,病惊疳癖瘕,屡至危殆,皆仲阳拯之良愈。是时仲阳年尚少,不肯轻传其书。余家所传者,才十余方耳! 大观初,余筮仕汝海,而仲阳老矣。于亲旧间,始得说证数十条。后六年,又得杂方。盖晚年所得益妙。比于京师,复见别本。然旋著旋传,皆杂乱。初无纪律,互有得失,因得参校焉。其先后则次之,重复则削之,讹谬则正之,俚语则易之。上卷脉证治法,中卷记尝所治病,下卷诸方,而书以全。于是古今治小儿之法,不可以加矣。余念博爱者,仁者之用心,幼幼者圣人之遗训,此惠可不广耶! 将传之好事者,使幼者免横夭之苦,老者无哭子之悲,此余之志也。因以明仲阳之术于无穷焉。周学海《钱仲阳传》曰:学海初读武英殿聚珍本《小儿药证直诀》一书。仰见圣天子抚育至德,被及萌芽。岂第宣以圣少怀之义,而当日诸臣搜采之勤，亦可谓能上体皇仁，而不遗余力者矣。急将付梓，以广其传，庶几薄海呱呱脱于夭枉，亦儒生穷居草野，宣布德意，上酬高厚之一端也。旋复于书肆得所为仿宋刻者，其次第颇异。而后附有阎季忠《小儿方》、董汲《班疹方》各一卷。夫当诸臣搜采之日，天下藏书之家，莫不争献秘笈。卒未得是书真本，而今乃复见于世，岂非古人精气有不可磨灭者欤？是书原刻阎名作孝忠，真诀作直诀，今未敢易也。聚珍本往往有阎氏方论误入钱书者，令依朱本，则各得其所矣。其药味分量间有不同，今各注于本方之末。至《薛氏医案》本已为薛氏所乱，不足引证云。钱乙字仲阳，上世钱塘人，与吴越王有属纳土，曾祖随以北，因家于郓。父颢，善针医，然嗜酒喜游。一旦匿姓名，东游海上，不复返。乙时三岁。母前亡，父同产姑，嫁医吕氏，哀其孤，收养为子。稍长读书，从吕君问医。吕将殁，乃告以家世。乙号泣，请返迹父。凡五六返，乃得所在。又积数岁，乃迎以归。是时乙年三十余。乡人惊叹，感慨为泣下，多赋诗咏其事。后七年，父以寿终，丧葬如礼。其事吕君，犹事父。吕君殁，无嗣，为之收行葬服，嫁其孤女，岁时祭享，皆与亲等。乙始以《颅囟方》着山东。元丰中，长公主女有疾，召使视之，有功，奏授翰林医学，赐绯。明年，皇卷。夫当诸臣搜采之日，天下藏书之家，莫不争献秘笈。卒未得是书真本，而今乃复见于世，岂非古人精气有不可磨灭者欤？《四库全书总目提要》曰：《小儿药证真诀》三卷，宋大梁阎季忠所编钱乙方论也。乙，字仲阳，东平人，官至太医院丞。事迹具《宋史·方技传》：乙在宣和间，以巫方氏《颅囟经》治小儿，甚著于时。故季忠集其旧法，以为此书。上卷论证，中卷为医案，下卷为方。陈振孙《书录解题》，马端临《文献通考》并著录。明以来旧本久佚，惟杂见诸家医书中。今从《永乐大典》内掇拾排纂，得论证四十七条，医案二十三条，方一百一十有四，各以类编，仍为三卷。又得阎季忠《序》一篇，刘跂所作《钱仲阳传》一篇，并冠简端，条理秩然，几还其旧，疑当时全部收入，故无大佚脱也。小儿经方，千古罕见，自乙始别为专门，而其书亦为幼科之鼻祖。后人得其绪论，往往有回生之功。如六味丸方，本后汉张机《金匮要略》所载崔氏八味丸方，乙以为小儿纯阳，无烦益火，除去肉桂、附子二味，以为幼科补剂。明薛己承用其方，遂为直补真阴之圣药。其斟酌通变，动契精微，亦可以概见矣。阎季忠，《永乐大典》作阎孝忠，然《书录解题》及《通考》皆作季忠，疑《永乐大典》为传写之讹，今改从诸家作"季"。刘跂，字斯立，东平人，挚之子也。有《学易集》，别著录所撰乙传与《宋史·方技传》略同，盖《宋史》即据传为蓝本云。

强直性肌营养不良

强直性肌营养不良(myotonic dystrophy)是多系统受累的常染色体显性遗传病。以肌无力、肌强直和肌萎缩等为临床主要表现。除骨骼肌受累外还常伴有白内障、心律失常、糖尿病、秃发、多汗、性功能障碍和智力减退等表现。强直性肌营养不良症基因位于 19 号染色体长臂,基因组跨度为 14 kb,含15 个外显子,编码 582 个氨基酸残基组成萎缩性肌强直蛋白激酶。病理特点:肌活检病理可见肌纤维大小不一,Ⅰ型肌纤维选择性萎缩;Ⅱ型肌纤维肥大,可见环状纤维,肌细胞核内移增加,纵切面上呈链状排列,肌纤维周边可见肌原纤维退缩到肌纤维一侧形成的肌浆块。肌细胞坏死和再生不明显。心脏传导系统纤维化,心肌细胞萎缩,脂肪浸润。丘脑和黑质的胞质内可见包涵体。

〖**强直性肌营养不良-脾虚肌风证**〗

辨识要点:① 符合强直性肌营养不良诊断;② 30 岁以后隐匿起病;③ 男性多于女性;④ 进展缓慢;⑤ 肌强直在肌萎缩之前数年或同时发生;⑥ 肌肉用力收缩后不能正常地松开;⑦ 遇冷加重;⑧ 叩诊锤叩击四肢肌肉可见肌球;⑨ 肌无力和肌萎缩;⑩ 呼吸肌受累引起肺通气量下降;⑪ 部分患者跨越步态;⑫ 白内障;⑬ 内分泌症状;⑭ 宽额头及秃顶;⑮ 肌电图呈典型的肌强直放电;⑯ DMPK 基因 3′端非翻译区的 CTG 重复顺序异常扩增超过 100 次;⑰ 肌肉活检为肌源性损害;⑱ 血清 CK 水平正常或轻度升高;⑲ 消瘦;⑳ 舌红苔白脉细。

临床决策:健脾祛风。

治疗推荐:①《圣济总录》卷 18 白蒺藜散。白蒺藜、川芎各二两,山栀子、防风各一两三分,草薢、羌活、白芷、升麻各二两,茯苓二两半,远志、菖蒲、蔓荆实、细辛、茵芋、芍药、麻黄、龙骨、人参、当归、桂心各一两一分,白术一两,附子 2 枚,炙甘草、桔梗各一两半,上二十四味捣罗为散,每用温酒调下三钱,空心午食前各一服。②《小儿药证直诀·涂囟法》:麝香、蜈蚣末、牛黄末、青黛末各一字,薄荷叶半字,蝎尾半钱,上同研,用熟枣肉剂为膏,新绵上涂匀,贴囟上,四方可出一指许,火上炙手频熨。③《小儿药证直诀·浴体法》:天麻末二钱、全蝎、朱砂各五钱,乌蛇肉、白矾各二钱,麝香一钱,青黛三钱,上同研匀,每用三钱,水三碗,桃枝一握,叶五七枚,同煎至十沸,温热浴之。④ 口服拉莫三嗪、苯妥英钠、卡马西平、普鲁卡因胺、乙酰唑胺等缓解肌强直。

常用药物:白蒺藜,川芎,防风,草薢,羌活,白芷,升麻,远志,菖蒲,蔓荆实,细辛,芍药,麻黄,龙骨,人参,当归,桂心,白术,附子,蜈蚣,牛黄,青黛,薄荷,天麻,全蝎,乌蛇肉。

思路拓展:①《医旨绪余·痿论》。世之病痿者甚多而治痿之法甚少,考之《内经》且特立篇目,非泛常总括病机者伦也。治法之少由后人或未能尽悉经旨,今按《内经》,皆以气热为五痿受病之胎,则可见痿之病本,皆自气热中来也。何者? 痿之始,五脏因肺热叶焦,递相传染。缘肺者,统诸气,心之盖,脏之长,君之相傅,而治节之所由系焉。五痿之疾,殆肺之一气流传,犹宰相承一旨以令天下也。观其独取阳明为治,不以五痿异者,此又可见以肺热为本,而五痿为标,故治独取阳明,是谓定于一也。此"取"字,有教人补之之意,非所谓攻取也。盖阳明乃五脏六腑之海,主润宗筋。又冲脉者,经脉之海。与阳明合于宗筋。阴阳总宗筋之会,会于气街,而阳明为之长,皆属于带脉,而络于督脉。阳明虚则宗筋纵,带脉不引,故足痿不用。兹补其阳明,使谷气充,冲脉盛,带脉引,宗筋润,是以能束骨而利机关,故其治独取阳明,而不以五痿异也。既得以热字为本,阳明为用,临症处方,则在人自扩充之,书曷能尽所言哉。丹溪曰:《内经·痿论》,肺热叶焦、五脏因而受之,发为痿。又曰:诸痿皆属于上,指病之本在肺也。或曰:《内经》治痿之法,独取阳明何也?曰:诸痿生于肺热,只此一句、便见治法大意。《经》曰:东方实,西方虚,泻南方,补北方。此固是就生克言补泻,而大经大法,不外于此。五行之中,惟火有二,肾虽有两水,惟其一阳常有余,阴常不足,故《经》曰:一水不能胜二火,理之必然。金体燥而居上,主气,畏火者也。土性湿而居中,主四肢,畏木者也。火性炎上。若嗜欲无节,则水失所养,火寡于畏,而侮所胜,肺得火邪而热矣。木性刚急,肺受邪热,则金失所养,木寡于畏,而侮所胜,土得木邪而伤矣。肺热则不能营摄一身,脾伤则四肢不能为用,而诸痿之病作。泻南方,则肺金清,而东方不实,何脾伤之有?补北方,则心火降,而西方不虚,何肺热之有?故阳明实则宗筋润,能束骨而利机关矣。治痿之法,无出于此。骆龙吉亦曰:风火相炽,当滋肾水。东垣先生取黄柏为君,黄等药为辅佐,而无一定之方,有兼痰积者,有湿多者,有热多者,有湿热相半者,有挟寒者,临病制方,其善于治痿乎!虽然,药中肯綮矣,若将理失宜,圣医不治也,但是患痿之人,若不淡薄滋味,吾知其必不能安全也。生生子曰:刘宗浓谓治痿方多缺略者,皆因混入中风条内故也,此皆承丹溪治痿不得作风治,斯言深得病旨。风乃外人者,故当逐散;痿则内藏不足所致,治惟有补而已。但丹溪痿篇中,既以《内经》治痿独取阳明之说设为或问矣,乃不答所以取阳明之旨,而以《难经》泻南补北之法,摘为治痿之方,斯亦法外变通之意,第不思所问取阳明之义,竟何所发明,是欲彰之而复蔽之也。胡不曰阳明者,胃也,坤土也,万物之所以资生焉,为脾之表,脾胃一虚,肺气先绝,肺虚则不能宣通脏腑,节制经络;必胃浓则脾充,脾充则能布散津液,使脏腑各有所禀受,四肢健运,如是则何有于叶焦,何有于痿也。要知痿之终始,只在肺胃之间而已矣。肺热叶焦,则不能节制诸经,胃气虚弱,则脏腑无所受气。带脉不引,宗筋枯槁,而痿之所由兆。故《内经》治痿,所以独取乎阳明也,以阳明为五脏六腑之海也。独之一字,是谓足可以尽其治之辞。彼丹溪泻南补北之法,或可以施肺肾之痿,其于肉痿,敢试之乎?《经》曰肌肉濡渍,痹而不仁,发为肉痿。启玄子注曰肉属于脾,脾恶湿,湿着肌肉,则卫气不营,故发为肉痿也。据此,则泻火补水之法,可得以概治肉痿乎否也?丹溪天资甚高,笔力尤健。凡天资高者,或一时之兴,随笔成文,或自执己见以为是,不复更检,观篇后盛赞东垣治痿之善,即可以见其天分,惜乎不以东垣之善返照,未免自是之为累欤。②《医旨绪余》2 卷,78 篇论文,孙一奎撰刊于万历甲辰 1584 年。孙一奎(1522—1619 年),字文垣,号东宿,别号生生子,明代著名中医学家,安徽休宁人,汪石山再传弟子。孙一奎远历湘赣江浙三十年,学验俱丰,名噪当时。著有《赤水玄珠》《医旨绪余》《孙文垣医案》。族子孙元素序《医旨绪余》曰:其治病也,察天时,稽气运,审受病之因,酌君臣佐使之用,故投剂辄效,籍籍称奇矣。何论葆和尊人以及太荃,而新都之巨阀穷檐与三吴之显贵隐约,靡不饮其汤液而称有喜也。以其已试者辑而录之,又采诸名家言与人辩难等语,汇编成集,名曰《医旨绪余》。是集也,三才之理明,五行之义着,相火之辩畅以达,三焦之位论而确,以至脏腑之分发,症名之异同,经络之流贯,呼吸之本原,脉义之考,诊法治法之定,靡不备载。又列前贤之长以标其善,简册虽约而其远宗之正,近取之周,考核之精,谦冲之度,一集而四善具焉,犹曰绪余,恶有能出其右而称渺论哉!

先天性肌强直

先天性肌强直(myotonia congenita)是常染色体显性遗传肌肉神经疾病。以骨骼肌用力收缩后放松困难为主要临床表现。位于染色体 7q35 的氯离子通道基因突变所致。该基因编码的骨骼肌电压门控性氯离子通道蛋白是一跨膜蛋白,对骨骼肌细胞膜内外的氯离子的转运起重要作用。当 CLCN1 基因点突变引起氯离子通道蛋白主要疏水区的氨基酸替换,使氯离子的通透性降低从而诱发肌强直。病理特点:肉眼可见骨骼肌肥大、苍白。光镜下肌纤维肥大,肌浆增多,肌膜内核增多且核中心移位,肌纤维横纹不清,主要累及 II 型肌纤维,也可见少数肌纤维萎缩,可有肌小管聚集。

〖先天性肌强直-肝热胎风证〗

辨识要点:① 符合先天性肌强直症诊断;② 婴儿期或儿童期起病或青春期起病;③ 阳性家族史;④ 进行性肌肥大;⑤ 全身骨骼肌普遍性肌强直;⑥ 叩击肌肉可见肌球;⑦ 呼吸肌及尿道括约肌受累可出现呼吸及排尿困难;⑧ 眼外肌强直可出现斜视或复视;⑨ 感觉正常腱反射存在;⑩ 肌电图示肌强直电位;⑪ 肌肉活组织检查示肌纤维肥大、核中心移位、横纹欠清;⑫ 血清肌酶正常;⑬ 舌红苔黄脉弦。

临床决策:清肝祛风。

治疗推荐:①《冯氏锦囊秘录·胎风》天麻丸。天麻、姜制半夏、防风、羌活、胆南星、僵蚕、全蝎,各等分为末,面调丸,芡实大,朱砂为衣,钩藤煎汤下。②《小儿药证直诀·涂囟法》:麝香、蜈蚣末、牛黄末、青黛末各一字,薄荷叶半字、蝎尾半钱,上同研,用熟枣肉剂为膏,新绵上涂匀,贴囟上,四方可出一指许,火上炙手频熨。③《小儿药证直诀·浴体法》:天麻末二钱、全蝎、朱砂各五钱,乌蛇肉、白矾各二钱,麝香一钱、青黛三钱,上同研匀,每用三钱,水三碗,桃枝一握,叶五七枚,同煎至十沸,温热浴之。④ 拉莫三嗪、苯妥英钠、卡马西平、普鲁卡因胺、乙酰唑胺等缓解肌强直。

常用药物:天麻,姜半夏,防风,羌活,胆南星,僵蚕,全蝎,钩藤,麝香,蜈蚣,牛黄,青黛。

思路拓展:《小儿药证直诀·诸方》方名。大青膏、凉惊丸、粉红丸、泻青丸、地黄丸、泻白散、阿胶散、导赤散、益黄散、泻黄散、白术散、涂囟法、浴体法、甘桔汤、安神丸、当归汤、泻心汤、生犀散、白饼子、利惊丸、瓜蒌汤、五色丸、调中丸、塌气丸、木香丸、胡黄连丸、兰香散、白粉散、消积丸、安虫散、紫霜丸、止汗散、香瓜丸、花火膏、白玉散、牛黄膏、牛黄丸、玉露丸、百祥丸、牛李膏、宣风散、麝香丸、大惺惺丸、小惺惺丸、银砂丸、蛇黄丸、三圣丸、小青丸、小红丸、小黄丸、铁粉丸、银液丸、镇心丸、金箔丸、辰砂丸、剪刀股丸、麝蟾丸、软金丹、桃枝丸、蝉花散、钩藤饮子、抱龙丸、豆卷散、龙脑散、治虚风方回生散、梓朴散、褊银丸、五福化毒丹、羌活膏、郁李仁丸、犀角丸、异功散、藿香散、如圣丸、白附子香连丸、豆蔻香连丸、小香连丸、二圣丸、没石子丸、当归散、温白丸、豆蔻散、温中丸、胡黄连麝香丸、大胡黄连丸、榆仁丸、大芦荟丸、龙骨散、橘连丸、龙粉丸、香银丸、金华散、安虫丸、芜荑散、胆矾丸、真珠丸、消坚丸、百部丸、紫草散、秦艽散、地骨皮散、人参生犀散、三黄丸、治囟开不合、鼻塞不通方、黄散、虎杖散、捻头散、羊肝散、蝉蜕散、乌药散、二气散、葶苈丸、麻黄汤、生犀磨汁、大黄丸、使君子丸、青金丹、烧青丸、败毒散。附方:木瓜丸、青金丹、生犀散、大黄丸、镇心丸、凉惊丸、独活饮子、三黄散、人参散、槟榔散、黄散、地骨皮散、兰香散、敷齿立效散、蚵皮丸。

线粒体肌病及线粒体脑肌病

线粒体肌病(mitochondrial myopathy)和线粒体脑肌病(mitochondrial encephalomyopathy)是线粒体 DNA 或核 DNA 缺陷神经肌肉疾病。以轻度活动后即感到极度疲乏无力休息后好转为主要临床表现。病变以侵犯骨骼肌为主称为线粒体肌病,病变同时累及到中枢神经系统则为线粒体脑肌病。病理特点:大量变性线粒体聚集见破碎红纤维,脂肪和糖原堆积,肌组织内血管壁 SDH 染色阳性。电镜下可见肌膜下或肌原纤维间有大量异常线粒体,线粒体嵴排列紊乱,有时可见类结晶样包涵体。脑组织海绵样改变,神经元变性丢失,灶性坏死或广泛层性坏死,星形细胞增生,脱髓鞘或矿物质沉积。MELAS 患者还可见颞顶枕叶皮质多灶性软化灶,脑皮质萎缩和基底核钙化,颅内多灶性坏死伴小血管增生和星形细胞增多,灶状或层状海绵样改变。MERRF 患者可有齿状核、红核和苍白球等核团变性。病理生理:线粒体结构和功能障碍导致 ATP 合成不足。

〖线粒体肌病-脾虚肌弱证〗

辨识要点:① 符合线粒体肌病诊断;② 20 岁左右起病;③ 肌无力;④ 不能耐受疲劳;⑤ 轻度活动后即感疲乏休息后好转;⑥ 肌肉酸痛及压痛;⑦ 乳酸、丙酮酸最小运动量试验阳性;⑧ 线粒体呼吸链复合酶活性降低;⑨ 血清 CK 和 LDH 水平升高;⑩ 肌肉活检见破碎红纤维;⑪ 肌电图为肌源性损害或神经源性损害或两者兼之;⑫ 线粒体 DNA 分析对诊断有决定性意义;⑬ 舌红苔白脉弦。

临床决策:健脾强肌。

治疗推荐:①《冯氏锦囊秘录·治疗方论》加减补中益气汤。人参三钱、黄芪二钱、酸枣仁三钱、鸡腿白术三钱、当归身一钱五分、茯苓二钱、炙甘草八分、升麻四分、防风六分,加姜枣,每日 2 次水煎送服雄黄丸 30 粒。②《圣济总录》卷五雄黄丸:雄黄、天南星、续断、桂心、乌头、茵芋、天雄、羌活、白附子、木香,上一十味捣罗为末,炼蜜丸如梧桐子大,每次 10 丸,温酒下,日三夜二。③ 静脉滴注 ATP 80～120 mg 及辅酶 A100～200 U,每日 1 次,持续 10～20 日,以后改为口服 ATP。④ 艾地苯醌、辅酶 Q10 和 B 族维生素可降低血乳酸和丙酮酸水平。⑤ 左卡尼汀促进脂类代谢改善能量代谢。⑥ 糖皮质激素治疗血清肌酶谱明显升高。

常用药物:人参,黄芪,酸枣仁,白术,当归,茯苓,炙甘草,升麻,防风,雄黄,天南星,续断,桂心,乌头,茵芋,天雄,羌活,白附子,木香。

思路拓展:《备急千金要方·肉极》。解风痹汤治肉热极肌痹淫淫如鼠走,身上津液脱,腠理开,汗大泄,为脾风。风气藏于皮肤,肉色败,鼻见黄色。麻黄止汗通肉方:麻黄、防己、枳实、细辛、白术各三两,生姜、附子各四两,甘草、桂心各二两,石膏八两,上十味㕮咀,以水九升煮麻黄,去沫,下诸药,煎取三升,分三服。西州续命汤治肉极虚热肌痹淫淫如鼠走,身上津液开泄,或痹不仁,四肢急痛方:麻黄、生姜各三两,当归、石膏各二两,川芎、桂心、甘草、黄芩、防风、芍药各一两,杏仁四十枚,上十一味㕮咀,以水九升先煮麻黄去沫,下诸药煮取三升,去滓,分四服,日再。越婢汤治肉极热则身体津液脱,腠理开,汗大泄,厉风气下焦脚弱。石南散治肉热极则体上如鼠走,或如风痹,唇口坏,皮肤色变,主诸风大病方:石南三十铢、薯蓣、芍药、天雄、桃仁、甘菊花各一两,黄芪、真珠各十八铢,山茱萸一两十八铢,石膏二两,升麻、葳蕤各一两半,上十二味治,下筛,酒下方寸匕,日再食后服。大黄芪酒治肉极虚寒为脾风阴动伤寒,体重怠堕,四肢不举,关节疼痛,不嗜饮食,虚极所致:黄芪、桂心、巴戟天、石斛、柏子仁、泽泻、茯苓、干姜、蜀椒各三两,防风、独活、人参各二两,天雄、芍药、附子、乌头、茵芋、半夏、细辛、瓜蒌根、白术、黄芩、山茱萸各一两,上二十三味咀,绢袋贮,以清酒三斗渍之,秋冬七日,春夏三日,初服三合,渐渐加,微微醉为度,日再。治肉极虚寒猝中风,口噤不能言,四肢缓纵,偏挛急痛注,五脏恍惚,喜怒无常,手脚不随方:独活、茵芋、黄芩各三两,甘草、防风、芍药、川芎、麻黄、葛根各二两,人参一两,乌头三枚,上十一味咀,以水一斗,竹沥四升合煎取四升,分四服,日三夜一。

〖**慢性进行性眼外肌瘫痪线粒体脑肌病-肝风肌弱证**〗

辨识要点:① 符合慢性进行性眼外肌瘫痪线粒体脑肌病诊断;② 任何年龄均可发病;③ 儿童期起病居多;④ 眼睑下垂;⑤ 眼肌麻痹;⑥ 缓慢进展为全眼外肌瘫痪;⑦ 眼球运动障碍;⑧ 咽部肌肉无力;⑨ 四肢无力;⑩ 对新斯的明不敏感;⑪ 乳酸、丙酮酸最小运动量试验阳性;⑫ 脑肌病者 CSF 乳酸含量也增高;⑬ 线粒体呼吸链复合酶活性降低;⑭ 血清 CK 和 LDH 水平升高;⑮ 肌肉活检见破碎红纤维;⑯ 头颅 CT 或 MRI 示白质脑病、基底核钙化、脑软化、脑萎缩和脑室扩大;⑰ 肌电图为肌源性损害或神经源性损害或两者兼之;⑱ mtDNA 片段缺失;⑲ 舌红苔白脉弦。

临床决策:清肝祛风。

治疗推荐:①《冯氏锦囊秘录》卷 3 牛黄膏。牛黄、白附子、桂枝、全蝎、川芎、藿香、白芷、辰砂、麝香,常规剂量,每日 2 次水煎服。②《冯氏锦囊秘录》羌活汤:羌活、附子、秦艽、桂心、木香、川芎、当归、牛膝、炙甘草、桃仁、防风、骨碎补,常规剂量,每日 2 次水煎服。③ 静脉滴注 ATP 80～120 mg 及辅酶 A100～200 U,每日 1 次,持续 10～20 日,以后改为口服 ATP。④ 艾地苯醌、辅酶 Q10 和 B 族维生素可降低血乳酸和丙酮酸水平。⑤ 左卡尼汀促进脂类代谢改善能量代谢。⑥ 糖皮质激素治疗血清肌酶谱明显升高。⑦ KSS 患者重度心脏传导阻滞者可用心脏起搏器。

常用药物:牛黄,白附子,桂枝,全蝎,川芎,藿香,白芷,辰砂,羌活,附子,秦艽,桂心,木香,当归,牛膝,桃仁,防风,骨碎补。

思路拓展:《冯氏锦囊秘录·小儿受病总论》。夫小儿草头之露,水上之泡,用药不可不慎也。然小儿之病多因脾胃娇嫩,乳食伤积,痰火结滞而成。其症不一,举其尤者而言之。乳食伤胃则为呕吐,伤脾则为泄泻,吐泻既久则成慢惊或为肝病;乳食停积则生湿痰;痰则生火,痰火交作则为急惊或成喉痹;痰火结滞则成痫吊或为喘嗽。胎热胎寒者,禀受有病也;脐风撮口者,胎元有毒也;鹅口口疮者,胃中湿热也;重舌木舌者,脾经实火也;胎惊夜啼者,邪热乘心也;变蒸发热者,胎毒将散也。丹毒者火行于外也,蕴热者火积于中也,中恶者外邪乘也,睡惊者内火动也,痢者腹中食积也,症者膈上痰结也,外感发热者鼻塞声重也,内伤发热者口苦舌干也,心痛者虫所啮也,疝痛者寒所郁也。积有常所有形之血也,聚无定位无形之气也。胃者主纳受也,脾者主运化也。脾胃壮实则四体安康,脾胃虚弱则百病蜂起。为幼科者可不以调理脾胃为切要哉!

〖**Kearns－Sayre 综合征线粒体脑肌病-肝风肌弱证**〗

辨识要点:① 符合 Kearns－Sayre 综合征线粒体脑肌病诊断;② 多在 20 岁前起病;③ 三联征:慢性进行性眼外肌瘫痪、视网膜色素变性、心脏传导阻滞;④ 小脑性共济失调;⑤ 脑脊液蛋白增高;⑥ 神经性耳聋；⑦ 智能减退；⑧ 病情进展较快；⑨ mtDNA 片段的缺失；⑩ 舌红苔白脉弦。

临床决策：清肝祛风。

治疗推荐：①《兰室秘藏》秦艽羌活汤。羌活、秦艽、黄芪、防风、升麻、炙甘草、麻黄、柴胡、藁本、细辛、红花，常规剂量，每日 2 次水煎送服羌活膏 2 粒。②《小儿药证直诀》羌活膏：羌活、川芎、人参、赤茯苓、白附子各半两，天麻一两，白僵蚕、干蝎、白花蛇各一分，川附子、防风、麻黄各三钱，豆蔻肉、鸡舌香、藿香叶、木香各二钱，轻粉一钱，珍珠、麝香、牛黄各一钱，龙脑半字，雄黄、辰砂各一分，同为细末，熟蜜和剂旋丸大豆大，每服一二丸，食前，薄荷汤或麦冬汤温化下。③ 静脉滴注 ATP 80～120 mg 及辅酶A 100～200 U 每日 1 次，持续 10～20 日以后改为口服 ATP。④ 艾地苯醌、辅酶 Q10 和大量 B 族维生素可使血乳酸和丙酮酸水平降低。⑤ 左卡尼汀可以促进脂类代谢、改善能量代谢。⑥ KSS 患者重度心脏传导阻滞者可用心脏起搏器。

常用药物：羌活，川芎，人参，赤茯苓，白附子，天麻，白僵蚕，全蝎，白花蛇，附子，防风，麻黄，豆蔻肉，鸡舌香，藿香，木香，珍珠，麝香，牛黄，龙脑，雄黄，辰砂。

思路拓展：《兰室秘藏》3 卷，李杲撰刊于元至元丙子 1276 年。李杲（1180—1251 年），字明之，号东垣老人，河北省正定人，金元四大家之一，脾胃学派创始人，《元史》记载杲幼岁好医药，时易人张元素以医名燕赵间，杲捐千金从之学。著述有《内外伤辨惑论》《脾胃论》《兰室秘藏》《医学发明》《东垣试效方》《活法机要》等。《兰室秘藏》名方如下：白术除湿汤、百点膏、碧天丸、拨云汤、补经固真汤、补气升阳和中汤、补益肾肝丸、苍术复煎散、柴胡聪耳汤、柴胡丁香汤、柴胡调经汤、柴胡通经汤、彻清煎、搐药麻黄散、川芎肉桂汤、吹云膏、大芜荑汤、当归龙胆散、当归龙胆汤、当归郁李仁汤、丁香胶艾汤、扶脾丸、甘草石膏汤、广茂溃坚汤、归葵汤、还睛紫金丹、诃子皮散、和中益胃汤、缓筋汤、黄芪补胃汤、黄芪当归人参汤、黄芪肉桂柴胡酒煎汤、黄芩黄连汤、椒粉散、解表升麻汤、净液汤、酒煮当归丸、救苦化坚汤、救苦化坚丸、救脉汤、宽中喜食无厌丸、牢牙地黄散、丽泽通气汤、连翘散坚汤、疗本滋肾丸、麻黄柴胡升麻汤、麻黄豆蔻丸、麻黄复煎散、麻黄桂枝升麻汤、麻黄茱萸汤、蔓荆子汤、拈痛汤、破血散疼汤、羌活退翳丸、秦艽白术丸、秦艽苍术汤、秦艽当归汤、秦艽防风汤、秦艽羌活汤、清魂汤、清空膏、清上泻火汤、人参益胃汤、人参饮子、润燥汤、三黄补血汤、散肿溃坚汤、神效黄芪汤、升麻托里汤、升阳举经汤、升阳去热和血汤、生津甘露汤、圣愈汤、失笑丸、天麻黄膏汤、调经补真汤、通关丸、通幽汤、消痞汤、泻荣汤、泻血汤、选奇汤、延胡丁香丸、一上散、益阴肾气丸、益智和中汤、圆明膏、圆明内障升麻汤、正气汤、中满分消汤、中满分消丸、朱砂安神丸、术桂汤、益胃升阳汤、活血通经汤、安神汤、安神丸、白术茯苓汤、白术汤、白牙散、白芷散、白芷升麻汤、半夏厚朴汤、保生救苦散、保生救苦散、碧云散、槟榔丸、补肝汤、补肝汤、补气汤、补阳汤、补中汤、参归汤、参术汤、苍术汤、草豆蔻散、草豆蔻汤、柴胡连翘汤、趁痛丸、除湿补气汤、川芎散、当归附子汤、当归六黄汤、当归润燥汤、当归芍药汤、导气除燥汤、导气汤、地龙散、丁香茱萸汤、独活汤、独圣散、独圣散、防风饮子、茯苓汤、复明散、甘露膏、固真汤、固真丸、广大重明汤、桂附汤、和血益气汤、红豆散、红花桃仁汤、厚肠丸、黄连消痞丸、黄芪白术汤、黄芪芍药汤、黄芪汤、黄芩利膈丸、回阳丹、活血润燥丸、火郁汤、集香丸、加味四君子汤、加味滋肾丸、健步丸、救苦汤、桔梗汤、牢牙散、立效散、凉血地黄汤、龙胆泻肝汤、龙胆饮子、龙泉散、麻黄白术汤、麻黄苍术汤、麻黄散、麦门冬饮子、羌活汤、清肺饮子、人参益气汤、升麻补胃汤、升麻补胃汤、升阳除湿汤、熟干地黄丸、葶苈丸、温肺汤、温肾汤、吴茱萸丸、消肿汤、芎辛汤。《四库全书总目》曰：其曰《兰室秘藏》者，盖取《黄帝素问》藏诸灵兰之室语。前有至元丙子罗天益序，在杲殁后二十五年，疑即砚坚所谓临终以付天益者也。其治病分二十一门，以饮食劳倦居首。他如中满腹胀，如心腹痞，如胃脘痛诸门，皆谆谆于脾胃，盖其所独重也。东垣发明内伤之类外感，实有至理。而以土为万物之母，脾胃为生化之源。脾虚损论一篇，极言寒凉峻利之害，尤深切著明。盖预睹刘、张两家末流攻伐之弊，而早防其渐也。至于前代医方，自《金匮要略》以下，大抵药味无多。故《唐书·许允宗传》纪允宗之言曰，病之于药有正相当，惟须单用一味，直攻彼病，药力既专，病即立愈。今人不能别脉，莫识病证，以情臆度，多安药味。譬之于猎，未知兔所，多发人马，空地遮围，或冀一人偶然逢也。如此疗病，不亦疏乎？其言历代医家传为名论。惟杲此书载所自制诸方，动至一二十味，而君臣佐使相制相用，条理井然，他人罕能效之者。斯则事由神解，不涉言诠。读是书者能喻法外之意则善矣。

〖MELAS 综合征线粒体脑肌病-肝风肌弱证〗

辨识要点：① 符合 MELAS 综合征线粒体脑肌病诊断；② 40 岁前起病；③ 儿童期起病多见；④ 卒中样发作伴偏瘫；⑤ 偏盲；⑥ 皮质盲；⑦ 偏头痛；⑧ 恶心呕吐；⑨ 反复癫痫发作；⑩ 智力低下；⑪ 身体矮小；⑫ 神经性耳聋；⑬ 头颅 CT 和 MRI 显示主要为枕叶脑软化；⑭ 病灶范围与主要脑血管分布不一致；⑮ 脑萎缩；⑯ 脑室扩大和基底核钙化；⑰ 血和脑脊液乳酸增高；⑱ mtDNA tRNA 亮氨酸基因位点 3243 点突变；⑲ 舌红苔黄脉弦。

临床决策：清肝祛风。

治疗推荐：①《圣济总录》卷五白鲜皮汤方。白鲜皮、人参、芍药、川芎、知母、款冬花、百合、前胡、茯神、防风、黄芩，常规剂量，每日 2 次水煎送服犀角丸。②《圣济总录》卷五犀角丸：犀角一两、独活、川芎、羚羊角各一两半，防风、天麻、人参各一两，白僵蚕半两，天南星半两，全蝎半两，丹砂一两，龙脑一分，麝香半两，上一十三味除研药三味外，捣罗为细末，入研药再罗，炼蜜和丸如梧桐子大，每服十五丸，嚼破以荆芥茶清下，食后临卧服。③ 静脉滴注 ATP 80～120 mg 及辅酶 A100～200 U，每日 1 次，持续 10～20 日，以后改为口服 ATP。④ 艾地苯醌、辅酶 Q10 和 B 族维生素可降低血乳酸和丙酮酸水平。⑤ 左卡尼汀促进脂类代谢改善能量代谢。⑥ 糖皮质激素治疗血清肌酶谱明显升高。

常用药物：犀角，独活，川芎，羚羊角，防风，天麻，人参，白僵蚕，天南星，全蝎，丹砂，龙脑，麝香，白鲜皮，芍药，知母，百合，前胡，茯神，黄芩。

思路拓展：《备急千金要方·肉虚实》。夫肉虚者，坐不安席，身危变动。肉实者，坐安不动，喘气。肉虚实之应主于脾。若其脏腑有病从肉生，热则应脏，寒则应腑。五加酒：治肉虚坐不安席好动，主脾病寒气所伤方：五加皮、枸杞皮各二升，干地黄、丹参各八两，石膏、杜仲各一斤，干姜四两，附子二两，上八味咀，以清酒三斗渍三宿，一服七合，日再。半夏汤治肉实坐安席，不能动作喘气，主脾病热气所加关格除喘方：半夏、宿姜各八两，杏仁五两，细辛、橘皮各四两，麻黄一两，石膏七两，射干二两，上八味咀，以水九升煮取三升，分三服，须利下加芒硝三两。

〖MERRF 综合征线粒体脑肌病-肝风肌弱证〗

辨识要点：① 符合 MERRF 综合征线粒体脑肌病诊断；② 儿童期发病；③ 阳性家族史；④ 肌阵挛

性癫痫发作;⑤ 小脑性共济失调;⑥ 智力低下;⑦ 听力障碍;⑧ 四肢近端无力;⑨ 多发性对称性脂肪瘤;⑩ 乳酸、丙酮酸最小运动量试验阳性;⑪ CSF 乳酸含量增高;⑫ 线粒体呼吸链复合酶活性降低;⑬ 血清 CK 和 LDH 水平升高;⑭ 肌肉活检见破碎红纤维;⑮ 头颅 CT 或 MRI 示白质脑病、基底核钙化、脑软化、脑萎缩和脑室扩大;⑯ 肌电图为肌源性损害或神经源性损害或两者兼之;⑰ mtDNA tRNA 赖氨酸基因位点 8344 点突变;⑱ 舌红苔白脉弦。

临床决策:清肝祛风。

治疗推荐:①《圣济总录》排风羌活散。羌活一两半,天麻二两,川芎一两,酸枣仁一两半,鹿角胶一两,蔓荆实三分,羚羊角一两半,人参一两,白附子一两,桂心一两,牛膝二两,薏苡仁一两,乌蛇三寸,犀角三分,白鲜皮一两,地骨皮一两半,柏子仁一两半,上一十七味捣罗为散,空腹以豆淋酒调下一钱,渐加至二钱,日三夜一。②《普济方》卷 116 独活丸:独活、防风、五加皮、菊花、丹参、木香、槟榔、薏苡仁、黑参、大黄、生地、磁石,常规剂量研为细末,炼蜜为丸如梧桐子大,每次 20 粒,每日 2 次温水送服。③ 静脉滴注 ATP 80～120 mg 及辅酶 A100～200 U,每日 1 次,持续 10～20 日,以后改为口服 ATP。④ 艾地苯醌、辅酶 Q10 和大量 B 族维生素可使血乳酸和丙酮酸水平降低。⑤ 左卡尼汀可以促进脂类代谢、改善能量代谢。

常用药物:羌活,天麻,川芎,酸枣仁,鹿角胶,蔓荆实,羚羊角,人参,白附子,桂心,牛膝,薏苡仁,乌蛇,犀角,白鲜皮,地骨皮,柏子仁。

思路拓展:①《小儿卫生总微论方·发搐阴阳》。小儿发搐为急慢惊者,古书无有,惟曰阴痫阳痫。所谓急慢惊者乃后世名之也。以阳动而速,故阳搐曰急惊;阴静而缓,故阴搐曰慢惊;此阴阳惊痫发搐之别也。阳搐者身大热,面赤引饮,口中气热,大小便赤黄,眼上视连札,手足搐急,牙关紧噤,项背强直,痰涎潮响,此因心热极则生风。风属肝,心肝子母,风火搏炽,动而发搐也。及其发定则了然如故,此阳盛阴虚,治当利惊以除风热,不可与巴豆猛药大下之,恐蓄虚热不消。小儿痰壅积热于心,因闻大声,或误惊触,则动而发搐,若热极者虽不因闻声惊触,亦自发搐。小儿本实者多此候也。②《小儿卫生总微论方》20 卷,宋代儿科学专著,著者不详。《四库全书总目提要》曰:凡论一百条,自初生以至成童,无不悉备,论后各附以方。前有嘉定丙午和安大夫特差判太医局何大任序,称家藏是书六十余载,不知作者为谁。博加搜访,亦未尝闻此书之流播。因镂于行在太医院以广其传。案北宋钱乙始以治小儿得名,其《药证直诀》一书仅有传本,亦不免阙略。其他如晁、陈二氏所著录者有《婴童宝镜小儿灵秘方》《小儿至诀》《小儿医方妙选》《小儿癍疹论》诸书,皆不可得见。是书详载各证,如梗舌鳞疮之类,悉近时医书所未备。其议论亦笃实明晰,无明以来诸医家党同伐异,自立门户之习,诚保婴之要书也。此本为明宏治己酉济南朱臣刻于宁国府者,改名《保幼大全》。今考嘉定本原序复题本名。

神经纤维瘤病

神经纤维瘤病(neurofibromatosis)是中枢神经系统常染色体显性遗传病。是基因缺陷使神经嵴细胞发育异常导致的多系统损害。以皮肤牛奶咖啡斑和多发的神经纤维瘤为主要临床表现。病理特点：外胚层神经组织发育不良、过度增生和肿瘤形成。神经纤维瘤病Ⅰ型好发于周围神经远端、脊神经根，尤其是马尾；脑神经多见于听神经、视神经和三叉神经。脊髓内肿瘤包括室管膜瘤和星形胶质细胞瘤，颅内肿瘤最常见为脑胶质细胞瘤。镜下见细胞有时呈梭状排列，细胞核呈栅栏状。皮肤肿瘤的特点是表皮很薄，基底层可以色素化或非色素化。真皮层的胶原和弹力蛋白被疏松排列的结缔组织细胞所取代。皮肤色素斑内的黑色素细胞数量是正常的，只是黑色素体增多。2%～5%的肿瘤有恶变的可能，在外周形成肉瘤；在中枢形成星形细胞瘤和胶质母细胞瘤。神经纤维瘤病Ⅱ型多见双侧听神经瘤和多发性脑膜瘤，瘤细胞排列松散，巨核细胞常见。

〖神经纤维瘤病Ⅰ型-神经纤维痰核证〗

辨识要点：① 符合神经纤维瘤病Ⅰ型诊断；② 6个或以上的牛奶咖啡斑或色素沉着斑；③ 青春期前直径＞5 mm；④ 青春期后直径＞15 mm；⑤ 腋窝或腹股沟区的雀斑；⑥ 周围神经2个或以上的任一类型的神经纤维瘤或1个丛状神经纤维瘤；⑦ 视神经胶质瘤；⑧ 2个或以上的虹膜错构瘤；⑨ 特征性骨病变如蝶骨发育不良或长骨皮质增厚伴或不伴假关节；⑩ 一级亲属有确诊的神经纤维瘤病Ⅰ型患者；⑪ 外显率几乎是100%；⑫ 染色体17q11.2基因突变；⑬ 脑容量增加；⑭ 虹膜上突起的粟粒状橙黄色圆形小结节；⑮ 舌红苔白脉弦。

临床决策：活血化痰。

治疗推荐：①《验方选编》灵仙龙草汤。威灵仙、龙葵、夏枯草、土茯苓、瓜蒌、黄药子、山慈菇、了哥王，常规剂量，每日2次水煎送服瘰疬痰核膏一钱。②《青囊秘传》瘰疬痰核膏：海藻、肉桂各四两，生穿山甲片、全蝎、当归、白芷、黄连、黄柏、黄芩各二两，番木鳖、生地、赤芍各一两，麻油二斤半，熬枯去滓，熬至滴水成珠，加黄丹十两，黄蜡七两，白蜡三钱，粉锡二两收成膏，再加后药：炙乳香、炙没药、阿魏、轻粉各六钱，麝香、雄黄、朱砂各二钱，血竭四两，燕窝泥、雄鼠粪各一两，均研末和匀，每次一钱，每日2次温水或温酒调服。③ 颅内及椎管内肿瘤可手术治疗。

常用药物：半夏，贝母，穿山甲，浮石，海藻，猴枣，虎掌草，夏枯草，玄参，京大戟，牡蛎，山慈菇，巴豆壳，白附子，蟾蜍，乌柏，鹿角霜，麻黄，全蝎，石龙芮，文蛤，明矾。

思路拓展：《外科十三方考·痰核》。痰核者其核亦成串，三五不等，多生于左右二颊下，或左右二颏，有气、血、风、痰、酒之五种，名虽有五，而其根则一，惟治法当分别虚实，不可笼统。男子在未患痰核之先，原患火症者，则为火盛生痰；妇人在未患痰核之先，先患火症，如子午潮烧，体质虚弱，而后生痰核者(即腺痨)，可照瘰疬方法治之，以落其核。惜乎十有九皆不可治，事前当使病家知道，免致医治不愈时，召来毁誉。其治疗法与瘰疬同，服中九丸，贴解毒膏，落核之后，亦以熏洗汤洗之，再用加味天然散收功。凡寒痰凝结者最忌贴凉膏，服凉药，治法服中九丸或阳和汤为妙。

〖神经纤维瘤病Ⅱ型-神经纤维痰核证〗

辨识要点：① 符合神经纤维瘤病Ⅱ型诊断；② 20岁左右出现双侧听神经瘤；③ 听力丧失；④ 耳

鸣;⑤皮肤症状没有或很少;⑥合并脑脊膜瘤;⑦神经鞘瘤;⑧合并青少年后囊下晶状体混浊;⑨X线平片可见各种骨骼畸形;⑩头颅MRI上有时见到脑实质内不明原因的T2高信号病灶即NF相关亮点;⑪脑干听觉诱发电位示听神经瘤;⑫染色体22q12基因突变;⑬一级亲属有NFD并有单侧听神经瘤;⑭一级亲属有神经纤维瘤病Ⅱ型;⑮一级亲属有神经细胞瘤或脑膜瘤或胶质瘤和青少年后囊下晶状体混浊;⑯舌红苔白脉弦。

临床决策:活血化痰。

治疗推荐:①《古今医鉴》卷9聪耳汤。当归、白芍、川芎、生地、知母、陈皮、乌药、白芷、防风、羌活、独活、薄荷、蔓荆子、藁本、黄柏各一钱,细辛七分,每日2次水煎送服化瘿丹1丸。②《儒门事亲》卷12化瘿丹:海带、海藻、海蛤、昆布、泽泻、连翘各等分,猪靥、羊靥各10枚,上为细末,炼蜜为丸如芡实大,每次1丸,每日2次温水送服。③颅内及椎管内肿瘤可手术治疗。

常用药物:连翘,柴胡,人参,水蛭,麝香,虻虫,当归,白芍,川芎,生地,知母,乌药,白芷,防风,羌活,独活,蔓荆子,藁本,细辛。

思路拓展:《医旨绪余·不执方说》。余屈首受医,日惟有事于《素》《难》《病源》《病机》《甲乙》等书,俯而诵,仰而思,希心融贯前哲秘旨而未逮也。若彼《局方》《袖珍》《惠济》等集,间用之参考,而不敢执泥。至临症,务虚心察受病之因,始敢投剂,亦未尝执方以合病。以故执方之夫,往往见而骇之议之,谓如上方书之传,简易捷径,大有便于后学,《素》《难》诸书,固云精妙,乃涣漫艰深,力难究竟,胡子好难恶易,性与人殊?且子诊病用药,类与方书悬异,有病同而剂异,有终始用一法而不殊,有三五变其方而不执,辄亦投剂获效,此遵何道哉?或方书不足凭,而他有秘授欤,奚与诸医殊致也。余曰:嘻!医何容易谈哉。人之死生,关于呼吸间,余何敢师心自用,而峨脸为也,古称用药如用兵,然齐步伐,肃部伍,坐作进退,刺杀攻击,一定而不乱者,法也,胡可废也。乃若知己知彼,置伏设奇,临变不测,其运用妙于一心。药之君臣佐使,味之甘苦寒凉,方之丸散汤引,着于载籍者,法也。察病之寒热虚实,感之脏腑表里,所以君臣佐使,甘苦寒凉,补泻而丸散汤引者,不废方,亦可不执方也。故按图用兵而不达变者,以卒与敌,执方治病而不察因者,未有能生人者也。虽然,不执方而又合法,亦匪易臻也,脱非生平融通《素》《难》《本草》,仲景、洁古、守真、东垣、丹溪诸书,不可以语此秘密,医何容易谈也!子徒以方书为快捷方式,盖亦未求之上古乎,上古之世无方,《扁鹊传》载长桑君以禁方相授受,亦不载曰何方。春秋时秦缓医和,汉淳于公辈,以医名天下,亦未尝有方传也。至张仲景乃始有方,是知东汉以前,医皆妙悟心法,察病投剂,未尝徇方也。彼岂私其方不欲授之人哉,诚惧后之人拘执不变,必致误人尔。然立法处方,不过酌病机之详确,审经络之虚实,察药性之宜悖,明气味之走守,合色脉,衍天和,调燮阴阳,参相造化,以一理贯之。理融则识真,识真则机顺,自然应变不胶。方自吾心出,病可去而功可成,以成功而名方,谁曰不可。余何能,余仅守方而不执焉己,子宁以余言为迂乎。

结节性硬化症

结节性硬化症(tuberous sclerosis)是常染色体显性遗传神经皮肤病。以皮肤损害、癫痫发作和智能减退为主要临床表现。临床上可以见到皮肤、神经系统、心脏、肾脏和其他器官的多系统损害。病理特点：脑部的主要病理改变是神经胶质增生性硬化结节，广泛出现于大脑皮质、白质和室管膜下。结节可使脑回增宽、变白、变硬，大小从 5 mm 不等，断面上灰、白质分界不清，常伴有钙质沉积，可出现异位症及血管增生等。硬化结节凸入脑室内可形成特有的白色和(或)粉红色的烛泪样肿块，阻塞室间孔、中脑导水管和第四脑室底时可引起脑积水。这种结节也可见于基底核、丘脑和小脑，脑干和脊髓受累罕见。显微镜下，这些结节是由胖大的纤维性星形细胞交织排列构成。在大脑皮质和基底核处，可见到巨大或成气球样的细胞，难以分清是神经元或胶质细胞。皮肤改变主要是皮脂腺瘤，由皮肤神经末梢、增生的结缔组织和血管组成。眼部可见视网膜上的晶状体瘤，为神经元和胶质细胞所构成。其他脏器病理改变如心、肝、肾、肺等也可发生错构瘤、骨质硬化和囊性变。

〖结节性硬化症-痰核癫痫证〗

辨识要点：① 符合结节性硬化症诊断；② 2～3 岁内明显的智能减退；③ 婴幼儿期肌阵挛性痉挛发作；④ 儿童和成人全面性强直阵挛发作或复杂部分性发作；⑤ 癫痫发作出现的年龄越小越易出现精神发育迟滞；⑥ 没有癫痫发作几乎不会出现精神发育迟滞；⑦ 进行性智能减退；⑧ 3 个以上长度超过 1 cm 的色素脱失斑；⑨ 4 岁时有明显的皮脂腺瘤；⑩ 10 岁以后出现明显的鲨革样斑；⑪ 可有视网膜或视神经处灰色或黄色的晶状体瘤；⑫ 牙龈纤维瘤；⑬ 头颅 CT 或 MRI 示室管膜下巨细胞星形细胞瘤；⑭ 非病变组致病性 TSC1 或 TSC2 突变基因；⑮ 舌红苔白脉缓。

临床决策：豁痰止痫。

治疗推荐：①《古今医鉴》卷 15 老君丹。老君须、紫背天葵、乳香、没药、红曲、防风、红花、栀子、当归、川芎、草果仁、血竭、孩儿茶、土茯苓、金银花、白芥子，常规剂量，每日 2 次水煎送服五痫丸 30 粒。②《杨氏家藏方》五痫丸：天南星、乌蛇肉、白矾各一两，辰砂二钱五分，全蝎二钱，半夏一两，雄黄一钱五分，蜈蚣半条，僵蚕一两五钱，白附子五钱，麝香三分，皂角四两，先将皂角捣碎，水半升，揉汁，与白矾同熬为末，入各药末，姜汁打面糊丸如桐子大，每次 30 丸，姜汤下。③ 西罗莫司可用于结节性硬化症相关的肾脏血管肌脂瘤和脑室管膜下巨细胞星型细胞瘤的治疗。④ 控制癫痫药物治疗。⑤ 婴儿痉挛症的控制首选氨己烯酸。⑥ 外科手术治疗。

常用药物：天南星，乌蛇，白矾，辰砂，全蝎，半夏，雄黄，蜈蚣，僵蚕，白附子，麝香，皂角。

思路拓展：《古今医鉴》原作八卷，龚信撰刊于明万历丙子 1576 年，其子龚廷贤续刊于万历己丑 1589 年，王肯堂订补为十六卷。龚信字瑞芝号西园，太医院医官，明嘉靖至万历年间江西金溪人，精于岐黄，医鸣于时。龚信之子龚廷贤序《古今医鉴》曰：余幼业儒，读张子西铭天下疲癃生理残障，皆吾兄弟。韩子原道为之医药，以济其夭死。深叹二公之言，民胞物之心也。然膺厥任，惟宰相上佐天子，调燮阴阳，节宣元气，庶足起疲癃而寿国脉。余诵之，直欲于身亲见之，殊庸劣鲁钝，为时所厄，会家君医学揭来燕豫，附应中原，医之正传，已有所得。余因省焉，遂弃儒就学，绍岐黄仓越之心传，阐刘张朱李之秘诀，于当时云游高士有神医教者，尤竭诚晋谒，与之上下其议论。远宗先哲，近取名公，殚精竭神，磨光刮垢，与家君相为渊源，盖有年矣。每视疾则公诊以脉息，次察其病原。而攻治之法，方药之制，又酌其脉病而投之。执是以往，影响不殊。既而以脉病治方，分门别类，以古今之确论为枢要，间亦窃附已意，参互考订，遗者补之，略者详之，纂辑成帙。医有十三科，此其初备，厘为八卷，名以《古今医鉴》。夫医，意也。何取于鉴？鉴惟空而后无遗照，医必明而后无遗疾。是书上考诸古，古之明验者取之；下质诸今，今之明验者取之。虽隐伏沉痼，罔不洞察，与鉴之照物，妍媸不爽，有相类者，此之谓医鉴。此余命名意也。甫成，不敢自秘，爰付诸梓，以公诸天下后世，俾医有小补，病有救援。视医国良相，故小大不同，而疲癃可起，夭死可苏，亦菀乎张、韩二公之用心。余不佞言之无文，聊述成书之概于篇端，其订讹正误，尚有俟于后之君子。《古今医鉴》论五痫证治曰：夫痫者，有五等而类五畜，以应五脏。发则卒然倒仆，口眼相引，手足搐搦，背脊强直，口吐涎沫，声类畜叫，食顷乃苏。原其所由，或因七情之气郁结，或为六淫之邪所干，或因受大惊恐，神气不守，或自幼受惊感触而成。皆是痰迷心窍，如痴如愚。治之不须分五，俱宜豁痰顺气，清火平肝，而以黄连、瓜蒌、南星、半夏之类，寻火寻痰，分多分少治之，无有不愈。有热者，以凉药清其心；有痰，必用吐法，吐后用东垣安神丸，及平肝之药青黛、柴胡、川芎之类。清心温胆汤平肝解郁，清火化痰，益心生血：陈皮、半夏、茯苓、枳实、竹茹、白术、石菖蒲、黄连、白芍、当归、香附各一钱，麦冬八分，川芎、人参、远志各六分，甘草四分，上锉一剂，生姜煎服。育魂丹治一切惊痫、癫邪等症：胆星、半夏、茯神、黄连、远志、白术、枣仁、柏子仁各六钱，山药一两，竹茹、白附子、川芎、天麻各五钱，陈皮三钱，全蝎三钱二分，犀角三钱五分，枳实、麝香各一钱，辰砂、牛黄各二钱二分，羚羊角三钱五分，白矾三钱、飞金二十四帖，上为细末，竹沥打甘草膏为丸如芡实大，空心淡姜汤送下，或用薄荷汤调下。加减寿星汤治痫症：胆南星四两、半夏二两、天麻、皂荚、香附、青皮、猪苓、泽泻、赤茯苓、白茯神、白术、麦门冬、防风各一两，荆芥、细辛各七钱，上锉，每剂一两，姜水煎服。清神丹治症同前：石菖蒲二两、辰砂六钱，研细，水飞过，以一半为衣，上为末，猪心血打面糊为丸如桐子大，每服七八十丸，空心白汤送下，服前育魂丹除根。壮胆星朱丹：朱砂一两，胆星、石菖蒲各二两，牛黄五钱，麝香五分，猪心七具，上为细末，竹沥、猪心血和丸如梧桐子大，每服七八十丸，空心白汤送下。丑宝丸祛风清火，顺气豁痰，益志除惊，安魂定魄，一切怔忡癫痫难状之疾，并皆调治：牛黄五钱，琥珀、辰砂、雄黄、胆星、石菖蒲各一两，礞石五钱，沉香、犀角各一钱五分，黄芩、大黄各二两，天麻五钱，僵蚕七钱，蝉蜕五钱，猪心二具，上为末，竹沥、猪心血和丸，如绿豆大。每服六七十丸，临卧薄荷汤下。《古今医鉴》论结核证治曰：开气消痰汤治胸中胃脘至咽门窄狭如线疼痛，及手足俱有核如胡桃者：陈皮、黄芩、枳壳各一钱，半夏、枳实、荆芥、威灵仙、射干、羌活各七分，前胡、槟榔各八分，桔梗、香附、僵蚕各一钱二，木香五分，甘草六分，上锉一剂，生姜三片，水煎服。治颈项下生痰核，二陈汤加酒炒大黄、黄连、连翘、桔梗、柴胡、生姜，煎服。治臂核作痛。二陈汤加连翘、川芎、防风、黄芩、酒炒苍术、皂角刺。治耳后项各一块：牛胆南星、白僵蚕、大黄、青黛上为末，炼蜜丸，噙化。治妇人遍身痰核，不红肿，不疼痛：陈皮、半夏、茯苓、当归、川芎、白芍、枳实、黄连、香附、桔梗、连翘、防风、羌活、柴胡、龙胆草、甘草各等分，上锉一剂，生姜煎服。治痰核用南星、淮乌各等分，共为细末，姜汁调如膏，敷核上，立消。

脑面血管瘤病

脑面血管瘤(encephalofacial angiomatosis)是先天性皮肤神经疾病。以一侧面部三叉神经分布区不规则血管痣、对侧偏瘫、偏身萎缩、同侧颅内钙化、青光眼、癫痫发作和智能减退为主要临床表现。脑面血管瘤的毛细血管-静脉畸形是胚胎期外胚层组织体细胞突变病导致毛细血管形成的控制失调或成熟失当的结果。本病可能由于 GNAQ 基因体细胞嵌合突变导致，其累及部位取决于受累胚胎发育的阶段。病理特点：神经系统的主要病理改变是软脑膜血管瘤，好发于面部血管痣的同侧枕叶和顶叶，血管瘤充填在蛛网膜下腔内，软脑膜变厚，钙质沉积在血管壁、血管周围组织或神经元内，伴有相应部位的脑组织萎缩。镜下见神经细胞变性、胶质细胞增生和钙质沉积，皮肤改变为毛细血管扩张，并非真正的血管瘤。

〖脑面血管瘤病-脑面风痫证〗

辨识要点：① 符合脑面血管瘤病诊断；② 出生时即可见到红葡萄酒色扁平血管痣；③ 多沿三叉神经第 Ⅰ 支范围分布；④ 严重者可蔓延至颈部、躯干和对侧面部；⑤ 血管痣边缘清楚，压之不褪色；⑥ 血管痣累及上睑和前额时，常伴有青光眼和皮损同侧的脑组织受累；⑦ 突眼和青光眼，有时伴有脉络膜血管瘤；⑧ 同向性偏盲；⑨ 癫痫发作；⑩ 血管痣对侧偏瘫、偏盲、偏侧感觉障碍以及偏侧肢体的萎缩；⑪ 可有智能障碍、行为异常和语言障碍；⑫ 头颅 X 线平片与脑回外形一致的双轨状钙化，头 CT 和 MRI 显示钙化、脑萎缩和脑膜血管瘤；⑬ 脑电图示受累半球背景活动减少、波幅降低和痫样放电；⑭ 舌红苔白脉弦。

临床决策：祛风止痫。

治疗推荐：①《金匮要略方论》风引汤。大黄、干姜、龙骨各四两，桂枝三两，甘草、牡蛎各二两，寒水石、滑石、赤石脂、白石脂、紫石英、石膏各六两，右十二味，杵，粗筛，以韦囊盛之，每日取三指撮，每日 2 次水煎送服大圣一粒金丹 1 粒。②《太平惠民和剂局方》大圣一粒金丹：大黑附子、大川乌头、新罗白附子各二两，白蒺藜、白僵蚕、五灵脂各一两，没药、白矾、麝香、细香墨、朱砂各半两，金箔二百箔为衣。上前六味同为细末，后四味研停合和，用井花水一盏，研墨尽为度，将墨汁搜和，杵臼内捣五百下，圆如弹子大；金箔为衣，窨研。每次 1 粒，每日 2 次温水送服。③ 控制癫痫发作。④ 小剂量阿司匹林治疗。

思路拓展：①《成方切用》。风邪内并则火热内生，五脏亢盛逆归于心，故以桂、甘、龙、牡通阳气，安心肾为君；然厥阴风木与少阳相火同居，火发必风生，风生必挟木势侮其脾土，故脾气不行聚液成痰，流注四末因成瘫痪，故用大黄以荡涤风火湿热之邪为臣；随用干姜之止而不行者，以补之为反佐；又取滑石、石膏清金以伐其木，赤白石脂厚土以除其湿，寒水石以助肾水之阴，紫石英以补心神之虚为使。②《金匮要略浅注》：风邪内进则火热内生，五脏亢甚，进归入心，故以桂甘龙牡通阳气安心肾为君，然厥阴风木与少阳相火同居，火发必风生，风生必挟木势侮其脾土，故脾气不行，聚液成痰，流注四末，因成瘫痪，故用大黄以荡涤风火湿热之邪为臣，随用干姜之止而不行者以补之为反佐。又取滑石、石膏清金以伐其木，赤白石脂浓土以除其湿，寒水石以助肾水之阴，紫石英以补心神之虚为使。故大人小儿风引惊痫皆主之，何后世以为石药过多而不用，反用脑麝以散真气，花蛇以增恶毒耶。

外侧皮神经炎

股外侧皮神经炎又称感觉异常性股痛、Bernhardt 病、Roth 病,是临床最常见的皮神经炎,为一种股外侧皮肤感觉异常的疾病。股外侧皮神经系纯感觉神经,发自腰丛,由 L2、L3 神经根前支组成,自腰大肌外缘伸出后,在腹股沟韧带下方的 3～5 cm 处进入皮下组织,分布于股外侧皮肤。部分正常人股外侧皮神经发自生殖股神经或股神经。在该神经行程中,如果由于受压、外伤等某种原因影响到股外侧皮神经时,即可能发生股外侧皮神经炎。

〖股外侧皮神经炎-皮神经风痰证〗

辨识要点:① 符合股外侧皮神经炎诊断;② 男性多于女性;③ 感觉异常性股痛;④ 慢性病程反复发作;⑤ 一侧受累;⑥ 大腿前外侧下 2/3 区感觉异常如麻木、疼痛、蚁走感等;⑦ 久站或步行较久后症状加剧;⑧ 大腿外侧感觉过敏或减退或消失;⑨ 无肌萎缩和肌无力;⑩ 皮节刺激体感诱发电位异常且两侧不对称;⑪ 舌红苔白脉缓。

临床决策:祛风豁痰。

治疗推荐:①《类证活人书》卷 17 附子防风散。附子、防风、桂心、白术、茯苓、柴胡、五味子、干姜、炙甘草,常规剂量,每日 2 次水煎送服白附丸。②《医方类聚》261 卷白附丸:天南星八两,白矾半两,白附子二两,以水浸天南星、白矾过一指,晒干,研细,入白附子和匀,飞罗面为丸如芡实大,每次 2 丸每日 2 次温水送服。③ 口服止痛镇静剂或卡马西平等。④ 大剂量 B 族维生素或 2% 普鲁卡因局部封闭可能有效。

常用药物:附子,防风,桂心,白术,茯苓,五味子,干姜,木瓜,天南星,白矾,白附子,半夏。

思路拓展:①《金匮翼·行痹》。行痹者风气胜也。风之气善行而数变,故其症上下左右,无所留止,随期所至,血气不通而为痹也。治虽通行血气,宜多以治风之剂。又《寿夭刚柔篇》云病在阳者名曰风,病在阴者名曰痹,阴阳俱病,名曰风痹。风痹云者,以阳邪而入于阴之谓也。故虽驱散风邪,又必兼以行血之剂。又有血痹者,以血虚而风中之,亦阳邪入阴所致也。盖即风痹之症,而自风言之,则为风痹;就血言之,则为血痹耳。若其他风病而未入于阴者,则固不得谓之痹症矣。四妙散治行痹走注疼痛:威灵仙五钱、羯羊角灰三钱、苍耳子一钱半、白芥子一钱,细末,每服一钱匕,姜汤下。如意通圣散治行痹走注疼痛:当归、陈皮、麻黄、炙甘草、川芎、御米壳、丁香各等分,慢火同炒令黄色,每服三钱,水煎服。按:麻黄之猛而得粟壳之涩,则内行经络,不复外发皮毛,故得治痹痛之疾。芎、归所以行血,陈皮、丁香所以行气,气血以行,邪气以去,炙草则和药缓急之用耳。慢火同炒者,欲令气味和合,使不相而相就也。丹溪治痹走注疼痛方:苍术、黄柏各二钱,酒威灵仙、白芥子、羚羊角灰各一钱,生姜一片,水煎服。摩风膏:蓖麻子一两,草乌头半两,乳香一钱,以猪脂炼去滓成膏,入药搅匀,以手心摩挲如火之热,却以药涂摩攻注之处大妙。②《金匮翼》8 卷,清代名医尤怡著于乾隆戊子 1768 年。尤怡(1650—1749 年),字在泾,号拙吾,别号饮鹤山人,清顺治庚寅至乾隆己巳年间江苏吴县人,师从清代内科名医马俶。尤怡天性沉静恬淡,工诗词,不求闻达。为人治病,多见奇效。好古文诗词,稍暇读书灌花,饲鹤观鱼,著书自娱。存世著作有《伤寒贯珠集》《金匮要略心典》《医学读书记》《金匮翼》《静香楼医案》及《北田诗稿》诗集。

先天性脑积水

先天性脑积水(congenital hydrocephalus)是脑室系统和蛛网膜下腔脑脊液积聚疾病。以脑室扩张、颅内压增高和脑实质萎缩为主要临床表现。病理特点：脑积水病理特点是脑室扩张,可表现为第三脑室以上或侧脑室的扩张,也可以是全脑室系统的扩张。脑实质因长期受压变薄,脑回平坦,脑沟消失,脑白质萎缩明显,胼胝体、基底核及四叠体最易受到损害。婴儿因颅缝尚未闭合,头颅常迅速增大。

〖阻塞性脑积水-脑室瘀血积水证〗

辨识要点：① 符合先天性脑积水诊断;② 头围异常增大;③ 头皮静脉怒张;④ 双眼球下旋;⑤ 上部巩膜暴露;⑥ 颅内压增高;⑦ 精神萎靡;⑧ 神经功能障碍;⑨ 生长发育停滞;⑩ 智力下降;⑪ 脑室扩张;⑫ 阻塞性脑积水;⑬ 先天性导水管狭窄畸形⑭ 第四脑室侧孔闭锁综合征;⑮ 小脑扁桃体下疝;⑯ Galen 大静脉畸形;⑰ 脑膜脑膨出;⑱ 脑穿通畸形;⑲ 神经影像学发现畸形结构和脑室系统阻塞部位;⑳ 舌红苔白脉弦。

临床决策：祛瘀利水。

治疗推荐：①《太平圣惠方》卷 54 大戟散。大戟、陈皮、商陆、木通、瞿麦各一两,上为粗散,每次三钱,每日 2 次水煎送服第一退水丸 10 粒。②《三因极一病证方论》卷 14 第一退水丸：蓬术、三棱、桂心、青皮、益智仁各半两,巴豆二两,上为末,面糊为丸如梧桐子大,每次 10 丸,用黄栀 10 个、荆芥、黑牵牛、酸浆草各少许,煎汤,空腹送下。③ 外科手术治疗。④ 乙酰唑胺抑制脑脊液分泌。

常用药物：大戟,商陆,瞿麦,蓬术,三棱,桂枝,益智仁,荆芥,黑牵牛,酸浆草,小茴香,五加皮,茯苓,人参,肉苁蓉,枸杞子,何首乌,乌药,木香,沉香。

思路拓展：《三因极一病证方论》18 卷,集方 1 050 首,中国医药学临床医学专著,陈言著于南宋淳熙甲午 1174 年。陈言(1121—1190 年),字无择,号鹤西道人,宋徽宗辛丑至宋光宗庚戌年间浙江景宁鹤溪人。自序曰：淳熙甲午复与友人论及医事之要无出三因。悗识三因,病无余蕴,故曰医事之要无出此也。因编集应用诸方,类分一百八十门,得方一千五十余道,题曰《三因极一病源论粹》。或曰现行医方山积便可指示,何用此为。殊不知晋汉所集不识时宜,或诠次混淆,或附会杂揉,古文简脱,章旨不明,俗书无经,性理乖误,庸辈妄用,无验有伤。不削繁芜,罔知枢要,乃辨论前人所不了义,庶几开古贤之蹊径,为进学之,使夫见月忘指可也。《四库全书总目提要》：宋陈言撰。言字无择,莆田人。是书分别三因,归于一治,其说出《金匮要略》。三因者,一曰内因,为七情,发自脏腑,形于肢体;一曰外因,为六淫,起自经络,舍于脏腑;一曰不内外因,为饮食饥饱,叫呼伤气,以及虎狼毒虫,金疮压溺之类。每类有论有方,文词典雅而理致简赅,非他家鄙俚冗杂之比。苏轼《传圣散子方》,叶梦得《避暑录话》极论其谬,而不能明其所以然,言亦指其通治伤寒诸证之非,而独谓其方为寒疫所不废,可谓持平。《吴澄集》有《易简归一序》,称近代医方惟陈无择议论最有根柢,而其药多不验;严子礼剽取其论,而附以平日所用经验之药,则兼美矣。是严氏济生方其源出于此书也。《宋志》著录六卷,陈振孙《书录解题》亦同。此本分为十八卷,盖何钜所分。第二卷中太医习业一条,有五经二十一史之语,非南宋人所应见,然证以诸家所引,实为原书。其词气亦非近人所及,疑明代传录此书者不学无术,但闻有廿一史之说,遂妄改古书,不及核其时代也。

正常压力脑积水

正常压力脑积水(normal pressure hydrocephalus)是脑室扩大而脑脊液压力正常的交通性脑积水疾病。以进行性认知减退、步态障碍、尿失禁等为主要临床表现。又称正常颅压性脑积水。交通性脑积水：脑脊液循环通路畅通，但因脑脊液分泌过多或蛛网膜吸收障碍所致脑积水。

〖正常压力脑积水-脑室水聚证〗

辨识要点：① 符合正常压力脑积水诊断；② 慢性或亚急性起病；③ 认知障碍；④ 步态障碍；⑤ 小便失禁；⑥ 脑室扩大；⑦ 颅内压力不超过 180～200 mmHg；⑧ 蛛网膜下腔出血病史；⑨ 颅脑外伤病史；⑩ 脑蛛网膜炎或脑膜炎病史；⑪ 腰穿脑脊液压力很少超过 1.8 kPa；⑫ 腰穿后症状有所改善；⑬ 放射性核素脑池造影 30～60 min 内脑室发现放射性示踪剂并在此停留 24～72 h 以上且大脑凸面显影差；⑭ CT 扫描显示脑室扩大侧脑室额角呈圆球形伴脑室周围低密度区；⑮ 舌红苔白脉紧。

临床决策：祛瘀利水。

治疗推荐：①《普济方》卷 191 大戟汤。大戟、当归、橘皮，常规剂量，每日 2 次水煎送服保命延寿丹 30 粒。②《扶寿精方》保命延寿丹：胡桃仁、小红枣、白蜜各半斤，酥四两，苍术、甘草、厚朴、陈皮、生地、熟地、天冬、麦冬、补骨脂、川芎、白芍、白术、牛膝、香附、肉桂、五味子、半夏、枳壳、荆芥、防风、独活、白芷、细辛、麻黄、小茴香、五加皮、虎胫骨各一两，当归、茯苓、人参、肉苁蓉、枸杞、何首乌、砂仁、干姜、杏仁、乌药、川草乌、川椒、木香、沉香各五钱。上各制洗净，锉片，生绢袋盛，堆花烧酒一大坛，入药固封，锅内水煮三时，木棍不住手顺搅，使水周旋，取起埋地 3 日毕，将药晒干为末，酒糊为丸如梧桐子大，每日 30 丸，温水送下。③ 神经外科手术治疗。④ 乙酰唑胺 250 mg，每日 1～4 次口服。

常用药物：穿山甲，乳香，没药，皂角刺，蓬术，三棱，桂枝，益智仁，大戟，当归，桃仁，熟地，补骨脂，川芎，牛膝，香附，白芷，麻黄，茯苓，人参，肉苁蓉，枸杞子，乌药，木香，沉香。

思路拓展：①《医学纲目 · 耳聋》。有从内不能听者主也，有从外不能入者经也，有若蝉鸣者，若钟鸣者，有若火熇熇状者，各随经见之，其间虚实不可不察也。假令耳聋者，何谓治肺？肺主声，鼻塞者肺也。何谓治心？心主臭，如推此法，皆从受气于始。肾受气于巳，心受气于亥，肝受气于申，肺受气于寅，脾受气于四季，此治法皆生长之道也。《经》曰：精脱者则耳聋。夫肾为足少阴之经，乃藏精而气通于耳，耳者宗脉之所聚也，若精气调和，则肾脏强盛，耳闻五音。若劳伤气血，兼受风邪，损于肾脏而精脱者，则耳聋也。然五脏六腑十二经脉有络于耳者，其阴阳经气有相并时，并则藏气逆，名之曰厥。厥气相搏，入于耳之脉，则令聋。其肾病精脱耳聋者，其候颊颧色黑；手少阳之脉动，则气厥逆而耳聋者，其候耳内浑浑焞焞也；手太阳厥而耳聋者，其候聋而耳内气满也，宜以烧肾散主之。烧肾散治耳聋：磁石、附子、巴戟、川椒各一两，上为散，每服用猪肾一枚，去筋膜，细切，葱白、韭白各一钱，入散药一钱，盐花一字和匀，用湿纸裹于灰火内煨熟，空心细嚼，酒解薄粥下之，十日效。苁蓉丸治肾虚耳聋或风邪入于经络，耳内虚鸣：肉苁蓉、山茱萸、石龙芮、石菖蒲、菟丝子、羌活、鹿茸、石斛、磁石、附子各一两，全蝎七个，麝香一字，上为末，炼蜜丸如梧桐子大，每服一百丸，空心盐酒、盐汤任下。《圣济总录》治肾气虚损耳聋用鹿肾一对，去脂膜切，于豉汁中，入粳米二合和煮粥，入五味如法调和，空腹食之，作羹及酒并得。《本事方》地黄汤治肾热听事不真，方用地黄、磁石为君，补肾虚有热之剂也。蜡弹丸治耳虚聋：白茯苓二两、山药三两、杏仁一两半,上三味,研为末,和匀,用黄蜡一两,熔和为丸,如弹子大。盐汤嚼下。有人止以黄蜡细嚼,点好建茶送下,亦效。《经》云:肝虚则目䀮䀮无所见,耳泪泪无所闻,善恐。治法用四物汤加防风、羌活、柴胡、菖蒲、茯神等分,煎汤服二十余帖,却用杜壬姜蝎散开之。《本草》云:肝虚则生姜补之是也。治耳聋九节菖蒲去须,切小块十两,苍术十两,水合浸于瓦罐中,七日取出,去苍术,单用菖蒲,晒干,于糯米甑上蒸熟,晒干为末。糯米饮调,食后临卧服,效。丹溪曰:大病后耳聋,须用四物降火。阴虚火动耳聋者,亦如之。气逆耳聋有三,肝与手太阳少阳也。《经》云:肝气逆则头痛,耳聋不聪,颊肿。又云:太阳所谓浮为聋者,皆在气也。罗谦甫云:手太阳气厥而耳聋者,其候聋而耳内气满也。手少阳气厥而耳聋者,其候耳内浑浑焞焞。此皆气逆而聋也。治法宜四物汤吞龙荟丸降火,及复元通气散调气是也。耳聋必用四物龙荟养阴。复元通气散治气涩耳聋。耳聋有湿痰者槟榔神芎丸下之:大黄、黄芩各二两,牵牛、滑石各四两,加槟榔滴水丸,每服十丸,每次加十丸,白汤下。耳聋皆属于热,少阳厥阴热多,宜开痰散风热,通圣散、滚痰丸之类。耳因郁聋,以通圣散内加大黄酒煨,再用酒炒三次后,入诸药,通用酒炒。犀角散治风毒壅热,胸心痰滞,两耳虚聋,头重目眩,神效。犀角屑、甘菊花、前胡、枳壳、菖蒲、羌活、泽泻、木通、生地各半两,麦门冬二两,炙甘草一钱,上为散,每服三钱,水煎,食后温服。茯神散治上焦风热,耳忽聋鸣,四肢满急,昏闷不利:茯神一两,羌活、柴胡、蔓荆子、薏苡仁、防风、菖蒲、五味子、黄芪各半两,炙甘草一分,麦门冬一两,薄荷三钱,上十二味为末,每服三钱,入生姜三片,煎至五分,食后温服。《本事方》治男子二十岁,因疮毒后肾经热,右耳听事不真,每心中拂意,则转觉重,虚鸣疼痛,地黄汤。生地一两半,枳壳、羌活、桑白皮一两,磁石二两,甘草、防风、黄芩、木通各半两,上为粗末,每服四钱,用水煎去渣,日二三服,不拘时候。姜蝎散治耳聋因肾虚所致,十年内一服愈。干蝎四十九个,生姜四十九片,上二味,银石器内炒至干,为细末,向晚勿食,夜卧酒调作一服。至二更以来,徐徐尽量饮,五更耳中闻百十攒笙响,便自此有闻。《千金》治耳聋,酒三升,渍牡荆子二升,碎之,浸七日,去渣,任性服尽,虽三十年亦瘥。②《医学纲目》40卷,明代医家楼英撰,曹灼刊于明嘉靖乙丑1529年。楼英(1320—1401年),字全善,号全斋,元英宗庚申至明惠宗辛巳年间浙江萧山人。曾祖楼文隽为名医,楼英读书甚多,尤善医易,与戴思恭交往甚密,尝应召入京,后以老辞归。曹灼序曰:友人邵君伟元授予以《医学纲目》四十卷,曰:是书出于萧山楼全善先生所辑,简而知要,繁而有条,悉本于《灵》《素》,亦犹律之条例,比附不出于礼经也。公以礼律佐时,独不能无蹈是乎?因与伟元暨刘君化卿分帙校订,矢志弗措。有不合者书绎夜思若将通之,凡再逾寒暑而后就样。讹者正,缺者补,秩然可观,回视旧本,若草蒉矣。此书二百年来几晦而复明,几废而复举,宁不有定数存乎!书大要本之阴阳以定其准,参之运气以稽其变,则胜复有微其矣;血气有虚实,以立其法,考之同异以正其讹。是故时至有早晚,则民病有征应矣;气位有正变,则胜复有微其矣;血气有虚实,则调治有逆从矣;气味有浓薄,则约方有轻重矣;营卫有宣壅,则补泻有疾留矣。其说一正于《灵》《素》《甲乙》而参之以仲景、东垣诸君子之绪论。病必有门,门必揭其纲;治必有法,法必详其目,巨细不遗,详略通贯,参互众说而折衷之于经。

脑 室 出 血

脑室出血是血液破入脑室系统疾病。多继发于自发性脑出血、动脉瘤或动静脉畸形破裂等。继发性脑室出血发生率约占总发病率的 90.0% 而且病死率高达 60.0%～90.0%。

〖脑室出血-火迫脑室证〗

辨识要点：① 符合脑室出血诊断；② 脉络丛血管或室管膜下动脉破裂；③ 脑实质出血破入脑室；④ 头痛呕吐；⑤ 意识障碍；⑥ 脑膜刺激征；⑦ 针尖样瞳孔；⑧ 眼球分离斜视或浮动；⑨ 四肢弛缓性瘫痪；⑩ 去大脑强直发作；⑪ 中枢性高热；⑫ 呼吸不规则；⑬ 脉搏和血压不稳定；⑭ 舌红苔黄脉数。

临床决策：泻火凉血熄风。

治疗推荐：①《圣济总录·卒中风》救急稀涎散。皂荚四挺、白矾一两，上二味为细末，再研极细为散，每次二钱，每日 2 次煎散为汤送服大黄丸 30 粒。②《圣济总录》大黄丸：大黄、蔓荆实、桂心、麻黄各一两，羌活、川芎各一两半，防己、白附子各二两半，白花蛇三两，雄黄、空青各半两，腻粉、麝香各半钱，上一十三味捣研为末，炼蜜和丸如梧桐子大，每次 30 丸，每日 2 次温水送服。③ 重症脑室出血如脑室铸型可考虑外科手术治疗。

常用药物：生地，赤芍，牡丹皮，水牛角，三七，大黄，黄连，黄芩，阿胶，白茅根，代赭石，栀子，侧柏叶，蓝实，泽兰，蓼大青叶，玄参。

思路拓展：①《医方考·稀涎散》。猪牙皂角四条，白矾一两，共为末，每进三字，水下。病患中风，暴仆，痰涎涌盛，此药与之，频吐涎沫，壅塞少疏，续进他药。清阳在上，浊阴在下，则天冠地履，无暴仆也。若浊邪风涌而上，则清阳失位而倒置矣，故令人暴仆。所以痰涎壅塞者，风盛气涌而然也。《经》曰：病发而不足，标而本之，先治其标，后治其本。故不与疏风补虚，而先为之吐其涎沫。白矾之味咸苦，咸能软顽痰，苦能吐涎沫；皂角之味辛咸，辛能利气窍，咸能去污垢。名之曰稀涎，固夺门之兵也。师曰：凡吐中风之痰，使咽喉疏通，能进汤液便止。若攻尽其痰，则无液以养筋，能令人挛急偏枯，此大戒也！②《医方考·乌梅擦牙关方》：病患中风筋急，口噤不开，便以铁物开之，恐伤其齿，宜用乌梅肉擦其牙关，牙关酸软，则易开矣！此酸先入筋之故也。其有中风证而口开不噤者，筋先绝也，不治。③《医方考·许胤宗黄防风汤熏蒸法》：许胤宗者，唐时常州义兴人也，初仕陈，为新蔡王外兵参军。时柳太后感风不能言，脉沉而紧，胤宗曰：口不下药，宜以汤气蒸之，令药入腠理，周时可瘥。遂造黄芪防风汤数十斛，置于床下，气如烟雾，次日便得语。由是超拜义兴太守。昆谓鼻气通乎天，故无形之气，由鼻而入，呼吸传变，无处不之。黄芪甘而善补，得防风而功愈速，驱风补虚，两得之矣。自非胤宗之通达，不能主乎此法。医者能善用之，则亦可以治乎今之人矣！④《医方考·苏合香丸》：沉香、青木香、乌犀角、香附子、丁香、朱砂、诃黎勒、白檀香、麝香、荜茇、龙脑、白术、安息香、苏合油各二两，熏陆香一两。病患中风，喉中痰塞，水饮难通，非香窜不能开窍，故集诸香以利窍；非辛热不能通塞，故用诸辛为佐使。犀角虽凉，凉而不滞；诃黎虽涩，涩而生津。世人用此方于国中之时，每每取效。丹溪谓辛香走散真气，又谓脑、麝能引风入骨，如油入面，不可解也。医者但可用之以救急，慎毋令人多服也。

脑室囊虫

脑室囊虫是囊虫位于脑室疾病。与薄壁组织内囊肿相比,脑室内囊肿通常较大,且不容易辨别幼虫。囊虫的确定主要依靠高分辨率 MRIT2 像显示的薄壁组织病灶内的头节,比识别脑室内囊虫容易。

〖脑室型脑囊虫病-脑室囊虫证〗

辨识要点：① 符合脑室型脑囊虫诊断；② 阻塞性脑积水；③ 颅内压突然急骤增高；④ 眩晕；⑤ 呕吐；⑥ 意识障碍；⑦ 跌倒；⑧ 布龙征发作；⑨ 可没有任何前驱症状情况下突然死亡；⑩ 皮下软组织包囊或粪便中发现囊虫虫卵；⑪ 血清和脑脊液囊虫抗体阳性；⑫ 舌红苔腻脉弦。

临床决策：杀虫清脑。

治疗推荐：①《太平圣惠方》卷 57 芜荑散。芜荑仁、野狼牙、槟榔、石榴根皮,常规剂量,每日 2 次,水煎送服雷丸丸 15 丸。② 雷丸丸：雷丸、陈橘皮、桃仁、野狼牙、贯众、白芜荑、青葙子、干漆、乱发,常规剂量,捣罗为末,炼蜜和丸如梧桐子大,每次 15 丸,每日 2 次温水送服。③ 吡喹酮每日剂量为 200 mg,分 2 次口服,每日剂量不超过 1 g。成人总剂量为 300 mg/kg,2～3 个月后再进行第 2 个疗程的治疗,共治疗 3～4 个疗程。④ 阿苯达唑成人总剂量为 300 mg/kg,1 个月后再进行第 2 个疗程,共治疗 3～4 个疗程。

常用方药：腐婢,慕荷,爵床,黑栀子,茜草,萹蓄,盾翅藤,芜荑,槟榔,石榴根皮,雷丸,桃仁,野狼牙,贯众,芜荑,青葙子,干漆。

思路拓展：《证治准绳·虫》。杨某中年得异疾,每发言应答,腹中有小声效之,数年间其声浸大,有道人见而惊曰此应声虫也,久不治延及妻子,宜读本草,遇虫不应者当取服之。如言读至雷丸,虫无声,乃顿服之,遂愈。正敏后至长沙,遇一丐者亦有是疾,环而观之甚众,教使服雷丸,丐者亦愈。丁志记齐州士曹席进孺,招所亲张彬秀才为馆舍,彬嗜酒,每夜必置数升于床隅,一夕忘设,至夜半大渴,求之不可得,忿闷呼躁,俄顷,呕吐一物于地,旦起视之,见床下肉块如肝而黄,上如蜂窠,犹微动,取酒沃之,唧唧有声,始悟平生酒病根本,亟投诸火中,后遂不饮。庚志记赵子山字景高,寓居邵武军天王寺,苦寸白虫为挠。医者戒云是疾当止酒。而以素所耽嗜,欲罢不能,一夕醉于外,舍归已夜半,口干咽燥,仓卒无汤饮,适廊庑下有瓮水,月色下照莹然可掬,即酌而饮之,其甘如饴,连饮数酌,乃就寝,迨晓虫出盈席,觉心腹顿宽,宿疾遂愈。一家皆惊异,验其所由,盖寺仆日织草履,浸红藤根水也。吴少师在关外,尝得疾,数月间肌肉消瘦,每日饮食下咽少时,腹如万虫攒攻,且痒且痛,皆以为劳瘵也。张锐切脉戒云：明日早,且忍饥,勿啖一物,俟锐来为之计。旦而往,天方剧暑,白请选一健卒,趋往十里外,取行路黄土一银盂,而令厨人旋治面,将午乃得食,才放箸,取土适至,于是温酒一升,投土搅其内,出药百粒,进于吴饮之,觉肠胃掣痛,几不堪忍,急登溷,锐密使别坎一穴,便掖吴以行,须臾,暴下如倾秽恶斗许,有马蝗千余,宛转盘结,其半已困死。吴亦惫甚,扶憩竹榻上,移时方餐粥一器,三日而平。始信去年正以夏夜出师,中涂躁渴,命候兵持马盂挹涧水,甫入口似有物焉,未暇吐之,则径入喉矣,自此遂得病。锐曰虫入人肝脾里,势须滋生,常日遇食时则聚丹田间吮咂精血,饱则散处四肢,苟惟知杀之而不能扫尽,故无益也。锐是以请公枵腹以诱之,此虫喜酒,又久不得土味,乘饥毕集,故一药能洗空之耳。

赵玉武跋

有幸结识蔡定芳教授始于上海西医、中医、中西结合神经内科领域频繁的学术交流与密切的学科合作。留下深刻印象则来自于先生深邃的学术报告以及言谈中传递出的丰富神经内科知识及思想火花。我惊叹先生十八般武艺样样精通！1997年先生入选首批上海市医学领军人才，机缘使先生步入神经内科殿堂。夫子云：知之为知之，不知为不知，是知也。为恶补神经内科知识，先生以教授之尊行住院医生之职，在华山医院神经内科轮转2年。正是这样一种非同寻常的学习精神及经历，奠定了先生扎实的神经内科功底。中医对我而言如同隔山，只能想象山那边的风光无限。因此，相识初期我对先生在中医领域的造诣是模糊的，颠覆这种模糊认识来自于我的一个中医背景出身的博士同道，当他得知我与先生相识且是好友时，那种诧异和对先生敬仰的眼神恍然间让我读懂了先生在中医界的威望和影响力。

病名诊断是现代临床神经病学的核心，辨证论治是传统中国医药学的精髓。蔡定芳教授中国传统文化底蕴深厚，神经内科知识渊博，勤奋博学，术贯中西，一生致力于西医病名诊断与中医辨证论治的有机结合。神经内科病名诊断与传统中医辨证治疗科学结合是高难度的医学命题，前无古人。初次聆听先生"病证辨治创建中国中西结合临床医学体系"学术报告时，豁然耳目一新，赞叹病证结合神经病学后有来者。窃以为病证结合应该是中西结合神经病学领域比较科学的临床诊疗和研究模式，对中西结合神经病学临床医生提出了更高的要求。基于以往对先生中西医结合学术造诣和融会贯通能力的了解，特别期待先生撰著神经内科病证结合专著。庚子春，先生果然以《病证结合神经病学》示余索跋。我倍感欣慰之余又甚为惶恐。欣慰的是期待已久神经系统的病与传统中医的证完美结合的《病证结合神经病学》终将问世，今能先睹为快实为幸事。惶恐的是我的跋可能有辱先生著作的思想内涵。《病证结合神经病学》以现代神经病学疾病病名诊断为纲，以中国医药学辨证治疗为目，病证结合阐述临床常见神经疾病的辨识要点、临床决策、治疗推荐、常用药物、思路拓展。撰著思路新颖，开卷便感春风拂面，新意盎然。此书是中西医结合神经内科领域第一部《病证结合神经病学》专著，将极大提高中医、西医及中西医结合医师的临床诊治水平，开拓中西医结合神经内科新的研究思路。值此《病证结合神经病学》付梓之际，掩卷而思，心绪漫漫：源远流长之东方医学宝藏熠熠生辉，博大精深的病证结合开创中西结合疾病诊疗新模式，先生领航之作也将成为经典。庄子曰：恶乎然，然乎然；恶乎不然，不然于不然。恶乎可，可乎可；恶乎不可，不可于不可。是为跋。

2020年庚子春月赵玉武跋于

上海交通大学附属第六人民医院神经内科

自　跋

　　姜春华老师指引我走上中西医结合之路。1981年辛酉夏月我拜识了姜春华老师。次年硕士研究生毕业，姜老是我硕士学位论文的评阅人，对论文赞誉有加。鸿雁频繁遂成忘年之交，余愿追随骥尾，姜老曰：免拜师礼，侍诊一日。1983年癸亥夏，上海枫林路中山医院中医门诊跟师抄方一日。是晚，师徒亦酌亦论，其乐融融。用现代实验语言阐释中国医学科学理论，是上海恽铁樵中西汇通学派的学术核心。开山鼻祖恽铁樵、中流砥柱陆渊雷、三关主帅姜春华、科学大师沈自尹毕生为此奋斗探索。姜春华教授一脉相承恽铁樵、陆渊雷中西汇通学术思想，设计领导实施肾的研究、舌诊研究、活血化瘀研究三个著名现代科学实验攻关课题，龙宫索珠，虎穴探子，实现恽铁樵、陆渊雷未竟事业。戊辰冬卒业，姜老推荐我追随沈自尹教授。按姜老指点拜访上海平江路沈老师府邸，热情接待之情没齿不敢相忘。沈老师递more烟问：侬感兴趣伐？其实我会吸烟，由于紧张连忙说不会不会。师母沏茶，我品不出是什么茶叶，但感到非常非常清香浓郁。以后30年间我品过很多很多香茗，总也觉得不如师母的这杯茶好喝。吸过很多很多香烟，但一看到more烟，总有一份别样的感情。沈老师儒雅、严谨、大家风范，沈师母慈祥和蔼，至今仍深深铭刻在我的脑海。这次拜访改变了我的一生，从此我正式走上中西医结合的道路。我追随沈自尹院士从事中西医结合研究至今有30个年头了。沈老师派我两渡日本，留学日本德岛大学与日本富山大学，学习神经解剖与神经药理。学成归国，在沈老师指导下从事肾阳虚与下丘脑室旁核内在联系的研究。我们的实验证实补肾药物能有效改善皮质酮大鼠下丘脑室旁核-垂体-肾上腺皮质形态与功能，进而将肾阳虚证定位于下丘脑。其间我们发表了许多重要文章。如《新生期大鼠皮下注射谷氨酸单钠后下丘脑-垂体-肾上腺-胸腺轴的改变》《外源性糖皮质激素对下丘脑-垂体-肾上腺-胸腺轴的影响》《补肾健脾活血三类复方对下丘脑-垂体-肾上腺-胸腺轴及CRH基因表达的影响》《仙灵脾减轻外源性糖皮质激素抑制神经内分泌免疫作用的临床与实验研究》等。在沈老师的精心培养下我的学术水平得到快速提高。1993年被上海医科大学确定为沈自尹老师的学术接班人，同年获"全国优秀中青科技之星"称号，受到卫生部的表彰。

　　1995年我破格晋升原上海医科大学正高，1996年受聘博士研究生导师，1997年首批入选上海市卫生系统百人计划。根据培养计划，我一边继续从事肾阳虚证-下丘脑的中西结合实验研究，一边在医院神经内科做住院医生。跟随蒋雨平老师专家门诊的过程中，我领略到临床神经医学的绚丽多姿，蒋雨平教授敏捷的临床诊疗思路激励我在神经内科殿堂狠下功夫，董强教授严谨的定位诊断水平令我佩服不已，吕传真教授渊博的神经内科临床知识使我受益终生。2009年周华院长聘我兼任上海中医药大学附属曙光医院神经内科主任,中山医院院长王玉琦教授鼓励我学以致用。莫愁前路无知己,天下谁人不识君,愿与各位同道共勉。

2020 年庚子春月蔡定芳跋于复旦大学附属中山医院

附：方剂索引

滑石、天麻、龙脑、麝香、白僵蚕、白附子、半夏、寒水石。《太平惠民和剂局方》

防风、独活、川芎、秦椒、干姜、黄芪、附子、天雄、麻黄、石膏、五味子、山茱萸、秦艽、桂心、薯蓣、细辛、当归、防己、人参、杜仲、甘草、贯众、甘菊、紫菀。《备急千金要方》

菊花、石斛、天雄、人参、附子、甘草、钟乳、山药、续断、黄芪、泽泻、麦冬、远志、细辛、龙胆、秦艽、石韦、菟丝子、牛膝、菖蒲、杜仲、茯苓、地黄、柏子仁、蛇床子、防风、白术、干姜、草薢、山茱萸、五味子、乌头、苁蓉。《千金要方》

藿香、白芷、前胡、黄芪、甘草、人参、羌活、防风。《太平惠民和剂局方》

人参、天冬、生地、熟黄、麦冬、牛膝、枸杞子、白何首乌、赤何首乌、老鹿茸。《寿世保元》

白丁香、白及、白僵蚕、白牵牛、蒺藜、升麻、三赖子、白蔹、白芷、白附子、茯苓。《卫生宝鉴》

当归、地黄、荆芥、防风、石膏、升麻、玄参、牡丹皮。《证治宝鉴》

白术、茯苓、青皮、白芷、陈皮、天台、乌药、人参、炙甘草。《医方类聚》

人参、蕲蛇、广藿香、檀香、母丁香、玄参、细辛、香附、地龙、熟地黄、三七、乳香、青皮、豆蔻、防风、制何首乌、川芎、片姜黄、黄芪、甘草、黄连、茯苓、赤芍、大黄、桑寄生、葛根、麻黄、骨碎补、全蝎、豹骨、僵蚕、附子、琥珀、龟甲、粉草薢、白术、沉香、天麻、肉桂、白芷、没药、当归、草豆蔻、威灵仙、乌药、羌活、橘红、六神曲、朱砂、血竭、人工麝香、冰片、牛黄、天竺黄、胆南星、水牛角浓缩粉。《中国药典》

蕲蛇、炙龟甲、玄参、麻黄、香附、穿山甲、天竺黄、白芷、地龙肉、炙大黄、威灵仙、熟地、羌活、姜黄、乌药、炙首乌、茯苓、葛根、细辛、草豆蔻、紫豆蔻、藿香、赤芍、黑附片、炙虎骨、杭菊、川芎、青皮、僵蚕、白术、黄芪、天麻、黄连、骨碎补、全蝎、炙白附子、防风、草薢、桑寄生、党参、沉香、肉桂、炙松香、炙没药、炙乳香、血竭花、山羊血、母丁香、甘草、当归、麝香、牛黄、朱砂、犀角、高丽参。《北京市中药成方选集》

人参、天冬、麦冬、生地黄、熟地黄。《冯氏锦囊秘录》

荆芥穗、羚羊角、酸枣仁、生地、枳壳、人参、鳖甲、肉桂、白术、柴胡、甘草、川芎、赤芍、丹皮、当归、防风。《太平惠民和剂局方》

人参、白术、黄芪、炙甘草、陈皮、桂心、当归、熟地、五味子、茯苓、远志、白芍。《医方论》

人参、鹿茸、补骨脂、巴戟天、当归、杜仲、牛膝、茯苓、菟丝子、黄芪、龙眼肉、五味子、黄柏、香附、冬虫夏草。《北京同仁堂》

蛤蚧、人参、百部、款冬花、贝母、紫菀茸、阿胶、柴胡、肉桂、黄芪、炙甘草、鳖甲、杏仁、半夏。《杨氏家藏方》

儿茶、血竭、乳香、没药、巴豆、木香。《外科正宗》

胆南星、朱砂、生牛黄、僵蚕、牙皂、冰片、麝香。《景岳全书》

羌活、防风、苍术、细辛、川芎、白芷、生地、黄芩、甘草。《此事难知》

当归、苦参、防风、荆芥、羌活、蝉蜕、川芎、全蝎、大枫仁。《张氏医通》

三　画

牛黄、防风、血竭、片脑。（《奇效良方》）

秦艽、石膏、甘草、川芎、当归、芍药、羌活、独活、防风、黄芩、白术、白芷、茯苓、生地、熟地、细辛。（《卫生宝鉴》）

莽草、木香、人参、白术、半夏、草薢、淫羊藿、柏子仁、石斛、牛膝、石龙芮、细辛、山茱萸、松脂、桂心、白附子、全蝎、杜仲、赤芍、防风、川芎、龙脑、牛黄、麝香、雄黄、铅霜、天南星、牛蒡子、羌活、巴戟天、蝉蜕、白僵蚕、附子、天麻、麻黄、乌蛇肉。（《太平圣惠方》）

大乌头、五灵脂、没药、乳香、朱砂、无名异、血竭、牛黄、麝香、龙脑。（《医方类聚》）

紫河车、败龟甲、黄柏、杜仲、生地、天门冬、麦门冬、人参、牛膝。（《本草纲目》）

紫河车、熟地、生地、天冬、当归、枸杞子、牛膝、五味子、肉苁蓉、黄柏、锁阳、生杜仲。（《绛雪园古方选注》）

大黄、芒硝、甘遂。（《伤寒论》）

海桐皮、杜仲、天麻、全蝎、郁李仁、赤箭、当归、厚朴、蔓荆子、木香、防风、藁本、白附子、肉桂、羌活、草薢、虎骨、白芷、山药、白花蛇、菊花、牛膝、炙甘草、威灵仙。（《太平惠民和剂局方》）

白鲜皮、附子、麻黄、杏仁、白术、防风、葛根、独活、防己、当归、人参、茯神、炙甘草、石膏、桂心、白芷。（《千金翼方》）

大黄、蔓荆实、桂心、麻黄、羌活、川芎、防己、白附子、白花蛇、雄黄、空青、腻粉、麝香。（《圣济总录》）

大黄、甘遂、阿胶。（《金匮要略》）

硫黄、硝石、雄黄、滑石、白矾、寒食面。（《三因极一病证方论》）

大黄、黄芩、甘草、桃仁、杏仁、芍药、干地黄、干漆、虻虫。（《金匮要略》）

大黄、枳壳、槟榔、郁李仁、山药、牛膝、独活、防风、山茱萸、麻仁、菟丝子、车前子。（《医方类聚》）

大麻子仁、升麻、射干、菖蒲、炙甘草、麻黄、芒硝、大黄。（《圣济总录》）

当归、川芎、桂心、麻黄、芍药、石膏、生姜、人参、防风、黄芩、杏仁、炙甘草。（《外台秘要》）

麻黄、石膏、桂心、干姜、川芎、当归、黄芩、杏仁、荆沥。（《备急千金要方》）

麻黄、石膏、防风、干姜、黄芩、川芎、炙甘草、白术、远志、独活、紫石英、杏仁。（《圣济总录》）

麻黄、乌头、防风、桂心、甘草、蜀椒、杏仁、石膏、人参、芍药、当归、竹茹、川芎、黄芩、茯苓、干姜。（《备急千金要方》）

大戟、芫花、甘遂、海带、海藻、郁李仁、续随子、樟柳根、硇砂、轻粉、粉霜、龙脑、水银沙子、巴豆。（《宣明论》）

大戟、当归、橘皮。（《普济方》）

大戟、陈皮、商陆、木通、瞿麦。（《太平圣惠方》）

辰砂、青礞石、金牙石、雄黄、蟾灰、牛黄、龙脑、麝香、蛇黄。（《小儿药证直诀》）

紫石英、茯苓、防风、人参、甘草、泽泻、秦艽、白术、山药、白蔹、黄芪、麦冬、当归、桂心、远志、大黄、石膏、桔

六 画

蜈蚣。(《证治准绳》)

七 画

九 画

大黄、牡蛎、大枣。(《伤寒论》)

柴胡、川芎、桑白皮、白槟榔、羚羊角、人参、黄连、天雄、旋覆花、桂心、枳壳。(《圣济总录》)

陈皮、柴胡、川芎、香附、枳壳、芍药、甘草。(《医学统旨》)

柴胡、当归、白芍、炒白术、茯苓、炙甘草、薄荷、生姜。(《中国药典》)

白附子、没药、虎胫骨、全蝎、乌头、麻黄、自然铜、辰砂、五灵脂、冰片、麝香、乳香、白花蛇、木鳖子。(《三因极一病证方论》)

乳香、没药、川乌头、麝香、五灵脂。(《太平惠民和剂局方》)

天麻、秦艽、全蝎、细辛、熟地黄、生地黄、当归、川芎、芍药、防风、荆芥、白术、黄芪。(《证治准绳》)

黄芩、川芎、细芽茶、白芷、薄荷、荆芥、细辛、藁本、蔓荆子。(《赤水玄珠》)

薏苡仁、石南叶、天南星、川牛膝、肉桂、当归、黄芪、天麻、附子、羌活、防风、石斛、萆薢、续断、苍术、槟榔、干木瓜。(《太平惠民和剂局方》)

蔓荆子、茯苓、大黄、栀子、益智子、威灵仙、白芷、香墨、麝香、茯神、川乌、天麻、淫羊藿。(《太平惠民和剂局方》)

龟甲胶、鹿角胶、虎胫骨、何首乌、牛膝、杜仲、锁阳、威灵仙、当归、黄柏、人参、羌活、白芍、白术、熟地、附子。(《伤科补要》)

黄芪、当归、枸杞子、龟甲、补骨脂、麦冬、茯神、木瓜、石

菖蒲、酸枣仁、远志、薏苡仁、羌活、独活、防风、知母、牛膝、白术、白芍、生地黄、熟地黄、虎胫骨、杜仲、人参、黄柏、五味子、沉香、大附子。(《万病回春》)

远志、石菖蒲、酸枣仁、麦冬、当归身、枸杞子、菊花、生地、人参、黄连。(《仁术便览》)

黄芪、赤芍、丹参、当归、川芎、桃仁、红花、乳香、没药、鸡血藤、牛膝、桂枝、桑枝、地龙、全蝎、水蛭。

黄芪、水蛭、石菖蒲、牛膝、牡丹皮、大黄、川芎。

鸱头、蜣螂、桂心、茯神、赤芍、露蜂房、炙甘草、当归、川芎、丹参、牛黄、莨菪子、蚱蝉、蛇蜕、麝香。(《太平圣惠方》)

狼牙、芫荑、白蔹、狗脊、干漆。(《医心方》)

生地黄、黄芩、荆芥、蔓荆子、黄柏、知母、藁本、细辛、川芎、黄连、羌活、柴胡、升麻、防风、当归、甘草、红花。(《兰室秘藏》)

熟地、阿胶、白芍、黄柏、当归、牡丹皮、茵陈、鹿衔草、龟甲、女贞子。(《医门补要》)

犀角、牡丹皮、荆芥、秦艽、黄芩、知母、赤芍、焦栀子、竹叶、生地、甘草。(《陈素庵妇科补解》)

天冬、大黄、车前子、茺蔚子、黄芩。(《圣济总录》)

鹿茸、巴戟天、熟地黄、枸杞、肉苁蓉、牛膝、附子、桂心、山茱萸、白芍、防风、炙甘草。(《三因极一病证方论》)

茵陈、犀角、石斛、柴胡、白术、芍药、干姜、防风、紫参、白芜荑、桔梗、人参、胡椒、吴茱萸、肉桂。(《博济方》)

天雄、牡桂、细辛、麻黄、炙甘草、生姜、大枣、知母。（《时方妙用》）

十一画

十二画

子仁、黄药子、木通、盆消、五味子、藿香、寒水石、雄黄、贯众、白僵蚕、薄荷、百药煎、朱砂、大黄、干葛、茜草根、麝香、炙甘草。《普济方》

玄参、连翘、升麻、黄芩、芍药、当归、羌活、防风、生地、荆芥、甘草。《袖珍小儿》

黑小豆、绿豆、生甘草、连翘、天花粉、黄芩、麝香、金箔、辰砂、雄黄、山慈菇、白扁豆。《陈素庵妇科补解》

连翘、葛根、柴胡、当归、生地、赤芍、桃仁、红花、枳壳、甘草。《医林改错》

郁金、雄黄、巴豆。《太平惠民和剂局方》

羌活、防风、天麻、肉桂、川芎、南星、陈皮、白芷、当归、人参、甘草、酸枣仁、羚羊角、石菖蒲、远志、竹沥。《赤水玄珠》

独活、防风、白芷、藁本、麻黄、白芍、天麻、川乌头、藿香、全蝎、白花蛇、甘草、羌活、远志、白僵蚕、白附子、天南星、川芎、朱砂。《御药院方》

十四画

大青、竹茹、甘草、枳壳、地骨皮、龙胆、玄参、犀角屑、吴蓝叶、黄芩、麦冬、赤茯苓、升麻、羚羊角。《太平圣惠方》

石绿、附子尖、乌头尖、蝎梢。《太平惠民和剂局方》

天麻、僵蚕、南星、白附子、防风、朱砂、全蝎、麝香、蜈蚣。《仁斋直指小儿方论》

木香、丁香、白豆蔻、红豆、肉豆蔻、胡椒、附子、荜茇、干姜、诃子肉、高良姜、陈皮、草果子、厚朴、肉苁蓉、鹿茸、

缩砂仁、精羊肉。《传信适用方》

酸枣仁、甘草、知母、茯苓、川芎。《金匮要略》

酸枣仁、龟甲、海桐皮、淫羊藿、赤石脂、草薢、羌活、虎骨、牛酥、蒺藜子、石斛、牛膝、巴戟天、附子、木香、杜仲、熟地、白蜜、桑枝。《圣济总录》

蛇蜕、蝉蜕、羌活、当归、石决明、川芎、防风、茯苓、炙甘草、芍药、蒺藜、苍术。《太平惠民和剂局方》

茯苓、延胡索、茯神、粉草、蝉蜕、蝉花、乌蛇肉、天麻、全蝎、白僵蚕、朱砂、龙脑。《普济方》

蝉蜕、干蝎、附子、五味子、川芎、白僵蚕、防风、蔓荆实、干姜、麻黄、狗脊、雄雀粪、白附子、乌蛇、天麻、天南星、当归、丹砂、麝香、雄黄。《圣济总录》

漏芦、地龙、当归、生附子、天麻、白花蛇、乌蛇、干蝎、黄芪、桑根白皮、没药、栗楔、牛膝、麻黄、羌活、天南星、独活、虎骨、白僵蚕、丹砂、麝香。《圣济总录》

漏芦、当归、牛膝、地龙、防风、羌活、桂心、白芷、没药、甜瓜子、败龟甲、虎胫骨。《太平圣惠方》

十五画

蜈蚣、钩藤、朱砂、僵蚕、全蝎、麝香。《仁斋直指小儿方论》

蜈蚣、白僵蚕、麝香、朱砂、川乌、半夏、南星、钩藤、天麻、荆芥。《普济方》

当归、白芍、川芎、生地、知母、陈皮、乌药、白芷、防风、羌活、独活、薄荷、蔓荆子、藁本、黄柏、细辛。《古今医鉴》

附：主要参考著作

《黄帝内经素问》　　　《仁斋直指小儿》　　　《丹溪心法》　　　《侣山堂类辩》

《金匮要略方论》　　　《仁斋直指方》　　　　《马培之医案》　　　《兰室秘藏》

《伤寒论》　　　　　　《医学衷中参西录》　　《伤科补要》　　　　《阴证略例》

《神农本草经》　　　　《杨氏家藏方》　　　　《金匮翼》　　　　　《究原方》

《诸病源候论》　　　　《银海精微》　　　　　《医林改错》　　　　《古今名医方论》

《备急千金要方》　　　《医方考》　　　　　　《医方类聚》　　　　《良朋汇集》

《千金翼方》　　　　　《儒门事亲》　　　　　《校注妇人良方》　　《傅青主男科》

《外台秘要》　　　　　《删补名医方论》　　　《研经言》　　　　　《痧疹辑要》

《太平圣惠方》　　　　《冯氏锦囊秘录》　　　《医学正传》　　　　《时方妙用》

《圣济总录》　　　　　《灵枢悬解》　　　　　《医学心悟》　　　　《外科全生集》

《太平惠民和剂局方》　《小儿卫生总微论方》　《明目至宝》　　　　《明医指掌》

《普济方》　　　　　　《赤水玄珠》　　　　　《万氏秘传片玉心书》《寓意草》

《鸡峰普济方》　　　　《苏沈良方》　　　　　《伤寒明理论》　　　《血证论》

《普济本事方》　　　　《本经续疏》　　　　　《医灯续焰》　　　　《御药院方》

《本事方释义》　　　　《是斋百一选方》　　　《医方集解》　　　　《伤科汇纂》

《本事方衍义》　　　　《医林绳墨大全》　　　《景岳全书》　　　　《胎产秘书》

《千金方衍义》　　　　《本经续疏要》　　　　《医碥》　　　　　　《本草正义》

《本草新编》　　　　　《妇人大全良方》　　　《症因脉治》　　　　《得配本草》

《奇效良方》　　　　　《医学入门》　　　　　《验方新编》　　　　《理伤续断方》

《成方便读》　　　　　《续名医类案》　　　　《洪氏集验方》　　　《集验良方》

《本经序疏证》　　　　《魏氏家藏方》　　　　《古今医统大全》　　《绛雪园古方选注》

《秘传证治要诀类方》　《证治准绳》　　　　　《万病回春》　　　　《镐京直指》

《嵩崖尊生》　　　　　《卫生宝鉴》　　　　　《女科百问》　　　　《伤寒总病论》

《惠直堂经验方》　　　《医宗金鉴》　　　　　《本草纲目》　　　　《本经续疏要》

《仁斋直指小儿方论》　《永乐大典》　　　　　《脾胃论》　　　　　《兰台轨范》

《直指小儿方》　　　　《产科发蒙》　　　　　《重订通俗伤寒论》　《中风论》

《济阴纲目》　　　　《张氏医通》　　　　《退思集类方歌注》　　　《此事难知》

《本草纲目》　　　　《世医得效方》　　　《灵苑方》　　　　　　《孙文垣医案》

《传家秘宝》　　　　《小儿药证直诀》　　《疫疹一得》　　　　　《三指禅》

《三因极一病证方论》　《陈素庵妇科补解》　《推求师意》　　　　　《种福堂公选良方》

《本草经疏》　　　　《活人心统》　　　　《种痘新书》　　　　　《扁鹊神应针灸玉龙经》

《医门补要》　　　　《文堂集验方》　　　《外科理例》　　　　　《冷庐医话》

《顾松园医镜》　　　《永类钤方》　　　　《陈素庵妇科补解》　　《古今医鉴》

《解围元薮》　　　　《幼科切要》　　　　《饲鹤亭集方》　　　　《目经大成》

《幼幼新书》　　　　《诚书》　　　　　　《集验良方》　　　　　《扁鹊心书》

《慈幼新书》　　　　《外科传薪集》　　　《脚气治法总要》　　　《古今医彻》

《卫生易简方》　　　《凌临灵方》　　　　《素问病机气宜保命集》　《仙拈集》

《本经续疏》　　　　《本草思辨录》　　　《万氏家抄方》　　　　《止园医话》

《辨证录》　　　　　《元和纪用经》　　　《异授眼科》　　　　　《审视瑶函》

《观聚方要补》　　　《本经疏证》　　　　《验方新编》　　　　　《医林纂要》

《古今医统》　　　　《中华人民共和国药典》《外科正宗》　　　　《摄生众妙方》

《诸证辨疑》　　　　《叶香岩外感温热篇》　《疮疡经验全书》　　　《急救良方》

《本草新编》　　　　《伤寒温疫条辨》　　《梅疮证治秘鉴》　　　《评琴书屋医略》

《古今医鉴》　　　　《增订叶评伤暑全书》　《洞天奥旨》　　　　　《景景医话》

《医便》　　　　　　《广瘟疫论》　　　　《云岐子保命集》　　　《产鉴》

《扁鹊心书》　　　　《温热逢源》　　　　《医门法律》　　　　　《袖珍小儿》

《鲁府禁方》　　　　《温疫论》　　　　　《医效秘传》　　　　　《眼科秘诀》

《北京市中药成方选集》《仁术便览》　　　　《格致余论》　　　　　《素灵微蕴》

《石室秘录》　　　　《温热逢源》　　　　《宣明论》　　　　　　《杂病心法要诀》

《丹溪心法附余》　　《寿世保元》　　　　《证治宝鉴》　　　　　《医经溯洄集》

《寿世保元》　　　　《揣摩有得集》　　　《原机启微》　　　　　《乾坤生意》

《温病条辨》　　　　《集成良方三百种》　《疡科心得集》　　　　《医法圆通》

《金匮翼》　　　　　《外科全生集》　　　《幼科释谜》　　　　　《洄溪医案》

《读医随笔》　　　　《温热经纬》　　　　《丹台玉案》　　　　　《一得集》

《博济方》　　　　　《伤寒六书》　　　　《肘后备急方》　　　　《时方歌括》

《灵验良方汇编》　　《医效秘传》　　　　《医贯》　　　　　　　《杏苑生春》

《医垒元戎》　　　　《重订通俗伤寒论》　《退思集类方歌注》　　《成方便读》

《万氏家抄方》　　　《恽铁樵全集》　　　《袖珍方》　　　　　　《外科传薪集》

《急救广生集》　　　《松峰说疫》　　　　《医林绳墨大全》　　　《重订灵兰要览诸血证》

《洪氏集验方》　　　《医方简义》　　　　《古今名医汇粹》　　　《冷庐医话》

《十药神书》　　　　《济生方》　　　　　《不居集》　　　　　《医学传心录》
《急救仙方》　　　　《饲鹤亭集方》　　　《正体类要》　　　　《传信适用方》
《慎疾刍言》　　　　《知医必辨论》　　　《全生指迷方》　　　《黄帝素问宣明论方》
《伤寒全生集》　　　《医学三字经》　　　《女科百问》　　　　《摄生秘剖》
《素问病机气宜保命集》《杂病源流犀烛》　《四圣心源》　　　　《青囊秘传》
《洄溪医案》　　　　《血证论》　　　　　《春脚集》　　　　　《医旨绪余》
《医醇剩义》　　　　《目经大成》　　　　《医学读书记》　　　《类证活人书》
《明医杂著》　　　　《医学统旨》　　　　《医门八法》　　　　《扶寿精方》
《症因脉治》　　　　《易氏医按》　　　　《读医随笔》　　　　《医学纲目》
《传家秘宝》　　　　《医宗己任篇》